U0230400

现代肛肠外科学

Modern Colorectal and Anal Surgery

主　编　李春雨

科学出版社

北京

内 容 简 介

本书由作者根据自己多年临床经验并结合国内外最新进展精心撰写而成，以大量逼真的线条图或照片展现肛肠解剖、各种肛肠疾病的诊治及手术操作方法。编写过程中始终贯彻"立足临床，注重实用"的方针，力求做到内容翔实、重点突出、权威实用、图文并茂，具有较高的学术价值和实用价值。全书共44章，第1～9章着重介绍肛肠解剖、肛肠疾病常见症状、检查方法及围术期处理等内容；第10～40章详细而全面地阐述了不同类型肛肠疾病的诊断与治疗；第41～44章主要介绍肛肠疾病手术麻醉、术后镇痛、肛肠疾病换药和护理等内容。

本书可供肛肠外科、普通外科、消化内科各级临床医师及进修医师和规培医师等学习参考。

图书在版编目（CIP）数据

现代肛肠外科学 / 李春雨主编 . —北京：科学出版社，2022.12
ISBN 978-7-03-074201-8

Ⅰ.①现… Ⅱ.①李… Ⅲ.①肛门疾病–外科学 ②直肠疾病–外科学
Ⅳ.①R657.1

中国版本图书馆CIP数据核字（2022）第235865号

责任编辑：戚东桂 / 责任校对：张小霞
责任印制：肖 兴 / 封面设计：龙 岩

斜 学 出 版 社
北京东黄城根北街16号
邮政编码：100717
http://www.sciencep.com

三河市春园印刷有限公司 印刷
科学出版社发行 各地新华书店经销

*

2022 年 12 月第 一 版　开本：889×1194　1/16
2022 年 12 月第一次印刷　印张：36 1/4
字数：1 002 000
定价：198.00 元
（如有印装质量问题，我社负责调换）

主 编 简 介

李春雨　毕业于中国医科大学，医学硕士。中国医科大学附属第四医院肛肠外科主任、教授、主任医师、硕士生导师。从事结直肠肛门外科医疗、教学、科研工作30余年，具有丰富的临床经验。先后赴新加坡中央医院、上海长海医院研修，师承世界著名肛肠外科专家萧俊教授、喻德洪教授和陈春生教授。秉承"微创、无痛、科学、规范"的治疗理念，对结直肠肛门外科有较深的造诣，尤其擅长肛肠疾病的微创治疗。现任中国医师协会肛肠医师分会副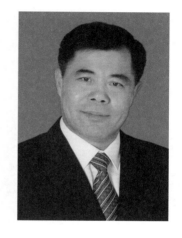会长、中国医师协会医学科学普及分会常务委员、中国医师协会肛肠医师分会科普专业委员会主任委员、中国医师协会医学科学普及分会肛肠专业委员会主任委员、国家健康科普专家库第一批成员、国际盆底疾病协会常务理事、中国医药教育协会肛肠疾病专业委员会副主任委员、中国中西医结合学会大肠肛门病专业委员会副主任委员、中国非公立医疗机构协会肛肠专业委员会副主任委员、中国医师协会外科医师分会肛肠外科医师专业委员会副主任委员、中国医师协会结直肠肿瘤专业委员会早诊早治专业委员会副主任委员、中国临床肿瘤学会肿瘤微创外科专家委员会委员、辽宁省医学会肛周疾病学组主任委员、辽宁省免疫学会肛肠分会主任委员、沈阳市医师协会肛肠科医师分会主任委员，《结直肠肛门外科》《中国肛肠病杂志》等十余家杂志常务编委或编委。

在国内外核心期刊上发表学术论文100余篇，发表医学科普文章150余篇。参与国家自然科学基金科研课题2项，承担省、部级科研课题10项。获辽宁省科技进步奖二等奖1项、三等奖3项，辽宁省自然科学学术成果奖二等奖3项、三等奖6项，沈阳市科技进步奖三等奖1项。获得国家实用新型专利5项。

出版教材、专著及科普图书46部。其中主编教材6部、参编教材5部；主编专著12部、副主编专著8部；主编科普图书15部。例如，主编全国"十二五"、"十三五"和"十四五"研究生规划教材《肛肠外科学》（第1版、第2版，科学出版社）、本科规划教材《肛肠病学》（第1版、第2版，高等教育出版社）、研究生创新教材《结直肠肛门外科学》（人民卫生出版社）和本科规划教材《肛肠外科学》（案例版）（科学出版社）；参编全国"十二五"、"十三五"和"十四五"专升本规划教材《外科学》（第2版、第3版、第4版，人民卫生出版社）、本科规划教材《西医外科学》（人民卫生出版社）和《局部解剖学》（高等教育出版社）；主编专著《肛肠外科手术学》《肛肠外科手术技巧》《实用盆底外科》《肛肠外科手绘手术图谱》《实用肛肠外科学》《现代肛肠外科学》《实用肛门手术学》《肛肠外科护理》《肛肠科护士手册》等；主编科普图书《肛肠病名医解答》《结肠炎名医解答》《便秘名医解答》《大肠癌名医解答》《痔疮就医指南》《肛裂就医指南》《肛周脓肿就医指南》《肛瘘就医指南》《结肠炎就医指南》《便秘就医指南》《结直肠癌就医指南》等。

2010年荣获第三届沈阳优秀医师奖，2011年荣获首届中西医结合优秀青年贡献奖，2015年荣获中国医科大学优秀教师，2016年在援疆期间，荣获"第八批省市优秀援疆干部人才"、"新疆塔城地区第二批优秀援疆干部人才"和"辽宁省第四批优秀援疆干部人才"等荣誉称号。

《现代肛肠外科学》
编 委 会

邹素云（中国医科大学附属第四医院）

应　涛（上海交通大学附属第六人民医院）

张　睿（辽宁省肿瘤医院）

张小元（甘肃中医药大学附属医院）

陈继贵（武汉市第八医院）

邰建东（吉林大学第一医院）

周　毅（天津市人民医院）

周建平（中国医科大学附属第一医院）

周海涛（中国医学科学院肿瘤医院）

胡响当（湖南中医药大学第二附属医院）

袁建虎（北京市肛肠医院）

聂　敏（辽宁中医药大学附属第三医院）

徐学刚（中国医科大学附属第一医院）

郭修田（上海中医药大学附属市中医医院）

编写秘书　朱铄同（中国医科大学附属第四医院）（兼）

绘　图　徐国成　韩秋生　田雨鑫

前　言

随着科学技术的不断进步，学科的分支也越来越细，肛肠外科已成为一个独立的重要学科。当前，全国县级以上医院大多开设了肛肠外科，从事肛肠外科的医生与日俱增，从业医师已逾万人。但学科发展水平的地域差别、城乡差别仍然较大，各种新观点、新方法不断涌现，为了全面反映肛肠外科领域的最新进展，跟上时代步伐，为我国肛肠外科医师提供一本内容新颖、实用性强的参考书，我们在科学出版社和各位专家的支持与鼓励下，组织国内知名专家共同编撰了这部《现代肛肠外科学》。

全书共44章，插图近600幅。第1～9章着重介绍肛肠解剖、肛肠疾病常见症状、检查方法及围术期处理等相关内容，是肛肠医师需要掌握的基本知识；第10～40章详细而全面地阐述了不同类型肛肠疾病的诊断与治疗，特别侧重肛肠外科常见病和危重病的讲解；第41～44章主要介绍肛肠疾病手术麻醉、术后镇痛、肛肠疾病换药和护理等内容。

所有作者均为国内三甲医院在结直肠肛门外科领域造诣颇深的专家，全书将资深专家的宝贵经验和中青年专家的活跃思维有机结合，既反映了国内外研究的最新成果，又是作者丰富临床经验的总结。在编写过程中，本书注重介绍现代肛肠外科的诊疗技术，并对各种疾病的治疗方法进行了描述和比较，旨在开拓读者的思路，提高临床诊治水平。全书力求做到内容翔实、重点突出、权威实用、图文并茂，以方便读者阅读和参考，具有较高的学术价值和实用价值，希望为读者献上一部经典、新颖的肛肠外科学著作。

值本书出版之际，感谢国内外肛肠疾病领域前辈和同道的大力支持，特别感谢长期从事肛肠外科临床工作的国内知名专家的无私奉献，还要感谢在编写本书时一批卓有建树的中青年精英的辛勤付出，非常感谢中国医科大学徐国成教授及其团队为本书绘制精美的插图。最后，我要感谢我的爱人和孩子，感谢她们的理解与支持。

尽管编委会多次讨论、几易其稿，书中不足之处在所难免，恳请读者不吝赐教。

2022年1月于沈阳

目　录

第一节　肛管形态与结构

肛管（anal canal）是消化道的末端，肛管上端止于齿状线，并与直肠相接，肛管向下向后止于肛缘，因此，肛缘到直肠末端的一段狭窄管腔称肛管（图1-1-1），成人肛管平均长2.5cm。临床上，肛管分为解剖学肛管和外科学肛管。解剖学肛管是指齿状线到肛缘的部分，又称皮肤肛管

或固有肛管，临床较常用，前壁较后壁稍短，成人长3～4cm，无腹膜遮盖，周围有外括约肌和肛提肌围绕。外科学肛管是指肛缘至肛管直肠环平面（肛直线）的部分，又称肌性肛管或临床肛管，临床较少用，成人长约4.2cm。外科学肛管实际上是解剖学肛管＋肛柱区。手术中要特别注意保护肛管皮肤，我国成人肛管周长约10cm，至少应保留2/5，否则会造成肛门狭窄、黏膜外翻、腺液外溢。

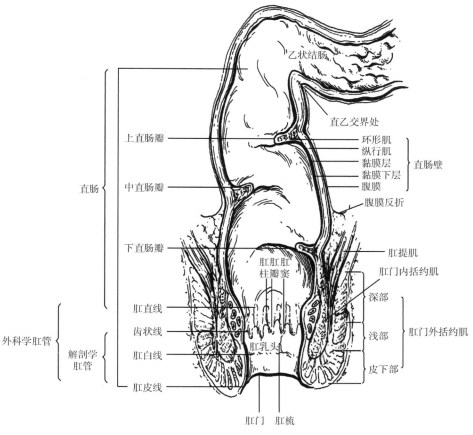

图 1-1-1　直肠与肛管冠状切面

一、肛管内部结构

肛管内部结构包括肛柱、肛瓣、肛窦、肛乳头、肛腺等（图1-1-2）。

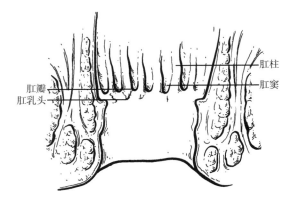

图1-1-2　肛瓣、肛窦、肛乳头、肛柱

（一）肛柱

直肠下端缩窄，肠腔内壁的黏膜折成隆起的纵行皱襞，皱襞突出部分为肛柱（anal column），其又称直肠柱（rectal column），有8～10条，长1～2cm，宽0.3～0.6cm，儿童比较明显。肛柱是括约肌收缩的结果，在排便或直肠扩张时此柱可消失。

（二）肛瓣

各肛柱下端彼此相连的半月形黏膜皱襞，称肛瓣（anal valve），有6～12个，肛瓣是比较厚的角化上皮，没有"瓣"的功能。

（三）肛窦

肛窦（anal sinus）是肛瓣与其相邻的两肛柱下端之间形成的凹陷隐窝，又称肛隐窝（anal crypt），即在肛瓣之后呈漏斗状的凹窝，窦口朝向直肠腔内上方，窦底伸向外下方，窦深0.3～0.5cm，肛窦内有导管与肛腺相连，肛腺液在肛窦内储存，排便时直肠收缩使肛腺液与直肠黏膜下腺体分泌的黏液混合，润滑粪便，易于粪便排出肛外。当大便干燥用力排便时粪便擦破肛瓣，或腹泻时稀便进入肛窦内，诱发肛窦炎，再经导管蔓延引起肛腺炎，继而扩散至肛管直肠周围各间隙形成脓肿，或沿肛管移行皮肤向下蔓延破溃后发生肛裂，再向下蔓延形成裂痔，破溃后形成裂

瘘。所以肛窦又是感染的门户。行肛周脓肿和肛瘘手术时，应查看肛窦有无红肿、硬结、凹陷或溢脓，以判断肛窦是否是原发感染内口。肛窦多位于后正中部，所以85%的肛窦炎发生于后部。

（四）肛乳头

肛乳头（anal papilla）是肛管与肛柱连接部位沿齿状线排列的三角形乳头状突起，多为2～6个，基底部发红，尖端灰白色，大小不一，系纤维结缔组织。Schutte认为其可能是外胚层遗迹，或是后天产生的。还有学者认为其是肛膜消失的痕迹。当肛管处有感染、损伤及长期慢性刺激时，肛乳头可增生变大，形成肛乳头肥大或肛乳头瘤，有学者可能将其误认为息肉和外痔。正常的肛乳头不需要治疗，肛乳头肥大或肛乳头瘤应积极治疗，肛裂手术时应将其一并切除。

此部分解剖犹如手掌和五指，手指像肛柱，指根连接处的指蹼像肛瓣，指蹼背面的小凹像肛窦，掌指关节连成锯齿状线即为齿状线，比喻形象且便于理解。

（五）肛腺

肛腺（anal gland）是一种连接于肛窦下方的外分泌腺体。连接肛窦与肛腺的管状部分为肛腺导管（图1-1-3）。个体差异和自身变异很大，不是每个肛窦都与肛腺相连，一般约有半数肛窦内有肛腺开口。成人有4～10个肛腺，新生儿可达50个。多数肛腺集中在肛管后部，两侧较少，前部缺如。5岁以下儿童肛腺多呈不规则分布。肛腺开口于肛窦底，平时分泌的腺液储存于肛窦内，排便

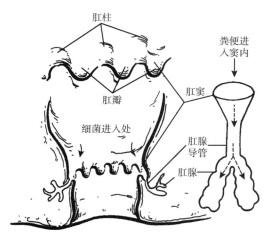

图1-1-3　肛腺、肛柱、肛瓣、肛窦

时可起润滑粪便的作用。由于该处常积存粪屑杂质，容易发生感染，引发肛窦炎。许多学者强调，肛窦炎是继发一切肛周疾病的祸根。95%的肛瘘起源于肛腺感染。

（六）栉膜

位于齿状线与括约肌间沟之间的环形平滑区，称为栉膜区，亦称梳状区。此区域内的肛管上皮组织及皮下结缔组织称为栉膜，亦称肛梳，宽1.0～1.5cm。栉膜病理增生所形成的纤维束称为栉膜带，亦称梳状带。栉膜带长3～8mm，平均厚度约为2.68mm。在慢性炎症长期刺激下，栉膜带可发生纤维性缩窄硬化，称为肛梳硬结。

二、齿状线

在肛管皮肤与直肠黏膜的交界处，有一条锯齿状环形线，称为齿状线（dentate line）或梳状线（pectinati line）。齿状线位于白线上方，距肛缘2～3cm。此线是内外胚层的移行区，其上下两方的上皮、血管、淋巴和神经的来源完全不同，是重要的解剖学标志（图1-1-4）。齿状线上、下结构的区别见表1-1-1。85%以上的肛门直肠疾病发生于齿状线附近，齿状线在临床上有重要意义。

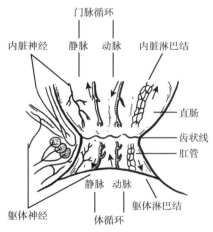

图 1-1-4　齿状线上下的不同结构

表 1-1-1　齿状线上、下结构的区别

区别点	齿状线上部	齿状线下部	临床应用
来源	内胚层、后肠	外胚层、原肠	肛管直肠分界
覆盖上皮	单层柱状上皮（黏膜）	复层鳞状上皮（皮肤）	皮肤黏膜分界

续表

区别点	齿状线上部	齿状线下部	临床应用
动脉来源	直肠上动脉、直肠下动脉	肛门动脉	与痔的好发部位有关
静脉回流	肠系膜下静脉（属门静脉系统）	阴部内静脉（属下腔静脉系统）	与痔的好发部位有关；与直肠癌转移至肝有关
淋巴引流	汇入腰淋巴结	汇入腹股沟淋巴结	肛管癌转移至腹股沟；直肠癌转移至腹腔内
神经分布	内脏神经（痛觉迟钝）	躯体神经（痛觉灵敏）	齿状线以上为无痛区，齿状线以下为有痛区

（一）上皮

齿状线以上是直肠，肠腔内壁覆盖黏膜，为单层柱状上皮；齿状线以下是肛管，肛管覆盖皮肤，为移行上皮或复层鳞状上皮。齿状线以上的痔为内痔，以下的痔为外痔；齿状线以上的息肉、肿瘤覆以黏膜，多数是腺瘤；齿状线以下的肿瘤覆以皮肤，是皮肤癌等。

（二）神经

齿状线以上的神经是内脏神经，此区域没有明显痛觉，故内痔不痛，手术时为无痛区；齿状线以下的神经是躯体神经，此区域痛觉灵敏，故外痔、肛裂非常痛，手术时为有痛区，凡是疼痛的肛门疾病都发生于齿状线以下（图1-1-5）。

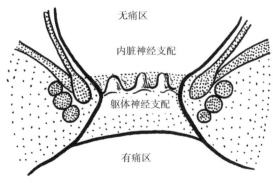

图 1-1-5　齿状线上下的神经分布

（三）血管

齿状线以上的血管是直肠上血管，其静脉与门静脉系统相通；齿状线以下的血管是肛门血管，其静脉属下腔静脉系统。在齿状线附近，门静脉与体静脉相通。

（四）淋巴

齿状线以上的淋巴向上回流，汇入腰淋巴结（内脏淋巴结）；齿状线以下的淋巴向下回流，经大腿根部汇入腹股沟淋巴结（躯体淋巴结）。所以，对于肿瘤转移，齿状线以上向腹腔转移，齿状线以下向大腿根部转移。由此可见，齿状线是胚胎内、外胚层交汇的地方，所以几乎所有肛门、直肠先天性畸形（如肛门闭锁等）都发生于齿状线。

齿状线还是排便反射的诱发区。齿状线区分布着高度特性的感觉神经终末组织，当粪便由直肠到达肛管后，齿状线区的神经末梢感觉到刺激，就会反射性地引起内括约肌、外括约肌舒张，肛提肌收缩，使肛管张开，粪便排出。如手术中不慎切除齿状线，排便反射就会减弱，出现便秘或感觉性失禁。

三、括约肌间沟

括约肌间沟又称肛白线（Hilton 线），是肛管中、下部交界线，正对肛门内括约肌下缘与肛门外括约肌皮下部的交界处。指诊时可触及一个明显的环形沟，此沟即为括约肌间沟（图 1-1-6）。沟的宽度为 0.6～1.2cm，距肛门口上方约 1cm，肉眼并不能辨认。行肛门内括约肌松解术时，以此沟为标志，切开肛管移行皮肤，挑出肛门内括约肌在明视下切断。肛管移行皮肤如切除过多，易致肛门狭窄，需要注意。临床上常用此沟来定位肛门内外括约肌的分界。

四、肛　　垫

肛管内齿状线上方有一宽 1.5～2.0cm 的环形区，该区厚而柔软，有 12～14 个肛柱纵列于此，为一高度特化的血管性衬垫，称为肛垫（anal cushion）。肛垫是直肠末端的唇状肉赘，是由扩张的静脉窦、平滑肌（Treitz 肌）、弹性组织和结缔组织构成（图 1-1-7）。其出生后就存在，不分年龄、性别和种族，每一个正常人（既无痔的体征，又无肛门症状者）在肛门镜检查时均可见有数目不等和大小不一的肛垫凸现于肛腔内，其多呈右前、右后、左侧三叶排列，它宛如海绵状结构，类似勃起组织。表面为单层柱状上皮与移行上皮，有丰富的感觉神经，是诱发排便的感觉中心，起到诱发排便感觉、闭合肛管、节制排便的作用。正常情况下肛垫疏松地附着于肛管肌壁上。当括约肌收缩时，它像一个环形气垫，协助括约肌维持肛管的正常闭合，是肛门自制功能的重要部分。其中 Treitz 肌厚 1～3mm，含有弹性纤维组织，对肛管、直肠有重要支持作用，可防止黏膜脱垂。Treitz 肌是肛垫的网络和支持结构，它有使肛垫向上回缩的作用，如 Treitz 肌断裂，支持组织松弛，肛垫回缩障碍，从原来固定于肛门内括约肌的位置下降，肛垫脱垂形成痔（图 1-1-8）。1975 年 Thomson 在他的硕士论文中首次提出"肛垫"的概念，并认为由于肛垫内动脉、静脉吻合调节障碍和 Treitz 肌退行性变性，从而肛垫肥大后脱出形成内痔。根据这一新的观点，国内外学者设计了 Treitz 肌或肛垫保存根治术。

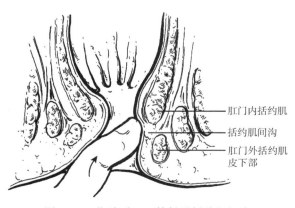

图 1-1-6　指诊时于肛管触及括约肌间沟

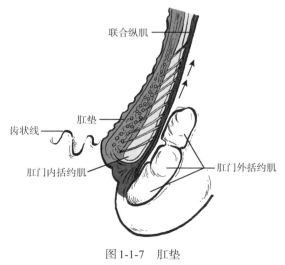

图 1-1-7　肛垫

扫封底二维码获取彩图

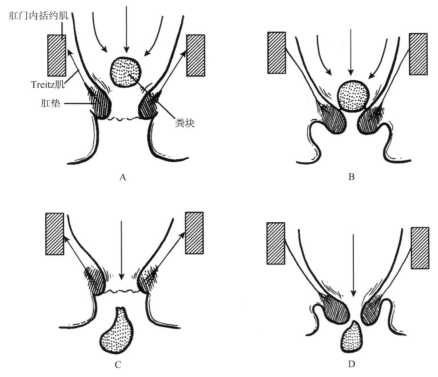

图 1-1-8　Treitz 肌的功能

A. 排便前；B. 排便时，粪块推肛垫向下，Treitz 肌伸长；C. 排便结束，Treitz 肌使肛垫向上回缩；D. Treitz 肌断裂，肛垫脱垂形成痔

第二节　直肠形态与结构

直肠（rectum）是结肠的末端，位于盆腔内，固定在盆腔腹膜的结缔组织中。上端平第 3 骶椎与乙状结肠相接。其沿骶椎腹面向下，直达尾骨，穿骨盆底后，下端止于齿状线与肛管相连。成人长 12～15cm。

一、直肠内部结构

直肠并不是笔直的。直肠有两个弯曲，在矢状面上，沿着骶尾骨的前面下行形成向后突的弯曲，称直肠骶曲（sacral flexure of rectum），距肛门 7～9cm；下段绕尾骨尖向后下方在直肠颈形成一突向前的弯曲，称直肠会阴曲（perineal flexure of rectum），距肛门 3～5cm（图 1-2-1）。直肠骶曲和直肠会阴曲与肛管形成一个 90°～100°的角，此角称肛直角（ARA），此角对排便起重要作用（图 1-2-2）。直肠上下端较窄，中间膨大，形成直肠壶腹（ampulla of rectum），是暂存粪便的部位。但是，1/3 的人直肠没有宽阔部而呈管状。直肠的

黏膜较为肥厚，直肠壶腹部的黏膜有上、中、下 3 个半月形皱襞突入肠腔，襞内有环肌纤维，称直肠瓣（Houston 瓣）。直肠瓣自上而下多为左、右、左排列，左侧 2 个，右侧 1 个。它的作用是当用力排便时，可防止粪便逆流。上瓣位于直乙交界处的左侧壁上，距肛缘约 11.1cm。中瓣又称 Kohlrausch 瓣，最大，位置恒定，壁内环肌发达，有人称为第三括约肌，位于直肠壶腹的右侧壁上，距肛缘约 9.6cm，相当于腹膜反折平面，是检查和

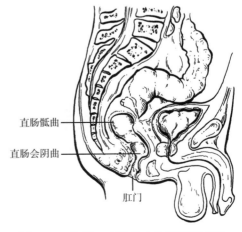

图 1-2-1　肛管、直肠的大体形态和弯曲

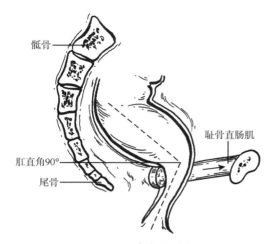

图 1-2-2　肛直角的形成

手术的标志。下瓣较小，位置不恒定，一般多位于直肠的左侧壁上，距肛缘约8cm。在行乙状结肠镜和纤维结肠镜下摘除息肉手术插镜时要注意狭窄部，于直肠角沿两个弯曲进镜，到中瓣以上时，操作不能粗暴，否则易造成肠穿孔，甚至并发腹膜炎。

二、直肠组织结构

直肠壁的组织结构与结肠相同。直肠由内向外分为黏膜层、黏膜下层、肌层、外膜/浆膜4层（图1-2-3）。

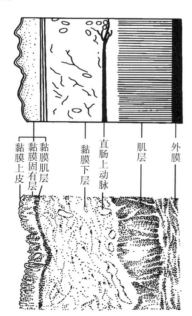

图 1-2-3　直肠壁的组织结构

（一）黏膜层

黏膜层分为黏膜上皮、黏膜固有层、黏膜肌层（又称黏膜肌板），黏膜肌层由2～3层纵行平滑肌构成。黏膜层较厚，血管丰富，存在肠腺，分泌腺液。黏膜固有层有小支静脉丛，为子痔区，是消痔灵注射法的第三步注射部位。黏膜肌层是Treitz肌，是内痔网络静脉丛的一层。

（二）黏膜下层

黏膜下层极为松弛，易与肌层分离。内有疏松结缔组织、直肠上动脉、直肠上静脉。齿状线附近含丰富的窦状静脉丛。此层有直肠上动脉与内痔静脉丛，为母痔区，是消痔灵注射法的第二步注射部位。

（三）肌层

直肠的肌层为不随意肌，内层为直肠环形肌，在相当于耻骨直肠肌下缘平面形成逐渐增厚的肛门内括约肌，向下延续至括约肌间沟（肛门内括约肌最肥厚部分在齿状线上0.5cm至终末，长约1.5cm），外层为直肠纵行肌，向下分出一束肌肉，组成联合纵肌的内侧纵肌，进入肛门外括约肌间隙，内侧纵肌是直肠黏膜下脓肿的通道。

（四）外膜/浆膜

有些部位的直肠最外层为浆膜层，其他部位为结缔组织构成的外膜。

熟悉直肠全层的各层次是掌握消痔灵注射法治疗各期内痔的基本功之一。Ⅰ期内痔是齿状线上方黏膜下层的窦状静脉淤血扩张。Ⅱ期内痔是黏膜下层痔团扩大，黏膜固有层也有痔变。Ⅲ期内痔是Ⅱ期内痔的扩大，上端已扩延到终末直肠的黏膜下层和黏膜固有层，下端已扩延至齿状线下方的肛管。Ⅳ期内痔呈混合痔病变，其内痔已不再向上发展，向下发展是因联合纵肌的内侧和下行分支松弛，使内痔与肛门静脉串通。肛管和肛缘皮下有明显外痔团块（平时痔脱出肛外）。同时，熟悉直肠全层的各层次也是掌握吻合器痔上黏膜环切术（PPH术）的基本要求。

三、直肠的毗邻

直肠上前方有腹膜反折,男性有膀胱底、精囊和前列腺,女性有子宫。上后方为骶骨,直肠和骶骨之间有直肠固有筋膜鞘,内含血管、神经和淋巴管等,如直肠上动脉、骶前静脉丛、骶神经丛。直肠上两侧有输尿管,下前方在男性为前列腺,女性为子宫颈和阴道后壁,下后方有直肠后间隙、尾骨和耻骨直肠肌。直肠与阴道之间有直肠阴道隔(rectovaginal septum)相隔。直肠的最末端被肛门外括约肌深层及肛提肌围绕(图1-2-4)。因此,在注射硬化剂时,不能注射得太深、太多,否则会损伤前列腺而出现血尿和尿痛,损伤直肠阴道隔会造成坏死或穿孔,发生直肠阴道瘘。

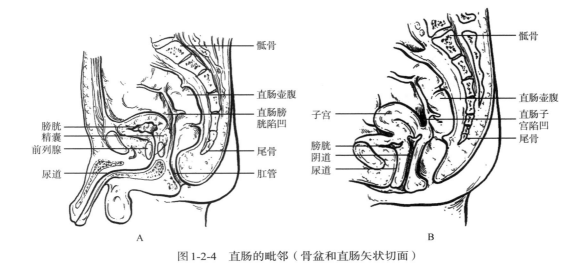

图 1-2-4 直肠的毗邻(骨盆和直肠矢状切面)

A. 男性;B. 女性

四、直 肠 系 膜

在大体解剖学中,直肠系膜是指悬吊肠管固定于腹后壁的双层腹膜,如横结肠系膜、乙状结肠系膜等,直肠前壁和侧壁有腹膜覆盖,其后壁紧接骶骨凹面,无腹膜悬吊,故无肠系膜。直肠系膜是直肠癌外科提出的一个专门术语,解剖学无直肠系膜这一名词。直肠系膜实际上是直肠周围筋膜,是指包绕直肠后方及两侧呈半环状的双层膜状结构,内含动脉、静脉、淋巴组织及大量的脂肪组织。由于骨盆结构的特殊性,只在直肠的上 1/3 形成膜状结构,而中下 1/3 只有直肠的后方和两侧被包裹着,形成半圈 1.5～2.0cm 厚的结缔组织,临床外科将其称为直肠系膜。直肠后方与骶前间隙有明显的分界,上自第 3 骶椎前方,下达盆膈。1982 年 Heald 等提出的全直肠系膜切除(total mesorectal excision,TME),是指从第 3 骶椎前方至盆膈直肠后方及双侧连系直肠的全部疏松结缔组织切除,自此直肠癌根治术又上了一个新台阶。

五、直肠侧韧带

直肠侧韧带(lateral ligament)通常是指连于直肠与盆侧壁之间的盆脏筋膜(图1-2-5)。1908年 Miles 在论文中作为临床用语提出"侧韧带"一词,而不是解剖学用语。在女性此韧带分两层:一层在直肠后方,另一层在直肠和阴道之间。关于直肠侧韧带,在解剖学上存在较大不同,《格氏解剖学》曾提出筋膜沿直肠下动脉从盆后外壁伸展至直肠,由此命名为侧韧带。从外科角度看,直肠侧韧带为基底位于盆腔侧壁、顶端进入直肠的三角结构。但 Jones 等研究的 28 例尸体标本的盆腔中并无一般所提的直肠侧韧带结构,只有部分标本在直肠系膜与盆腔侧壁之间有不太坚固的结缔组织索带,索带距直肠肛管平面 0～10cm,中位高度为 4cm,直肠下动脉及自主神经丛不参与该韧带的组成。研究表明,直肠系膜平面并无任何重要结构穿过,有时可见比较疏松的结缔组织索带,但这并不代表存在直肠侧韧带,而且经常缺如。另有学者认为,由于所有神经、血管均为脂肪和纤维组织包绕，将直肠系膜向外侧牵拉时，直肠下动静脉、骶神经即构成所谓直肠侧韧带，如果没有手术分离过程的人为因素，人体中实际上并不存在此结构。而 Rutegard 等不同意此种说法，认为双侧的直肠侧韧带是存在的，其中均有神经、脂肪及纤维组织等。

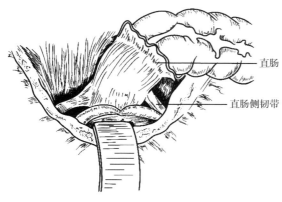

图 1-2-5　直肠侧韧带

六、直肠的筋膜

无论是经腹腔还是经骶骨切除直肠，直肠后方都可以见到有一层筋膜包裹直肠及其周围脂肪组织。直肠癌根治手术过程中，这层筋膜是全直肠系膜切除重要的剥离平面。直肠周围结缔组织主要由 Denonvilliers 筋膜、Waldeyer 筋膜及直肠侧韧带组成，具有支持、固定直肠的作用。因各韧带、筋膜间均存在一定的间隙，其间有血管、神经和淋巴管通过，因此熟悉直肠的韧带与筋膜对完成保留功能的直肠癌根治术至关重要。

（一）Denonvilliers 筋膜

Denonvilliers 筋膜是腹膜融合形成的一层结缔组织膜，又称腹膜会阴筋膜或尿直肠隔（图 1-2-6）。1836 年法国学者 Denonvilliers 首次描述在直肠与精囊腺之间有一层类似肉膜的膜，故称 Denonvilliers 筋膜，它是盆脏筋膜的增厚部分。Denonvilliers 筋膜很容易辨认，它下起自会阴筋膜，向上与直肠子宫陷凹处的腹膜相连，然后在侧方与环绕血管和腹下丛的结缔组织融合，该筋膜分两层，较厚的前叶附着于前列腺及精囊表面，后叶与直肠间有一层薄的疏松结缔组织。Moriya 认为，在直肠癌外科中必须将该筋膜切除。一些

关于减少泌尿生殖功能损伤的研究认为，有些外科医生没有辨认出 Denonvilliers 筋膜的前叶，而是在其两叶之间进行解剖。女性的 Denonvilliers 筋膜较薄，不分层，向下呈楔状，形成直肠 - 阴道三角。但是 Ricc 则认为，Denonvilliers 筋膜在女性并不存在，仅在直肠阴道之间由盆内筋膜及肛提肌部分中线交叉纤维组成松散的网状组织，楔状组织并不明显。因此，正确理解辨认 Denonvilliers 筋膜对完成直肠癌根治手术有非常重要的意义。

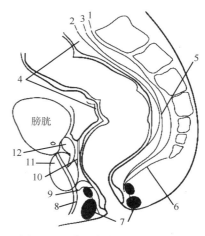

图 1-2-6　直肠矢状面的筋膜分布

1. 直肠系膜；2. 直肠固有筋膜；3. 腹下神经前筋膜；4. 壁层盆腔筋膜；5. 直肠骶骨韧带；6. 肛尾韧带；7. 肛门外括约肌；8. 尿道；9. 直肠尿道肌；10. Denonvilliers 筋膜；11. 前列腺；12. 精囊

（二）Waldeyer 筋膜

盆腔的筋膜分为脏层和壁层两层，其中包绕直肠周围的脏层筋膜称为直肠固有筋膜。在直肠后方的直肠固有筋膜后面、骶尾骨的前面，紧贴骶骨的一层坚韧的壁层筋膜称为 Waldeyer 筋膜，即骶前筋膜。其位于下部骶骨表面到直肠肛管交界处，是无血管的非常强韧的结缔组织，是盆腔筋膜壁层增厚的部分。周围腹膜外直肠的后面借结缔组织与骶尾骨前面疏松结合，易钝性分离。该筋膜上方与骶骨附着紧密，但可用手指剥离；因骶中动脉和骶前静脉丛位于筋膜深面，剥离时可撕破这些血管引起难以控制的出血。Waldeyer 筋膜与直肠筋膜囊结合较疏松，该筋膜的下方变薄，再向下向前至直肠肛管交界处与直肠固有筋膜连接，在骶骨前面横行切断此筋膜，直肠方可游离，不致在手术时自骶前将此筋膜分离过高而损伤骶部副交感神经导致长期尿潴留。

七、直肠与腹膜的关系

直肠上 1/3 前面和两侧有腹膜覆盖；中 1/3 仅在前面有腹膜并反折成直肠膀胱陷凹（男）或直肠子宫陷凹（女）（即 Douglas 腔）；下 1/3 全部位于腹膜外，使直肠在腹膜内外各占一半，直肠后面无腹膜覆盖。腹膜反折部距离肛缘约 9.6cm，与直肠腔中段直肠瓣平齐。一般肛门镜的长度为 8～10cm，即据此设计而成。

第三节　结肠形态与结构

结肠（colon）介于盲肠和直肠之间，结肠在右髂窝内续于盲肠，在第 3 骶椎平面连接直肠。结肠起自回盲瓣，止于乙状结肠与直肠交界处，包括升结肠、横结肠、降结肠和乙状结肠，结肠长度存在一定的差异，成人结肠全长平均 150cm（120～200cm）。结肠各部直径不一，盲肠直径为 7.5cm，向远侧逐渐变小，乙状结肠末端直径仅 2.5cm。结肠有 3 个解剖标志（图 1-3-1）：①结肠带，为肠壁纵行肌纤维形成的 3 条狭窄的纵行带；结肠带在盲肠、升结肠及横结肠较为清楚，从降结肠至乙状结肠逐渐不明显。②结肠袋，由于结肠带比其附着的结肠肠管短 1/6，因而结肠壁皱缩成许多囊状袋，称结肠袋。③肠脂垂，由肠壁黏膜下的脂肪组织集聚而成。在结肠壁上，尤其是在结肠带附近有多数肠脂垂，在乙状结肠较多，并有蒂。肠脂垂的外面为腹膜所包裹，有时内含脂肪过多，可发生扭转，甚或陷入肠内，引起肠套叠。

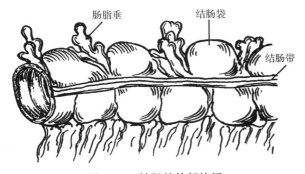

图 1-3-1　结肠的外部特征

一、升结肠

升结肠（ascending colon）长 12～20cm，直径为 6cm，位于腹腔右侧，是盲肠的延续，上至肝右叶下方，向左弯成结肠右曲（肝曲）而移行于横结肠。升结肠较降结肠稍接近躯干正中线。下端平右髂嵴。上端在右侧第 10 肋处横过腋中线。其在背部的投影，相当于腰椎的横突附近。

升结肠一般仅前面及两侧有腹膜覆盖，其后面借疏松结缔组织与腹后壁相贴，位置较固定。外伤造成升结肠的后壁破溃时，可引起严重的腹膜后感染，但在腹前壁不易引发腹膜炎。据报道有少数人的升结肠全部包有腹膜而游离于腹腔中。此种现象在男性约占 16.7%，女性约占 11.7%。另有人统计，约 1/4 的人有升结肠系膜，其活动性增大，可引起盲肠移位，或可向下牵引肠系膜上血管蒂使十二指肠受压，造成十二指肠下部梗阻。

结肠肝曲在右侧第 9 肋和第 10 肋软骨的深部，其后面与右肾下外侧部相邻；上面和前外侧与肝右叶的下面接触；内侧前方紧靠胆囊底，胆石有时可穿破胆囊到结肠内。内侧后方有十二指肠降部，在行右半结肠切除术时，应注意避免十二指肠损伤，尤其在粘连时更应注意。

二、横结肠

横结肠（transverse colon）长 40～50cm，直径为 5.2cm。自结肠肝曲开始横位于腹腔中部，于脾门下方弯成锐角，形成结肠左曲（脾曲），向下移行于降结肠。横结肠完全被腹膜包绕并形成较宽的横结肠系膜。此系膜向结肠肝曲及结肠脾曲逐渐变短，而中间较长，致使横结肠弓状下垂。其下垂程度可因生理情况变化而有所差别，肠腔空虚或平卧时，肠管向下的凸度较小，位置较高。肠管充盈或站立时，肠管向下的凸度较大，其最低位可达脐下，甚而可下降至盆腔。女性横结肠位置较低，容易受盆腔炎症侵犯而与盆腔器官粘连。横结肠上方有胃结肠韧带连于胃大弯，下方续连大网膜，手术时易辨认。横结肠系膜根部与十二指肠下部、十二指肠空肠曲和胰腺关系密切，在胃、十二指肠及胰腺等器官手术时，应注意避免损伤横结肠系膜内的中结肠动脉，以免造成横结肠缺血坏死。分离横结肠右半时，应防止损伤十二指肠和胰腺。横结肠的体表投影一般相当于右侧第10肋软骨前端和左侧第9肋软骨前端相连的弓状线。

结肠脾曲是大肠中除直肠外最为固定的部分。其位置较结肠肝曲高且偏后，约在第10肋、第11肋平面。侧方有膈结肠韧带将其悬吊于膈肌上；后方有横结肠系膜将其连于胰尾；前方有肋缘，部分被胃大弯所掩盖，故结肠脾曲的肿瘤有时易被忽视；手术进入也比较困难。由于结肠脾曲位置较高且深，上方与脾、胰紧邻，因此，在左半结肠切除时，需注意对脾、胰的保护。反之，在巨脾切除时，也应防止结肠脾曲损伤。此外，结肠脾曲弯曲的角度一般要比结肠肝曲小，故在纤维结肠镜检查时，结肠脾曲比结肠肝曲更难通过。

三、降 结 肠

降结肠（descending colon）长25～30cm，直径4.4cm。自结肠脾曲开始，向下并稍向内至左髂嵴平面移行于乙状结肠。降结肠较升结肠距正中线稍远，管径较升结肠为小，位置也较深。腹膜覆盖其前面及两侧，偶见有降结肠系膜。降结肠的后面有股神经、精索或卵巢血管及左肾等，内侧有左输尿管，前方有小肠。在降结肠切除术中，应注意防止左肾及输尿管损伤。降结肠的下部由于肠腔相对狭小（2.2～2.5cm），如有病变易出现梗阻。又因该处肌层较厚，可因炎症及其他刺激而出现痉挛。

四、乙 状 结 肠

乙状结肠（sigmoid colon）是位于降结肠和直肠之间的一段大肠。乙状结肠的长度变化很大，有的长达90cm，短的长10cm，成人一般为40cm左右。肠腔直径为4.2cm。乙状结肠上端多数在髂嵴平面上下各0.5cm的范围内；下端最高在骶岬平面，最低在第3骶椎椎体上缘，其中以位于第1骶椎椎体下半和第2骶椎椎体上半范围者为数最多。乙状结肠通常有两个弯曲。由起端向下至盆腔上口附近，于腰大肌的内侧缘转向内上方，形成一

个弯曲，此弯曲的位置极不固定，一般在盆腔内。肠管向内上方越过髂总动脉分叉处，又转而向下，形成第二个弯曲，此弯曲的位置也不固定，多数可位于正中线的左侧。乙状结肠从第二个弯曲下降至第3骶椎的高度时，便延续为直肠。

乙状结肠全部包以腹膜，并形成乙状结肠系膜。系膜长度平均为8.9cm，在肠管中部较长，向上、下两端延伸时则逐渐变短而消失。因此乙状结肠与降结肠和直肠相连处固定而不能移动，中部活动范围较大，可降入盆腔，或高至肝下，也可移至右髂部。小儿的乙状结肠系膜较长，因此小儿最易发生乙状结肠扭转。乙状结肠系膜呈扇形，系膜根附着于盆壁，呈"人"字形，由腰大肌内侧缘横过左输尿管及左髂外动脉，向上向内至正中线，然后在骶骨前方垂直向下，止于第3骶椎前面。乙状结肠前方与膀胱或子宫之间有小肠，后方有左输尿管经过，手术时应避免损伤。乙状结肠是多种疾病的好发部位，也是人工肛门设置的部位，临床上极为重视。

第四节 肛门直肠周围肌肉

肛门直肠周围有随意肌和不随意肌两种功能不同的肌肉。随意肌位于肛管之外，即肛门外括约肌与肛提肌；不随意肌在肛管壁内，即肛门内括约肌。中间肌层为联合纵肌，既有随意肌纤维，又有不随意肌纤维，但以后者居多。以上肌肉能维持肛管闭合及开放。肛门直肠周围肌肉包括肛门内括约肌、肛门外括约肌、肛提肌、耻骨直肠肌、联合纵肌和肛管直肠环（图1-4-1）。

一、肛门内括约肌

肛门内括约肌（internal anal sphincter，IAS）是直肠环形肌延续到肛管部增厚变宽而成，为不随意肌，属于平滑肌，肌束为椭圆形（图1-4-2）。其上起自肛管直肠环水平，下止于括约肌间沟上方，长约3cm，厚约0.5cm，环绕外科学肛管上2/3周，其下缘距肛缘1.0cm，受自主神经支配，肌内无神经节。只给很少能量肛门内括约肌就能维持长时间的收缩状态而不疲劳。

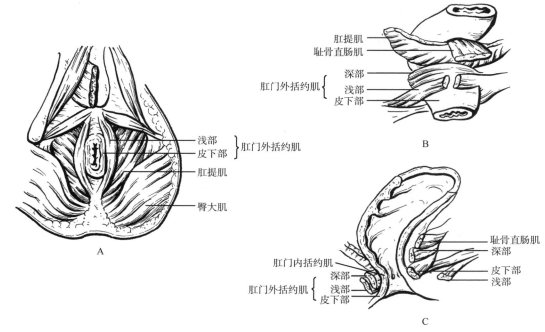

图 1-4-1　肛门括约肌及肛管直肠环

A. 下面视；B. 侧面观；C. 矢状切面观

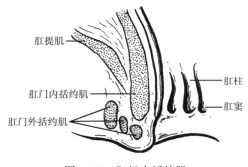

图 1-4-2　肛门内括约肌

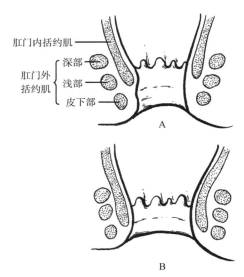

图 1-4-3　麻醉前后肛门内外括约肌位置的变换

A. 麻醉前；B. 麻醉后

肛门内括约肌借其平滑肌特有的延展性，使肛门充分松弛。它又具有直肠环形肌容易痉挛的特性，任何病理原因都能引起其长时间痉挛，长期痉挛就会发生肛门内括约肌失弛缓症，导致出口梗阻型便秘，手术时切除部分肛门内括约肌，才能治愈。肛门内括约肌主要参与排便反射，无括约肛门的功能，手术时切断不会引起大便失禁，且能因松解而消除肛门内括约肌痉挛引起的术后剧痛，所以，行环状混合痔分段结扎术和肛裂手术时必须将其切断，并可防止术后肛门狭窄。麻醉后肛门松弛，肛门内括约肌下移，易被误认为肛门外括约肌皮下部（图 1-4-3）。病理切片可鉴别，肛门内括约肌是平滑肌，肛门外括约肌皮下部是横纹肌。肉眼观察肛门内括约肌为珠白色，后者为淡红色。

二、肛门外括约肌

肛门外括约肌（external anal sphincter，EAS）被直肠纵行肌和肛提肌纤维穿过分为皮下部、浅部和深部三部分。其属于横纹肌，为随意肌，围绕外科学肛管 1 周，实际上三者之间的绝对分界线并不是非常清楚。其受肛神经及会阴神经支配（图 1-4-4）。其作用是在静止时呈持续性收缩，闭合肛管，防止外物进入，在排便时肌肉松弛，使肛管扩张，协助排便或随意控制，切断粪便，终止排便。

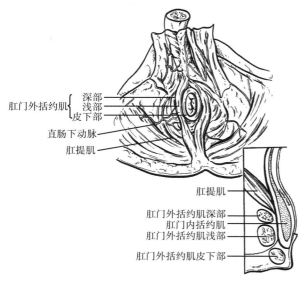

图1-4-4　肛门外括约肌

（一）皮下部

皮下部宽0.3～0.7cm，厚0.3～1.0cm，为环形肌束，位于肛管下方皮下，肛门内括约肌的下方。前方肌纤维附着于会阴中心腱，后方肌纤维附着于肛尾韧带。肛门皱皮肌纤维（联合纵肌分支纤维）贯穿肛门外括约肌，紧密地将肛门外括约肌皮下部分隔成3～4小块肌肉。皱皮肌纤维止于肛缘皮下，此肌前部分纤维交叉与肛门外括约肌浅部连接，后方较游离，无肌性和骨性连接。此肌束上缘与肛门内括约肌下缘相邻，形成括约肌间沟，直肠指诊时可触及。外痔手术切开皮肤时，可见白色纵行致密纤维即皱皮肌，再切开皱皮肌纤维显露出肛门外括约肌皮下部内缘，向上剥离，才能顺利地剥离出外痔血管丛，此顺序可减少术中出血，肛瘘手术切断肛门外括约肌皮下部，不会影响肛门括约肌的功能。

（二）浅部

浅部宽0.8～1.5cm，厚0.5～1.5cm。在肛门外括约肌皮下部与深部之间，有直肠纵行肌纤维使两者分开。位于肛门外括约肌皮下部上方，肛门内括约肌外侧，呈梭形围绕外科学肛管中部，

为椭圆形肌束。前方肌束与会阴浅横肌连接，止于会阴体；后方两股肌束止于尾骨，并参与构成肛尾韧带。肛门外括约肌浅部与深部被联合纵肌分支纤维贯穿，手术时不易分清。需根据切开的宽度和深度判断肛门外括约肌浅部是否切开。如同时切开两侧肛门外括约肌浅部，虽不会致完全肛门失禁，但可产生肛门松弛。

（三）深部

深部宽0.4～1.0cm，厚0.5～1.0cm，位于浅部的外上方，为环形肌束，环绕肛门内括约肌及直肠纵肌层外部，其后部肌束的上缘与耻骨直肠肌后部接触密切。手术时切断一侧不会导致肛门失禁。前方肌束与会阴深横肌连接，止于两侧坐骨结节。

三、肛　提　肌

肛提肌（levator ani muscle）是封闭骨盆下口的主要肌肉，为一四边形薄扁肌，左右合成漏斗状，由耻骨直肠肌、耻骨尾骨肌、髂骨尾骨肌三部分组成（图1-4-5）。

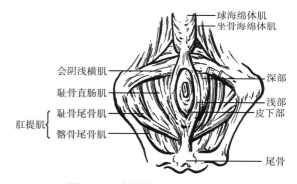

图1-4-5　会阴部肌肉（下面观）

（一）耻骨直肠肌

耻骨直肠肌是维持肛门自制的关键性肌肉，是肛门括约肌群中最重要的组成部分。其位于耻骨尾骨肌内侧面，联合纵肌的外侧，肛门外括约肌深部上缘。它起自耻骨下支的背面，其肌纤维向后绕直肠中段两侧走行，在直肠后方会合。在外科学肛管直肠交界处，其与肛门外括约肌深部形成一个"U"形悬带，向前上方牵拉形成肛直肠角，对括约肛门有重要作用（图1-4-6）。

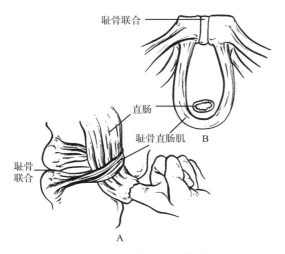

图 1-4-6　耻骨直肠肌的形态

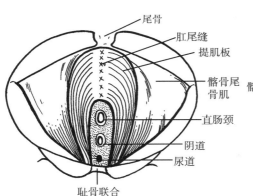
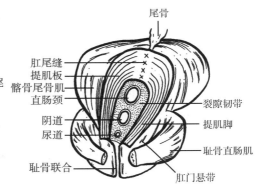

图 1-4-7　提肌板和肛门悬带

（二）耻骨尾骨肌

耻骨尾骨肌简称耻尾肌，是肛提肌中最大、最重要的肌肉，也是盆底肌重要肌肉之一，起自耻骨弓的后面和肛提肌腱弓的前面，呈扇形向后、向内、向下绕尿道、前列腺或阴道止于直肠下段和骶骨下部。耻骨尾骨肌又分为提肌板、肛门悬带两部分（图 1-4-7）。

1. 提肌板　又分内、外两部，其内部称提肌脚，提肌脚的内缘呈"U"形，围成提肌裂隙，并与裂隙内的直肠颈借裂隙韧带相连。提肌脚的后方有肛尾缝（ACR），是左右肛提肌缝纤维的交叉线。因此，两侧肛提肌，不是分隔独立存在的，而是呈"二腹肌"样，可同时收缩，肛尾缝在排便过程中起重要作用，因肛尾缝如同"宽紧带"一样。提肌脚收缩时变窄拉长，使提肌裂隙扩大，拉紧裂隙韧带，间接地开放直肠颈内口，使直肠膨大部内的粪便进入直肠颈内。

2. 肛门悬带　又称肛管悬带，提肌板在提肌裂隙的周缘急转而下形成垂直方向的"肌轴"，称为肛门悬带。肛门悬带包绕直肠颈和解剖学肛管，下端穿肛门外括约肌皮下部，附着于肛周皮肤。提肌板收缩时肛门悬带相应地向外上方回缩，向上提并扩大直肠颈和解剖学肛管，肛门外括约肌皮下部也被拉至肛门内括约肌下端的外侧，肛门张开，以利排便。

（三）髂骨尾骨肌

髂骨尾骨肌简称髂尾肌，起自坐骨棘内侧和盆筋膜腱弓的后部，以扇形展开。其前部肌束，在肛尾缝处与对侧相连；中部肌束附着于肛门和尾骨之间，后部肌束附着于髂骨下端。其向下、向后与对侧联合，组成盆膈的前部。

四、联合纵肌

联合纵肌是肌性纤维组织，其中含有平滑肌、横纹肌和弹性纤维。平滑肌纤维来自直肠壁外层纵行肌，横纹肌纤维来自耻骨直肠肌。联合纵肌呈纵行位于肛门内括约肌、肛门外括约肌间隙，成人长 2～3cm，宽 0.2cm。联合纵肌分出内侧分支纤维、下行分支纤维和外侧分支纤维，以网状肌性结缔组织纤维将外科学肛管各部分连接成一个整体功能性器官（图 1-4-8）。

联合纵肌及其分支纤维的作用是参与和辅助外科学肛管的功能，具体如下。

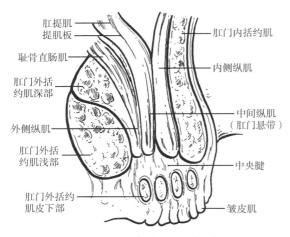

图 1-4-8　联合纵肌及肌间隔

（一）固定肛管

由于联合纵肌分布在肛门内括约肌、肛门外括约肌之间，将肛门内外括约肌、耻骨直肠肌和肛提肌联合箍紧在一起，并将其向上外方牵拉，所以其就成了肛管固定的重要肌束（图1-4-9）。如联合纵肌松弛或断裂，就会出现肛管外翻和黏膜脱垂。所以，有学者将联合纵肌称为肛管的"骨架"。

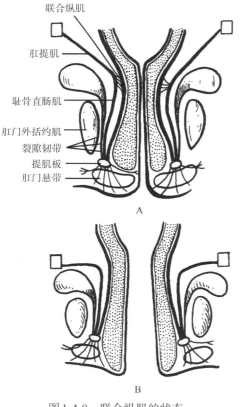

图 1-4-9　联合纵肌的状态

A. 未排便时；B. 排便时

（二）协调排便

联合纵肌将肛门内括约肌、肛门外括约肌和肛提肌连接在一起，形成排便的控制肌群。联合纵肌有着协调排便的重要作用。虽然它本身对排便自控作用较小，但肛门内括约肌、肛门外括约肌的排便反射动作都是依赖联合纵肌完成的。所以，联合纵肌在排便过程中起着统一动作、协调各部的作用，可以说是肛门肌群的枢纽。

（三）疏导作用

联合纵肌分隔各肌后在肌间形成了间隙和隔膜，这就有利于肌群的收缩和舒张，但也给肛周感染提供了蔓延的途径。联合纵肌之间共有4个括约肌间隙。最内侧间隙借肛门内括约肌的肌纤维与黏膜下间隙交通。最外侧间隙借肛门外括约肌中间裈内经过的纤维与坐骨直肠间隙交通。内层与中间层之间的间隙向上与骨盆直肠间隙直接交通。外层与中间层之间的间隙向外上方与坐骨直肠间隙的上部交通。所有括约肌间隙向下均汇总于中央间隙。括约肌间隙是感染沿直肠和固有肛管蔓延的主要途径。

五、肛管直肠环

肛管直肠环（anorectal ring）是由肛门外括约肌浅部、深部及肛门内括约肌、耻骨直肠肌、联合纵肌环绕肛管直肠连接处所形成的肌环（图1-4-10）。肛管直肠环在临床检查、手术治疗方面十分重要。此环后侧较前部发达，前部比后部稍低。直肠指诊

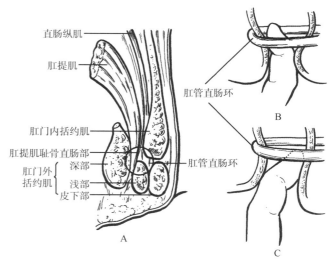

图 1-4-10　肛管直肠环

时，此环后部及两侧有"U"形绳索感。其可维持肛门的自制功能，控制排便。平时，肛管直肠环处于收缩状态，排便时松弛，排便后又收缩回去。手术时切断肛门外括约肌浅部，又切断肛管直肠管环，可引起完全性肛门失禁（干便、稀便和气体均不能控制）。所以，手术治疗高位肛瘘，主管道穿过肛管直肠环上方时，采用橡皮筋挂线术，可避免肛门失禁。

第五节 肛门直肠周围间隙

肛门直肠周围有许多潜在性间隙，是感染的常见部位。间隙内充满脂肪结缔组织，神经分布很少，容易感染发生脓肿。肛提肌下方的间隙为低位间隙，包括坐骨直肠间隙和肛管后间隙、皮下间隙等，形成的脓肿称为低位脓肿；肛提肌上方的间隙为高位间隙，包括骨盆直肠间隙、直肠后间隙、黏膜下间隙等，形成的脓肿称为高位脓肿（图1-5-1，图1-5-2）。

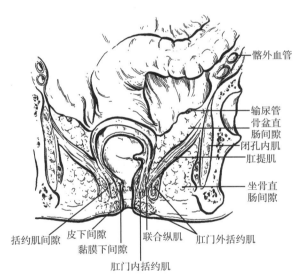

图 1-5-1 肛门直肠周围间隙（冠状面）

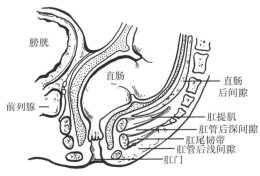

图 1-5-2 肛门直肠后间隙（矢状面）

一、皮下间隙

皮下间隙位于肛门外括约肌皮下部与肛周皮肤之间。该间隙内有皱皮肌、外痔静脉丛及脂肪组织。间隙向上与中央间隙相通，向外与坐骨直肠间隙直接连通。

二、坐骨直肠间隙

坐骨直肠间隙又称坐骨直肠窝，位于直肠与坐骨结节之间，左右各一，上为肛提肌，下为肛管皮下间隙，内侧为肛门括约肌，外侧为闭孔内肌，前侧为会阴浅横肌，后侧为臀大肌。左右间隙在肛门后方与肛管后深间隙有交通。发生脓肿时可向肛管后深间隙蔓延，形成"C"形脓肿，此间隙最大，可容纳60ml脓液，若超过90ml，提示已蔓延至对侧形成"蹄铁"形脓肿，或提示向上穿破肛提肌进入骨盆直肠间隙形成"哑铃"形脓肿。

三、骨盆直肠间隙

骨盆直肠间隙位于直肠两侧与骨盆之间，左右各一，位于肛提肌之上。其上为盆腔腹膜，下为肛提肌，前面在女性以阔韧带为界，在男性以膀胱和前列腺为界，后面是直肠侧韧带。由于该间隙位置高，处于自主神经支配区，痛觉不敏感，所以感染化脓后，症状比较隐匿，常不易被发现，容易被误诊，必须行直肠指诊，可触及波动性肿块而确诊。脓液可通过括约肌间隙扩散至中央间隙，进而至坐骨肛管间隙发生脓肿。左右间隙无交通。

四、直肠后间隙

直肠后间隙又称骶前间隙，位于上部直肠固有筋膜与骶前筋膜之间，上为腹膜反折部，下为肛提肌，前为直肠，后为骶前筋膜。间隙内含有骶神经丛、交感神经支及骶中血管与痔中血管等。其上方开放，脓液可向腹膜后扩散。此间隙与两侧骨盆直肠间隙相通，与直肠侧韧带相邻。脓液可向骨盆直肠间隙蔓延，形成高位"蹄铁"形脓肿。

五、直肠黏膜下间隙

直肠黏膜下间隙位于齿状线上的直肠黏膜下层与直肠环形肌之间。间隙内有痔静脉丛、毛细淋巴丛和痔上动脉终末支等。直肠黏膜脱垂时点状注射硬化剂在此间隙内，可使痔静脉丛硬化萎缩，使黏膜与肌层粘连固定。感染后可形成黏膜下脓肿，发生脓肿时症状不明显，直肠指诊可触及突向肠腔有波动性的肿块。

六、肛管后间隙

肛管后间隙位于肛门及肛管后方，以肛尾韧带为界。此间隙分为深、浅两个间隙，与两侧坐骨直肠间隙相通。

七、括约肌间隙

括约肌间隙位于联合纵肌3层之间，包括内侧纵肌内侧隙、中间纵肌内侧隙、中间纵肌外侧隙和外侧纵肌外侧隙4个间隙。所有括约肌间隙向下均汇总于中央间隙。括约肌间隙是感染沿肛管扩散的重要途径。

八、中 央 间 隙

中央间隙位于联合纵肌下端与肛门外括约肌皮下部之间，环绕肛管上部一周。该间隙向外通坐骨直肠间隙，向内通黏膜下间隙，向上通括约肌间隙。Shafik（1979）提出中央间隙感染的新概念（图1-5-3），即肛周脓肿和肛瘘形成的第一阶段是在中央间隙内先形成中央脓肿，脓肿继而沿中央腱各纤维隔蔓延各处，形成不同部位的肛周脓肿或肛瘘，向下至皮下间隙形成皮下脓肿，向内形成瘘管入肛管，向外至坐骨直肠间隙引起坐骨直肠间隙脓肿，向上经括约肌间隙形成括约肌间脓肿，脓液可沿此间隙上达骨盆直肠间隙，引起骨盆直肠间隙脓肿。在临床上，中央脓肿常易被误诊为皮下脓肿。因此，中央间隙与肛周感染的蔓延方向有重要关系。

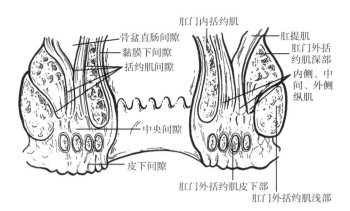

图1-5-3 中央间隙与括约肌间隙

第六节 肛门直肠的血液供应

一、肛门直肠的动脉

肛门直肠动脉主要来自直肠上动脉、直肠下动脉、骶中动脉和肛门动脉（图1-6-1）。其动脉之间有丰富的吻合支。直肠上动脉和骶中动脉是单支，直肠下动脉和肛门动脉左右成对。各血管间关系如图1-6-2所示。

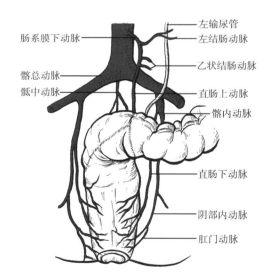

图1-6-1 肛门直肠动脉供应

扫封底二维码获取彩图

$$
腹主动脉\begin{cases}
→肠系膜下动脉→直肠上动脉（痔上动脉）\\
→髂内动脉→直肠下动脉（痔中动脉）\\
\qquad\qquad\qquad\qquad↓\\
阴部内动脉→肛门动脉（痔下动脉）\\
→骶中动脉
\end{cases}
$$

图1-6-2 各血管间关系

（一）直肠上动脉

直肠上动脉又称痔上动脉，来自肠系膜下动脉，是肠系膜下动脉的终末血管，是直肠血管最大、最主要的一支，在第3骶椎水平于直肠上端后面分为左右两支，循直肠两侧下行，穿过肌层到齿状线上方黏膜下层，分出数支在齿状线上方与直肠下动脉、肛门动脉吻合。齿状线上右前、右后和左侧有3个主要分支，传统观点认为是内痔的好发部位（图1-6-3）。直肠上动脉左、右支之间没有肠壁外吻合，形成直肠乏血管区，被认为是直肠低位前切除时肠瘘发生率高的原因。

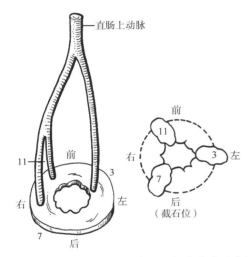

图1-6-3　直肠上动脉在内痔好发部位分支示意图

（二）直肠下动脉

直肠下动脉又称痔中动脉，位于骨盆两侧，来自髂内动脉，在腹膜下向前内行，在骨盆直肠间隙内沿直肠侧韧带分布于直肠前壁肌肉，在黏膜下层与直肠上动脉、肛门动脉吻合。其通常有两个或几个分支，直肠下动脉主要供血给直肠前壁肌层和直肠下部各层。动脉管径一般很小（0.1～0.25cm），断裂后不致引起严重出血，但10%的病例出血很剧烈，故手术时也应予以结扎。

（三）肛门动脉

肛门动脉又称痔下动脉，起自阴部内动脉，在会阴两侧，经坐骨直肠间隙外侧壁上的Alcock管至肛管，主要分布于肛提肌、肛门内外括约肌

和肛周皮肤，也分布于下段直肠。肛门动脉可分成向内、向上、向后3支（图1-6-4）。各分支通过肛门内外括约肌之间或肛门外括约肌的深浅两部之间到肛管黏膜下层与直肠上动脉、直肠下动脉吻合。坐骨直肠间隙脓肿手术时，常切断肛门动脉分支，因其细小，一般不会引起大出血。

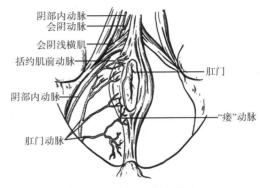

图1-6-4　肛门动脉及其分支

（四）骶中动脉

骶中动脉来自腹主动脉，由腹主动脉分叉部上方约1cm处的动脉后壁发出，沿第4～5腰椎和骶尾骨前面下行，紧靠骶骨沿直肠后面中线下行至尾骨，有细小分支达直肠，与直肠上动脉、直肠下动脉吻合。血液供应微小，对肛门直肠的血供不是主要的。

日本的宫岐治男（1975）报道，直肠上动脉、直肠下动脉和肛门动脉的终末走向都集中于齿状线附近。直肠上动脉终末血管分支与齿状线上方的窦状动脉直接吻合。窦状静脉丛的血液成分主要是动脉血，窦状静脉淤血扩张是内痔发生的血管学基础（图1-6-5）。

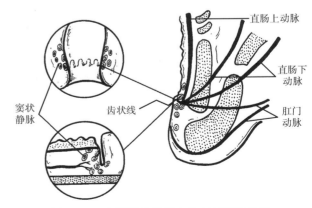

图1-6-5　直肠下动脉终末分支与窦状静脉

二、肛门直肠的静脉

肛管直肠静脉与动脉并行，以齿状线为界分为两个静脉丛，即痔内静脉丛和痔外静脉丛，分别汇入门静脉和下腔静脉（图1-6-6，图1-6-7）。痔内静脉丛、痔外静脉丛在肛门白线附近有许多吻合支，使门静脉与体静脉相通。肛门直肠的静脉回流：①痔内静脉丛→直肠上静脉→肠系膜下静脉→脾静脉→门静脉；②痔外静脉丛→肛门静脉→阴部内静脉→髂内静脉→下腔静脉。

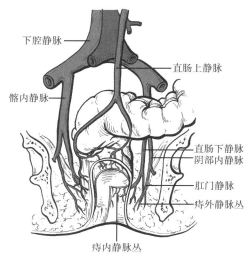

图1-6-6　肛门直肠的静脉

扫封底二维码获取彩图

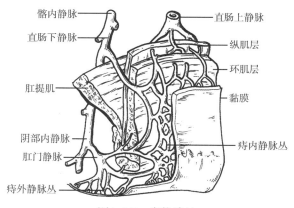

图1-6-7　痔静脉丛

（一）痔内静脉丛

痔内静脉丛又称直肠上静脉丛，在齿状线上方，为窦状静脉丛，起于黏膜下层内微小静脉窦，汇集直肠黏膜的静脉，形成数支小静脉，至直肠中部穿过肌层，汇入直肠上静脉入门静脉。这些静脉无瓣膜，不能阻止血液逆流，因此，穿过肌层时易受压迫而淤血扩张，这是形成痔的内在因素。该静脉丛在右前、右后、左侧三处比较丰富，是内痔的原发部位，称母痔区。另外，还有3～4个分支，是继发内痔的部位，称子痔区。在痔内静脉丛发生的痔称内痔。

（二）痔外静脉丛

痔外静脉丛又称直肠下静脉丛，在齿状线下方，肛门皮下组织内，沿肛门外括约肌外缘形成边缘静脉干，汇集肛管静脉。其上部汇入直肠下静脉，入髂内静脉；下部汇入肛门静脉，入阴部内静脉，最后入下腔静脉。由痔外静脉丛发生的痔称外痔。

近年来，痔的血液成分研究表明，内痔血液是动脉血，与直肠上静脉无静脉瓣和门静脉高压无关。内痔"静脉扩张"的病因学说遭到某些学者的否认。

第七节　结肠的血液供应

一、结肠的动脉供应

右半结肠的动脉供应来自肠系膜上动脉分出的中结肠动脉右侧支、右结肠动脉和回结肠动脉。横结肠的血液供应来自肠系膜上动脉的分出中结肠动脉。左半结肠动脉供应来自肠系膜下动脉分出的左结肠动脉和乙状结肠动脉。此处还有边缘动脉和终末动脉（图1-7-1）。

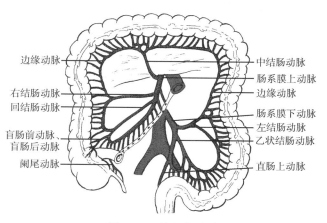

图1-7-1　结肠的动脉

扫封底二维码获取彩图

（一）肠系膜上动脉

肠系膜上动脉（superior mesenteric artery）起自腹主动脉，从十二指肠水平部与胰体下缘间穿出，在小肠系膜根部的两层腹膜中向右下方走行。其下行的过程呈轻度弯曲，弯曲的凸侧朝向左下方，弯曲的凹侧朝向右侧，肠系膜上静脉在其右侧伴行。弯曲的凸侧发出 12～16 支肠动脉供应小肠。而其凹侧则发出中结肠动脉、右结肠动脉及回结肠动脉供应结肠。

1. 中结肠动脉（middle colic artery）　在胰腺下缘起于肠系膜上动脉，自胃左后方进入横结肠系膜，向下向前向右，分成左、右两支。右支在结肠肝曲附近与右结肠动脉的升支吻合，供应右 1/3 横结肠，左支主要与左结肠动脉的外支吻合，供给左 2/3 横结肠。因其位于中线右侧，在横结肠系膜的左半有一无血管区，可在此区穿过横结肠系膜进行手术。约 25% 的人无中结肠动脉，由右结肠动脉的一支代替，少数人有两支结肠中动脉。

2. 右结肠动脉（right colic artery）　在中结肠动脉起点下 1～3cm 处起于肠系膜上动脉，在腹膜后右肾下方处向右横过下腔静脉、右侧精索或卵巢血管和右输尿管，分成升、降两支。升支主要与中结肠动脉的右支吻合，降支与回结肠动脉升支吻合。右结肠动脉供给升结肠和结肠肝曲血液。

3. 回结肠动脉（ileocolic artery）　在右结肠动脉起点下方起于肠系膜上动脉，有时与右结肠动脉合成一条主干，在十二指肠水平部下方分成升、降两支。升支与右结肠动脉降支吻合；降支到回盲部分成前、后两支，与肠系膜上动脉的回肠支吻合，此动脉供应升结肠下段、回盲部和回肠末段。

（二）肠系膜下动脉

肠系膜下动脉（inferior mesenteric artery）距腹主动脉分叉上方 3～4cm，于十二指肠降段下缘水平起于腹主动脉前壁，向下向左，横过左髂总动脉，成为直肠上动脉，其分支有左结肠动脉和乙状结肠动脉。

1. 左结肠动脉（left colic artery）　在十二指肠下方由肠系膜下动脉左侧分出，在腹膜后向上、向外横过精索或卵巢血管、左输尿管及肠系膜下静脉，行向结肠脾曲，分成升、降两支。升支向上横过左肾下极，主要与中结肠动脉的左支吻合，供给降结肠上段、结肠脾曲和左 1/3 横结肠血液；降支向左又分成升、降两支，与乙状结肠动脉吻合，供给降结肠下段血液。有的左结肠动脉与中结肠动脉之间无吻合，边缘动脉也很少，此处称为 Pollan 点，手术时应注意。

2. 乙状结肠动脉（sigmoid artery）　一般为 1～3 支，但也可多达 7 支，直接起自肠系膜下动脉，或与左结肠动脉共干发出。乙状结肠动脉走行于乙状结肠系膜内，每支又分为升支与降支，它们除彼此呈弓状吻合外，最上一支乙状结肠动脉的升支与左结肠动脉的降支吻合，最下一支乙状结肠动脉的降支与直肠上动脉的分支吻合。

（三）边缘动脉

边缘动脉是指各结肠动脉间互相吻合形成的连续动脉弓，由回盲部到直肠乙状结肠交界处，与肠系膜边缘平行。这种吻合可由单一动脉接连，或由一、二级动脉弓接连，与结肠切除有重要关系。如边缘动脉完好，在肠系膜下动脉起点结扎切断，仍能维持左半结肠血液供应。但边缘动脉保持侧支循环距离不同，有的结肠中动脉与结肠左动脉之间缺乏吻合；有的结肠右动脉与回结肠动脉之间缺乏吻合。因此，结肠切除前应注意检查边缘动脉分布情况，如果结肠断端血供不良，则容易造成肠段缺血导致吻合口瘘或肠坏死。

（四）终末动脉

终末动脉是由边缘动脉分出的长短不同的小动脉，与结肠成垂直方向达结肠壁内。其短支由边缘动脉或由其长支分出，分布于近肠系膜侧的肠壁。长支由边缘动脉而来，在浆膜与肌层之间，达结肠带下方，穿过肌层，与对侧的分支吻合，分布于黏膜下层。肠脂垂根部常伴有终末动脉，切除肠脂垂时不可牵拉动脉以免损伤。在行结肠与结肠吻合时，需切除两端结肠的终末支及系膜约 1cm，保证吻合口浆膜层对合，防止吻合口瘘；如终末支结扎切断过多，也会发生吻合口瘘。

二、结肠的静脉

结肠壁内静脉丛汇集成小静脉，在肠系膜缘

汇合成较大静脉，与结肠动脉并行，成为与结肠动脉相应的静脉。结肠中静脉、结肠右静脉和回结肠静脉汇合成肠系膜上静脉入门静脉。左半结肠静脉经过乙状结肠静脉和结肠左静脉汇合成肠系膜下静脉，在肠系膜下动脉外侧向上到十二指肠空肠由外侧转向右侧，经过胰腺后才入脾静脉，最后入门静脉。

手术操作的挤压可促使癌细胞进入血流，经回流静脉而播散。为了预防手术操作引起血流播散，大肠癌手术时，要求早期结扎癌灶所在肠段的回流静脉。

第八节　肛门直肠结肠的淋巴引流

一、肛门直肠的淋巴引流

肛门直肠的淋巴引流以齿状线为界分上、下两组（图1-8-1）。在齿状线上方，起于直肠和肛管上部，流入腰淋巴结，属于上组。在齿状线下方，起于肛管和肛门，流入腹股沟淋巴结，属于下组。

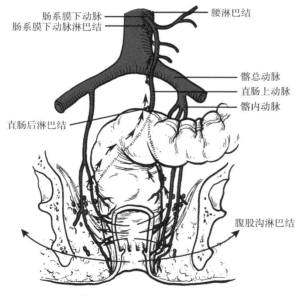

图1-8-1　肛门直肠淋巴引流
扫封底二维码获取彩图

（一）上组

在齿状线上方，汇集直肠和肛管上部淋巴管，包括直肠黏膜层、黏膜下层、肌层、浆膜下及肠壁外淋巴网。经壁外淋巴网有向上、向两侧、向下3个引流方向。

1. 向上至直肠后淋巴结，再到乙状结肠系膜根部淋巴结，沿直肠上动脉旁淋巴结到肠系膜下动脉旁淋巴结，最后到腰淋巴结，这是直肠最主要的淋巴引流途径。

2. 向两侧在直肠侧韧带内经直肠下动脉旁淋巴结引流到盆腔侧壁的髂内淋巴结。

3. 向下穿过肛提肌至坐骨直肠间隙，沿肛门动脉、阴部内动脉旁淋巴结到达髂内淋巴结。

（二）下组

在齿状线下方，汇集肛管下部、肛门和肛门内外括约肌淋巴结，起自皮下淋巴丛，互相交通。有两个引流方向：向周围穿过坐骨直肠间隙沿闭孔动脉旁引流到髂内淋巴结；向下外经会阴及大腿内侧下注入腹股沟淋巴结，最后到髂外或髂总淋巴结。

淋巴回流是炎症蔓延、肿瘤转移的主要途径，上组、下组淋巴的回流是完全不一样的。直肠炎症和肿瘤多向内脏淋巴结蔓延和转移。肛门炎症和肿瘤多向腹股沟淋巴结蔓延和转移。两组淋巴网有吻合支，彼此相通。因此，直肠癌有时可转移至腹股沟淋巴结。

直肠癌与淋巴转移关系密切，向下可经过坐骨直肠窝、肛门括约肌和肛门周围皮肤，向两侧扩散。在男性，直肠癌可侵及肛提肌、髂内淋巴结、膀胱底和精囊、前列腺。在女性，直肠癌可侵及直肠后壁、子宫颈和周围韧带；向上蔓延侵及盆腔腹膜、结肠系膜及左髂总动脉分叉处的淋巴结，即腹腔转移。

因此，肛管直肠癌根治术时，应注意清除腹股沟淋巴结、盆内淋巴结、直肠周围及部分结肠淋巴结。

二、结肠的淋巴引流

结肠的淋巴系统主要与结肠的动脉伴行。结肠淋巴组织以回盲部最多，乙状结肠次之，结肠肝曲和脾曲较少，降结肠最少，分为壁内丛、中间丛和壁外丛（图1-8-2）。

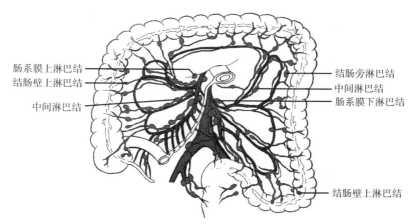

图 1-8-2　结肠的淋巴引流
扫封底二维码获取彩图

1. 壁内丛　包括结肠黏膜层、黏膜下层、肌间和浆膜下淋巴丛，由小淋巴管互相交通，并与上方和下方的淋巴网相连，以围绕肠壁的交通为丰富，因此结肠癌易围绕肠壁环形蔓延而形成梗阻。

2. 中间丛　为连接壁内丛和壁外丛的淋巴管。

3. 壁外丛　包括肠壁外的淋巴管和淋巴丛。

结肠淋巴结分为 4 组：①结肠壁上淋巴结，位于肠壁肠脂垂内，沿结肠带最多，在乙状结肠最为显著；②结肠旁淋巴结，位于边缘动脉附近及动脉和肠壁之间；③中间淋巴结，位于结肠动脉周围；④中央淋巴结，位于结肠动脉根部及肠系膜上动脉、肠系膜下动脉周围，再引至腹主动脉周围腹腔淋巴结。肿瘤转移可沿淋巴网转移至不同的淋巴结，转移至不同组淋巴结后预后差异

较大。

第九节　肛管直肠结肠的神经支配

一、肛 管 神 经

齿状线以上的肛管及其周围结构主要由阴部内神经的分支支配。齿状线以下，其感觉纤维异常敏锐，称有痛区。主要分支有肛门神经、前括约肌神经、会阴神经和肛尾神经。在这组神经中，对肛门功能起主要作用的是肛门神经（图 1-9-1）。肛门神经起自阴部神经（$S_2 \sim S_4$ 后支组成），与肛门动脉伴行，通过坐骨肛门窝，分布于肛提肌、肛门外括约肌及肛管皮肤和肛周皮肤。

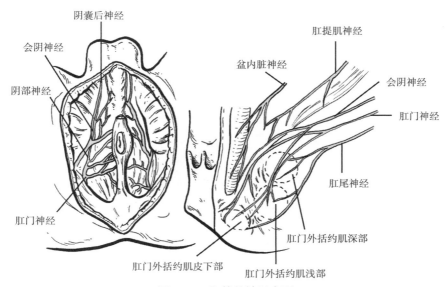

图 1-9-1　肛管的神经支配
扫封底二维码获取彩图

肛管和肛周皮肤神经丰富，痛觉敏感，炎症或手术刺激肛周皮肤，可使肛门外括约肌和肛提肌痉挛收缩，引起剧烈疼痛。因此，有学者夸张地说："宁上老山前线，不去肛肠医院。"肛门部手术应尽量减少皮肤和肛门外括约肌损伤，减少缝合、结扎或钳夹等刺激，以免手术后疼痛。肛周浸润麻醉时，特别是在肛管的两侧及后方，要浸润完全。肛门神经是肛门外括约肌的主要运动神经，损伤后会引起肛门失禁。

二、直肠神经

直肠神经为自主神经。以齿状线为界，齿状线以上，由交感神经与副交感神经双重支配（图1-9-2），称无痛区。

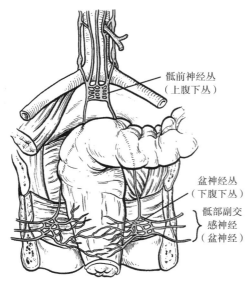

图 1-9-2　直肠的神经支配

扫封底二维码获取彩图

盆神经丛
（下腹下丛）

骶部副交感神经
（盆神经）

骶前神经丛
（上腹下丛）

1. 交感神经　主要来自骶前神经丛（上腹下丛）。该丛位于骶前，腹主动脉分叉下方，在直肠固有筋膜外形成左右两支，向下走行到直肠侧韧带两旁，与来自骶交感干的节后纤维和第3～4骶神经的副交感神经形成盆神经丛（下腹下丛）。骶前神经损伤可使精囊、前列腺失去收缩能力，不能射精。

2. 副交感神经　对直肠功能的调节起主要作用，来自盆神经，含有连接直肠壁便意感受器的副交感神经。直肠壁内的感受器在直肠上部较少，

越往下越多，直肠手术时应予以注意。第2～4骶神经的副交感神经形成盆神经丛后分布于直肠、膀胱和海绵体，是支配排尿和阴茎勃起的主要神经，所以亦称勃起神经。在盆腔手术时，要注意避免损伤。

三、结肠神经支配

结肠的神经为自主神经，含有交感神经和副交感神经两种纤维。右半结肠和左半结肠的神经支配有所不同。右半结肠由迷走神经发出的副交感神经纤维和由肠系膜上神经丛发出的交感神经纤维支配。由肠系膜上神经丛发出的神经纤维随结肠动脉及其分支分布于右半结肠的平滑肌和肠腺。左半结肠由盆神经发出的副交感神经纤维和肠系膜下神经丛发出的交感神经纤维支配。交感神经有抑制肠蠕动和使肛门内括约肌收缩的作用。副交感神经有增加肠蠕动、促进分泌、使肛门内括约肌松弛的作用。肠感受器很多是副交感神经，有牵张、触觉、化学和渗透压感受器。

（李春雨）

参 考 文 献

安阿玥，1998. 肛肠病学. 北京：人民卫生出版社，8-10.

高春芳，2004. 现代结直肠手术学. 济南：山东科学技术出版社，26.

李春雨，2013. 肛肠病学（全国高等学校"十二五"本科规划教材）. 北京：高等教育出版社，18-24.

李春雨，汪建平，2015. 肛肠外科手术学. 北京：人民卫生出版社，37-56.

李春雨，汪建平，2013. 肛肠外科手术技巧. 北京：人民卫生出版社，10-15.

李春雨，徐国成，2021. 肛肠病学（全国高等学校"十三五"本科规划教材）. 第2版. 北京：高等教育出版社，12-14.

李春雨，张有生，2005. 实用肛门手术学. 沈阳：辽宁科学技术出版社，15-21.

李春雨，朱兰，杨关根，等，2021. 实用盆底外科. 北京：人民卫生出版社，26-28.

汪建平，2014. 中华结直肠肛门外科学. 北京：人民卫生出版社，40-42.

喻德洪，1997. 现代肛肠外科学. 北京：人民军医出版社，6-8.

张东铭，1989. 肛肠外科解剖生理学. 西安：陕西科学技术

出版社，52-53.

张有生，李春雨，2009. 实用肛肠外科学. 北京：人民军医出版社，25-30.

Corman ML，2009. 结肠与直肠外科学. 第5版. 杜如昱，王杉，汪建平，译. 北京：人民卫生出版社，18-20.

Bogduk N，1996. Issues in anatomy：the external anal sphincter revisited. Aust N Z J Surg，66（9）：626-629.

Bollard RC，Gardiner A，Lindow S，et al，2002. Normal females anal sphincter：difficulties in interpretation explained. Dis Colon Rectum，45（2）：171-175.

Corman ML，2013. Hemorrhoids//CormanML. Corman's Colon and Rectal Surgery. 6th ed. Philadelphia：Lippincott Williams & Wilkins.

Gao ZD，Ye YJ，Zhang WG，et al，2013. An anatomical，histopathological，and molecular biological function study of the fascias posterior to the interperitoneal colon and its associated mesocolon：their relevance to colonic surgery. J Anat，223（2）：123-132.

Garavoglia M，Borghi F，Levi AC，1993. Arrangement of the anal striated musculature. Dis Colon Rectum，36（1）：10-15.

Gilbert SF，2006. Developmental Biology. 8th ed. Sunderland：Sinauer Associates.

Jones OM，Smeculders N，Wiscman O，et al，1999. Lateral ligaments contain important nerves. Br J Surg，86（4）：487-489.

Kaiser AM，Ortega AE，2002. Anorectal anantomy. Surg Clin North Am，82（6）：1125-1138.

Kurihara H，Kanai T，Ishikawa T，et al，2006. A new comcept for the surgical anatomy of posterior deep complex fistulas：the posterior deep space and the septum of the ischiorecatal fossa. Dis Colon Rectum，49（10 Suppl）：S37-S44.

Makkai-Popa ST，Luncǎ S，Tǎrcooeanu E，et al，2014. Lymphnode status assessed theough the log odds ratio-a better tool in the prognosis of colorectal cancer relapse. Rom J Morphol Embryol，55（1）：97-102.

Patrício J，Bemades A，Nuno D，et al，1998. Surgical anatomy of the arterial blood supply the human rectum. Surg Radiol Anal，10（1）：71-75.

Singer M，2011. Hemorrhoids//Beck DE，Roberts PL，Saclarides TJ，et al. The ASCRS Textbook of Colon and Rectal Surgery. 2nd ed. New York：Springer.

Stelzner S，Holm T，Moran BJ，et al，2011. Deep pelvic anatomy rebisited for a description of crucial steps in extralevator abdominoperineal excision for rectal cancer. Dis Colon Rectum，54（8）：947-957.

Takahashi T，Ueno M，Aaekura K，et al，2000. Lateral ligament：its anatomy and clinical importance. Semin Surg Oncol，19（4）：386-395.

West NP，Morris EJA，Rotimi O，et al，2008. Pathology grading of colon cancer surgical resection and its association with survival：a retrospective observational study. Lancet Oncol，9（9）：857-865.

Zhang C，Ding ZH，Li GX，et al，2010. Perirectal fascia and spaces：annular distribution pattern around the mesorectum. Dis Colon Rectum，53（9）：1315-1322.

第一节　便　　秘

便秘（constipation）是指排便间隔时间延长，超过3天；或虽然排便间隔正常，但粪便干结；或虽便质正常，但排出困难。便秘是一种极为常见的症状，在老年人、孕妇及儿童中发生率更高。以功能性便秘较多见，其可分为三类：由于胃肠道传输功能障碍，肠道内容物通过缓慢引起的称为慢传输型便秘（slow transit constipation，STC）；肛管和直肠的功能异常导致的便秘称为出口梗阻型便秘（outlet obstruction constipation，OOC）；若以上两种原因均有，则称为混合型便秘（mixed constipation）。便秘长期存在可导致许多临床疾病发生，尤其肛肠疾病，很多与便秘有关，如肛裂、痔、直肠脱垂、肛门直肠部感染等可与其有直接关系；长期便秘使肠道吸收毒素增多，也增加了结肠、直肠肿瘤发生的风险。

一、病　　因

导致便秘的原因很多，一般可分为功能性和器质性两大类。

（一）功能性原因

正常排便时生理功能受到某些因素的影响而发生紊乱，导致粪便不能正常地按时排出体外，发生便秘。

1. 精神神经因素　因工作繁忙、精神紧张扰乱了正常的排便习惯，或精神心理疾病导致便意消失，从而影响正常的排便节律与周期，导致便秘。

2. 结肠运动功能紊乱　B族维生素缺乏、甲状腺功能减退等均可导致肠道蠕动减慢，从而发生便秘。部分肠易激综合征患者可能发生结肠痉挛，影响结肠运动而发生便秘。

3. 肠道所受刺激不足　进食量少或食物中纤维素及水分含量不足，对结肠的刺激较小，不能引起有效的结肠运动，直肠中粪便量少，不能刺激直肠壁神经感受细胞产生排便反射，从而发生便秘。

4. 排便动力不足　因年老体弱、妊娠、肛门手术损伤等因素导致腹肌、膈肌及盆底肌肉的收缩力、排便推动力下降，粪便排出困难，从而发生便秘。

5. 肠壁反应性减弱　肠壁内神经细胞受到肠道炎症、泻剂等影响使肠壁反应性减弱，不能适时形成排便反射，导致便秘发生或加重。

6. 药物不良反应　吗啡类药物、抗胆碱能药物、钙通道阻滞剂、镇静剂、抗抑郁药及含钙、铝的抑酸药等均可导致结肠肌肉松弛，从而引起便秘。

（二）器质性原因

腹腔或结肠内发生病变，阻碍或影响粪便正常通过和（或）排出，从而发生便秘。

1. 肛门直肠病变　如嵌顿痔、肛裂、肛门直肠周围脓肿、直肠炎等引起的肛门括约肌痉挛和排便疼痛会导致患者畏惧排便，从而诱发便秘。

2. 肠梗阻　结直肠良恶性肿瘤、克罗恩病、先天性巨结肠、肠粘连、肠套叠等各种原因引起的完全性或不全性肠梗阻均可导致粪便在结肠通过受阻，发生便秘。

3. 腹腔或盆腔疾病及妊娠　腹腔肿瘤、子宫肌瘤、卵巢囊肿、妊娠、腹水等均可压迫粪便，使其通过受阻，从而发生便秘。

4. 全身性疾病　尿毒症、糖尿病、脑血管意外、多发性硬化、重症肌无力等全身性疾病均可引起盆底肌肉松弛，从而排便乏力。

二、临床表现

排出粪便坚硬如羊粪；或临厕努挣，排出困难；或数天无便意，依赖泻剂或灌肠才能排便。急性便秘可有腹痛、腹胀、恶心、呕吐；慢性便秘可无特殊不适，也可出现腹胀、下腹部不适、乏力等症状。

三、伴随症状

1. 呕吐、腹胀、腹痛　可能为各种原因所致肠梗阻。

2. 腹部包块　需考虑结肠肿瘤、肠结核、克罗恩病。左下腹包块也有可能为痉挛的乙状结肠或其中积存的粪便。

3. 便秘与腹泻交替　应注意肠易激综合征、溃疡性结肠炎、结肠癌、肠结核等可能。

第二节　腹　　泻

腹泻（diarrhea）是临床较为常见的症状之一，是指大便次数增多，达每天 3 次以上，且粪便变稀，每天粪便总量大于 200g，含水量大于 80% 的一种临床症状。根据病程长短其可分为急性腹泻及慢性腹泻两种。腹泻对人体的危害巨大，可影响人体对维生素、矿物质及其他营养物质的吸收，从而诱发多种疾病，可降低人体免疫力，严重腹泻更可能导致水、电解质紊乱，重则可危及生命。

一、病　　因

引起腹泻的原因很多，主要有肠道原因和肠道外原因两大类。

（一）肠道原因

肠道原因引起的腹泻又可分为功能性腹泻和器质性腹泻两类。

1. 功能性腹泻

（1）过敏性结肠炎：有些人对鱼虾、牛奶、鸡蛋等食物或某些药物过敏，服用后就会发生变态反应性腹泻，称为过敏性结肠炎，可表现为无痛性腹泻，大便带黏液，常无阳性体征，多见于青壮年。

（2）肠易激综合征：大部分肠易激综合征患者以腹泻为主要症状。

（3）粪便嵌塞：由于直肠内大量干硬粪块阻塞，刺激直肠黏膜，导致患者便意频频，并可有少量恶臭粪水排出，此为假性腹泻。

2. 器质性腹泻

（1）吸收不良：肠道吸收功能下降、食物消化不良、消化道手术后吸收功能障碍等都可以引起腹泻。

（2）乳糖不耐受症：多为肠内缺乏乳糖酶所致。患者常于饮用牛奶后出现腹泻。其多见于婴儿，也可继发于广泛小肠切除、胃切除等。

（3）肠道感染：是发生腹泻最常见的原因之一。各种细菌、病毒、真菌、原虫、蠕虫等感染所引起的肠炎均可引发腹泻症状，如细菌性痢疾、阿米巴痢疾、肠伤寒、肠结核等。

（4）肠道炎症：溃疡性结肠炎、克罗恩病、出血性坏死性肠炎、放射性肠炎等各种急慢性肠道炎症均有可能导致急性或慢性腹泻发生。

（5）食物中毒：进食腐败变质的食物引起的食物中毒及误食有毒食物（如毒蕈及未经正确烹饪的海豚、鱼胆等）可引起急性腹泻。

（6）肠道肿瘤：结直肠癌可导致腹泻与便秘交替出现，直肠癌、直肠绒毛状腺瘤等因刺激导致排便次数增多。

（7）缺血性肠病：如肠系膜动脉痉挛或栓塞等可导致缺血性肠病，从而引起腹泻。

（二）肠道外原因

引起腹泻的原因除肠道原因外还有很多肠道外原因，其可以归纳为以下两大类。

1. 腹腔内原因　腹腔内其他器官的疾病很多

可能出现腹泻症状,如肝硬化、胆囊炎、胆囊切除术后、胰腺炎及胰腺肿瘤等。

2. 全身性原因

（1）药物的不良反应：如利舍平、美卡拉明等降压药及考来烯胺、新斯的明、洋地黄类药物等均可能导致腹泻不良反应发生；广谱抗生素的过度应用可能导致腹泻发生。

（2）化学物质中毒：铅、汞、砷等化学毒物中毒也可引起腹泻。

（3）内分泌及代谢性疾病：甲状腺功能亢进症、库欣综合征、胃泌素瘤、类癌综合征、糖尿病等可能导致腹泻症状出现。

（4）其他系统疾病：系统性红斑狼疮、硬皮病、麻疹、过敏性紫癜、尿毒症等均可能导致腹泻发生。

（5）精神神经性疾病：精神过度紧张、情绪波动明显或受到惊吓等精神刺激后,可能导致腹泻症状出现,如腹泻型肠易激综合征。

二、临床表现

急性腹泻病程较短,表现为骤然起病,大便次数增多明显,多则可达每天十余次甚至数十次,多数为糊状或水样便,少数可为脓血便。慢性腹泻病程较长,每天排便次数增多,可为稀便,亦可带脓血黏液。

三、伴随症状

1. 腹痛　若腹泻伴脐以下腹痛,排便后腹痛缓解,病变多在结肠,若腹痛在脐周,多为小肠病变。

2. 腹胀　常见于消化吸收不良、粪便嵌塞。

3. 腹泻与便秘交替　多见于结直肠癌、结肠憩室炎等。

4. 里急后重　可见于细菌性痢疾、直肠肿瘤、直肠炎等,提示病变多位于直肠或乙状结肠末端。

5. 脓血便　若腹泻伴脓血便,提示结肠恶性肿瘤、细菌性痢疾、阿米巴痢疾、溃疡性结肠炎等。

6. 发热　可见于急性细菌性痢疾、肠结核、克罗恩病、溃疡性结肠炎急性发作期、肠道恶性

淋巴瘤、败血症等。

7. 消瘦　可见于肠道恶性肿瘤、肠结核和其他影响胃肠道消化吸收功能的疾病。

8. 皮疹或皮下出血　可见于败血症、伤寒或副伤寒、麻疹、过敏性紫癜等。

9. 关节痛、关节肿胀　可见于克罗恩病、溃疡性结肠炎、肠结核、系统性红斑狼疮、Whipple病等。

第三节　便　　血

便血（hematochezia）是指消化道出血后血液由肛门排出的情况,便血颜色可为鲜红色、暗红色或黑色。少量出血不造成粪便颜色改变,须经隐血试验才能确定者,称为隐血。

一、病　　因

引起便血的原因很多,常见以下几种情况。

（一）上消化道疾病

出血点在屈氏韧带以上的消化道出血,因出血量及速度不同,可表现为粪便隐血试验阳性、黑便及便血。

（二）下消化道疾病

1. 小肠疾病　如肠伤寒、肠结核、急性出血性坏死性肠炎、钩虫病、克罗恩病、小肠息肉或肿瘤、空肠憩室炎或溃疡、梅克尔憩室炎或溃疡、肠套叠等可导致便血。

2. 结肠疾病　如急性细菌性痢疾、阿米巴痢疾、结肠结核、血吸虫病、溃疡性结肠炎、假膜性肠炎、缺血性肠病、结肠憩室炎、肠套叠、结肠息肉、家族性息肉病、结肠肿瘤等可导致便血。

3. 肛管直肠疾病　如痔、肛裂、肛管直肠癌、直肠息肉、溃疡性直肠炎、直肠肛管外伤、放射性肠炎等可导致便血。

（三）全身性疾病

某些血液系统疾病、血管病变及维生素C和维生素K缺乏、尿毒症、肝脏疾病、流行性出血

热、抗凝药物过量、化学物质中毒等均可能导致便血。

二、临床表现

便血可表现为少量慢性出血或间歇性出血，有的可因长期失血而出现贫血症状，也可表现为急性大出血甚至失血性休克。便血可为鲜血或与粪便混合，也可仅附着于粪便表面或于排便后肛门滴血射血及便后便纸带血，亦可仅为粪便隐血试验阳性。便血颜色受出血部位、出血量及速度、血液在肠腔内留置时间等因素影响。如果出血量大、速度快，或出血位置距肛门口较近，血液很快排出，则为红色；如果出血量小、速度慢，或出血点距肛门口较远，血液在肠道内停留时间较长，则可为暗红色。

三、伴 随 症 状

引起便血的疾病各有其不同的病理变化和特有症状，故必须结合其症状和体征全面综合考虑。

1. 鲜红、较鲜红色血便

（1）便后鲜血：鲜血染于便外多见于痔疮、肛裂、直肠息肉。

（2）鲜血便伴大便次数增多：多见于直肠癌、放射性直肠炎，如反复大便带血与黏液，应警惕直肠癌的可能；有放射线治疗或接触史，伴有腹泻、恶心、反复脓血便者，可见于放射性直肠炎。

（3）鲜血便不伴腹痛：多见于肠道血管病变，一部分是消化道原发病，另一部分是某一疾病在消化道血管的表现。

（4）鲜血便伴腹痛：腹痛可发生在排便前、排便时、排便后，常见疾病有肠道憩室炎、小肠肿瘤、家族性息肉病等。

2. 黏液血便或脓血便伴腹泻　多见于溃疡性结肠炎、结肠癌、肠结核。

3. 血便伴原发病症状　伴腹痛，多见于急性出血性坏死性肠炎、缺血性结肠炎、克罗恩病、肠套叠等；伴发热，多考虑回归热、伤寒、副伤寒、流行性出血热、败血症等；伴皮肤紫斑，多考虑全身性疾病，如特发性血小板减少性紫癜、

血友病、维生素缺乏症（维生素C缺乏症、维生素K缺乏症）。

第四节　肛门直肠疼痛

肛门直肠疼痛（pain of anus and rectum）是肛肠疾病常见症状之一，主要可分为肛门疼痛、直肠坠痛或灼痛。

一、病　　因

引起肛门直肠疼痛的原因多为肛门直肠部的疾病，主要分为感染性疾病和非感染性疾病，也可见于精神心理性疾病。

（一）肛门直肠部的疾病

1. 感染性疾病　主要有肛门直肠周围脓肿、肛瘘急性发作、肛窦炎、直肠炎及梅毒、生殖器单纯疱疹等性传播性疾病。

2. 非感染性疾病　主要有肛裂、血栓性外痔、嵌顿性痔、直肠肛管部的恶性肿瘤、会阴下降综合征、肛门直肠部异物等。

（二）精神心理性疾病

肛门直肠疼痛可见于肛门直肠神经症。

二、临 床 表 现

肛门直肠疼痛可表现为肛门直肠周围持续性疼痛或间断性疼痛，疼痛可能与排便有一定关系或无相应关系，可为隐痛、剧烈疼痛、坠痛或灼痛。

三、伴 随 症 状

1. 便血　可见于肛裂、嵌顿痔等。

2. 肛门流脓　可见于肛门直肠周围脓肿、肛瘘急性发作等。

3. 黏液　可见于直肠炎、肛窦炎等。

4. 精神症状　肛门直肠神经症患者通常伴有精神紧张、情绪焦虑等精神症状。

第五节 腹 痛

腹痛（abdominal pain）是临床常见的症状，在结直肠疾病中也时有发生。腹痛的性质和程度，既受病变性质和刺激程度的影响，也受精神和心理因素的影响。由于原因复杂，涉及范围广泛，必须认真了解病史，仔细进行体格检查，结合必要的辅助检查，联系病理生理变化，进行综合判断，才能做出正确判断。

一、病 因

（一）腹腔组织器官疾病

腹腔内任何实质性器官、空腔器官及腹膜的病变都有可能导致腹痛。

1. 结直肠疾病 结直肠的炎症、肿瘤等因素导致结直肠痉挛、梗阻、损伤均有可能导致腹痛，如急性结肠炎、细菌性痢疾、阿米巴痢疾、急性出血性坏死性结肠炎、缺血性肠病、过敏性肠炎、结肠憩室、结肠穿孔、溃疡性结肠炎、结肠结核、巨结肠、肠易激综合征、结直肠癌等。

2. 其他腹腔组织器官疾病 腹部其他器官的炎症、感染、结石、肿瘤等均有可能导致腹痛，如胆囊结石、肝脓肿、肝肿瘤、胰腺炎、胃溃疡、胃癌、克罗恩病、梅克尔憩室炎、腹膜炎等。

（二）腹腔外组织器官疾病

胸腔器官疾病可导致腹部牵涉痛，如肺炎、心绞痛、胸膜炎、食管裂孔疝等；腹壁疾病也可导致腹痛，如腹壁带状疱疹、腹壁损伤、腹壁切口疝等；盆腔疾病也可导致腹痛，如泌尿系结石、盆腔炎等。

（三）全身性疾病

铅中毒、尿毒症、部分过敏性紫癜、糖尿病酸中毒等全身性疾病也可导致腹痛。

二、临床表现

腹痛的临床表现复杂多变，本部分仅描述结直肠病变导致的腹痛的临床表现特点。结直肠疾病导致的腹痛常与排便有一定关系，一般排便前腹痛，病变多在结肠，排便时腹痛，病变多在直肠，多数患者排便后腹痛可以消失。回盲部及近端结肠疾病时疼痛常放射至右下腹，结肠肝曲疾病引起的疼痛常放射至右上腹及右胸部，结肠脾曲疾病引起的疼痛常放射至左上腹及左胸，乙状结肠、直肠疾病引起的疼痛常放射至下腹部，便秘、溃疡性结肠炎等疾病的疼痛区域以左下腹常见。结直肠疾病所导致的腹部疼痛通常以绞痛、剧痛或钝痛多见。

三、伴随症状

对于结直肠病变导致的腹痛，可能出现以下较常见的伴随症状。

1. 腹胀 结直肠疾病所引起的肠痉挛、不完全性肠梗阻、肠腔积气等引起的腹痛可伴有腹胀及肠鸣。

2. 腹泻 腹痛伴腹泻可见于肠道炎症，如急性肠炎、痢疾、溃疡性结肠炎等。

3. 便血 若腹痛伴有便血，则可能为缺血性肠病、溃疡性结肠炎、细菌性痢疾等。

第六节 腹 胀

腹胀（abdominal distention）是患者感觉腹部膨胀不适的一种症状，是消化系统疾病的常见症状之一，也是结直肠疾病较常见的症状之一。

一、病 因

导致腹胀的原因很多，总体可以分为消化道原因、腹腔内消化道外原因及腹壁原因三类。

（一）消化道原因

1. 消化道内容物增加 短时间摄入过量食物、吞入过多空气，食入产气食物较多，其经肠道细菌发酵产生大量气体，充斥消化道，便秘患者肠腔内积存大量粪便等均可引起腹胀。

2. 肠管运动障碍 患者发生低钾血症、腹膜炎、中毒性巨结肠等时，可出现肠管运动麻痹，从而肠道气体不能有效排出而发生腹胀。胃肠功能紊乱时患者也可时有腹胀。

3. 肠道气体吸收或排除障碍　肠道炎症、肠道肿瘤、肠粘连、肠梗阻及先天性巨结肠等可能导致肠道气体排出障碍，门静脉高压、右心衰竭等使胃肠道淤血可引起消化道对二氧化碳吸收障碍，均可能导致腹胀。

（二）腹腔内消化道外原因

1. 腹腔内肿瘤　腹腔内任何器官的肿瘤增大到一定程度均可能导致腹胀。

2. 腹水　腹腔内炎症、肿瘤及肝硬化、肠系膜血管栓塞、充血性心力衰竭、肾功能障碍等疾病均可能导致腹水，从而引发腹胀症状。

3. 妊娠　妊娠中后期，膨大的子宫占据腹腔大部分空间，从而导致腹胀。

（三）腹壁原因

肥胖者（腹壁皮下脂肪增多）、腹壁炎症水肿的患者均可因腹壁肥厚出现腹胀感。

二、临床表现

患者感觉腹部膨胀不适，可伴有肠鸣、嗳气、排气多或腹痛等，症状可持续，也可间歇发作或时重时轻。

三、伴随症状

1. 肠鸣音异常　由于低钾血症、腹腔炎症、全身性感染中毒等因素导致的结肠运动障碍所引起的腹胀患者通常伴有肠鸣音减弱或消失；机械性肠梗阻、结肠炎、先天性巨结肠等患者发生腹胀的同时通常伴有肠鸣音亢进。

2. 嗳气　上消化道原因所致的腹胀可能会伴有嗳气。

3. 肛门排气增多　各种原因导致肠道内产气增多、肠道蠕动加快等均可能导致患者肛门排气增多，如消化不良、肠易激综合征等。

4. 肛门排气停止　完全性肠梗阻患者可出现肛门停止排气症状。

5. 腹痛　腹胀伴有腹痛可见于肠炎、肿瘤、细菌性痢疾、肠梗阻、腹膜炎等多种疾病。

第七节　肛门瘙痒

肛管、肛门周围皮肤发痒，常需搔抓的症状称为肛门瘙痒（anal itching）。其是肛门部疾病的常见症状之一。

一、病　因

导致肛门瘙痒的原因很多，归纳起来可分为全身性因素、肛周局部因素及精神因素。

（一）全身性因素

胆道疾病、肾衰竭、某些内分泌及代谢性疾病、某些恶性肿瘤、药物不良反应及食物刺激等均可能导致全身皮肤瘙痒，也包括肛周皮肤。

（二）肛周局部因素

1. 肛门部分泌物刺激　肛门直肠疾病可能导致肛门溢出分泌物，刺激局部皮肤发生肛门瘙痒，如直肠脱垂、内痔脱垂、直肠肛管肿瘤、肛乳头肥大、肛窦炎、肛瘘、肛周化脓性汗腺炎、肛门失禁等。对于女性，某些妇科疾病亦有可能产生分泌物导致肛门瘙痒。

2. 肛周皮肤病变　肛周湿疹、佩吉特病、癣、毛囊炎、尖锐湿疣、肛周皮肤汗腺分泌过旺、皮脂腺分泌脂质及蛋白堆积、异物刺激等均可导致肛门瘙痒。

3. 肠道寄生虫疾病　蛔虫、钩虫等肠道寄生虫可能在肛周活动，导致肛门瘙痒。

4. 皮肤寄生虫疾病　疥螨、阴虱、滴虫等可能侵犯肛周皮肤，导致肛门瘙痒。

5. 局部卫生状况　个人卫生习惯不良、便后不能有效清理肛周污物、喜穿紧身裤等均可能导致肛周瘙痒发生。

（三）精神因素

抑郁、焦虑、过度紧张等也有可能导致肛门瘙痒。

二、临床表现

肛周皮肤瘙痒难忍，严重者影响生活与休息，患者常需搔抓肛周以求瘙痒缓解。常伴有肛周皮肤抓痕或因搔抓而导致局部皮肤破损。

三、伴随症状

1. 肛周皮损 肛周皮肤病常有对应的皮损，如肛门皮肤结核常出现皮肤结节或溃疡，肛周湿疹可出现局部皮肤潮红、丘疹、疱疹、糜烂、脱屑等皮损，肛周神经性皮炎可出现肛周皮肤苔藓样变，肛周皮肤癣可出现肛周皮肤粗糙、干裂、脱屑脱毛。由于瘙痒难忍，肛周皮肤常因搔抓而破损。

2. 肿物隆起 尖锐湿疣时肛周皮肤可见表面呈毛刺状隆起。

3. 便血 内痔、直肠肛门肿瘤、直肠脱垂等患者可出现不同程度的便血。肛门瘙痒也可因搔抓导致肛门皮肤破损，从而出现便后纸上带血。

4. 肛门分泌物 肛瘘、肛周化脓性汗腺炎可出现肛周有脓性分泌物，直肠脱垂、部分直肠肛门肿瘤、肛窦炎等可出现肛内分泌物流出。

5. 肛门异物感 各种导致肛门瘙痒的肛内肿物脱出性疾病均可能导致肛门异物感，如直肠脱垂、内痔脱出、直肠肿瘤脱出。

第八节 肛门部分泌物

肛门部有脓血、黏液等分泌物的症状称为肛门部分泌物（anal discharge），其可见于多种肛肠疾病。

一、病 因

导致肛门部分泌物的原因较为复杂。肛门直肠部及周围组织的炎症及感染可能导致炎性分泌物从肛内流出，或肛周皮肤破溃流脓；直肠的某些肿瘤可能因其有较强的分泌能力而导致黏液从肛内流出；肛内肿物脱出，黏膜组织外露，可能导致黏液性分泌物自肛门流出；肛周皮肤的病变也可能导致皮肤直接产生分泌物。总体归纳起来，

可能导致肛门部分泌物的疾病可分为以下几大类。

1. 炎症及感染性疾病 如肛周脓肿、肛瘘、肛周化脓性汗腺炎、肛周皮肤毛囊炎、肛窦炎、直肠炎、骶尾骨结核、骶尾骨骨髓炎等。

2. 肛内肿物脱出 如直肠脱垂、痔核脱出、肛乳头瘤脱出、较大的直肠息肉脱出等。

3. 肛周皮肤疾病 如肛周湿疹及肛周尖锐湿疣、淋病、梅毒等。

4. 肛门直肠肿瘤 如直肠绒毛管状腺瘤、腺癌等。

二、临床表现

肛周皮肤分泌脓性、血性或黏液性分泌物，或分泌物自肛周皮肤破溃流出，亦可有分泌物从肛内溢出。

三、伴随症状

1. 疼痛 肛周化脓性疾病在急性炎症期时常会出现肛门部分泌物伴明显疼痛；直肠脱垂或痔核脱出若伴有嵌顿亦可出现明显疼痛；肛周皮肤病变若发生皮肤破损也可伴发疼痛。

2. 瘙痒 肛门部分泌物刺激肛周皮肤，有可能导致肛门瘙痒。

3. 肛门坠胀 肛门直肠部的炎症、肛内肿物脱出性疾病或肛门直肠肿瘤均可能伴有肛门坠胀。

4. 便血 直肠黏膜脱垂、痔疮、直肠肛门肿瘤等疾病均可伴有出血症状，部分肛门直肠的炎症性疾病可出现血性分泌物。

第九节 肛门肿物脱出

肛门肿物脱出（prolapse of anus neoplasm）是肛门直肠部位疾病的常见症状之一。

一、病 因

导致肛门肿物脱出的病因主要为直肠末端及肛门部的疾病，主要有内痔脱出、直肠脱垂、肛管直肠息肉、肛乳头瘤、肛门直肠肿瘤等。

二、临 床 表 现

肛门肿物脱出可表现为肛内有肿物从肛门脱出，脱出情况多与排便有一定关系，有的可自行回纳，有的需要用手协助才能回纳，有的甚至不能回纳或回纳后很快再次脱出。

三、伴 随 症 状

1. 伴有便血 可见于痔疮、直肠脱垂、肛门直肠肿瘤等疾病。

2. 伴有疼痛 可见于嵌顿痔、直肠脱垂等。

3. 伴有排便障碍 可发生于恶性肿瘤堵塞直肠肛管、直肠脱垂等。

4. 分泌物 直肠肛管肿瘤、直肠脱垂、痔核脱出等均可导致肛门口有分泌物。

5. 肛门坠胀 肛乳头肥大通常伴有肛窦炎，可出现肛门坠胀症状；肛门直肠部肿瘤、直肠黏膜内套叠等均可伴有肛门坠胀症状。

6. 肛门瘙痒 肛门肿物脱出通常导致肛门部分泌物增多，从而刺激肛周皮肤而导致肛门瘙痒。

第十节 腹 部 包 块

腹部包块（abdominal mass）一般泛指腹部包括腹壁、腹腔及腹膜后的器官和组织，由于肿瘤、炎症、畸形、外伤、囊样变或异物等原因而发生肿大、膨胀、增生、粘连或移位等形成的病理性肿物，不包括生理性腹部肿物，腹部包块是腹部外科多种疾病的一种常见体征，往往是引起患者和医师警惕的重要信号。腹部包块的鉴别对腹部疾病的诊断有一定意义，在临床上对其鉴别常遇到困难，尽管腹部包块大多需剖腹探查，但术前明确诊断是必要的。

一、病 因

1. 炎性包块

（1）急性炎症：如阑尾周围脓肿、胆囊积脓等。

（2）慢性炎症：①由急性炎症迁延而来，此时病灶周围被纤维素包裹而变硬；②结核性，如回盲部结核、肠系膜淋巴结核；③其他疾病如克罗恩病。

2. 肿瘤性包块及囊肿 如胃癌、肝癌、结肠癌、胰腺癌、胰腺囊腺瘤、肠系膜囊肿等。

3. 寄生虫包块 如肠蛔虫病、肝棘球蚴病等。

4. 先天性畸形或器官移位 如先天性肥厚性幽门狭窄、先天性巨结肠、先天性胆总管囊肿、游走肾、多囊肝、多囊肾等。

5. 外伤性包块 如假性胰腺囊肿、脾包膜下出血、肠系膜血肿等。

6. 腹腔和胃肠内异物 如腹腔残留纱布、胃石症等。

二、临 床 表 现

腹部包块主要依靠触诊检查，触诊如发现包块，应注意包块的位置、大小、形态、质地及有无压痛和移动度，也因病因不同，有不同的伴随症状。

三、伴 随 症 状

应注意包块发生后伴随的全身或局部症状及体征。

（1）包块伴高热、腹痛提示多为炎性包块。

（2）包块伴消瘦、贫血、持续低热，病史短者多为恶性肿瘤，病程长者多为结核性包块。

（3）包块伴黄疸提示病变为肝、胆或胰头疾病。

（4）包块伴剧烈腹痛、呕吐、腹胀提示肠梗阻；伴间歇性阵发性腹痛、腹胀、腹泻或便秘等，提示肠道肿瘤或克罗恩病；伴呕吐隔夜食物，提示包块在幽门附近。

（5）包块伴有柏油样便提示上消化道肿瘤；包块伴有黏液血便或鲜血者，应注意结肠或直肠肿瘤；包块伴有肠鸣音亢进或血便提示包块与肠道有关；包块时大时小，伴阵发性腹痛，提示与肠道有关。

（6）包块伴尿急、尿频、尿血者可能为泌尿系统疾病。

（7）包块伴腹水者多为结核性包块、腹腔肿瘤；包块伴消瘦提示为结核、克罗恩病或恶性肿瘤。

（8）包块位于下腹、盆腔，同时伴有闭经或阴道出血的女性患者常提示为妇科疾病，如来自子宫或卵巢。

第十一节　肛门坠胀

肛门坠胀（anal tenesmus）是发生于直肠、肛门、会阴的一种不适症状，症状复杂，可单独存在，也可伴随其他疾病共同存在，好发于40～60岁的女性，且男女均可发病，发病与年龄、职业、饮食、习惯等密切相关。

一、病　　因

肛门坠胀多与盆底及肛门直肠疾病有关，肛门坠胀是患者的自觉症状，故病因十分复杂，总体归纳起来，可能导致肛门坠胀的疾病可分为以下几大类。

1. 增生性疾病　在多种致病因素的作用下，肛门直肠内发生炎性增生或恶性增生，增生的组织刺激肛管直肠周围神经，从而使患者产生肛门坠胀的不适感觉，临床上常见的疾病有结直肠息肉、肛乳头肥大、直肠癌、肛乳头瘤等。

2. 炎症性疾病　肛门直肠局部组织或者邻近组织发生炎性充血、水肿、渗出等病理变化刺激肛门、直肠周围神经，从而导致肛门坠胀，临床常见的疾病有肛窦炎、肛乳头炎、高位肛周脓肿、结直肠炎、慢性盆腔炎、前列腺炎等。

3. 脱垂性疾病　肛管直肠组织或周围组织结构位置下移，刺激了肛周神经，使肛门功能异常或感觉异常，从而引起肛门坠胀感，临床上常见的疾病有直肠前突、肠脱垂、会阴下降综合征等。

4. 痉挛性疾病　是肛门或肛门周围骨盆内肌肉组织不协调收缩导致排便异常，进而导致感觉异常所产生的临床病症，临床上常见的疾病有耻骨直肠肌综合征、盆底失弛缓综合征及肛门内括约肌失弛缓症。

5. 盆腔压迫性疾病　由于机体结构组织改变或占位性病变等压迫骶尾部神经或肛门直肠自主

神经产生感觉障碍，患者常感觉肛门坠胀不适，临床上常见的疾病有腰椎间盘突出症、子宫后位、骶部肿瘤、直肠子宫内膜异位症、盆底疝等。

6. 手术刺激　某些手术后，患者经常出现肛门坠胀的症状，可能与手术后肛管直肠局部出现水肿和炎症反应刺激排便感受器有关，也可能与术中机械刺激、术后吻合口狭窄、吻合钉残留，以及炎症对肛管产生的影响等因素有关。

7. 肛门直肠神经症　是由于自主神经功能紊乱，肛门直肠神经功能失调而产生的一组病症。患者常常自觉有肛门坠胀感，但镜检和直肠指诊均无阳性体征。

二、临床表现

临床主要表现有局部下坠、胀痛、异物感、便意、蚁行感、烧灼感。严重者有向腰骶、下肢放射的症状。病情迁延日久，常合并精神症状，如焦虑、疑病、失眠等。

三、伴随症状

1. 伴有里急后重　多见于脱垂性肛门疾病，如内痔脱垂、直肠黏膜脱垂等。

2. 伴有疼痛　多见于手术刺激或炎症性疾病。

3. 伴有肛门异物感　多见于增生性疾病。

4. 伴有焦虑、失眠等精神症状　多见于肛门直肠神经症。

第十二节　肛门直肠狭窄

肛门直肠狭窄（anorectal stenosis）是指肛门、肛管或直肠由于先天缺陷或后天炎症、损伤等，管腔直径变小、缩窄，以排便困难、肛门疼痛、大便形状细、肛门不能顺利通过一个示指为特征。

一、病　　因

1. 先天性畸形　一般认为是由于肛管胚胎发育阶段腔化不全，直肠与肛管之间的肛门直肠膜发育失常，出生后此膜尚未消失或裂开不全，形成肛门闭锁或肛门狭窄。也有骶骨发育畸形而压迫肠腔者。

2. 炎症　如肛周脓肿、肛瘘、溃疡性结直肠炎、克罗恩病、放射性直肠炎、肠结核、慢性痢疾、阿米巴肠病等，由于慢性炎症刺激，各层纤维组织增生变厚，形成瘢痕，肠管失去弹性导致管腔狭窄。

3. 损伤或医源性损伤　如外伤、烧烫伤、激光灼伤等；或肛门直肠疾病手术、注射、检查而引起狭窄，手术时过多切除肛管皮肤或术后吻合口感染肉芽组织广泛增生或纤维化瘢痕形成导致管腔狭窄。

4. 肿瘤　肛门、肛管、直肠的肿瘤或邻近器官的肿物压迫，如肛管直肠肿瘤、直肠巨大息肉等，以及阴道、子宫、卵巢肿瘤，前列腺肿瘤、较大的淋巴瘤、平滑肌瘤、骶尾部畸胎瘤等。

5. 肌肉痉挛　常见肛门内括约肌痉挛、耻骨直肠肌痉挛、盆底肌群痉挛等引起功能性肛管直肠狭窄，又称假性狭窄。耻骨直肠肌肥厚可致真性狭窄。

二、临床表现

主要症状是排便困难，便条变细或呈扁条形，狭窄越严重，症状越明显，轻者排便不畅，或伴排干便困难，粪便变扁，肛门灼热，患者有异物感及残便感，伴有肛门裂伤者有排便痛及肛周皮肤瘙痒、潮湿、红肿糜烂等。长期排便困难者还伴有腹胀、恶心、食欲减退、腹痛、消瘦等全身症状。

三、伴随症状

1. 便意频繁　粪便难以排净而潴留，刺激肠壁感受器而引起便意感。

2. 疼痛　因肛管狭小，粪便通过困难，排便时往往用力摒便，很容易造成损伤，引起肛门或直肠疼痛。这种疼痛呈刀割样或撕裂样。

3. 肛门潮湿　粪便潴留引起的炎症、溃疡等使肠道分泌物增加，故患者常伴有肛门潮湿、肠液或血液流出、排便时粪水溢出等症状，以致皮肤糜烂、皲裂。

4. 假性肛门失禁　因肠管狭窄，粪便潴留过久、过多，肠腔压力过高时，部分粪便可被挤出，造成假性肛门失禁。

5. 腹胀、腹痛及肠梗阻　如肛管直肠高度狭窄，患者可出现腹胀、腹痛、呕吐等不全性或完全性肠梗阻症状。

第十三节　肛门失禁

肛门控制粪便及气体的能力丧失或下降，有气体或粪便不自主地从肛门排出，称为肛门失禁（anal incontinence）。肛门失禁可分为完全性肛门失禁和不完全性肛门失禁。能控制干便，但控制稀便或气体的能力丧失或下降，称为不完全性肛门失禁；控制干便、稀便及气体的能力均下降或丧失，称为完全性肛门失禁。

一、病　因

1. 肛门直肠部损伤　肛门外伤或手术损伤导致肛管及肛周皮肤或肛垫组织损伤，肛门闭合不严，以及参与肛门闭合功能的肌群受到手术或外伤损伤，肌肉功能下降等原因均可导致肛门失禁。直肠末端排便感受区因手术遭到损伤，可导致感觉性肛门失禁。

2. 神经障碍和损伤　脑血管意外、神经病变及手术损伤肛门部重要神经等均可能影响肛门括约功能，从而发生肛门失禁。

3. 先天性缺陷　先天性巨结肠、脊柱裂、脑脊膜突出等先天性疾病均有可能引起肛门失禁。

4. 粪便嵌塞　大量粪便寄存导致直肠扩张、肛门括约肌松弛，从而引发粪便不自主溢出。

二、临床表现

肛门闭合不严，肛门时有气体或少量液体溢出，严重者甚至于行走、下蹲、咳嗽或睡眠时常有干便、黏液及气体溢出。肛门失禁常严重影响患者生活与工作，使患者痛苦万分，甚至诱发精神疾病。

三、伴 随 症 状

肛门失禁常导致粪便污染衣裤，引起肛门部潮湿、瘙痒。局部损伤的患者可能伴有局部疼痛，直肠末端损伤可能出现肛门坠胀。

（李轶琨　郭修田）

参 考 文 献

戴万亨，张永涛，2012. 诊断学. 北京：中国中医药出版社，43-48.

李春雨，2013. 肛肠病学. 北京：高等教育出版社，29-37.

李春雨，徐国成，2021. 肛肠病学. 第2版. 北京：高等教育出版社，32-33.

马庆久，高德明，2005. 普通外科症状鉴别诊断学. 北京：人民军医出版社，210-245，340-442.

喻德洪，1997. 现代肛肠外科学. 北京：人民军医出版社，247-251.

张有生，李春雨，2009. 实用肛肠外科学. 北京：人民军医出版社，39-41，264-265.

第 3 章　肛肠疾病检查方法

第一节　检查体位与图形标记

一、检查体位

体位是指患者休息或适应医疗需要而采取的一种身体姿势。适宜的体位对诊治疾病、减轻症状、进行各种检查、预防并发症、减少疲劳等有良好作用。体位应根据检查和治疗需要及患者身体状况而定。常用体位有以下几种。

（一）侧卧位

侧卧位是检查和治疗常用的体位，对患者和检查者都比较方便，特别适用于病重、年老体弱、下肢活动不便、纤维结肠镜检查者或女性患者。一般患者取左侧卧位，臀部靠近床边，双下肢向腹部屈曲，左腿稍伸，头部略向前屈，身体呈卷曲状，使臀部充分突出而显露肛门（图3-1-1）。这种体位适用于检查、换药和简单手术，患者颇为舒适。

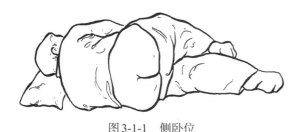

图3-1-1　侧卧位

（二）膝胸位

膝胸位是检查和换药最常用的体位。患者双膝跪于检查床上，肘关节和胸部紧贴着床，头部着床并转向一侧，腰部放松，抬高臀部（图3-1-2）。这种体位适用于直肠指诊、肛门镜检查、乙状结肠镜检查及术后换药。但长时间检查，患者不能耐受，故病重和年老或体弱者不宜使用，最好改用其他体位。

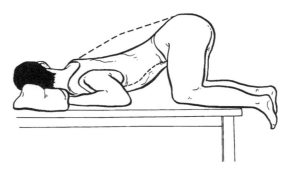

图3-1-2　膝胸位（虚线示体位不正确）

（三）截石位

截石位是肛门手术最常用的体位。患者仰卧于手术台边缘，双腿抬起分开放于支架上，臀部移至手术台，使肛门和臀部充分突出和显露。有人主张为了达到充分显露的目的，将双腿固定于支架上，再将支架向左右加宽，这样不仅显露好，而且术者和助手操作更方便。这种体位特别适用于肛门直肠手术，一般不作为检查体位（图3-1-3）。

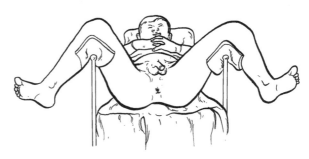

图3-1-3　截石位

（四）折刀位（倒置位）

折刀位适用于骶尾部手术、肛门部手术及肛门直肠检查，但上下台不方便。患者俯卧于手术台上，髋关节弯曲于床端，双股下垂，两膝跪于横板上，降低床头，使臀部垫高，头部位置较低。用宽胶布贴于肛门两侧，另一端固定在手术床边，将臀部向两侧拉开，充分显露肛门（图3-1-4）。

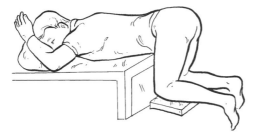

图3-1-4　折刀位

（五）仰卧位

仰卧位是腹部手术最常用的体位，适用于头、颌面、颈、胸、四肢等部位手术。根据病情及诊疗需要，其可分为去枕仰卧位、屈膝仰卧位和中凹卧位3种。常见的仰卧位是患者头部放于枕上，两臂置于身体两侧，双下肢自然伸直（图3-1-5），为休息及睡眠的一种体位。

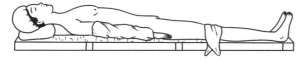

图3-1-5　仰卧位

（六）俯卧位

患者俯卧于手术台上，将枕头或其他物品垫在髂前上棘上方，使臀部垫高，双下肢下垂分开，头部和双下肢较低，肛门显露充分。双手放于颌下，或双臂放于头前。用两条宽胶布贴在肛门两侧，另一端固定于手术床边，将臀部向两侧拉开，从而更加充分地显露肛门（图3-1-6）。这种体位适用于体弱或手术时间较长者。

（七）蹲位

患者下蹲，向下努力增大腹压，作排便状，尽量使肛门努挣。这种体位适用于直肠脱垂（特

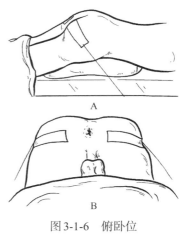

图3-1-6　俯卧位
A. 侧面观；B. 正面观

别是小儿直肠脱垂）、有蒂息肉脱出、晚期内痔脱肛的直视检查及高位直肠肿瘤的检查（图3-1-7）。

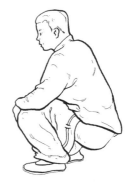

图3-1-7　蹲位

（八）弯腰扶椅位（站立躬身位）

患者向前弯腰，双手扶于椅凳上，显露臀部，医者双手将患者臀部向左右分开，这种体位适用于肛门周围疾病普查，不需特殊设备，简单易行，但显露不充分（图3-1-8）。

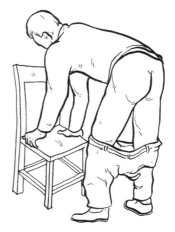

图3-1-8　弯腰扶椅位（站立躬身位）

二、图形标记

1.肛门直肠示意图（图3-1-9）

（1）横断图：内外两圆，内为虚线，表示齿状线，外为实线，表示肛缘。

（2）额断图：肛门直肠的额断面。

（3）矢状图：肛门直肠的矢状面。

2.肛门直肠疾病常用的表示符号 如图3-1-10所示。

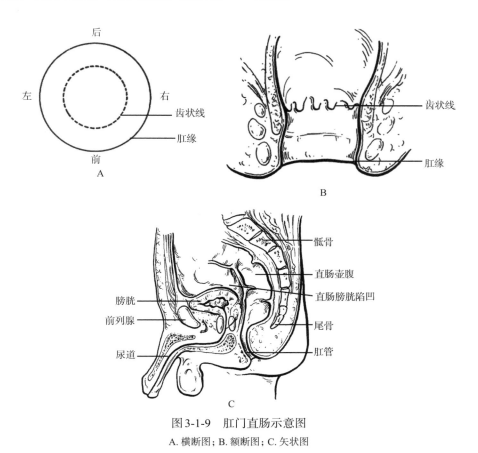

图3-1-9 肛门直肠示意图

A.横断图；B.额断图；C.矢状图

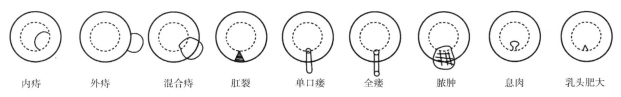

图3-1-10 肛门直肠疾病常用的表示符号

3.肛门直肠手术绘图标定法

（1）方位标定法：即将肛门直肠分成8个方位，即前、后、左、右、左前、左后、右前、右后位。原发性内痔多在右前、右后、左位；肛裂及前哨痔多在前、后正中位；血栓性外痔多在左、右两侧位；环形混合痔多见于经产妇。此法具有表面定位及深部解剖意义，不受体位变换的限制，简便实用，容易记忆，比较常用（图3-1-11）。

（2）时钟标定法：将肛门直肠按时钟12小时划分12个部位，不固定，不论截石位或膝胸位，12点位在上，6点位在下。因此，必须同时标出体位，否则容易混淆，颠倒而弄错。此法仅有表面定位，没有深部解剖意义，容易记错，不用为好（图3-1-12）。

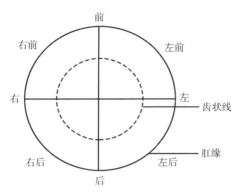

图 3-1-11　肛门直肠方位标定法（截石位）

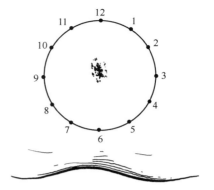

图 3-1-12　肛门直肠时钟标定法（截石位）

附：手术记录举例

中国医科大学附属第四医院
手术记录

姓名 翁×× 年龄 56 岁 性别 女 住院号 ××××××
手术日期 2021 年 3 月 15 日 9 时 00 分至 9 时 30 分
术前诊断 混合痔
术式及手术名称 选择性痔上黏膜切除术（TST）
术者 李×× 助手 朱×× 护士 张××
术前用药
麻醉类别 双向阻滞 量 毫升 麻醉者 王××
术中用药 详见麻醉单
术后诊断 混合痔
手术步骤、经过及所见

1. 麻醉生效后，患者取截石位。常规用碘伏消毒会阴部皮肤和肠腔（女性患者同时行阴道消毒）、铺巾。
2. 充分扩肛，使肛门松弛，便于操作。根据痔核的数目和大小选择适合的肛门镜。单个痔核的用单开口肛门镜，2 个痔核的用双开口肛门镜，3 个痔核的选用三开口肛门镜，环形痔选用普通肛门镜。
3. 肛管内置入特制肛门镜，旋转肛门镜，使拟切除的痔上黏膜位于开环式的窗口内，取出内栓并加以固定。
4. 单个痔核在痔上 3 ～ 4cm 行黏膜下缝合引线牵引，2 个痔核可分别进行两处黏膜缝合引线牵引或可用单线一次缝合两处，3 个痔核则可行分段性荷包缝合，如痔核较大，脱出严重，可行双荷包引线牵引。缝合时注意仅在黏膜层及黏膜下层进行，避免伤及肌层；女性患者应注意勿将阴道后壁黏膜缝入。
5. 将特制的 TST 吻合器张开到最大程度，将其头端插入荷包缝线的上方，收紧缝线并打结，用带线器经吻合器侧孔将缝线拉出肛外持续牵引。
6. 缝线末端引出后用止血钳夹住，向手柄方向用力牵拉结扎线，同时顺时针方向旋转收紧吻合器，脱垂的直肠黏膜通过肛门镜的窗口牵进吻合器的钉槽内。
7. 旋钮有阻力，吻合器指示窗的指针显示进入安全范围，打开保险装置（女性患者一定要行阴道指诊，防止阴道直肠瘘）后击发，完成切割和吻合。关闭 30 秒左右，可加强止血作用。
8. 逆时针旋松尾翼至最大程度，将吻合器轻轻拔出。
9. 检查吻合口部位是否有出血，对于活动性出血，局部用 2-0 肠线缝合止血。两个吻合口之间存在缝合线搭桥的，则可以直接剪断；两端凸起部分分别用止血钳夹住后，再用 7 号丝线双重结扎。
10. 检查手术切除标本并送检病理。
11. 肛内放置引流管，以利引流。应用塔形纱布压迫，应用丁字带包扎固定。
12. 清点器械、敷料，术毕。

记录人：李××

（李春雨　朱铄同）

第二节　全身检查

　　肛肠疾病虽是局部病变，但与全身疾病密切相关，常合并其他疾病，有明显的全身变化。例如，内痔长时间便血可引起慢性贫血，肛周脓肿患者易合并糖尿病、白血病等。与所有疾病一样，腹部检查必须熟悉腹部器官的体表标志及内在部位。检查时利用视诊、触诊、叩诊、听诊和物理诊断方法进行全身检查，相互补充，以防遗漏。以肛门直肠部位为主诉的患者进行全身查体，不一定能收到满意的效果。肛门直肠疾病检查通常采用视诊和触诊，直肠指诊检查是临床常用的一种既简便易行而又最为有效的检查方法。检查前一定要详细询问病史，进行全身检查，为疾病的诊断提供重要的线索。局部病变和全身情况结合起来，进行全面检查。根据不同肛肠疾病特点，需要着重补充以下几点。

一、主要症状

（一）便血情况

　　便血是肛肠疾病最常见的症状，是指有血液自肛门排出。反复便血可导致贫血，亦可能是某些严重疾病的先兆，出血量大可引起休克，甚至危及生命。所以对便血不可忽视，需查明原因给予治疗。有无便血，有无疼痛，有无脓血，是鲜红色还是暗红色，是滴血还是喷血等都需要判断，以帮助查明原因。便血可以有淡红色、鲜红色、暗红色、黑色或隐性出血（如隐血），既可以出现在手纸上，也可以在便盆中，或两者皆有。不同年龄的患者便血的原因也不同。大肠出血多与粪便混合呈黏液血便或脓血便，色暗红，多见于溃疡性结肠炎、痢疾、结肠息肉病、结肠癌、结肠憩室等，常伴有便次增多、里急后重、腹胀、腹痛，肠套叠则伴有腹部剧痛，癌症则伴有恶臭。肛门出血，色鲜红，不与粪便混合，常见于内痔、肛裂、直肠息肉和出血性直肠炎。内痔便血或滴血或射血，或附于手纸和粪便上，直肠息肉便血量少，便次和性质无改变，但息肉有时自然脱落，此时便血较多，两者均为无痛性便血。肛裂便血量少，仅附于手纸或粪便上，伴有排便困难和周期性疼痛。

（二）排便情况

　　排便情况与肛肠疾病的关系密切，也是问诊的重点之一。正常粪便质软成形，排便通畅，无疼痛及出血，每周排便不应少于3次。问诊内容包括粪便性状、次数、排便是否通畅，以及粪便是否伴有黏液脓血、有无沟痕或异味等。很多肛肠疾病与便秘有关，如肛裂、痔、直肠脱垂、肛门直肠部的感染等可与便秘有直接关系；如长期便秘，则肠道毒素吸收增多，增加了结直肠肿瘤发生的风险。

（三）肛门直肠疼痛

　　肛门末梢感觉神经非常丰富，痛觉极度敏感，许多肛门直肠疾病均引起肛门直肠疼痛。不同的疾病，疼痛的性质不同。

　　（1）肛裂表现为周期性撕裂样剧痛，疼痛位于肛管后部，因粪便干硬，排出困难，如用力排便刺激裂口，则引起括约肌痉挛而致疼痛，故又称撕裂样疼痛。

　　（2）血栓性外痔表现为持续性灼痛，为血栓刺激末梢感觉神经所致。

　　（3）混合痔血栓形成或内痔嵌顿引起肛门水肿而导致剧烈胀痛。

　　（4）肛周脓肿疼痛为逐渐加重的胀痛至跳痛。

　　（5）炎性外痔、肛瘘发炎多表现为肿痛伴有渗出或脓液。

　　（6）肛门直肠癌表现为持续性疼痛逐渐加重。

　　（7）肛门异物时表现为持续性刺痛并随着括约肌收缩而疼痛加重。

　　（8）肛门神经痛，痛无定点，时轻时重，并伴有失眠等神经官能症。

（四）肛门肿物脱出

　　导致肛门肿物脱出的病因主要为直肠末端及肛门部的疾病，主要有内痔脱出、直肠脱垂、肛乳头瘤、肛门直肠部的肿瘤（以带蒂肿物多见，如直肠息肉、直肠管状腺瘤、部分肛管直肠癌等）。肛门肿物脱出最常见的病因是内痔脱出，通常易出鲜血，排便时脱出肛外，呈梅花状，便后肿物自动还纳或需手法还纳；其次为直肠脱垂、直肠内带蒂息肉脱出，一般无出血，呈倒塔形或球形脱出；其他常见病因包括肛乳头增生、肛乳头状瘤、皮脂腺囊肿、脂肪瘤及湿疣、梅毒等性病改变。当不能肯定肿物的良、恶性时，必须进行活检判断。

（五）肛门部分泌物

肛门部分泌物常见的表现是肛门潮湿、黏液感并容易弄脏内裤，有时伴有肛门周围瘙痒或刺痛感。分泌物多于肛周脓肿自然破溃后流出，或肛瘘发炎由外口溢出，粉瘤合并感染化脓破溃流出。流水多为炎性渗出或分泌物增加所致，肛门松弛，腺液外渗，米泔水样分泌物多考虑结核性肛瘘、肛周湿疹、接触性皮炎、炎性外痔、肛窦炎及肛乳头炎。黏液较多为炎症性肠病。分泌物多，可能是直肠狭窄。如有恶臭，可疑直肠肛门癌、术后肛门创面渗出等。患者既往可能有肛门部手术史并已造成肛门畸形，也可能是手术、意外伤或产伤导致括约肌或盆底神经永久性受损致肛门闭合不严。因此，准确询问病史对诊断十分重要。

二、询问病史

（一）既往史

询问有无活动性肺结核、过敏史、高血压、糖尿病、心血管疾病、肝炎和肝硬化及是否为出血体质等，对确定能否手术、防止术后出血、选择麻醉有所帮助。确定有无慢性前列腺炎、前列腺肥大、泌尿系统疾病，以便防止术后合并尿潴留。询问以前治疗经过、手术方法和治疗效果并分析复发因素，对制订治疗方案有用。

（二）生活史

了解嗜烟酒、食用辛辣食物、便秘、腹泻、月经、妊娠、分娩等情况。

（三）现病史

询问有无便血、瘙痒、疼痛、异物脱出、发热、黏液血便、肛门坠胀，以及便次多少等情况，对明确诊断有所帮助。

三、腹部检查

腹部检查首先必须熟悉腹部器官的体表标志及内在部位。检查时依序进行视诊、触诊、叩诊、听诊，相互补充，以防遗漏。在一般体格检查中，尤其是腹部的触诊和听诊检查中，要始终注意所发现的阳性体征是否在结肠的走行部位，这一点很重要。检查要点如下。

（一）视诊

注意腹部外形是否对称，有无局部肿胀、隆起或凹陷，有腹水或腹部包块时，应测量腹围大小。蠕动波及胃肠型检查对诊断有无胃肠道梗阻有较大价值。

（二）触诊

腹部检查以触诊最为重要，包括腹壁紧张度、有无压痛和反跳痛、腹部包块、液波震颤及肝脾大等腹内器官情况等。如有腹部压痛，应注意压痛是局限性还是弥漫性，压痛的明显部位，是否在结肠走行的部位。当触及腹部包块时，应注意其位置、大小、形态、硬度、质地、移动度及与邻近器官的关系，有无压痛及搏动感。同时，还应检查肝、胆、脾等器官的大小、质地、有无异常结节。对于疑有肛肠肿瘤的患者，触诊时首先应检查全身浅表淋巴结有无肿大，尤其应注意锁骨上淋巴结、腹股沟淋巴结。对于有淋巴结肿大者，应注意肿大淋巴结的部位、大小、数量、质地及是否粘连固定等。

（三）叩诊

腹部叩诊应重点注意有无移动性浊音以判断有无腹水，也应注意双肾部位有无叩击痛、胃与膀胱的扩大程度及腹腔有无积气、积液和肿块，为鉴别诊断提供佐证，可以证实和补充视诊与触诊所得结果，腹部叩诊也可以用于了解肝、脾等实质性器官的大小。

（四）听诊

腹部听诊时应注意有无肠鸣音亢进或减弱、有无异常血管音、有无气过水声，以了解是否有肠梗阻的存在。除了腹部听诊外，应判断患者是否存在合并心肺疾病的可能，为日后治疗计划的确定提供参考。

第三节　局部检查

肛门局部检查法是肛肠科医师的一项基本功，必须训练有素。检查包括肛门视诊、直肠指诊及肛门镜检查，其应作为常规检查，缺一不可。

一、肛门视诊

肛门视诊应采用单手和双手牵拉法（图3-3-1）。协助患者取膝胸位或左侧卧位，充分显露肛门进行观察。对于内痔、直肠息肉和直肠脱垂患者，

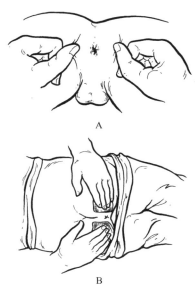

A

B

图 3-3-1　肛门视诊

A. 胸膝位；B. 侧卧位

还应采取蹲位法进行观察。应仔细查看肛门外形是否完整，肛门周围皮肤是否改变，肛周有无瘘管外口、外痔、湿疹、肿块、脓血和黏液，肛门有无裂口、溃疡、脱出物和脓血。对于蹲位时脱出内痔、息肉、乳头瘤者，要观察清楚位置、色泽、大小和有无出血等。观察结果要及时进行记录并绘出形态图，作为治疗的参考。

二、直肠指诊

直肠指诊是临床常用的一种既简便易行而又最有效的检查方法，不能省略，是肛肠科医师的"指眼"。许多肛管直肠疾病仅靠直肠指诊即可早期发现，特别是其对发现早期直肠癌有重要价值。约80%的直肠癌可在直肠指诊时被发现。值得注意的是，直肠癌的漏诊患者中，80%的病例往往是未及时做直肠指诊造成的，甚至因此丧失手术时机，这是值得注意的。

1. 操作方法　术者戴好手套，外涂凡士林油（附着力大于凝聚力可弥散整个指头，滑润效果最好，而液状石蜡的特性是凝聚力大于附着力，涂后凝聚成油珠状而未散开，故滑润效果较差）。指腹紧贴肛门口轻轻按摩后，示指向后滑入肛内，切不可突然将示指直插入内，以免括约肌受到刺激而产生痉挛疼痛。对于男性，可扪及前列腺及膀胱，对于女性，可扪及子宫颈（图3-3-2）。也可采用膀胱双合诊检查，即一指在直肠内，一指在肛门周围或阴道内，检查有无肿块、异物、阴道直肠瘘（图3-3-3）。先做直肠指诊便于肛门镜插入，其是镜检前的必要步骤。有效直肠指诊"十八字口诀"：示指全部插入，顺逆往返两周，膝蹲两种体位。

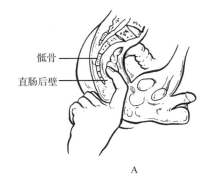

骶骨
直肠后壁

A

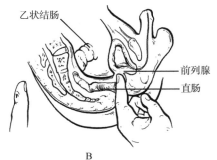

乙状结肠

前列腺
直肠

B

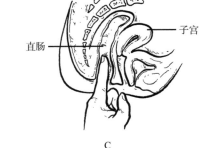

子宫

直肠

C

图 3-3-2　直肠指诊检查法

A. 直肠后壁；B. 前列腺；C. 子宫

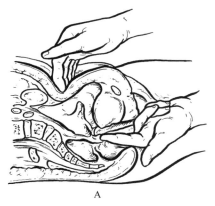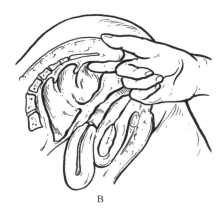

图 3-3-3 双合诊

2. 注意事项

（1）注意了解肛管收缩力强弱、有无狭窄及肛门括约肌是否紧张，以作为是否松解括约肌的依据。

（2）如有肿块，应判断肿块性质、大小。如肿物较小，活动范围大，多为直肠息肉，可一并结扎；如肿块较硬，呈菜花样，基底固定，手套带血及黏液，多为直肠癌，应暂停直肠指诊，进一步行病理检查，确诊后行直肠癌切除术。

（3）了解直肠前壁有无向前突出，如为直肠前突，可在阴道内见到指头活动，可进一步进行排粪造影等相关检查。判断前列腺是否肥大，以便调整术后排尿。

（4）如有肛裂和直肠高位脓肿、肛门紧缩，插入时剧痛，则应停止直肠指诊，麻醉后再检查。

三、肛门镜检查

（一）普通肛门镜检查

肛门镜是检查和治疗肛门直肠疾病的重要工具（图 3-3-4）。

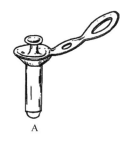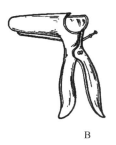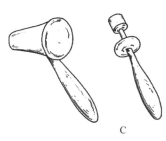

图 3-3-4 常用肛门镜
A. 筒式肛门镜；B. 二叶式肛门镜；C. 喇叭式肛门镜

操作方法：检查前应先进行直肠指诊，然后右手持肛门镜并用拇指顶住芯子，肛门镜尖端涂润滑剂，用左手拇指、示指将两臀拉开，显露肛门口，用肛门镜头部按摩肛缘，使括约肌放松。再朝脐部方向缓慢插入，当通过肛管后改向骶凹进入直肠壶腹（图 3-3-5），将芯子取出，注意芯子上有无血渍及黏液，灯光对准直肠腔，若直肠内有分泌物，可用镊子夹棉球擦净，然后再详细检查。查看黏膜颜色，有无下垂、水肿、肥厚、糜烂和溃疡出血等，有无肿瘤和息肉。缓慢退镜至齿状线，检查有无内痔、肛窦炎、肛乳头肥大及肛瘘内口，确定病变部位、性质、大小、数目和颜色，以作为手术的根据。值得注意的是，麻醉后括约肌松弛、下移，病变组织也随之变形或移位，因而检查不准确。肛门镜长度一般不超过8cm，插入时都在腹膜反折部以下，不会引起肠穿孔。

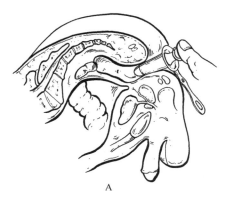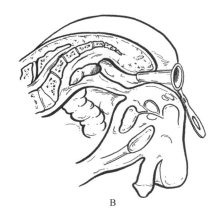

图 3-3-5　肛门镜检查法

A. 先指向脐部；B. 后指向骶凹

经肛门镜活检或手术时，术者左手固定肛门镜，右手操作活检钳取活组织，如有出血，用长钳蘸止血粉按压创面数分钟即可停止，然后再留察，无出血才可离开。如在肛门镜下注射或射钉，要固定好肛门镜，然后再注射或射钉。应用斜口喇叭式肛门镜时，如需转动，要将芯子插入后再转动到另一痔体，以免斜口损伤肛管直肠黏膜。

（二）电子直肠镜检查

电子直肠镜检查的内镜电子视频影像诊断系统（图 3-3-6）采用独特的数字影像技术，冷光源发光，光缆传输为观察提供照明，鞘套及闭孔器插入肛门，为内镜、操作器及手术器械提供工作通道和支架。该系统将医用视频和摄像技术完整结合为一体，医患双方能清晰、准确地观察到放大数十倍的病灶部位，开创了肛肠深层源头检查的新时代。其是目前市场上功能齐全、图像清晰的全方位的肛肠外科检查系统（图 3-3-7）。其具有动态范围宽及图像直接数字化传输、分辨率高、清晰细腻等优点。借助于高标准化的长焦距，可以准确诊断内痔、外痔、混合痔、肛裂、直肠肿瘤、炎症等肛门直肠疾病，避免误诊误治，为临床诊疗提供可靠依据。可配一次性塑料制光学直肠镜（斜口式，长约 15cm），有效杜绝了交叉感染。

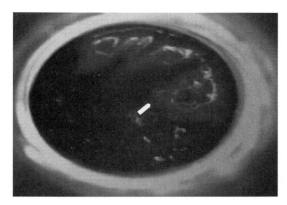

图 3-3-7　电子直肠镜显示内痔（箭头）

扫封底二维码获取彩图

1. 适应证

（1）原因不明的血便、黏液便、脓血便。

（2）大便次数增多或减少及大便形状改变者。

（3）慢性腹泻、习惯性便秘或大便习惯不规则者。

（4）原因不明的肛门部、会阴部或骶尾部疼痛。

（5）肛门、直肠内疑有肿块或需取组织标本行病理检查者。

2. 禁忌证　直肠、乙状结肠有慢性感染，肛

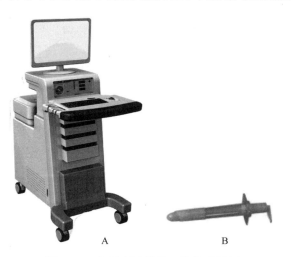

图 3-3-6　电子直肠镜及一次性直肠镜

管有疼痛性疾病，妇女月经期，心力衰竭或体质极度衰弱，肛门狭窄，精神病及活动性疾病患者。

3. 检查前准备 不需要特殊的肠道准备，检查前排净大小便即可。

4. 操作方法 检查前行直肠指诊，将一次性塑料制光学直肠镜缓慢插入肛门，进入直肠壶腹，取出芯子，接通冷光源，连接肛肠镜适配器，利用手柄探针上的旋钮调整方向及清晰度，在内镜直视下采集病例图像，可清晰观察肛管直肠有无病变（如肿瘤和息肉）及钳取组织、异物等。缓慢退镜至齿状线，检查有无内痔、肛窦炎、肛乳头肥大及肛瘘内口，确定病变部位、性质、大小、数目和颜色，以作为手术的根据。

5. 优点

（1）方便直观，图像清晰，定位准确。

（2）图文并茂，提高了诊断率。

（3）帮助患者了解和选择治疗方案，防止医疗纠纷。

（4）无痛苦，无损伤，患者乐于接受。

6. 注意事项 转动方向或重新插入直肠镜时，一定将芯子插入后再转动，否则会使镜口损伤直肠黏膜引起出血或穿孔。

（李春雨）

第四节 实验室检查

利用血常规、尿常规、粪便常规、出血及凝血时间测定可判定术中止血机制、出血量，如根据血红蛋白可确定有无贫血，根据粪便隐血可了解肠道有无溃疡和出血。如为黏液脓血便，可查阿米巴原虫、虫卵及癌细胞，行细菌培养及药敏试验，除外肠道寄生虫感染及肿瘤，以防交叉感染。尿糖阳性时，应再测定血糖，判定有无糖尿病。根据需要，可有针对性地测定肝功能、肾功能及电解质等。如有必要，也可进行免疫球蛋白、补体测定及细胞免疫功能和肿瘤免疫学检查、梅毒相关检查等。介绍如下。

一、血、尿、粪便检查

1. 血 包括常规检查、出血与凝血时间、红细胞沉降率、肝功能、肾功能、血糖、血电解质测定。肛门直肠周围有广泛脓肿时，白细胞明显升高。肛门直肠和结肠有病变时，红细胞沉降率加速。溃疡性结肠炎、憩室炎及结核时，红细胞沉降率也可加快。炎症性肠病患者白细胞计数常可升高。结肠肿瘤患者常伴有贫血，血红蛋白、红细胞计数可以帮助判断。白细胞计数可以帮助了解炎症程度。红细胞沉降率加速常见于结核和恶性肿瘤患者。

2. 尿 大肠癌肾转移或累及前列腺或膀胱时，可出现血尿，并发感染时，可出现尿白细胞增多。

3. 粪便 注意粪便量、颜色和性状、气味，有无寄生虫虫体或结石等。显微镜检注意细胞和寄生虫卵。细菌学检查包括涂片、革兰氏染色和细菌培养。粪便隐血试验对于诊断结肠疾病最有实用价值，胃肠道良性和恶性肿瘤常伴有出血，混存于粪便中，量很少，物理检查和显微镜检很难发现，但粪便隐血试验可弥补这方面不足。粪便隐血试验或粪便血红蛋白测定可用于大肠癌的普查，后者更为敏感。

二、粪便隐血试验

粪便隐血试验又称潜血试验、OB试验，是用来检查粪便中隐藏的红细胞或血红蛋白的一项试验。其是检查消化道出血的一项非常有用的诊断指标。①消化道癌症早期，20%的患者可出现粪便隐血试验阳性，晚期患者的粪便隐血阳性率可达90%以上，并且可呈持续性阳性。因此粪便隐血试验可作为消化道肿瘤筛选的首选检查，目前其多作为大规模人群大肠癌普查的初筛手段。②消化道出血、消化道溃疡患者粪便隐血试验多为阳性，或呈现间断性阳性。③可导致粪便中出现较多红细胞的疾病，如痢疾、直肠息肉、痔疮出血等也会出现粪便隐血试验阳性。

三、miR-92a检测技术

miR-92a检测技术［荧光逆转录聚合酶链反应（RT-PCR）］（国械注准20183400108）通过检测粪便中miR-92a含量，从而评估结直肠病变风险，检测技术获得2016年度国家自然科学奖二等奖。同时该产品于2018年3月通过国家创新医疗器械特别审批通道获国家食品药品监督管理局批准上市。这是我国首个获批的基于粪便的结直肠癌分子诊断产品。

1. 原理　脱落的肠道上皮细胞进入肠腔内并随粪便排出体外，提取粪便中脱落肠道上皮细胞的RNA，进行RT-PCR。反应中的引物、探针能够与特异性分子标志物miR-92a反转录产物特异性结合并进行PCR扩增，在扩增过程中探针与cDNA链互补结合后，探针5′端荧光染料基团被Taq酶切下并释放荧光信号，被检测到的荧光信号强弱可以反映样本中miR-92a含量，从而提示结直肠病变风险。

2. 操作方法　应用RNA提取试剂盒提取粪便中的RNA，然后进行反转录获得cDNA，最后通过RT-PCR技术检测miR-92a含量。与粪便DNA检测技术相比，此技术无亚硫酸盐转化过程，耗时更短，检测更快速。

3. 结果判定　在试剂盒质控品结果有效的情况下，待测样本的C_t值＞30.75时，检测结果判定为阴性。待测样本的C_t值≤30.75时，检测结果判定为阳性。

4. 临床意义　miR-92a检测过程中样本采集方便，不会对患者造成痛苦及不适，可以较快地提供检测结果以指导医生对患者进行诊治。miR-92a作为肠道病变进展的标志物，可有效发现早期肠癌及癌前病变（包括息肉和腺瘤），做到早发现和早治疗。其较高的患者依从性、癌前病变高灵敏度、高符合率及高通量等特征，有利于早期肠癌预防和患癌风险的控制。

5. 注意事项

（1）该检测需由经过PCR实验相关培训的人员进行。

（2）粪便样本需为固体或半固体性状，尽量避免肉眼可见的血液、尿液、食物残渣等污染。

6. 产品优势

（1）早期预防：miR-92a作为肠道病变进展的标志物，对进展期腺瘤的检测敏感度为84.6%，可有效检出癌前病变。

（2）精准快速：对肠癌检测敏感度、特异度和总符合率均高于90%，检测仅需3.5小时，检测快速，适宜医院使用。

（3）简单方便：采用粪便样本，可居家采样，无需排队预约，无需肠道准备，不受特定场景约束，更易普及，适用于大规模人群筛查。

（4）安全无创：非侵入式操作，无痛、无创，安全放心，患者依从性高，更易接受。

四、多靶点粪便FIT-DNA联合检测技术

多靶点粪便FIT-DNA联合检测技术是一种全新的无创、无痛，可居家操作的结直肠癌筛查技术，该技术通过体外检测粪便中的基因和蛋白信号，综合分析后评估受检者肠道病变情况。其适用于结直肠癌高危人群（定义见《中国结直肠癌筛查与早诊早治指南》）的居家检测，可极大地方便受检者对肠道健康的监控，可用于区域性结直肠癌筛查，及早发现肠道病变，减轻个人经济负担和政府卫生财政支出。

该技术采用多中心（8家三甲医院共同参与）、大规模（共计4758例有效入组人数）、前瞻性的临床研究方式，其是国内第一也是唯一一款采用此种研究方式的肠癌筛查技术，并与粪便隐血试验进行了"头对头"的比对研究。临床研究数据表明，该项技术对结直肠癌和进展期腺瘤的敏感度均要优于单独FIT检测（95.5%与69.8%和63.5%与30.9%），对结直肠癌筛查的阴性预测值（NPV）为99.6%，为肠癌早发现、早诊断、早治疗提供一个简便可行的解决方案。

1. 原理　本试剂盒基于荧光聚合酶链反应（PCR）技术和胶体金技术，对粪便样本中可能含有的脱落肠道癌变细胞中的变异核酸物质及粪便中可能潜隐的血红蛋白进行检测。

2. 正常参考值　阴性。

3. 临床意义或结果判定　将基因突变检测内参基因*ACTB*对应循环阈值（C_t值）（CY5）、靶基因*KRAS*对应C_t值（FAM）、基因甲基化检测内参基因*B2M*对应C_t值（TAMRA）、靶基因*BMP3*对应C_t值（VIC）、靶基因*NDRG4*对应C_t值（FAM）及粪便隐血（FOBT）检测结果输入"KRAS基因突变及BMP3/NDRG4基因甲基化和便隐血联合检测分析软件（version1.0）"中相应位置，点击"计算"，得出综合评分，并根据设定阈值（cut-off）进

行结果判定。

（1）当P值＜165时，该样本的检测结果为阴性，说明本次送检的粪便样本中，没有检出与结直肠癌（大肠癌）或癌前病变相关的信号，提示罹患结直肠癌或癌前病变的可能性低，但并不能完全排除疾病风险；需定期复查，并保持良好生活方式；不排除该样本含阳性靶标但浓度低于本试剂盒的检测下限。

（2）当P值≥165时，该样本的检测结果为阳性，说明本次送检的粪便样品中检测到与结直肠癌或癌前病变相关的信号，提示患有结直肠癌或癌前病变的风险较高，建议通过结肠镜或其他临床诊断方法进一步确诊。

（3）当P值为"Invalid"时，该样本检测结果不合格，需重新采样。

4. 产品优势 操作简便、无痛无创；对癌前病变（进展期腺瘤）及癌症都有较高的灵敏度（63.5%、95.5%）；美国预防医学服务工作组（USPSTF）、美国癌症协会（ACS）、美国国家综合癌症网络（NCCN）、《中国结直肠癌筛查与早诊早治指南推荐》（2020，北京）、《中国临床肿瘤学会（CSCO）结直肠癌诊疗指南2021》、《中国结直肠肿瘤早诊筛查策略专家共识》等权威机构、指南和共识推荐。该技术获得多项专利，并获批国家药品监督管理局颁发的癌症筛查用途的体外诊断试剂注册证。

对于用户而言，多靶点粪便FIT-DNA联合检测技术为需要进行结直肠癌早期筛查人群提供了可居家便捷采样的检测产品，且无创无痛、高效便捷，结果精准可靠。

五、粪便脱落细胞检查

粪便脱落细胞检查是从患者自然排便清肠液中提取肠道脱落细胞，进行肠道肿瘤早期筛查的一种方法，是目前诸多大肠癌筛检技术中特异性最高的一种。提取脱落细胞可应用自然粪便，也可应用清肠粪便。①脱落细胞形态学检查：采集新鲜粪液，尼龙网过滤后乙醇固定，HE染色，镜下观察，寻找异型增生细胞、可疑癌细胞及癌细胞。该检查敏感度及特异度均很高，且操作简捷、无创，患者依从性好，有助于大肠癌的诊断及筛查，具有较好的临床应用价值。②脱落细胞脱氧核糖核酸（DNA）含量分析：研究表明，随着正常黏膜经腺瘤向腺癌的发展，DNA含量呈逐渐增加的趋势。恶性组织细胞DNA含量显著高于正常组织细胞，脱落细胞DNA图像分析法检出大肠癌的敏感度为72.73%，特异度为91.49%。因此，DNA含量分析对肿瘤的早期诊断具有重要意义。③脱落细胞基因检测：粪便中的脱落细胞包含着与大肠癌关系密切的突变基因，粪便中基因检测可望成为筛选诊断大肠癌的新方法。脱落细胞基因检测为肿瘤的早期诊断和预防带来积极意义。

综上所述，粪便脱落细胞检查对大肠癌的筛查有很好的应用价值。

（李春雨　朱铄同）

第五节　肠镜检查

一、电子结肠镜检查

1963年，Overhoet首先研制出纤维结肠镜并应用于临床。因其能直接观察到消化道黏膜病变，所以纤维结肠镜在消化系统疾病诊断中占有重要地位。1983年美国首先采用微型图像传感器代替了内镜的光导纤维成像术。相对于普通光导纤维内镜，电子内镜图像清晰，色泽逼真，分辨率更高，且具有一定的放大倍率。我国自20世纪70年代初引入纤维内镜，最初10年内的发展主要以单纯的诊断功能为主，近40年来进入了诊断与治疗相结合的新阶段。

电子结肠镜的基本结构包括前端部、弯曲部、镜身、操作部、接目部及导光光缆（图3-5-1）。随着硬件设施的进步及内镜治疗技术的不断拓展，电子结肠镜已成为消化专业首选的诊治工具。作为肛肠外科医师，能熟练掌握内镜技术，对结直肠肿瘤的早期诊断及治疗极有帮助。

1. 适应证

（1）原因未明的便血或持续粪便隐血试验阳性者。

（2）慢性腹泻原因未明者。

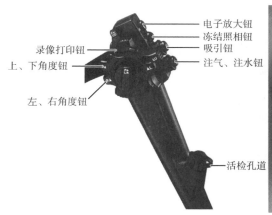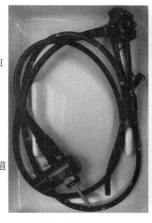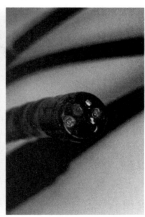

电子放大钮
冻结照相钮
录像打印钮
吸引钮
上、下角度钮
注气、注水钮
左、右角度钮
活检孔道

图3-5-1　电子结肠镜

（3）钡剂检查疑有回肠末段及结肠病变需明确诊断者。

（4）低位肠梗阻及腹部包块不能排除肠道疾病者。

（5）需结肠息肉切除、止血及乙状结肠扭转或肠套叠复位者。

（6）结肠癌手术后、息肉切除术后需定期内镜随访者。

（7）肠道疾病手术中需内镜协助探查和治疗者。

（8）大肠肿瘤普查。

2. 禁忌证

（1）严重心肺功能不全、休克、腹主动脉瘤、急性腹膜炎、肠穿孔等无法耐受肠镜检查的情况均属禁忌。

（2）下列各项为相对禁忌证：妊娠妇女及腹腔内粘连、慢性盆腔炎、重症溃疡性结肠炎、多发性结肠憩室、曾做腹腔尤其盆腔手术或曾患腹膜炎、有腹部放疗史的患者等。上述人群如必须检查，应由经验丰富的术者进行，操作时应看清肠腔，缓慢、轻柔地进镜，避免滑进方式推进结肠镜，如发生剧痛，则应终止检查，以防肠壁发生撕裂、穿孔。

3. 肠道准备　肠镜检查以肠道准备最为重要，肠道清洁程度直接影响结肠镜检查的质量。首选口服泻药进行肠道准备。目前常用的口服泻药包括硫酸镁口服溶液、复方聚乙二醇电解质散、磷酸钠盐口服溶液、甘露醇等。一般于检查前3～4小时开始兑水服用，并在30～60分钟内饮完1500～2000ml总量的液体。对于不能耐受口服泻药的患者，可以通过灌肠清洁肠道。在饮食方面，通常嘱患者于检查前2～3天进低脂、少渣半流质饮食，术前1天进无渣流质饮食，检查当天禁食。

4. 操作方法　患者取左侧卧位，先行直肠指诊以了解有无肿物及肠腔狭窄等情况。插镜时，在肛门中涂抹润滑剂，左手分开肛周皮肤显露肛门，右手握持弯角部距镜头数厘米处，示指按压镜头滑入肛门。

结肠镜的插入方法有两大派系：以日本学者田岛为代表的双人操作法（two men method）和以美籍日本学者新谷为代表的单人操作法（one man method）。双人操作法：又称田岛方式，操作医生用两手行角度控制、送气及吸引等操作，助手负责内镜插入和退出，两者相互配合而完成。单人操作法略晚于双人操作法，检查者是一个人，用其左手控制角度、送气、吸引，同时用右手负责插入内镜及旋转镜身。时至今日，两种进镜方法从理论到操作技术都日臻成熟和完善。不论是单人操作还是双人操作，其进镜要领都是"轴保持短缩法"。基本操作的要点在于适量、灵活地调节肠腔内的空气量，使肠管弯曲的角度变缓，通过吸引和退镜操作使肠管短缩套叠，使内镜的轴呈直线状态，以最短距离插入内镜，这样可最大程度减少患者在检查过程中因肠管过度充气或成袢而产生的痛苦。

多数情况下，患者保持在左侧卧位姿势即可将内镜插到回盲部。但是，对于部分肠管较长且弯曲过度的患者，降乙结合部、结肠脾曲、结肠肝曲等部位的弯曲程度较急，这时可通过变换体位，利用重力作用改变肠管的走行方向，使内镜插入更为顺利。内镜到达各部位时应采取的体位一般如下：到达结肠脾曲之前保持左侧卧位；到达结肠脾曲至横结肠中央部改为右侧卧位；自横结肠中央部至升结肠末段取左侧卧位；从升结肠末段到盲肠之间选择左侧卧位或仰卧位。

对于肠管冗长且游离的患者，有时会出现向深处推进内镜过程中其前端却反而后退的矛盾现象，这是由于内镜局部过度弯曲而出现肠轴偏离。这种情况发生时，可由助手按压患者腹壁相应部位，防止镜身进一步弯曲，同时尽量充分拉回内镜完成肠短缩、直线化。

一般而言，结肠镜的进镜原则如下：寻腔进镜，不进则退，取直镜身，减少注气。

5. 注意事项

（1）熟练掌握纤维结肠镜操作技术，操作者需对肠管的走行及弯曲部了然于心；只有能够随意地控制病变与内镜之间的距离，并一直保持适当的间距，才能够充分、实质地观察病变。再者，在内镜治疗之际，如果不能随意地控制内镜的前端，让其毫无阻碍地接近病变，那么这种内镜的治疗本身就存在着危险性。

（2）现代主张全结肠镜检查，即镜身达到回盲部，对于可疑炎症性肠病的患者，一般需进镜至末端回肠。退镜观察时，应对每一皱襞进行观察，防止盲区遗漏病变。进行充分肠道准备可提高病变的检出率。

（3）操作后注意事项：常规结肠镜检查结束后，患者可进普食；如操作过程中患者疼痛剧烈或进镜困难，肠镜检查结束当日，应嘱流质饮食。对于行内镜下治疗的患者，视创面大小、部位、止血满意度、肠道痉挛程度，相应予以禁食留观或进流质饮食。

6. 并发症 肠镜检查的并发症主要是适应证选择不当、术前准备不充分、术者缺乏经验、操作不熟练等所致。

（1）肠穿孔：在以下情况下容易发生。

1）直乙结合部、降乙结合部及肠管粘连处的肠管转弯较急，如未遵循"循腔进镜"而盲目滑行且又缺乏经验可使镜端顶破肠壁。

2）原有的肠道病变如溃疡性结肠炎、克罗恩病、肠结核、憩室炎等，病变局部肠壁菲薄或已临近穿孔状态，注气过多或镜身成袢，易造成穿孔。

3）息肉切除时，操作部位距肠壁过近、通电时间过长及黏膜切除时创面过深。

（2）肠道出血：多在活检或内镜治疗时出现，在以下情况下容易发生。

1）服用非甾体抗炎药、抗凝药或有血液系统疾病凝血功能障碍者。

2）病变部位富含血管、毛细血管扩张、炎症显著、充血明显。

3）息肉电切除时，圈套器圈套息肉后收紧速度过快、过猛或电流强度过强致凝固不足，均可导致息肉被机械性切除而引起出血；如电流强度过弱，电凝时间过长，残蒂焦痂脱落，可出现延迟出血。

（3）肠系膜、浆膜撕裂：较罕见。在插镜过程中进镜阻力增大，结肠镜前端前进困难或不能前进反而后退且患者痛苦较大时提示肠袢已形成，如继续进镜，肠袢增大，肠管过度伸展使浆膜和系膜紧张，如再注入过多空气，肠腔内压力升高，超过浆膜所能承受限度时便会发生撕裂。

（4）感染：极少数抵抗力低下的患者在取活检组织或内镜治疗后可出现菌血症。

（5）心脑血管意外：在患者原有心脑血管疾病的基础上，可发生心力衰竭、急性心肌梗死、心搏骤停、脑出血等并发症。

（6）气体爆炸：非常罕见，主要由于肠内含有过高浓度的氢气和甲烷，通电进行息肉或黏膜切除及电凝止血时可引起爆炸。其多见于肠道准备不充分，或用甘露醇行肠道准备等情况。因此，临床应避免使用甘露醇进行肠道准备；在通电操作前应反复抽吸肠道内的空气，抽出肠道内的可燃性气体，注入新鲜空气。

二、放大结肠镜检查

早在电子结肠镜应用初期，日本内镜专家就认识到内镜下将结肠黏膜放大观察可明显提高微小病变及早期癌的内镜下识别率。最早的放大结肠镜设备出现于20世纪70年代。但真正广泛应用于临床的是1992年Olympus CF-200Z电子放大结肠镜系统，其采用手动光学变焦系统，放大倍数能达到100倍，从而实现对腺管开口形态进行诊断。我国放大结肠镜技术起步较晚，国内最早由南方医科大学南方医院于20世纪90年代中期引进Olympus第二代放大电子结肠镜CF-200Z，此后，上海及北京等地多家大型医院先后引进了最新的电子放大结肠镜。目前最新一代的放大结肠镜在光学变焦结合电子变焦的情况下可放大140倍。

放大结肠镜检查方法一般采用单人操作法，这是因为使用变焦放大观察时，必须精密掌握镜头先端部与黏膜间的距离，最适距离约2mm，且要保持镜身稳定。在这里，需要再次强调操作者对内镜操作熟练掌握的重要性，在腺管开口类型的放大观察时，如果无法保持适当的距离，则难以对焦，从而无法获取准确信息。

放大结肠镜主要根据隐窝形态（pit pattern）鉴别正常黏膜、增生性息肉、腺瘤及结肠癌的病变深度。一般认为，放大观察可以提高内镜的诊断水平。

目前有关结肠黏膜开口形态的描述主要根据1996年的日本工藤分型法，工藤主要根据隐窝的形态和大小将其分为5型（图3-5-2）。

类型	形态	特点	隐窝分型大小（mm）
I	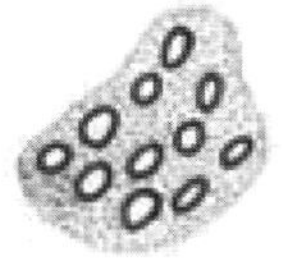	圆形（正常隐窝）	0.07±0.02
II	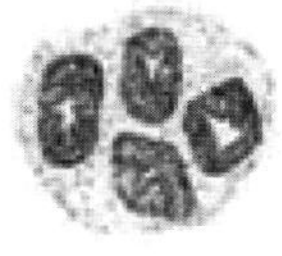	星形或乳头状	0.09±0.02
III_S	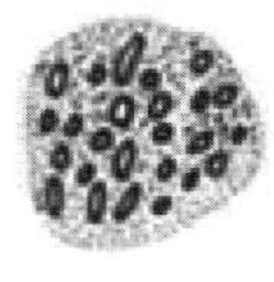	管状或圆盘状，比正常隐窝小	0.03±0.01
III_L	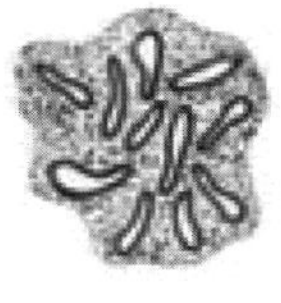	管状或圆盘状，比正常隐窝大	0.22±0.09
IV	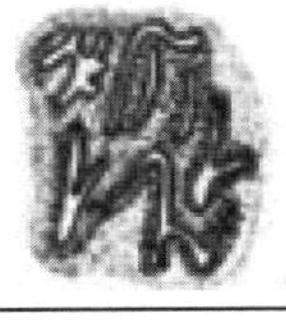	沟槽状、分支状或脑回样	0.93±0.32
V	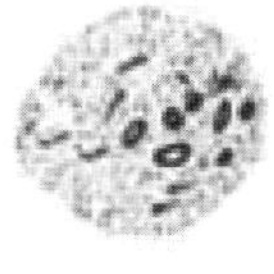	不规则或无结构（缺乏隐窝结构）	—

图3-5-2　日本工藤分型法

三、胶囊内镜检查

1992年，以色列导弹工程师Idden在亲身体验了一次结肠镜检查后，产生了强烈的使内镜检查仪器微型化的念头，他设想制造一种可吞咽的微型"导弹"，在通过全胃肠道时，传出图像信号，体外接收后进行诊断分析。1994年，Idden和他的研究小组研制出了产品的初样，在动物身上进行实验获得成功，并申报了专利。几乎同时，在毫不知情的情况下，英国的Swain在1994年9月于洛杉矶举行的世界胃肠病学大会"微波与胃肠病学"专题会上也提出了无线内镜的概念，并在次年生产出样机。1997年初，电子工程学取得了一些突破性进展，使成像系统可用单芯片完成，这使得仪器体积减小、能源消耗降低成为可能。1998年，以色列看准了胶囊内镜的市场应用前景，聚集了Swain、Idden等医疗、电子各方面专家成立了Civen公司，专门致力于胶囊内镜的研发。1999年1月，在克服了体积、传输强度、电源及图像处理等一系列难题后，世界上第一个真正意义上的可吞咽无线胶囊内镜终于研制成功。2000年5月24日，Swain在美国举行的美国消化疾病周（DDW）会议上公开展示了M2A型胶囊内镜，引起了极大关注。目前我国已有不少医院开展胶囊内镜。

胶囊内镜在临床主要用于小肠疾病的评估，对于胃肠镜检查阴性的上消化道出血和不明原因的腹痛、腹泻具有较高的临床应用价值，也可以用于克罗恩病、营养吸收不良、缺铁性贫血、息肉综合征、腹部疾病及小肠肿瘤等情况。可疑消化道梗阻、狭窄、畸形、穿孔或瘘管的患者为胶囊内镜检查的禁忌证。如发生胶囊内镜嵌顿，多需手术干预（图3-5-3）。

自问世以来，胶囊内镜就展示了它的优势：体积小，易吞咽；可携带，检查期间不影响日常活动；操作简单，不需要住院，并发症较少；可实现全消化道检查，图像资料可存储等。但仍有一定的局限性：图像摄取随机性，医生不能干预检查过程；病变难以定位，不能进行组织学活检；对肠道准备要求较高，自然状态下受检区域存在一定盲区等。

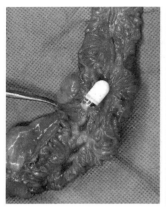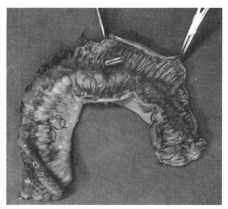

图 3-5-3　胶囊内镜在肠道病理性狭窄时无法通过

扫封底二维码获取彩图

随着胶囊内镜技术的不断完善，胶囊内镜有望取代其他检查方法成为小肠疾病的首选内镜检查手段。

（杜　鹏　朱怡莲）

第六节　超声检查

超声检查作为常见的影像学检查方法，具有操作简便、无须特殊准备、实时动态评估等特性，能协同通过经直肠、经会阴等多种途径，在常见肛肠疾病的诊断中表现出独特的优势，逐渐成为此类疾病诊断的重要方法之一，本节就肛肠疾病的常用超声检查方法及相关疾病的超声诊断进行概述。

一、超声检查方法

（一）经直肠超声检查

经直肠超声检查是目前评估肛肠疾病最常用的超声检查方法，将探头放入肛管及直肠内进行探测，不受腹壁及肠腔气体影响，探头频率高，能清楚评估病变部位及范围。

1. 仪器选择　经直肠超声检查的探头有多种类型（图3-6-1），包括双平面腔内探头、腔内全景探头及端射式腔内探头。其中，腔内全景探头是目前探测肛管直肠疾病的常用探头，可用于二维和三维的动态扫描，其内置线性阵列，可在换能器内部旋转360°，能清楚显示直肠壁及邻近组织结构，并且具有12～6MHz的宽频率范围，在所有频率上均能获得高质量的图像。双平面腔内探头具有纵断面和末端的横断面双平面扫查功能。其探头的头端为弧形扫描，可达120°～150°，其下部为线阵扫描。常规端射式腔内探头的超声换能器位于探头顶端，约以130°朝前侧扇形扫描，它利用向前的声束平面，可扫查直肠中段、上段狭窄病变，同时也能广泛扫查直肠周围的病变。由于其探头直径较小、较短，对患者造成的疼痛也较少，但是因为端射式探头并未直接紧贴直肠壁，因此必须在清洁灌肠后并在直肠内保留足够的水分，才能保证肠壁各层结构的清楚显示。

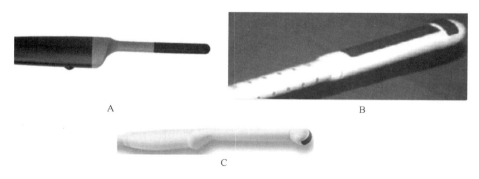

图3-6-1　不同类型的经直肠腔内探头

A.腔内全景探头；B.腔内双平面探头；C.腔内端射式探头

2. 检查前准备 检查前了解患者的一般病情、病史及既往相关病史检查资料，向患者做好解释工作，说明检查目的，消除患者紧张情绪，以获得患者的配合。患者在检查前 2 小时提前做清洁灌肠，尽可能清除直肠内及贴附于肠壁上的粪便，若难以达到灌肠的条件，则应嘱患者尽量排空直肠内粪便。进行检查时，检查者用一次性薄乳胶套保护直肠腔内超声探头，并在乳胶套和探头间涂布耦合剂，以排出乳胶套与探头之间的空气。

3. 检查方法 患者取左侧卧位或截石位后，显露臀部与肛门，检查者戴手套先行直肠指诊，初步了解病变部位与范围，再将套有乳胶套的直肠腔内超声探头缓缓插入肛门，嘱患者张口深呼吸，并放松肛门。探头方向略前倾（指向患者腹侧），通过肛管后将探头后倾（指向患者背侧）以适应肛直角向后倾斜的生理特点，到达直肠壶腹后再次前倾。

如需显示肛管深部或直肠周围间隙组织病变，应用双平面腔内探头，将套有乳胶套的腔内探头缓缓插入肛门，通过切换凸阵探头与线阵探头双平面观察上下范围及左右范围，自上而下扫描直肠全周，详细观察病灶的部位、范围、形态、内部回声及血流情况，同时注意病灶与周边组织的关系及周围淋巴结情况。

若病变质地较硬或有溃疡，探头与肠壁及病变之间可能出现存留气体的腔隙，影响对病变的观察，此时应退出探头，酌情向肠腔内注入耦合剂填塞此部分空隙，以排出气体，便于观察。

4. 正常超声图像 直肠壁由内向外分别为高低相间的 5 层结构（图 3-6-2），分别为肠腔与肠黏膜表层构成的界面（高回声）、黏膜层和黏膜肌层（低回声）、黏膜下层（高回声）、固有肌层（低回声）及外膜或浆膜层（高回声）。

肛管由内向外分别为高低相间的 5 层结构（图 3-6-3），分别为黏膜及黏膜下组织（高回声）、肛门内括约肌层（低回声）、内外括约肌间隙（稍高回声）、肛门外括约肌层（高回声）及外侧的肛周组织（低回声）。

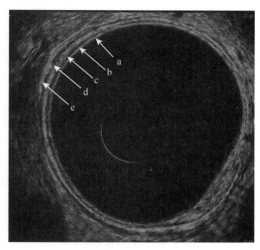

图 3-6-2 经直肠腔内线阵容积探头显示直肠壁的超声解剖结构

a. 肠腔与肠黏膜表层构成的界面（高回声）；b. 黏膜层和黏膜肌层（低回声）；c. 黏膜下层（高回声）；d. 固有肌层（低回声）；e. 外膜或浆膜层（高回声）

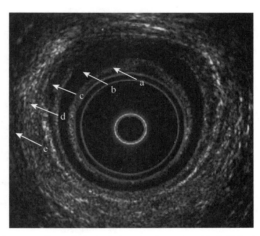

图 3-6-3 经直肠腔内线阵容积探头显示肛管壁的超声解剖结构

a. 黏膜及黏膜下组织（高回声）；b. 肛门内括约肌层（低回声）；c. 内外括约肌间隙（稍高回声）；d. 肛门外括约肌层（高回声）；e. 外侧的肛周组织（低回声）

（二）经会阴超声检查

经会阴超声（transperineal ultrasound，TPUS）检查是一种简单而无创的检查技术，可以应用凸阵探头、端射式腔内探头、高频线阵探头。探头不需要放入肛门内，对于肛门狭窄、肛周脓肿等不适宜进行经直肠超声检查的患者而言，经会阴超声检查是一项首选的替代方法。其中，应用高频线阵探头对肛周疾病进行扫查诊断具有独特的优势，利用高频探头良好的软组织分辨率，能准确判断肛周脓肿、肛瘘等肛周疾病的部位、大小及与周围组织的关系。通过凸阵探头及端射式腔内探头可以观察肛管直肠的形态及走行，主要用于后盆腔功能障碍性疾病的评估。

1.仪器选择 凸阵探头、端射式腔内探头、高频线阵探头（图3-6-4）。

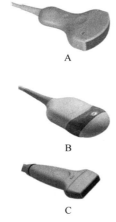

图3-6-4 经会阴超声检查常用探头
A.二维凸阵探头；B.三维凸阵探头；C.高频线阵探头

2.检查前准备 患者在检查前应常规排空粪便，提前约15分钟排空膀胱。

3.检查方法 先常规行直肠指诊，了解病灶的部位、大小及活动度，然后行超声检查。受检者髋部屈曲外展取截石位，检查者将凸阵探头或端射式腔内探头消毒后涂抹耦合剂并外覆薄膜，将探头置于阴阜和肛门括约肌之间的会阴部，清楚显示盆底正中矢状面，使得耻骨联合后下缘、尿道、膀胱、阴道、肛管与直肠均清楚显示。在直肠前突、肠疝等疾病的探查中患者须做Valsalva动作，仔细观察盆底各结构的动态变化。接着将探头逆时针旋转90°横向放置，可见肛管呈典型"同心圆"结构的横断面，仔细观察肛管全长并评估肛门内外括约肌有无损伤。启动盆底三维模式采集盆底三维图像，通过调节断层超声成像（tomographic ultrasound imaging, TUI）模式进一步评估病变位置。针对肛瘘、肛周脓肿等肛周疾病的探查，可以应用高频线阵探头以肛门为圆心在肛周做顺时针扫查，若发现病灶，应适当加压，并多角度、多切面探查，以确定病灶大小、部位及距皮肤、肛管壁的距离。

4.正常超声图像 在盆底正中矢状面上可大体观察肛管直肠的形态及走行（图3-6-5），判断肛管直肠是否狭窄及狭窄的范围等，嘱患者做Valsalva动作，通过观察肛管直肠的运动变化，能进一步判断后盆腔功能障碍性疾病等。肛管直肠在正中矢状面上从腹侧到背侧依次排列为肛门外括约肌、肛门内括约肌、肛管直肠黏膜、肛门内括约肌、肛门外括约肌，另外在肛管直肠腹侧可见会阴体，背侧可见耻骨直肠肌（图3-6-6）。直肠下段与肛管轴线形成的夹角为肛直角，肛直角通过耻骨直肠肌的收缩或放松控制肛管的闭合和开放以维持肛门自制。

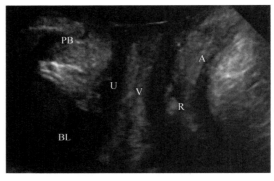

图3-6-5 盆底正中矢状面声像图
PB.耻骨联合；BL.膀胱；U.尿道；V.阴道；R.直肠；A.肛管

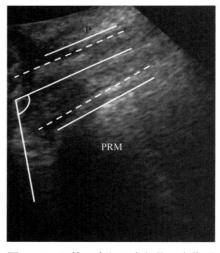

图3-6-6 肛管、直肠正中矢状面声像图
实线所示为肛门外括约肌，虚线所示为肛门内括约肌，夹角所示为肛直角。P.会阴体；PRM.耻骨直肠肌

在超声图像上肛管横断面为典型"同心圆"结构，由内到外依次为"黏膜星"状混合回声区的肛管直肠黏膜、环形低回声的肛门内括约肌及外侧环形高回声的肛门外括约肌（图3-6-7）。肛门括约肌在肛管全长的不同水平呈现出不同的特点。在超声图像上，根据肛门括约肌解剖结构的不同，简单地将其分为肛管上段、肛管中段、肛管下段。在清晰显示肛管横断面的基础上采集三维图像，调节断层超声成像模式能多层面连续显示肛管解剖信息（图3-6-8）。

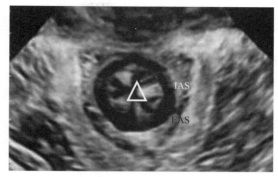

图 3-6-7　正常肛门括约肌超声图像

Δ. 肛管直肠黏膜；IAS. 肛门内括约肌；EAS. 肛门外括约肌

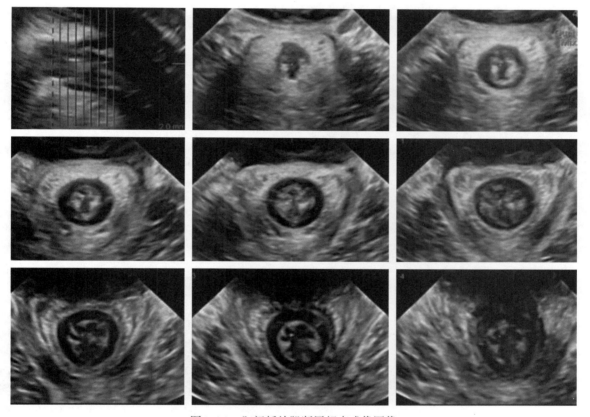

图 3-6-8　肛门括约肌断层超声成像图像

二、常见肛肠疾病的超声表现

1.直肠前突

（1）超声表现：经会阴超声表现为患者做Valsalva动作时，可见肛门内括约肌和直肠前壁的轮廓不连续，在张力期形成直肠壶腹憩室凸入阴道，并可见一包块突出肛门内括约肌腹侧延长线，高度为10mm以上，且突向阴道（图3-6-9）。

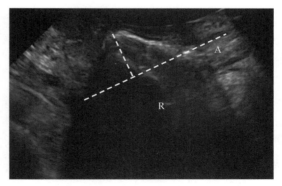

图 3-6-9　直肠前突的经会阴超声图像

患者做Valsalva动作时可见一包块突出肛门内括约肌腹侧延长线并凸入阴道（虚线所示）。R. 直肠；A. 肛管

（2）鉴别诊断

1）阴道后疝：指的是阴道和直肠间的腹膜疝囊，其内容物包括小肠、肠系膜、网膜等。由于疝囊内容物中肠系膜的重力牵引，患者在站立时多有盆腔的下坠感，可通过直肠和阴道检查予以鉴别。

2）巨结肠症和肛门功能不良：可通过肛门功能测试鉴别，直肠前突时括约肌紧张过度，而巨结肠症和肛门功能不良时括约肌松弛。

2. 会阴过度运动

（1）超声表现：经会阴超声表现为患者做Valsalva动作时，直肠壶腹部低于耻骨联合后下缘水平线≥15mm，并且无直肠壶腹部膨出物结构（图3-6-10）。

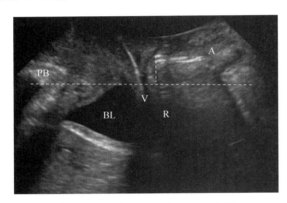

图3-6-10 会阴过度运动超声图像

患者做Valsalva动作时可见直肠壶腹部低于耻骨联合后下缘水平线并且无膨出物结构（虚线所示）。PB.耻骨联合；BL.膀胱；V.阴道；R.直肠；A.肛管

（2）鉴别诊断

1）直肠前突：直肠前突患者的直肠壶腹部也会低于耻骨联合后下缘水平线，但两者的不同之处在于，会阴过度运动患者直肠壶腹部没有形成疝出物突入阴道。

2）直肠脱垂：最常见的主诉为肛门突出肿物，早期肿物可自行还纳，严重者需用手还纳，甚至咳嗽、喷嚏等腹压增加时也可脱出。

3. 肠疝

（1）超声表现：患者做Valsalva动作时，可在直肠壶腹部和阴道之间见到小肠、乙状结肠、腹膜或网膜等疝出物，有时疝出物内明显可见蠕动的小肠（图3-6-11）。

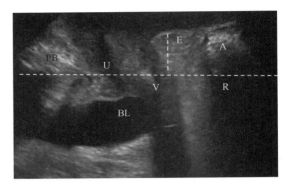

图3-6-11 肠疝的经会阴超声图像

患者做Valsalva动作时在直肠壶腹部和阴道之间可见肠道内容物疝出并低于耻骨联合后下缘水平线（虚线所示）。PB.耻骨联合；U.尿道；BL.膀胱；V.阴道；R.直肠；A.肛管；E.肠疝

（2）鉴别诊断

1）子宫脱垂：做Valsalva动作时可见一包块突出会阴部，外观上和肠疝类似，可通过超声观察内容物进行鉴别。

2）直肠前突：是直肠壶腹前壁及其内容物向前突入阴道，而肠疝时肛管直肠通常完好，小肠等疝出物突入直肠和阴道之间。

4. 直肠内套叠及直肠脱垂

（1）超声表现：经会阴超声表现为患者做Valsalva动作时，小肠和直肠壁向内进入近端肛管，形成一个"子弹头"样扩张。若直肠黏膜持续下移至脱出肛门外，即为直肠脱垂（图3-6-12）。

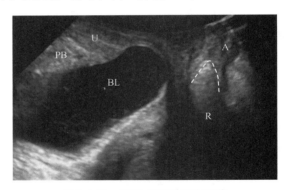

图3-6-12 直肠内套叠超声图像

患者做Valsalva动作时，肠道内容物"子弹头"样扩张进入肛管（虚线所示）。PB.耻骨联合；U.尿道；BL.膀胱；R.直肠；A.肛管

（2）鉴别诊断：应与内痔脱垂鉴别，内痔脱垂患者多有无痛性血便，可无疼痛感觉，在中后期可有肛门坠胀、瘙痒症状。当痔核脱出时，其内可见血栓、血管团等结构。若发生痔核嵌顿，可出现糜烂坏死。

5. 肛门括约肌损伤

（1）超声表现：经会阴超声显示损伤区肛门括约肌回声连续性中断，其相对位置的肌肉增厚，呈"半月征"。肛管直肠黏膜由于损伤撕裂失去正常"黏膜星"状皱襞外形，表现为回声杂乱不规则（图3-6-13）。此外还可通过三维超声成像实现多平面观察肛管，通过调节断层超声成像模式可在多个层面连续观察肛门括约肌，若在大于2/3的层面上观察到超过30°的缺损，则可基本判定为有意义的肛门括约肌损伤（图3-6-14）。

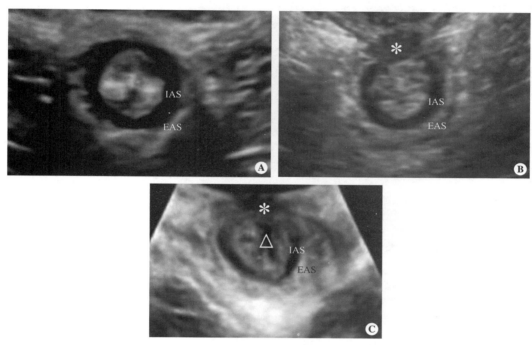

图 3-6-13　肛门括约肌损伤的超声图像

A. 正常肛门括约肌；B. 肛门外括约肌损伤（星号所示）；C. "黏膜星"异常及肛门内、外括约肌损伤（星号所示）。△. 肛管直肠黏膜；IAS. 肛门内括约肌；EAS. 肛门外括约肌

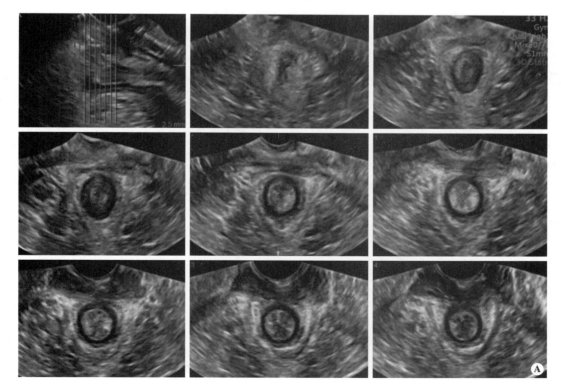

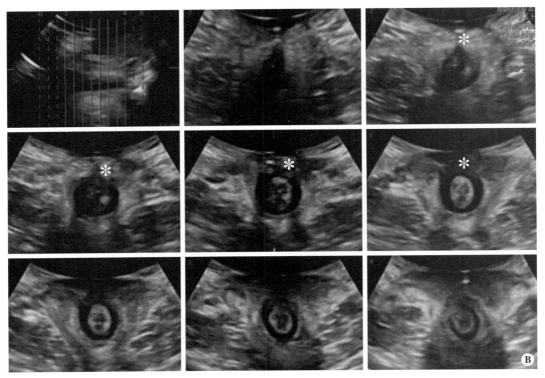

图 3-6-14 正常肛门括约肌及肛门括约肌损伤的断层超声图像

A. 正常肛门括约肌；B. 肛门内括约肌合并肛门外括约肌损伤（星号所示）

（2）鉴别诊断

1）肛瘘：是直肠肛管及周围形成的病理性瘘道，内口常位于直肠下部肛管齿状线附近，外口多位于肛周，超声探查可见条索样低回声连接内口与外口。

2）痔：内痔表现为齿状线上方的低回声团或局限性黏膜增厚，外痔为位于肛门的低回声团，呈赘生物样，超声表现为局部回声不均匀，彩色血流信号不明显。但是痔会掩盖肛门内括约肌的远端，有时甚至掩盖肛门外括约肌，影响对肛门括约肌损伤的判断。

6. 直肠阴道瘘 使患者生活质量严重下降，超声可通过多种途径（经会阴、经直肠、经阴道等）实时动态地对直肠阴道瘘进行评估，不仅能明确瘘管的位置，而且能明确其走向与大小，为选择手术方式的制定提供重要依据。

（1）超声表现

1）经直肠超声：直肠阴道隔连续性中断，直肠腔内可见条索状低回声区贯穿直肠前壁与阴道后壁，其内回声不均匀，直肠前壁低回声瘘口内可伴线样或团状气体强回声。检查过程中瘘口寻找困难或瘘口不确定时，可配合直肠指诊，指诊时观察到团状强回声或混合回声自阴道向直肠方向流动（瘘管内气液流动），则可作为直肠阴道瘘的依据（图 3-6-15）。

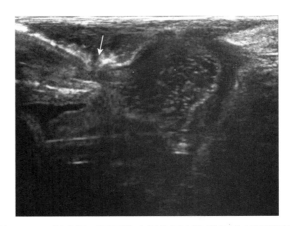

图 3-6-15 经直肠双平面腔内探头超声造影显示直肠阴道瘘造影剂从直肠壁瘘口向阴道侧流动（箭头所示为瘘口）

2）经会阴超声：直肠肛管与阴道之间回声杂乱，不连续，有中断，肛门外括约肌部分显示不清，直肠肛管与阴道间隐约见有管状低回声区相连接。可经肛门插入细导管，由导管注入造影剂，造影剂缓慢进入瘘管内并向阴道侧流动也可作为直肠阴道瘘的依据（图 3-6-16）。

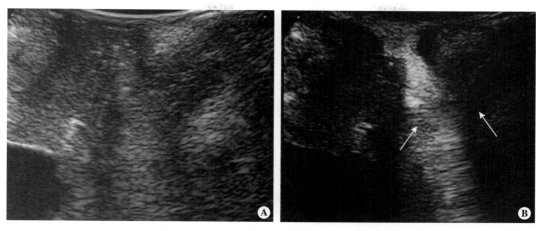

图3-6-16　经会阴超声造影显示直肠阴道瘘

A. 直肠前壁和阴道后壁之间回声杂乱；B. 造影剂充盈肛管和直肠壶腹后进入阴道腔内（箭头所示）

扫封底二维码获取彩图

（2）鉴别诊断

1）肛瘘：是直肠肛管及周围形成的病理性瘘管，内口位于直肠肛管，外口多位于肛周，超声探查可见条索样低回声连接内口与外口，其内口常位于直肠下部肛管齿状线附近，直肠与阴道不相通。

2）尿道阴道瘘：是指尿道与阴道之间有瘘管形成，超声可见静息期尿道后壁和阴道前壁回声不连续，有时可见闭合的瘘管。排尿期可见瘘管开放，尿液可进入阴道腔。

7. 肛周脓肿

（1）超声表现：经直肠超声（全景探头），以肛门为中心进行全面探查，明确肛周脓肿的具体部位、形态、数量及与周围组织的关系（图3-6-17）。

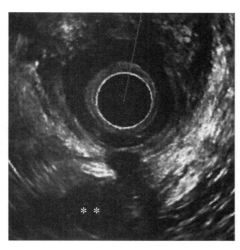

图3-6-17　全景探头示肛周脓肿超声图像
（星号所示）

肛周脓肿在超声下主要表现为肛管直肠周围软组织内不规则、内部回声不均的低回声区。脓肿形成早期声像图表现为组织脓肿区域内分布不均匀的低回声区，边界欠清晰，内回声不均，可见少许液性暗区。彩色多普勒血流成像（CDFI）：病灶内见较丰富血流信号。脓肿形成期声像图表现为囊性混合回声区，边界清，内可见较多液化坏死区及少许棉絮状回声，CDFI表现为病灶周边见较丰富血流信号，内未见明显血流信号。脓肿形成后期声像图表现为片状或不规则低回声区，边界欠清，CDFI表现为病灶内未见明显血流信号。

进一步探查高位脓肿，高位肌间脓肿表现为直肠肌层内不规则混合回声区，多伴液性暗区。

肛周皮下脓肿可用浅表超声进行探查，皮下组织多呈急性炎性表现，回声增强，其周围可见不规则、内部回声不均的低回声区，距探头较近，与周围组织分界欠清。

（2）鉴别诊断

1）间质瘤：多位于直肠肌层，超声表现为低回声实性占位，形态尚规则，边界尚清，血流信号较丰富，而肛周脓肿多位于直肠黏膜下层或肌层，形态多不规则，其内回声不均。

2）肛管直肠血肿：多由外伤所致，患者多有直肠肛管外伤史，超声表现多呈圆形或椭圆形囊性占位，边界较清晰。

8. 肛瘘　超声可以判断瘘管的位置、走向，瘘管口位置及个数，以及瘘管与肛门括约肌的关系，为肛瘘的手术方案制定提供重要依据。

（1）超声表现

1）经直肠超声（双平面腔内探头）：肛周软组织内单条或多条低回声管道，纵切面呈条索状低回声，横切面呈类圆形低回声影，瘘管宽窄不一，周边可见少许血流信号。沿瘘管动态扫查，瘘管延续方向肛管局部黏膜连续性中断。

2）经直肠超声（全景探头）：以肛门为中心进行全面探查，判断瘘管是否存在，明确其走行、位置等情况（图3-6-18）。

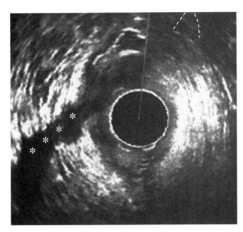

图3-6-18　全景探头示肛瘘超声图像（星号所示）

3）经会阴超声（高频线阵探头）：肛瘘外口连接的瘘管自皮下组织内向肛管直肠走行，瘘管延续方向肛周局部皮肤连续性中断，肛周软组织水肿、增厚，可伴脓肿形成。

（2）鉴别诊断

1）肛周化脓性汗腺炎：主要表现为肛周、臀部及会阴区广泛复发性窦道形成，皮肤变硬，呈紫黑色。超声可见病变位置较浅，仅累及皮肤下组织，不累及筋膜层，窦道多相连，不与直肠肛管相通。

2）直肠肛管损伤致感染：患者多有硬质物经肛门挫伤史，超声可观察到肠壁斜行向上的创口，开口较窄，其内可见不均质的液性无回声区，无回声区中可见粗点状强回声，多为粪便或异物，肛周无外口。

3）直肠阴道瘘：是直肠与阴道之间形成的病理性通道，患者多有气体或粪便经阴道排出史，超声表现为条形低回声自直肠向阴道壁迂曲延伸，外口位于阴道壁。

9. 直肠癌　超声检查通过评估病变的位置、大小、浸润深度、与周围器官的关系等，为直肠癌的筛查和诊断提供有效信息，是诊断评估直肠癌的良好手段。

在直肠癌新辅助放化疗的动态评估中，超声可观察T4期患者放化疗后肿瘤形态、大小的变化，进行重新分期，指导选择手术方式。针对低位直肠癌保肛手术，超声可在术前判断耻骨直肠肌与肿瘤下缘的距离，术中帮助精确判断肿瘤下缘位置，以及术后超声可评估环周切缘的情况。

（1）超声表现：经直肠超声（经直肠双平面腔内探头）多表现为形态不规则的低回声占位，内部回声不均匀，肿瘤局部正常肠壁结构层次消失或显示不清时，意味着肿瘤浸润肠壁，可通过观察病灶与正常肠壁移行位置判断肿瘤浸润肠壁的层次及范围，从而判断肿瘤的浸润程度。

直肠癌T分期（图3-6-19）如下。

uT1期：肠壁局限性增厚，局限于黏膜层及黏膜下层，固有肌层低回声带连续性尚可。CDFI：病灶处肠壁血流信号较丰富。

uT2期：肠壁不规则增厚，部分累及固有肌层，使固有肌层低回声带连续性中断，但肠壁浆膜层高回声线连续性好，与肠周围脂肪组织分界清晰。CDFI：增厚肠壁处血流信号增多，可探及高阻动脉性血流频谱。

uT3期：肠壁明显不规则增厚，层次不清，肿瘤累及肠壁浆膜层，局部或全部与肠周围脂肪组织分界不清。CDFI：肿瘤血流信号丰富，可探及高阻动脉性血流频谱。

uT4期：肿瘤穿透直肠周围组织间隙，侵犯邻近器官或腹膜，与周围器官分界不清。CDFI：直肠肿物与邻近器官内均可检测到异常血流信号。

（2）鉴别诊断

1）直肠息肉：形态较规则，呈类圆形或乳头状，边界尚清，基底多较窄，局限于黏膜层，而黏膜下层及固有肌层连续完整，彩色多普勒超声可观察到近蒂部较为粗大的主干血管，并逐渐分支。

2）直肠黑色素瘤：形态尚规则，呈类圆形或分叶状，周围可有假包膜样改变，多向肠腔外浸润性生长，向肠腔内突出不明显。直肠癌多向肠腔内生长，基底部侵及全层。

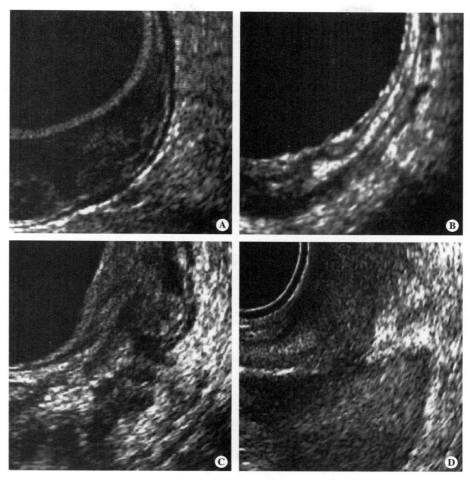

图3-6-19　经直肠腔内线阵容积探头超声显示直肠癌

A. uT1期；B. uT2期；C. uT3期；D. uT4期

（应　涛　陈　彬）

第七节　肛门直肠压力测定

应用静力学和动力学方法研究结肠、直肠、肛管（包括盆底）的各种运动方式，从而对排便生理及有关肛肠疾病的病理生理学进行研究，称为肛肠动力学。肛门直肠测压是评价肛门括约肌张力、直肠顺应性和肛门直肠感觉及证实直肠肛门抑制反射完整性的客观方法。

应用压力测定方法诊断肛肠疾病始于30余年前，但其历史可上溯至100多年前。1877年Gowers发现扩张直肠后肛门内括约肌短暂松弛，他将此反应称为肛门内括约肌抑制反射。1935年，Denny-Brown等肯定了这一发现。1964年，

Callaghan-Nixon报道先天性巨结肠患者缺少此反射。1967年，Schnaufer、Lawson、Nixon等分别发表文章，介绍应用肛门直肠测压诊断小儿先天性巨结肠的方法。此后，应用者逐渐增多。20世纪70年代初，开始将肛门直肠测压方法用于肛肠外科疾病的病理观察和诊断，如痔、肛裂患者肛管压力改变及扩肛治疗后压力的变化。以后又相继有人报道大便失禁、直肠脱垂、肛瘘、直肠孤立性溃疡综合征、会阴下降综合征等疾病肛门直肠测压的结果。20世纪80年代始，人们又用肛门直肠测压法评价各种肛肠手术患者的肛管、直肠功能，将其用于大便失禁及便秘的生物反馈治疗。近几年来，测压方法被认为是十分重要的研究手段和有用的诊断方法。显然，"测

压"这一名词已难以体现本方法学的现状和发展趋势。1986年有学者提出"肛肠动力学"的概念，以期代替"测压"一词。随着高分辨率测压技术的诞生，全球消化道动力学诊断领域发生了质的变化。高分辨率测压系统（high resolution manometry，HRM）是在经典动力测压基础上发展而来的（图3-7-1），与传统测压方法（图3-7-2）相比，可以更好地帮助医生了解消化道运动功能与症状之间的关系，更清晰地观察消化道静态和动态的动力学变化，更客观地诊断消化道功能性疾病（图3-7-3）。

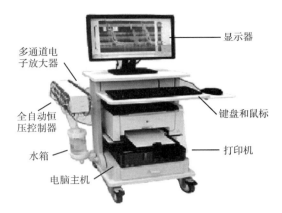

图3-7-1　高分辨率肛门直肠测压检测系统

扫封底二维码获取彩图

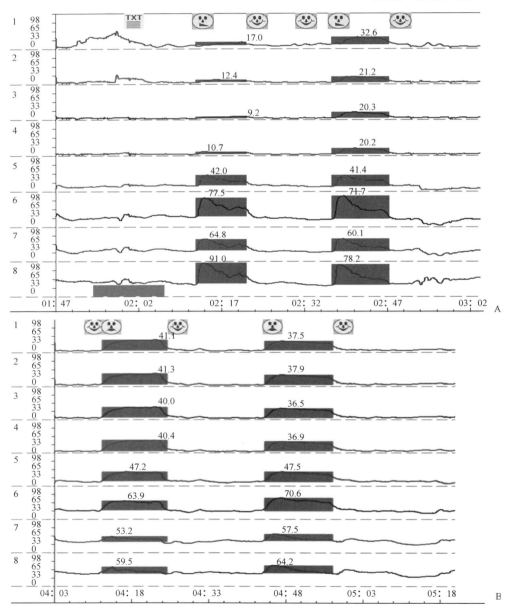

图3-7-2　传统线性肛门直肠测压图

A. 收缩；B. 排便

扫封底二维码获取彩图

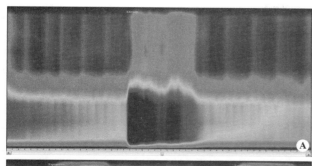

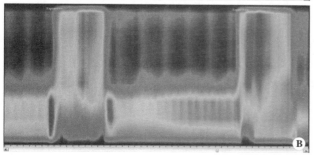

图 3-7-3　高分辨率肛门直肠测压图

A. 收缩；B. 排便

扫封底二维码获取彩图

一、检查机制

排便、自制及多种肛肠疾病的发生发展与结肠、直肠、肛管、盆底的力学状态改变有关。由于涉及的因素很多，机制十分复杂，以及检测手段的限制，过去，医师们仅能凭患者主诉和直肠指诊、X 线摄片所提供的比较粗略的形态学资料进行判定，而难以对它们的功能，尤其是运动状态下的功能进行定性、定量观察。近些年发展起来的排粪造影技术使人们对大肠、肛门运动过程中形态学改变的观察成为可能，但对这些过程中肉眼无法观察到的力学状态难以准确了解，动力学检查恰好提供了一种有效的定量手段，从而在肛肠疾病的诊断和研究中得到广泛应用。它与结肠运输试验、排粪造影、盆底肌电图检查结合应用时，能提供关于结肠、直肠、盆底、肛门内外括约肌生理的许多重要的基本信息，从而使肛肠疾病的研究、诊断、治疗水平有了提高。

二、检查仪器

进行肛肠动力学检测的仪器有很多，但原理相同，其均由测压导管、压力换能器、前置放大器、记录仪四部分构成。

1. 测压导管　目前常用的传统测压导管（压力感受器）主要有 4 种类型，即球囊导管、水灌注导管、微传感器导管和水灌注式向量容积导管（图 3-7-4）；高分辨率（HRM）多通道水灌注式肛门直肠测压导管：22～36 通道见图 3-7-5。

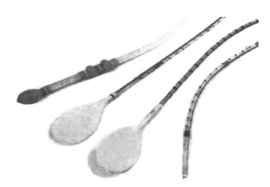

图 3-7-4　不同类型肛门直肠测压导管

从左到右依次为气囊导管、水灌注肛门直肠测压导管、固态四维肛门直肠测压导管、水灌注式向量容积导管

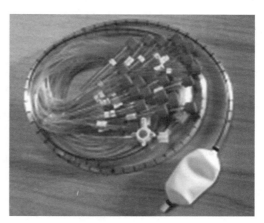

图 3-7-5　高分辨率多通道水灌注式测压导管：22～36 通道

扫封底二维码获取彩图

（1）球囊导管：在同一测压导管的前部串联有 2 个或 3 个不同距离的球囊。顶端为直肠球囊，通过向直肠球囊内注入空气或与体温相近的水进行直肠充盈，测定直肠对充盈的感觉、直肠腔内压力和直肠顺应性。在直肠球囊的近端约 5cm 处有 1 个或 2 个较小的肛管球囊，用于肛管压力测定或分别测定肛门内括约肌和肛门外括约肌的压力。

（2）水灌注导管：导管的顶端与球囊导管相似，有一个直肠球囊，用于直肠感觉、直肠腔内压力和直肠顺应性测定。在直肠球囊近侧的导管侧壁上有在同一横断面呈放射状分布或由导管近端至远端递进按一定角度放射状分布的管壁开孔，开孔的数量一般为2～8个。检查时将水以恒定流速注入测压管，注入水经侧孔流出时，通过肛管壁对水流出的阻力测定局部肛管的压力。水的注入速度一般为0.1～1.0ml/min，最常用的速度为0.2ml/min。

（3）微传感器导管：导管顶端的直肠球囊部分与其他两种导管相似。但肛管部位的测压装置（传导感受器）直接安装在直肠球囊近端的测压导管内，该装置可以直接感受肛管局部的压力，不需要转换系统，因而在理论上测定数值更加准确。该导管可以在局部固定，因而可进行较长时间的动态肛管压力测定。但该导管直径较粗，对肛管生理有一定的影响。另外，微传感器导管容易损坏，价格较高，没有得到广泛应用。

（4）水灌注式向量容积导管：距导管顶端5cm处有6～8个放射状排列的测压通道，每两通道间成45°～60°角。用于测定同一平面不同点的压力变化，可检测到肛门括约肌压力。

2. 压力换能器　是一种能敏锐感受外界压力信号，并将其转换成工程上易测到的量（一般为电信号）的装置。按临床使用方式其分为通用型、导管型（管端换能器）、埋植型、智能型。按传递压力的介质不同其分为气导式、液导式。

3. 前置放大器　压力换能器输出的信号一般较小，不足以推动记录仪器，这就需要对输出信号进行放大。

4. 记录仪　一般可采用多通道生理记录仪、台式平衡记录仪、示波器，也可将压力信号输入电子计算机，对信号进行自动分析、记录并打印结果，但不能对信号施加过多影响，以免掩盖真实情况。

三、检 测 方 法

肛肠动力学检测常用的方法有3种，即静止测定法、手法拖出测定法和自动拖出测定法。

1. 静止测定法（stationary technique）　将测定导管置于肛管内，导管在静止状态下对肛管压力进行测定。可以对肛管压力有比较基本的了解，其缺点是所测定的压力仅反映导管开孔或球囊所

在部位的局部情况，对肛管压力整体概况不能很好表现。

2. 手法拖出测定法（manual pull-through technique）　将测定导管置于肛管内，在静止状态下测定肛管压力。然后将测定导管的球囊或近端侧孔置于肛管的上部，应用一定手法按一定的速度（3～8mm/s）将测定导管由肛管内向肛管外拖出，记录球囊或导管各测定孔经过部位的肛管压力。拖出的方法有连续拖出法和间断拖出法。间断拖出法的做法是每次拖出0.5cm或1.0cm，在各个部位进行测定。该方法对肛管整体的压力情况有比较好的反映。但是，由于手法拖出的速度难以掌握，测得的压力数值误差较大。

3. 自动拖出测定法（automated pull-through technique）　测定机制与手法拖出测定法相似，但自动拖出测定法应用特定的拖出装置将导管按恒定速度拖出，结果比较真实。

四、测 压 方 式

环绕肛管的高压区是控便机制的最重要组成部分。很多技术可以记录肛管压力。可以同步或序贯地在肛管的不同水平测压。传统的测量是在约1cm区间进行的。静息压在每个水平上不是独立的而是平衡的，因此同步记录较为简单快捷。有很多记录设备可供选择，如灌注导管、微气囊、袖套导管和应变仪换能器。直径大的导管可人为地增加肛管的压力，因此记录设备的最大直径不能超过5mm。由于计算机数据更加便于分析和存储，从而计算机记录方法成为标准方法。虽然仍然可以使用表格记录，但如果要购置或更新设备，建议使用计算机系统。

1. 灌注系统　由一系列低顺应性的导管组成。这些导管以0.4～0.6ml/min的恒定速度进行水灌注。大多数商业产品的导管有6～8个通道，但只有其中4个通道用于临床研究。每一个通道末端都有一个侧孔，这个侧孔距顶端2cm，用来记录直肠压力。这一侧孔的近侧3cm依次排列3个侧孔，它们的间隔各为1cm。用来记录肛管压力。通道顶端开口用来膨胀气囊（图3-7-6）。

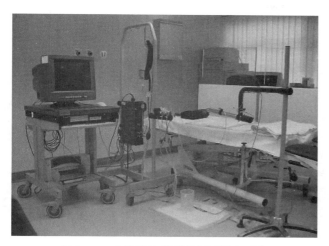

图 3-7-6　水灌注法所需的调试设备系统
扫封底二维码获取彩图

　　放置导管时确保其远端记录侧孔位于低位肛管。稳定基础静息压 1～3 分钟。受检者最大限度收缩括约肌,持续 3～5 秒,在 10 秒内循环 3 次。再次稳定静息压,受试者被告之剧烈咳嗽 3 次 /10 秒。这样,肛门内括约肌力量得到评估。测量头侧的 3 个通道评价高压区的长度。如果侧孔位于高压区内,那么导管插入 1cm 间隔直至高压区的上限,这一长度与初始 3cm 远端肛管之和为高压区的长度。如果记录系统包含 3 个以上通道,可以不进行这一步操作。高压带长度男性平均为 2.5cm,女性平均为 2.0cm,男性最长可达 5cm。

　　灌注导管也可以用推拉技术。在这种情况下,在不同的水平持续记录压力。这常用来评价压力的辐射变化。由于前方肌肉缺乏,上段肛管静息和最大用力压力较后方低。利用同一水平线上有 4 个侧孔的导管,通过原位推拉技术或连续拖出技术记录

辐射压力。应用原位技术将导管插入直肠,使侧孔在直肠内,然后将其拉回到肛管上部高压区。保持基础压力稳定,随后要求受检者以最大限度收缩括约肌 3～5 次,每次 10 秒。然后将导管每次拉出 1cm 长度,此过程在每一个间隔重复。采用连续拖出技术,将导管以恒定速度回撤,通过肛管,以产生一个持续的压力剖面。这种压力剖面清晰地显示高压区的长度。拖出技术期间的运动可刺激肛门外括约肌反射性收缩并人为地提高静息压,因此,导管回撤应该应用自动化装置,以确保速度恒定。

　　2. 气囊系统　早期采用大直径气囊。气囊直径超过 1cm,人为地抬高肛门压力,因此应该使用直径 4mm 的微气囊。气囊连于非膨胀型导管,再连于压力传感器。通常使用充水的气囊,但充气系统能够产生可比较的肛管压力。因为微气囊只记录每一位置的最大压力,所以难以获得辐射压力变化。

　　3. 袖套导管　有一个硅橡胶膜固定导管之外形成一个腔,通过此腔进行水灌注。该袖套跨过肛管全程并记录最大肛管压力。肛门袖套导管改良源自记录下段食管压力的导管,其可记录膈肌的垂直运动带来的压力。这种导管也可以记录肛门压力,因为当患者坐在便器排便时,可能出现类似膈肌运动的肛门下移。袖套导管一般都限于研究。

　　4. 应变仪传感器　现在供选择的商业应变仪传感器都包含一个真空下置于金属膜片上的电阻器。记录导管可能有单一的传感器或多个传感器,分别用以原位推拉技术或同步记录技术。可以使用静态记录系统或动态实时记录系统。高分辨率直肠肛管测压电极防护套膜,可减少人力成本,提高工作效率,避免交叉感染(图 3-7-7)。

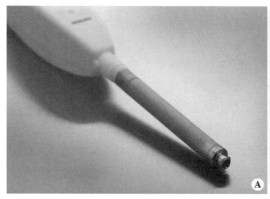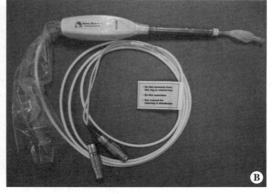

图 3-7-7　高分辨率三维肛门直肠测压电极套膜
A. 高分辨率三维肛门直肠测压电极前端;B. 套膜以后的电极
扫封底二维码获取彩图

5. 矢量测压法 应用灌注导管记录径向压力，可能得到计算机生成的肛门括约肌紧张性三维图像。导管内有8个侧孔，可以运用原位拖出式或连续拖出式测压。向量测压可能有助于确定括约肌薄弱的原因：括约肌缺损或括约肌环完好的神经源缺陷。佩里等（1990）计算出了向量对称指数（介于0～1.0）。所有正常对称的括约肌指数大于0.6，而所有括约肌损伤的病例指数小于0.6。尽管Yang和Wexner（1994）发现，矢量测压法所测得的括约肌缺陷只与13%的肌电图结果相关，与11%的直肠内超声结果相关，但从理论上讲，这可能有助于选择需要括约肌修补的患者。

五、检测指标

检测指标包括肛管静息压、肛管长度（肛管高压带长度）、肛管最大收缩压、肛管矢状容积、直肠肛门抑制反射、排便弛缓反射、直肠感觉阈值、直肠最大耐受容量和直肠顺应性等。

1. 肛管静息压（anal canal resting pressure） 为受检者安静状态下测得的肛管内压力最大值。肛管静息压主要由肛门内括约肌静息张力产生，约占静息压的85%，来自肛门外括约肌的静息压约占15%。在正常人群中，肛管静息压的压力由直肠一侧向肛缘侧呈递增变化，最大肛管静息压在肛缘上1～2cm，使肛管形成上宽下尖的倒锥形，对维持肛门自制具有重要意义。肛管压力由上向下递增的机制可能与肛门内括约肌在肛管的上部较薄、下端较厚有关。长海医院对35例无便秘和肛门失禁的健康人进行肛管压力测定的结果显示，肛管各部位静息压分别如下：距肛缘4cm为21mmHg±5mmHg，3cm为40mmHg±11mmHg，2cm为63mmHg±13mmHg，1cm为45mmHg±15mmHg。同时，相同年龄段男性肛管的平均静息压略高于女性，两者的平均值分别为男性64mmHg、女性57mmHg；而随着年龄的增长肛管静息压逐渐降低。

在正常人群中，肛管静息压的变化范围比较大，除此之外，由于各实验室采用的测定系统和方法不同，测定值也有较大的差异。各实验室需要根据本实验室的具体情况确定自己的正常值范围。综合文献报道，大部分实验室的正常肛管压力为30～70mmHg。

2. 肛管高压带（high pressure zone，HPZ）**长度** 一般指所测定的肛管压力大于最大静息压的一半或大于20mmHg长度，静息状态下相当于肛门内括约肌的长度。其在控制排便中具有重要意义。肛管高压带长度男性略长于女性，两者分别为2.5～3.5cm、2.0～3.0cm。用力收缩肛门时肛管高压带长度相应延长；做排便动作时肛管高压带长度随之变短。

3. 肛管最大收缩压（maximum squeeze pressure） 指受检者用力收缩肛门时测得的最大肛管压力，主要由肛门外括约肌和耻骨直肠肌收缩产生。当肛管收缩时，肛管内部压力在大部分受检者中呈非均匀性分布，肛管上部与直肠交接处较低，向下递增，距肛缘2cm处压力最高，在接近肛缘处迅速下降，提示肛门外括约肌的深部和耻骨直肠肌在肛管收缩压的维持中发挥主导作用。正常情况下，肛管最大收缩压是肛管最大静息压的2～3倍，一般为100～180mmHg。男性略高于女性；随年龄增大其逐渐降低。

影响肛管压力测定值的因素：①球囊大小，球囊越大，测得的压力越高；②导管直径，直径越大，测得的压力越高；③灌注速度，水或空气灌注速度越快，测得的压力越高，一般推荐常用灌注速度为0.2～0.3ml/min。

4. 肛管矢状容积 正常状态下肛管内相同平面的压力呈均匀性分布，当环形括约肌某一部位因损伤出现断离时，该部位的压力随之降低。肛管矢状容积测定是应用特定的肛管矢状容积测定导管采取自动拖出方法对肛管整体的压力情况进行几何图形显示，可以比较好地反映肛门括约肌的完整情况和缺损部位。该测定导管一般为有6～8个放射状开孔的水灌注导管。

5. 直肠感觉 指以恒定速度向直肠气囊内注入空气或温度与体温相似的水时，受检者对直肠在不同程度充盈时的感觉阈值。其中包括直肠初始感觉阈值、直肠初始便意容积阈值、直肠急迫排便感阈值及直肠最大耐受容积。

上述检查的各项结果除了在个体之间存在比较大的差异外，还受其他一些因素的影响，其中包括受检者对各种感觉的理解和检查配合能力，以及空气或水的注入速度。因此要求在检查前详尽和耐心地向受检者解释该检查的方法和过程，以求得到受检者对各种感觉含义的理解和配合。一般情况下，注入速度越快，越容易诱发受检者对直肠内物体的感觉，使感觉阈值降低；反之阈值升高。因此，各实验室需结合自己的情况确定固定的空气或水的注入速度，使所得结果具有可比性。

大多数实验室采用的注入速度为0.2～0.3ml/min。直肠感觉测定中气体或水的注入有两种常用的方法：①持续注入法，按一定的速度持续缓慢地向直肠球囊内注入空气或水，在注射的同时询问受检者的感觉，并进行相应的记录；②间断注入法，按照一定的容积间断地向直肠腔内注入空气或水。注入的容积一般按10ml、20ml、30ml、40ml、50ml、80ml、110ml、140ml、170ml、200ml、230ml、260ml、290ml递进。每次注入后停留1分钟，询问受检者的感觉。排空球囊后休息2分钟，再次注入，依次完成检查。

（1）直肠初始感觉阈值：受检者首次感觉直肠内有物体存在时注入空气或水的体积，此时若停止注入，受检者休息片刻后直肠内有物体的感觉消失，正常人为10～40ml。

（2）直肠初始便意感容积阈值：继续注入气体或水，受检者直肠内有物体存在的感觉持续1分钟以上，并有排便感时注入的体积。该结果个体差异很大，与受检者的配合有较大的关系。初始便意感容积阈值为97ml±48ml。

（3）直肠急迫排便感阈值：受检者便意急迫时的注入体积。由于其与直肠最大耐受容积时的感觉难以区别，测定数值的变化范围较大，故一般不测定此项目。

（4）直肠最大耐受容量：受检者所能耐受的直肠注入气体或水的最大体积，正常人最大耐受容积文献报道差异较大，100～560ml，但多数实验室定为100～300ml。直肠最大耐受容积与气体或水的注入速度有很大的关系，注入速度越快，测得的数值越小，反之越大。

6. 直肠肛门抑制反射（rectal anal inhibitory reflex）　为扩张直肠时，肛门内括约肌反射性松弛，肛管内压迅速下降。正常情况下，向直肠气囊内快速注入气体后，肛管压力常首先出现短暂升高，随之快速逐渐下降，持续一段时间后，压力缓慢回升至正常。早期的肛管压力短暂快速升高可能是肛门外括约肌反射性收缩引起的，而随之出现的压力降低是直肠充盈引起的肛门内括约肌松弛导致的。可以诱发这一抑制反射的最小注入气体量为直肠肛门抑制反射容量，通常与直肠初始感觉的容量相近，正常人为10～40ml。

直肠充盈后肛管压力下降的幅度和持续时间具有明显的容量依赖性。直肠扩张的容量越大，肛管压力下降的幅度也越大。另外，其还与直肠扩张的速度（气体或水注入速度）有明显的关系：扩张速度越快，诱导所需容量越小，肛管压力下降的幅度越大；反之，所需容量越大，压力下降幅度越小。

当直肠扩张达到一定程度时，肛门内扩约肌的收缩可以被完全抑制，肛管压力降至基线水平，并且持续1分钟以上不能恢复至原有水平，需待直肠气囊内气体排空才能恢复压力，通常将此容量称为直肠肛门完全抑制容量，与直肠急迫排便感容量或最大耐受容积相近。

7. 排便弛缓反射　让受试者做模拟排便动作，正常直肠肛管压力梯度能逆转，肛管压力下降。

8. 直肠顺应性　指引起直肠壁张力单位升高（如每毫米汞柱）所需注入的空气或水的容积，反映直肠壁的弹性情况。顺应性越大提示直肠壁的弹性越大，反之提示直肠壁的弹性越小。在直肠内有相同容量的内容物时，一般情况下直肠顺应性越大，便意越轻，反之便意越强烈。

直肠顺应性是通过向直肠球囊内注气或水的同时测定球囊内压力获得。注入的方法有持续注入法和间断注入法两种，一般注水采用持续注入法，注气采用间断注入法。气体或水的注入速度为70～240ml/min，在这一注入速度范围内所得结果无明显差异。

六、临 床 意 义

1. 肛门失禁　可以由多种原因引起，具体如下：①直肠炎性病变，如溃疡性结肠炎、放射性直肠炎和肠道炎性疾病等；②各种原因引起的肛门括约肌损伤，如肛门直肠手术（肛瘘、痔手术等）、会阴部外伤、分娩时会阴侧切术后等；③支配肛门外括约肌的神经病变，如脊髓病变、会阴

神经损伤和病变等；④特发性肛门失禁，多见于老年人、直肠脱垂患者等，可能与肛门括约肌萎缩和慢性损伤及会阴神经损伤有关。

（1）直肠炎性病变：直肠炎性病变患者由于炎症变化和炎症刺激，肠壁感觉阈值较正常直肠明显降低，而肛门括约肌没有损伤。直肠肛门动力学检查的最典型变化是直肠初始感觉阈值、直肠最大耐受容量及直肠顺应性明显降低，肛管静息压、肛管最大收缩压和直肠肛门抑制反射降低或正常，肛管矢状容积正常。

（2）肛门括约肌损伤：肛门括约肌损伤引起的肛门失禁可以是由肛门内括约肌或耻骨直肠肌、肛门外括约肌断离而肛管不能保持有效的压力阻止粪便排出引起的。肛门内括约肌损伤引起的肛门失禁在直肠肛门动力学检查的变化主要以肛管静息压降低、肛管高压带缩短、直肠肛门抑制反射减弱为主，肛管最大收缩压也可有不同程度的降低；而肛门外括约肌损伤引起的肛门失禁则以肛管最大收缩压明显降低为主，肛管静息压也可有不同程度的降低，还有肛管高压带缩短、直肠肛门抑制反射减弱。病程较短的患者直肠初始感觉阈值、直肠最大耐受容量及直肠顺应性可以没有明显变化；而在病程较长的患者，由于长期的肛门失禁致直肠失用性萎缩，肠腔变小，导致直肠初始感觉阈值、直肠最大耐受容量及直肠顺应性明显降低。肛门括约肌损伤引起的肛门失禁在直肠肛门动力学检查的最典型变化是肛管压力不均匀分布和压力降低，其对括约肌损伤的定位具有较大的帮助，如果与肛管超声检查结合应用，效果更佳。

（3）神经病变和特发性肛门失禁：两者的特点是或者由于支配肛门括约肌的神经病变，或者由于肛门括约肌肌肉萎缩，肛管不能保持有效的张力和阻力控制粪便。直肠肛门动力学检查表现为肛管静息压和最大收缩压明显降低、肛管高压带缩短、直肠肛门抑制反射减弱。病程较长的患者，直肠初始感觉阈值、直肠最大耐受容量及直肠顺应性明显降低，而肛管矢状容积检查结果正常。

2. 慢性便秘原因的诊断 慢性便秘分为两大类。一类是结肠慢传输型，由结肠传输功能异常引起；一类为出口梗阻型，如先天性巨结肠、肛门内括约肌失弛缓症、盆底肌痉挛综合征、耻骨直肠肌痉挛综合征、直肠内套叠和直肠前突等，该类患者的结肠传输功能基本正常，但由于直肠肛门功能或解剖异常而粪便排出困难。直肠肛门动力学检查与其他辅助检查结合应用，对鉴别各种便秘原因具有重要作用。

（1）先天性巨结肠（Hirschsprung病）：先天性巨结肠患者由于肠壁肌层和黏膜下交感神经节细胞发育异常或缺如，病变部位肠段不能松弛，呈持续收缩状态，蠕动消失，近端肛管代偿性扩张。直肠肛门动力学检查是诊断该病的最可靠的方法之一，最典型的动力学变化是直肠肛门抑制反射消失，检查准确率达90%以上。有文献报道，先天性巨结肠根治术后，80%～90%的患者在术后2个月左右出现直肠肛门抑制反射。除此之外，直肠初始感觉和最大耐受容量由于直肠壁扩张而明显升高，直肠顺应性升高，而肛管静息压和最大收缩压正常。

（2）肛门内括约肌失弛缓症（短段型或超短段型巨结肠）：肛门内括约肌失弛缓症和特发性巨结肠在临床上均表现为慢性便秘和结直肠扩张，钡剂灌肠检查均可见齿状线以上直肠扩张，但前者直肠肛门抑制反射消失，后者此反射存在，此特点对上述两种疾病的鉴别具有重要意义。

（3）盆底肌痉挛综合征：是一种以盆底肌肉包括耻骨直肠肌持续性收缩为特征的盆底肌肉功能紊乱失调综合征，1985年由Kaijpers首先报道而得名。正常情况下，在安静非排便状态，盆底肌肉处于轻度收缩状态，当腹内压增高或直肠充盈进行排便或模拟排便动作时，盆底肌肉和肛门外括约肌松弛，肛直角增大，肛管压力降低，使粪便得以顺利排出。对于盆底肌痉挛综合征患者，由于盆底肌肉在排便时出现反常性收缩，肛管不能有效扩张，出现出口梗阻性排便困难。

肛肠动力学检查显示肛管最大收缩压正常；肛管静息压升高；直肠肛门收缩反射增强；肛门抑制反射减弱。对支配盆底肌肉的会阴神经阻滞后，再进行直肠肛门抑制反射测定，抑制反射恢复正常，说明抑制反射减弱是由盆底肌肉的反常收缩引起的，对该症具有诊断意义。

（4）耻骨直肠肌痉挛综合征：是一组以耻骨直肠肌痉挛性肥厚引起出口梗阻性排便困难为特征的综合征，1964年由 Wasserman 首先报道。肛肠动力学检查显示肛管静息压正常；肛管最大收缩压正常或降低；肛管高压带延长；直肠肛门收缩反射减弱或正常；直肠肛门抑制反射减弱。

3. 预测术后控便能力　对于某些影响术后控便能力的手术，如直肠癌患者拟行的低位直肠切除、直肠-直肠吻合术或直肠-肛门吻合术，溃疡性结肠炎、家族性息肉病或结直肠同时多发癌患者拟行的结肠次全切除、结肠-肛门吻合术或全结肠切除、回肠-肛门吻合术，直肠肛门动力学检查可以在一定程度上预测术后患者的控便情况，帮助术者和患者对术式进行选择。如术前肛管静息压和最大收缩压明显降低、肛管高压带明显缩短，提示肛门括约肌功能不足，如肛管矢状容积测定显示有肛门括约肌缺损，提示有肛门括约肌损伤，如直肠感觉阈值、直肠最大耐受容量和直肠顺应性明显降低，术后出现肛门失禁的可能性很大，患者和术者应有充分的思想准备，在这种情况下应首先对肛门直肠功能异常进行纠正，再行上述手术，或者放弃保肛。

另外，由于结直肠肿瘤、结肠外伤等各种原因行远端直肠缝闭，近端结肠经腹壁造口术或其他各种乙状结肠临时性造口术后半年以上的患者，在行造口还纳术前应常规进行直肠肛门动力学检查，如果直肠初始感觉阈值、直肠最大耐受容积和直肠顺应性明显降低，应首先行直肠扩张治疗，待上述各项指标基本恢复正常后，再进行手术，否则术后出现大便失禁的可能性很大。

4. 手术效果评估　直肠肛门动力学检查还可用于对肛门直肠手术后肛门括约肌功能和手术效果的评估，如大便失禁、肛瘘、痔及便秘手术等。

总之，直肠肛门动力学研究是一门新兴的学科，目前在许多方面尚处于探索阶段。由于各项检查指标在个体之间存在较大差异，加之需要受检者对检查内容有良好的理解和密切的配合，同时由于各实验室所采用的方法有差异，正常值范围变化较大，因此，各实验室对检查结果应结合自己实验室的具体情况、患者的病史及其他辅助检查结果做出正确解释判断。肛门直肠测压技术可以很好地评估患者直肠肛门的动力学变化，为临床治疗提供有益的依据。

（许　晨　李春雨）

第八节　全结肠压力测定

结肠与直肠的功能密切相关，动态直肠测压显示，急速的直肠结肠扩张可造成大便失禁。显然直肠肛管功能应该有更高位的肠管起源。同样，排便不仅是一个直肠排空的过程，而且与结肠的推动与活动有关。由于结肠压力很难测定，从而结肠压力传导的研究较为困难。

一、检查方法

将一根导管经结肠镜放入结肠进行测压，事先进行肠道准备。经常观察到阵发出现的低振幅和非扩张性收缩，尤其是在初醒时和饱餐后。也可发现高振幅扩张波，频率为每24小时4次，波幅为100～200mmHg。逆行放置导管至经过肠道准备的结肠进行的测试是一种非生理的测试。目前临床上常用固态传感器系统，但因为在两个记录区之中有一段长距离（不超过45cm）而很少获得信息。笔者已经开发了带有侧孔的16通道导管，侧孔间隔7.5cm，经鼻到直肠途径放入，记录未进行肠道准备的结肠。该导管长5m，总外径为3.5mm。导管通道连接于压力传感器，信号被放大和数字化（10Hz）。透视下将该导管尖端定位于十二指肠，顶端的气球膨胀到直径2cm。该导管是通过口、鼻放入的，透视检查以防止其在胃内卷缩。当导管的顶端到达直肠时启动记录。使用这种技术可发现每小时1.53个的顺行传送波，最常见起自盲肠。逆行传送波很少被观察到，尤其是在饭后。更有趣的是，生理状态下记录了正常排便过程的动力事件。在对13例受试者中的10例进行排便前1小时检测时，在近端结肠相继出现3个传送波，而且其起源逐渐靠近远端。排便前15分钟又出现3个传送波，但逆行波仍然存在，这些逆行波的起源点越来越靠近近端。在波动的末端，即这些波传送到其最远端时，与排便冲动相对应。远端及近端结肠排便受阻的患者，包括肛管痉挛的患者，其远近端结肠显著减少或缺乏这种传送波，提示存在更广泛的结肠异常，而不是肛管直肠单一病变（图3-8-1）。生理状况下测量整个结直肠肛管功能可能给多种病情提供一个新的视角。

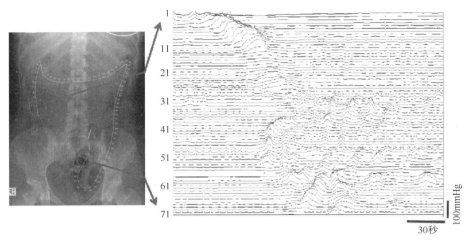

图3-8-1　全结肠压力测定图像
扫封底二维码获取彩图

二、检测指标

检查指标包括高幅蠕动性收缩波（high-amplitude propogated contraction，HAPC）、逆行收缩波（retrograde pressure wave）、蠕动性收缩波（propagating pressure wave）、孤立性收缩波（isolated pressure wave）、周期性结肠动力活动（periodic colonic motor activity）、同时性收缩波（simultaneous pressure wave）。

三、临床意义

全结肠压力测定为临床诊断提供结肠运动和传输功能的重要信息，弥补了结肠功能评价和手术指征评估的不足，为慢传输型便秘手术的切除范围提供详细的信息。

第九节　排粪造影

排粪造影是通过向患者直肠内注入造影剂，对患者"排便"时肛管直肠进行动态、静态结合观察的检查方法，有几种直肠成像的方法。由于闪烁法能够定量评估直肠排空，但不能显示直肠排空，因此排粪造影得到更广泛的应用。排粪造影检查主要用于临床症状有排粪便困难、慢性便秘、黏液血便、肛门坠胀、排便时会阴及腰骶疼痛等的患者。这类患者经临床直肠指诊检查、常规钡灌肠和内镜检查很难发现问题，因为直肠空虚时行排粪便动作查不出异常，只有当直肠充盈后用力排粪便时才能显示异常。

一、普通排粪造影

直肠动态成像已经应用超过30年。近年来，大量的文献报道，排便梗阻的症状与解剖异常密切相关，但也忽视正常的感觉反应及结肠运动，而排粪造影是无法评估这些异常的。

1. 检查机制　向直肠内注入造影剂，观察静坐、提肛、力排时及排空后直肠肛管形态及黏膜变化，借以了解排粪便过程中直肠肛管等排粪便出口处有无功能和器质性病变。

钡混合剂应用很广泛。从理论上说，最好的混合物应该在容量和黏稠度上接近粪便，但在正常受试者之间这些参数是可变的。固态的人工粪便可能改变排便过程，目前尚未确定混合物的标准。Mahieu等于1984年描述将钡剂稀释为1.5～4倍，并与水和土豆淀粉混合，从而形成浓厚的粥样混合物，使用一支特殊的注射装置注入。临床上较为普遍的用法是将注射器和导尿管连接稀薄的混合物注入直肠。100ml混合物可以大致显示直肠和低位乙状结肠的轮廓。但容量也没有得到规范，有50～300ml等的报道。

患者取侧卧位，混合物被缓慢注入。用一个金属链标记肛管线或更简单的方法自肛管边退导管边注入混合物。拍摄侧位平片时，为消除空气接触面以获得良好的拍摄效果，受试者坐在一个充满水的环状气囊上或塑料便桶上拍摄。在休息、咳嗽、做Valsalva动作时及排泄钡剂时摄像。影像以视频或静态电影的形式储存。监察室应该在黑暗中，尽可能限制观察者的人数。

2. 检查方法　检查前一晚口服聚乙二醇，清洁肠道。检查时，先将导管于透视下插入肛门，注入钡液约50ml，使之进入乙状结肠及降结肠远端；拔出导管，向肛门插入注射枪，注入糊状造影剂约500g。嘱患者坐在坐桶上，调整高度使左右股骨重合并显示耻骨联合。分别摄取静坐、提肛、力排、排空后直肠侧位片，必要时摄正位片，同时将整个过程录制下来。

3. 正常参考值

（1）肛直角：静态70°～140°，力排110°～180°，提肛75°～80°，肛上距<3～4cm。

（2）耻骨直肠肌长度：静态14～16cm，力排15～18cm，提肛12～15cm。

（3）直肠前突：直肠前突<1.5cm为轻度前突，1.5cm≤直肠前突<3cm为中度前突，直肠前突≥3cm为重度前突。

4. 其他

（1）正常排便（图3-9-1）：正常直肠排空有下列变化。①开始用力时腹压增加，直肠前壁出现轻微的凹陷；②盆底下降；③肛直角变宽；④肛管逐渐开放、缩短，变成漏斗形；⑤直肠排便开始，排空完成；⑥轻度直肠壁套叠可能出现。

尽管排粪造影在临床实践中应用广泛，但由于存在辐射暴露，目前只有极少数的正常对照研究，尤其针对年轻妇女的研究更少。根据现有的研究，正常值存在很大差异，而且某些开始认为异常的改变，也在无症状受试者中出现，并被认为是正常的。

（2）肛直角：在静息、盆底肌肉收缩和直肠排空时测量肛直角。静息时肛直角约为90°，收缩时角度变小（60°～80°），排便时肛直角变大（平

均为130°，120°～145°）。角度测量用直肠的后壁或直肠中轴。这种评价有主观性。有学者建议应用计算机确定中轴，但是没有被广泛应用。对于受试者个体来讲，更重要的是静息到用力时的角度变化。

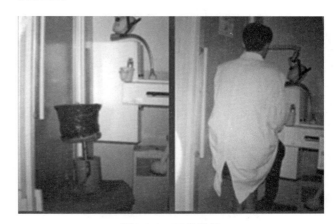

图3-9-1　正常排便
扫封底二维码获取彩图

（3）盆底的位置：以肛管直肠连接的位置表示，参考耻尾线或坐骨结节平面的位置，后者判断简单容易。静息时盆底位于坐骨结节平面上2cm，当用力收缩时其位于此水平以下2cm，不应该下降3cm以下。盆底下降见于老年人及排便阻塞、慢性用力排便和大便失禁的患者。

（4）直肠前突：轻微的直肠前突可见于无症状的女性。前突大小的测量方法是首先从肛管的前壁向上划一直线为界线，并测量突出部距离此界线的长度。但是突出大于2～3cm被认为是不正常的现象。更典型的症状是造影剂不能从直肠前突处完全排出（图3-9-2）。直肠后壁前突更少见，由盆底支持肌肉薄弱造成。

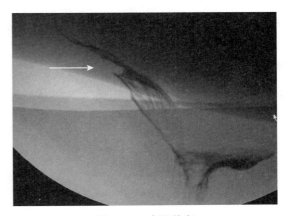

图3-9-2　直肠前突

（5）肠套叠：脱垂的直肠壁套入直肠（直肠-直肠）、肛管（直肠-肛管）或完全脱出肛门（直肠外脱垂）（图3-9-3）。轻微的直肠壁折叠见于高达45%的无症状受试者并被认为是正常的。肠套叠的临床重要性存在争议，其中部分患者表现为排便阻塞。孤立性直肠溃疡综合征患者和直肠内套叠类似，而纠正内套叠的手术，在一些情况下是有效的，但对内套叠而不伴有孤立性直肠溃疡综合征的患者无效。

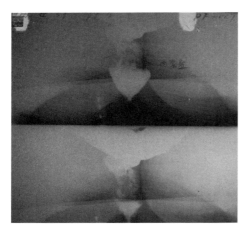

图3-9-3 直肠脱垂

（6）大便失禁：神经源性大便失禁和会阴下降及静息时肛直角扩大有关。在咳嗽或做Valsalva动作时可能有钡剂泄漏，这是一个简单有用的测试，以帮助确定括约肌薄弱是否是导致大便失禁的原因。

二、动态同步排粪造影

为找出直肠排空与肌肉活动的关联，1985年Womack等设计了同步排粪造影肌电图和测压法。在排粪便过程中用细导线电极记录肛门外括约肌和耻骨直肠肌的肌电图；记录直肠压力；应用肌电图和直肠压力轨迹整合成排粪造影视频。这一技术比单一试验更加复杂，但更符合生理状态下坐位评估压力和肌电图。这一试验显示直肠高排泄压与内套叠是孤立性直肠溃疡患者溃疡的原因。

三、闪烁法排粪造影

由于钡剂黏附于直肠壁上得到不完全排空的影像，因此很难用常规排粪造影评价排空的程度。

用放射性同位素可以精确地定量测定直肠排空。将Indium-Ⅲ-DTPA（2mbq）混合在100ml土豆糊或燕麦粥中，灌入直肠，然后患者舒适地坐在一个便桶上将其排出。排便前和排便后计数直肠同位素，然后计算留下的比例。

四、临床意义

排粪造影是诊断出口梗阻型便秘的重要检查方法，对直肠附近器质性病变诊断亦有重要价值。几种常见功能性出口梗阻的排粪造影表现如下。

1. 耻骨直肠肌失弛缓症 正常排便时，耻骨直肠肌松弛，肛直角变大。该症患者力排时肛直角增大不明显，仍保持90°左右或更小；耻骨直肠肌长度无明显增加，且多出现耻骨直肠肌压迹。

2. 耻骨直肠肌肥厚症 肛直角变小，肛管变长，排钡很少或不排，且出现"搁架征"。该征是指肛管直肠交界处向上方在静坐、力排时均平直不变或少变，状如搁板。该征对耻骨直肠肌肥厚症有重要的诊断价值，同时可作为与耻骨直肠肌失弛缓症的鉴别点。

3. 直肠前膨出 又称直肠前突，为直肠壶腹部远端呈囊袋状突向前方。该征象可出现于无症状的志愿者中，故有学者认为只有直肠前突大于3cm才有意义。

4. 直肠前壁黏膜脱垂、内套叠 直肠黏膜脱垂是指增粗而松弛的直肠黏膜脱垂于肛管上方，造影时该部呈凹陷状，而直肠肛管交界处的后缘光滑连续。增粗松弛的直肠黏膜脱垂于直肠内形成大于3mm深的环状套叠时，即为直肠内套叠。绝大多数套叠位于直肠远端，测量时要标明套叠的深度和套叠至肛门的距离。直肠黏膜脱垂及套叠同样可出现于无症状志愿者中，只有引起排钡中断和梗阻的黏膜脱垂或内套叠才是排便梗阻的真正原因。

5. 异常会阴下降 一般认为，力排时肛上距大于3cm称为异常会阴下降。多数伴随其他异常，如直肠前突、黏膜脱垂、内套叠等。

第十节 结肠传输试验

便秘是一个临床上常见的疾病，发病率很高，尤其是中老年患者，发病率高达 20% 左右，给家庭和社会都带来很大的压力。过去对于便秘的诊断和治疗都停留在门诊问诊和临床表现上，没有一个能客观量化的检查手段来评估患者的病情，所以治疗效果往往不是十分理想。由此可见客观的功能评价至关重要。从 20 世纪开始很多针对便秘的指南共识开始指导临床工作，其中也包含很多有意义的检查方法。结肠传输试验是目前诊断结肠慢传输型便秘的重要方法。

正常粪便在大肠内停留的时间一般为 1～3 天。根据生理研究结果，口-肛门正常通过时间为 1～3 天，在此期间，口-盲肠通过时间为 1～6 小时。结肠传输试验中如 4 天以上或更长时间时 20～60 个标志物或其大部分仍滞留于结肠内则为通过延迟。如果滞留时间过长，慢传输型便秘诊断可确立，还可进一步发现滞留结肠的部位及该部位的动力及功能改变情况。

一、检 查 机 制

最早使用 X 线钡餐检查研究结肠的传输，但这些研究并不能给出一个量化的测量结果，而钡剂可以改变结肠的运送时间。现在使用不透 X 线标志物或放射性同位素更佳。

1. 不透 X 线标志物　Hinton 等（1969）描述了一个测量结肠传输的简单试验：48 小时停服所有的泻药并吞服 20 枚标志物。第 5 天拍摄腹平片。此时正常受试者至少排出 16 枚（80%）。此试验是测量整个肠道的运输时间，但是因为结肠传输时间是整个肠道传输时间的主要组成部分，所以这是一个评估结肠传输时间的简单有用的方法。

通过测定节段性结肠传输时间，可获得进一步的信息。这可以通过摄入 20 枚标志物后，每天接受 X 线照射的方法完成。结肠在腹部 X 线下，被分成右侧结肠、左侧结肠、骨盆（乙状结肠/直肠）3 个节段，然后计算节段性传输时间及总的传输时间。连续 3 天每天摄取 20 枚不同形状的标志物，使辐射曝光减少至最小程度，在第 4 天拍摄简单的 X 线片。总的平均结肠传输时间为男性 30.7 小时（标准差 3.0 小时），女性为 38.3 小时（标准差 2.9 小时）。

2. 结肠放射性同位素显像　在一些医院放射性同位素技术和不透 X 线标志物一样是可供选择的技术。这种技术更复杂，也更昂贵，但是它能为我们提供一个关于节段性传输的量化信息，特别是对于考虑行结肠切除的便秘患者，这种技术是相当有用的。

早期的技术涉及释放同位素到盲肠，用鼻盲肠导管或结肠镜携带的导管。在动物模型的基础上进行观察，通过摄取标有碘-131 的纤维素，估算结肠传输时间。这样，结肠传输时间也是可见的。这项技术适用于人体。为了简化试验和避免将碘黏合于纤维素上的步骤，可以使用铟-Ⅲ-二乙撑三胺五乙酸（DTPA）。

口服同位素，摄入后 0、24 小时、48 小时、72 小时，用宽视野 γ 闪烁照相机进行腹部照相。为了便于分析，结肠被分成左结肠、右结肠、乙状结肠/直肠 3 个部分。节段性传输通过两种方式之一来表达。一种是同位素在每个节段的残留百分率及总的残留百分率，另一种是取同位素柱状图中的中间点（平均活性位置）。对于重症特发性治疗的患者，总的残留百分率明显增加。对于临床应用来说，测定总的残留百分率是一个简单的测量方法，并且它能够绘制成图，也可与正常数值进行比较。

二、结肠运输闪烁显像

近年来，有学者应用结肠运输闪烁显像评定直肠和结肠的排便功能。这种方法的出现来源于这样一个假说：患者排便受阻可能因为潜在的弥漫性结肠异常。口服铟-Ⅲ-DTPA，作为结肠显像标准，然后在第 2 天，在受试者感知排便信号时，记录排便之前、排便期间或排便之后的结肠直肠的信息。改良的软件允许其在排便期间快速收集资料。以连续摄片方式显示 14 名受试者中的 13 名在排便期间左结肠的局部排空情况。在排便过程中的平均百分率中，同位素从直肠排空占 67%，从左结肠排空占 32%，从右结肠排空占 20%。这说明了在大部分受试者中正常排便应包括左结肠局部排空，部分受试者应包括右结肠局部排空。这个试验将应用于排便障碍患者的研究。

三、检 查 方 法

1. 口服标志物 医生指导患者口服1粒或几粒胶囊后，每粒胶囊释放24枚标志物（图3-10-1）。标志物会随着肠道的蠕动分布在消化道的某个部位或排出体外。在规定时间进行X线腹平片拍摄，以确定标志物在胃肠道内的分布和排出情况。由此可得出不同胃肠道状况的诊断结果，并给出最佳治疗方案。

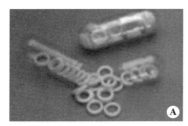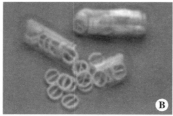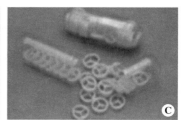

图3-10-1 标志物种类

A. O环型；B. 双D型；C. 三室型

扫封底二维码获取彩图

2. 具体诊断方法

（1）单次服用、单次拍片法：服用一类含有标志物的胶囊，48小时拍摄一张腹部平片进行观察（图3-10-2）。

	R区	L区	RS区	标志物排出数	正常参考值
48小时					排出率≥90%
48小时标志物排出率=排出数/24×100%					
TI = RS/（R+L+RS）					
诊断标准：TI = 0.5为中位数。0≤TI<0.5，结肠慢传输型便秘；0.5<TI≤1，出口梗阻型便秘；TI = 0.5，混合型便秘。总排出率≥90%，正常传输型便秘					

图3-10-2 单次服用、单次拍片法

R. 左结肠；L. 右结肠；RS. 乙状结肠/直肠

（2）三次服用、一次拍片法：检查当天，吞服一颗含O环型标志物的胶囊；24小时后吞服第2颗含双D型标志物的胶囊；48小时后吞服第3颗含三室型标志物的胶囊。于72小时后拍摄一张腹部平片进行观察（图3-10-3）。

3. 结肠传输试验诊断示意图 参见图3-10-4。

	拍片时间	型号	R区	L区	RS区	标志物残留数	标志物排出率
24小时	72小时	三室型					
48小时		双D型					
72小时		O环型					
72小时标志物总数							
传输时间							
正常参考值			≤17.4小时	≤16.8小时	≤22.9小时	≤45小时	48小时标志物排出率≥90%
每段CTT=每段的残留数、总CTT=全结肠残留数 48小时标志物排出率＝排出数/24×100% TI=RS/（R+L+RS） 诊断标准：0≤TI<0.5，慢传输型便秘；0.5<TI≤1，出口梗阻型便秘；TI = 0.5，混合型便秘。48小时标志物排出率≥90%，正常传输型便秘							

图3-10-3 三次服用、一次拍片法

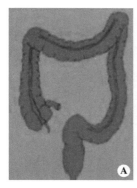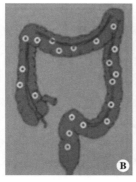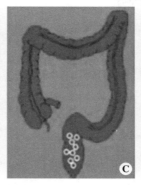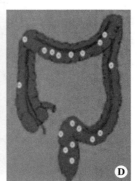

图3-10-4 结肠传输试验诊断示意图

A. 正常传输型；B. 结肠慢传输型；C. 排便障碍型；D. 混合型

扫封底二维码获取彩图

四、临床意义

标志物随结肠内容物一起自然传输，X线可跟踪观察了解结肠平滑肌功能状态；针对结肠传输试验异常，不能机械地诊断为结肠慢传输，要根据标志物在结肠内分布情况具体分析。此时可以运用传输指数（transmission index，TI）判断，TI=第3天直乙部存留的标志物数/第3天全结肠存留的标志物数，它反映了直乙部与大肠其他部位存留的标志物数的比例。TI以0.5为中位数，其值越小，越接近于0，慢传输可能性越大；其值越大，越接近于1，出口梗阻可能性越大。对于结肠慢传输者，还必须观察标志物在结肠内每天的运动情况，知道标志物在哪段结肠运动缓慢。结肠传输正常者不能排除出口梗阻，故不能单纯用结肠传输试验判定是否存在出口梗阻。并且由于结肠无力常与出口梗阻合并存在，从而TI仅能作为结肠传输异常时区别出口梗阻与结肠无力的权重值。

第十一节 球囊逼出试验

一、肛门感觉

肛门黏膜拥有丰富的神经支配并对触摸、疼痛、温度和运动等敏感。痛觉延伸到齿状线以上0.5～1.5cm，是治疗痔的重要考虑。感觉纤维行经该阴部神经至第2～4骶神经根。

肛门感觉通常用检测温度觉和黏膜电敏感性来评价。温度觉是通过含有3个水灌注通道的探头进行评估的，其中，每一个通道有不同的温度。温度急剧上升或下降由肛门黏膜觉察到。该设备复杂，还没有商业化。1986年Roe等描述了电刺激敏感性的技术。给予肛管黏膜很小的电流刺激，定量测定肛门黏膜的感官阈值。测试很简单，并且是阴部运动神经传导的补充。黏膜电敏感性使用恒定电流刺激器，释放恒定的电流，并且不受周围组织抵抗的影响。与会阴神经运动潜伏期中描述的一样，环状电极置于一个气囊排空的Foley导尿管上。刺激器释放0.1mA、5周期/秒的电流，使用变阻器使振幅增至0～0.1mA。在此之前肛管的长度应该先用手工测量，需分别将电敏感性电极置于肛管的上、中、下部。在每一个水平记录3次，并计算其平均值，这个试验是可重复的，并可提供一个精确的肛门感觉。正常的中位数范围：低位肛管4.8mA（3.0～7.0mA），中位肛管4.2mA（2.0～6.0mA），上位肛管5.7mA（3.3～7.3mA）。

肛门感觉是控便机制的一个重要组成部分，神经性失禁患者感觉减弱。但是根治性结直肠切除使控便受损及其他因素如抽样松弛（sampling reflex）的改变可能是尿失禁的原因。

二、直肠感觉

直肠感觉在控便机制中有重要作用，直肠充盈的感觉也是正常排空的必要部分，直肠对扩张敏感，但缺乏疼痛受体。直肠扩张产生盆腔充盈的感觉，而低位乙状结肠扩张产生腹胀症状。这表明，扩张受体可能在盆底而不是直肠壁。事实上盆底肌肉中发现存在扩张受体和肌梭，而且发现直肠切除后球囊扩张结肠肛管吻合部有类似的"直肠感觉"。同样的，结肠肛管吻合部的黏膜电敏感性测试出现类似完好的直肠黏膜的反应。直肠感觉的评价取决于直肠球囊扩张和黏膜电敏感性。

1. 球囊扩张　球囊连接于一个细导管插入直肠，当气囊膨胀时气囊的下缘位于盆底。3个端点：直肠敏感度阈值（RST），作为第一感觉容积；产生排便冲动的容积；造成不能耐受疼痛的容积，为最大耐受容积（MTV）。膨胀球囊有多种方法，空气和水具有相似的作用，临床上空气较常用。充以10ml增量的空气是最容易的。当用小容量或缓慢扩张时感觉阈值较低。一次性推注要比使用泵连续推注的感觉阈值要低。

2. 直肠黏膜电敏感性　这一试验是由Kamm和Lennard-lones描述的。其检测的设备与检测肛管电敏感性的设备相同。环形电极安装在Foley导尿管上，然后插入肛管直肠交界处6cm以上。刺激参数为每秒10周，刺激500毫秒，从0开始增加，每次增加0.5mA，直到出现刺痛或轻打感觉。

三、直肠球囊扩张法

直肠的排空能力可以通过直肠球囊扩张来测量。患者取左侧卧位，将接有导管的瘪球囊充入50ml温水并将导管插入直肠。要求受试者排空球囊，如果不能排空，那么进一步膨胀球囊而使其容积增大，使受试者产生排便冲动。已经发现肛管痉挛的患者不能排出直肠球囊。这种方法已用于检测因为盆底肌肉失松弛而导致的直肠末端阻塞。尽管最初的研究表明，正常受试者能够排出球囊，而肛管痉挛的患者不能，但是更多近期的文章已经开始质疑这个试验的有效性。因为除了排便受阻的患者，正常受试者和大便失禁的患者也不能排出球囊。为了让试验更符合生理，已经让患者取坐位进行试验。然而，球囊扩张仍然是一个非生理的试验，结果有待商榷。

四、球囊逼出试验

球囊逼出试验是直肠肛门综合排便功能的

一项辅助检查，是指医生将球囊置于受检者的直肠壶腹部，注入50ml空气或37℃温水，嘱受检者取侧卧位或蹲位排便姿势，尽快将球囊排出的一项试验，可用来判断直肠感觉、肛门括约肌功能是否正常，亦有助于评估直肠及盆底肌的功能（图3-11-1）。

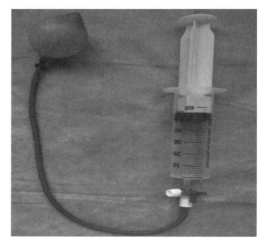

图3-11-1　球囊逼出试验
扫封底二维码获取彩图

1. 检查目的　球囊逼出试验多用于判断患者肛门出口处阻塞及大便失禁情况，对判断盆底肌、肛门外括约肌反常收缩及直肠感觉功能下降具有重要的参考意义。患者出现盆底肌肥厚、直肠前膨出、长期便秘等情况时，均可行球囊逼出试验以明确诊断。

2. 检查准备

（1）受检者检查前需要进行排便，但不需要做肠道准备。

（2）换上宽松的裤子，方便配合检查。

（3）受检者要放松心情，注意正常饮食，作息规律，检查前如有不适，要立即告知医生。

3. 检查适应证

（1）肛门失禁、顽固性便秘、巨结（直）肠、肛旁脓肿、外痔水肿的患者。

（2）出现盆底肌功能异常、直肠疾病等相关症状的患者。

4. 检查禁忌证　月经期女性及肛周感染急性期的患者不适宜进行球囊逼出试验。

5. 检查方法

（1）受检者取侧卧位或蹲位排便姿势，放松心情。

（2）医生将球囊抽空，涂上润滑剂，将末端带有直径4～6cm大球囊的测试管插入距肛门约10cm的直肠壶腹部。此过程中患者应尽量放松，必要时听医生口令进行深呼吸，进管时部分患者会出现轻微疼痛感。

（3）医生向球囊内注入50ml空气或37℃温水，并询问患者有无便意，患者刚开始出现便意时，医生记录注入的水量，此即为患者的直肠感觉阈值。

（4）医生嘱患者采取蹲位和侧卧位做排便动作将球囊逼出，同时记录排出的时间，正常情况下应在5分钟内将球囊排出。如患者仍不能将球囊排出，医生可再注入37℃水50～200ml；如依然不能排出，则结束试验。

6. 注意事项　检查过程需持续数分钟至数十分钟，患者应保持蹲位或侧卧位，平稳呼吸，积极配合医生操作。

7. 常见诊断　表示正常的结果：球囊逼出试验阴性，即5分钟内可将球囊排出，排出口功能正常，直肠感觉阈值正常，为46ml±8ml。表示异常的结果：球囊逼出试验阳性。异常结果描述：患者蹲位或侧卧位排出球囊时间超过5分钟甚至排不出，提示为耻骨直肠肌肥厚；患者侧卧位排出球囊时间超过5分钟甚至排不出，提示有可能为出口梗阻性便秘、直肠前膨出、直肠内套叠、巨结（直）肠或会阴下降综合征。异常结果的可能疾病：耻骨直肠肌肥厚、出口梗阻性便秘、直肠前膨出、直肠内套叠、会阴下降综合征、巨结（直）肠。

五、临床意义

如果直肠感觉迟钝，则正常容积不能引起排便反射，不能将球囊排出。异常结果：盆底肌功能异常主要为排便困难。患者有会阴胀满感与便意，但排出粪便却十分困难（排便时间长，排便疼痛）。成形软便亦不易排出，患者常服用大量泻药或进行灌肠以期排空直肠，并常有排便时肛门难以张开的感觉。肛门直肠疾病症状：①便血，是内痔、肛裂、直肠息肉、直肠癌的共有症状。血不与粪便混合，附于粪便表面，或排便时点滴而下，或一线如箭，血多而无疼痛者，多为内痔。便血少而有肛门疼痛者，多为肛裂。儿童便血，

排便次数和性状无明显改变者，多为直肠息肉，血与黏液混合，其色晦暗，肛门有重坠感者，应考虑有直肠癌的可能。便血鲜红，血出如箭，并伴口渴、便秘、尿赤红、脉数等症状，多属风热肠燥。便血色淡，伴有面色无华、心悸、神疲乏力、脉沉细等症状，属血虚肠燥。②肿痛，常见于肛旁脓肿、内痔嵌顿、外痔水肿、血栓外痔等。肿胀高突，疼痛剧烈者，多为湿热阻滞，可伴有胸闷腹胀、体倦身重、食欲不振、发热、苔黄腻、脉濡数等症状，常见于肛旁脓肿、外痔水肿。微肿微痛者，因气血、气阴不足，又兼湿热下注之虚中挟实证，伴发热不高、神疲乏力、头晕心悸、盗汗、便溏或干结、舌淡或红、苔黄或腻、脉濡细等症状，常为肛旁脓肿或结核性肛周感染等。需要检查的人群：有盆底肌功能异常、直肠疾病等相关症状的患者。

（许　晨）

第十二节　盆底肌电图

肌电图（EMG）是研究肌电活动的一种方法。它是通过记录肌肉的生物电活动判断神经肌肉功能变化的一种检测方法。利用盆底肌电图不但可以了解肛肠功能状态，而且可以早期发现疾病、鉴别诊断和判断预后。

肌电图发展历史比较悠久，早在1930年Beck就发现了犬和人的肛门括约肌的电活动。1962年Parks等观察到肛门括约肌活动与其他肌肉活动明显不同，即使在睡眠状态下也在连续不断地活动。1966年Beccrra等将这一技术应用于肛门直肠疾病，同时认为只要病变累及反射弧或皮质通路的任何部位，都会出现异常的肌电图图形。国内20世纪80年代才开展此项研究。目前的盆底肌电图主要有以下几种方法：①会阴肛管反射；②阴部神经终末电位潜伏期的检测；③肌纤维密度；④动作电位时程、波幅测定。

一、检查机制

肌纤维（细胞）与神经细胞一样，具有很高

的兴奋性，属于可兴奋细胞。它们在兴奋时最先出现的反应就是动作电位，即发生兴奋处的细胞膜两侧出现的可传导性电位。肌肉的收缩活动就是细胞兴奋的动作电位沿着细胞膜传导向细胞深部（通过兴奋-收缩耦联机制）进一步引起的。肌纤维安静时只有静息电位，即在未受刺激时细胞膜内外两侧存在的电位差，也称跨膜静息电位，或膜电位。静息电位表现为膜内较膜外为负。常规以膜外电位为零，则膜内电位约为-90mV。

肌肉或神经细胞受刺激而产生兴奋，兴奋部位的静息膜电位发生迅速改变，首先是膜电位减小，达某一临界水平时，突然从负变成正的膜电位，然后以几乎同样的迅速变化，又回到负电位而恢复正常负的静息膜电位水平。这种兴奋时膜电位的一次短促、快速而可逆的倒转变化使动作电位形成。它总是伴随着兴奋产生和扩布，是细胞兴奋活动的特征性表现，也是神经冲动的标志。

一般情况下，肌纤维总是在神经系统控制下产生兴奋而发生收缩活动的。这个过程就是支配肌纤维的运动神经元产生兴奋，发放神经冲动（动作电位）并沿轴突传导到末梢，释放乙酰胆碱作为递质，实现运动神经-肌肉接头处的兴奋传递而后引起的。总之，肌纤维及其运动神经元在兴奋过程中发生的生物电现象正是其功能活动的表现。

肌电图测量正是基于以上生物电现象，采用细胞外记录电极将体内肌肉兴奋活动的复合动作电位引导到肌电图仪上，经过适当滤波和放大，电位变化的振幅、频率和波形可在记录仪上显示，也可在示波器上显示。

盆底肌的神经支配分上、下两级运动神经元。上运动神经元指从大脑皮质运动区到脊髓前角细胞的神经通路。下运动神经元指脊髓前角细胞到肌肉的神经通路。

由一个脊髓前角细胞及其轴突（下运动神经元）、神经肌肉接头与轴突支配的全部肌纤维组成的解剖结构单元称为运动单位。由Ⅰ型纤维组成的运动单元称慢缩型运动单位，由Ⅱ型纤维组成的运动单元称快缩型运动单位。盆底肌含Ⅰ型纤维较多，其包含的肌纤维数目（6～12个）较少。运动单位的肌纤维数越少，肌肉运动越灵活，故

盆底肌对肛门自制能进行精细的调节。

运动单位是肌肉活动的最小单位，盆底肌是由无数运动单位组成的。盆底肌电图检查主要是根据运动单位电生理改变确定病损的部位和性质，以结合临床做出诊断。

盆底横纹肌、肛门外括约肌与躯体其他部位的横纹肌不同，即在安静状态下仍存在持续低频紧张的电活动。因此对其安静状态下的肌电活动较难评价。

二、仪 器 设 备

肌电图仪通常由放大器、示波器、记录仪、监听器、刺激器和平均器等组成。平均器是现代肌电图仪不可缺少的部分，其主要功能是从噪声中提取所需的电信号。另外，肌电图仪还有多种附件，如各式电极、示波器、照相机等，有的还配有专用计算机及电子记忆系统。利用计算机技术，可进行肌电图自动分析。

肌电图测量时可用电极大体有两类：一是皮肤表面电极，它是置于皮肤表面用以记录整块肌肉电活动，以此来记录神经传导速度、脊髓的反射、肌肉的不自主运动等；二是单极同心针电极，它是插入肌腹用以检测运动单位电位。表面电极通常由两个圆形（直径约8mm）或长方形（12mm×6mm）的不锈钢板、锡板或银板构成，安放在要进行肌电图检测的肌肉处皮肤表面，电极间距离视肌肉大小及检测范围而定。表面电极不能用于引导深部肌肉的电活动，即使对表浅的小肌肉，也不能用它来引导单个运动单位电位和肌电图的高频成分。

1. 表面电极 分为皮肤表面电极和肛塞型电极两种，一般由白金或银制成。皮肤表面电极多为0.5～1.0cm²大小，分方形或圆形，呈片状，使用时需加用导电膏，置于肛周皮肤。其多用于记录肌肉收缩时的动作电位，也可以作为周围神经的刺激电极，但不适宜测定深部肌肉的动作电位。肛塞型电极可直接插入肛管记录肛门外括约肌的电信号。

2. 单极同心针电极 为针管内装有一根用环氧树脂绝缘的铂丝而制成，针管作为参考电极。这种电极引导面积较小，约为由几个运动单位参

与组成的一个小区域的一部分。其引导的波形单一、干扰小、振幅大。

3. 双极同心针电极　针管内装有两根互相绝缘的铂丝。其引导面积小，适合于单个运动单位电位引导。由其测出的运动单位电位时程较单极同心针电极测出者短，也易引出多相电位。

4. 单根肌纤维肌电电极　外径较常规同心针电极稍小，内装14根互相绝缘的、直径为25μm的铂丝。其引导面积甚小，在正常肌肉内，一次仅可引出1～2条肌纤维的动作电位。

三、检查方法

1. 患者的准备　患者取侧卧位，检查中需行排便、收缩等动作，检查前应让患者练习掌握。

2. 针电极置入方法　通常左手戴手套，用液状蜡油润滑，示指进入直肠。于进针点消毒，右手持针电极刺入皮下，再根据需要在左手示指引导下定位。

3. 检测肌肉　主要检测耻骨直肠肌、肛门外括约肌等盆底横纹肌。检查者左手示指进入肛管后，指腹触摸肛管直肠环，从后正中线肛缘与尾骨尖连线上的适当位置进针，向肛管直肠环的后方游离缘方向前进，针尖可直达黏膜外，然后后退少许，针尖扎入肛管直肠环的上内缘部分，即耻骨直肠肌。调整针尖位置，直至获得十分清脆的肌音如机枪射击声。对于肛门外括约肌，一般是检测其浅部，将针退至皮下，指腹指向括约肌间沟上方及肛管直肠环之间，使针尖位于该部的适当位置，即肛门外括约肌。

四、检测指标

1. 静息状态的肌电活动　进针至所测肌肉，待肌电活动平稳开始观察。先观察有无病理波。因为盆底横纹肌在安静时也呈低频率连续的电活动，故纤颤电位、束颤电位等难以辨别，但有时可记录到正锐波。正锐波为一正相、尖形主峰向下的双相波，先为低波幅正相尖波，随后为一延长的、振幅极小的负后电位，多不回到基线，总形状似"V"形，波形稳定。其参数如下：波幅差

异大，多为低幅波（一般为50～100μV）；时限一般为4～8毫秒，可长达30～100毫秒；波形为双相波，先为正相，后为负相；频率一般为1～10次/秒，可高达100次/秒。正锐波只出现于失神经支配的肌肉。记录静息状态耻骨直肠肌、肛门外括约肌的平均振幅。放大器灵敏度为0.2mV/cm，扫描速度为100ms/cm。波幅一般为150～300μV。

2. 模拟排便时的肌电活动　让患者进行排便动作以观察有无肌电活动减少并记录。该过程有时难以抓住时机，必要时只有重复数次，才能明确排便时肌电变化的真实情况。

正常人模拟排便时，盆底肌电活动较静息状态明显减少，波幅降至50～100μV，或呈电静息。模拟排便时肌电活动不减少，反而增加，称为反常电活动。当检查结果为反常电活动时，应排除患者因环境不适合、精神紧张、针电极刺激与疼痛而导致的假阳性。

3. 轻度收缩时的肌电活动　轻度收缩盆底肌时，可出现分开的单个运动单位电位。单个运动单位电位所反映的是单个脊髓前角细胞所支配的肌纤维的综合电位，或者亚运动单位的综合电位，可供运动单位电位分析应用。运动单位电位分析包括振幅、时程、波形、放电频率。因为时程变异大，一般需取20个运动单位电位时程的平均值。盆底肌操作起来难度较大，对检测结果也较难判断，此项内容多未开展。

4. 大力收缩时的肌电活动　骨骼肌进行最大收缩时，几乎全部运动单位均参加收缩，由于参与放电的运动单位数量增加及每一运动单位放电的频率也增加，不同的电位互相干扰、重叠，无法分辨出单个运动单位电位，称为干扰相。其电压一般为600～1000μV。最大收缩时只能产生单个运动单位电位，见于前角细胞疾病或周围神经不完全性损伤。

五、临床意义

（1）判断盆底肌的功能活动状态，如盆底失弛缓综合征中盆底肌的反常电活动。

（2）评定盆底功能失常的原因，如先天性或创伤性盆底肌肉缺损，肌电活动减弱或消失及病

理性电活动。

（3）用于便秘和肛门失禁的生物反馈治疗。

（许　晨　李春雨）

第十三节　影像学检查

X线检查时，基于人体组织结构固有的密度和厚度差异所形成的灰度对比，称为自然对比。依靠自然对比所获得的X线摄影图像，常称为平片，如腹部平片。对于缺乏自然对比的组织或器官，可以人为引入密度高于或低于该组织或器官的物质，使之产生灰度对比，称为人工对比。这种引入的物质称为对比剂，又称造影剂。通过人工对比方法进行的X线检查即X线造影检查（X-ray contrast examination）。对于肛肠疾病来说，X线检查技术多需要行造影检查，如结肠钡剂灌肠检查及少量钡剂结肠传输试验等。

随着影像技术不断进步，计算机断层扫描（CT）、磁共振成像（magnetic resonance imaging，MRI）及^{18}F-氟代脱氧葡萄糖正电子发射计算机体层显像（^{18}F-FDG PET/CT）已经广泛地应用于肛肠疾病的诊断。借助于CT和MRI，影像学医生和临床医生能够准确判断病变细节，如恶性肿瘤分期、区域淋巴结转移情况等；进一步还能够准确地发现病变与周围正常解剖结构间的关系，以利于制订适宜的治疗计划；CT和PET大范围扫描为肿瘤远处转移诊断提供客观证据。随着胃肠镜检查广泛应用于结直肠癌筛查和定性诊断，气钡双重造影既不能满足定性诊断的需求，也不能满足肿瘤分期等临床治疗相关需求，因此，应用越来越有限。

一、影像学诊断方法

（一）肛肠疾病局部影像学诊断方法

肛肠疾病中所包含的肿瘤、肿瘤样病变和炎症及相关并发症均需CT、MRI或PET等行定性诊断和分期或分型诊断。更为重要的是，影像学检查需要明确诊断正常与非正常结构间关系。肛周正常结构复杂，包含会阴部皮肤、肛门周围肌肉复合体、前方女性阴道、男性前列腺和精囊腺及尿道结构。因此，影像学检查明确正常结构被破坏程度和范围与治疗方案制订密切相关。通常，CT是首选或用于筛选的影像学检查方法；MRI借助高软组织分辨率是诊断病变及与正常结构关系的重要方法；在其他方法诊断存在疑问，临床又必须获得确切诊断时，PET用于鉴别诊断肿瘤与炎症病变。

直肠癌是常见的肛周病变之一。国内外直肠癌临床诊断治疗指南中，高分辨率盆腔MRI均被推荐为局部进展期直肠癌的首选检查方法。MRI诊断目的是明确肿瘤分期和风险因素、判断相关解剖变异、协助制订治疗策略及监测预后等（图3-13-1）。

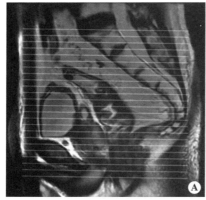 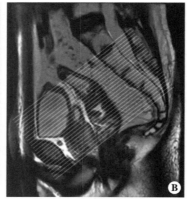 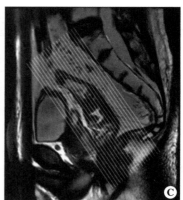

图3-13-1　直肠常规及高分辨率MRI扫描方位示意图

A. 常规T$_2$WI和DWI轴位扫描方位，采用与体轴垂直的轴位；B. 高分辨率T$_2$WI斜轴位扫描方位，采用与肿瘤轴垂直的斜轴位；C. 高分辨率T$_2$WI斜冠位扫描方位，采用与肿瘤轴平行的斜冠状位

对于肛周炎性病变及并发症，CT和MRI检查均可选择，而且两种方法各有优势。CT和MRI均可协助医生完成肛瘘分型，并判断肛瘘与周围结构及器官间的关系等。相较而言，CT的优势是扫描速度快，设备普及度高，但因放射性辐射危害，儿童患者及育龄期女性不太适用。MRI检查的优势在于无放射性辐射、软组织分辨率高等。MRI联合扩散加权成像（diffusion-weighted imaging，DWI）更有利于显示肛瘘及肛周脓肿，并准确完成肛瘘分型诊断和制订治疗计划。但是，MRI也存在如下局限性：扫描时间长，设备普及度不高，预约效率低，扫描技术人员和诊断医师均需专业技术培训等。因此，在日常临床工作中，MRI适宜作为进一步检查，而不能作为筛选方法。

鉴于随访中治疗策略转变，恶性肿瘤术后或治疗后改变与肿瘤复发的鉴别诊断是临床面临的重要问题。直肠癌复发影像学诊断的关键问题：肿瘤复发与治疗后炎症、纤维化、厚壁包裹性积液、吻合口瘘等非肿瘤性病变的鉴别。从复发肿瘤大体形态角度，CT或MRI表现特征如下：不规则或分叶状，强化不均匀，随访过程逐渐增大，且具有侵袭性特征。与CT相比，联合使用T₂WI、DWI和增强扫描，MRI诊断肿瘤复发的特异度可达92%～96%。PET/CT通过代谢差异而产生的摄取率不同协助诊断肿瘤复发。尽管PET/MRI尚未临床普及，但结合肿瘤形态学、肿瘤组织对于水

分运动速度的限制、肿瘤代谢等各种角度诊断肿瘤复发必然是发展方向。初步研究显示，PET/MRI诊断直肠癌复发的敏感度为94%，特异度为94%，阳性预测值为97%，阴性预测值为90%。

（二）肛肠恶性肿瘤转移瘤影像学诊断方法

肛肠疾病中的肿瘤病变需要诊断可能存在的盆腔外转移瘤，胸腹盆腔CT平扫及增强扫描是国内外诊疗指南中推荐的首选检查方法，而MRI更适用于发现潜在的肝脏转移瘤。多项研究证实，MRI特别是肝脏细胞特异性造影剂（钆塞酸二钠，Gd-EOB-DTPA）增强合并DWI诊断肝脏转移瘤的准确性及敏感性优于CT。尽管MRI能够诊断肝脏小转移灶，但CT疑诊转移病灶时再行MRI确诊效果更佳；而CT诊断阴性者，仍使用MRI为基线并随访诊断肝脏转移瘤并非必需。另外，研究证实PET/CT空间分辨率有限，特别是对于亚毫米病变，但可定性诊断CT及MRI疑诊转移灶，并不建议作为筛查转移瘤的首选检查。基于此，筛选高危人群后行MRI和（或）PET/CT检查，更有利于精准治疗和节约医疗资源。对于具有转移高风险因素的患者或临床怀疑而CT及MRI未见远处转移者，推荐PET/CT协助诊断远处转移。因尚无明确研究证据，不推荐PET/CT作为常规影像学检查方法诊断全身转移状况（图3-13-2）。

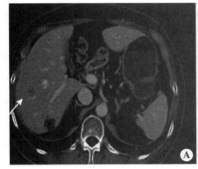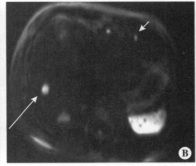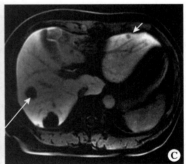

图3-13-2　肝脏转移瘤CT和MRI示意图

A. CT增强扫描门脉期显示肝脏右叶S5段转移瘤呈环状强化（白箭）；B. MRI-DWI显示肝脏右叶S5段（白箭）及左叶S3段（短箭）转移瘤呈高信号；C. MRI肝脏细胞特异性造影剂增强扫描后肝胆期显示肝脏右叶S5段（白箭）及左叶S3段（短箭）转移瘤呈低信号

（三）小肠疾病CT及MRI影像学诊断

CT小肠成像（CT enterography，CTE）和MR

小肠成像（MR enterography，MRE）被推荐为炎症性肠病的影像学检查方法。CTE或MRE可清晰显示肠腔、黏膜、肠壁及肠管外组织结构。鉴于

无放射性、软组织对比度高、多参数及多序列成像的特点，MRE是儿童或年轻炎症性肠病患者首选检查方法。

（四）CT仿真结肠镜

CT仿真结肠镜（computed tomographic colonography，CTC）是一种新的结肠影像学检查方法。其优势如下：无创；CT影像重建技术可以任意旋转、多角度地显示结肠病变全貌；即便存在肠腔狭窄，也可检查全部结肠，显示全结肠单发或多发病变，同时显示腔内及腔外的情况，最终准确进行结肠癌分期。其局限如下：无法获取肿瘤组织行病理检查；对检查前肠道准确要求高，肠壁塌陷、液体或粪便残留均有可能造成诊断假阳性；不能真实反映黏膜颜色；小于0.6cm的病灶及肠黏膜表浅性病变的检出率较低。CTC是快速且无创的筛选结肠病变的影像学方法，它不仅可以显示结肠占位的部位、大小，而且还可以同时观察结肠壁及结肠壁外的情况，对结肠癌的临床分期和手术方案的选择具有重要意义。根据国内外随机对照临床研究及荟萃分析结果，CTC可作为无症状、一般风险患者进行结直肠癌筛选检查。而且CTC检查后低结肠癌发生率提示5年随访间隔是安全的。

二、影像学检查前准备及参数

（一）腹部CT扫描检查前准备及参数

腹部检查患者需空腹8小时，并于检查前5分钟饮水600～800ml，以适度充盈胃（临床要求患者禁食者除外）。多排螺旋计算机体层摄影（MDCT）扫描参数如下：120kV，自动毫安秒技术（范围为199～494mA）；层厚5mm，薄层重建轴位图像层厚为1～1.25mm。平扫后，经肘正中静脉应用高压注射器注射碘造影剂，注射速率为2～3ml/s。含碘造影剂注射后25～30秒扫描动脉期、60～90秒扫描门脉期、120～150秒扫描延迟期。必要时应用薄层轴位图像重建矢状位、冠状位图像；通常采用的重建技术及方法：多平面重建（multiplanar reconstruction，MPR）、最大密度投影法（maximum intensity projection，MIP）、容积重建（volume rendering，VR）、曲面重建技术（curved plannar reconstruction，CPR）等。

（二）肝脏MRI检查前准备及参数

患者检查前8小时需禁食，取仰卧位，扫描序列及参数如下：①非抑脂T_2WI序列，扫描方位为与体轴垂直的轴位；重复时间（repetition time，TR）/回波时间（echo time，TE），5000/96毫秒；层厚，7mm；层间距，1mm；视野（FOV），380mm²；矩阵，320×320。②DWI序列，扫描方位为与体轴垂直的轴位；TR/TE，6000/58毫秒；b值，0和800s/mm²；层厚，7mm；层间距，1mm；FOV，270mm²；矩阵，160×160。③脂肪抑制T_1WI序列，扫描方位为与体轴垂直的轴位；TR/TE，5.116/1.674毫秒；层厚，5mm；层间距，2.5mm；FOV，360mm²；矩阵，280×170，含钆造影剂（钆喷替酸葡甲胺，Gd-DTPA）注射前后均行脂肪抑制T_1WI扫描，造影剂注射后25～30秒扫描动脉期、60～90秒扫描门脉期、120～150秒扫描延迟期；必要时完成体轴的冠状位及矢状位扫描。

（三）高分辨率盆腔MRI检查前准备及参数

患者检查前4小时需禁食，并尽可能排空直肠内容物，检查前无需使用肠道造影剂或药物抑制肠道蠕动，检查时取仰卧位。扫描序列及参数如下：①非抑脂常规T_2WI序列，扫描方位为与体轴平行的矢状位；TR/TE，3800/102毫秒；层厚，5mm；层间距，0.5mm；FOV，270mm²；矩阵，384×256。②非抑脂高分辨率T_2WI序列，扫描方位为肿瘤轴位（与肿瘤长轴垂直）和肿瘤冠状位（与肿瘤长轴平行）；TR/TE，3200/85毫秒；层厚，3mm；层间距，0.5mm；FOV，160mm²；矩阵，512×512。③DWI序列，扫描方位为与体轴垂直的轴位；TR/TE，3000/60毫秒；b值，0和1000s/mm²；层厚，6mm；层间距，0.5mm；FOV，270mm²；矩阵，160×160。

肛周MRI扫描前准备及参数：扫描范围为耻骨联合至肛缘。检查前无需特殊准备，尽量排空结肠即可。应用上述高分辨率T_2序列垂直于和平行于肛管进行斜轴位及斜冠状位扫描。与上述T_2

成像方向及层厚一致，选择高 b 值DWI和多期增强扫描完成对瘘管的显示。

（四）PET检查前准备及参数

检查前患者空腹6小时以上，空腹血糖≤8mmol/L，按5.55MBq/kg体重静脉注射^{18}F-FDG，50分钟后行PET/CT检查，扫描范围为颅顶至大腿中段。PET扫描采集3分钟/床位，采用三维式采集模式，图像经过有序子集最大期望值法重建，矩阵为128×128，层厚为4.25mm。CT参数：管电压140keV，管电流通过Smart CT系统自动设定。经计算机处理后重建出三方位PET、CT及两者的融合图像，图像层厚3.3mm。

（五）CTC检查前准备及参数

肠道准备十分重要，如果肠道准备不好，病变常易被粪便掩盖，造成误诊。肠道准备包括：检查前一晚19：00导泻，尽量清洁肠道。国际通行做法是检查前需清洁肠道并于结肠内充盈低密度的气体（1000～1500ml），再行腹腔及盆腔MDCT。MDCT扫描参数如下：120kV，自动毫安秒技术，范围为199～494mA。层厚5mm，薄层重建层厚为1～1.25mm。扫描范围为双侧膈肌至盆底。平扫后，经肘正中静脉应用高压注射器注射碘造影剂。注射速率为2～3ml/s。将触发扫描感兴趣区设置于腹主动脉腹腔干分支水平，当感兴趣区CT值超过100HU后10秒自动触发动脉期扫描，45秒自动触发门脉期扫描。原始图像需要后处理而产生多角度多平面重组（MPR）二维图像及类似肠镜检查所见的三维模拟图像，显示肠腔内结构及病灶周围情况。尽管大便标记和电子液体净化软件都还不是常规方法，但是对于CTC检查准确性有提高。

（六）CTE和MRE检查前准备及参数

CTE和MRE检查均需进行满足检查需求的肠道准备：检查前一晚19：00禁食并口服泻药复方聚乙二醇电解质散清洁肠道，不禁水；扫描前1小时，每隔15分钟口服2.5%等渗甘露醇溶液400～500ml；于CTE和MRE扫描前10～15分钟口服最后一次等渗甘露醇溶液，并肌内注射盐酸山莨菪碱10mg，有助于扫描左上腹空肠充盈相；共口服4次，总量1600～2000ml；推荐肛门灌注2.5%等渗甘露醇溶液（剂量300～500ml）完成直肠肛管充盈。可参照上述"CTC检查前准备及参数"。

MRE检查前准备同CTE准备过程，但扫描前需进行屏气训练。扫描范围包括横膈以下至耻骨联合，需尽可能完成轴位及冠状位扫描。主要扫描序列为T_2非脂肪抑制成像和DWI成像。建议T_2非脂肪抑制成像采用单次继发快速扫描，使呼吸运动伪影降至最低；DWI成像建议采用呼吸门控或屏气扫描。增强扫描如前肝脏MRI扫描参数。可参照上述"肝脏MRI影像扫描参数"。

上述参数均为示例，可根据设备调整，但需达到此图像分辨率和增强扫描时间要求。

三、结直肠肛管正常影像学表现

（一）正常结直肠肛管CT表现

如前所述，CT平扫及增强扫描是结肠病变首选影像学检查方法。正常结肠在CT影像中存在明显的正常变异。正常升结肠直径可达9cm，横结肠通常径线小于6cm，而降结肠通常呈收缩状态。通常情况下降结肠及乙状结肠直径小于横结肠，直肠管径的变异比较大。结肠肠壁厚度于气充盈或水充盈状态下测量较为准确，肠腔充盈扩张状态下一般肠壁厚度不超过1～2mm；当肠腔不扩张时，肠壁厚度为3～4mm。通常结肠位于腹腔及盆腔边缘，周围可见脂肪组织。正常生理状态下，升结肠、横结肠、乙状结肠均可见结肠袋，且肠壁柔软，不同时间采集图像可见肠腔扩张程度不同。乙状结肠系膜冗长是结肠扭转及梗阻的原因之一。间位结肠是指结肠位于肝脏和腹壁间或肝脏和横膈间，解剖变异可能导致间位结肠综合征。患者主诉症状通常是右上腹痛和（或）结肠扩张，但肠梗阻症状是少见的。升结肠及降结肠部分为腹膜所包绕；横结肠和乙状结肠几乎全部为腹膜所包绕；直肠仅部分前壁为腹膜所包绕。通常，淋巴结分布于系膜侧（图3-13-3）。

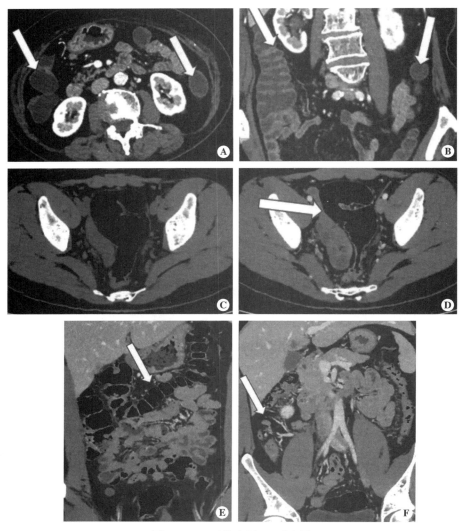

图3-13-3　正常直肠CT示意图

A、B. 平扫轴位、增强扫描轴位图像显示结肠肝曲、降结肠；C、D. 平扫轴位、增强扫描轴位图像显示乙状结肠；E. 增强扫描冠状位图像显示升结肠扩张，清晰显示结肠袋结构（箭头）；F. 增强扫描冠状位图像显示降结肠收缩，升结肠系膜侧淋巴结（箭头）

（二）正常结直肠肛管MRI表现

迄今为止，国内外直肠诊断治疗指南均推荐盆腔高分辨率MRI对直肠癌进行临床分期和风险分层诊断。直肠、肛管及周围组织器官的正常MR影像学表现如下所述。耻骨直肠肌以上直肠自内而外逐层为黏膜层、黏膜下层、固有肌层内环肌及固有肌层外纵肌。直肠周围组织器官自前向后包括耻骨联合、膀胱、前列腺、精囊腺、直肠、骶前间隙及骶骨（图3-13-4）。耻骨直肠肌以下肛管自内而外逐层为黏膜层、黏膜下层、肛门内括约肌、肛门内外括约肌间

隙（内含联合纵肌）和肛门外括约肌，形成类似"套管"样结构。其中，固有肌层内环肌向尾侧延续为肛门内括约肌；固有肌层外纵肌向尾侧延续为肛门内外括约肌间联合纵肌。两者止于肛门外括约肌终端上方约1cm。肛门内外括约肌间联合纵肌向尾侧延续时部分耻骨直肠肌纤维也参与其中，肛门内外括约肌间联合纵肌尾端同时向内侧及外侧发出肌纤维形成网状。肛门外括约肌下缘超越肛门内括约肌止于肛缘，并于肛缘延伸为肛门外括约肌的皮下部和浅部且汇合于真皮层（图3-13-5）。自肛门内括约肌至坐骨间存在4个间隙，包括肛门内外括

约肌间隙、耻骨直肠肌上间隙、肛周间隙及坐骨肛管间隙（图3-13-6）。耻骨直肠肌以上，以直肠肠腔为中心可分为4个象限。①前1/4象限（顺时针22：00～2：00），自直肠肠腔垂直向外逐层为直肠固有肌层内环肌、外纵肌及直肠系膜、Denonvilliers筋膜、男性精囊腺及前列腺、女性宫颈及阴道；②后1/4象限（顺时针4：00～20：00），自直肠肠腔向外逐层为直肠固有肌层内环肌、外纵肌及直肠系膜、骶尾韧带和骶骨，

左右两侧为肛提肌；③左右两个1/4象限（顺时针2：00～4：00和顺时针20：00～22：00），自内向外为直肠固有肌层内环肌、外纵肌及直肠系膜、骨盆壁肌肉及骨骼。直肠系膜厚度存在明显变异，前1/4象限的直肠系膜相对最薄。直肠系膜自上而下至肛管直肠环处最窄，形成圆锥样形态，最下缘直肠系膜筋膜以下为肛提肌上间隙。Denonvilliers筋膜两侧存在血管神经束是外科手术特别需要关注的区域（图3-13-7）。

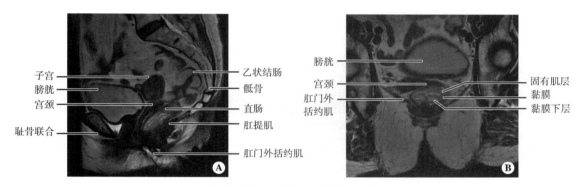

图3-13-4 正常直肠MR示意图

A. T$_2$WI矢状位；B. 高分辨率T$_2$WI轴位

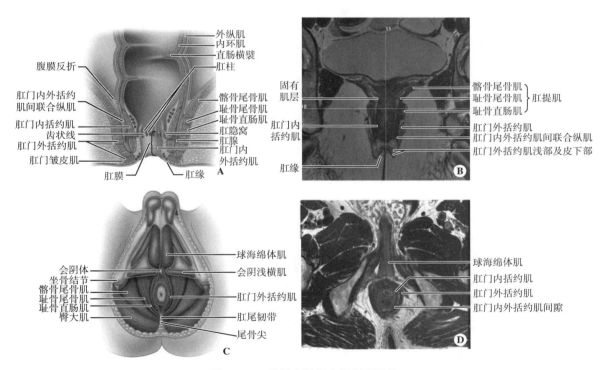

图3-13-5 耻骨直肠肌水平以下结构

A. 直肠与肛管解剖结构冠状面模式图；B. 与图A对应的MRI解剖图解；C. 直肠与肛管解剖结构轴位模式图；D. 与图C对应的MRI解剖图解

（引自Steele SR，Hull TL，Read TE，et al，2016. The ASCRS Textbook of Colon and Rectal Surgery.Berlin：Springer.）

扫封底二维码获取彩图

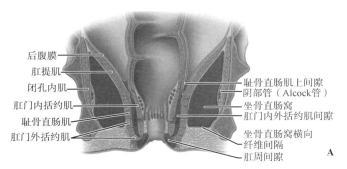

图 3-13-6　耻骨直肠肌以下结构

A. 直肠肛管周围间隙解剖模式图；B. 与图 A 对应的 MRI 解剖图解

（引自 Steele SR，Hull TL，Read TE，et al，2016. The ASCRS Textbook of Colon and Rectal Surgery.Berlin：Springer.）

扫封底二维码获取彩图

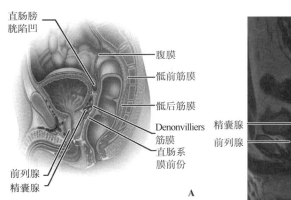
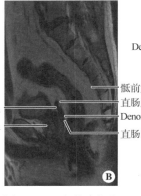
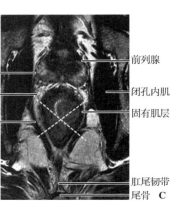

图 3-13-7　耻骨直肠肌以上结构

A. 前 1/4 象限前方解剖结构模式图；B. 与图 A 对应的 MRI 解剖矢状位图；C. 与图 A 对应的 MRI 解剖轴位图

（引自 Steele SR，Hull TL，Read TE，et al，2016. The ASCRS Textbook of Colon and Rectal Surgery.Berlin：Springer.）

扫封底二维码获取彩图

四、结直肠肛管疾病影像学表现

（一）结直肠肛管炎性病变的影像学表现

1. 炎症性肠病（inflammatory bowel disease，IBD）主要包括克罗恩病（Crohn disease，CD）和溃疡性结肠炎（ulcerative colitis，UC）。IBD 是缓解复发交替发生的慢性非特异性疾病。根据 2021 版《中国炎症性肠病影像检查及报告规范专家指导意见》，IBD 影像学检查方法应注意如下问题。

CTE 和 MRE 均为适用于 IBD 的横断面影像学检查方法。因为扫描范围大，扫描速度快，可行任意角度重建，所以推荐 CTE 作为 IBD 患者首次检查方法。对于复杂腹腔脓肿或肠道穿孔等急腹症，以及需排除或评估其他小肠疾病时，CTE 是首要选择的检查方法。随访过程中，尽管 CTE 适用于任何年龄的患者，但是鉴于放射性辐射危害，

儿童和育龄期女性推荐使用 MRE。患者存在 MRE 检查禁忌证、含钆造影剂过敏或幽闭恐惧症时，也推荐使用 CTE 检查；反之亦然，CT 造影剂过敏患者，推荐 MRE 检查。当然，肛瘘或肛周脓肿患者推荐首选 MRI 进行相关检查。

根据 2021 版《中国炎症性肠病影像检查及报告规范专家指导意见》，IBD 影像征象解读应包括：肠壁厚度，肠腔狭窄，肠壁黏膜病变，病变信号及密度改变，肠管形态改变，病变肠道所属系膜血管及并发症。放射科报告结论中应包含克罗恩病炎症程度：无活动性炎症影像表现，非特异性小肠炎症，活动性炎症未见肠腔狭窄，活动性炎症伴肠腔狭窄；肠腔狭窄：可疑肠腔狭窄但无上游肠管扩张（＜3cm），狭窄伴轻度上游肠管扩张（3～4cm），狭窄伴上游肠管中重度扩张（＞4cm）；穿透性克罗恩病：窦道，瘘管，炎性包块，脓肿，穿孔-腹腔游离气体；克罗恩病其他并发

症：股骨头缺血坏死，骶髂关节炎，原发性硬化性胆管炎，胰腺炎，肠系膜静脉血栓或慢性系膜血管阻塞，肿瘤，胆石症和肾脏结石。

克罗恩病病变多发生于回盲部、回肠、右半结肠及肛周；典型表现为多节段性和不对称性肠道病变。CTE或MRE图像中，克罗恩病可呈现为肠壁不对称性或对称性增厚，肠壁增厚程度分为轻度（3～5mm）、中度（＞5～9mm）和重度（≥10mm）（图3-13-8）。肠壁可均匀强化和分层强化，即仅存在黏膜层及黏膜下层强化，或黏膜

层及黏膜下层与浆膜分别强化。克罗恩病病理特征为裂隙样溃疡，其对应的影像学表现为肠壁内层局限性中断，并可见气体或造影剂蔓延侵入肠壁内，但未见肠壁穿透样改变。炎症修复形成肉芽肿样改变，形成炎性息肉改变，表现为肠腔内表面的小结节样改变，即称为"铺路石样改变"。克罗恩病的反复发作与缓解的过程中可导致肠腔狭窄，分为可疑狭窄但无上游肠管扩张、狭窄伴轻度上游肠管扩张及狭窄伴中重度上游肠管扩张。

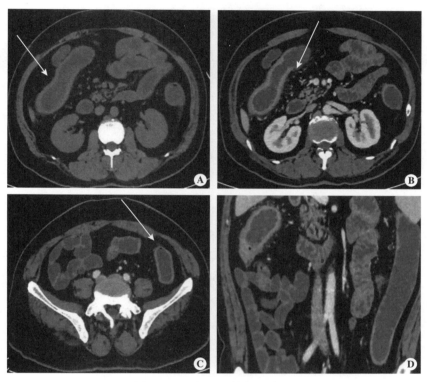

图3-13-8 克罗恩病CT示意图

A. 平扫轴位图像显示结肠肝曲肠壁节段性增厚、毛糙，结肠袋消失，走行僵硬（箭头）；B. 增强扫描轴位图像显示结肠肝曲肠壁明显强化，黏膜层显著，肠系膜血管增多，系膜侧显著，呈"梳齿征"（箭头）；C. 增强扫描轴位图像显示降结肠肠壁节段性稍增厚，系膜侧肠系膜血管稍增多（箭头）；D. 增强扫描冠状位图像显示肠壁节段性、不均匀增厚

透壁肠道炎性病变侵入肠系膜脂肪内，导致纤维脂肪增生，影像学表现为肠壁水肿及肠周脂肪密度增高、模糊。病变肠管处肠系膜血管扩张迂曲，系膜血管内血栓形成，称为"梳齿征"，肠系膜血管内可见多发肿大淋巴结。

克罗恩病所致透壁性炎症形成脓肿，穿透肠壁形成窦道、瘘管、蜂窝织炎和脓肿。瘘管分为单纯瘘及复杂瘘，复杂瘘中存在小肠间瘘管和小肠结肠瘘管。瘘管直接影像征象：可见肠外瘘管，瘘管内或可见积气或积液，瘘管可明显强化；但

若瘘管细小，则难以观察。间接影像征象：肠管纠结聚集成团，呈花瓣状，提示存在肠间瘘。

MRE和CTE对克罗恩病上述病变均可以有所显示，但MRE的优势在于多种序列共同显示同一病变，有利于确定诊断。尽管活动性炎症和纤维化在MRI的图像中存在一定程度的交叠，但是结合T_2高信号和DWI高信号能够较为准确地显示炎性病变。

溃疡性结肠炎病变局限于结肠，轻微结肠溃疡影像学难以发现，重度溃疡性结肠炎患者

的影像学表现各异。典型表现为肠壁弥漫性增厚，平均厚度为8mm，明显高于正常肠壁厚度（2～3mm）。约70%的患者CT增强影像显示肠壁强化呈分层样改变——"靶环征"，即黏膜层及黏膜肌层强化，呈高密度改变，黏膜下层未见强化，呈低密度改变，固有肌层及浆膜明显强化，呈高密度改变。急性炎症导致黏膜下层水肿，亚急性炎症及慢性炎症导致黏膜下脂肪聚集，CT均表现

为低密度。黏膜下层脂肪沉积是溃疡性结肠炎的常见征象，而克罗恩病少见。然而，"靶环征"可见于缺血性肠病和各种感染性肠炎，因此其并非溃疡性结肠炎的特有征象（图3-13-9）。慢性溃疡几乎总会存在于直肠，典型影像学表现为肠壁增厚、肠腔狭窄、"靶环征"和骶前脂肪增厚。CT也可发现肠壁穿孔和直肠周围脂肪增多且密度增高，病因为水肿和炎性细胞浸润。

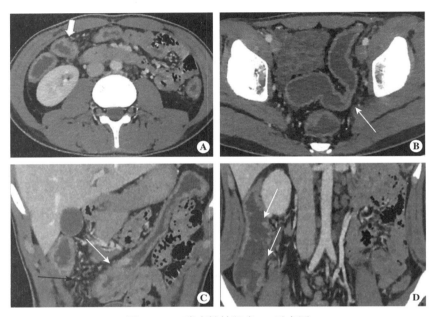

图3-13-9　溃疡性结肠炎CT示意图

A. 增强扫描轴位图像显示结肠肝曲肠壁增厚、毛糙，并明显强化（箭头）；B. 增强轴位图像显示乙状结肠壁连续、均匀增厚，结肠袋消失，肠管走行僵硬，局部肠腔狭窄（箭头）；C. 增强扫描冠状位图像显示横结肠壁连续增厚，走行僵硬，结肠袋消失，肠腔狭窄，可见炎性息肉形成（白箭头），肠系膜血管增多（黑箭头）；D. 增强扫描冠状位图像显示升结肠黏膜面不规则，可见多发小溃疡、息肉形成（箭头）

2. 克罗恩病肛周病变　克罗恩病是除产伤外导致直肠阴道瘘的最重要的原因。与CT、阴道造影和直肠造影相比，MRI诊断准确性最高，可达100%。鉴于既往研究和广泛共识，MRI是诊断克罗恩病相关肛周病变的标准影像学方法。

（1）MRI成像方法：肛周病变成像主要选择高分辨率非脂肪抑制T_2平行肛管的斜矢状位、与肛管垂直的斜轴位和平行肛管的斜冠状位。高分辨率DWI和增强扫描均应选择与T_2相同的垂直于肛管的斜轴位和斜冠状位。

（2）肛周相关名称

1）肛缘：MRI可显示的肛门外括约肌皮下部最下缘。

2）肛钟：患者取仰卧位，在斜轴位图像上，将肛管按顺时针方向划分，MRI与肛诊截石位方位一致，也称截石位肛钟。

3）肛周：以肛门口为中心5cm之内。

4）内口：指瘘管或脓肿与肛管直肠相连通的位置，描述时需提供内口高度（即内口与肛缘间的距离）及肛钟方位。

5）外口：通常位于肛缘周围的肛周皮肤，但也可延伸至其他区域，包括臀区、阴囊、阴道，或者作为盲端窦道位于阴唇或会阴体内。

6）高位及低位肛瘘：瘘管走行于耻骨直肠肌以下时，称为低位肛瘘，反之为高位肛瘘。

（3）瘘管分型：以Parks分类为基础，可分为如下5种类型。①表浅型：瘘管靠近肛缘走行，不涉及肛门括约肌复合体；②括约肌间型：内口位于齿状线附近，瘘管沿肛门内外括约肌间隙走行，外口大多在肛缘附近；③经括约肌型：内口位于

齿状线附近，瘘管突破肛门外括约肌进入坐骨肛门窝，开口于肛周皮肤；④括约肌上型：内口位于齿状线附近，瘘管在括约肌间隙先向上延伸，越过耻骨直肠肌，再向下经坐骨肛门窝穿透至肛周皮肤；⑤括约肌外型：内口常位于直肠，瘘管直接突破肛提肌至坐骨肛门窝及肛周，与括约肌复合体无关联。

（4）单纯型及复杂型肛瘘：单纯型肛瘘指瘘管位置低（表浅型、低位括约肌间型或低位经括约肌型），仅1个外口，无肛周脓肿、直肠阴道瘘、肛直肠狭窄。复杂型肛瘘指瘘管位置高（高位括约肌间型、高位经括约肌型、括约肌外型或括约肌上型），有多发外口，存在肛周脓肿、直肠阴道瘘、肛直肠狭窄。

（5）肛瘘和肛周脓肿MRI影像特征：T_2加权像显示为线状高信号，或因瘘管内存在液体而呈水样信号，且瘘管开口所在区域可见壁中断；复杂瘘管可见高信号线状影彼此连接，如直肠与阴道间相互连接，根据不同的瘘管类型而开口于不同器官或皮肤（图3-13-10）。瘘管边缘存在炎症或肉芽组织时，DWI呈高信号改变，增强扫描瘘管周围亦呈高信号。肛周脓肿显示为环状强化的含液体或含液气混杂的囊性病变，病变中心T_2为

高信号，T_1为低信号。因为脓液对水分子的限制，DWI显示脓肿中心呈高信号（图3-13-11）。

3. 化脓性汗腺炎 CT或MRI能够显示化脓性大汗腺炎所致脓肿累及范围和路径，为评价病变程度和手术方案提供依据。与克罗恩病所致直肠瘘相似，MRI抑脂相、DWI和增强扫描较CT更易于显示病变范围。

绝大多数患者病变发生于臀沟、肛周和直肠周围，MR影像能够显示多发皮下窦道、脓肿和瘘管。窦道和瘘管于MRI抑脂相中显示为不规则线状高信号。窦道及瘘管周围水肿和炎症反应越重且处于急性期，MRI显示窦道或瘘管壁越厚且DWI呈高信号，增强扫描周围呈明显强化。肛周脓肿如前所述为厚壁囊性病变，外缘不规则，边界模糊。脓肿壁于T_2呈等信号或高信号，于T_1呈低信号，DWI相对于脓肿中心呈低信号，增强扫描壁呈明显强化。病变周围水肿和臀大肌肌炎于MRI抑脂相和DWI显示最佳（图3-13-12）。化脓性大汗腺炎与克罗恩病继发肛周脓肿和瘘管存在影像特征的交叠，甚至两者存在并发的可能性较大，因此鉴别诊断非常重要。克罗恩病患者更为年轻，发生部位为肛周，易产生瘘管，累及肛提肌和直肠壁增厚的可能性更大。

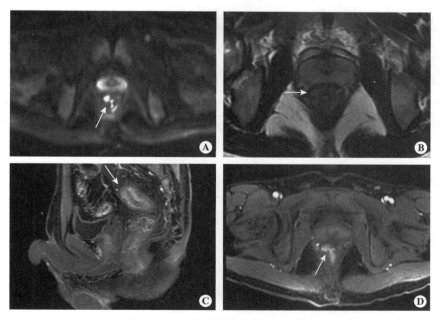

图3-13-10 肛周克罗恩病MR示意图

A. DWI轴位图像显示直肠末端右前壁可见肛瘘内口，局部DWI信号明显增高（箭头）；B. T_2WI轴位图像显示直肠壁不均匀增厚、水肿，右前侧局部黏膜不规则，肌层内可见小片状高信号（箭头）；C. T_1WI增强扫描矢状位图像显示乙状结肠、直肠壁增厚并黏膜明显强化，浆膜面毛糙，周围多发小血管影（箭头）；D. T_1WI增强扫描轴位直肠末端右前壁可见肛瘘内口，局部黏膜明显强化（箭头）

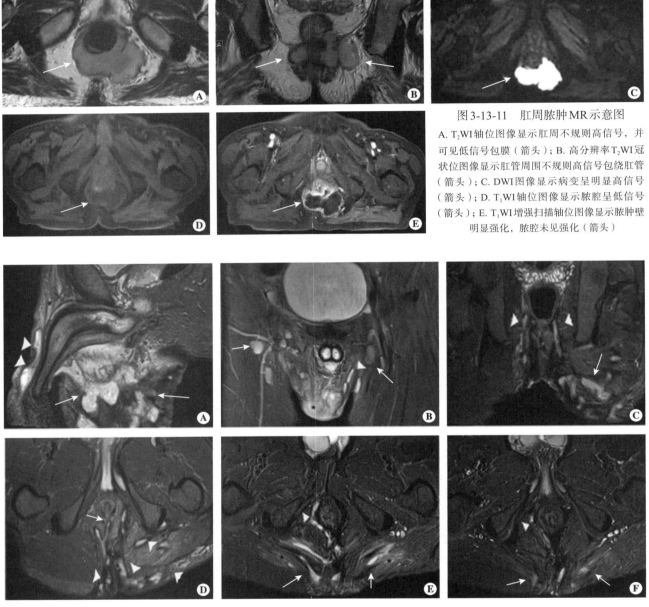

图3-13-11　肛周脓肿MR示意图

A. T₂WI轴位图像显示肛周不规则高信号，并可见低信号包膜（箭头）；B. 高分辨率T₂WI冠状位图像显示肛管周围不规则高信号包绕肛管（箭头）；C. DWI图像显示病变呈明显高信号（箭头）；D. T₁WI轴位图像显示脓腔呈低信号（箭头）；E. T₁WI增强扫描轴位图像显示脓肿壁明显强化，脓腔未见强化（箭头）

图3-13-12　化脓性大汗腺炎MR示意图

A. T₂WI矢状位抑脂相图像显示会阴区广泛窦道形成，阴茎背侧可见窦道；B. T₂WI冠状位抑脂相图像显示双侧腹股沟区多发肿大淋巴结、会阴区窦道和阴囊水肿；C. T₂WI冠状位抑脂相图像显示坐骨直肠窝及左侧臀肌可见多发窦道形成；D. T₂WI轴位抑脂相图像显示经括约肌瘘，内口位于齿状线6：00方向；E. T₂WI轴位抑脂相基线图像显示臀沟、会阴区、坐骨直肠窝、臀肌内显示多发窦道，臀肌局部信号增高，同时伴有肌炎；F. T₂WI轴位抑脂相随访图像显示窦道数量减少，信号减低

引自Griffin N，Williams AB，Anderson S，et al. Hidradenitis suppurativa: MRI features in anogenital disease. Diseases of the Colon & Rectum，2014，57（6）：762-771.

4. 藏毛窦　是在骶尾部臀间裂软组织内的一种慢性窦道或囊肿，内藏毛发是其特征；如毛囊炎持续发作，可形成皮下脓肿。MRI是诊断藏毛窦的标准影像学检查方法，其目的是明确病变范围、瘘管是否形成和开口位置及选择手术方式和预测术后并发症。影像学特征是位于骶尾部皮下炎性包块或脓肿。脓肿形成前，病变内实性成分较多，边缘毛糙而模糊，与周围结构分界不清。MRI T₂加权像呈高信号，T₁加权像呈低信号，DWI不仅能够显示病变边缘且能够显示病变周围炎性改变，均呈高信号；增强扫描显示病变边缘呈现明显不均匀强化。一旦脓肿形成，病变中心于DWI呈高信号，有助于诊断（图3-13-13）。瘘管或窦道影像特征如前所述，瘘管可开口于皮下。

MRI显示病变位于骶尾部皮下脂肪组织内，位于肛提肌或肛门外括约肌以外，鉴于此，可与肛周脓肿和肛瘘相鉴别。

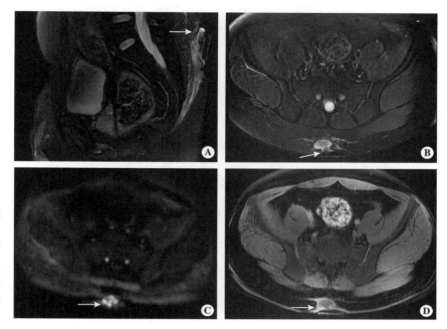

图3-13-13 藏毛窦MR示意图
A. T₂WI矢状位抑脂相图像显示骶尾部背侧软组织内条片状高信号，上缘与皮肤相通（箭头）；B. T₂WI轴位图像显示骶骨后方软组织内囊状高信号，后缘与皮肤相通（箭头），周围少许索条影；C. DWI图像显示病变呈不均匀高信号（箭头）；D. T₁WI增强扫描轴位图像显示囊壁明显强化，并与皮肤相连

（二）直肠肛管肿瘤性病变的影像学表现

1. 直肠癌 对于直肠癌而言，MR影像根据肿瘤浸润深度判断直肠癌原发肿瘤（T）分期；MR影像根据淋巴结大小、形态和信号等，判断直肠癌淋巴结（N）分期；MR影像根据直肠癌侵出固有肌层并侵入相应区域血管，判断是否存在直肠癌远处转移高风险因素壁外血管侵犯；MR影像根据肿瘤侵犯直肠系膜筋膜、周围结构或器官，判断是否存在直肠癌局部复发高风险因素环周切缘阳性。

（1）直肠癌原发肿瘤（T）分期：直肠癌TNM分期是判断患者生存预后和制定治疗决策的重要依据。尽管第8版美国癌症联合委员会及国际抗癌联盟（American Joint Committee on Cancer/International Union Against Cancer，AJCC/UICC）直肠癌分期中提出直肠癌临床TNM分期，但是并没有明确指出直肠癌影像学TNM分期的标准。根据既往的相关研究结果，国内外指南均推荐直肠内置超声为直肠癌Tis或T1期的首选方法；高分辨率MRI是直肠癌T2及以上临床分期的首选影像学检查方法。影像学检查显示，直肠癌侵及直肠黏膜层及黏膜下层定义为T1期，侵及固有肌层但未穿透定义为T2期，侵出固有肌层为T3期（图3-13-14），侵犯腹膜反折为T4a期，侵犯周围结构及器官为T4b期。尽管同为直肠癌T3期患者，但随着肿瘤浸润深度增加，其预后越差，局部复发率越高。因此依据浸润深度，欧洲肿瘤医学学会（European Society for Medical Oncology，ESMO）和中国临床肿瘤学会（Chinese Society of Clinical Oncology，CSCO）推荐对于直肠癌T3期再行亚分期，肿瘤侵出<1mm为T3a期，1~5mm为T3b期，5~15mm为T3c期，>15mm为T3d期。

下段直肠癌或肛管癌影像分期：Battersby等依据MR影像所示，将低位直肠癌于肛管直肠环以上侵出固有肌层达直肠系膜，但与肛提肌距离<1mm，或于肛管直肠环以下侵出肛门内括约肌到达肛门内外括约肌间隙，但未见侵犯肛门外括约肌定义为低位直肠癌3期（mr low rectal，mrLR3）。与mrLR3相比，肿瘤侵犯肛门内括约肌及联合纵肌全层，但没有侵出为mrLR2，而肿瘤侵至肌层但非全层为mrLR1。下段直肠癌或肛管癌侵犯肛提肌或肛门外括约肌，即诊断为T4b期。

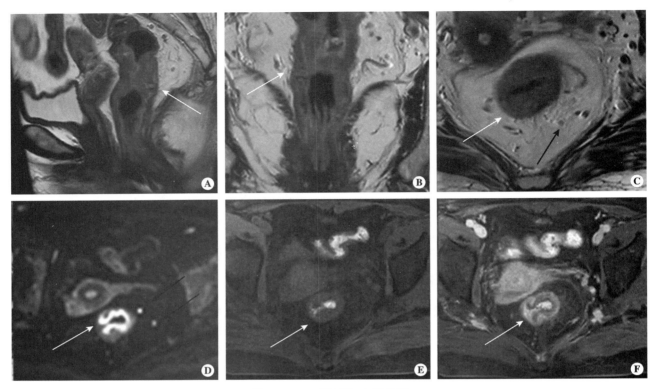

图 3-13-14　直肠癌 MR 示意图

A. T_2WI 矢状位图像显示中位直肠肠壁不规则增厚，肠腔狭窄（箭头）；B. 高分辨率 T_2WI 冠状位图像显示直肠壁局部明显增厚，局部软组织肿物形成，病变呈略高信号，肠腔狭窄（箭头）；C. 高分辨率 T_2WI 轴位图像显示直肠壁环周明显增厚（白箭头），直肠系膜筋膜内见小淋巴结（黑箭头）；D. DWI 图像显示病变呈明显高信号（白箭头），直肠系膜筋膜内见小淋巴结（黑箭头）；E. T_1WI 轴位图像显示病变呈稍低信号（箭头）；F. T_1WI 增强扫描轴位图像显示病变不均匀明显强化（箭头）

（2）直肠癌淋巴结（N）分期：相关病理研究证实，反应增生性淋巴结或转移性淋巴结的体积大小存在明显重叠，因此术前准确诊断转移性淋巴结是困难的。与直肠内置超声或 MRI 判断 T 分期相比，影像诊断直肠癌淋巴结转移准确性不高。尽管如此，多数研究仍以淋巴结大小作为诊断标准，通常临床采用淋巴结短径作为判断标准。以淋巴结短径 3mm 为阈值，即大于 3mm 者定义为转移性淋巴结，其诊断敏感度及特异度分别为 91% 和 43%；以 5mm 为阈值，其敏感度及特异度为 73% 和 75%；如以 10mm 为阈值，诊断敏感度及特异度则为 36% 和 100%。显然，淋巴结短径阈值越大，诊断敏感度越低，特异度越高。有研究将高分辨率 MRI 所示形态不规则、边界不清楚、信号不均匀作为转移性淋巴结诊断的重要指标。

随着技术的进步，扩散加权 MRI（DW-MRI）作为功能影像的一个类型被用于直肠癌淋巴结转移的临床应用及研究。水分子的自由运动程度能够为 DW-MRI 所显示，并为表观扩散系数（apparent diffusion coefficient，ADC）定量表达。对于转移性淋巴结，当淋巴结被肿瘤细胞浸润时，细胞密集度增加，因而水分子扩散受限，ADC 值降低。基于这一原理，DW-MRI 结合传统解剖学 MRI 诊断直肠淋巴结转移的敏感度、特异度、阳性预测值、阴性预测值和准确度分别为 97%、81%、52%、99% 和 84%。然而，转移性淋巴结与增生性淋巴结对于水分子限制相似，因此降低了 DW-MRI 诊断特异度，易过度判断。DW-MRI 的优势为敏感度高、扫描时间短、无需造影剂、被临床医生与影像学医生接受度高，就敏感度而言，研究者间可重复性高。

PET/CT 对结直肠癌及肛管癌淋巴结转移诊断也发挥着一定的作用。但是，近期发表的 Meta 分析显示，PET/CT 诊断转移性淋巴结敏感度过低。究其原因是 PET/CT 的空间分辨率低，不能发现体积小但已经转移的淋巴结。目前，还没有充足的证据使 PET/CT 在直肠癌淋巴结转移的诊断中成为临床常规影像学检查方法。

（3）直肠癌远处转移高风险因素——壁外血管侵犯（extramural vascular invasion，EMVI）：EMVI定义为肿瘤浸润直肠固有肌层外血管，即侵犯器官供血血管。病理组织学检查发现血管弹性纤维和血管上皮细胞是诊断EMVI的关键点。EMVI有别于黏膜下层及固有肌层内的血管淋巴管肿瘤侵犯，即腔内血管侵犯（intramural vascular invasion，IMVI）；同样也并不是侵犯肿瘤新生血管。三维重建CT及多平面多角度MR影像更有利于追踪血管走行，确证血管侵犯。相关研究显示，EMVI是直肠癌患者随访中发生远处转移的独立风险因素。经过单因素及多因素分析，MRI诊断的EMVI持续阳性是预测患者对于新辅助放化疗无效的独立因素。

（4）直肠癌局部复发高风险因素——环周切缘（mrcircumferential resection margin，CRM）阳性：高分辨率MRI是显示直肠系膜筋膜最准确的方法。直肠癌肿瘤本身、转移性淋巴结及EMVI与直肠系膜筋膜距离≤1mm时即可诊断影像CRM阳性。以病理为金标准，近期多中心研究显示MRI判断环周切缘阴性（＞1mm）的敏感度为94%，特异度为92%。当MRI术前判断可疑CRM阳性时，局部复发风险高，治疗策略应转向新辅助放化疗后再手术，且根据新辅助治疗后影像判断环周切缘而改变手术切缘，可显著降低局部复发风险。

2.肛管鳞癌 是最常见的肛管恶性肿瘤，占80%～85%。MR影像可协助判断病变大小、位置及对邻近器官和组织的侵犯程度。肛管鳞癌呈管腔内分叶状或浸润型肿物，具有向环周浸润的趋势。其信号特征为T_2等或高信号，T_1等或低信号，增强扫描可见明显强化（图3-13-15）。根据第8版

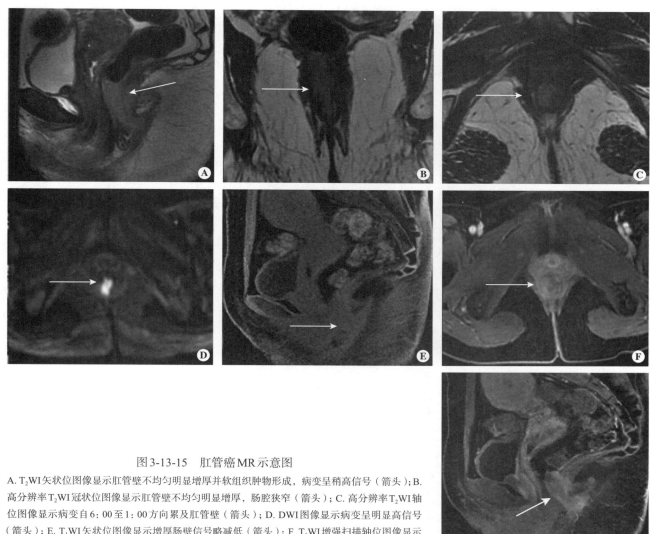

图3-13-15 肛管癌MR示意图

A. T_2WI矢状位图像显示肛管壁不均匀明显增厚并软组织肿物形成，病变呈稍高信号（箭头）；B. 高分辨率T_2WI冠状位图像显示肛管壁不均匀明显增厚，肠腔狭窄（箭头）；C. 高分辨率T_2WI轴位图像显示病变自6：00至1：00方向累及肛管壁（箭头）；D. DWI图像显示病变呈明显高信号（箭头）；E. T_1WI矢状位图像显示增厚肠壁信号略减低（箭头）；F. T_1WI增强扫描轴位图像显示病变不均匀明显强化（箭头）；G. T_1WI增强扫描矢状位图像显示病变不均匀明显强化（箭头）

AJCC/UICC肛管鳞癌分期对于肛管鳞癌TNM分期标准，以肛管鳞癌最大径为标准，＜2cm为T1期，2～5cm为T2期，＞5cm为T3期，侵犯周围器官或结构为T4期。

3. 直肠来源的胃肠间质瘤 鉴于直肠来源的胃肠间质瘤（gastrointestinal stromal tumor，GIST）位于盆腔内，与直肠癌相似国内外指南推荐MRI作为首选影像学检查方法。为了更准确地显示GIST与直肠肠壁及周围结构间的关系，推荐使用高分辨率MRI检查方法，如前所述包括T₂抑脂相、扩散加权相和T₁平扫及增强扫描。扫描方位为与体轴平行的矢状位、肿瘤和肠壁相垂直的斜轴位及肿瘤与肠壁相平行的斜冠状位。

GIST原发灶起源于黏膜下；增强扫描呈持续性强化，体积大者常见出血、坏死或黏液变/胶样变等，因而呈不均匀强化；多不具备侵袭生长方式（图3-13-16）。GIST邻近黏膜完整者可见桥样皱襞，也可破溃形成表面溃疡，部分溃疡深大者可呈裂隙状形态；GIST在MRI-DWI中多呈高信号，坏死囊变后信号减低。GIST在PET/CT中显示为^{18}FDG高摄取。GIST腹膜腔内种植转移多呈结节肿块形态，较少发生成纤维化而形成网膜饼，较少引起腹水、盆腔积液。

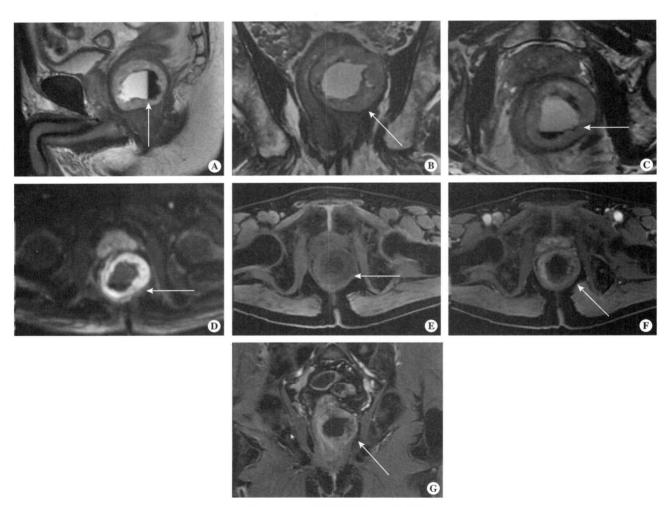

图3-13-16 直肠间质瘤MR示意图

A. T₂WI矢状位图像显示直肠下段可见类圆形不均匀稍高信号肿物形成，边缘略分叶，肿物中心可见液平面（箭头）；B. 高分辨率T₂WI冠状位图像显示病变位于直肠左侧壁，直肠稍向右移位，肠腔受压狭窄（箭头）；C. 高分辨率T₂WI轴位图像显示肿块内可见液平面，下层呈低信号，上层呈高信号（箭头）；D. DWI图像显示病变实性部分呈高信号（箭头）；E. T₁WI轴位图像显示病变实性部分呈低信号，病变中心可见液平面，下层为稍高信号，上层为低信号（箭头）；F. T₁WI增强扫描轴位图像显示病变实性部分不均匀明显强化，病变中心无强化（箭头）；G. T₁WI增强扫描冠状位图像显示病变实性部分不均匀明显强化，病变中心无强化（箭头）

4. 直肠神经内分泌肿瘤（neuroendocrine tumor, NET）　小肠和直肠是胃肠道神经内分泌肿瘤的最常见发生部位。随着肠镜检查的广泛应用，直肠神经内分泌肿瘤发病率逐渐增加，有报道其高于小肠神经内分泌肿瘤发病率。

盆腔MRI显示，直肠神经内分泌肿瘤表现为体积小且实性黏膜下肿物或结节。大部分长径小于1cm，仅有约5%的结节大于2cm。直肠神经内分泌肿瘤最常见影像征象是位于黏膜下层或黏膜肌层的单发均匀强化结节，呈T_1等信号及T_2等或高信号（图3-13-17）。尽管较为少见，分化程度较差的直肠神经内分泌肿瘤具备侵袭性影像特征，与直肠腺癌相似，表现为侵犯直肠全层且肿瘤形态不规则。小于1cm的均匀光滑神经内分泌肿瘤很少远处转移，直肠神经内分泌肿瘤大于2cm且形态不规则是远处转移的高风险因素。

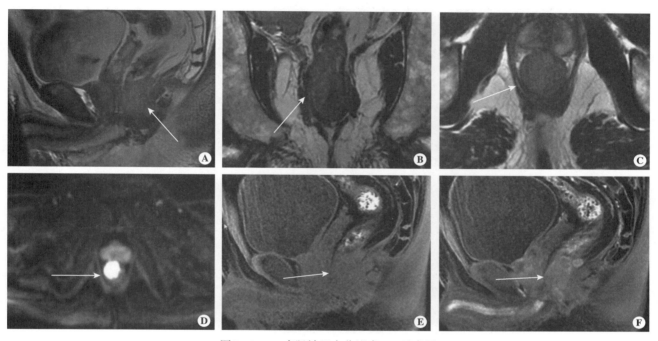

图3-13-17　直肠神经内分泌癌MR示意图

A. T_2WI矢状位图像显示直肠下段肠壁不规则增厚，可见肿块形成，病变呈稍高信号（箭头）；B. 高分辨率T_2WI冠状位图像显示病变位于直肠右侧壁，肠腔狭窄（箭头）；C. 高分辨T_2WI轴位图像显示低信号肿物突入肠腔（箭头）；D. DWI图像显示病变呈明显高信号（箭头）；E. T_1WI轴位图像显示病变呈等信号（箭头）；F. T_1WI增强扫描矢状位图像显示病变不均匀强化，边缘强化明显（箭头）

5. 直肠肛管黑色素瘤　原发性直肠肛管黑色素瘤侵袭性强，但极为罕见，仅占所有黑色素瘤的1%。通常而言，40～50岁女性患者易于发病。MRI有助于直肠肛管黑色素瘤的诊断和局部分期。直肠肛管黑色素瘤通常为蕈伞样，伴表面溃疡，肠壁增厚和腔外生长比较少见。黑色素瘤细胞内黑色素具有顺磁性作用，于MR影像T_1加权像中表现为高信号，T_2加权像中表现为低信号或混杂信号，恶性程度高者可呈高信号。与原发肿瘤相似，黑色素瘤淋巴结转移于T_1加权平扫图像中亦表现为高信号（图3-13-18）。由于所占比例不同，部分黑色素含量少的（10%～29%）肿瘤于T_1加权像呈低信号，与直肠癌相似。淋巴结转移与原发肿瘤体积大小有关，原发直肠肛管黑色素瘤大于3cm时，易发生淋巴结转移。尽管直肠肛管黑色素瘤淋巴结转移可被MRI诊断，但是淋巴结转移与肿瘤局部复发和患者生存并没有关联性。

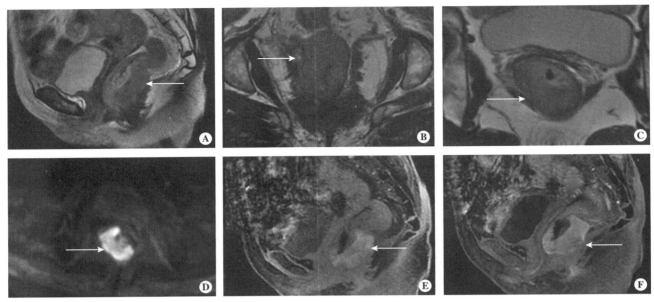

图3-13-18　直肠神经黑色素瘤MR示意图

A. T_2WI矢状位图像显示直肠下段肠壁不均匀增厚并肿块形成，病变呈稍高信号，以后壁为著（箭头）；B. 高分辨率T_2WI冠状位图像显示局部可见稍高信号肿物形成，肠腔狭窄（箭头）；C. 高分辨率T_2WI轴位图像显示病变自3：00至12：00方向（箭头）；D. DWI图像显示病变呈高信号（箭头）；E. T_1WI矢状位图像显示病变呈高信号（箭头）；F. T_1WI增强扫描矢状位图像显示病变明显强化（箭头）

（王　屹　柴　帆）

参 考 文 献

陈东，陈海涛，李支尧，等，2020. 直肠腔内360°超声和腔内矢状面超声在全段直肠癌术前TN分期和环周切缘中的应用价值. 昆明医科大学学报，41（7）：38-42.

丁义江，2006. 丁氏肛肠病学. 北京：人民卫生出版社，100-104.

董平，1999. 肛管直肠动力学在肛肠疾病诊治中的临床意义. 中国医刊，（9）：42-44.

郭俊洲，2001. 现代腹部影像诊断学. 北京：科学出版社，386-388.

侯晓华，2014. 消化道高分辨率测压图谱. 北京：科学出版社，119-130.

黄乃健，1996. 中国肛肠病学. 济南：山东科学技术出版社，253-254.

焦彤，2012. 肛管直肠疾病超声诊断. 北京：人民卫生出版社，36-71.

李春雨，2013. 肛肠病学. 北京：高等教育出版社，44-45.

李春雨，汪建平，2013. 肛肠外科手术技巧. 北京：人民卫生出版社，65-70.

李春雨，汪建平，2015. 肛肠外科手术学. 北京：人民卫生出版社，61-63.

李春雨，徐国成，2021. 肛肠病学. 第2版. 北京：高等教育出版社，45-47.

李春雨，张有生，2005. 实用肛门手术学. 沈阳：辽宁科学技术出版社，68-70.

李春雨，朱兰，杨关根，等，2021. 实用盆底外科. 北京：人民卫生出版社，84-85.

李世荣，2000. 大肠癌的早期诊断治疗和预防. 北京：科学出版社，140.

刘晓宁，牟秀霞，王丽昀，2008. 经会阴高频超声联合经直肠腔内超声在肛肠疾病诊断中的应用探讨. 国际生物医学工程杂志，31（5）：269-271.

卢任华，刘崎，章韵，等，1990. 排粪造影的临床应用. 中华放射学杂志，24（3）：170-174.

任圣会，孙晓峰，王权，等，2019. 直肠腔内超声与MRI检查对直肠癌术前T分期及环周切缘的评估价值. 中华消化外科杂志，18（1）：96-101.

汪建平，2014. 中华结直肠肛门外科学. 北京：人民卫生出版社，168-169.

王维林，2014. 小儿排便障碍性疾病的诊断与治疗. 北京：人民卫生出版社，33-36.

王屹，2017. 低位直肠癌磁共振影像学分期的精确评估. 中国实用外科杂志，37（6）：605-609.

王玥，曲侠，张雁，等，2014. 经会阴二维超声结合三维超声对产后女性阴道后壁脱垂的形态学初步研究. 中国超声医学杂志，30（9）：817-820.

吴国柱，吴长君，刘银龙，等，2011. 经直肠双平面腔内超声诊断肛周脓肿的应用价值. 中华医学超声杂志（电子版），8（5）：1058-1063.

吴兴旺，刘斌，赵红，等，2007. 64层螺旋CT结肠成像技术的临床应用研究. 实用放射学杂志，23（6）：764-767，770.

余苏萍，丁义江，1998. 盆底肌电图与肛管直肠压力测定诊断出口梗阻型便秘的价值. 中国肛肠病杂志，18（1）：9-11.

喻德洪，1985. 肛门直肠指诊术. 中级医刊，（10）：9-13.

喻德洪，1997. 现代肛肠外科学. 北京：人民军医出版社，37-38.

张有生，李春雨，2009. 实用肛肠外科学. 北京：人民军医出版社，66-67.

Albuquerque A，Pereira E，2016. Current applications of transperineal ultrasound in gastroenterology. World J Radiol，8（4）：370-377.

Amin MB，Greene FL，Edge SB，et al，2017. The eighth edition AJCC cancer staging manual：continuing to build a bridge from a population-based to a more "personalized" approach to cancer staging. CA Cancer J Clin，67（2）：93-99.

Balcl S，Onur MR，Karaosmanoğlu AD，et al，2019. MRI evaluation of anal and perianal diseases. Diagn Interv Radiol，25（1）：21-27.

Ballard DH，Sangster GP，Tsai R，et al，2019. Multimodality imaging review of anorectal and perirectal diseases with clinical，histologic，endoscopic，and operative correlation，part Ⅱ：infectious，inflammatory，congenital，and vascular conditions. Curr Probl Diagn Radiol，48（6）：563-575.

Bates DDB，de Paula MCF，Horvat N，et al，2019. Beyond adenocarcinoma：MRI of uncommon rectal neoplasms and mimickers. Abdom Radiol（NY），44（11）：3581-3594.

Benson AB，Venook AP，Al-Hawary MM，et al，2018. Rectal cancer，version 2. 2018，NCCN clinical practice guidelines in oncology. J Natl Compr Canc Netw，16（7）：874-901.

Bezzio C，Bryant RV，Manes G，et al，2017. New horizons in the imaging of perianal Crohn's disease：transperineal ultrasonography. Expert Rev Gasteroenterol Hepatol，11（6）：523-530.

Bruining DH，Zimmermann EM，Loftus EVJ，et al，2018. Consensus recommendations for evaluation，interpretation，and utilization of computed tomography and wagnetic resonance enterography in patients with small bowel Crohn's disease. Gastroenterology，154（4）：1172-1194.

Cheeney G，Remes-Troche JM，Attaluri A，et al，2011. Investigation of ahal motor characteristics of the sensorimotor response（SMR）using 3-D anorectal pressure topography. Am J Physiol Gastrointest Liver Physiol，300（2）：G236-G240.

Chinese Society of Clinical Oncology Csco Diagnosis And Treatment Guidelines For Colorectal Cancer Working Group，2019. Chinese Society of Clinical Oncology（CSCO）diagnosis and treatment guidelines for colorectal cancer 2018（English version）. Chin J Cancer Res，31（1）：117-134.

Choi SH，Kim SY，Park SH，et al，2018. Diagnostic performance of CT，gadoxetate disodium-enhanced MRI，and PET/CT for the diagnosis of colorectal liver metastasis：systematic review and meta-analysis. J Magn Reson Imaging，47（5）：1237-1250.

Daza JF，Solis NM，Parpia S，et al，2019. A meta-analysis exploring the role of PET and PET-CT in the management of potentially resectable colorectal cancer liver metastases. Eur J Surg Oncol，45（8）：1341-1348.

Dietz HP，2018. Exoanal imaging of the anal sphincters. J Ultrasound Med，37（1）：263-280.

Engin G，2006. Endosonographic imaging of anorectal diseases. J Ultrasound Med，25（1）：57-73.

Floriani I，Torri V，Rulli E，et al，2010. Performance of imaging modalities in diagnosis of liver metastases from colorectal cancer：a systematic review and meta-analysis. J Magn Reson Imaging，31（1）：19-31.

Flynn S，Eisenstein S，2019. Inflammatory bowel disease presentation and diagnosis. Surg Clin North Am，99（6）：1051-1062.

Glynne-Jones R，Wyrwicz L，Tiret E，et al，2017. Rectal cancer：ESMO clinical practice guidelines for diagnosis，treatment and follow-up. Ann Oncol，28（suppl 4）：iv22-iv40.

Han K，Park SH，Kim KW，et al，2015. Use of liver magnetic resonance imaging after standard staging abdominopelvic computed tomography to evaluate newly diagnosed colorectal cancer patients. Ann Surg，261（3）：480-486.

Huprich JE，Fletcher JG，2009. CT enterography：principles，technique and utility in Crohn's disease. Eur J Radiol，69（3）：393-397.

Kim JH，Beets GL，Kim MJ，et al，2004. High-resolution MR imaging for nodal staging in rectal cancer：are there any criteria in addition to the size?. Eur J Radiol，52（1）：78-83.

Kim MJ，2015. Transrectal ultrasonography of anorectal diseases：advantages and disadvantages. Ultrasonography，34（1）：19-31.

Lamb CA，Kennedy NA，Raine T，et al，2019. British Society of Gastroenterology consensus guidelines on the management of inflammatory bowel disease in adults. Gut，68（Suppl 3）：s1-s106.

Lavazza A，Maconi G，2019. Transperineal ultrasound for assessment of fistulas and abscesses：a pictorial essay. J Ultrasound，22（2）：241-249.

Lavazza A，Maconi G，2019. Transperineal ultrasound for assessment of fistulas and abscesses：a pictorial essay. Ultrasound，22（2）：241-249.

Law PJ，Bartram CI，1989. Anal endosonography：technique and normal anatomy. Gastrointest Radiol，14（4）：349-353.

Li SR，Wang HH，Hu JC，et al，2006. New immunochemical fecal occult blood test with two-consecutive stool sample testing is a cost-effective approach for colon cancer screening：results of a prospective multicenter study in Chinese patients. Int J Cancer，118（2）：3078-3083.

Lin JS，Piper MA，Perdue LA，et al，2016. Screening for colorectal cancer：updated evidence report and systematic review for the US Preventive Services Task Force. JAMA，315（23）：2576-2594.

Matsushita H，Matsumura Y，Moriya Y，et al，2005. A new method for isolating colonocytes from naturally evacuated feces and its clinical application to colorectal cancer diagnosis. Gastroeneterology，129（6）：1918-1927.

Meriwether KV，Hall RJ，Leeman LM，et al，2015. Anal sphincter complex：2D and 3D endoanal and translabial ultrasound measurement variation in normal postpartum measurements. Int Urogynecol J，26（4）：511-517.

Mihmanli I，Kantarci F，Dogra VS，2011. Endoanorectal ultrasonography. Ultrasound Q，27（2）：87-104.

Mizukami Y，Ueda S，Mizumoto A，et al，2011. Diffusion-weighted magnetic resonance imaging for detecting lymph node metastasis of rectal cancer. World J Surg，35（4）：895-899.

Molinelli V，Angeretti MG，Duka E，et al，2018. Role of MRI and added value of diffusion-weighted and gadolinium-enhanced MRI for the diagnosis of local recurrence from rectal cancer. Abdom Radiol（NY），43（11）：2903-2912.

Moulton CA，Gu CS，Law CH，et al，2014. Effect of PET before liver resection on surgical management for colorectal adenocarcinoma metastases：a randomized clinical trial. JAMA，311（18）：1863-1869.

Niekel MC，Bipat S，Stoker J，2010. Diagnostic imaging of colorectal liver metastases with CT，MR imaging，FDG PET，and/or FDG PET/CT：a meta-analysis of prospective studies including patients who have not previously undergone treatment. Radiology，257（3）：674-684.

Nuernberg D，Saftou A，Barreiros AP，et al，2019. Recommendations for gastrointestinal ultrasound part 3：endorectal，endoanal and perineal ultrasound. Ultrasound Int Open，5（1）：E34-E51.

O'Connell E，Galvin R，McNamara DA，et al，2020. The utility of preoperative radiological evaluation of early rectal neoplasia：a systematic review and meta-analysis. Colorectal Dis，22（9）：1076-1084.

Plodeck V，Rahbari NN，Weitz J，et al，2019. FDG-PET/MRI in patients with pelvic recurrence of rectal cancer：first clinical experiences. Eur Radiol，29（1）：422-428.

Rao SSC，Singh S，2010. Clinical utility of colonic and anorectal manometry in chronic constipation. J Clin Gastroenterol，44（9）：597-609.

Remes-Troche JM，De-Ocampo S，Valestin J，et al，2010. Rectoanal reflexes and sensorimotor response in rectal hyposensitivity. Dis Colon Rectum，53（7）：1047-1054.

Saranovic D，Barisic G，Krivokapic Z，et al，2007. Endoanal ultrasound evaluation of anorectal diseases and disorders：technique，indications，results and limitations. Eur J Radiol，61（3）：480-489.

Shafik A，1975. A new concept of the anatomy of the anal sphincter mechanism and the physiology of defecation. The external anal sphincter：a triple-loop system. Invest Urol，12（5）：412-419.

Sousa HT，Brito J，Magro F，2018. New cross-sectional imaging in IBD. Curr Opin Gastroenterol，34（4）：194-207.

Starck M，Bohe M，Fortling B，et al，2005. Endosonography of the anal sphincter in women of different ages and parity. Ultrasound Obstet Gynecol，25（2）：169-176.

Sultan AH，Loder PB，Bartram CI，et al，1994. Vaginal endosonography. New approach to image the undisturbed anal sphincter. Dis Colon Rectum，37（12）：1296-1299.

Valsky DV，Cohen SM，Lipschuetz M，et al，2012. Three-dimensional transperineal ultrasound findings associated with anal incontinence after intrapartum sphincter tears in primiparous women. Ultrasound Obstet Gynecol，39（1）：83-90.

VanBuren WM，Lightner AL，Kim ST，et al，2018. Imaging and surgical management of anorectal vaginal fistulas. RadioGraphics，38（5）：1385-1401.

Wang Y，Yang S，2020. Imaging modalities in the assessment of presacral recurrent rectal cancer. Zhonghua Wei Chang Wai Ke Za Zhi，23（5）：456-460.

Wright EK，Novak KL，Lu C，et al，2015. Transperineal ultrasonography in perianal Crohn disease：a valuable imaging modality. Can J Gastroenterol Hepatol，29（8）：445-447.

第4章 肛肠疾病治疗

肛肠疾病的治疗方式多种多样，但最主要的治疗方式是内治和外治两种。目前为了追求更加优化的治疗方案，一般采用内外同治的治疗方式，且这种方式明显缩短患者的平均住院时间。

第一节 内 治 法

对于初期患病者而言，经常用内治法，如内外痔炎症，以及老年患者所有的慢性病，如肝脏疾病、肾脏疾病、心血管相关疾病、肿瘤等，或者肛裂、肛周脓肿、肛周瘘管发炎，包括所有的肛门急性感染的初期。外科内治主要有消、托、补3种方法。在临床上，肛周脓肿等相关疾病即可以根据患者所处的病程阶段，选取不同的方法治疗。

内治法的具体应用：治疗肛肠疾病总的治疗原则是消、托、补。由于发病形式有很大区别，故又可分为以下几个方面。

1. 清热解毒 适用于痈等实质性病变，有身热、大汗、烦躁、舌苔黄厚腻、脉洪大症状。常用白虎汤、仙方活命饮。

2. 活血通络 适用于外伤导致的局部血运不畅。可使用本法的疾病包括肛门部血栓（血栓性外痔）、术后血肿、术后组织愈合不佳等。一般表现为局部刺痛，有明显的局部体征，如舌质暗红、脉象涩。常用血府逐瘀汤、桃红四物汤。

3. 滋阴润燥 适用于津亏便结者，表现为大便干燥，呈羊粪样便，经常有口臭及咽部干燥、头晕、舌红少津、舌苔黄燥、脉细数。常用竹叶石膏汤、三承气汤、四物汤等治疗。

4. 调气补血 适用于气血亏虚之症，如手术过程中失血过多、术后恢复期的患者。主要表现是面白、无力、自汗、睡眠差、梦多，舌质淡，苔白或白滑，脉细数无力。常用补中益气汤等治疗。

5. 凉血退热 肛门周围疾病可能出现燥热邪气，从而表现为实热症，主要临床表现为口渴口干、大便干、小便黄，排便时偶有出血、肛门部位有灼热感。痔疼痛剧烈，难以入睡，舌质红，舌苔黄。血栓性外痔、肛裂、肛乳头炎均属此证。常用药物为玄参、生地等，方剂有凉血地黄汤等。

6. 温阳健脾 适用于脾气亏虚或肾阳虚弱的证候引起的五更泄泻或便血。其主要症状为泄泻、腹满、喜按、不渴、肛门偶有坠胀、少气懒言或耳鸣头晕、腰酸腿软、小便清、大便稀、舌质淡、苔白滑。常用四神丸、黄土汤等。

第二节 外 治 法

肛肠疾病的外治法主要是运用外用药物、外科手术及术后换药直接作用于病灶部位，从而可以加快疾病的治愈速度。与内治法相比，外治法才是治疗肛肠疾病的主要治疗方式。

在外治法中，同样需要辨证论治，有药物治疗、手术治疗及其他治疗等。

一、药 物 治 疗

1. 油膏 如黄连膏、凡士林等，可起到润滑肛门的作用，从而减少肛门组织部位的摩擦，达到减少肛门疼痛的目的。这种类型的药物在肛门部疾病应用上比较普遍，适用于混合痔、肛裂、肛周脓肿等，对较大创面也依然较好。

使用油膏的注意事项：在对患者进行换药过

程中，如发现周围皮肤潮红，创面腐肉不尽，不可应用油膏治疗。

2. 膏剂　如金地生肌膏、创必宁等。这些膏剂适用于辨证为阳症的患者，如局部红、肿、热、痛较严重，创面不愈合经常应用生肌玉红膏。

3. 箍围药　指应用粉末性质的药物来治疗肛门部疾病。通过这类药物的聚合作用，从而将创面部位收合以达到较好的治疗目的。通常情况下，分为阳症、阴症两类，阳症一般应用菊花汁，阴症一般应用酒醋调和，以发挥其散瘀止痛的功效。

4. 洗涤法　指应用中药汤剂，通过熏、洗两种方法对肛门周围进行治疗。有中医医史文献记载其又分为坐浴、浸渍，在大肠肛门疾病治疗过程中极其重要，如外痔、肛周脓肿、肛瘘及肛周皮肤病即可采取药物熏洗加坐浴的方式，从而减轻患者的症状。

5. 灌肠法　适用于慢性肠炎、便秘等。使用方法主要为将中药或一些其他西药放入凉水中用小火煮开、放温，然后将其注入灌肠器中，在灌肠器上涂抹润滑油（如凡士林、豆油等），再缓缓将灌肠器送入肛内，之后将药物推入肛内。

6. 枯痔法　是一种传统的治疗方法，但目前很少应用，主要有枯痔散疗法、枯痔钉疗法、枯痔液疗法。但药物中有较多的有毒物质，不可经常使用，此法用于痔疮，将枯痔散涂于痔核表面，但此种方法易导致患者中毒。

二、手 术 治 疗

手术方式多种多样，但目前所采取的一般是刀法、电灼法、挂线法、结扎法。在正常手术过程中可能一次就会应用很多种方法，如电灼法与挂线法、结扎法一同应用。这些方法可应用于痔、肛周脓肿、肛裂、肛管息肉等。

1. 刀法　主要应用于肛周手术中，通过手术的方式，将这些痛、肿、疔、疖消除，是一种很好的外科治疗方法。

刀法主要用于排脓，但要注意的是，要掌握排脓的时间节点，在脓未完全生成之前，不可使用此法，以免患者承受不必要的痛苦。开刀前要明确切口的大小，不同疾病的手术，要采取不同大小的切口，如脓肿手术，要结合脓肿形成的范围及侵袭的部位以确定切口的大小。一般来说手术切口不要过大，尽量减少损伤肛管皮肤，维护好肛门功能。对于脓肿的切开，要注意引流通畅，确定切口的方向、大小等。

2. 电灼法　在古代，中医学通过烙法治疗一些高位的息肉或良性多发息肉。而现代的烙法其实就是电灼法。在进行手术之前，医师要给患者灌肠，排空肠道内的宿便，之后在乙状结肠镜下将器械深入病变部位，直视下对病灶烧灼，并随时吸出血液及烟雾，切记烧灼时不要过深，以免出血及穿孔。

3. 挂线法　是中医传统的治疗方法。通常采用橡皮筋等进行操作，通过橡皮筋的力量达到促使局部肌肉快速坏死的目的。利用此法治疗后组织易修复，要注意引流通畅，此方法适用于高位复杂性肛瘘、高位脓肿等。

4. 结扎法　一般用于直肠息肉、混合痔等，此法又称缠扎法。目前常采用丝线结扎，经过结扎促使患者经络阻滞、气血阻塞，以促使病灶坏死脱落，从而达到治愈的效果。

三、其 他 疗 法

1. 针刺法　利用针刺或艾灸等方法以进行通经络、调气血、调理阴阳，主要适用于脱肛、肛裂及术后尿潴留和术后疼痛等。通过选取不同的穴位对相应的疾病进行治疗。例如，脱肛可选用足三里等穴，肛门术后疼痛可选用关元、气海、天枢等穴。但针灸一般只对术后恢复患者的康复治疗作用明显。

2. 挑治法　适用于肛门部肿物、便血等，如痔、血栓性外痔等，可以应用三棱针将其挑破并适当放血，之后按压止血。

（李国峰）

参 考 文 献

李春雨、徐国成，2021. 肛肠病学. 第2版. 北京：高等教育出版社，96.

刘春贵、毕春和，2010. 中西医结合治疗与西医治疗肛肠疾病的对比性分析. 中国中医药咨讯，2（33）：64.

药物治疗是根据疾病所在部位、病情，以及病程发展变化所需，将药物制成不同的剂型，通过内服药物或将药物直接应用于病变部位，从而达到治疗目的的一种方法。其主要适用于肛肠疾病初期，或合并其他严重疾病如心脑血管疾病、肝肾功能不全、凝血功能异常、糖尿病不宜手术者，或患者不愿意手术，或为手术做准备者，可解除症状，减轻痛苦，但易复发，不能根治。

第一节　内　服　药

一、润肠通便类

1. 芪黄通秘软胶囊　芪黄通秘软胶囊可补虚通便，帮助患者恢复正常排便功能，适用于糖尿病、心脑血管疾病、慢性肾病、肿瘤、精神疾病等基础疾病或长期服用阿片类药物等造成的慢性便秘患者。针对患者虚弱体质病因治疗，其适用于住院患者及便秘病程2周以上门诊患者长期消化功能调理，且不伤肠胃、安全性高。慢性病患者可长期服用，减少便秘复发。

组成：黄芪、当归、何首乌、肉苁蓉、黑芝麻、核桃仁、熟大黄、决明子、枳实、苦杏仁（炒）、桃仁。

药理：动物试验结果表明，本品可以提高正常小鼠小肠炭末推进率，增加正常及便秘模型小鼠和大鼠的排便量；对于体质虚弱小鼠，有增加体重、改善一般状况的作用。君药为黄芪、当归，具有健脾益气、补血润肠功效，臣药为肉苁蓉、何首乌、核桃仁、黑芝麻，补肝肾，益精血，润肠通便，佐药熟大黄、枳实、决明子，通便导滞，

监制当归、黄芪、肉苁蓉等之温，苦杏仁（炒）、桃仁降肺气、润肠通便。整个组方标本兼顾，攻补兼施，益气养血，通便而不产生泻便，避免因泻而伤患者。

功能主治：益气养血，润肠通便。其用于功能性便秘，辨证属"虚秘"者。

用法用量：口服，饭后半小时服用，每次3粒，每日2次。

2. 麻仁软胶囊　麻仁软胶囊源自汉代张仲景所著《伤寒论》中的麻子仁丸，麻子仁丸已经沿用了近2000年，疗效和安全性已经被广泛验证，成为经典的润下名方，获得国内指南、专家共识推荐。方中火麻仁为君药，润肠通便，辅以苦杏仁降气润肠，白芍养阴濡坚，佐以枳实破结，厚朴除满，大黄通下。虽以小承气汤（大黄、厚朴、枳实）泻热通便，但大黄、厚朴用量从减，更以火麻仁、苦杏仁、白芍甘润减缓小承气攻下之力，具有下不伤正、润不滋腻、润下结合的特点。麻仁软胶囊采用专利工艺，精确提取中药材有效成分，不仅具有吸收好、起效迅速、生物利用度高、服用方便的特点，而且不添加糖分，密闭保存挥发油成分，质量更稳定。麻仁软胶囊具有平时、急时应用两种用法，可用于便秘的预防和治疗，平时润肠，急时通便，是便秘患者的首选良药。

组成：火麻仁、苦杏仁、大黄、枳实（炒）、厚朴（姜制）、白芍（炒）。

功能主治：润肠通便。其用于肠燥便秘。

药理：麻仁软胶囊可明显增加动物离体、在体肠平滑肌活动，使肠平滑肌收缩振幅增高、强度加大、频率加快，从而使小肠、大肠推进速度加快。其中大黄发挥通便作用的有效成分主要为大黄酸、大黄素，大黄素主要表现为浓度依赖性

抑制钾通路，促进结肠运动。大黄酸、大黄素可有效抑制结肠上皮细胞水通道蛋白2、4表达及Na^+-K^+-ATP活性，减少结肠水分吸收，增大肠腔内容积，提高粪便湿润性，而发挥良好的泻下作用。火麻仁含丰富的脂肪油，具有良好的促肠蠕动效果，可有效减少大肠水分吸收，发挥通便润肠作用。白芍的有效成分为芍药苷，表现为剂量依赖性兴奋肠神经系统释放神经递质P物质，延长结肠平滑肌收缩时间，促进肠蠕动，减少分泌炎症因子，改善肠道功能紊乱情况，可通过调节体液免疫、细胞免疫而对人体免疫系统发挥双向干预作用。厚朴的主要成分为厚朴酚和异厚朴酚，可选择性增强结肠端环形肌及回肠、空肠纵行肌的收缩性，提高肠道传输及机械活动，具有抗氧化、抗炎止痛、抗内毒素、清除自由基的作用，而且具备一定抗抑郁作用。枳实的主要有效成分为二氢黄酮类化合物，膜渗透性差，肠道被动转运吸收后，会再次转运至回肠腔，之后形成苷元，而被肠道所吸收，但因受肠道代谢酶影响，其生物利用度多较低，其能显著增加组方药物肠道吸收，提高整体疗效。苦杏仁中脂肪含量丰富，因此其润肠通便效果显著，其主要活性成分为苦杏仁苷，该成分具有抗溃疡、增强免疫调节、调脂、抗炎等多种药理活性。

用法用量：平时每次1~2粒，每天1次；急时每次2粒，每天3次。

不良反应：少数患者可出现恶心、胃部不适。

禁忌证：孕妇忌服。

3. 利那洛肽胶囊（令泽舒） 利那洛肽胶囊（令泽舒）是全球首个用于治疗便秘型肠易激综合征（IBS-C）的鸟苷酸环化酶C（GC-C）激动剂，一药双效，能同时缓解便秘和腹痛腹胀等腹部症状。利那洛肽是一种促分泌剂，服用方便，安全性好，患者治疗满意度高。其在中国的获批上市填补了我国成人IBS-C治疗的空白。

组成：利那洛肽。

药理：利那洛肽是一种GC-C激动剂，它与肠道GC-C结合后，导致细胞内和细胞外环鸟苷酸（cGMP）浓度升高。细胞内cGMP升高可以刺激肠液分泌，加快胃肠道移行，从而增加排便频率；细胞外cGMP浓度升高会降低痛觉神经的灵敏度，降低肠道疼痛。

适应证：用于治疗IBS-C和慢性特发性便秘（CIC），它是首个具有此种作用机制的治疗便秘的药物。

用法用量：每天1粒，早饭前30分钟口服，4周1个疗程。

4. 首荟通便胶囊 顺益舒即首荟通便胶囊，是一种润肠通便药。首荟通便胶囊组方来源于多年的临床经验方，临床用于功能性便秘。方中人参补气、阿胶补血、白术补脾、枸杞补肾，不单纯泻下，气血双补，体现了以补治秘、攻补兼施的治则。首荟通便胶囊能够通过提高肠道动力、增加结肠黏液分泌，有效改善便秘症状，提高便秘患者的生活质量。

组成：何首乌、芦荟、决明子、枸杞、阿胶、人参、白术、枳实。

功能主治：养阴益气，泻浊通便，用于功能性便秘，中医辨证属气阴两虚兼毒邪内蕴证者，症见便秘、腹胀、口燥咽干、神疲乏力、五心烦热、舌质红嫩或淡、舌苔白或白腻、脉沉细或滑数。

用法用量：饭后温开水送服。每次2粒，每天3次。1个疗程为14天。

不良反应：可见轻度腹痛、腹泻，减药或停药后可消失。

禁忌证：①肝功能不全者禁用；②既往有何首乌或含何首乌制剂引起肝损伤病史者禁用；③孕妇及哺乳期妇女禁用。

5. 乳果糖口服溶液 杜密克即乳果糖口服溶液，被国内外指南强烈推荐用于慢性便秘、习惯性便秘的治疗，特别是老年人、儿童、孕妇等特殊人群的便秘治疗，效期为36个月。临床常用的规格分别是200ml/瓶（高密度聚乙烯瓶装）和15ml/袋（6袋/盒，聚乙烯铝袋装）。

组成：每100ml乳果糖口服溶液含乳果糖67g，半乳糖≤10g，乳糖≤6g，不含任何辅料。

适应证：①慢性便秘、习惯性便秘、老年人便秘、小儿便秘及孕妇便秘，调节结肠的生理节律；②肝性脑病，用于治疗和预防肝性脑病或昏迷前状态。

用法用量：①乳果糖口服溶液应直接吞服而不应在口中停留。应根据个人需要调整药剂量。②如每天1次治疗，则应在相同时间服药，如早餐时。缓泻剂治疗期间，建议每天摄入足量的液体（1.5～2L）。③常规剂量15ml，每天2次，对于手术患者，术后使用至少4周，有利于术后快速康复。对于瓶装乳果糖口服溶液，可使用量杯。对于15ml单剂量袋装乳果糖口服溶液，撕开包装袋一角后即刻服用。

不良反应：在安慰剂对照临床试验中，观察到乳果糖口服溶液治疗患者出现以下不良反应。①十分常见（≥1/10）：腹泻；②常见（≥1/100且＜1/10）：胃肠胀气、腹痛、恶心、呕吐；③偶见（≥1/1000且＜1/100）：腹泻导致电解质紊乱。

二、涩肠止泻类

1. 盐酸伊托必利颗粒 盐酸伊托必利颗粒是最新一代胃肠双动力药，相较多潘立酮、西沙比利等药物，本品具有对神经系统的通透性小、无锥体外系副作用、耐受性好、不良反应少等优势；能更快更好地缓解胃胀痛、反酸、胃灼热。更好地适应不同年龄段的服用便利性需求，吸收更快，疗效更好。

优点：迅速缓解胃胀痛、反酸、胃灼热；双重机制，全面促进胃肠全蠕动；不依赖肝细胞色素P450代谢，药物相互作用少，安全性高；剂型好，吸收快，适合长期服用。

组成：本品主要成分为盐酸伊托必利。

药理：盐酸伊托必利通过对多巴胺D2受体的拮抗作用而增加乙酰胆碱释放，同时通过对乙酰胆碱酶的抑制作用，抑制已释放的乙酰胆碱分解，从而增加胃、十二指肠动力。本品具有良好的胃动力作用，可增强胃、十二指肠收缩力，加速胃排空，并有抑制呕吐的作用。

功能主治：本品适用于功能性消化不良引起的各种症状，如上腹部不适、餐后饱胀、早饱、食欲缺乏、恶心、呕吐等。

用法用量：口服，每天3次，每次1袋（50mg），饭前15～30分钟服用。

禁忌证：对本品成分过敏者禁用；存在胃肠道出血、机械梗阻或穿孔时禁用。

2. 复方嗜酸乳杆菌片（益君康） 复方嗜酸乳杆菌片通过补充益生菌，调节肠道蠕动，增强免疫，促进消化，是一种以微生物学途径调整肠道菌群的微生态制剂，也是目前国内市场上唯一无需冷藏的四联活菌制剂。其具有四菌协同、胃肠同治等优点，根据多年临床用药经验，推荐在肠镜检查1周内补充这种多联菌株益生菌，有助于快速恢复肠道菌群平衡。

组成：本品为复方制剂，每片含嗜酸乳杆菌5×10^6个。辅料为淀粉、蔗糖。

药理：本品是由中国株嗜酸乳杆菌、日本株嗜酸乳杆菌、粪肠球菌和枯草杆菌4种菌粉制成的复方片剂，为肠道菌群调整药，可分解糖类产生乳酸，提高肠道酸度，从而抑制肠道致病菌繁殖。

适应证：本品用于肠道菌群失调引起的肠功能紊乱、急慢性腹泻、便秘、功能性消化不良、肠易激综合征、溃疡性结肠炎及小儿反复性腹泻、儿童消化不良等。

用法用量：口服。成人每次1～2片，每天3次。儿童用量请咨询医师或药师。

注意事项：①如服用过量或出现严重不良反应，应立即就医；②对本品过敏者禁用，过敏体质者慎用；③本品性状发生改变时禁止使用；④请将本品放在儿童不能接触的地方。

3. 美沙拉秦肠溶片 莎尔福即美沙拉秦肠溶片，主要成分为美沙拉秦。美沙拉秦的体外实验表明其对一些炎症介质（前列腺素、白三烯B4和C4）的生物合成和释放有抑制作用，其作用机制是通过抑制血小板激活因子的活性和抑制结肠黏膜脂肪酸氧化改善结肠黏膜炎症。体外研究显示美沙拉秦对肠黏膜前列腺素的含量有一定影响，具有清除活性氧自由基的功能，对脂氧合酶可能起到一定的抑制作用。口服后在肠道释放美沙拉秦。美沙拉秦到达肠道后主要局部作用于肠黏膜和黏膜下层组织。美沙拉秦的生物利用度或血浆浓度与治疗无关。本品适用于溃疡性结肠炎的急性发作和维持治疗及克罗恩病急性发作治疗。

组成：美沙拉秦。

适应证：用于溃疡性结肠炎及克罗恩病急性发作期的治疗。

用法用量：①口服，常用剂量为1.5g/d，如果每片0.25g，则每次2片，每天3次；②如果治疗剂量大于1.5g/d，尽可能服用每片0.5g规格的；③每次服用时，应在早餐、中餐、晚餐前1小时，并整片用足够的水送服，疗程请遵医嘱。

三、清热解毒类

1. 柑橘黄酮片 爱脉朗即柑橘黄酮片，是一种静脉活性药物，对痔静脉组织具有双重作用。一是其能够降低易引起静脉曲张、脱垂和血管壁损伤的痔静脉丛高压；同时还可减轻使血管壁渗透性降低的炎症反应。目前其已列入国家医保目录。

组成：本品为复方制剂，每片含柑橘黄酮（纯化微粒化黄酮成分）500mg，其中90%为地奥司明（450mg），10%为以橙皮苷形式表示的黄酮类成分（50mg）。

药理：在静脉系统，本品降低静脉扩张性和减少静脉血淤滞。在微循环系统，本品使毛细血管壁渗透能力正常化并增强其抵抗性。本品可强效抗炎，全面作用于静脉、淋巴、微循环系统，延缓疾病进展。

适应证：缓解静脉淋巴功能不全相关的各种症状（如腿部沉重、疼痛、晨起酸胀不适感）；缓解急性痔发作有关的各种症状。

用法用量：口服，将每天常用2片剂量平均分为2次，于午餐和晚餐时服用。当用于急性痔发作时，前4天每天6片，以后3天每天4片。

《中国痔病诊疗指南》（2020版）指出：①纯化微粒化黄酮成分可有效缓解痔病患者的出血、疼痛、瘙痒和里急后重等症状，并减少症状复发，可作为首选静脉活性药物用于治疗Ⅰ～Ⅳ度痔患者（1A）；②MPFF作为器械疗法和手术疗法的辅助药物（1A）；③MPFF辅助痔病患者改善术后症状（1A）。1A：最高证据等级，强推荐。

2. 抗骨髓炎片 抗骨髓炎片是结合多年来对慢性感染患者的治疗经验，通过对药物的不断筛选和验证，成功研制的一种清热解毒、散瘀消肿的中药新药，荣获山东省科学技术奖。本品能够显著提高手术疗效，降低无菌切口的感染率；本品为中药抗生素，可缓解细菌耐药性，缩短病程，安全性高，可以长期服用。研究证明，抗骨髓炎片组方科学，疗效确切（总有效率为93.43%），使用方便，安全可靠，深受患者欢迎。

组成：金银花、蒲公英、地丁、半枝莲、白头翁、白花蛇舌草。

药理：抗炎、消肿、止痛、消痈、散结、免疫调节。

功能主治：清热解毒，散瘀消肿，本品可治疗肛周脓肿、肛瘘感染、藏毛窦感染等。

用法用量：口服，每次8～10片，每天3次；或遵医嘱，儿童酌减。

注意事项：孕妇慎用。

3. 黄连解毒汤（《外台秘要》卷一引崔氏方）

组成：黄连、黄芩、黄柏、栀子。

功能：清热解毒。

主治：肛周脓肿初期实证。

4. 清热解毒汤（辽宁·王品三）

组成：防风、连翘、桔梗、大力子、知母、柴胡、荆芥、黄芩、甘草各15g，金银花、紫花地丁各20g。

功能：清热解毒。

主治：肛周脓肿初期，并用水调散外敷。

四、补中益气类

1. 补中益气丸

组成：黄芪、升麻、白术、柴胡、党参、陈皮、当归、甘草。

功能：补中养血，升提中气。

主治：中气不足、气虚下陷、内痔脱出、脱肛。

用法：研细炼蜜为丸，每天2次，每次1丸。

2. 补中益气汤（《东垣十书》）

组成：党参、生黄芪各15g，升麻、柴胡各5g，白术、当归各10g，炙甘草5g。

功能：补中益气。

主治：气虚肛门下坠、脱肛、便血。

3. 补脾益肾汤（辽宁·张有生）

组成：生黄芪、炙甘草、党参、白术、补骨脂、炮姜、当归、白芍、升麻、柴胡、枳实、厚朴、木香、乌药、薏苡仁、延胡索、米壳、苦参、地榆、黄柏、诃子、五倍子、肉豆蔻等随证加减。

功能：补气养血、健脾利湿、行气止血、涩肠止泻。

主治：溃疡性结肠炎、其他慢性结肠炎。

4. 补中提肛汤（辽宁·张有生）

组成：补中益气汤加诃子15g，五倍子15g。

功能：补中益气、升提固涩。

主治：小儿脱肛水煎频服，并用一效散外敷。

五、凉血止血类

1. 致康胶囊　致康胶囊是在中医经典名方"七厘散"和"腐尽生肌散"基础上，结合大量临床实践科学组方配伍而成的现代中成药。它由14味地道药材配伍而成，并通过中药指纹图谱技术对主要成分和含量进行了鉴定分析，具有止血定痛、抗菌消炎、改善微循环、促进组织修复及全程加速黏膜和组织愈合等功效。致康胶囊上市近30年，凭借其显著的疗效获得了临床医务工作者和患者的广泛认可；已被收录于《中华人民共和国药典》《临床路径释义》《临床路径治疗药物释义》《中成药临床应用指南》等多部权威临床用药书籍中。

国内权威药物研究机构针对致康胶囊安全性及疗效进行评价研究并发表多篇SCI论文。中国中医科学院中药研究所药理研究证实，致康胶囊具有消肿生肌、活血化瘀、促修复的作用；西京医院和西安交通大学第一附属医院研究诠释致康胶囊是通过刺激损伤处生长因子的表达实现促进黏膜修复及伤口愈合；华中科技大学同济医学院附属协和医院证实致康胶囊能有效改善炎症反应，抑制肠道上皮细胞凋亡和氧化应激反应等。

组成：大黄、黄连、三七、白芷、阿胶、龙骨（煅）、白及、醋没药、海螵蛸、茜草、龙血竭、甘草、珍珠、冰片。

功能主治：清热凉血止血、化瘀生肌定痛，用于便血、崩漏及呕血等，如痔疮、直肠炎、溃疡性结肠炎、肛瘘、肛裂、肛周脓肿、肛周疾病出血及肛肠疾病术后等。

用法用量：口服，每次2~4粒，每天3次；或遵医嘱。

禁忌证：孕妇禁用。

注意事项：①过敏体质者慎用；②在治疗剂量内未发现有血栓形成倾向，长时间超剂量服用应在医师指导下进行。

2. 注射用矛头蝮蛇血凝酶　巴曲亭即注射用矛头蝮蛇血凝酶，是从巴西矛头蝮蛇毒液中分离、精制而得的一种多肽单链酶类止血剂。其通过加速和巩固生理性凝血过程，在血管破损处迅速起效，缩短人体的出血时间，而在正常血管内不增加血栓形成风险。因为高效止血、安全方便的特点，2001年上市后其迅速广泛应用于外科、内科、妇产科、眼科、耳鼻喉科、口腔科等临床科室的出血及出血性疾病。

组成：本品含自巴西矛头蝮蛇的毒液中分离和纯化的血凝酶，不含神经毒素及其他毒素。辅料为甘露醇、明胶（水解）、氯化钙。

药理：矛头蝮蛇血凝酶是一种糖蛋白，由232个氨基酸组成，一级结构确切，为分子量为32kDa的单链糖蛋白，不含其他类凝血因子成分。其能水解纤维蛋白原的 α（A）链上精（16）-甘（17）键，释放纤维蛋白肽A（FPA），对β、γ链无任何作用，使得纤维蛋白原在血液中形成头头相连的可溶性纤维蛋白二聚体，这种二聚体是创面处人体自身产生的凝血酶的最适底物，因此在创面处迅速凝结成纤维蛋白凝块而起到止血作用。

功能主治：其可用于需减少流血或止血的各种临床疾病的出血及出血性疾病；也可用于预防出血，手术前用药，可避免或减少手术部位及手术后出血。

用法用量：临用前，用灭菌注射用水溶解后，静脉滴注、肌内注射或皮下注射，也可局部用药。一般出血：成人1~2U（1~2支）；儿童0.3~0.5U（1/3~1/2支）。

禁忌：有血栓病史者禁用；对本品或同类药品过敏者禁用。

3. 槐角地榆丸

组成：槐角、地榆、地黄、黄芩、荆芥、枳壳、归尾。

功能：清热止血，消肿止痛，通便。

主治：大便下血、大肠积热、痔疮肿痛。

用法：每次1丸，每天2次。

4. 注射用生长抑素

组成：生长抑素醋酸盐。

适应证：严重急性食管静脉曲张出血，严重急性胃或十二指肠溃疡出血，或并发急性糜烂性胃炎或出血性胃炎者。

用法用量：药物冻干粉须在使用前用生理盐水溶解。本品采用静脉给药，通过慢速冲击注射（3~5分钟）250μg或以每小时250μg的速度连续滴注（约相当于每千克体重每小时3.5μg）给药。

第二节 外 用 药

一、膏 剂

1. 湿润烧伤膏 美宝湿润烧伤膏（moist exposed burn ointment，MEBO）是由我国烧伤创疡学科带头人徐荣祥教授发明的纯中药软膏制剂。1991年，该药物与其配套疗法——烧伤湿润暴露疗法被卫生部列为十年百项成果推广计划的首批十项重大医药技术向全国推广普及，并先后被叙利亚、阿联酋、泰国等数十个国家引进应用，获得多国多项专利，被联合国列为国际急救药品。

组成：黄连、黄柏、黄芩、地龙、罂粟壳。

药理：其独特的框架软膏剂型及所含的有效成分可为创面营造生理性湿润环境，促进创面坏死组织无损伤地液化排除；可在创面表层形成一层纤维隔离膜，隔绝外界环境对创面的刺激，保护创面受损神经末梢，同时缓解创面立毛肌痉挛，减轻创面疼痛；可改变细菌生存环境，降低其毒力及侵袭力，防治创面感染；可促使创面组织新生血管生成，改善局部微循环，并为创面组织提供充足的营养物质，促进创面再生修复；可抑制创面组织中纤维细胞过度增殖，减轻创面瘢痕增生。湿润烧伤膏现已被临床广泛应用于各类烧伤创面的治疗，还对擦挫伤、末节手指离断、手术等各类创伤，以及压疮、糖尿病足等各类难愈性创面具有良好的治疗效果，尤其对于肛肠疾病术后创面，可隔离粪便、肠液等对创面的刺激，保护裸露神经，改善创面微循环，减轻肛门肌肉痉挛，达到消肿镇痛、促进创面愈合的作用。

功能主治：湿润烧伤膏具有清热解毒、消肿止痛、活血化瘀、祛腐生肌、抗感染等作用。

用法用量：对于肛门外部创面，可于彻底止血或坐浴清洁后，将湿润烧伤膏均匀涂抹于创面，厚2～3mm，表面覆盖湿润烧伤膏药纱及无菌纱布包扎，每天换药1～2次，直至创面愈合；对于肛门内部创面，可于彻底止血或坐浴清洁后，将适量湿润烧伤膏灌注于肛管直肠内创面或用湿润烧伤膏药纱填塞创腔，并用无菌纱布包扎，每天换药1～2次，直至创面愈合。每次换药时需将创面液化物及残余药膏轻轻拭去，再涂抹新的药膏和（或）填塞新的湿润烧伤膏药纱；每次大便后需用温水清洁并拭干水分后再涂抹新的药膏和（或）填塞新的湿润烧伤膏药纱；每次换药时动作宜轻柔，避免造成创面疼痛、出血等二次损伤。

禁忌：芝麻过敏者慎用。

2. 复方磺胺嘧啶锌凝胶（创必宁）

组成：本品为复方制剂，主要成分为2%磺胺嘧啶锌、1%磺胺嘧啶银和海藻酸钠。

药理：本品具有显著的抗菌作用，抗菌谱广，对大多数革兰氏阳性菌、革兰氏阴性菌、白念珠菌等均有效，特别对铜绿假单胞菌和变形杆菌有强效；可抑制烧伤、烫伤创面及痂下感染细菌生长；降低局部毛细血管的通透性，减轻烧伤、烫伤创面的早期局部水肿；参与多种酶的合成，促进上皮细胞生长，明显促进创面愈合。海藻酸钠覆盖于创面形成类半透膜结构，可以防止细菌感染、透气、减少创面水分蒸发以维持创面湿润环境，同时改善局部微循环，为创面提供适合的微环境。

功能主治：局部用于烧伤、烫伤所致的Ⅰ度、Ⅱ度、深Ⅱ度清洁创面及外伤性创面。有效预防、治疗创面继发感染及损伤性皮肤感染，包括枸橼酸杆菌、阴沟肠杆菌、大肠杆菌、克雷伯菌属、变形杆菌属、铜绿假单胞菌等假单胞菌属、葡萄球菌属、肠球菌属及白念珠菌等真菌所致感染。

用法用量：①直接、均匀涂布于清洁皮肤创面，每天1次，厚度为0.15～0.3mm，表皮完整的区域约10分钟后成膜，无表皮创面30～120分钟后成膜。因运动致膜破损处可用本品补充涂膜完整；②包扎疗法，将药物均匀涂布于纱布敷料上敷于创面，1～2天换药1次；③换药时，可用蒸馏水或无菌生理盐水冲洗创面涂膜层。

不良反应：用药后有轻微疼痛，数分钟后自行消退。因含磺胺类药物，极少数患者可出现白细胞降低，停药后自行恢复。创面愈合后偶有色素沉着，可自行消退。

禁忌：对磺胺过敏者禁用。

3. 消痔软膏

消痔软膏由清代御医许浚编之《东医宝鉴》载入的熊冰膏加减，结合临床实践化裁而成，现代药理学研究显示，消痔软膏具有抗炎、消肿、保护黏膜、修复组织等作用。

组成：熊胆粉、地榆、冰片。

功能：凉血止血，消肿止痛。

适应证：用于炎性、血栓性外痔及Ⅰ、Ⅱ期内痔属风热瘀阻或湿热壅滞证者。

用法用量：外用。用药前用温水清洗局部。治疗内痔：将注入头轻轻插入肛内，将药膏推入肛内；治疗外痔：将药膏均匀涂敷患处，外用清洁纱布覆盖，每次2～3g，每天2次。

4. 解毒生肌膏 本品在经典古方基础上升级优化，精选优质药材研制而成，具有活血散瘀、消肿止痛、解毒拔脓、祛腐生肌的作用，对于痔疮、肛裂、肛瘘、肛周脓肿、痔瘘术后等，具有良好的临床治疗效果。

组成：紫草、当归、白芷、甘草、乳香（醋制）、轻粉。

方解：紫草中含有乙酰紫草素、紫草素及异丁酰紫草素，具有活血、解毒、透疹及凉血的效果；当归、白芷中含有异欧前胡素和欧前胡素，具有活血消肿的效果；乳香、轻粉起收湿敛疮和化腐提毒的作用；甘草具有助生新肌和泻火解毒的效果。

药理：①改善微循环，影响血管壁血小板源性生长因子（PDGF）和超氧化物歧化酶（SOD）的基因表达，从而抑制动脉平滑肌细胞的病理增殖，使微循环得到改善；②调节生长因子水平，提高血清血管内皮生长因子（VEGF）、转化生长因子-β（TGF-β）水平，促进细胞增长；③抗菌抗炎，当归能够降低毛细血管通透性和抑制PGE_2的合成或释放，紫草抑制NF-κB信号通路的活性或炎症小体的活化；④镇痛，白芷能降低血中降钙素基因相关肽（CGRP）、一氧化氮（NO）及内皮素（ET）水平，恢复血管活性物质的平衡，调节血管活性物质水平和功能。

功能主治：活血散瘀、消肿止痛、解毒拔脓、祛腐生肌。其适用于痔疮、肛裂、肛瘘、肛周脓肿、痔瘘术后；急慢性直肠炎、结肠炎、结直肠溃疡、肛窦炎；各种肛肠术后出现并发症如便秘、出血、疼痛、分泌物多、肛门潮湿、痒疹等。

用法用量：外用，将膏涂在纱布上贴敷患处。首次使用先用生理盐水冲洗伤口，用无菌纱布擦干创面，然后将解毒生肌膏均匀地涂在创面上，涂抹厚度以1～2mm为宜，涂抹范围须超过创面

边缘1～1.5cm。创面感染严重时，每天换药1～2次；轻者每天换药1次，分泌物少，肉芽组织生长良好，可隔天或3天换药1次。

注意事项：开始敷用本品时，创面脓性分泌物增多，只需轻轻沾去分泌物即可，不宜重擦。1周后分泌物逐渐减少。治疗过程中，宜勤换敷料。

5. 京万红痔疮膏 京万红痔疮膏具有清热解毒、化瘀止痛、收敛止血作用，能快速止血，排脓消肿，消除痔核，有效缓解疼痛，还可活血散瘀、去腐生肌、促进伤口愈合，减少痔疮复发，消除诱发因素。本品对内痔、外痔、肛裂、脱肛、水肿等疾病引起的便血、脱垂、疼痛、瘙痒等症状均有显著疗效，用于初期内痔、肛裂、肛周炎、混合痔等，疗效显著。

组成：地榆、地黄、当归、桃仁、黄连、木鳖子、罂粟壳、血余炭、棕榈、半边莲、土鳖虫、穿山甲、白蔹、黄柏、紫草、金银花、红花、大黄、苦参、五倍子、槐米、木瓜、苍术、白芷、赤芍、黄芩、胡黄连、川芎、栀子、乌梅、冰片、血竭、乳香、没药、槐角、雷丸、刺猬皮，共37味药。

主治功能：清热解毒，化瘀止痛，收敛止血，用于初期内痔、肛裂、肛周炎、混合痔等。

用法用量：外敷。便后洗净，将膏挤入肛门内，每天1次。

6. 肤痔清软膏 肤痔清软膏是源于贵州黔东南苗乡地区的苗医验方，经现代循证医学验证，收入《中成药临床应用指南：肛肠疾病分册》《中成药临床应用指南：皮肤病分册》及《临床路径治疗药物释义：皮肤病及性病学分册》，广泛应用于肛肠、皮肤、妇科多种疾病的治疗。

组成：金果榄、土大黄、苦参、黄柏、野菊花、紫花地丁、朱砂根、雪胆、重楼、黄药子、姜黄、地榆、苦丁茶等15味药。

功能主治：清热解毒，化瘀消肿，除湿止痒，用于湿热蕴结所致手足癣、体癣、股癣、浸淫疮、内痔、外痔及肿痛出血、带下病。

药理作用：药理学实验报告显示肤痔清软膏具有抗炎、消肿、止痛、止痒、止血作用，对金黄色葡萄球菌、粪肠球菌、乙型链球菌、铜绿假单胞菌、大肠杆菌、白念珠菌均具有明显的抑制和杀灭作用。本品还具有明显的杀滴虫作用，药

物稀释浓度越高，作用时间越长，杀虫效果越明显。

用法用量：外用。先用温开水洗净患处，取本品适量直接涂擦于患处并施以轻柔按摩，或取本品 3～5g 注入患处（直肠给药、阴道给药）。轻症每天 1 次，重症早晚各 1 次。结肠、直肠、肛门术后换药，取本品 2～3g 涂于凡士林纱条进行伤口填敷。

禁忌：本品过敏者禁用，孕妇禁用。

临床验证：检索文献数据显示，肤痔清软膏用于肛门湿疹、肛周瘙痒疗效确切，对痔疮、肛管炎、湿疹（浸淫疮）、皮癣、皮肤瘙痒、妇科炎症疗效满意。

7. 复方多黏菌素 B 软膏（孚诺®） 复方多黏菌素 B 软膏是用于预防和治疗皮肤及伤口细菌感染的一种安全而高效的治疗药物，具有广谱强效杀菌、少耐药、止痛、止痒、促愈合、安全性高等特点，能够有效而彻底地杀灭皮肤及创面感染常见致病菌，不易产生耐药；同时，可缓解皮肤伤口的疼痛及不适。推荐本品在肛肠疾病的保守治疗、术中及术后换药时应用，防治感染、减轻伤口疼痛，促进愈合。

组成：本品为复方制剂，其组分为（每克含）硫酸多黏菌素 B 5000U、硫酸新霉素 3500U、杆菌肽 500U 及盐酸利多卡因 40mg。

功能主治：用于预防皮肤割伤、擦伤、烧烫伤、手术伤口等皮肤创面的细菌感染及临时解除疼痛和不适。

用法用量：外用，局部涂于患处。每天 2～4 次，5 天为 1 个疗程。

不良反应：偶见过敏反应、瘙痒、烧灼感、红肿等。

二、栓　　剂

1. 美辛唑酮红古豆醇酯栓 商品名为红古豆，为复方制剂，具有消炎、止痛、消肿功效。

组成：本品为复方制剂，每粒含吲哚美辛 75mg、呋喃唑酮 0.1g、红古豆醇酯 5mg、颠茄流浸膏 30mg、冰片 1mg。

药理：本品具有消炎、抗菌、止痛、解痉和改善微循环作用。

功能：消炎、止痛、消肿。

主治：适用于内痔、外痔；肛门肿胀、瘘管、肛裂等肛肠疾病及痔瘘手术后止痛。

用法：每天 1～2 次，每次 1 粒，临睡前或大便后塞入肛内。使用时戴塑料指套，而后洗手。

禁忌：①青光眼患者禁用；②对本品及组分过敏者禁用。

2. 普济痔疮栓

组成：熊胆粉、冰片、猪胆粉等。

功能：清热解毒，凉血止血，用于热症便血。

主治：对各期内痔、便血及混合痔肿胀等有较好的疗效。

用法：直肠给药。每次 1 粒，每天 2 次，或遵医嘱。

不良反应：偶见腹泻、肛门部位瘙痒，对症治疗后症状消失。

禁忌：尚不明确。

3. 肛泰栓

组成：地榆炭、盐酸小檗碱、盐酸罂粟碱、五倍子、冰片等。

药理：本品具有抗炎、止血、抑菌和止痛作用。经试验证实，本品无明显的毒副作用。

功能：凉血止血，清热解毒，燥湿敛疮，消肿止痛。

主治：用于内痔、外痔、混合痔出现的便血、肿胀、疼痛。

用法：直肠给药。每次 1 粒，每天 1～2 次，早、晚或便后使用。使用时先将配备的指套戴在示指上，撕开栓剂包装，取出栓剂，轻轻塞入肛内约 2cm 处。

三、洗　　剂

1. 肤芩洗剂 本品是在经典古方基础上升级优化，精选优质药材研制而成，具有清热燥湿、解毒止痒、消肿止痛等功能，对肛门瘙痒症及肛周红肿热痛、湿疹、瘙痒等疾病具有高效的治疗作用。本品能快速止痒，尤其是组方中的苦参、花椒、地肤子为传统止痒中药，对肛周湿疹、瘙痒有显著效果且起效快，从而可以阻断瘙痒—搔抓的恶性循环，防止继发性感染，恢复皮肤屏障的作用；抗菌谱广，药理研究显示本品能有效抑

制和杀灭容易引起感染或瘙痒的常见病原菌，对
白念珠菌引起的肛周感染效果尤为突出；抗炎镇
痛作用显著，可明显改善肛周肿胀、疼痛等症状。

组成：苦参 100g、艾叶 50g、紫苏叶 50g、地
肤子 50g、蒲公英 50g、黄芩 50g、花椒 50g。每
1ml 含苦参碱和氧化苦参碱的总量大于 0.3mg，黄
芩苷大于 0.9mg。

药理：本品有明显的止痒作用，组方中含有
的苦参、花椒、地肤子是传统止痒中药，通过抑
制单核巨噬细胞系统的吞噬功能及迟发型超敏反
应，抑制突触前 N 型钙通道，影响外周背根神经
节（DRG）到脊髓的突触传递等起到止痒的作用；
抗炎作用，组方中的黄芩通过下调炎性细胞因子
［如白介素（IL）-1、IL-6 及肿瘤坏死因子等］的表
达产生抗炎作用；广谱抗菌，药理研究显示本品
对大肠杆菌、金黄色葡萄球菌等细菌及白念珠菌
等真菌均具有较强的抑制和杀灭作用；同时具有
镇痛作用。

功能：清热燥湿、解毒止痒。

主治：适用于肛周瘙痒、疼痛、肛门肿胀、
肛周湿疹等肛肠疾病及痔瘘手术后镇痛止痒。

用法用量：外用，每 10ml 加水稀释至 300ml，
每天 1～2 次，洗患处，坐浴效果更佳。7 天为 1 个
疗程。

禁忌：尚不明确。

注意事项：酒精过敏者慎用。

2. 复方荆芥熏洗剂

组成：荆芥 120g，防风 120g，透骨草 300g，
生川乌 90g，蛤蟆草 300g，生草乌 90g，苦参
120g。

功能：祛风燥湿、消肿止痛。

主治：用于外痔、混合痔、内痔脱垂嵌顿、
肛裂、肛周脓肿、肛瘘急性发作。

用法用量：外用，每次 10g，用 1000～1500ml
沸水冲开，趁热先熏后洗患处，每次 20～30 分钟，
每天 2 次。

3. 派特灵 派特灵由中国科学院在 1995 年研
制，于 1997 年上市，用于人乳头瘤病毒（HPV）
感染引起的各部位尖锐湿疣，据临床观察和患者
的反馈，该制剂祛除尖锐湿疣的效果明显，且复
发率低，对于顽固性、复发性、巨大型、疑难部
位尖锐湿疣（如肛周、肛管等部位）及儿童尖锐

湿疣尤其适用，是目前针对尖锐湿疣的一种有效
药物。

组成：本品为一种纯中药制剂，由金银花、
苦参、蛇床子、鸦胆子、白花蛇舌草等 10 余味
中药配伍而成。

药理：通过药理药效试验、腔道毒理试验等
验证了产品的安全性。该制剂通过细胞毒性作用
抑制瘤体细胞增殖，使瘤体细胞坏死脱落，并通
过个别药物的剥脱作用，增强对瘤体细胞的破
坏，在破坏细胞的同时对细胞内生存的 HPV 病
原体亦起到杀灭作用。其中苦参、大青叶、蛇床
子等含有鞣质、醇类等物质，有抗炎、抗病毒、
祛腐生肌、增强局部免疫的作用。

功能主治：①由 HPV 感染引起的尖锐湿疣
及高危型 HPV 引起的肛门病变；②女性宫颈高
危 HPV 持续感染；③宫颈上皮内瘤变（CIN1/
CIN2）；④宫颈鳞状上皮高度病变手术后，HPV
阳性；⑤宫颈癌子宫颈全切术后断端 HPV 持续阳
性；⑥阴道壁 HPV 阳性及多灶性病变。

用法用量：①尖锐湿疣使用方法。用棉签将
原液外涂于疣体及周围区域，每天早晚各 1 次，每
次可反复涂抹 3 遍使其充分吸收，疣体较大或面积
较大的可用湿敷方法，每次 15 分钟内，连续使用
3 天、停用 4 天为 1 个疗程，停用期间涂抹"沙棘
油"以促进创面愈合；待疣体脱落并创面愈合后，
再重复 3～4 个疗程，以进一步清除亚临床感染及
潜伏感染病毒。②宫颈高危型人乳头瘤病毒（HR-
HPV）感染及上皮内瘤变使用方法。使用派特灵洁
尔洗液清洁外阴及阴道内、颈管分泌物；将 20cm
纱条一端浸派特灵原液 0.5～1ml 置入宫颈管 2cm
深处，再将无菌尾线棉球（直径 3.5cm）顶端浸派
特灵原液 3ml 放入宫颈（覆盖宫颈转化区，将纱条
及尾线部分置留阴道外口）；每天 1 次，每次置留
1～2 小时后自行取出；连续使用 3 天、停 4 天为 1
个疗程。共使用 6 个疗程（计 18 次）。

禁忌：孕妇、哺乳期妇女、口腔内的尖锐湿
疣禁用；严重过敏体质者慎用；肝肾功能异常者
慎用。

注意事项：使用产品期间禁止性生活；首次
使用可在月经干净后 3～7 天开始，月经期停用；
如出现宫颈出血较多，暂停使用，需进一步检查；
特殊部位（如肛周、肛管内、宫颈等）不能自行

操作时，需在专业人士的协助下使用本品；请放置于儿童不易取到之处。

4. 硝矾洗剂（辽宁·张有生）

组成：芒硝25g、硼砂15g、明矾10g。

功能：消肿止痛、收敛止血、去湿止痒、化腐生肌、抑菌杀虫（蛔虫、蛲虫）。

主治：用于各种痔、肛瘘、肛裂及脓肿引起的肿胀、疼痛、便血、脱出等，还可用于肛门湿疹及肛门疾病术后创面。

用法：每次50g（1袋），每天1～2次，在便后或晚间睡前，用开水500～1000ml冲化，先熏后洗，15分钟即可。

四、散　剂

1. 珍珠散

组成：珍珠、龙骨、三七、冰片等。

功能：提毒消肿、生肌长肉、生皮收敛。

主治：术后创面、溃烂流水、上皮不长。

用法：便后熏洗坐浴后，以油纱布蘸药粉，外敷创面。

2. 生肌散

组成：血竭、没药、乳香、冰片等。

功能：化腐生肌、解毒止痛、收敛止血。

主治：术后创面流脓流水，久不收口。

用法：便后熏洗坐浴后，创面撒布或以油纱条蘸药面填入创面。

五、丹　剂

1. 渴龙奔江丹

组成：水银、青盐、火硝、硇砂、白矾各3g，佛金30张。

功能：提脓化腐生肌。

主治：脓肿、瘘管术后创口久不愈合。

用法：取适量掺布于创面，或掺布于棉纸上，做成药捻，置于脓腔或瘘管内。

2. 红升丹（又称红粉）

组成：水银30g、火硝120g、雄黄15g、朱砂15g、白矾30g、黑矾18g。

功能：祛腐生新。

主治：术后创面的腐肉、肉芽组织水肿或生

长过盛者，术后瘘管壁坏死组织不脱者。

用法：创面撒布一薄层，或用喷粉器喷射于创面。喷药过多腐蚀创面会引起疼痛。只能用1～2次，创面有新肉芽组织生长者即停药。

第三节　其他药物

一、消炎止痛类

1. 盐酸纳布啡注射液（欣苏宁®）

组成：本品主要成分为盐酸纳布啡。

药理：盐酸纳布啡是κ阿片受体激动剂和μ阿片受体拮抗剂。盐酸纳布啡是一种强效镇痛药，以毫克计，在剂量达约30mg时其镇痛强度与吗啡基本相当。盐酸纳布啡静脉给药后2～3分钟起效，皮下注射、肌内注射不到15分钟起效。纳布啡的血浆半衰期为5小时，作用持续时间为3～6小时。盐酸纳布啡的阿片类拮抗活性为烯丙吗啡的1/4，为喷他佐辛的10倍。盐酸纳布啡与同等镇痛剂量的吗啡产生相同程度的呼吸抑制作用，但盐酸纳布啡具有天花板效应，在没有其他影响呼吸的中枢神经系统活性药物的情况下，增加剂量超过30mg不会产生进一步的呼吸抑制作用。盐酸纳布啡本身在剂量等于或低于其镇痛剂量时具有强效阿片类拮抗活性。本品当与μ受体激动型镇痛药（如吗啡、羟吗啡酮、芬太尼）同时使用时，或给予上述药物后给予盐酸纳布啡，可部分逆转或阻断由这些药物引起的阿片类诱导的呼吸抑制。盐酸纳布啡注射液可能导致依赖阿片类药物的患者出现停药现象。在定期接受μ受体阿片类镇痛药的患者中，盐酸纳布啡盐注射液应谨慎使用。

适应证：盐酸纳布啡注射液作为镇痛药用于复合麻醉时的麻醉诱导。

禁忌证：①对盐酸纳布啡或本品中其他成分过敏者禁用；②有显著呼吸抑制的患者禁用；③急性或严重支气管哮喘的患者在无监护环境或无复苏设备的情况下禁用；④已知或疑似存在胃肠道梗阻（包括麻痹性肠梗阻）的患者禁用。

用法用量：诱导麻醉时，盐酸纳布啡的用量为0.2mg/kg体重，应在10～15分钟静脉输注完。使用盐酸纳布啡注射液过程中，若出现呼吸抑制现象，可用阿片受体拮抗剂盐酸纳洛酮逆转。

注意事项：本品用于复合麻醉的麻醉诱导时，必须由经过专业静脉麻醉训练的麻醉医师给药，并及时处理使用该药过程中出现的阿片类药物对呼吸的抑制作用。事先准备好盐酸纳洛酮注射液、复苏和插管装置、给氧装置等。本品含有纳布啡，为精神药品类管制药品，应按第二类精神药品管理。

2. 地佐辛注射液（加罗宁®） 地佐辛是κ受体部分激动剂、μ受体部分激动剂，主要有镇痛作用，镇痛作用强于喷他佐辛，成瘾性小，用于术后镇痛及由内脏疾病、癌症引发的疼痛。常见的不良反应有恶心、呕吐、镇静、头晕、厌食、定向力障碍、幻觉、出汗、心动过速。静脉滴注可引起呼吸抑制，纳洛酮可对抗此抑制作用，冠心病患者慎用。

组成：主要成分为地佐辛。

药理：地佐辛注射液是一新合成的、结构类似于喷他佐辛的阿片κ受体部分激动剂，为非肠道用镇痛药，在动物模型中显示烯丙吗啡样的拮抗作用，对吗啡成瘾的动物，本品能引起戒断症状；其阿片受体激动作用可被纳洛酮逆转。本品在术后肌内注射10mg的镇痛效果与10mg吗啡或50～100mg哌替啶等效。起效时间和作用持续时间与吗啡相仿。术后使用本品无明显呼吸抑制作用。由于它激动σ受体而提高血浆的肾上腺素水平，对心血管产生兴奋作用，能增加心脏指数、肺动脉压及左心室每搏输出量。肌内注射后30分钟内生效，静脉注射15分钟内生效。

适应证：需要使用阿片类镇痛药治疗的各种疼痛。

禁忌证：①对阿片过敏者禁用；②妊娠期及哺乳期妇女禁用；③对麻醉药物有生理依赖的患者不宜使用；④对麻醉药物有精神依赖的患者禁用。

用法用量：①肌内注射，每次5～20mg，每天4～6次；②静脉注射，每隔2～4小时给药1次，每次2.5～10mg；③静脉自控镇痛（PCA泵）。

注意事项：冠心病患者、肝肾功能不全者慎用。

3. 左奥硝唑 注射用磷酸左奥硝唑酯二钠商品名为新锐®，是左奥硝唑的前体药物，抗菌活性与左奥硝唑相当，而其化学结构优化不仅使pH更接近人体，静脉炎发生率更低，还实现了每天仅需1次的给药方案，相比每天2次给药，可降低药物蓄积，有望进一步降低药物不良反应发生率。

组成：本品主要成分为磷酸左奥硝唑酯二钠，辅料为枸橼酸。

药理：磷酸左奥硝唑酯二钠为奥硝唑左旋异构体磷酸酯衍生物的钠盐，在人体内能迅速转化为左奥硝唑。左奥硝唑为奥硝唑的左旋体，属硝基咪唑类衍生物。奥硝唑抗微生物作用的可能机制：通过其分子中的硝基，在无氧环境中还原成氨基或形成自由基，与细胞成分相互作用，从而导致微生物死亡。

功能主治与用法用量：见表5-3-1。

表5-3-1 功能主治与用法用量

	治疗阿米巴病	治疗敏感厌氧菌引起的手术后感染	预防外科手术导致的敏感厌氧菌感染
成人	每天1～1.5g	每天1～1.5g，静脉滴注。单次静脉滴注可以使用1g	麻醉诱导时静脉滴注1g，24小时后可再次给药1g
儿童	每天30～40mg/kg体重	每天20～30mg/kg体重，静脉滴注	每天20～30mg/kg体重，给药方案与成人相同，静脉滴注
新生儿和婴儿	/	每天20mg/kg体重，每次10mg/kg体重，每天2次，静脉滴注	同左

优点：

1）强效低蓄积：新锐®每天仅需1次给药，每次1g，相比常规每天2次给药，血药峰浓度增加，杀菌效果提升，耐药性降低、蓄积减少、不良反应发生率降低。

2）安全舒适：pH近中性，减少静脉炎；冻干无菌粉末无需高温灭菌，减少加热生成的杂质；左奥硝唑前体药物相比消旋体奥硝唑神经毒性更低。

3）人群广泛：配伍灵活，可与氯化钠或葡萄糖配伍，满足心肺功能不全限钠者需求；明确新生儿、婴儿的用法用量（常用硝基咪唑类药物无新生儿及婴儿用法用量）。

不良反应：硝基咪唑类药物已在临床试验多

年，目前临床常见不良反应包括胃肠系统不适等。本品上市时间较短，临床未见严重不良反应（具体详见说明书）。

4. 复方盐酸利多卡因注射液（克泽普）

组成：盐酸利多卡因。

适应证：肛肠科及外科手术切口部位的局部浸润麻醉，如手术麻醉、术后镇痛等。

用法用量：①手术麻醉，用于肛肠科疾病，进行肛门周围浸润麻醉，一般用量为15～20ml；用于普外科、妇产科等手术科室行局部浸润麻醉，根据切口大小，一般用量为5～20ml。②术后镇痛，用于肛肠科疾病，于手术结束后在切口边缘皮下浸润注射，一般用量为10～20ml；用于普外科及其他外科手术，于缝合切口前将药物均匀注入切口缘皮下，一般用量为5～20ml。注：以上剂量仅供临床参考，可根据具体情况酌情调整。

二、注 射 类

1. 聚桂醇注射液 聚桂醇注射液于2008年10月问世，是一种清洁型硬化剂，是目前国内唯一获国家药品监督管理局批准的可用于静脉腔内注射的专业硬化剂，具有硬化和止血的双重作用，是一种对血管、组织刺激较小的硬化剂，国内外罕有不良反应报道。

组成：主要成分为聚氧乙烯月桂醇醚。

适应证：①药物保守治疗无效的Ⅰ、Ⅱ度内痔或以出血为主要症状的Ⅲ度内痔；②混合痔的内痔部分；③混合痔外痔切除后内痔部分的补充治疗；④合并高血压、糖尿病、重度贫血等不能耐受手术治疗的内痔患者；⑤内镜下静脉曲张的止血及硬化治疗。

用法用量：取聚桂醇注射液原液注射。每个痔核可注入2～4ml药液，单次使用总量不超过20ml；可分次注射，每隔7～10天注射1次，直至治愈。

特点：安全有效，无瘢痕、硬结形成。注射无痛苦，无需手术，无需住院。

2. 消痔灵注射液（北京·史兆岐，1977年）

组成：明矾、鞣酸、三氯叔丁醇、低分子右旋糖酐注射液、枸橼酸钠、亚硫酸氢钠、甘油。

功能：硬化萎缩，收敛止血。

主治：用于内痔出血、各期内痔、静脉曲张性混合痔等。

用法用量：肛门镜下内痔局部注射。内痔出血、早期内痔：用本品原液注射至黏膜下层；用量相当于内痔的体积为宜。中期、晚期内痔和静脉曲张性混合痔：按四步注射法进行。第一步和第四步用0.5%利多卡因注射液稀释本品原液，使成1∶1。第二步和第三步用0.5%利多卡因注射液稀释本品原液，使成2∶1。根据痔的大小，每个内痔注入6～13ml，总量20～40ml（2～4支）。

禁忌证：内痔嵌顿发炎、皮赘性外痔患者禁用。

3. 芍倍注射液（北京·安阿玥，1990年） 芍倍注射液原名安氏化痔液，是由安阿玥发明并研制的纯中药复方注射剂。根据中医"酸可收敛，涩可固脱"的理论，选择具有收敛固涩、凉血止血、活血化瘀作用的多味中药，经特殊萃取工艺制成注射剂，全方不含重金属（如砷、铝等，而多数中药硬化剂含铝成分）。

组成：柠檬酸、没食子酸、芍药苷。

功能：收敛固涩，凉血止血，活血化瘀。

主治：用于各期内痔及静脉曲张性混合痔治疗中的止血、使痔核萎缩。

用法用量：痔疮内注射用本品（1∶1浓度，即本品用0.5%利多卡因注射液稀释1倍）。每名患者每次10～20ml，平均15ml，最大用量不超过40ml。

4. 矾藤痔注射液 矾藤痔注射液是彝医治疗痔疮经典用药，配方独特，其具有"双重固脱，治脱不留淤"的优点。

组成：赤石脂，白矾，黄藤素。

功能主治：清热解毒，收敛止血，消肿止痛，用于内痔、混合痔的内痔部分及直肠脱垂的治疗。

用法用量：

（1）内痔或混合痔的内痔部分：①配药方法，矾藤痔与1%的利多卡因1∶1配比；②患者取侧卧位或截石位，碘伏棉球消毒肛门及直肠周围；③置入肛门镜，显露齿状线上下，将内痔部分置于直视下，碘伏棉球反复清洁消毒直肠下段及痔核表面；④痔核中部进针，到达痔核后轻轻晃动针头，确认未注入肌层，回抽无回血，确认未刺入血管，注射药液使痔核表面呈弥漫性泛黄为度。

（2）直肠脱垂：①药液配制同内痔注射液；②操作步骤同直肠黏膜下点状或柱状注射和直肠周围间隙注射术。矾藤痔注射液可修复用药部位的规则、密集的纤维化组织结构，加固直肠黏膜与黏膜下层、直肠壁与直肠周围组织的紧密连接，使直肠脱垂治愈。

（3）直肠内痔核底局部封闭注射：每一个痔核注入 0.3～0.7ml（视痔核大小而定），根据痔核多少，一般一次可注射完毕；若有 5 个以上，可分两次注射；两次间隔约 1 周。

注意事项：①本品为局部注射液，不能作静脉注射和普通肌内注射用；②注射后短期有局部坠胀、便意感，为正常反应，一般无需处理；③稀释后的注射液应一次用完，剩液不得再用。

三、营 养 类

1. 鱼油整蛋白复合营养乳液 鱼油整蛋白复合营养乳液商品名为康启力，是免疫增强型全营养乳剂，高能量密度（1.3kcal/ml），高蛋白，含 ω-3 不饱和脂肪酸、低碳水化合物；添加二十二碳六烯酸（docosahexaenoic acid，DHA）和二十碳五烯酸（eicosapentaenoic acid，EPA）等免疫物质。

适应证：需要增强免疫的营养不良患者，尤其肿瘤、危重症患者等。

功能：①康启力高脂低糖，符合肿瘤患者、危重症患者代谢特点，为患者机体提供所需能量，避免为肿瘤组织生长供能，避免加重胰岛素抵抗；②康启力高能量、高蛋白，提高患者体重、提升血清白蛋白，纠正低蛋白血症；③康启力富含 ω-3 多不饱和脂肪酸及免疫物质，提高免疫力，抑制肿瘤生长，抑制炎症递质释放，下调过度炎症反应，最终保护机体的器官功能不受损伤。

用法用量：开启即饮，开启后请冷藏，并在 24 小时内饮用完；若液体上层有脂肪层析出或下层有沉淀，请摇晃均匀后再饮用。

2. 含纤型复合营养乳液（海维舒） 经典海维舒全营养配方，营养全面均衡，符合中华医学会肠外肠内营养学分会指南推荐。

适应证：营养风险筛查（NRS）2002 评分≥3 分或已存在营养不良者；不能或不愿经口正常摄食，或经口摄食量＜目标量60%的胃肠道功能耐受等人群。

功能：①配方营养全面均衡，增加能量和营养摄入，改善患者机体功能、促进康复，缩短住院时间，减少患病率和死亡率；②补充蛋白质，减少肌肉蛋白分解，纠正负氮平衡，显著提高患者血清白蛋白水平；③富含 5 种膳食纤维（抗性糊精、低聚果糖、大豆多糖、阿拉伯胶、菊粉），对便秘和腹泻有双向调节作用，降低便秘或腹泻发生率，有效延缓血糖波动。

用法用量：开启即饮，开启后请冷藏，在 24 小时内饮用完；若液体上层有脂肪层析出或下层有沉淀，请摇晃均匀后再饮用，每日饮用不得超过 7.5L（折算菊粉每天食用量不超过 15g）。

四、增强免疫类

注射用胸腺法新商品名为日达仙，最早于 1993 年在意大利获批上市，1996 年在中国获批免疫增强剂。

组成：本品主要成分为胸腺肽 α_1，是由 28 个氨基酸组成的多肽。辅料：甘露醇，磷酸二氢钠一水合物，磷酸氢二钠七水合物，注射用水，氮气。

药理：多个不同的活体外试验显示，胸腺法新有促使致有丝分裂原激活后的外周血淋巴细胞的 T 细胞成熟作用，增加 T 细胞在各种抗原或致有丝分裂原激活后产生各种淋巴因子如 α 干扰素、γ 干扰素、白介素 2 和白介素 3 的分泌及增加 T 细胞上的淋巴因子受体的水平。它同时通过对 CD4 细胞（辅助者／诱导者）的激活作用来增强异体和自体的人类混合的淋巴细胞反应。胸腺法新可能影响 NK 前体细胞的募集，NK 前体细胞在暴露于干扰素后变得更有细胞毒性。在活体内，胸腺法新能增强经刀豆球蛋白 A 激活后的小鼠淋巴细胞增加分泌素白介素 2 和增加白介素 2 受体的表达作用。

适应证：①适用于慢性乙型肝炎；②作为免疫损害病者的疫苗增强剂，可用于免疫系统功能受到抑制者，包括接受血液透析者和老年病患者。

用法用量：本品不应肌内注射或静脉滴注。它应使用随盒的 1.0ml 注射用水溶解后马上皮下注射。

不良反应：胸腺法新耐受性良好。超过2000例不同年龄各种疾病的患者得到的临床经验显示，没有任何关于使用胸腺法新发生严重不良反应的报道。不良反应都很轻微，且并不常见，主要是注射部位疼痛。极少情况下有红肿、短暂性肌肉萎缩、多关节痛伴水肿和皮疹。

五、清 肠 类

1. 硫酸镁（立美舒）　硫酸镁（立美舒）是一种肠道清洁药。药理作用为口服后在肠道内形成高渗状态，水分滞留肠腔，食糜容积增大，刺激肠道蠕动，促进排便。

组成：本品的主要成分为硫酸镁。

药理：硫酸镁口服后在肠道内形成高渗状态，水分滞留肠腔，食糜容积增大，刺激肠道蠕动，促进排便。外敷在局部形成高渗环境，吸收水肿组织和细胞当中的水分，使肿胀消除。

适应证：①用于便秘、肠内异常发酵，亦可与驱虫剂并用；与活性炭合用，可治疗食物或药物中毒。②用于阻塞性黄疸及慢性胆囊炎。③用于惊厥、子痫、尿毒症、破伤风、高血压脑病及急性肾性高血压危象等。④也用于发作频繁而其他治疗效果不好的心绞痛患者，对伴有高血压的患者效果较好。⑤外用热敷，消炎去肿。

用法用量：

（1）外用：硫酸镁50g，加50～60℃温开水50ml制成50%硫酸镁溶液，取大小适宜的2～3层纱布，浸湿于50%的硫酸镁溶液中，取出拧干至不滴水为宜，均匀平铺于患处，可用于肛缘水肿、孕产妇痔疮、产后会阴水肿，急性乳腺炎，骨科水肿、软组织挫伤肢体肿胀，静脉炎。

（2）内服：①每次可口服10～20g，一般为清晨空腹口服，先服用10g，2小时后如无便意，再服用10g，同时饮水200～400ml，也可用水溶解后服用。②清肠，在内镜检查前4～6小时，将硫酸镁20g加入200ml温水中口服，间隔半小时再将硫酸镁20g加入200ml温水中服用，同时饮水1500ml以上。③利胆，用硫酸镁5g配制成33%溶液（5g硫酸镁加入10ml注射用水），导管导入胆囊，每天3次。

不良反应：导泻时如浓度过高，可引起脱水；

胃肠道有溃疡、破损之处，易造成镁离子大量吸收而引起中毒。

2. 磷酸钠盐口服溶液

组成：本品为复方制剂，其组分为磷酸二氢钠和磷酸氢二钠。

适应证：用于患者行结肠X线及肠道内镜检查前或手术前清理肠道。

用法用量：本品用于肠道准备时服药一般分2次，每次服药45ml。第一次服药时间在操作前或检查前一天晚上7：00，用法采用稀释方案，用750ml以上温水稀释后服用。第二次服药时间在操作或检查当天早晨7：00（或在操作或检查前至少3小时），或遵医嘱，用法同第一次。为获得良好的肠道准备效果，建议患者在可承受范围内多饮水。

六、灌 肠 类

1. 美沙拉秦灌肠液（莎尔福）

组成：本品主要成分为美沙拉秦。

适应证：美沙拉秦灌肠液适用于溃疡性结肠炎的急性发作和维持治疗及克罗恩病急性发作治疗。

用法用量：每晚睡前从肛门灌进结肠，每次1支（4g）。

2. 复方黄柏液

组成：连翘、黄柏、金银花、蒲公英、蜈蚣。

功能：清热解毒、消肿祛腐。

主治：用于疮疡溃后，伤口感染，属阳证者；痔瘘术后换药、慢性结肠炎、溃疡性结肠炎。

用法用量：治疗慢性结肠炎，本品保留灌肠，每晚1次，每次100ml，15天后改为隔天1次。治疗溃疡性结肠炎，原液100ml，保留灌肠。

3. 通灌汤（辽宁·张有生）

组成：苦参25g、地榆15g、白及15g、黄柏15g、甘草10g、明矾10g。

功能：清热解毒、收敛止血。

主治：溃疡性结直肠炎、便下脓血、里急后重、腹痛腹泻。

用法：水煎或加温每便后、睡前用50～100ml保留灌肠，不仅在局部起作用，而且在结肠、直肠黏膜吸收至全身起作用。

（李春雨　马海英）

参 考 文 献

李春雨，2012.大肠癌名医解答.北京：人民军医出版社，100-101.

李春雨，2013.肛肠病学.北京：高等教育出版社，94-95.

李春雨，2018.肛肠科护士手册.北京：中国科学技术出版社，237-238.

李春雨，汪建平，2013.肛肠外科手术技巧.北京：人民卫生出版社，168-169.

林树森，李春雨，2011.痔上黏膜环切术加芍倍注射术治疗中重度直肠前突的疗效观察.中国普外基础与临床杂志，18（4）：426-427.

毛捷鸿，姜在龙，张磊，等，2015.PPH 联合芍倍注射液治疗直肠黏膜内脱垂的临床观察.中华全科医学，13（4）：541-543.

聂敏，李春雨，2018.肛肠外科护理.北京：人民卫生出版社，130.

颜少蓉，张小博，2011.美宝湿润烧伤膏联合微波照射对肛门部术后创面愈合的影响.陕西医学杂志，40（10）：1386-1387.

张洪涛，卜煜锋，张晓海，等，2015.复方嗜酸乳杆菌片、双歧杆菌三联活菌胶囊配伍四联疗法根除幽门螺杆菌的临床研究.中国中西医结合消化杂志，23（8）：581-583，585.

张鸣鸣，王华，程秋实，2018.复方嗜酸乳杆菌片对肠易激综合征患者的疗效.中国微生态学杂志，30（11）：1286-1288.

张有生，2000.肛肠科手册（增订本）.沈阳：辽宁科学技术出版社，136-138.

张有生，李春雨，2009.实用肛肠外科学.北京：人民军医出版社，43-53.

第 6 章　肛肠疾病微创技术

第一节　肛门疾病微创技术

一、痔的微创手术

自20世纪70年代开始，随着肛垫理论和肛垫下移学说的提出，人们对痔有了新的认识，治疗也由彻底将痔切除转变为尽可能保留肛垫结构，通过手术使脱垂肛垫复位，以达到尽可能不影响精细控便能力的目的。传统痔环切术等破坏性大、并发症多的术式已逐渐被淘汰，同时，涌现出新的痔的微创手术，具有损伤小、愈合快、术后疼痛轻、并发症少等优点，主要有吻合器痔上黏膜环形切除术（PPH）、选择性吻合器痔上黏膜切除术（TST）和多普勒超声引导痔动脉结扎术（DGHAL）等。

1. 吻合器痔上黏膜环形切除术（procedure for prolapse and hemorrhoid，PPH）　于1993年由Longo首次完成，通过环形切除痔组织上方的黏膜和黏膜下组织，吻合后使脱垂的痔团上提，同时阻断痔区血供，从而缓解痔团脱垂和出血症状。与传统手术相比，PPH不切除痔团本身，尽可能地保护了局部解剖结构；在感觉神经丰富的肛管和肛周不留切口，减轻了术后疼痛；吻合位于肛管直肠环上，括约肌损伤的概率相对减小。

2. 选择性吻合器痔上黏膜切除术（tissue-selecting therapy stapler，TST）　是在PPH基础上发展起来的一种痔的微创手术。通过TST的永久平行关闭和开环式扩肛器设计，可准确定位目标组织，选择性切除痔上黏膜组织，既不损伤肛门括约肌，又保护了肛垫和非痔区黏膜组织，更加符合肛管形态和生理，有效预防术后大出血和吻合口狭窄。与PPH类似，不同之处在于根据痔核的位置有针对性地进行治疗，选择性切除脱垂部分的痔上黏膜和黏膜下层，保护了正常的黏膜桥，减少了手术创伤，最大程度维护了肛门的精细感觉和收缩功能。本术式具有微创、无痛、住院时间短、术后恢复快、并发症少等优点。

3. 多普勒超声引导痔动脉结扎术（DGHAL）是利用多普勒超声对直肠上动脉分支准确定位并结扎，由此减少进入肛垫的血液，降低肛垫压力，达到缓解出血、疼痛的目的，同时通过结扎操作对脱垂肛垫起悬吊、复位的作用，结扎后局部还会出现慢性炎症和纤维化，从而固定肛垫。

二、肛瘘的微创手术

1. 括约肌间瘘管结扎术（LIFT术）　最早于2007年由泰国医生Rojanasakul提出，随后在美国开展了多中心研究，推荐作为治疗复杂性肛瘘保留括约肌手术的一线选择，该方法在括约肌间行手术切口，确认括约肌间瘘管，紧靠肛门内括约肌结扎瘘管并切除部分括约肌间的瘘管，刮除其余瘘管内的所有肉芽组织，缝合肛门外括约肌缺损。该手术适用于经括约肌肛瘘，瘘管形成明显者。但急性脓肿和肛瘘炎症期、克罗恩病引起的肛瘘、直肠阴道瘘者禁用。

2. 肛瘘栓　治疗理念较简单，用肛瘘栓为瘘管内组织的生长提供机制和支撑，以使瘘管愈合而不存在失禁的风险。适应证：①经括约肌肛瘘；②括约肌间肛瘘（当瘘管切开术存在禁忌时）。肛瘘栓可能出现的并发症包括肛门直肠手术所有可能出现的并发症，但发生率较低，除了肛瘘愈合失败之外，最常见的是脓肿。此外，栓子脱落或掉出被认为是并发症或技术失败导致。

第二节　结直肠疾病微创技术

一、腹腔镜结直肠疾病手术

在过去的20年中，腹腔镜外科得到了迅猛的发展，腹腔内各器官的手术几乎均可在腹腔镜辅助下完成。

1991年Jacobs等实施了第1例腹腔镜结肠切除手术。随后，1993年Wexner等首次通过74例腹腔镜结直肠癌手术患者的临床病理资料较全面地报道了腹腔镜结直肠癌手术的原则、方法、预后分析等问题。以后，随着手术技术的改进和手术经验的提高，腹腔镜结直肠癌手术的并发症逐渐减少。

与开放的结直肠手术相比，腹腔镜结直肠手术的优势如下：①术后疼痛轻；②肠道功能恢复快；③有利于预防肺部并发症的发生；④腹部伤口感染率、伤口裂开发生率低；⑤术后肠粘连发生率低；⑥患者总体恢复快，住院时间短。

二、经肛门内镜显微手术

经肛门内镜显微手术（transanal endoscopic microsurgery，TEM）是在麻醉下使肛门括约肌松弛，手术器械经肛门插入直肠内，经内镜下切除肿瘤的微创手术方法，与内镜下黏膜切除术（endoscopic mucosal resection，ETR）不同，TEM操作可以分为给直肠内充气的正压法和常压法。正压法需要应用保持直肠腔内气体封闭的手术器械，使肠腔膨胀，扩大直肠腔内固有的空间，进行手术操作；常压法在直肠腔压力正常的情况下，不需要保持气体的密闭性，利用直肠固有的管腔空间进行手术。

适应证：①巨大的腺瘤，广基的绒毛状息肉，基底部直径在2.5cm以上者；②黏膜及黏膜下层癌，无淋巴管、血管侵袭者，直肠类癌，直径在1.5cm以下者；③即使淋巴管和血管侵袭的黏膜下层癌及一部分进展期直肠癌，有时需进行姑息手术；④通过内镜下黏膜切除术不能彻底切除的大的黏膜层病变；⑤内镜下黏膜切除术后的残留黏膜病变；⑥需要切除直肠壁全层的病变，根据切除的标本进行病理组织学判断肿瘤浸润的深度。

三、经肛门全直肠系膜切除术

经肛门全直肠系膜切除术（transanal total mesorectal excision，taTME）治疗直肠癌是近年来结直肠外科的热点。2007年，美国的Whiteford在新鲜解冻尸体上采用TEM平台进行了直肠切除首次获得成功。2013年张浩首先报道了1例经肛门全直肠系膜切除术的病例。与经腹入路手术相比，该手术在肥胖、骨盆狭窄患者中更易确定和保证足够的肿瘤远切缘及环周切缘，具有更加微创、减少吻合口并发症等优点，但由于该手术尚处于初始阶段，缺乏大量的临床病例和长期生存结果。目前尚无多中心临床研究的证据支持，因此，需在充分准备的前提下谨慎开展该手术。

该手术适用于距肛缘7cm以下，术前分期T3NxMx以下，术前影像学结果环周切缘阴性的直肠癌，肿瘤游离后能经肛门拖出者更佳。

四、经自然腔道内镜手术

经自然腔道内镜手术（natural orifice transluminal endoscopic surgery，NOTES）是通过在胃、阴道、直肠、膀胱等空腔器官壁上形成人造穿孔后进入体腔完成相应诊疗的技术。在传统腹腔镜下直肠癌根治术中，肿瘤标本取出时需在腹壁做一小切口，因而存在切口感染、肿瘤细胞种植等风险，而基于NOTES理念的经自然腔道标本取出技术的应用，能有效地解决该问题。与传统手术方式相比，NOTES具有手术操作时间短、术中出血少、吻合口漏发生率低、无体表瘢痕、术后疼痛轻等优点。此外，患者术后肛门功能受影响小，腹部无辅助切口、瘢痕，符合微创理念。

五、内镜下微创治疗

内镜下微创治疗主要包括经内镜黏膜切除术（endoscopic mucosal resection，EMR）和经内镜黏膜下切除术（endoscopic submucosal dissection，ESD）。

ESD是在EMR的技术基础上发展而来的，切除深度可达黏膜下层，其适应证包括早期肿瘤伴黏膜下层浸润但无淋巴结转移、内镜活检后基底切缘肿瘤残留、多发性早期病变、手术后可辅助局部放化疗者等。

六、达芬奇机器人手术在结直肠手术中的应用

自2000年达芬奇手术机器人系统应用于临床以来，其过滤手颤抖、三维放大视野及操作灵活、精准、稳定等优点突破了传统腹腔镜手术的局限性，使手术操作更加精细化、微创化。2001年，Weber报道了2例机器人结肠良性疾病手术，此后机器人结直肠手术在国内外逐步得到了开展。

目前机器人直肠癌手术技术日趋成熟，报道的例数也较多。

（李春雨　周　毅）

参 考 文 献

李春雨，2016. 肛肠外科学（普通高等教育"十二五"研究生规划教材）. 北京：科学出版社，44-45.

李春雨，汪建平，2015. 肛肠外科手术学. 北京：人民卫生出版社，640-644.

李春雨，徐国成，2021. 肛肠病学（全国高等学校"十三五"规划教材）. 第2版. 北京：高等教育出版社，90-92.

李春雨，于好，聂敏，等，2009. 吻合器痔固定术并发症的原因与处理. 中国医科大学学报，38（5）：387-388.

邱辉忠，肖毅，徐徕，等，2016. 经肛门内镜联合腹腔镜全直肠系膜切除治疗低位直肠癌的安全性和可行性. 中华胃肠外科杂志，19（1）：41-44.

叶颖江，申占龙，郑民华，等，2015. 直肠癌经肛门全直肠系膜切除术专家意见. 中华胃肠外科杂志，18（5）：411-412.

郑民华，蒋渝，郁宝铭，等，1995. 腹腔镜直乙结肠切除术. 腹部外科，（1）：18-19.

Chen W，Zheng R，Baade PD，et al，2016. Cancer statistics in China，2015. CA Cancer J Clin，66（2）：115-132.

Chen W，Zheng R，Zuo T，et al，2016. National cancer incidence and mortality in China，2012. Chinese J Cancer Res，28（1）：1-12.

大多数肛肠疾病患者不愿意住院，许多基层或民营医疗机构没有住院条件，患者多选择门诊治疗，但门诊手术有一定的风险，因此，应严格掌握门诊手术适应证和执行无菌操作，确保手术质量和手术安全。

第一节　门诊手术

一、术前准备

1. 预约手术　患者如合并心脏病、高血压和糖尿病，应嘱其进行内科检查和治疗，待病情稳定后再预约手术日期，术前洗澡。

2. 随时手术　术前应详细了解病史、目前症状，并进行全身和局部检查，确定有无手术禁忌证。问诊排便有无困难，粪便便条是否变细。直肠指诊注意肛门有无狭窄和松弛，括约肌是否紧张，有无触痛，作为术中松解括约肌的参考依据。并确定病变部位、性质、大小和走向，做到心中有数。

3. 心理护理　做好解释工作，消除患者恐惧心理和顾虑，如手术能否成功，术后是否复发，有无肛门狭窄和大便失禁等后遗症，要交代清楚，增强患者对手术的信心，使患者能安静地配合手术，签署麻醉及手术知情同意书。

4. 肠道准备　术前最好排净大小便，可用开塞露清洁灌肠，必要时可行结肠水疗灌肠。嘱患者术前温水坐浴后刮掉会阴部及骶尾部体毛以方便术前消毒。

5. 理化检查　完善血常规、凝血功能、输血前常规、心电图、胸部X线片等检查。根据病情，必要时测血压、脉搏和体温。

6. 器械准备　常规肛肠手术包一个，弯腰灯一台。常规肛肠手术包含有大敷布（铺台用）1块、洞巾1块、肛门镜1个、小量杯（装麻醉药）1个、弯盘（装纱布、棉球）1个、持针器2把、止血钳2把、注射器1个、组织钳6把、刀柄1个、剪刀1把、缝合线（10、7、4号）、镊子1把、缝合针（圆针，中针、小针）。

根据手术需要，另补充器械：内痔或息肉套扎术，套扎器、乳胶管、吸引器；肛瘘切开搔刮术，探针、内口探针、有槽探针、刮匙；肛瘘切开挂线术，球头探针、胶圈、过氧化氢溶液、无菌试管、标本瓶、橡皮筋；内痔注射术，肛门镜、注射器。

7. 门诊手术　用普通洗手法，戴无菌手套、一次性口罩、帽子及穿手术衣。

二、麻醉与体位

首选长效局部麻醉，必要时也可选择简化骶管阻滞，但有时出现双下肢一过性麻木，影响术后回家，注意减少麻醉药浓度和剂量，使麻醉平面仅限肛门及其周围。根据病情选择体位，一般为侧卧位或截石位。

三、手术方法

手术方法同各种疾病手术方法，但不用刀切而选用仪器进行手术。

四、术后处理

（1）手术结束后用亚甲蓝注射液等长效镇痛

药、复方利多卡因注射液（克泽普）等在痔核基底部、结扎线下和挂线被勒割的组织内注射，外敷纱布卷和纱布块包扎切口，丁字带勒紧固定。这样可保证术后无明显疼痛和局部不渗血，安全回家。

（2）术后留观半小时，观察有无不良反应。如有反应，则对症处理。

（3）离院前检查局部有无渗血，胶布和丁字带有无松脱。

（4）术后回家不要骑车或驾车。

（5）交代术后注意事项和用药方法，并将术后医嘱单交给患者，留下患者家庭住址及电话号码，向家属交代做好家庭病床护理，并嘱其记录门诊电话号码或医生电话号码，随时用电话报告术后变化。医生也应用电话查房、询问病情和调整医嘱。如有尿潴留、粪便嵌塞和出血等情况，可能要家访或请患者急速来诊及时处理。

（6）手术当天回家后应卧床休息，可以减少对伤口的刺激，减少疼痛，避免出血。术后除了适当休息外，还应鼓励患者早日活动，活动应以患者无不适和对伤口无刺激为度，不能做重体力劳动。如必须上班，可坐车到办公室，以不影响工作。如有特殊情况，可及时用电话报告并听取电话医嘱。

（7）术后第1天进食易消化食物，并逐渐恢复正常饮食。多喝蔬菜汤和温开水，多吃红薯、蔬菜和水果以防止大便干燥。不要自服泻剂。禁酒及禁辣椒等刺激性食物。不能因怕痛而不进食。

（8）手术当天因术后肛内填塞纱布，麻醉失效后有便意感时，应忍耐，不宜排便。一般手术后第2天即可排便，为防止大便干燥，避免排便时干硬粪便对切口造成冲击，术后第1次排便前可服用润肠通便食物或药物，如香蕉、火龙果、蜂蜜水或者缓泻药（如麻仁软胶囊）。如术后数天不排便，可口服大承气汤、番泻叶等峻下类中药以促进大便排出，或用开塞露50ml灌肠帮助粪便排出，注意插入肛管时应尽量减少对切口的刺激，禁止硬性插入。

（9）每次排便都有微痛和少量带血，皆属术后正常反应，不必担心，硝矾洗剂熏洗后可消失。如有渗血，勒紧丁字带压迫止血，渗血不止或逐

渐增多时用电话向医生报告，听取医嘱或及时来诊。如术中结扎止血彻底，渗血很少会发生。

（10）术后排尿呈绿色是用亚甲蓝长效镇痛药的结果，不必担心。如排尿困难，可按摩小腹，或在小腹进行冷、热水袋交替敷之。如仍不能排尿，小腹充盈胀痛难忍，可请医生肌内注射新斯的明0.1mg，常可排尿，一般无须导尿。若小便仍难以排出，及时用电话报告医生并前往医院就诊。

（11）创口未治愈前，男女都应避免性生活。

（12）每天便后用硫酸镁、硝矾洗剂坐浴熏洗，既消炎，又止痛，洗后有轻快感。熏洗坐浴应在便后进行，如治疗需要，遵医嘱每天坐浴1～2次。熏洗后用棉签蘸取痔疮膏适量（1～2g）外涂于创口，缓慢塞入肛内一枚痔疮栓，痔疮栓遇热溶化后能消炎、止痛和止血。

（13）术后经过顺利，可在术后第5天携带病历来院复查和换药。其后每周复查1次直至痊愈。

（胡响当）

第二节　微冰刀痔疮冷冻术

微冰刀冷冻术又称超低温冷冻消融术（cryoablation）或冷冻手术（cryotherapy），是一种应用微冰刀深低温冷冻治疗机进行冷冻消除病灶组织的外科医疗技术。冷冻治疗的历史可追溯到3500年前，如我国古代的冰敷和国外医师利用冷冻缓解损伤性肿胀和疼痛。后来，应用冷冻技术进行麻醉、镇痛和止血，冷冻医学才在临床上真正得到应用和推广。近年来，随着低温物理学、工程学、冷冻医学和病理学的发展，冷冻疗法已成为治疗肛肠疾病的重要手段，在外科治疗逐步微创化的今天，冷冻疗法显示出无限的应用前景。微冰刀深低温冷冻治疗机2016年被湖南省经信委列入湖南省医疗器械"十三五"发展规划重点推广产品。微冰刀痔疮冷冻术具有微创无痛、不开刀、不出血、治疗时间短、不住院、随治随走、不损伤肛垫组织、不改变肛门生理结构、不留手术瘢痕等优点。与其他手术相比，其是更为安全可靠的一种先进治疗方法，也是一种"绿色手术"的现代

新型医疗技术。

一、组　　成

微冰刀深低温冷冻治疗机由AZS-09主机和AZS-AI一次性冷冻微冰刀组成（图7-2-1，图7-2-2）。其主要有平板电脑、DZY型冷冻治疗控制系统V1.0、液氮存储器、液氮输送管、冷冻探头（3.5mm圆柱形）、压力表、低温电磁阀及温控设备、变压器等。工作温度调节范围：–60～–110℃（低于–100℃误差不超过10℃，高于–100℃误差不超过5℃）；冷冻区域：直径大于冷冻探头直径的0.5～1cm；液氮输出压力：90～100kPa（±5kPa）。

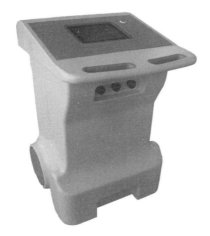

图7-2-1　AZS-09主机

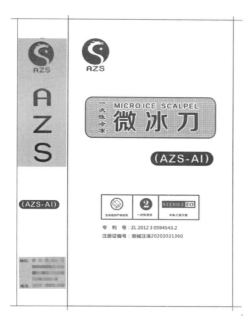

图7-2-2　AZS-AI一次性冷冻微冰刀外包装

二、作用原理

其原理是超低温冷冻刀接触痔核表面，通过热交换使温度骤然下降到冰点以下（温度约为–196℃），痔核局部迅速冻结，直接破坏细胞，痔组织微循环发生障碍（血流缓慢-微血管栓堵塞-微循环血流停止）导致细胞内部缺血、缺氧和不可逆性坏死，这时坏死的组织就会液化萎缩，或结痂逐渐脱落而治愈。

三、适应证

（1）内痔出血不止或脱出者。

（2）各期内痔、混合痔的内痔部分（外痔切除）。

（3）年老体弱或有心、肝、肾、肺等器官疾病不宜手术者。

（4）手术治疗失败或术后复发者。

（5）其他肛肠疾病（尖锐湿疣、肛裂、息肉、糜烂、渗血、直肠癌和黑色素瘤）。

四、禁忌证

1. 相对禁忌证　血栓性外痔并发炎症、炎性外痔、肛周感染、严重肛裂、肛门括约肌极度痉挛、环状内痔者及早期妊娠、月经期妇女。

2. 绝对禁忌证　严重凝血功能障碍者。

五、操作方法

（1）操作前检查：冷冻前应先试机检查微冰刀接触处有无漏液情况，以免液氮损伤周围组织。

（2）冷冻的原则：以母痔为主。先治大的，后治小的；先治位置高的，后治位置低的；先治左侧母痔，后治右侧母痔。

（3）患者先排空大便，取截石位或侧卧位，常规消毒，不需要麻醉，术前应直肠指诊排除禁忌证和其他病变；将带有缺口的肛门镜蘸液状石蜡后缓慢放入肠腔，消毒肠腔暴露痔核，确定痔核的部位（图7-2-3）。

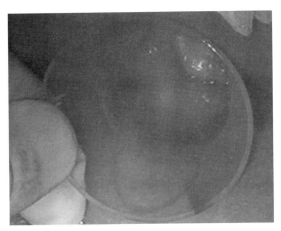

图 7-2-3　肛门镜缓慢放入肠腔
扫封底二维码获取彩图

（4）打开电源，连接 AZS-09 深低温冷冻治疗机。选择合适的微冰刀，通过肛门镜将微冰刀头放于痔核上，直接接触痔核中央，刀头紧紧粘住黏膜组织，立即冻结成冰球。根据痔核大小确定冷冻时间，直至白色冰球覆盖整个痔核即停机，等待解冻复温退出冷冻刀。对较大痔核和有活动性出血的痔核，自然融化后重复冷冻，每次重复治疗 2～3 个冻融循环，冷冻时要用棉球保护正常黏膜，在接触冷冻过程中不要随意移动探头，以免撕脱出血。

（5）右手持微冰刀直接接触痔核中央进行冷冻（冷冻深度取决于冷冻时间和按压轻重，小痔核可轻轻提起，以免冷冻过深，大痔核可稍加压力，将痔核冻透），冷冻过程中不要随意移动，以免撕脱出血（图 7-2-4，图 7-2-5）。

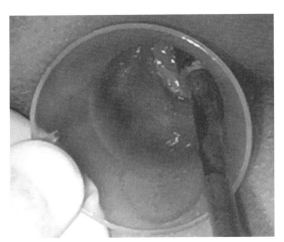

图 7-2-4　将微冰刀放到痔核中央
扫封底二维码获取彩图

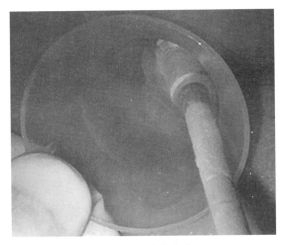

图 7-2-5　冷冻术中
扫封底二维码获取彩图

（6）冷冻冰球向上不得超过痔核的范围，向下不得超过齿状线，否则易发生水肿嵌顿。冷冻时间根据痔核大小（微冰刀接触痔核 40～60 秒）决定（图 7-2-6）。

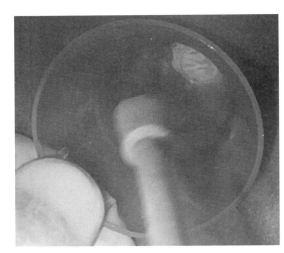

图 7-2-6　冷冻结束后
扫封底二维码获取彩图

（7）复温之前冷冻头尚未脱离痔核，切勿用力拉动冷冻探头，以免造成损伤出血。

（8）对较大和活动性出血的痔核，每次治疗 2～3 个冻融周期效果更好，一次最多冷冻 3～4 个痔核，要注意保留正常直肠黏膜，以防肛门狭窄；混合痔只冷冻齿状线以下的内痔，外痔不宜冷冻治疗，若伴有外痔可一并切除；Ⅲ、Ⅳ期内痔可在肛门外直接冷冻，也可以冷冻后注射消痔灵少许或套扎（预防再次脱出），然后将冷冻的内痔回纳（图7-2-7～图7-2-9）。冷冻术后无需特殊处理，　　肛门有轻微不适者可塞入红古豆栓或创必宁。

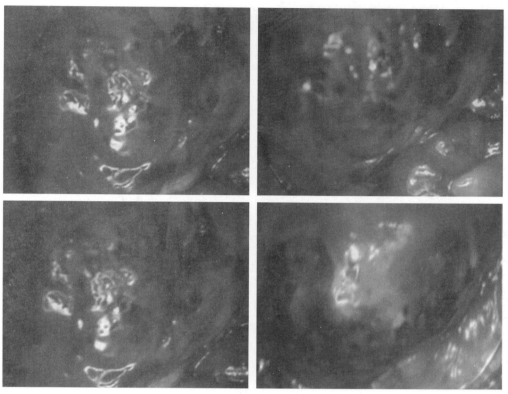

图7-2-7　1周左右黏膜坏死开始脱落

扫封底二维码获取彩图

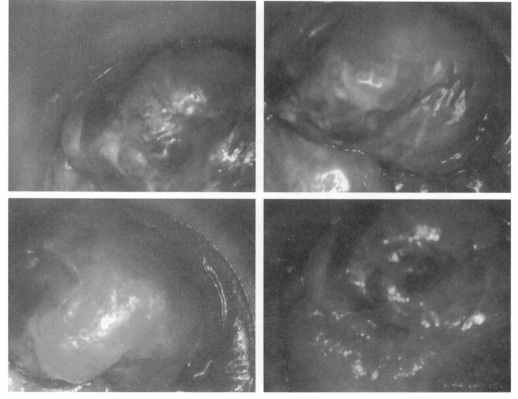

图7-2-8　冷冻术后3周

扫封底二维码获取彩图

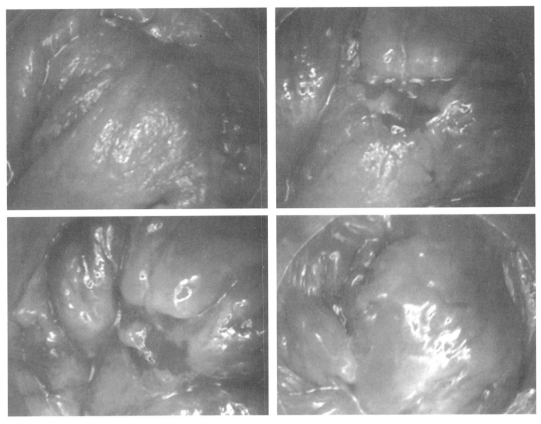

图 7-2-9　冷冻术后 4 周即将内痔完全还纳肛内

扫封底二维码获取彩图

六、注 意 事 项

1. 术前应进行直肠指诊及肛门镜常规检查，排除占位及炎症病变。将带有缺口的肛门镜沾液状石蜡后缓慢扩肛放入肠腔内（肛门镜前缘固定在齿状线上方，切勿退至齿状线以下，以免冷冻后发生肛周炎性水肿）。

2. 在接触冷冻过程中不要随意移动，以免撕脱出血，冷冻时要注意保护正常黏膜区，必要时用硅胶片或凡士林纱布隔档，以防引起肠穿孔或肠狭窄。

3. 冷冻边缘不超过痔块。冷冻范围不能超过齿状线以下，如混合痔只冷冻齿状线以上部分，外痔不宜冷冻治疗。

4. 单纯外痔不宜冷冻治疗，因齿状线以下是皮肤组织，受体神经支配，冷冻会造成疼痛和水肿。

5. 对较大和有活动性出血的痔核每次治疗做 2～3 个冻融期效果更好。

七、技 术 优 势

冷冻手术可在门诊进行，对患者而言轻便简易，无须特别的饮食控制、灌肠及其他准备。术中、术后基本无疼痛，治疗结束后，可迅速恢复活动，不需要住院治疗，出血情况较少，无特殊禁忌证，无明显并发症，不改变肛门结构。

微冰刀冷冻手术的应用近期有效率为 100%。随访 3～5 年，治愈率约为 85.1%，基本治愈和好转率约为 14.9%，无效率为 0。冷冻手术的主要优点是操作简单，治疗方便，痛苦少，不需要麻醉，患者不必做特殊准备，治疗后可照常活动和排便，容易被患者接受。

第三节　舒大夫磁疗棒

舒大夫磁疗棒又称 NANOMAY 痔疮治疗仪，是美国 Luis Lopez 以不可再生的国家战略性资源——稀土为原料，通过高科技创新技术，在产品周围产生互为反向旋转的动态三维近磁场，磁场强度也呈脉冲式强弱交替变化（图7-3-1）。通过磁场改善肛周微循环，从而达到治疗痔疮的目的。本产品适用于各型痔疮，设计原理科学，技术先进，疗效确切，可以反复使用，值得临床大力推广。

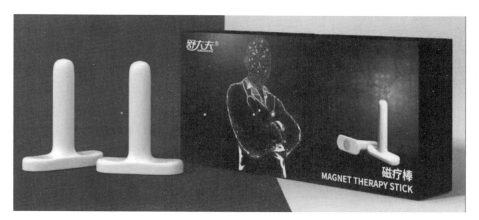

图7-3-1　舒大夫磁疗棒
扫封底二维码获取彩图

一、组　　成

本产品由橙色A棒和绿色B棒共同组成。A棒产生磁力大小变化，且互为反向旋转的横向三维近磁场；B棒产生磁力大小变化，且互为反向旋转的纵向三维近磁场。A棒和B棒交替使用迅速改善微循环（图7-3-2）。

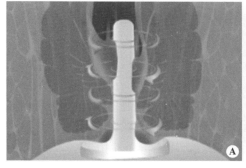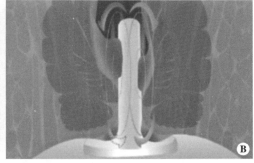

图7-3-2　舒大夫磁疗棒
A.互为反向运动的横向磁场，改善横向血流状态；B.互为反向运动的纵向磁场，改善纵向血流状态
扫封底二维码获取彩图

二、作用原理

本产品独有的互为反向旋转的三维近磁场比恒定磁场具有更大的穿透性，更强的磁感应作用。人体内的血液、体液、细胞介质、离子等在本产品的磁场内会产生定向运动力（洛伦兹力），可增加酶的活性、促进分泌、改善神经系统传导（镇静镇痛）、降低血液黏稠度，显著改善机体深部的微循环状态。

三、适　应　证

（1）痔疮所引起的便血、疼痛、肛门潮湿、肛门瘙痒、肛门坠胀、便秘等临床症状。

（2）肛窦炎、直肠炎、肛门直肠神经官能症引起的肛门坠胀、肛门疼痛。

（3）肛肠手术后康复治疗。

（4）盆底疾病的康复治疗。

四、操作方法

隔日交替使用A棒和B棒，每次使用40分钟，1个疗程内各使用5次。1个疗程为10天。必要时可根据患者治疗情况增加使用疗程。

通常处于痔疮发作期的患者使用2～5天即可明显得到改善；绝大多数患者通过1个疗程（10天）的治疗可消除便血、疼痛、瘙痒等症状；根据患者病程和病症的不同，通过反复使用多个疗程可使痔核缩小直至消失。

五、技术优势

舒大夫磁疗棒设计理念先进，使用方法简便，纯物理治疗，无痛无创，完美保护患者隐私，可自行在家治疗使用，在形成临床共识的基础上写入《中国痔病诊治指南（2020）》，为我国痔疮患者带来福音。

第四节　激光坐浴机

激光坐浴机包括激光照射疗法、传统盆式温热坐浴、中医特色药物三大要素，集药物坐浴、激光照射、温热清洗、气泡按摩、热风风干五大功能于一体的坐浴仪（图7-4-1），为盆底疾病的治疗和肛肠术后康复提供了一种有效的治疗方法，持续为医院和患者创造更大的综合效益。

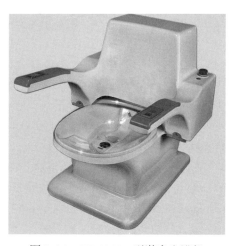

图7-4-1　KX2000A型激光坐浴机
扫封底二维码获取彩图

一、组　　成

激光坐浴机由水加热器、气泡发生器、半导体激光器及驱动电路、热风机、电脑控制电路及坐浴盆组成。

二、作用原理

激光坐浴机是运用激光的生物刺激作用，结合热水坐浴、气泡按摩、热风风干，配合医院的药物坐浴共同作用于人体病变组织和经络穴位，进而促进血液循环和代谢，改善机体免疫功能，达到消炎、镇痛、加速病变部位受损组织的修复及加快愈合的目的。

三、适　应　证

本产品在医疗机构中使用，用于对人体臀部及会阴部进行温热与激光照射理疗。可用于：

（1）内痔、外痔、混合痔、肛裂、肛瘘、肛门湿疹、肛门瘙痒等常见肛肠疾病。

（2）盆底疾病的治疗和肛肠术后康复。

四、禁　忌　证

本产品不适于儿童、危重患者及瘫痪患者使用，有败血症症状的急性炎症患者禁用，其他患者请在医生指导下使用。

五、操作方法

每天便后、换药前及睡前进行激光坐浴，加入中药洗剂后，打开操作开关，KX2000A型激光坐浴机自动进行水加热、激光照射理疗、气泡按摩、中药坐浴，达到设定的坐浴时间后自动排水并进行热风风干。

将一人/次坐浴盆（KX2000A型激光坐浴机专用）放入坐浴机，检查并确认坐浴盆的气泡管接口与坐浴机出气口对正按紧，倒入60～120ml中药液，开机后仪器自动加入1000ml温热水，协助患者揭开伤口敷料后坐入激光坐浴机，肛门伤口没入药液内，设定温度为43℃，激光温热药浴时间为10分钟，自动清洗时间为3分钟，清洗完毕，激光坐浴机自动排水，然后热风风干3分钟，坐浴后换药，每天2次。

六、注意事项

（1）坐浴前为患者测量体温、脉搏、血压，嘱其排空大小便，并清洁外阴及肛门，以提高药效。

（2）保持适宜的坐浴水温，精确控温，防止水温太低患者感觉不适，或水温太高烫伤皮肤。

（3）坐浴一般在手术后次日排便后即可进行，每次坐浴时间不可太长，避免引起虚脱和大出血，必要时坐浴前饮服含糖量高的果汁或食品，并设专人守候，以便发现异常情况及时处理。

（4）在坐浴过程中，注意观察患者面色和脉搏，如患者主诉乏力、眩晕，应立即停止坐浴，嘱其休息。注意患者安全，因为热疗法有镇静、催眠作用，要防止患者跌倒，年龄较大的患者尤应注意。

（5）每次坐浴完毕用干净、柔软毛巾擦干患部，并用消毒纱块覆盖。对于年老体弱、心脑血管疾病患者，协助擦洗，擦洗动作应轻柔，并搀扶回房休息。使用完毕后，坐浴盆应进行清洗消毒处理。

（6）会阴部有伤口者，坐浴后按无菌换药方法进行处理。

七、技术优势

（1）温热坐浴有利于药物有效成分达入病灶，

充分发挥药物的作用。

（2）运用650mm激光的生物刺激作用，消炎、镇痛，促进伤口修复与愈合。

（3）自动清洗盆底创面，促进血液循环从而减轻疼痛。

（4）创口清洗完成后自动热风风干，避免患者盆底创面周围潮湿，有利于创面出血处凝固结痂，同时也方便换药。

因此，其具有安全、有效、方便、舒适等优点。

（胡响当　李春雨）

参考文献

董平，王敏，吴瑶，等，2013. 微电极射频电化学疗法治疗内痔60例疗效观察，33（9）：43-44.

何永恒，凌光烈，2019. 中医肛肠病学. 第3版. 北京：中国中医药出版社，110-111.

李春雨，汪建平，2015. 肛肠外科手术学. 北京：人民卫生出版社，890-891.

李春雨，徐国成，2021. 肛肠病学. 第2版. 北京：高等教育出版社，102-103.

李春雨，朱兰，杨关根，等，2021. 实用盆底外科. 北京：人民卫生出版社，691-693.

李东冰，李权，蔡亭，等，2007. 铜离子电化学疗法治疗痔. 中国中西医结合外科杂志，13（1）：40-42.

聂敏，李春雨，2018. 肛肠外科护理. 北京：人民卫生出版社，36-37.

农玉梅，宁余音，李莉，等，2014. 肛门疾病患者术后激光坐浴机中药坐浴的效果观察. 护理学报，21（10）：72-73.

张有生，李春雨，2009. 实用肛肠外科学. 北京：人民军医出版社，376-379.

第 8 章　肛肠疾病术前准备和术后处理

围术期也称手术全期，是指围绕手术的一个全过程，从患者决定接受手术治疗开始，到与这次手术治疗有关的治疗基本结束，包括术前、术中及术后3个阶段。肛肠手术围术期涉及患者身心准备、物质准备及术后可能产生的不良反应与并发症处理等。良好的术前准备可保证手术顺利进行，是手术成功的重要因素，不能忽视，要认真对待。

第一节　肛门部手术患者的处理

一、术前准备

1. 术前检查　应全面、详细地掌握病史，做好全身和局部检查，明确诊断，了解实验室检查结果，如血常规、尿常规、便常规及出凝血时间等。完成胸部X线片和心电图检查，根据疾病和机体情况确定有无手术禁忌证并选择合适的麻醉及手术方式。如有全身疾病如心血管疾病、糖尿病、出凝血功能障碍、严重营养不良等，术前应予以积极纠正和治疗。

2. 心理准备　需向患者宣传基础的生理、解剖知识，向患者及其家属详细交代病情，讲解手术方案及手术的必要性，对术中、术后可能出现的情况进行详细说明，消除患者和家属的顾虑，取得患者同意，使其积极配合手术及治疗。

3. 药物过敏试验　肛门手术常用的麻醉药为利多卡因和普鲁卡因，普鲁卡因应做皮肤过敏试验，呈阳性者可选用利多卡因等。

4. 饮食准备　可根据麻醉方式调整术前饮食方案，局部麻醉患者一般无须控制饮食；骶管阻滞、腰麻患者，可手术前一天晚餐给予少渣食物或手术前6小时禁食，或手术当天清晨起禁食。对于肛门括约肌修补术、肛管成形术、高位复杂性肛瘘根治术等一些复杂手术，可术前3天起进少渣饮食，便于手术后控制排便。

5. 皮肤准备　在不妨碍手术正常进行的情况下可以不采取术前备皮；如对术野有影响，应将术野的体毛剔除干净，注意不要损伤皮肤，会阴及肛门部需清洗干净。肛周炎性疾病、疼痛明显者，如肛周脓肿患者，可在术中麻醉状态下备皮。

6. 肠道准备　肛门部手术对肠道准备的要求不高，术前排空大便或在术前进行甘油灌肠处理均能达到手术要求。对较大而复杂的手术如肛管狭窄手术、肛管成形术、皮瓣移植、黏膜瓣推移等手术，可考虑清洁灌肠，用0.9%的生理盐水反复灌洗，直到排出清亮液体并无粪渣为止。

7. 药物准备　若患者对手术较为担忧、恐惧，可术前晚上口服地西泮（安定）5mg，保证良好睡眠。术前30分钟注射地西泮（安定）10mg，减少患者恐惧。

二、术后一般处理

术后处理的正确与否直接关系到手术效果的好坏，正确的术后处理可促进创面愈合，预防并发症发生。

1. 休息与活动　患者术后需要适当的卧床休息，特别是手术结束返回病房时，可减少对切口的刺激，减轻疼痛，同时避免出血。另外，还应鼓励患者早期离床活动，以利于切口恢复，活动应以患者无不适和对切口无刺激为度。混合痔术后7～10天避免剧烈活动，以防结扎线脱落引起大出血。但直肠脱垂术后建议尽量采取平卧位。

2. 饮食 术后一般不需要限制饮食。手术当天即可进食易消化普食。建议多食蔬菜、水果以防便秘。忌食辛辣刺激、肥甘厚味、炙煿之物。少数手术如直肠脱垂手术、肛管重建、皮瓣移植、黏膜瓣推移等术后需控制排便，术后先禁食，不禁水，逐渐过渡到半流质饮食，3～4天后可恢复正常饮食。

3. 排尿 术后鼓励患者适当饮水，放松精神与身体，自行排尿，如长时间不能排尿，采取按摩、热敷小腹或听流水声等方法刺激排尿。如仍无效，可针刺气海、关元、中极、三阴交、阴陵泉和水道等穴；如小腹胀痛，膀胱充盈隆起，予以叩诊及残余尿B超检查明确病情，轻者可口服甲磺酸多沙唑嗪片放松泌尿道平滑肌，或者肌内注射新斯的明1mg（心肌供血不足者慎用）帮助排尿，一般不需导尿，如手术后12～18小时仍不能排尿或残余尿B超提示尿潴留，考虑导尿处理。

4. 排便 一般术后24小时内不宜排便。需控制大便者避免在术后3天内排便，控制排便可服用盐酸洛哌丁胺胶囊等。为防止大便干燥，避免排便时干硬粪便对切口造成冲击，术后第1次排便前或术后48小时仍未排便者可服用缓泻药物助便。术后数天未排便者，可以应用开塞露纳肛或温生理盐水灌肠，帮助粪便排出，但插入肛管时应避免刺激切口，禁止硬性插入造成损伤。若出现粪便嵌塞，则按粪便嵌塞处理，大便次数增多也应及时处理。

5. 疼痛干预 患者对术后切口疼痛和排便时切口疼痛有恐惧心理，应对其进行有关的心理护理，提高对疼痛的耐受性。术中良好的麻醉、精细的操作，可使术后疼痛降至最低限度。而术后保持大便通畅、便前坐浴和便后热敷是减轻排便时疼痛的重要有效措施。大多数患者术后疼痛均可耐受，疼痛明显者可对症处理。

6. 感染预防 普通切口可予以口服抗生素预防感染，常用甲硝唑、第一代头孢类药物，或采取局部栓剂纳肛，如甲硝唑栓。对化脓性切口，多采用青霉素类药物肌内注射或静脉滴注。青霉素过敏者，采用氨基糖苷类药物联合甲硝唑静脉

滴注。也可配合选用清热解毒类中药汤剂口服治疗。术后使用抗生素时间不宜过长，一般以3天为宜。

7. 熏洗坐浴与热敷 通过坐浴及热敷对肛门局部的加热作用缓解肛门括约肌痉挛，减轻疼痛，减少渗出，促进血液循环和炎症吸收，加速切口愈合。

（1）熏洗坐浴：利用蒸汽和水温对肛门进行加热，且有局部清洁作用。水温高时蒸汽熏浴，水温降至适度时坐浴。坐浴时间以5～15分钟为宜，过长时间、过高温度坐浴均会引起肉芽组织水肿，影响切口愈合。常用坐浴药物有硫酸镁溶液、痔疾洗液、丹卿方等。

20%硫酸镁溶液用于肛肠术后坐浴，50%硫酸镁溶液用于肛周部位外敷，其是有效的消肿抗炎治疗方法。硫酸镁溶液为高渗溶液，其中Mg^{2+}、SO_4^{2-}均为强极性物质，两者均可利用浓度差吸收组织中的水分，从而达到消肿的目的。硫酸镁的高渗透作用能迅速消除局部组织炎性水肿，Mg^{2+}具有保护局部血管内皮细胞及增加内皮细胞前列环素合成及释放，增强抗凝活性，抑制血小板聚集，改善局部循环，保护血管完整性的作用。同时Mg^{2+}与Ca^{2+}化学性质相似，能抑制交感神经递质释放，使平滑肌的收缩受阻而改善微循环。Mg^{2+}能使毛细血管扩张，加热也促使毛细血管扩张，从而纠正了组织缺血缺氧，促进水分吸收，由于微循环的改善，新陈代谢和白细胞吞噬功能增加，进而达到抗感染、消肿的目的。且硫酸镁无味、无刺激性，操作方便、安全。

配制方法：将50g硫酸镁散剂（立美舒）溶入100ml温水（35～42℃）中，即配制成50%硫酸镁溶液（硫酸镁与水的比例为1：2）。同理，20%硫酸镁溶液，硫酸镁与水的比例为1：5。

（2）热敷：分为湿热敷和干热敷两种。湿热敷指用药物将纱布浸湿，稍拧干，敷于肛门处；干热敷常用热水袋置于肛门处。现亦有利用微波理疗达到热敷的相同功效。

8. 换药处理 术后对切口进行每天清洁消毒换药处理，并根据疾病种类和手术方式的不同对术后切口做出相应处理。

（1）缝合切口：其处理与普通外科伤口处理相同，即保持切口清洁，术后7天拆线。但肛门切

口易被分泌物、粪便污染，女性患者切口还易被小便污染，如出现切口污染情况，应及时清洁及换药，以避免感染。术后控制排便3～5天，有利于切口愈合，减少切口污染和感染。如缝合切口出现感染，应及时拆除缝线并对症处理。

（2）开放伤口：肛门部大多为开放伤口，由于分泌物、粪便的污染，应每天对伤口进行消毒和换药。

1）术后0.5～1小时观察伤口有无出血，如有出血，应及时处理。术后伤口存在不同程度的渗出，渗出物较多者应及时更换外层敷料。

2）第1次换药时若内嵌引流条干结，与伤口贴合紧密，可只更换外层敷料，不必取出内嵌引流条以减少疼痛或出血。嘱患者坐浴后自行取出。

3）排便后及时清洁换药，可用呋喃西林棉球或苯扎溴铵棉球清除伤口上的分泌物、粪便，伤口应放置引流纱条，避免假性愈合，促进伤口愈合。

4）伤口腐肉较多，创面不新鲜者，可以应用红油膏及丹药祛腐生新；伤口肉芽组织新鲜，分泌物较少时，可外用生肌散、白玉膏生肌敛创。

5）若创面上残留线头、棉纱等，要及时清除，以免被组织包埋，形成异物刺激，影响愈合。对于痔结扎术，痔核结扎线一般7天左右可自行脱落，不必过早强拉，以免引起出血，术后10天尚未脱落者应及时拆除。脓肿或肛瘘手术存在实挂线者，若发现挂线橡筋已松动，可于术后7～10天适当紧线，以助勒割。

6）保持引流通畅，防止假性愈合。大面积或深部脓肿，复杂性肛瘘术后存在较大、较深的脓腔和创道，在换药时必须保持引流通畅，防止切口粘连，确保伤口从底部由里向外生长。由于引流不畅会引起再度感染，伤口不愈合或伤口粘连形成假性愈合，遗留盲腔和瘘管，造成复发。

7）术中组织损伤较多，术后伤口有粘连、狭窄倾向者，应及时扩肛，扩肛在术后10天左右进行。指法扩肛和器械扩肛均可，扩张时动作应轻柔，避免使用暴力，扩张口径由小逐渐变大。

8）术后伤口愈合过程中出现异常情况，处理措施见第9章。

第二节 结直肠手术患者的处理

一、术前准备

1. 术前检查 术前应详细询问病史，在全面检查的基础上根据疾病种类进行重点检查，全面掌握患者的疾病特点和基础情况，对患者心、肺、肝、肾等重要器官功能进行全面评估，对患者耐受麻醉和手术的能力做出正确判断，选择合适的麻醉及手术方式。

2. 心理准备 术前患者反应剧烈，特别是肛管直肠肿瘤需行腹壁造口术的患者，会出现恐惧、悲观、失望的情绪，对术后生活、工作有很大顾虑，给手术带来不利影响，妨碍手术方案实施。医护人员应通过对患者（包括家属）进行耐心、细致的思想工作，说明疾病的情况、手术的意义、手术实施方案及其对患者术后生活质量的重要性，使他们树立战胜疾病的信心，积极配合手术治疗。

3. 身体准备 部分结直肠疾病主要是结直肠恶性肿瘤为慢性消耗性疾病，患者不同程度地存在贫血、营养不良，有腹泻、肠梗阻者还可出现水、电解质紊乱。由于手术损伤范围较大，对机体的耐受能力要求较高，因此术前改善营养状况和纠正水、电解质紊乱显得非常重要。口服高蛋白、易消化饮食是改善营养状况的最佳途径，尤其氨基酸、维生素及微量元素的平衡摄入是其他途径所无法比拟的。对进食较差、消化吸收功能低下或不能进食，短时间内要求改善营养状况的患者，可以考虑完全胃肠外营养。水、电解质的平衡状态应在监控之中，如出现异常，应予以及时纠正。

4. 饮食准备 提倡术前3天普食，术前1天易消化饮食，术前12小时开始禁食，有梗阻现象者应提前禁食，术前4小时开始禁饮，以防止因麻醉或手术过程中的呕吐而引起窒息或吸入性肺炎。

5. 肠道准备 结直肠手术对肠道准备的要求较高，肠道准备的目的在于清除粪便、减少肠内细菌的数量，良好的肠道准备是确保手术成功、降低术后并发症的重要因素。常用的方法有全消化道清洁、清洁灌肠、肠道水疗法和术中结肠灌洗。

（1）全消化道清洁：是通过口服泻剂，增加肠容量，刺激肠蠕动，达到排除粪便，清洁肠道的作用，在临床上已基本代替了传统的灌肠法，常用的口服泻剂全消化道清洁法有以下几种。

1）硫酸镁散剂：硫酸镁是一种渗透性导泻药，刺激性小，简便易行。硫酸镁散剂（立美舒）是临床常用的经典肠道准备清洁剂，其优点为服用水量少，患者依从性好，性价比高。硫酸镁溶液通过 Mg^{2+}、SO_4^{2-} 形成高渗环境，抑制肠腔内水分重吸收，同时通过吸收组织中的水分，使肠腔内容积增大，并对肠壁产生机械性刺激，反射性增加肠蠕动，产生容积性导泻作用，在临床上使用较为普遍。硫酸镁溶液口味虽略苦涩，但需饮用的溶液量仅数十毫升，此后多是正常饮水，患者易于接受。口服硫酸镁散剂肠道清洁满意度高，肠道准备效果佳，且不良反应发生率较低、肠道准备前后血清电解质无显著变化。

用法推荐：术前 1 天，将硫酸镁散剂 50g 分 2 次服用，每次 50～100ml 温水稀释后服用。两次服用间隔 30 分钟，间断性饮水 1000～1500ml（依从性较差的患者建议饮用 500ml 糖盐水或者口服补液盐）。

2）甘露醇溶液：用 25% 甘露醇 250ml 加水 750ml，总量 1000ml 分次口服，一般于术前 12～14 小时开始服用，至排出清亮无粪渣液体为止。针对采用腹腔镜手术治疗大肠癌的患者，术前 1 天口服甘露醇并饮水是一种较好的腹腔镜术前肠道准备方法。此方法较为简单，用量较少，患者较舒适，效果也较满意，但可能出现体液丢失过多，而且容易出现肠道积气，因此在运用于检查时应于检查前 4 小时完成，以使肠道气体充分排出，并且在术中应注意电刀、电凝使用。需要注意的是，年老体弱、存在心肾等重要器官功能障碍和肠梗阻的患者不宜选用该方法。

3）磷酸钠盐口服液：也属于渗透性导泻药，具有良好口感，患者易于接受，临床上有良好的依从性和肠道清洁效果。通常，在术前 1 天使用磷酸钠盐进行肠道清理。

4）聚乙二醇电解质（PEG）：是一种非吸收性、非分泌性、等渗的口服肠道清洗液。术前一晚或手术清晨服用，需配合服用 2000～3000ml 温水，至排出清亮无粪渣液体为止。

5）中药药剂：包括番泻叶，临床常用的缓泻药之一，其主要成分有蒽醌苷，在术前调整饮食的基础上，于术前 24 小时左右口服番泻叶 15g，用开水 1500ml 浸泡半小时，取其浸液分 3 次代茶饮，每次间隔 4～5 小时；蓖麻油，本身没有直接致泻作用，主要在小肠上部被脂肪水解，释放一种蓖麻醇酸，其刺激肠道平滑肌，抑制水和电解质吸收，从而发挥泻下作用；中药煎剂，如大黄制剂、芒硝制剂等。

6）其他：配合使用胃肠动力药可减少饮水量，但可能加重腹痛风险。常用胃肠动力药有西沙比利、比沙可啶、甲氧氯普胺、多潘立酮等。

（2）清洁灌肠：提倡术前 3 天普食，术前 1 天易消化饮食，术前 12 小时开始禁食，术前 4 小时开始禁饮，其间每天口服缓泻药物，术前 1 天行清洁灌肠，手术当天再行灌肠。清洁灌肠用生理盐水，温度为 38℃，每次灌注 1000ml，反复灌洗直至排出无粪渣的清亮液体为止。清洁灌肠需要严格控制饮食和服用缓泻药，往往造成患者不同程度的饥饿、脱水和体力消耗，营养状况低下的患者常不能耐受。同时，对于梗阻明显的患者多采取清洁灌肠，排出梗阻平面以下的积存粪便。

（3）术中结肠灌洗：对术前不能进行肠道准备的结肠梗阻、穿孔或大出血病例，需紧急手术时，术中可行紧急肠道准备后行结肠切除一期吻合术。方法：首先在梗阻末端插入导管，导管的另一端接一大塑料袋，然后切除阑尾，在阑尾残端或回肠末端插入一根 Foley 导管，从 Foley 导管注入 37℃的林格液，直到塑料袋内排出的液体无色为止。在最后注入的 3000ml 液体中加入卡那霉素 1.0g 或庆大霉素 16 万 U。在梗阻的远端从肛门插入较粗的导管，进行灌洗。在最后灌洗的 3000ml 液体中可加入卡那霉素 1.0g。用此法灌洗后的结肠，可行病变切除一期吻合术。避免了因结肠梗阻或穿孔患者先行近端结肠造口+引流术，待行肠道准备后，再行造口还纳或病变切除术等多次手术的缺点。并且采用术中灌洗法与术前经肠道准备后行肠切除、肠吻合相比，并不增加切口感染率，其感染率约为 3%，但也有死亡案例报道。因此采用术中结肠灌洗要慎重，对血压波动较大、严重弥漫性腹膜炎、营养障碍和接受免疫抑制药治疗者不宜采用。

6. 抗生素准备　美国结直肠外科医师学会

在2019版《肠道准备在择期结直肠手术中的应用临床实践指南》中指出：机械性肠道准备（mechanical bowel preparation，MBP）联合口服抗生素是择期结直肠手术术前肠道准备的优选方式。术前合理运用抗生素能有效地减少肠道细菌数量，是降低术后感染率的重要因素之一。

肠道菌群分为需氧菌和厌氧菌两类，肠道需氧菌主要有大肠杆菌，厌氧菌主要有脆性拟杆菌，其中脆性拟杆菌的致病力及毒性较强，并能产生β-内酰胺酶以抵抗抗生素的作用。临床上常见术后感染多为厌氧菌和需氧菌的合并感染，因此抗生素选择应覆盖需氧菌和厌氧菌，高效灭菌同时毒性低、起效快。传统的肠道抗生素使用方法是术前需口服肠道抗生素3天，如甲硝唑、氨基糖苷类药物、青霉素类药物、头孢菌素类药物、大环内酯类药物等。但有观点认为，连续数天口服抗生素不但达不到最佳效果，还易引起肠道真菌过度繁殖而增加并发症。《加速康复外科中国专家共识及路径管理指南（2018版）》提出：结直肠手术患者建议在术前30～60分钟预防性使用抗生素；因单一抗生素和多剂量方案具有相同效果，在手术时间＞3小时或术中出血量＞1000ml的条件下，可在术中重复使用1次。

7. 导管管理

（1）胃管管理：在结直肠肿瘤手术中，如未见明显症状，如腹胀、胃潴留和肠梗阻，在术前不常规放置胃管。在特殊的情况下，胃肠减压可考虑用于术后严重腹胀或难治性呕吐。

（2）导尿管管理：一项关于术后导尿管留置术与感染之间关系的研究发现，留置导尿管超过2天可能会引起院内感染，因此建议尽量减少留置导尿。早期拔除导尿管可以降低尿路感染的风险，增加患者的舒适度，减少对尿道的不良刺激。

（3）引流管管理：术中应根据具体情况选择引流管放置，腹腔引流管的引流情况是术后早期发现和观察吻合口漏的重要窗口。但引流管应早期拔除，以便加快术后患者康复。因此，在条件允许的前提下，应注重选择性而不是常规地使用导管。

二、术后一般处理

除肛门部手术术后一般处理外，结直肠手术，如结直肠癌行Dixon或Miles手术，或行右半结肠切除等手术的患者，术后肠功能恢复较慢，一般需要3～4天肠功能才能恢复，故术后良好的处理是关系到患者康复的一个重要环节。一般结直肠手术术后还需要注意以下几点。

（1）术后当天密切观察血压、脉搏、呼吸、心率、尿量及引流管是否通畅、创面局部有无出血等。

（2）持续胃肠减压3～4天，待肠鸣音恢复后即可补钾，注意维持水、电解质平衡，必要时应用脂肪乳剂、血浆或人体白蛋白。

（3）全身性应用抗生素，抗生素的选择应同时针对厌氧菌和需氧菌两种。第二代头孢菌素通常作为预防性使用，对于过敏患者，可以使用左氧氟沙星代替。术后预防性使用抗生素的时间应控制在24～48小时。如果出现特殊情况，可以考虑延长用药时间或更换抗生素。

（4）腹腔引流管无明显渗液时，术后3天拔除引流管；会阴部双套管引流，应持续负压吸引，注意吸引力不能过大。若引流液每天少于10ml，则逐渐拔出引流管，一般需放置7～10天。

（5）留置导尿管，如行Miles手术，术后应留置导尿管1周，在留置导尿管期间，可用0.02%呋喃西林液250ml冲洗膀胱，2次/天。在拔除导尿管前2天开始夹管，每2～4小时放小便1次，以达到恢复膀胱张力及感觉的目的，防止拔管后尿潴留。

（6）蒸汽或雾化吸入，2次/天。并注意口腔护理，防止呼吸道感染。

（7）术后24小时应更换敷料1次。如行肠造口术，应注意人工肛门血液循环及有无回缩等。

（8）肿瘤患者，术后1周如恢复良好，可开始免疫疗法、化疗等。亦可服用中药，增强机体免疫力。

（9）控制血糖，如血糖高，可静脉给予胰岛素，使血糖降至接近正常即可。

（10）术后营养支持，必要时可少量输血、输白蛋白，常用周围静脉营养及全肠外营养。

（11）老年患者切口愈合慢，拆线时间要适当延迟，术后用腹带包扎，减少切口张力，有利于切口愈合。

（12）结肠造口的处理

1）如采用钳夹或缝合关闭式造口法，术后48

小时去除钳子或拆除缝线，然后用黏胶式人工肛门袋，防止粪便污染衣物。并注意人工肛门的血液循环及有无出血、回缩等。

2）如术后立即使用黏胶式人工肛门袋，以两件式人工肛门袋为好，以便随时更换人工肛门袋的袋子部分，而贴于皮肤上的胶板部分不动。在更换袋子时或透过塑料薄膜袋，观察人工肛门的血液循环及有无出血等，此类人工肛门袋便于观察病情变化或更换敷料。

3）术后2周开始用手指检查人工肛门，注意有无狭窄，如有狭窄，应酌情1～3天扩张1次，以能顺利通过成人的第二指节为宜。

第三节　合并特殊疾病患者的处理

本节的合并特殊疾病的患者主要是指仅合并心脏病、高血压和糖尿病等慢性内科疾病的患者。应经内科系统治疗，待病情稳定后，再结合内科医师会诊意见，认为可行手术时，完善特殊准备后方可手术。

1. 心脏病患者的术前准备　伴有心脏病的患者，手术病死率与并发症比无心脏病患者高2～3倍。但因结直肠癌手术为限期手术，延期过久会耽误手术治疗时机，故待内科治疗后，完善术前检查，若患者病情平稳，评估心功能代偿良好，手术可耐受者，应及时行手术治疗。需配合输血治疗患者，应少量多次输血，及时纠正水、电解质紊乱。积极监测心率、心律，对症处理。

2. 高血压患者的术前准备　高血压患者因术前精神紧张、麻醉、失血等因素易出现血压波动，进而引起心脑血管意外，故该类患者在围术期应积极监测血压，按时服用降压药物或调整降压方案，保持血压稳定。术前根据患者情况，合理选择麻醉方式及麻醉药物。并尽早对疼痛等进行干预，以免引起血压波动。

3. 糖尿病患者的术前准备　糖尿病患者若术前血糖监测平稳，则不影响手术治疗，但在术前行肠道准备时应注意避免过早禁食，引起因能量摄入不足而引发的低血糖反应。若血糖偏高，警惕可能存在糖尿病周围血管病变、缺血、酮症酸中毒等问题，其易造成术后创面愈合缓慢，加重麻醉及手术创面感染风险，同时应积极纠正水、电解质紊乱，保持血糖和尿糖最佳水平，确保代谢平衡良好才可手术。

合并特殊疾病患者的术后一般处理及并发症处理根据疾病参照肛门部手术患者及结直肠手术患者处理方式处理。

（陶晓春　王　琛）

参 考 文 献

李春雨，汪建平，2015. 肛肠外科手术学. 北京：人民卫生出版社，128-129.

李春雨，徐国成，2021. 肛肠病学. 第2版. 北京：高等教育出版社，61-62.

李春雨，张有生，2005. 实用肛门手术学. 沈阳：辽宁科学技术出版社，112-125.

李春雨，朱兰，杨关根，等，2021. 实用盆底外科. 北京：人民卫生出版社，159-160.

刘孟承，王恺京，杜涛，等，2019. 美国结直肠外科医师协会2019版肠道准备在择期结直肠手术中的应用临床实践指南. 结直肠肛门外科，25（4）：375-380.

张有生，李春雨，2009. 实用肛肠外科学. 北京：人民军医出版社，95-96.

第9章 肛肠疾病术后并发症的预防与处理

第一节 肛门疾病术后并发症与处理

任何手术都会产生不同的并发症，肛门部手术由于肛门、直肠及其周围组织的牵拉和损伤可引发术后各种并发症。了解并发症的原因、及时采取中西医结合治疗是十分必要的。

一、术后疼痛

（一）原因

1. 损伤 手术损伤肛管皮肤，创面神经末梢暴露，受到刺激产生疼痛，或手术中结扎位置在齿状线以下，该区域由脊神经支配，对疼痛较为敏感。

2. 感染 切口分泌物刺激，导致组胺、前列腺素、5-羟色胺、缓激肽等炎性致痛物质释放，并刺激肛门括约肌痉挛，引起疼痛。

3. 水肿 肿胀组织压迫局部神经，并促进致痛物质渗出释放。

4. 药物 局部药物使用浓度过高或用量过大，影响细胞渗透，产生疼痛。

5. 排便 排便过程直接引发括约肌收缩甚至痉挛，造成疼痛，此为物理性因素；或粪便、粪液接触创面，引起炎性致痛物质释放，此为化学性因素。

6. 瘢痕 术后切口愈合，瘢痕形成，压迫局部神经产生阵发性疼痛。

7. 其他 镇痛管理不满意或患者精神过度紧张，导致对疼痛敏感；术后肛管内填塞物过多过紧，引起肛门括约肌痉挛性收缩，造成局部缺血性疼痛；肛瘘或脓肿手术挂线时橡皮筋结扎过紧

或换药手法过重引起疼痛；电解质紊乱如低钙血症也会引起括约肌痉挛，造成疼痛等。

（二）处理

疼痛轻微者可暂不予以处理，但疼痛剧烈者应及时给予处理。

1. 药物治疗 药物治疗的主要途径有局部用药、口服给药、肌内注射、静脉给药及自控镇痛等。根据肛门疾病的手术特点，局部给药可产生更好的疗效且能避免全身用药带来的不良反应，如外用止痛软膏、喷剂及吲哚美辛栓纳肛。传统的阿片类药物虽然镇痛效果确切，可以口服、肌内、静脉多元化给药，但因其可能引发呼吸抑制、尿潴留等不良反应，因而应尽量减少使用。在口服药物中，对乙酰氨基酚、非甾体抗炎药在术后镇痛中发挥着重要作用，但需注意肝肾毒性及消化道溃疡等风险。在肌内注射及静脉给药方面，利多卡因、非甾体抗炎药、NMDA受体拮抗剂、α_2肾上腺素受体激动剂等均可缓解术后疼痛。另外，患者自控镇痛尤其自控静脉镇痛现已广泛在临床使用。

在镇痛的同时，注意也要明确创面情况，若有感染，可根据具体情况合理使用抗菌药物或清热解毒、消肿止痛类中药，中药辨证口服能起到良好的镇痛作用。若因排便异常造成疼痛，需配合药物调理排便，减缓疼痛。

2. 物理治疗 瘢痕组织引起的疼痛，可配合使用活血化瘀、软坚散结类中药坐浴，并配合热敷、红外线照射等物理疗法。

3. 针灸治疗 治疗方式包括针刺、艾灸、耳穴疗法、穴位贴敷、穴位埋线、揿针等多种。选取穴位有长强、承山、足三里、环跳穴等多处。

（三）预防

1. 术中操作要稳、准、轻、巧，以减少不必要的损伤。

2. 选择适宜的麻醉药物及麻醉方式，注意围术期疼痛管理，包括术前对患者疼痛敏感性的评估、术后预防性镇痛药物的使用及进行必要的情绪管理干预。

3. 术中进行适当肛门内括约肌切开或扩肛能减轻术后疼痛，但也可能有继发漏气、漏液甚至大便失禁等风险，因此除伴有肛裂或肛管狭窄等疾病外，一般不建议行扩肛或肛门内括约肌切开治疗。

4. 术后肛管内填塞物及肛门口外敷料不宜过多过紧。

5. 术后及时应用软化通便药物防止便秘。

二、尿潴留

尿潴留是指由各种原因引起的术后排尿不畅或不能自行排尿，尿液潴留于膀胱，男性发生率多于女性，尤其肛肠疾病术后的发病率较高，甚至可达52%。

（一）原因

1. 心理因素 患者可因恐惧手术出现思想过度紧张，或因不能适应新的环境和条件，条件反射而发生尿潴留。

2. 疼痛因素 由于肛门和尿道括约肌均受第2～4骶神经支配，各种原因引起的术后疼痛、括约肌痉挛也可反射性地引起尿道括约肌痉挛而致尿潴留。

3. 麻醉因素 腰麻和骶管阻滞后，膀胱神经功能失调，引起排尿反射障碍，出现排尿困难，或麻醉及镇痛药物应用不当，括约肌不能充分放松，从而引起尿潴留。

4. 局部填塞物过多 术后肛门直肠内填塞敷料过多、压迫过紧，或异物刺激可反射性地引起尿道括约肌痉挛而出现尿潴留。

5. 粪便嵌顿 患者因恐惧术后排便疼痛和排便时疼痛会引起大便秘结及粪便嵌塞，导致干硬粪便压迫、刺激肛门、直肠，引起肛门和尿道括

约肌痉挛。此类尿潴留常发生于术后3天内。

6. 手术刺激 手术中动作粗暴，过多地结扎直肠前壁黏膜可诱发尿潴留。内痔注射硬化剂时误将药液注射于直肠前壁外或前列腺内，均可引起无菌性炎症，导致局部组织水肿，压迫尿道，产生尿潴留，并出现尿急、尿痛症状。

7. 基础因素 年老体弱者，因膀胱平滑肌收缩无力而出现排尿困难。既往有前列腺肥大、尿道炎、尿道狭窄等泌尿系统疾病者，因手术刺激、会阴部胀痛等易发生尿潴留。

尽管术后尿潴留的发生有多种原因，但其中最主要的原因是肛管、直肠疼痛及输入的液体量过多。

（二）处理

术后少量饮水，采用平常的排尿姿势，多数患者可自行排尿。若仍排尿困难，可采取以下方式。

（1）采用一定的诱导措施，消除患者思想顾虑，鼓励患者排尿，如站立、放松、听流水声刺激，造成条件反射而增强排尿感。

（2）下腹部冷热敷交替可缓解肛门括约肌痉挛，促进排尿。

（3）如因填塞物过多、过紧导致排尿困难，则适当将敷料松解，可有效防止尿潴留发生，但需注意预防创面渗血。

（4）对于疼痛引起括约肌痉挛而造成的排尿困难，可采用解痉、镇痛的方式解决。选择性α受体阻滞剂如甲磺酸多沙唑嗪缓释片可松弛平滑肌，改善患者排尿困难的症状。若疼痛明显，则联合给予镇痛药物，如乙酰氨基酚、非甾体抗炎药等。另外，中医针刺疗法也有一定缓解功效，选穴中极、三阴交、阴陵泉等，必要时联合电针治疗。

（5）对年老体弱，膀胱平滑肌收缩无力者，肌内注射新斯的明1mg（1支），增强膀胱平滑肌收缩，促进排尿。

（6）因粪便嵌塞造成尿潴留者，首先通过直肠指诊明确，采用甘油或温盐水灌肠，使粪便排出，尿潴留即可缓解。

（7）有前列腺增生、肥大等泌尿系统疾病者，术前、术后积极予以预防性治疗如预防性口服非那雄胺片或坦索罗辛片等。如术前评估尿潴留风险较高，应与患者沟通术中导尿。

8. 经过各种治疗无效，膀胱充盈明显或术后已超过12小时时，应行导尿。但一次排尿量不宜超过1000ml，更不能一次排空，以免因膀胱减压后黏膜血管急剧扩张充血而导致膀胱黏膜广泛出血。必要时留置导尿管，每6小时排放1次，同时给予抗感染治疗。

（三）预防

术前应消除患者的恐惧和紧张心理，告知术中、术后可能出现的反应，并让患者练习改变体位排尿。选择有效的麻醉方式，使肛门括约肌松弛良好，便于操作。术中要熟练、仔细操作，避免损伤过多的组织，切记不能在肛门直肠中填塞过多的敷料。患有前列腺肥大等泌尿系统疾病者，术前应进行治疗，待排尿通畅后再行手术。

三、术 后 坠 胀

肛门直肠疾病术后因机械性或炎症等因素刺激，引起局部"里急后重""胀满不适"等主观感受，称为坠胀。肛门部手术术后短期内多有此症状，属正常现象，其持续时间因损伤程度及人体体质不同而不同，一般多在2周左右缓解，若持续不能缓解，需查找原因，积极处理。

（一）原因

1. 机械刺激 内痔、直肠脱垂、高位肛瘘等手术术中处理组织过多，或肛门直肠疾病术后换药操作及填塞纱条和药物等异物刺激，或局部术后瘢痕挛缩，或粪便嵌顿等可引起坠胀。

2. 炎症刺激 术后创面充血水肿，引流不畅，或假性愈合继发感染等原因亦可引起坠胀。

（二）处理

1. 药物处理 有炎症刺激者，进行抗感染治疗，并可口服促静脉回流药物，改善局部血液循环。同时口服中药汤剂或熏洗坐浴也有利于缓解坠胀。

2. 物理疗法 激光、微波、热敷等均可促进局部血液循环，对缓解坠胀感有一定作用。

3. 手术治疗 假性愈合、引流不畅导致的继

发感染者应及时手术引流；对于局部瘢痕挛缩引起，经各类保守方法不能缓解者，可行手术松解。

四、术 后 出 血

术后出血是肛肠疾病术后常见并发症，包括渗血和搏动性出血。根据术后发生出血的时间，术后出血分为原发性出血和继发性出血。前者是指出血发生在术后24小时内，后者是指出血发生在术后3天至本次疾病治疗结束。一般认为200ml以下为少量出血，通常不引起全身症状；200~600ml为中等量出血，患者可出现如头晕、心悸、乏力等全身症状；600ml以上为大量出血，可导致血流动力学改变。通常情况下迅速失血超过800ml，占全身总血量的20%时，即出现失血性休克。其突出的临床表现为血压下降（<80/50mmHg）、脉搏加速（>120次/分）、脉压缩小、神志障碍、全身冷汗、尿量减少等。短期内出血量超过1000ml时可出现周围循环衰竭。因其病情急剧，应及时采取有效的措施。

（一）原因

1. 原发性出血

（1）术中止血不彻底，对搏动性出血点未进行彻底止血。

（2）创面过大、过深，结扎止血不完全。

（3）内痔结扎切除时，结扎不紧，或残端保留过少，结扎线或胶圈滑脱导致出血。

（4）外痔剥离时切口超过齿状线，此处血管丰富，处理不当导致出血。

（5）压迫敷料移位，压迫止血不充分。

（6）存在基础疾病，导致凝血功能障碍。

2. 继发性出血

（1）吻合口或肠坏死。

（2）内痔结扎术中结扎的大块组织坏死后局部动脉受到侵蚀，或坏死组织脱落时下方动脉尚未完全闭塞，引起大出血。

（3）局部组织发生感染、坏死，使局部组织及其下的血管损伤破裂，引起大出血。

（4）换药、检查时暴力操作或排便努挣，导致创面撕裂。

（5）基础疾病导致，如高血压及动脉粥样硬化使血管压力增高引起出血。门静脉系统高压如肝硬化等，使门静脉系统回流障碍，压力升高导致出血。血液系统疾病如血友病、白血病、再生障碍性贫血等患者，因凝血功能障碍而出血。

（二）处理

大量出血者，多不能自然止血，必须立即采取止血措施。

（1）创面渗血者，用巴曲亭喷洒创面或用明胶海绵压迫止血；内服或肌内注射止血药。

（2）对于术后创面搏动性出血或有明确出血点者，暴露完全后，行"8"字缝合止血。

（3）对于术后出血点不明确或广泛出血者，可采用纱布压迫、气囊压迫止血。纱布卷压迫止血：取中空硬胶管或一次性使用输血器，长10cm左右，外裹凡士林纱布块多层，直径约3cm，外层涂一层凡士林油或消炎膏，缓慢放入直肠内，也可在两叶肛门镜扩肛下将其放置至直肠内创面处。为防止纱布卷滑入直肠腔，可将纱布卷用丝线捆绑于硬胶管上，硬胶管外接引流袋，也便于观察出血情况及出血量，压迫止血时要注意避免长时间压迫导致的局部缺血、坏死。

（4）对于痔核脱落时引起的继发性出血，组织脆弱，不易缝扎止血，可在出血创面上部痔动脉区及周围黏膜下注射消痔灵注射液、芍倍注射液、聚桂醇注射液等硬化止血，并用纱布卷压迫止血，在此基础上应用全身性止血药并行抗感染治疗。

（5）因感染导致出血者应及时给予抗感染治疗，以有效控制炎症，同时应卧床休息，控制排便，利于创面修复。

（6）对于吻合口出血或考虑肠坏死引起出血者，可考虑经内镜电灼止血或剖腹探查对症处理。

（7）出血量较大、血压下降者，应及时补充血容量，保持水、电解质平衡。若出现失血性休克，须紧急抢救，主要包括补充血容量和积极治疗原发病（及时止血）两个方面，其措施如下。

1）一般急救措施：嘱患者去枕平卧或双下肢抬高20°，增加下肢静脉回心血量，就地抢救，不宜搬动。保持呼吸道通畅，鼻导管或面罩间断吸氧。尽早建立静脉输液通路。

2）补充血容量（扩容）：可根据血压和脉率的变化估计失血量。首先，可经静脉快速滴注5%葡萄糖溶液或糖盐水、生理盐水或林格液，酌情加入营养药物、止血药物或抗菌药物，45分钟内输入1000～2000ml，再补充胶体溶液如血浆代用品、低分子右旋糖酐，尽快补充有效循环血容量，改善组织血液灌注。

3）应用血管活性药物：如休克在迅速补充血容量后仍不见好转，可考虑应用血管活性药物。如多巴胺剂量为100～200mg，加间羟胺20～40mg于5%葡萄糖溶液500ml中静脉滴注，每分钟20～30滴，收缩压维持在90mmHg即可。

4）纠正酸中毒：若血气分析中，pH<7.3，则补充5%的碳酸氢钠100～200ml。

5）输血：对于无贫血的成人，1000ml以内失血可不输血，代之以失血量3～4倍的平衡液或相当于失血量代血浆溶液。若失血量多，且有持续出血迹象，上述治疗不能维持循环容量时，可予以输血。

6）止血：如在补充血容量的同时继续出血，则难以保持血容量稳定，即休克不易纠正。因此，在补充血容量的同时，应积极探查出血点，进行有效止血处理。

总之，对于大出血伴有休克者，应在局部止血的同时迅速抢救休克，一定要边止血边抗休克，越早越好。不能等待纠正休克后再止血。

（三）预防

（1）术前必须详细了解病史，进行全面的体格检查，严格掌握手术适应证。有凝血功能障碍及有出血倾向者，应给予治疗，等凝血功能恢复，疾病得到控制后再进行手术。

（2）正确的手术操作是关键。手术操作要精细，避免不必要的组织损伤，要保证切除后的肠段及吻合口血运良好。

（3）术中止血应彻底，尤其是动脉出血，要注意结扎止血。同时术中使用肾上腺素时尤应注意。术中对体积较大的痔核应缝合结扎，将血管蒂包埋。

（4）严格的无菌操作对防止术后感染引起的术后出血有一定作用。

（5）有术后出血先兆者给予必要的预防性治疗。

（6）忌食辛辣之品，预防性使用润肠通便药物，防止大便干燥。

（7）术前、术后避免使用对凝血功能有影响的药物。

五、粪便嵌塞

粪便嵌塞是指术后大便数日不解，粪便积存于直肠，形成干硬粪块，不能自行排出。

（一）原因

（1）术后切口疼痛使患者产生恐惧心理，主观抑制排便，致使粪便在直肠内存留时间过长，水分被直肠吸收，形成干硬粪便。

（2）部分患者过度依赖缓泻药，导致直肠黏膜压力感受器敏感性降低或彻底丧失，即使直肠内粪便充盈，仍不能产生排便反射，引发粪便嵌塞。

（3）年老体弱、长期卧床、排便无力，或有习惯性便秘者，也易发生粪便嵌塞。

（4）术后过多使用镇痛药物，对肠道蠕动及肛门周围感觉神经产生抑制作用，造成患者无便意感，出现粪块不能自行排出的现象；另外部分解热镇痛药物可加速体液消耗，造成粪便干硬，致使嵌塞。

（5）术前行清洁灌肠或全消化道清洁者，术后短期内无便意感。

（6）术后肛门直肠神经末梢因受到损伤等刺激而引起疼痛，使肛门括约肌痉挛，造成排便困难。

（7）腰麻、骶管阻滞造成肛门括约肌较长时间麻痹，引起排便反射减弱。

（二）处理

粪便嵌塞通过直肠指诊可以确诊，处理方法如下。

（1）应嘱患者术后适当活动，多喝水，多食蔬菜、水果、蜂蜜等。

（2）术后预防性给予缓泻药，如口服麻仁软胶囊、芪黄通便软胶囊等以润肠通便。

（3）针刺治疗，选用支沟、足三里、气海、合谷、曲池等穴，可帮助排便。

（4）若术后有便不能自排或粪便干结，可先用液状石蜡50～100ml或甘油灌肠，或温生理盐水灌肠；由于粪块干硬，采用上述方法不能排出者，可将粪块捣碎挖除后，给予开塞露或灌肠，使余便排净。

（三）预防

（1）术后早期离床活动，增强肠蠕动，有利于排便。多饮水，多食蔬菜、水果、粗纤维食物，少服解热镇痛药及消炎药。

（2）排便时精神放松，解除患者的排便恐惧，鼓励患者排便，排便前热水坐浴能缓解括约肌痉挛，帮助排便。

（3）术后适当选用通便药物，防止粪便硬结。术前存在排便困难如习惯性便秘者应积极治疗，使排便通畅。

（4）术中操作注意保留皮肤桥及黏膜桥以确保肛管具有弹性，减轻术后排便疼痛。

六、肛缘水肿

肛缘水肿是指肛管及肛缘皮肤出现水肿、充血、隆起或肿胀疼痛的症状，多由于肛管局部组织受到损伤，微循环受到破坏，使血管通透性增高，淋巴回流障碍，组织间隙水分潴留过多，或血管受损后血液渗入组织间隙形成血栓等。

（一）原因

1. 麻醉 局部浸润麻醉时，注射位置过浅、药量过多或过于集中可引起水肿。同时麻醉效果不满意，括约肌不能完全松弛，影响血液及淋巴回流也会引起局部水肿。

2. 手术 手术结扎线过多或肛管皮肤结扎过多等操作不当导致引流不畅，影响局部淋巴、血液回流，引起切口皮瓣水肿。混合痔手术时只处理内痔，未处理外痔，术中缝合张力过大，切除外痔不彻底或结扎位置在齿状线以下，都会引起局部组织血液和淋巴液回流障碍，增加渗出，产生水肿。

3. 感染 切缘遗留死腔、切缘附近静脉丛清除不彻底均易导致局部感染，感染后，受炎性因子刺激，血管通透性增强，组织液渗出增多，产生水肿。

4. 排便异常　术后粪便干燥，排便困难，甚至粪便嵌塞，排便时用力、久蹲，以及肛门血液循环障碍，回流不畅，容易引起淤血、水肿。

5. 出血　术后创面皮下隐性出血，或固定敷料撤掉过早导致局部皮下渗血、渗液增加，或结扎痔核脱出嵌顿，影响血液循环，造成充血水肿。

（二）处理

（1）术中操作不当引起的水肿，应及时纠正，如拆除缝合线、切除外痔等。形成血栓时应手术切除。

（2）感染者，应进行抗感染治疗，可使用青霉素和庆大霉素。

（3）术后中药熏洗坐浴配合坐浴后膏剂外敷可帮助消肿止痛。常用中药坐浴汤剂有苦参汤、五倍子汤等，常用中医外敷膏剂有消痔膏、金黄膏等。

（4）如切口肉芽组织水肿，则可给予10%氯化钠溶液（高渗盐水）或10%硫酸镁溶液进行肛周外敷以脱水消肿，有良好效果。

（5）若皮瓣水肿又不吸收，可于局部麻醉下将其切除，但要与患者及其家属充分沟通。

（三）预防

（1）掌握正确的麻醉方式。

（2）手术操作要轻，不要盲目钳夹过多健康皮肤，正确处理切口皮瓣，切口应呈"V"字形，保持引流通畅。混合痔手术时应对外痔进行适当处理，切除外痔时应彻底，创缘不能保留死腔，静脉丛必须完全清除，结扎位置必须在齿状线以上，切口缝合时不可过紧，可采用预防性减压切口。

（3）术后局部防止感染，并保持排便通畅，不宜过早排便，避免排便用力、久蹲。

（4）术后痔核脱出时要及时复位。

七、术后发热

肛肠疾病术后第1～3天患者体温平均为37～38℃，多为手术创伤刺激或局部组织吸收热，一般可自行消退。若持续发热或体温超过38℃，则应考虑术后发热，应引起重视。

（一）原因

1. 药物反应（吸收热）　采用如消痔灵注射术后产生的无菌性炎症反应在部分患者中可引起体温升高，但一般不超过38.5℃，且随着药物吸收，体温也随之恢复正常。

2. 局部因素　组织坏死、吸收时，因毒素刺激，体温升高。局部切口感染如肛周脓肿手术或伤口引流不畅，切口分泌物较多又未能及时清除，可致体温升高。排便不畅，粪便积存于直肠，毒素被吸收也会引起体温升高。

3. 并发其他疾病　各种感染可引起体温升高，如呼吸道感染、尿路感染、下肢血栓性静脉炎等，多伴有相应症状，另有其他不明原因发热，要密切观察，积极对症治疗。

（二）处理

（1）完善与术后发热有关的检查，如血常规、C反应蛋白、尿常规、胸部X线片、痰和咽拭子培养等，如怀疑由深部感染引起发热，要完善肛周B超、肛周MR等检查，并可进行血液的需氧菌和厌氧菌培养，根据检查回报，合理应用抗生素治疗。

（2）注射硬化剂后引起的发热，在排除其他感染及局部组织坏死的情况下，选用抗菌药物配合激素治疗（因这种发热体温多超过39℃），如地塞米松。

（3）由坏死组织吸收而引起的发热，体温不超过38℃，可不做特殊处理，仅给予解热镇痛药即可。

（4）手术部位引流不畅或假性愈合时局部分泌物积聚，引发感染即会导致发热，此类患者在全身用药的情况下应配合局部治疗，如切开引流、切口冲洗、中药坐浴或局部应用抗生素。

（5）粪便嵌塞患者应及时帮助排便。

（6）中医辨证治疗发热有良好的效果，如口服清热解毒剂。

（三）预防

（1）严格执行无菌操作，以防止术后继发感染，注意围术期抗菌药物的合理使用。

（2）凡感冒发热、炎症发热、慢性病发热，均应积极治疗，待控制后才可手术。

（3）换药时及时清理坏死组织，保持局部创面引流通畅，以防止毒素潴留。

（4）预防性使用润肠通便药物，避免粪便嵌塞引起发热。

八、继 发 感 染

肛肠手术术后多为开放性创面，且由于肛门直肠解剖生理特点，多为污染创面，因此术后有时会发生感染。

（一）原因

（1）因手术创面处理不当，切口止血不彻底，结扎组织过多，留有死腔，血肿或引流不畅等继发感染。

（2）因手术创面大而深，术后换药不当，引流不畅或将引流纱条、棉球及其他异物遗留在创面中，导致继发感染，创面不愈。

（3）术中操作及术后换药时无菌观念不强，消毒不彻底，或局部麻醉操作不规范，污染针头或器械损伤正常组织，引起感染。

（4）未重视围术期抗菌药物的使用，未进行细菌培养及药敏试验而无法选择合适的治疗性抗菌药物。

（5）患者基础情况较差，如年老体弱、营养不良、合并多种基础疾病者，机体抵抗力下降，易发生感染。另外，多次手术也容易继发感染。

（二）处理

（1）凡是局部红肿疼痛，但全身症状不明显、无炎症指标异常者，可局部清洗消毒，外用金霉素软膏、莫匹星软膏等抗炎，或中药膏剂，如金黄膏等清热解毒、消肿止痛。

（2）一旦局部确诊脓肿形成，应立即切开引流，防止感染扩散，同时进行抗感染治疗。

（3）术后创面有假性愈合或引流不畅时，应及时扩创处理，并将引流纱条彻底嵌入创腔基底部，防止假性愈合。

（4）继发感染并有大出血者，在处理出血的同时要控制感染。

（5）进行血液或局部分泌物的细菌培养及药敏试验，根据结果合理使用抗菌药物，控制和预防感染。

（6）提高患者自身的抗感染能力，对贫血、营养不良者及时纠正贫血并给予营养支持，增强人体抵抗力。

（三）预防

（1）手术操作及术后换药严格执行无菌操作，减少损伤，保证引流通畅。

（2）术前及时纠正患者贫血、营养不良的状况，对于年老体弱者，积极治疗基础疾病，降低易感因素。

（3）合理采取预防性抗感染治疗。

（4）切实有效进行肠道准备，配合饮食调整。

九、创面愈合缓慢

肛门直肠术后排便时创面容易损伤，常有轻微感染，但由于血运丰富，患者有较强抗感染能力，常愈合良好，但仍有一些因素可以造成创面愈合缓慢。创面愈合缓慢是指各种原因造成的创面愈合迟缓或经久不愈。

（一）原因

1. 创面引流不畅　是造成愈合缓慢的最主要原因。肛管内创面大而肛缘外创面小，肛管内创面过深而肛缘外创面浅，术后括约肌收缩，创面分泌物不能流出，造成创面不愈。脓肿和肛瘘术中为减小损伤而采用很小的切口，也可导致引流不畅而影响愈合。

2. 异物刺激　术中残留的棉球、纱条及术后缝合线、结扎线未脱落或清除不彻底，被包埋在组织中，形成异物炎性刺激，是造成创面愈合缓慢的又一个主要原因。

3. 肉芽组织生长不良　长时间坐浴造成肉芽组织水肿，创面较大，局部血液循环差，肉芽组织生长缓慢，创面腐肉较多，新生肉芽组织不能正常生长等，都能造成创面愈合缓慢。

4. 假性愈合　创面边缘生长太快或粘连形成假性愈合，影响正常愈合进程。

5. 过度直肠指诊及扩肛　直肠指诊或扩肛过勤，造成反复损伤，从而愈合缓慢。

6.皮肤桥、黏膜桥保留不足 手术切除皮肤及黏膜过多或创面中间皮肤桥及黏膜桥保留不足，形成瘢痕，影响弹性，肛门扩张功能不良，影响创面愈合。

7. 肠道炎症 各种肠道炎症致使肠道较多刺激性分泌物排出，影响创面愈合。

8. 全身因素 体质虚弱、营养不良及患有慢性全身消耗性疾病（如糖尿病、溃疡性结肠炎、克罗恩病、甲状腺功能异常、血液病、结核病、恶性肿瘤）等均造成营养消耗，某些维生素及微量元素缺乏均能影响创面愈合。

（二）处理

（1）全身性疾病除对症处理外应加强营养支持，促进创面愈合。

（2）及时探查延时愈合的创面并进行处理。对于引流不畅导致创面愈合缓慢者，应及时行扩创引流，扩创时清除创面内异物，去除不良肉芽组织，必要时给予抗生素，常能收到良好效果。桥形假性愈合应及时予以切开，换药时将引流纱条嵌入创腔基底部，确保引流通畅。肉芽组织水肿而影响愈合者可予以修剪并要保持创面干燥，可用10%高渗盐水外敷。上皮组织生长缓慢，在局部创面使用生肌散或珍珠散，能有效促进上皮生长，加速组织修复。

（3）考虑为特异性感染（如结核杆菌、铜绿假单胞菌等感染），引起创面不愈时，应选用有效的抗生素治疗。

（4）部分有溃疡性结肠炎、克罗恩病或结核病的患者还需内外科联合治疗，甚至进行多学科治疗。

（三）预防

（1）术中应根据不同的病情选择适当的切口，避免切除过多皮肤而致切口过大。但同时也要确保避免皮瓣残留过多导致引流不畅。

（2）术后要及时清除创面内异物，如结扎线、粪水、纱布等。

（3）术后应加强营养，给予足够维生素、蛋白质等营养物质，促进创面愈合。

（4）有慢性疾病或消耗性疾病者，应积极处理基础疾病，或待全身情况好转后再手术。

十、肛门直肠狭窄

肛门直肠狭窄是指各种手术造成术后肛管及直肠腔道变窄，失去弹性，导致粪便变细，排出困难甚至出现梗阻。根据狭窄发生的部位其分为肛管狭窄和直肠狭窄。

（一）原因

1. 肛管狭窄 因肛门及周围组织损伤过多，形成瘢痕性狭窄。例如，多次行肛门局部手术，术中未能适当保留皮肤桥，肛管皮肤损伤过多，环状混合痔切除，黏膜与皮肤对合不良，术后瘢痕组织挛缩等均可引起肛管狭窄。或因术后肛管部位严重感染，发生大面积坏死，纤维组织增生，愈合后形成瘢痕性狭窄。

2. 直肠狭窄 内痔结扎时损伤黏膜过多，未保留黏膜桥，且多个结扎点位于同一水平面，或结扎过深，伤及肌层，出现瘢痕性狭窄。同时，内痔或直肠黏膜脱垂注射硬化剂操作不当，注射过深或剂量过大，使直肠黏膜产生广泛性炎症，组织硬化失去弹性，也会造成直肠狭窄。另外，术后直肠黏膜发生大面积感染形成黏膜下脓肿或直肠黏膜大面积坏死，也是造成直肠狭窄的主要原因之一。

（二）处理

肛管和直肠狭窄程度较轻者，可采取非手术治疗，即肛管和直肠扩张术，术后10～15天，每2～3天用手指扩肛1次，或使用扩肛器扩肛，可防止因创面粘连引起狭窄。扩张时力量由轻到重，扩张的管径逐步扩大，避免暴力损伤组织，同时配合中药内服及外用熏洗，以增强治疗效果。若狭窄明显，扩肛效果不理想，则需进行皮瓣、黏膜瓣推移等手术处理。

（三）预防

（1）术中应选择适当切口数，尽量减少对正常组织的损伤，保留足够的皮肤和黏膜桥，预防狭窄发生。

（2）内痔结扎时不能过深，结扎位置不能处于同一水平面。

（3）术后应定期检查，对有粘连和狭窄趋向者，要及时行扩肛治疗。同时，熟练掌握药物注射技术，了解各种注射剂的药理作用，注射不能过深，药量不能过大，且必须严格执行无菌操作，防止感染。

（4）如术后出现感染，应及时处理，包括全身和局部用药，防止局部大面积化脓性坏死而引起狭窄。

（5）正常成形排便有利于瘢痕弹性恢复，嘱患者术后不可长时间服用泻药助便。

（6）对于患有溃疡性结肠炎、克罗恩病等会造成肛门、直肠狭窄疾病的患者，要进行充分的术前评估，并与患者沟通。对于部分瘢痕疙瘩体质的患者，应完善术前评估后减少并减小手术创面，术后早期即可使用抗炎药膏及软化瘢痕药物，以预防瘢痕增生、挛缩造成狭窄。

十一、肛管皮肤缺损

肛管皮肤缺损可以导致感觉性肛门失禁及直肠黏膜脱出，外翻的黏膜可以分泌黏液，刺激皮肤和引发肛门瘙痒，还可以发生糜烂及出血等。

（一）原因

1. 手术因素 术中皮肤切除过多。

2. 疾病因素 外伤导致肛管、直肠皮肤缺损；或肛周感染（如坏死性筋膜炎）、泛发性肛周脓肿、肛周化脓性汗腺炎等引起皮肤缺损。

3. 药物因素 在治疗过程中，外用药物剂量过大、时间过长导致皮肤化学性损伤。

（二）处理

（1）较小损伤可通过换药、坐浴等处理自行修复。

（2）较大缺损，或有黏膜外翻、脱垂及肛门瘙痒、感觉性肛门失禁者，可行带蒂皮瓣移植成形术。

（三）预防

（1）术后应避免过度损伤，肛管皮肤保留足够皮肤桥，一般两处创面间隔2mm以上。

（2）避免在肛管周围注射或涂抹浓度过高或剂量过大的药物，以免化学性损伤。

十二、肛门失禁

肛门失禁是指肛门对粪便、气体、黏液失去控制的一种严重并发症，临床根据失禁的程度分为完全性失禁、不完全性失禁和感觉性失禁。

（一）原因

年老体弱、先天性肛门括约肌不全或有多次肛门部手术史的患者易因手术引起肛门失禁，肛门失禁这一并发症多与手术操作不当、过度损伤有关。

1. 肌源性 手术引起肛门内括约肌、肛门外括约肌损伤，或切断、切除，或术后形成大面积瘢痕，引起肌源性肛门失禁。肛门外括约肌浅部及肛门内括约肌损伤时可出现不完全性失禁。切断肛管直肠环则可能导致完全性失禁。另外，术中肛门外括约肌深部、耻骨直肠肌损伤，肛直角破坏，会影响肠道储粪功能，发生失禁。

2. 神经源性 大面积黏膜损伤或黏膜处大范围硬化剂注入，会造成肛管排便反射器破坏，引起感觉性失禁。

3. 皮源性 皮肤大面积缺损，肛周瘢痕形成，会导致肛门移位、闭合不全等后遗症，造成黏膜外翻，引起失禁。

（二）处理

1. 不完全性失禁的处理

（1）提肛运动：可随时随地进行，每次5分钟以上，通过提肛锻炼可使残留的括约肌功能得到加强，以代偿被损伤括约肌的功能。

（2）药物治疗：使用益气养血的中药治疗，以增强括约肌的收缩力，可口服补中益气丸等。

（3）按摩疗法：可按摩两侧臀大肌、肛提肌及长强穴，提高肛门的制约作用。

（4）电针疗法：针刺人髎、肾俞、白环俞、承山等穴，配合电疗使肛门自主括约能力增强，缓解不完全性失禁。

2. 完全性失禁的处理 除不完全性失禁的处理措施外，还可行手术治疗如进行括约肌修补，但整体效果不甚理想。因此，术中应尽量减少对组织的损伤，避免引起失禁。

（三）预防

术中注意对肛门括约肌、黏膜、皮肤的保护，避免医源性过度损伤，是预防术后肛门失禁的根本原则。

十三、腺液外渗

腺液外渗是指术后由于肛管闭合不严引起肛腺液和肠黏膜内的肠腺分泌液渗出肛门外。表现为肛门有黄色黏稠的液性分泌物，肛门及周围皮肤潮湿、瘙痒或有皮炎，肛管有瘢痕沟。

（一）原因

1. 手术因素　术中操作损伤较多肛管皮肤组织，导致肛管皮肤缺损，肛管残留沟状瘢痕而闭合不严，致腺液外渗。

2. 疾病因素　混合痔特别是内痔，在肛管内残留静脉曲张性痔核影响肛管闭合，导致腺液渗出肛外。直肠慢性炎症、肛窦炎、肛乳头肥大及局部炎症皆可刺激腺体分泌增多，使腺液外渗。

（二）处理

（1）局部清洁，中药熏洗坐浴。

（2）如为炎症状态，则积极消炎治疗，若消炎治疗无效，考虑手术切除肛窦或静脉丛，破坏肛腺管使之闭塞。

（3）若肛管瘢痕沟较深，可行瘢痕切除修补手术。

（三）预防

手术时要防止过度损伤肛管、齿状线，避免残留较深的瘢痕沟。

十四、静脉血栓栓塞

静脉血栓栓塞（venous thrombo embolism，VTE）主要包括深静脉血栓形成（deep vein thrombosis，DVT）和肺栓塞，两者相互关联，是VTE在不同部位和不同阶段的两种临床表现形式，以往在骨科、普外科、妇产科手术中发生率较高，但近期发现在肛肠手术术后也有发生。

（一）原因

1. 患者因素　肛肠疾病术后或因疼痛、行动不便等原因，患者多卧床休养，卧床时间大于72小时时即会增加VTE的发生率，另外肥胖（BMI $> 30kg/m^2$）、处于妊娠期、高龄等自身因素也是导致VTE的诱因。

2. 手术因素　术中体位选择、摆放不当，并且手术时间过长，会造成静脉回流受阻，从而引起下肢静脉血栓发生。手术创伤本身会刺激体内凝血因子激活，使血液呈高凝状态而加重VTE风险。

3. 内科因素　部分存在术后出血风险的患者使用抗凝药物，或本身合并恶性肿瘤、肾病综合征、炎症性肠病等基础疾病，也是发生术后VTE的高危因素。

（二）处理

VTE一旦发生，其抗凝的基础处理原则与术后出血等并发症相矛盾，因此必须重视预防。

（三）预防

（1）术前完善风险评估，制订系统化预防性处理措施。

（2）围术期对患者加强健康教育，鼓励患者术后尽早开始下肢主动或被动活动，并尽早下床。

（3）注意患者体液补充，避免脱水。

（4）保证患者保持有效循环血量。

（5）术中及术后有创操作时动作轻柔精细，尽量微创。

（6）术后预防性使用足底静脉泵、腓肠肌肌肉泵、间歇充气加压装置等，或术中及术后穿戴抗栓弹力袜。

（7）术中选择合适体位，并注意保证患者下肢静脉血流回流通畅。

（陶晓春　王　琛）

第二节 结直肠疾病术后并发症与处理

一、穿刺所致的大血管损伤

（一）原因

（1）直接原因：主要是气腹针穿刺或Trocar放置时导致腹腔大血管受损伤，易损伤的血管包括腹壁血管、腹膜后大血管及腹腔器官大血管。

（2）术者对于局部解剖不熟悉、不正确的进针技术、套管针穿刺过斜或过深。

（二）处理

（1）较小血管出血时可采用电凝、夹闭或压迫止血。

（2）大血管损伤出血时应尽快明确出血部位、血管损伤的程度。

（3）一旦怀疑腹膜后大血管损伤，应及时中转开腹，迅速寻找出血点，压迫出血点。

（4）迅速准备血管缝合器械，有条件者邀血管外科医师协助处理。

（三）预防

（1）术者应当熟悉局部血管解剖，掌握正确的穿刺技术，使气腹形成充分，严格细致施术。

（2）无把握时采用开放法留置Trocar。

（3）采用气腹针穿刺时，可通过抽吸试验或悬滴试验了解气腹针是否已正确插入腹腔。

二、高碳酸血症

高碳酸血症（hypercapnia）指的是动脉血二氧化碳分压（$PaCO_2$）大于45mmHg。腹腔镜肠道手术过程中高碳酸血症的发生率较低。

（一）原因

（1）气腹腹腔镜手术中气腹气体主要为CO_2，CO_2顺压力梯度经腹膜弥散入血液。手术时间长，大量CO_2吸收入血，机体无法代偿，导致机体的酸碱动态平衡状态被打破，从而形成了高碳酸血症。

（2）高压气腹抬高膈肌，使肺底部受压，膈肌活动受限和肺顺应性下降，使得潮气量和肺泡通气量减少，肺泡无效腔增加和通气血流比例（V/Q）失调，从而进一步加重了高碳酸血症。

（3）气腹压逐渐增大，腹膜的毛细血管受压迫，血流量减少，从而降低了CO_2的吸收率。在气腹减压后，残余的CO_2仍可通过重新开放的毛细血管吸收入血。

（4）Trocar误入腹膜外即充气或因Trocar反复脱出，可形成严重而广泛的皮下气肿，进而CO_2吸收入血。

（二）处理与预防

（1）尽量缩短手术时间，术中保持肌肉松弛良好。

（2）调节合适的气腹压及CO_2流量，小于712mmHg的气腹压对患者影响较小。

（3）在手术期间加强麻醉管理并注意调节通气量，术中行血气分析，及时发现高碳酸血症，心肺功能正常的患者一般可通过自身代偿消减高碳酸血症产生的影响。

（4）术后近期应对患者进行心电监测，以便及时发现各种高碳酸血症导致的心律失常及血流动力学改变。

（5）非气腹腹腔镜外科手术几乎完全消除了高碳酸血症，或有推广应用的价值。

三、肠道损伤

腹腔镜手术中空腔器官较实质性器官更易损伤，最常见的部位是小肠，其次是大肠，胃较少见。术中损伤肠管易被遗漏，导致术后出现不明原因的腹膜炎。

（一）原因

（1）Trocar穿刺损伤，多见于既往有腹部手术史的患者，或胃肠严重胀气者。

（2）手术中操作不当，电凝钩误伤，或超声刀钳夹肠管导致热损伤。

（3）手术过程中，助手钳夹肠管不当，且在腹腔镜视野范围外，极易遗漏。

（二）处理

（1）术中一旦发现肠管损伤，应及时缝合修补。

（2）术后一旦出现不明原因的腹膜炎，应及时剖腹探查。

（三）预防

（1）对于既往有腹部手术史的患者，尤其近脐部者，开放式置入第一个 Trocar 为最佳方式。

（2）术前留置胃肠减压管，减少穿刺损伤。

（3）调整合适的手术体位，避免术野附近的肠管影响操作，更可减少误伤的概率。

（4）术中规范操作，钳夹肠管时应用肠钳。避免超声刀钳夹肠管而引起工作面残余热量损伤肠管。电凝钩、电凝铲等应仔细操作，避免误伤。

（5）肠管损伤后呈灰白色，结束手术前应仔细探查肠管，避免遗漏。

四、肠系膜血管损伤并大出血

（一）原因

1. 解剖变异　先天或肿瘤因素引起的解剖变异是引起意外出血的重要原因，部分患者因结肠动脉位置较高，被误认为肠系膜动脉血管鞘，在分离时发生损伤从而导致出血。肠系膜血管根部巨大转移淋巴结将肠系膜静脉自后向前顶起并改变了走行方向，也常引起手术中解剖辨认困难。

2. 热损伤　腹腔镜手术常用的切割器械为超声刀及高频电刀，两者的侧方热损伤范围分别达到1mm和4mm，纵向热损伤深度则均可达到4mm。热损伤导致术中肠系膜损伤伴大出血在腹腔镜结直肠癌手术中非常常见。另外一个常见的因素是，在应用超声刀或其他切割器械闭合切割肠系膜分支血管时，能完全夹闭而导致残余血管壁损伤出血。

3. 解剖层次错误　手术医师腹腔镜操作经验不足，对腹腔镜视角下的解剖结构认知不足或存在偏差，将其与开腹手术下的正面俯视角度混淆，忽视各组织器官之间的解剖层次，从而在实际操作中出现偏差。

4. 助手问题　腹腔镜结直肠癌手术中的肠系膜血管损伤伴大出血中有一部分是助手造成的。

如果助手在没有视野的情况下盲目操作，包括牵拉或钳夹，就有可能造成误伤出血。

（二）处理

（1）遇到术中肠系膜血管意外出血情况时应当首先进行压迫止血，这种方法对小面积渗血的止血效果较好，对于凶险止血，这种方法只可以暂时止血，仍需根据术中情况灵活采取相应的止血措施，灵活运用各类机械止血方法。面对出血凶猛的情况，腹腔镜视野迅速被出血覆盖而无法继续操作，需要立即中转开腹，在一些特殊情况下，需要适当放宽中转开腹指征，如出血点暴露困难、止血设备不完善等。

（2）术者应当善于使用各种机械止血法，如止血夹、缝合结扎技术等，此外，可以选择腹腔镜下应用电刀、超声刀等能量刀进行有效止血。

（3）在术中应当做到随机应变采取适当的手术方法，这样才能有效防止出血。

（三）预防

预防腹腔镜结直肠癌手术中出血的关键在于解剖清晰、动作轻柔、分层切割、"热刀"朝外。清晰的解剖是防止出血的基础，手术应在 Toldt 间隙内操作；手术动作应轻柔，忌粗暴操作，防止误伤血管；切割时坚持"小步快走"原则，分层切开组织，切忌大块切割组织；超声刀热刀头朝外是避免损伤血管壁的关键。临床医师应当不断学习和实践，注意总结经验，不断提升自己的操作技能，熟练掌握腹腔镜下解剖层面分离技术，避免发生意外出血情况。

五、骶前静脉丛破裂出血

骶前静脉丛血管丰富，属人体末端静脉，从解剖层面上来分析，骶静脉丛位于骶骨前面，骶前筋膜壁层的深面，由骶外侧静脉和骶中静脉的属支广泛吻合形成，这些静脉丛之间吻合丰富，静脉瓣少或缺如，并经骶静脉与椎静脉丛吻合。骶前静脉丛属椎静脉的尾端部分，患者在平卧位麻醉状态下，椎静脉系统扩张，形成一个静脉血池，骶骨凹内的骶前静脉处于这个庞大血池的最低位置而承受静水压力，故骶前静脉损伤后表现为整个脊椎静脉系统出血，且由于椎静脉与腔静脉相通，故出血源涉及体内广泛区域。静脉丛有许多血管通过骶前骨孔进入骶骨内，静脉一旦断裂，断端可能缩进骶骨孔内，不仅出血量大，而且止血极为困难。直肠癌患者多有长期排便困难的病史，经常腹压增高，加之肿瘤浸润、术前放化疗，可使静脉血管渗出水肿，管壁脆弱，这也是静脉易被损伤发生大出血的因素。

随着技术的进步，腔镜及机器人手术的普及（视野改善、低位操作更便捷），全直肠系膜切除及膜解剖概念的推广，骶前静脉丛破裂出血发生的概率明显降低，近年来越来越少被报道。

（一）原因

（1）游离直肠时采用钝性分离，解剖层次不清，或癌肿已浸润骶前筋膜或与椎前筋膜间发生炎性粘连时，采用暴力撕脱骶前筋膜，导致静脉破裂。

（2）行经腹会阴切除术时，游离直肠不够低，未超过尾骨尖，而会阴部向上分离时层次太深，分离过高，将骶前筋膜自骶骨面掀起，导致静脉破裂。或行直肠前切除术时，部分男性患者过度肥胖，盆腔狭窄，视野不佳，新辅助治疗后组织水肿，层次不清，韧性变差，操作困难，解剖直肠后间隙时易偏离正确的解剖层次，损伤骶前血管。

（3）在应用吸引器吸出盆腔内积血时，误将吸引头直接吸在骶前静脉上，引起静脉破裂。

（4）骶前静脉曲张导致术中误损伤。

（5）术后局部感染、脓肿，引起局部血管破溃出血。

（二）处理

处理术中骶前静脉出血的方法应视出血部位、出血量而定。

（1）远离骶前静脉窦的出血，先寻找出血部位，在开放手术中用1～2个手指即能按住，明确出血点后可采取一般的止血方法，如电凝钩喷凝、缝合止血等。此时需要医师镇静和有次序地处理，切忌盲目钳夹止血。腔镜或机器人手术中止血操作较为困难，可使用纱布大致压住出血点，助手使用吸引器吸尽积血，逐步找到出血点，使用电凝钩喷凝或钛夹夹闭后缝扎血管。盲目烧灼或夹闭可能导致血管或神经进一步损伤。

（2）靠近骶骨膜的静脉窦出血，止血比较困难，此时静脉窦缩入骶骨横行的静脉沟内，一般止血方法常不能奏效。最简便易行的方法是纱布条填塞压迫止血法，因静脉窦出血压力较低，压迫止血效果较好，撤去压迫纱布后观察10～15分钟才可考虑止血成功，同时放置骶前引流管，便于术后观察有无再出血发生。

（3）对于裂口小的，可先使用吸收性明胶海绵或其他生物止血材料进行止血，亦有使用游离肌肉组织片压迫止血成功的报道。当发现骨孔涌血时，可将局部骨质凿碎，并涂以骨蜡止血。

（4）在止血的同时，要积极补充血容量，加压输血，保持循环功能和生命体征稳定，如在腔镜下止血困难，血压不能维持，则应及时中转开腹止血。

（5）如断端缩入骶骨内，医院条件允许，可尝试行介入栓塞。

（三）预防

（1）术前应完善腹部增强CT或MRI检查，尤其是直肠后壁肿瘤，应充分评估其浸润深度，如侵犯骶前筋膜或肿瘤较大，骨盆较小的情况下应严格按照指南行新辅助放化疗后再决定是否实施手术切除。

（2）围术期应充分做好肠道准备，实施手术前应备好各类止血器材，避免术中需要止血时浪费时间准备器材。

（3）术者应熟悉盆腔筋膜的解剖，在进行直肠系膜游离时，应保持视野清晰，注意解剖层次，使用能量器械小心地行锐性分离，切忌对Waldeyer筋膜进行盲目的钝性分离而损伤静脉，更忌用暴力。

（4）在盆腔内操作需应用吸引器时，注意勿将吸引器头抵于骶骨上，特别是盆腔内积血多时或进行盆腔冲洗时，宜选用多孔吸引器头，不要应用端式吸引管；腔镜手术在游离直肠时应在视野引导下将器械伸入盆腔。

六、输尿管损伤

输尿管损伤最多见于直肠癌根治术、乙状结肠癌根治术、右半结肠切除术，在开放手术时代，结直肠手术导致的输尿管损伤较少报道，但随着腹腔镜技术的普及，医源性输尿管损伤发生率较前明显升高，这可能与微创手术导致的输尿管损伤较小，术中不易被发现有关。

输尿管损伤的部位常见于腹段、盆段，左侧多于右侧，盆段损伤男性多于女性，这与解剖结构有关。输尿管损伤的种类包括结扎、挫伤、穿孔、贯穿伤、撕裂伤、切开伤、离断、钳夹伤、热损伤、牵拉成角梗阻、缺血坏死等。

（一）原因

（1）在游离乙状结肠，剪开侧腹膜时，由于系膜、肠壁与侧腹壁融合粘连，解剖层次不清晰，术者对解剖层次理解不深入，常易损伤左侧输尿管。游离右半结肠时，游走在Toldt间隙以下，进入腹膜后容易误伤右侧输尿管。

（2）肿瘤浸润累及输尿管及周围组织，扩大切除而损伤输尿管，勉强分离亦容易损伤输尿管。

（3）误伤生殖血管或盆腔侧壁血管导致出血，止血时大块组织被钳夹、切断或结扎，后续分离时术野不清晰导致误伤输尿管。

（4）行盆腔清扫结扎子宫动脉时误伤输尿管。

（5）输尿管附着于腹膜游离缘或其附近，关闭盆底腹膜时将其缝扎。

（6）行经腹会阴直肠癌根治术时，腹部游离直肠不够充分，未达到肛提肌平面，分离会阴部分时在暴露不良的情况下误伤膀胱与输尿管。

（7）分离切断直肠侧韧带时未避开输尿管，或盲目大块钳夹、结扎而误伤同侧输尿管。

（8）输尿管游离过长，易出现缺血坏死。

（9）能量器械使用不当，烫伤输尿管。

（二）处理

处理输尿管损伤的难点在于术中及时发现损伤，仅20%～30%的损伤在术中被发现，特别在腔镜手术中，微小的热损伤容易被忽略，术后出现腰痛、里急后重、发热、腹腔大量引流液时才被诊断，导致二次手术，术后如腹腔引流液持续较多、腰痛症状明显，应高度怀疑输尿管损伤，应立即取腹水行生化检查，如腹水肌酐、尿素明显升高，可考虑输尿管损伤，尿液漏入腹腔，亦可借助尿路造影明确诊断。

1. 术中发现输尿管损伤时主张一期修复

（1）如输尿管被误结扎，应立即去除缝线，内置双"J"管支撑。

（2）输尿管裂口可行修补术，内置双"J"管支撑。

（3）输尿管完全离断时，如损伤部位在距离输尿管膀胱开口5cm以上，可行端端吻合术，如距离在5cm以下，则应施行输尿管膀胱吻合术，并使用双"J"管支撑。

（4）输尿管如热损伤，则可能会出现狭窄或坏死，应切除烫伤部分，行端端吻合，使用双"J"管支撑。

（5）如输尿管游离过长，怀疑可能有漏时，应考虑双"J"管支撑2～4周。

2. 术后发现输尿管损伤亦主张积极修复

（1）如损伤未超过2周，应积极手术修复。

（2）如损伤超过2周，缺损不严重，可尝试输尿管镜下放置双"J"管引流。

（3）如患者一般情况差，无法耐受手术，或局部炎症反应严重，尿瘘时间长，可先行造瘘等转流手术，保护肾功能，3个月后病情好转，再行二期修复手术。

（三）预防

（1）术前应对输尿管损伤风险进行评估，如靠近输尿管的进展期肿瘤，术前应积极完善全腹部增强CT、盆腔MRI、肾盂造影等检查，如有肾盂、输尿管扩张，输尿管下段移位、狭窄征象，应高度怀疑输尿管受侵，术前应做好切除吻合输尿管的准备，亦有文献报道，在复杂盆腔手术中提前置入双"J"管，可明显提高输尿管识别率，降低损伤风险。

（2）熟悉输尿管的走行与毗邻的解剖关系，特别是在游离乙状结肠、直肠侧韧带等时，输尿管最易受损，需注意解剖层次，仔细操作。

（3）行经腹会阴直肠癌切除术时腹部操作应尽量分离到盆底肌水平，充分游离前壁，显露双侧输尿管而加以保护。

（4）术中保持术野清晰，出血时切忌慌乱，避免大块盲目钳夹、结扎，随时止血，操作应仔细轻柔，牵拉不能过猛。

（5）对"冷热兵器"的使用应根据具体情况

选择，如输尿管与肿瘤粘连紧密，应选择"冷兵器"解剖，不应使用能量器械随意止血，超声刀在长时间使用后温度过高，不应随意钳夹。

七、吻合口出血

随着吻合器械不断改进及手术技术不断进步，吻合口出血的发生率并不高，但文献报道差异较大，为0.5%～9.6%。吻合口出血通常在术后24小时内出现，盆腔血肿经吻合口后壁破入肠腔导致出血通常在术后7天以后出现。多数患者术后早期表现为无明显诱因的持续性便血，颜色鲜红或暗红，便血的颜色取决于吻合口与肛门的距离及出血量。若为腹腔内出血，可发现引流液呈淡粉色或红色，部分患者可伴有局部压痛。吻合口出血较多或继发感染时可引起吻合口瘘，患者可出现寒战、高热、腹痛、腹膜刺激征等吻合口瘘的临床表现。

（一）原因

原因主要包括手术相关的吻合口出血和术后其他并发症引起的出血。手术相关的原因主要为吻合器操作不当、吻合钉高度与吻合口组织厚度不符合、裸化肠管不充分、吻合器切割肠系膜、肠管游离不充分、吻合口张力大。术后吻合口出血一般具有自限性，只有1%的患者会出现严重的出血。吻合口出血的原因多数为吻合处的系膜游离不够充分，未能充分裸化血管，吻合时将系膜血管钉入吻合口，吻合钉未能有效闭合血管，或者选择吻合器钉脚高度过高，从而不能达到理想的钉合高度。

（二）处理

发生吻合口出血后应严密监测患者生命体征、血红蛋白水平变化、便血量及引流情况等。绝大多数的吻合口出血均能自行停止，少部分患者需要采取干预措施，主要包括药物治疗、内镜治疗和手术治疗。药物治疗包括口服或肌内注射止血药物，当出血量较大时，可在内镜下找到出血点并用止血夹钳夹止血。若内镜治疗不成功，最后可行手术治疗，如结扎出血点及加固缝合吻合口。一般吻合口出血患者血流动力学可以保持稳定，大多数均可以通过输血、使用生长抑素、使用含1∶200 000肾上腺素的冰盐水灌肠保守治疗解决，如果效果不理想，采取内镜下电凝或钳夹出血点的方法通常能够解决，极少需要再次手术止血。出现吻合口出血合并吻合口瘘时，往往需要手术治疗。如患者治疗效果不佳，则需要手术治疗。因吻合口出血点位于肠腔内，且肠腔内常充满血凝块及血液，因此手术探查时吻合口浆膜面常难以发现出血点，这种情况可选择术中肠镜检查吻合口以明确诊断，根据情况可选择吻合口全层缝扎止血，或者切除吻合口重新吻合。

（三）预防

（1）充分游离系膜，吻合时避免将系膜血管钉入吻合口，或者选择合适的吻合器，以达到理想的钉合高度。

（2）吻合口术后早期出血重在术中预防。术中吻合口处肠系膜及脂肪组织的裸化要规范，吻合肠管时，需仔细检查吻合口有无出血，吻合口位置较低时可行充气注水试验以检查吻合口是否通畅及有无出血和渗漏。

（3）有条件的医院可于术中使用内镜检查吻合口情况，必要时可对吻合口进行全层间断加固缝合。

（4）低位直肠肿瘤行经肛吻合器吻合后，可常规行直肠指诊，若肠腔存在血凝块或有鲜血经肛门流出，则常提示可能存在吻合口出血，可经肛直视下手工缝合加固吻合口止血。

八、吻合口瘘

根据国际直肠癌研究组（International Study Group of Rectal Cancer，ISREC）对直肠手术吻合口瘘的定义，吻合口瘘为在结肠-直肠或结肠-肛管吻合部位的肠壁完整性中断、缺损，使得腔内外间室连通。结直肠癌术后吻合口瘘是结直肠癌术后常见的并发症之一，不仅显著延长患者术后的恢复时间，还会影响患者的肿瘤学预后。目前吻合口瘘的分级方法多采用国际直肠癌研究组的分级标准：A级为亚临床吻合口瘘，也称影像学吻合口瘘，无临床症状；B级表现为腹痛、发热、脓性或粪渣样引流物自肛门、引流管或阴道流出（直肠阴道瘘），白细胞及C反应蛋白升高；C级表现为腹膜炎、脓毒症，以及其他B级吻合口瘘的临床表现。吻合口瘘的危险因素很多，包括吸烟、饮酒、应用非甾体抗炎药等。术后吻合口出血是发生吻合口瘘的危险因素之一，但是临床上往往并不能很好区分，吻合口瘘和吻合口出血往往是伴随出现的。A级吻合口瘘在保持通畅引流的前提下加强营养和抗感染治疗。部分B级吻合口瘘的患者可以行内镜下治疗。吻合口瘘的国外报道发生率为4%～25%，国内报道为10%～20%。多数吻合口瘘患者以发热或腹痛为首发症状，可伴有腹膜刺激征，腹腔感染较严重者可出现感染性休克及多器官功能衰竭。发热可以出现在吻合口瘘的任何时期，部分吻合口瘘患者表现为术后体温持续升高。腹痛早期可表现为下腹坠胀不适，也可为突发剧烈腹痛，并伴有压痛、反跳痛等急性腹膜炎体征。如腹腔炎症局限，可呈局限性腹膜炎或可触及肿大包块。如有引流管，肠内容物可从引流管流出，出现引流液突然增多、浑浊，有粪样物及腐臭味，引流口周围红肿，有时可有气泡出现。

（一）原因

1. 全身性因素 全身营养不良，肿瘤晚期，合并有肝硬化所致低蛋白血症和其他营养缺乏症。

2. 局部因素 吻合口肠段血供障碍；吻合口张力过大；肠道准备不充分等。

3. 技术原因 吻合口翻入组织过多；游离吻合肠段时血管损伤过多，特别是近肠系膜的末梢血管损伤；吻合时没有遵循黏膜对黏膜、浆膜层对浆膜层的原则。手法缝合时缝合过密影响吻合口的血运；吻合口缝针间距过大致使对合不严密，愈合不良。

4. 器械因素 应用吻合器进行吻合时需特别注意吻合器质量，熟悉吻合器的性能和操作要点，包括两断端对合切割时一定要将周围组织结构牵开，确保无其他组织结构被夹入吻合口内，退出吻合器时先放松尾端螺旋，使抵钉座与吻合器操作杆松开，以免撕脱吻合口。

5. 感染因素 尽管术前预防性应用抗生素与进行肠道杀菌准备，但结直肠吻合口局部污染或吻合口周围少量渗液，可形成吻合口周围感染。

6. 盆腔积液 术后引流不畅，导致盆腔积液，

吻合口长期浸泡在积液中，尤其是低位吻合术的患者。

（二）处理

吻合口瘘确诊后，应尽早治疗。保持局部通畅引流、控制感染是早期治疗的关键。大多数吻合口瘘经引流管冲洗能达到自行愈合。如瘘口较大、腹腔感染症状严重或较长时间不能自愈，应考虑手术治疗，可行粪便转流术或再次行肠切除吻合术，合理的治疗可使其转化为可控性瘘或局限性瘘，直至痊愈。

（1）给予肠外营养，包括给予多种维生素、输血、白蛋白等。

（2）一旦确诊吻合口瘘，应立即进行充分引流，加强盆腔冲洗吸引，保持引流通畅。

（3）如引流不畅，应开腹扩大引流口以迅速控制感染。

（4）保持盆腔干燥是预防吻合口瘘的关键。无论采用双套管或单套管，都应特别禁忌对吻合口直接吸引或压迫，并保证良好的引流效果。引流管一般留置7～10天，待患者正常排便后再拔除，这样有利于对迟发性瘘的观察和处理。

（5）若出现发热、腹痛、腹胀和腹膜刺激征及漏出量增多，可行吻合口近侧结肠或空肠临时造口，以利于吻合口瘘的早期愈合。

（6）应用足量的抗生素，可根据瘘口处分泌物培养结果选择敏感药物。因吻合口瘘引起的腹腔感染大多数为混合感染，故应同时给予抗厌氧菌药物。

（三）预防

加强围术期的处理，提高操作技巧，操作应认真细致，对预防吻合口瘘有重要意义。

1. 积极改善患者全身情况 术前给予高蛋白、高维生素饮食，纠正贫血与低蛋白血症，同时控制伴随病，如糖尿病、肝肾功能不全、呼吸道感染、心肺功能障碍等。

2. 做好术前肠道准备 确保肠道内清洁无积粪。术前进流质饮食2天，同时服用一些缓泻药。

3. 严格的无菌技术操作 尽量减少术中腹腔污染，如有污染，在完成直肠肿瘤切除术或结肠吻合术后，用蒸馏水及抗生素液冲洗，因多是局

部污染，可仅行局部或盆腔冲洗。

4. 严密细致的吻合技术 一般用可吸收缝线或4号丝线，针距不宜过疏或过密，吻合口及系膜不宜有张力。系膜不能扭曲，处理好近吻合口的肠脂垂。吻合口必须无张力，以保证肠管血供良好。如果担心出现裂隙，要行加强荷包缝合。

5. 有效引流 直肠切除术后骶前间隙常发生渗液，应给予引流，防止形成盆腔积液感染。一旦形成吻合口周围积液、脓肿，可致吻合口瘘或梗阻，吻合口旁与骶前间隙需要常规放置引流管；如用负压，吸引压力不宜过高，引流管的侧孔也不宜过大，以免肠壁组织吸入后拔管时反而引起损伤。

6. 预防性肠造口 临床通常很少应用，只有直肠前切除术吻合技术欠满意时应用。可能发生吻合口裂开者，应考虑附加横结肠造口。

九、吻合口狭窄

吻合口狭窄是结直肠手术后常见的并发症之一，其术后发生率为3%～30%。根据成因和症状的不同，其可以分为膜状狭窄、唇状狭窄和管状狭窄，大部分的吻合口狭窄属于膜状狭窄。目前对于吻合口狭窄的治疗尚没有统一的意见。

（一）原因

（1）吻合口狭窄的主要原因在于一期愈合失败后肉芽组织形成及随之而来的纤维组织广泛增生、纤维化，从而引起吻合口渐进性狭窄。

（2）吻合口缺血：缺血的原因有多种，如吻合口的张力过大、局部血运不佳，则极易出现吻合口缺血、局部感染而出现吻合口狭窄。吻合口越低，吻合口狭窄的可能性就越大。

（3）吻合口瘘：文献报道，吻合口瘘二期愈合也是吻合口狭窄的常见原因。术后发生吻合口瘘，或在进行吻合对拢时，两断端肠壁周围脂肪、血管组织未清除以致夹在吻合口间，愈合后瘢痕收缩引起狭窄。

（4）选用的吻合器管径较细：原则上应选用33mm以上的吻合器（在骨盆大小允许的情况下），并且吻合后术中用手指探查吻合处情况，任何吻合都可能出现质量问题，故在使用之前必须认真检查。

（5）超低位吻合术后：吻合口位于肛管内或肛管的顶端，受到肛门括约肌张力作用的影响，易引起狭窄。

（二）处理

吻合口狭窄的程度不同、分型不同，采取的治疗方式也不同。低位的吻合口狭窄可以用手扩张治疗。根据Akarsu等的研究，内镜下球囊扩张可以作为吻合口狭窄的一线治疗，成功率高，并发症发生率低。但是需要注意的是，进行内镜操作时，需要明确该狭窄是良性狭窄还是吻合口狭窄复发。当狭窄长度＞1cm且狭窄直径＜5mm时，扩张后穿孔的概率会大大增加。通常需要1～3次扩张才达到效果。Acar等研究提示，吻合口瘘合并吻合口狭窄时，球囊扩张没有效果，可以采用内镜下电切除。既往有研究提出，吻合口狭窄可以采用支架置入术，支架的类型多种多样，有金属支架、生物降解支架等。支架置入治疗总体成功率为45%～80%，但容易出现支架异位。部分学者提出通过TEM处理吻合口狭窄，成功率为62.5%～92.9%。少数患者反复出现吻合口狭窄，特别是管状狭窄患者，可行腹腔镜二次手术，Trocar置入后，对于腹盆腔粘连，主要使用超声刀锐性分离。切除的部分仅限于狭窄肠段，但需要充分游离近端肠管，必要时可松解结肠脾曲、肝曲，以保证新吻合口无张力。注意避免肠系膜组织过度裸化，恰当保留吻合肠段的血管以保证吻合口血供。

（1）如为膜状狭窄，可用手指尖强行伸入狭窄环，使狭窄环多处撕裂；扩张至合适程度后，用扩张管扩张吻合口即可治愈。

（2）对于采用手法扩张效果欠佳的患者，可采用肠镜下气囊扩张的方法，其取得了很好的疗效。采用直径为15～20mm、长度为8cm的水囊，在结肠镜下找到狭窄口，经活检孔道插入冲水管注入水溶性造影剂泛影葡胺，观察狭窄部位的大小、形态、长度。除少数直肠低位狭窄可以在内镜下直视进行扩张外，大部分狭窄必须在X线透视下进行。

（3）如为管状狭窄，且不能用手指扩张至合适程度的，则应在肛周浸润麻醉下或硬膜外麻醉下，用电刀将狭窄环多处切开后用扩张器扩张，以防止再次造成狭窄。

（4）吻合口狭窄的肠梗阻患者，还可经肠镜于狭窄处放入合金支架而缓解梗阻症状，但对于肿瘤复发和肠道准备不充分的患者，其是绝对禁忌的。对于梗阻症状较重的患者，可行结肠造口术。

（三）预防

（1）保留有效的血供及游离足够的结肠长度，是防止吻合口狭窄的重要手段。

（2）尽量选用管径为33mm或34mm的吻合器，如结肠过细，则只能选用31mm的吻合器。

（3）手术操作时注意清除两断端肠壁周围脂肪和血管组织，各需0.5～1.0cm的范围，对合时尤需注意，防止肠脂垂或周围其他结构被夹在吻合口中。但不宜清除范围过多，以免引起吻合口缺血。

（4）术后2周应做常规直肠指诊，以了解吻合口情况，手法要轻柔。

十、肠　梗　阻

肠梗阻是结直肠手术后较为常见的并发症之一，主要表现为恶心、呕吐和上腹痛及腹胀、肠鸣音减弱、肠道内积气和积液，是术后延迟经口进食的主要原因。术后肠梗阻根据发生时期，可分为术后早期炎性肠梗阻（简称炎性肠梗阻）和粘连性肠梗阻。术后早期炎性肠梗阻一般发生在腹部手术后早期（2周左右），指腹部手术创伤和腹腔内炎症等原因导致肠壁水肿和渗出，形成腹腔内广泛粘连，造成的一种机械性和动力性同时存在的梗阻。粘连性肠梗阻是术后中后期由肠粘连或粘连带所致的梗阻。粘连性肠梗阻一般发生于小肠。

（一）原因

1. 性别和年龄　男性患者发生炎症反应的可能性较大，容易引起术后肠梗阻。老年患者一般状况较差，术后恢复较慢，且术后首次下床活动时间较晚，活动量亦较少，均使其胃肠蠕动恢复较慢，而易发生肠粘连，从而肠梗阻发生风险较高。

2. 肿瘤分期　肿瘤分期越高的患者出现淋巴转移可能性越大，引起淋巴液回流障碍风险也越

高，则局部更易发生组织水肿及炎症反应，使肠梗阻发生率也升高。

3. 有腹部手术史　腹部手术史可增加肠粘连的可能。

4. 麻醉药物　由于术中吸入性麻醉或术后应用类阿片受体止痛药物，可抑制胃肠道蠕动，影响肠道分泌、吸收，术后发生肠梗阻的概率明显增加。

5. 是否为开腹手术　开腹手术腹膜损伤大，术中对胃肠及系膜牵拉较多，不利于保护胃肠黏膜屏障，增加术后肠梗阻的风险。

6. 手术创伤　手术创伤导致内源性炎性介质释放，增加术后肠梗阻的风险。

7. 术中液体超负荷与禁食　围术期血容量超负荷造成肠壁水肿，从而导致肠蠕动缓慢。手术创伤及术后禁食均使肠壁通透性增加，肠道内细菌产物吸收也增加，从而促进肠梗阻形成。

8. 术后粘连　在施行腹部手术的患者中90%以上有术后粘连发生，术后粘连是指手术所造成的器官、组织创伤修复过程中形成的异常纤维连接。术后粘连可导致小肠梗阻（small bowel obstruction，SBO），粘连所致SBO可发生于术后早期，也可延迟至术后几年，严重时可导致肠坏死。

9. 炎症刺激　炎症介质能促进肠梗阻发生，炎症可导致肠壁水肿和渗出，形成腹腔内广泛粘连，增加肠梗阻的概率。

（二）处理

首先行保守治疗，如出现绞窄，或梗阻加重，虽经积极补液纠正酸碱平衡紊乱、抗感染治疗，但仍出现休克征象者，应考虑手术治疗。手术治疗的原则是保护正常肠管，将坏死的肠段切除，分离粘连，达到解除梗阻、促进肠胃正常运行的目的。手术方式可根据患者的情况与梗阻的部位、病因进行选择，主要包括粘连松解术、肠造瘘术、单纯肠减压术、粘连松解联合肠切除肠吻合术等。保守治疗措施如下。

（1）禁食水，持续胃肠减压至肛门排气。多应用鼻胃管减压，先将胃内容物抽空再行持续低负压吸引。胃肠减压的目的是减少胃肠道气体和液体的蓄积，减轻肠腔膨胀，有利于肠壁血液循环的恢复，减轻肠壁水肿。不用鼻胃管减压的患

者术后禁食时间明显减少，因此有的Meta分析不支持常规使用鼻胃管减压术。

（2）维持水、电解质平衡及纠正酸碱紊乱，从而利于胃肠道功能恢复。

（3）放置中心静脉导管进行全胃肠外营养支持，保证能量供给。炎性肠梗阻时，应用静脉白蛋白注射液，以提高血液胶体渗透压，有利于肠壁水肿消退。

（4）应用生长抑素如施他宁，以抑制消化液分泌和局部炎症反应，减少肠内炎症渗出，减轻肠壁水肿，促进肠蠕动恢复。

（5）给予糖皮质激素，以减轻肠壁的炎症及水肿。

（6）给予非甾体抗炎药以预防或治疗感染。

（7）其他：中药芒硝腹部外敷可使肠壁炎症、水肿消退，也可以针灸足三里进行治疗。

（三）预防

（1）尽量采用微创手术，较早恢复胃肠蠕动。

（2）采用硬膜外麻醉，其可通过直接兴奋副交感神经改善肠蠕动。

（3）术前及术中，术者严格执行无菌操作，避免炎性渗出。避免将滑石粉等异物带入腹腔引起粘连。

（4）尽量减少阿片类药物的使用。

（5）适量补液，避免水盐超负荷。

（6）手术操作细致，止血彻底。

（7）减少腹腔暴露时间，用湿盐水纱布垫保护肠管，有助于肠管浆膜面的保护和减少不显性失水。

（8）注意腹腔冲洗，清除腹腔坏死组织、积液和异物，必要时充分引流，并保持引流通畅。

（9）应用非甾体抗炎药及时治疗腹膜内炎性病变，防止炎症扩散。

（10）采用嚼口香糖、术后尽早下床活动、尽早肠内营养等方法促进胃肠蠕动。

十一、Trocar疝

随着腹腔镜技术的应用，Trocar疝发生率也逐渐增高。Trocar疝也称套管针部位疝（trocar site hernia，TSH）或孔口疝（port site hernia），是指组织器官如网膜、肠管等通过Trocar孔部位疝出到皮下间隙，甚至全层裂开自Trocar孔处疝出到

腹壁外，属于腹壁切口疝的一种，是腹腔镜手术、机器人辅助手术后发生的一种特有的相对罕见但可造成严重后果的并发症。根据TSH发病时间及疝出特点，可将TSH分为早发型、迟发型和特殊型3类。早发型，腹直肌前、后鞘和腹膜皆裂开，术后早期即发生；迟发型，腹直肌前、后鞘裂开而腹膜连续，发生于术后数月；特殊型，腹壁全层裂开，体表可见小肠或大网膜突出。TSH可能带来如肠梗阻、肠坏死等严重后果。

（一）原因

1. 患者自身状况 患者营养不良、低蛋白血症、长期使用皮质激素及合并一些全身性疾病（如肿瘤、贫血、糖尿病）等情况可造成切口愈合不良或不愈合，易发生TSH。蛋白质缺乏可引起细胞间水肿、成纤维细胞数量减少，张力减退。此外，肥胖患者由于过多的大网膜和肠系膜，可增加腹腔内压力，因此发生TSH的危险性更高。

2. 手术操作 动作粗暴，止血不彻底，血肿形成、脂肪坏死，肌肉损伤多，均可增加TSH的发生概率。

3. 麻醉因素 对于高龄患者，药物代谢相对延迟，早醒早拔管势必过早刺激气管，引起患者剧烈干呕及呛咳，导致腹内压增高，促使TSH发生。

4. Trocar孔的直径 TSH常发生在≥10mm的切口上，直径越大，TSH发生概率也越大。

5. Trocar类型及入路 相同直径的Trocar，钝头圆锥形引起的缺损最小，角锥形居中，切割-膨胀形最大。缺损越大，TSH发生的风险越大。此外，穿刺时穿刺锥的穿刺道若过于斜行，器械活动时可能使穿刺孔内口被撕裂；术中若多次重复进出套管穿刺操作，可使腹壁入路口径加大，造成套管穿刺口下方筋膜缺失，发生Trocar疝。

6. 切口部位 大多数文献报道的TSH多位于腹部正中切口处，脐部最常见，可能与中线切口层次少且无肌肉保护有关。

7. 是否延长切口 在手术过程中，有时为了需要而延长切口，切口延长时，损伤了肋间神经导致腹壁肌肉萎缩，局部腹壁薄弱，导致TSH发生。

8. 是否关闭筋膜缺损 关闭穿刺孔筋膜可以阻止或减少TSH发生。但有时关闭筋膜是非常困难的，尤其是肥胖患者。无论是在中线处，还是

在侧腹壁，关闭筋膜后仍可能会发生 TSH。

9. 缝合技术 缝合切口时如未能将腹膜和筋膜层缝闭，腹腔内网膜或肠管有疝入切口缝隙形成切口疝的可能。

10. 压缩空气效应 在手术结束时套管排气阀门未完全打开的情况下，由于腹腔内、外存在压力差，二氧化碳可以推动肠管或大网膜进入切口的筋膜，然后被腹肌收缩所嵌顿，这一现象称为压缩空气效应。拔出 Trocar 时切口形成部分真空，可以将网膜和肠管推入筋膜缺损处。

11. 经切口引流 切口留置引流管影响切口对合，同时残留孔隙，易发生切口感染；且拔除引流管后，局部留下薄弱点，均可增加 TSH 发生的概率。

12. 切口感染 感染后可使筋膜组织的缝线脱落，而代之以薄弱的瘢痕组织，以致伤口的张力降低。脐部穿刺孔最易感染，导致脐部 TSH 发生率高，迟发型 TSH 的发生通常与穿刺孔感染有关。

13. 术后发生腹内压增高 术后剧烈咳嗽、打喷嚏、呕吐、腹胀等，都可引起腹内压增高，使术后切口承受压力过大，易导致 TSH。

（二）处理

一旦发生 TSH，疝环周围的腹肌和筋膜日渐萎缩，疝环和疝囊不断扩大，故应尽早治疗。手术是治疗 TSH 的有效方法。常用手术方法如下。

（1）单纯组织缝合修补：适应证为腹壁比较松弛，疝环较小且周围肌肉和筋膜无明显退化，直接缝合无明显张力的中、小型切口疝。

（2）自体组织移植修补疝环：疝囊较大者，由于腹壁缺损直接缝合张力过大，术后容易复发，过去常采用自体组织修补的方法。

（3）人工合成材料修补：聚丙烯网被认为是最理想的腹壁修复材料，缺点是不能直接接触肠管，否则可能引起肠粘连甚至肠瘘。其他还有膨体聚四氟乙烯补片和聚酯补片。

（三）预防

（1）做好围术期处理，包括良好的术前准备和有效的术后治疗，如积极改善患者的全身情况、纠正贫血和低蛋白血症、消除腹内压增高的因素及控制糖尿病患者血糖等。

（2）严格执行手术操作基本要求，提高手术技术水平，缩短手术时间，并且在手术中轻柔操作，避免过度牵拉 Trocar 孔。止血彻底，不留死腔，清除和尽量减少异物。

（3）术中对 Trocar 及部位的选择应遵循手术伤害最小化原则。术中尽量选用钝头圆锥形、直径小的 Trocar 穿刺，可倾斜穿刺，以减少腹直肌前、后鞘缺损区直接相对的机会。

（4）与麻醉医生沟通配合，术中保持良好的肌肉松弛。

（5）直径≥10mm 的切口，特别是因取出标本延长的切口，尽量全层缝合。如关闭缝合困难，可以使用一些辅助装置来完成，如 Donmez 在临床实践中使用一种叫"针抓钳（needle grasper）"的装置协助缝合 Trocar 的筋膜。正确关闭筋膜缺损的方法如下：①腹膜与筋膜层都要关闭，这样可以使腹膜前间隙消失；②应在直视下关闭且缝合关闭腹壁各层次，以便消除腹膜缺损。

（6）拔除 Trocar 时，要保持良好的腹肌松弛状态，腹内气体应缓慢放出，预防压缩空气效应使网膜甚至肠管突入切口内形成 TSH。

（7）若放置引流管，建议放置在＜5mm 的 Trocar 孔处，并在拔除引流管时留置 Trocar 处的缝线，防止过早拆线。

（8）积极防止切口感染。在术后应加强伤口管理，有伤口感染前兆时应及时予以处理。

（9）术后的短期内应避免剧烈运动，积极预防和处理腹内压增高。

十二、排尿与性功能障碍

排尿与性功能障碍是结直肠癌根治术后常见的并发症，多见于低位直肠前切除术和腹会阴联合直肠癌根治术后，文献报道直肠癌根治术后 7%～70% 发生排尿功能障碍，超过 60% 的男性患者发生不同程度的勃起功能障碍，90%～95% 的男性患者术后丧失射精功能，严重影响了患者术后生活质量。

（一）病因

（1）盆腔自主神经包括腹下神经（射精功能）和骨盆内脏神经（阴茎勃起功能），两者汇合成盆腔自主神经丛，受交感神经、副交感神经及体神经支配，骨盆内脏神经损伤则引起排尿和勃起功能障碍，腹下神经损伤引起尿潴留、射精障碍。

（2）游离直肠前侧壁时过于靠近精囊腺或阴道，损伤支配生殖神经，可导致阳痿。

（3）手术中牵拉：勃起反射弧躯体传入纤维为阴部神经，自主神经传出纤维为盆神经丛，切断直肠及侧韧带过程中物理性损伤盆神经丛，经会阴手术切除范围过大而损伤阴部神经均可能导致勃起障碍。

（4）直肠切除后膀胱失去支持，后方空虚而后倾移位，造成膀胱流出道梗阻，引起排尿障碍。

（5）术后创伤性、无菌性膀胱周围炎，膀胱周围水肿及纤维化导致排尿障碍。

（二）处理

（1）术后常规留置导尿管1周，每天进行膀胱冲洗，更换尿袋，定时夹闭导尿管，锻炼膀胱功能可减少术后排尿功能障碍发生。如拔除导尿管后仍出现排尿困难，可予以下腹部及会阴部热敷、坐浴、针灸等，如无效，则再次留置导尿管。一般2～4周可恢复排尿功能。

（2）性功能障碍恢复困难，主要靠预防。

（三）预防

（1）直肠癌手术中，膜解剖即正确寻找Toldt间隙、骶前间隙及Denonvilliers筋膜前后叶间的直肠前间隙，并在其间的固有筋膜与骶前筋膜间隙进行分离，从而避免盆腔自主神经损伤。

（2）在上述间隙的分离过程中应尽量用超声刀代替电刀，超声刀止血效果较好，可获得相对清晰的术野，利于精细操作，同时超声刀热传导范围小，可相对减少神经及其他重要组织的热损伤。

（3）术者对盆腔自主神经的解剖结构走行、组织毗邻的熟练掌握及正确寻找直肠周围的筋膜间隙并精准分离都是避免副损伤，降低术后排尿与性功能障碍发生率的关键。

十三、乳 糜 漏

乳糜腹水是指腹腔中富含乳糜微粒的液体，外观类似乳白色腹水，因胸导管、腹腔淋巴管及其分支受压、阻塞或破裂而致乳糜进入腹腔的临床疾病，而各种手术所致的乳糜腹水称为术后乳糜漏，也称淋巴漏。乳糜漏是结直肠癌术后一种较为少见的并发症，腹部肿瘤根治术后乳糜漏的发生率约为7.4%。

（一）病因

乳糜漏常发生于腹腔创面较为广泛的手术，特别是扩大淋巴清扫术，术中损伤淋巴管或淋巴干，来自肠道的含有大量乳糜的淋巴液外溢，从而形成乳糜漏。

（二）处理

（1）禁食可保证胃肠道充分休息，大大减少淋巴液的产生和丢失，缩短淋巴漏口的自愈时间。

（2）淋巴液漏出的过程中可丢失大量的脂肪、蛋白质、水、电解质和维生素，患者迅速出现消瘦和严重的营养不良，故早期给予全胃肠外营养支持是治疗的关键。

（3）生长抑素是全消化道分泌抑制剂，肠外营养支持联合应用生长抑素是治疗乳糜漏的有效方法之一。

（4）经保守治疗后，腹腔引流量仍超过1000ml/d，持续5～7天以上者，需行手术治疗。

（三）预防

（1）术中分离腹腔干、肠系膜上动脉根部及肠系膜下静脉末端时，应特别注意保护此区域内的较大淋巴管。

（2）根治性右半结肠切除是患者术后发生乳糜漏的高危因素，因此行右半结肠根治切除时，应防止损伤右腰干及其分支，而行左半结肠根治切除时，应避免损伤肠干及左腰干。

（3）开腹手术中清扫较粗的淋巴管周围或清扫位于淋巴干附近的淋巴结时，尽量少用电刀而采用丝线缝合与结扎，并遵循淋巴清扫的完整性原则，避免淋巴结部分切除。

（4）腹腔镜手术中尽量采用超声刀慢档及双重烧灼，手术操作完成后可对淋巴管聚集创面喷洒医用或生物蛋白胶以减少术后淋巴漏发生。

十四、切 口 裂 开

切口裂开是由于腹壁张力大于组织或缝合处的抗张力强度，或缝线结不够牢固，多见于腹部正中切口和旁正中切口，发生率为0.3%～3.5%。切口裂开为严重术后并发症，切口完全裂开患者的死亡率为15%。

（一）病因

1. 患者因素　切口裂开的独立危险因素主要包括年龄、慢性肺疾病、腹水、贫血、恶性肿瘤、肥胖、低白蛋白血症（营养不良）、脓毒症、长期应用糖皮质激素治疗等。此类患者组织再生能力弱，愈合能力差，容易发生切口裂开。

2. 手术操作　缝合过密，组织缺血；缝合过疏，形成无效腔；缝线太紧，撕裂组织；缝线太松，存在空隙；缝线过细，发生断裂；切口皮肤对合不准，边缘内翻；切口保护不佳，发生污染；不合理使用电刀，组织坏死。以上均易导致术后切口裂开，术中应避免此类操作。

3. 术后因素　术后严重腹胀、呃逆、咳嗽、呕吐、喷嚏、急性胃扩张或者患者躁动、挣扎可导致腹腔内压力突然增加而发生切口裂开。

（二）处理

（1）对完全裂开的切口，应以无菌敷料或无菌巾覆盖在脱出的肠管或网膜上，也可以用无菌小碗扣于切口上方并以腹带包扎以减少污染。安慰患者，必要时注射哌替啶或吗啡，及时送手术室处理。经麻醉腹肌松弛后，用温生理盐水充分洗净脱出的内脏，还纳回腹腔。切口组织水肿、损伤不重者，可重新分层间断缝合皮肤。切缘组织常不必切除，有利于创口愈合。对较大的不完全切口裂开，肠管嵌夹而在切口中难以还纳者，因可能发生肠梗阻甚至绞窄坏死，也应分开皮肤、还纳内脏后，缝合腹壁。

（2）对范围较小的不完全裂开或者小的全层裂开，切口内无内脏嵌夹者，可用大蝶形胶布拉紧切口两侧，再以腹带绑紧，也可愈合。由切口感染而引起的裂开，因肠管已和边缘粘连而不易脱出，可用油纱填塞创口，外用蝶形胶布拉紧创缘，定时更换敷料，以待创口肉芽愈合，或在肉

芽组织形成后二期缝合创口。非手术疗法处理的切口裂开，日后切口疝发生概率可达32%，需再次手术修补切口疝。

（3）加强营养支持，应用抗菌药物，进行胃肠减压，治疗并消除导致腹内压增高的因素，以防止切口再次裂开。

（三）预防

（1）术前补充营养，纠正电解质紊乱、贫血、低蛋白血症等。

（2）有污染的切口，术前预防性应用抗生素以防止切口感染。

（3）在完善的麻醉下手术，术中合理选择手术切口，注意无菌操作，防止切口污染；缝合切口时，松紧、疏密、缝针深浅要适宜；腹壁严密止血，对皮下脂肪层较厚且有潜在污染的切口可视情况皮下放置引流片。

（4）术中合理使用电刀，电切、电凝不可混用，功率不可过大，杜绝电凝切开组织。

（5）术后及时处理可引起腹内压增高的各种因素，对存在切口裂开隐患的患者，应加行张力缝合，术后2周拆除并用腹带妥善包扎；咳嗽时，应取平卧位，防止腹内压因膈肌突然下降而猛然增加，并用手在切口两侧按压保护。

十五、会阴部切口延迟愈合

（一）原因

1. 患者因素　年老体弱、营养不良、过度肥胖、过度消瘦，或伴有糖尿病、低蛋白血症的患者，容易发生切口延迟愈合。

2. 术中操作　术中止血不完善导致创面出血，会阴部创口不缝合者，因腔隙大，愈合时间长，容易继发切口感染。

3. 术后风险　更换敷料时填塞物不当，形成腔内大、外口小，造成引流不畅；残留不吸收缝线线头，甚至腔内残留异物（棉球、纱布条等），导致长期不愈合，形成慢性窦道；骶前间隙负压引流管拔除时间过早，加之切口深在，引流不畅，形成慢性窦道，炎性分泌物从切口溢出导致延迟愈合。

（二）处理

（1）改善全身营养状况，对老年营养不良、贫血者尤为重要。能进食者应给予高营养、高维生素饮食；不能进食者，可静脉营养支持（TPN），必要时给予新鲜血浆及蛋白等。

（2）经腹会阴直肠切除患者行盆底腹膜与会阴部切口一期缝合，骶前间隙负压引流，术后会阴部切口延迟愈合者少见。

（3）伤口延迟愈合或者有窦道时，须扩大创口，清除坏死组织和异物。

（4）可用刺激性强的药纱布换药，促进肉芽组织生长。

（5）选用适宜的去腐生肌的外用中药治疗，如生肌散。

（三）预防

（1）改善全身营养状况，完善术前肠道准备，合理应用抗生素。

（2）术中彻底完善止血，分离时避免损伤结直肠与癌病变残留；术中应用庆大霉素与甲硝唑溶液2000ml冲洗盆腔，减少感染概率。

（3）术后于骶前间隙适当位置放置负压引流管，皮下可应用负压吸引，防止形成积液。

第三节　肠造口术后并发症与处理

结肠造口术操作难度不大，但如临床医师处理不慎重，仍有许多术后并发症存在。国外一项多中心前瞻性研究发现，结肠造口术后并发症发生率为23.5%～70%，造口并发症中15%～20%的患者需再次手术。因此，必须正确进行造口操作，尽量减少并发症发生。

一、造口坏死

造口坏死是一种结肠造口术后早期并发症，通常由造口血供不足引起，其发生率为1.6%～20%。造口坏死多发生于肥胖及急诊手术患者。

（一）原因

（1）肠管游离不够充分，肠管或系膜拖出有

张力，从而影响血运而发生坏死。

（2）过分修剪肠脂垂、破坏边缘动脉而影响血运。

（3）腹壁造口处开孔太小或缝合过紧而影响肠壁及其系膜的血运。

（4）造口肠段及其系膜拉出时发生扭曲或有张力。

（5）双腔造口支撑物压迫边缘动脉。

（6）由于合并术后其他并发症，如造口旁疝、脱垂、狭窄等，而影响了结肠中动脉的血运。

（二）处理

造口坏死的治疗：首先应该判断腹壁造口的坏死程度，通过造口使用内镜观察可以有效评估造口黏膜缺血性改变的程度。

（1）若造口坏死肠段范围小且局限于表浅部位，仅限于系膜缘且不超过周径的1/4，长度不足2cm，可行非手术治疗，但应密切观察。

（2）局限于远端造口的肠段缺血（＜5cm），可以通过简单移位将可存活的肠管移至皮肤表面以改善症状，行期待疗法，但可能导致远期并发症如造口回缩和造口狭窄。如缺血肠段较长，可能需要适当切除，局部放引流物，应用抗生素。

（3）如发现坏死深度超过腹膜，已不能清楚地看到正常肠管，则应及时手术，经腹切除坏死肠管，重建造口。

（三）预防

（1）术前应该对用于造口的肠段进行标记，充分游离造口肠段，避免造口肠段或系膜拉出时产生张力。

（2）避免过分修剪和剥离造口周围肠系膜。

（3）腹壁造口开孔大小适宜，避免缝合过紧，以造口肠段旁可以伸入一指为宜。

（4）拉出造口肠段时避免造口肠段及其系膜扭曲。

（5）分离和切断结肠时，切勿损伤保留肠段系膜内的供应动脉。闭合结肠旁沟或将肠段与造口处腹膜固定缝合时，亦应避免缝扎系膜内的供应动脉。

二、造口回缩

造口回缩是指术后 6 周内造口黏膜与皮肤接合处向腹腔回缩超过皮肤表面以下 0.5cm，可导致造口适应不良和肠漏发生。其通常发生于术后早期，可能继发于造口缺血，其发生率为 2.9%～14%。造口回缩多发生于高体重指数（BMI）人群，其他危险因素包括术后体重增加、克罗恩病所致的肠系膜缩短、初始造口高度小于 1cm、营养不良及免疫抑制等。

（一）原因

（1）结肠游离不充分，造口肠管游离过短，外置结肠有张力或双腔造口支撑物撤出过早。

（2）造口肠管提出时张力过高，发生造口肠管坏死所致。

（3）腹壁太厚或术后高度腹胀，术后早期经造口插管灌洗或用手指进行扩张时用力过猛。

（4）腹腔内有炎症、瘢痕粘连、癌肿浸润等也是造口回缩的原因。

（5）造口腹壁切口过大，明显粗于肠管，缝合针距过大。

（二）处理

（1）具有完整皮肤黏膜连接的造口最初可以用凸型矫治器系统处理，也可以使用其他造口附件包括腰带和活页夹等期待治疗。

（2）造口如部分回缩，肠端尚在腹膜外，一般不需要进行紧急手术，但需加强对创面的护理，严密观察回缩进展情况。

（3）如肠造口断端已回缩至腹腔，出现腹膜炎征象，需立刻行剖腹术。局部污染严重、肠管或系膜提出困难时，可另选造口位置。

（三）预防

防止造口回缩的最好方法是确保造口有足够的活动性和血液供应，并创造一个大小足够的筋膜孔，以完成造口与皮肤间的蠕动。

（1）术前或术中认真评估造口时结肠预留的长度，牵出的结肠应确保无张力。

（2）需将降结肠游离至脾曲，将系膜分离至直肠上动脉或肠系膜下动脉水平。

（3）延长拔除袢式造口应用支撑物（玻璃棒）的时间。虽然造口棒是预防造口回缩的一种普遍做法，但国外多项研究表明，在接受造口棒和没有造口棒的患者间造口回缩率没有差异，但在造口棒组，造口坏死的风险显著增加。

（4）通过袢式造口结肠的系膜孔，将两侧的腹膜或皮肤缝合。

（5）必须在无张力的前提下将肠管拉出腹壁，肠管和腹壁缝合 1 周，8～10 针，使固定的肠管高出皮肤。

三、造口狭窄

造口狭窄是结肠造口术后的早期并发症之一，由于继发性伤口愈合和收缩的影响，早期黏膜皮肤分离和回缩经常导致吻合口狭窄。其发生率为 2%～15%。

（一）原因

术后即刻狭窄通常继发于皮肤切口直径过小或肠道水肿，晚期狭窄可由多种原因引起。

（1）手术不当（手术时切除皮肤太少，开口太小，肠黏膜血液供应不佳，黏膜机械性损伤，造口位置不当）。

（2）局部感染和肠造口下端结肠扭转。

（3）组织坏死引起黏膜脱落，黏膜与周围组织肉芽组织增生，形成纤维化。

（4）癌细胞增生，造成肠腔阻塞。

（5）皮肤或筋膜瘢痕化。狭窄是端式结肠造口的偶见并发症，几乎都是局部缺血引起的。

（二）处理

（1）狭窄程度较小的患者可先用手指扩张造口 1～2 次，以能通过全部示指为度；或应用扩张器扩张肠造口。

（2）如果非手术治疗无效且排便困难，则应环形切除造口部的瘢痕组织。

（3）采用放射状切口及"Z"形切口重建缝合边缘。

（4）轻度狭窄可通过温和扩张来治疗，但严重狭窄和与炎症性肠病或缺血相关的狭窄，需要通过手术重建新的无张力造口。

（三）预防

预防造口狭窄，可将腹外斜肌腱膜或腹直肌前鞘做"十"字切开或圆形切除一块，以防开孔过小。同时应注意造口端的血运。术后1周开始每天以示指或中指扩张造口1～2次，可嘱患者坚持1～3个月，以免发生狭窄。

四、造口脱垂

造口脱垂多发生于术后2～7个月，肠管由造口内向外翻出，轻者黏膜水肿呈环形脱出，重者表现为外突性肠套叠。双腔造口脱出多见，常呈牛角状；单腔造口肠脱垂可长达几十厘米，给患者带来困扰。

（一）原因

（1）便秘、腹泻、咳喘、过度肥胖等引起持续性腹内压升高。

（2）造口旁薄弱或缺损，缺乏组织的支持或结肠太松弛。

（3）造口处切口过长、过大。

（4）肠管与腹壁缝合不牢。

（二）处理

（1）腹带或束裤固定。

（2）手法复位、硬化剂注射或手术固定。

（3）嵌顿时在麻醉下复位。

（4）溃烂或坏死时，行造口重建术。

（5）注意造口用品的选择。

（三）预防

（1）应避免便秘及其他使腹压增高的因素，有助于预防造口脱垂。

（2）术中游离肠段不可过长，腹壁切口不可过大。

（3）用非吸收性肠线将腹膜、腹直肌鞘与结肠缝合固定。

（4）腹膜外结肠造口能减少继发脱垂的可能性。

五、造口穿孔

穿孔部位常在结肠缝合于腹壁部分，结肠附着固定与游离的交界处亦多见。

（一）原因

（1）早期发生原因与手术操作有关，如电灼时损伤结肠；结肠与侧腹壁固定造口时，缝线穿透结肠全层或缝扎过紧或牵拉结肠过猛。

（2）机械性损伤所致，如结肠灌洗或钡灌肠时管头刺破结肠。

（3）结肠造口进行钡灌肠时也可造成穿孔。

（二）处理

一旦确诊，应立即手术。

（1）穿孔发生于腹膜内，短期内即可引起腹痛，产生腹膜炎征象，一旦确诊，应立即手术。根据穿孔大小、时间及污染情况决定手术方式。穿孔小、时间短者可行修补术或将肠管提出腹膜外固定并修补，放置引流管。穿孔大、污染严重者，可行横结肠或近端肛管造口，以转流粪便。

（2）穿孔在腹膜外，可引起腹壁层组织感染，必须及时广泛引流，可通过灌肠控制粪便外漏，勤换敷料，促进愈合。非手术治疗无效或手术后期继发于肠道炎症疾病（如憩室炎、克罗恩病）的穿孔可形成瘘管，需切除瘘管及病变部，重建造口。

（三）预防

（1）固定结肠时，可利用肠系膜、肠脂垂进行缝合，或仅穿过浆肌层进行固定缝合。

（2）仔细检查治疗的器械、物品是否存在缺陷，并及时予以更换，以防损伤肠管引起穿孔。

六、造口出血

造口出血通常在术后48小时发生，一般不会造成严重后果。渗出性出血多源于静脉或毛细血管，严重出血往往源于皮肤与黏膜连接深部的某一肠系膜动脉小分支，找到出血的动脉后，结扎或电凝止血。

（一）原因

（1）创伤，如造口袋与黏膜摩擦造成造口部黏膜糜烂。

（2）扩张造口时，操作粗暴，导致黏膜撕裂。

（3）肠壁血管结扎不牢。

（4）造口部位的肠管静脉曲张破裂出血。

（5）换造口袋时因用力过度或不慎划破造口周围黏膜，而导致造口周围出血。

（二）处理

（1）如出血量少，则应用1∶1000肾上腺素浸润的药棉外敷即可止血。

（2）静脉曲张所致出血可使用硬化剂局部注射。

（3）肠系膜处出血且出血部位较深者，找到出血的动脉，结扎或电凝止血。

（4）如肠腔内出血，就需要进行气钡双重造影和（或）结肠镜检查，明确出血部位及性质而对症处理。

（三）预防

（1）使用柔软的物品，减少对造口黏膜的摩擦、刺激。

（2）造口时对造口肠管的止血要彻底。

（3）造口检查时操作要轻柔，以免损伤黏膜，或将黏膜与皮肤连接处撕裂。

（4）换造口袋时一定要小心、细致，造口袋开口要超过造口周围2～3mm，避免开口过小引起造口周围黏膜缺血、糜烂性出血或机械性损伤。

七、造口旁疝

造口旁疝是一种与腹壁造口有关的切口疝，是造口术后常见的并发症。报道的发病率为30%～50%。虽然大多数疝气发生于造口后的前2年，但疝气发生的风险可延长至20年。

（一）原因

疝的发生受患者因素和技术因素的影响。患者因素包括肥胖、营养不良、腹内压升高（由慢性阻塞性气道疾病、前列腺增生、慢性便秘、腹水引起）、皮质类固醇的使用、恶性肿瘤、年龄的增加和术后伤口破裂、术后造口周围脓肿。但是没有任何科学证据支持这个观点。技术因素包括腹壁造口的大小及造口使用的是腹腔内还是腹腔外技术。

（二）处理

（1）大部分的造口旁疝患者是没有临床症状的，对于其中有轻微症状的患者，应首先采取保守治疗，如应用特制造口腹带、皮肤保护密封胶等。

（2）对于有严重并发症的患者，如难以忍受的慢性腹痛、造口周围皮炎、造口装置维护困难、频发肠梗阻进而出现嵌顿或绞窄，或其他严重影响生活质量及增加患者花费的并发症，则需要外科手术干预。外科手术修补方式主要包括3种，即传统缝合修补术、造口移位术及补片修补术。

（三）预防

（1）在保证没有缺血的情况下进行最小的造口有助于减少造口旁疝的发生。

（2）采用腹膜外结肠造口可降低造口旁疝的发生率。

（3）预防性应用补片可以降低造口旁疝的发生率，但也有研究表明，在常规的外科治疗中，选择性结肠造口使用或不使用预防性补片时，造口旁疝的发生率没有差异。

八、造口感染

造口感染多为毛囊炎和真菌感染。

（一）病因

（1）毛囊炎多由外伤或反复使用黏附器具摘除毛发引起，常见的浅表病例是金黄色葡萄球菌产生的脓疱。

（2）真菌感染通常是由霉菌样真菌和酵母样真菌（如念珠菌）引起的。皮肤皱褶和造口周围皮肤的区域为真菌的增殖提供了一个理想的潮湿和温暖的环境。

（3）患者自身因素，包括高龄、基础疾病多、营养不良、低蛋白血症、糖尿病、伤口愈合能力弱，导致伤口愈合缓慢，容易发生造口感染。

（4）使用肥皂清洁造口会损害皮肤酸性覆盖物的保护功能，这可以改变皮肤菌群的组成和酶在上表皮的活动，从而增加造口周围感染的发生。

（二）处理

（1）毛囊炎的治疗包括局部用药或口服抗菌药物及减少复发的一般措施，可外用克林霉素或克林霉素与苯甲酰过氧化物混合制剂，也可用海藻酸盐粉局部治疗；局部治疗无效时，可选择口服抗生素，如口服第一代头孢菌素。

（2）真菌感染首选制霉菌素治疗，制霉菌素对多种酵母和类酵母真菌（包括白念珠菌）具有抑菌和杀菌作用。真菌感染相关的皮肤癣通常用特比萘芬或咪唑类药物治疗。

（三）预防

（1）采用适当的脱毛或修剪技术进行口周修剪可减少毛囊炎发生。

（2）经常更换造口袋和造口底盘，用温水而不是肥皂水清洗可降低真菌感染的发生率。

九、造口周围皮炎

造口周围皮炎多为刺激性接触性皮炎和过敏性接触性皮炎，刺激性接触性皮炎是最常见的造口周围皮肤问题。过敏性接触性皮炎仅占造口周围皮肤并发症的0.6%。

（一）病因

（1）刺激性接触性皮炎是指由造口溢出物和造口器具的黏附物造成的化学损伤引起的造口周围皮肤炎症表现。造口器具不合适、造口位置选择不当、造口不规则、造口内陷等造成肠道溢出物对造口周围皮肤刺激引发炎症。另外使用肥皂水清洁造口会导致皮肤表层破坏，使刺激性接触性皮炎更容易发生。

（2）过敏性接触性皮炎通常由造口器具引起，造口器具中常见的变应原包括乳胶、橡胶加速剂、树脂、环氧树脂和羊毛脂。

（二）处理

（1）刺激性接触性皮炎的治疗第一步是减少渗漏。要做到这一点，就必须找到渗漏的潜在病因。严重或疼痛的皮肤刺激可以短期应用局部皮质类固醇治疗。

（2）过敏性皮炎的治疗，可以选用不同生产厂家的造口器具来避免接触变应原；对于急性皮疹，可局部应用类固醇激素。

（三）预防

（1）正确选择造口位置、造口器具。

（2）使用温水或生理盐水清洁造口周围皮肤。

（3）使用防漏膏填补凹凸不平的皮肤皱褶或粘贴部位的缝隙，协助形成平坦的皮肤表面。

（4）过敏性皮炎可以考虑检测特定的变应原，如患者的造口袋本身、绷带、黏合剂、去除黏合剂和其他局部药物。

（杜金林　金科涛）

参 考 文 献

池畔，2012. 结直肠癌术后腹腔乳糜漏的诊治. 中华胃肠外科杂志，15（4）：323-324.

李春雨，2013. 肛肠病学（全国高等学校"十二五"本科规划教材）. 北京：高等教育出版社，83-86.

李春雨，汪建平，2015. 肛肠外科手术学. 北京：人民卫生出版社，145-146.

李春雨，徐国成，2021. 肛肠病学.（全国高等学校"十三五"本科规划教材）. 第2版. 高等教育出版社，72-74.

李松岩，杜晓辉，陈凛，等，2011. 腹腔镜中低位直肠癌根治术对男性患者性功能及排尿功能的影响. 中华消化外科杂志，10（3）：196-198.

李涛，2015. 男性患者行保留盆腔自主神经的全直肠系膜切除术后对性功能及排尿功能影响分析. 中华结直肠疾病电子杂志，（1）：36-39.

苗毅，2016. 普通外科手术并发症预防与处理. 第4版. 北京：科学出版社，62-90.

屠世良，叶再元，邹寿椿，等，2003. 结肠造口并发症与相关因素分析. 中华胃肠外科杂志，6（3）：157-160.

魏鑫，刘斌，2017. 腹腔镜与开放低位直肠癌根治术对中青年男性排尿及性功能的影响. 腹腔镜外科杂志，22（10）：743-746.

许钊荣，池畔，2013. 腹腔镜与开腹结直肠癌根治术后并发症的分析. 中华消化外科杂志，12（6）：477-480.

张勤，葛现才，殷德光，2013. 肠造口术后并发症113例临床分析. 中国现代普通外科进展，16（4）：293-297.

张有生，李春雨，2009. 实用肛肠外科学. 北京：人民军医出版社，111-113.

朱乐乐，王飞通，刘星，等，2018. 造口旁疝的诊治现状及展望.中华疝和腹壁外科杂志，12（1）：10-13.

Almutairi D，LeBlanc K，Alavi A，2018. Peristomal skin complications：what dermatologists need to know. Int J Dermatol，57（3）：257-264.

Ambe PC，Kurz NR，Nitschke C，et al，2018. Intestinal ostomy. Dtsch Arztebl Int，115（11）：182-187.

Ayik C，Özden D，Cenan D，2020. Ostomy complications，risk factors，and applied nursing care：a retrospective，descriptive study. Wound Manage Prev，66（9）：20-30.

Bragg D，El-Sharkawy AM，Psaltis E，et al，2015. Postoperative ileus：Recent developments in pathophysiology and management. Clin Nutr，34（3）：367-376.

Ellis H，Coleridge-Smith PD，Joyce AD，1984. Abdominal incisions--vertical or transverse?. Postgrad Med J，60（704）：407-410.

Gök AFK，Özgür I，Altunsoy M，et al，2019. Complicated or not complicated：stoma site marking before emergency abdominal surgery. Ulus Travma Acil Cerrahi Derg，25（1）：60-65.

Greenall MJ，Evans M，Pollock AV，1980. Midline or transverse laparotomy? A random controlled clinical trial. Part I：Influence on healing. Br J Surg，67（3）：188-190.

Hsu MY，Lin JP，Hsu HH，et al，2020. Preoperative Stoma Site Marking Decreases Stoma and Peristomal Complications：A Meta-analysis. J Wound Ostomy Continence Nurs，47（3）：249-256.

Jayne DG，BrownJM，Thorpe H，et al，2005. Bladder and sexual function following resection for rectal cancer in a randomized clinical trail of laparoscopicversus open technique. Br J Surg，92（9）：1124-1132.

kaas R，Rustman LD，Zoetmulder FAN，2001. Chylous ascites after on.cological abdominal surgery：incidence and treatment. Eur J Surg Oneol，27（2）：187-189.

Koc U，Karaman K，Gomceli I，et al，2017. A retrospective analysis of factors affecting early stoma complications. Ostomy Wound Manage，63（1）：28-32.

Krishnamurty DM，Blatnik J，Mutch M，2017. Stoma complications. Clin Colon Rectal Surg，30（3）：193-200.

Masaki T，Matsuoka H，Kobayashi T，et al，2010. Quality assurance of pelvic autonomic nerve-preserving surgery for advanced lower rectal cancer-preliminary results of a randomized controlled trial. Langenbecks Arch Sury，395（6）：607-613.

Murken DR，Bleier JIS，2019. Ostomy-related complications. Clin Colon Rectal Surg，32（3）：176-182.

Nybaek H，Jemec GBE，2010.Skin problems in stoma patients. J Eur Acad Dermatol Venereol，24（3）：249-257.

Odensten C，Strigrd K，Rutegård J，et al，2019. Use of prophylactic mesh when creating a colostomy does not prevent parastomal hernia：a randomized controlled trial-stomamesh. Ann Surg，269（3）：427-431.

O'Flynn SK，2018. Care of the stoma：complications and treatments. Br J Community Nurs，23（8）：382-387.

Pearson R，Knight SR，Ng JCK，et al，2020. Stoma-related complications following ostomy surgery in 3 acute care hospitals：a cohort study. J Wound Ostomy Continence Nurs，47（1）：32-38.

Strong SA，2016. The Difficult stoma：challenges and strategies. Clin Colon Rectal Surg，29（2）：152-159.

Suwanabol PA，Hardiman KM，2018. Prevention and management of colostomy complications：retraction and stenosis. Dis Colon Rectum，61（12）：1344-1347.

Tsujinaka S，Tan KY，Miyakura Y，et al，2020. Current management of intestinal stomas and their complications. J Anus Rectum Colon，4（1）：25-33.

van Ramshorst GH，Nieuwenhuizen J，Hop WC，et al，2010. Abdominal wound dehiscence in adults：development and validation of a risk model. World J Surg，34（1）：20-27.

Woo KY，Sibbald RG，Ayello EA，et al，2009. Peristomal skin complications and management. Adv Skin Wound Care，22（11）：522-532；quiz533-534.

痔的含义为肛门、肛管及直肠下端的突起，其对应英文为"pile"，目前常用英文为"hemorrhoid"，是出血的意思。痔的传统概念是直肠下端黏膜下和肛管皮肤下静脉丛淤血、曲张所形成的柔软静脉团。痔的现代概念为肛垫的病理性肥大、移位及肛周皮下血管丛血流淤滞形成的团块。其占肛肠疾病的首位，约占80.6%。任何年龄皆可发病，但以20～40岁为最多。随着年龄增长，发病率增高，故民间有"十人九痔"之说。内痔（internal hemorrhoid）是肛垫的支持结构、血管丛及动静脉吻合支发生病理性肥大或移位而形成的团块。外痔（external hemorrhoid）是齿状线远侧皮下血管丛病理性扩张、血栓形成或组织增生。混合痔（mixed hemorrhoid）是内痔通过丰富的静脉丛吻合支和相应部位的外痔相互融合，中医称牡牝痔。痔主要表现为便血、肿物脱出及肛缘皮肤突起三大症状。

一、历　　史

痔的病名的提出最早见于《山海经》，其中记载："浪水出焉，而南流注于海，其中有虎蛟，其状鱼身而蛇尾，其音如鸳鸯，食者不肿，可以已痔。"古代中医不分内痔、外痔，直到唐代王焘在《外台秘要》中引用许仁则的"此病有内痔，有外痔。内但便即有血，外有异"才明确区分内痔、外痔。

二、流行病学

在国外，Wienert（1973）统计1000例痔患者，其中症状性内痔为952例。Denis（1976）统计550例，痔发病率为70%。Goitner（1980）统计1219

例中痔患者有772例，占63%。英国（1960）报道痔的发病率为13.3%。Tiret（1988）统计法国每10万人中痔的发病者为46例。美国1990～1994年Johanson的调查报告显示，美国痔的发病率约为5%，每年到医院就诊者超过350万，但是这个数字仅是主诉有痔病症状者的1/3。Johanson（1991）通过美国1177次和英国1123次医师随访结果的比较，报道每年每10万人中因痔出院者分别为47.65例和40.69例。

据我国1975～1977年其中29个省市自治区普查76 692人，其中可供分析者有57 292人，患有肛门直肠病者33 873人，肛门直肠疾病总发病率为59.1%，痔占肛门直肠疾病的78.2%，而其中又以内痔为最多，占所有肛肠疾病的53.9%。1993年3月至1998年3月，顾强统计3002例肛门直肠疾病，其中痔有1381例，占46%。在1995～1997年保定市体检7635人，发现肛肠病患者4801人，总患病率为62.73%，其中痔占发病总数的80.08%。据我国2000年肛门直肠疾病调查4801例，其中患痔3888例，占80.98%，是肛肠科门诊量的第一位，是肛肠科代表性的疾病。任何年龄皆可发病，但以20～40岁最多。女性占67%，男性占33%。

三、病因与发病机制

现代医学对痔的病因及发病机制至今尚不清楚，认为与多种因素有关。

（一）病因

内痔病因无定论，多数学者认为与下列因素有关。

1. 解剖因素　肛门直肠位于人体下部，直肠上静脉及其分支无静脉瓣，由于人类直立行走，血管网受地心引力作用，影响了肛门直肠血液回流，故易发生痔静脉曲张。

2. 职业因素　长期久坐、久站、久蹲者及负重远行者，肛门气血凝滞、运行不畅、结聚肛门而成痔，如服务员、理发师、交通警察等由于长时间站立，机关职员、打字员、司机等由于久坐，内痔发病率较高。

3. 饮食因素　早在《黄帝内经·素问》就指出："因而饱食，筋脉横解，肠澼为痔。"《古今图书集成·医部全录》注云："食气留滞，则湿热之气，澼积于阳明大肠而为痔"。说明过度饮酒、过食辛辣刺激性食物使直肠下部及肛垫充血、水肿、出血而形成痔。

4. 感染因素　肛门周围炎症、肠道感染、痢疾、寄生虫感染等均可引起肛门直肠静脉充血，部分血管壁纤维化，脆性增加，使痔静脉丛扩张、淤血。

5. 遗传因素　《疮疡经验全书》云："亦有父子相传者，母血父精而成"，或母腹中受毒或膏粱食积或母食炙煿厚味所致。现代流行病学调查显示，日本岩垂纯一报道，约44%的内痔患者有内痔家族史。Gnnt、Turell等指出某些家族具有患痔倾向，可能与遗传有关。

6. 环境因素　久坐湿地、久居雾露潮湿之处，湿与热结下注肛门而发内痔。流行病学调查显示，久居盆地，湿气较重，嗜食胡椒辛辣之品，患者较多。

7. 排便因素　历代医家都认为久忍大便、长期便秘是内痔的重要原因，如《诸病源候论》认为久忍大便不出可引起内痔。现代医学也认为长期便秘和排便不良方式与内痔发生有关。

8. 妊娠、分娩因素　《外科理例》说："妇人因经后伤冷，月事伤风，余血在心经、血流于大肠，又有产后用力太过而患痔者。"Ruiz-Moreno分析了500例病例后认为80%女性内痔的加重与妊娠、分娩有关。妊娠、分娩时腹压增加，使肛门直肠血液回流受阻，静脉曲张，也是女性痔发生和加重的作用因素。

9. 微量元素　现代科学认为体内微量元素与内痔有关。据余运昌、彭显光报道，内痔患者的血锌和血清碱性磷酸酶显著低于正常人（$P < 0.01$），

补充后内痔症状明显好转甚至内痔有所消退。

（二）发病机制

目前痔的发病机制尚不清楚，主要有以下几种学说。

1. 肛垫下移学说　1975年Thomson提出肛管血管垫病理性肥大和下移是内痔的原因，简称肛垫下移学说。其亦是目前临床上最为接受的痔的病因学说。肛管血管衬垫是位于肛管和直肠的一种组织垫，简称肛垫。肛垫是直肠下端的唇状肉赘，在胚胎时形成，是人体正常的生理结构，是位于齿状线上1.5cm左右的环状海绵样组织，位于肛管的右前、右后及左侧，由扩张静脉、平滑肌（Treitz肌）及结缔组织构成。正常情况下其起闭合肛管、节制排便的作用。

早在19世纪，法国Bernard就注意到肛管黏膜下层有如海绵状结构。1826～1852年Velpeau等许多学者均有相似的报道。1960年后德国学者认为内痔是直肠海绵体过度增生所致，故曾提出血管增生学说。1950年Gass和Adams观察200例内痔切除标本发现内痔中结缔组织断裂碎片，并将内痔与肛门松弛联系起来，又提出痔疝形成学说，直到1957年Hugber和Patey仍支持这一学说。Gass和Adams研究又指出，痔是由于肛管支持组织变性引起部分黏膜和黏膜下组织下移的结果，并首次提出黏膜滑动学说。Parks和Tbomson对此学说进行了进一步研究。Thomson在前人研究的基础上，又通过自己的实验研究，于1975年以硕士论文公开发表肛管血管衬垫病理性肥大和下移是内痔的原因，简称肛垫下移学说，也是目前临床上最为接受的痔病因学说。他用直肠镜检查42例健康人，退镜时发现肠壁从镜周挤入镜筒，形成一个具有"Y"形裂缝包块，证明肠壁并非均匀性增厚，而是在右前、右后、左位有3个增厚部分，他称作三垫。典型的"Y"形只占10.1%。他又检查95例尸体肛直肠标本，与痔切除标本对比，发现内痔切除标本与肛垫在组织学上基本相同，都是由血管、Treitz肌和结缔组织构成。因此他认为内痔即肛垫，是人体正常组织，不是病。只有肛垫病理性肥大、下移、脱出和（或）出血才是病，称为痔病。因此当排便时，腹压加大，使肛垫下移，排便后由于自身的弹性回缩，其回到肛

管内。如果长期便秘、腹压加大使其回缩功能减退，肛垫则病理性肥大、下移形成痔。

2. 静脉曲张学说 早在18世纪，Huuter在解剖时发现痔内静脉丛呈连续扩张现象，认为痔静脉扩张是内痔发生的原因，将痔看作一种静脉的疾病，但现代解剖已证实痔静脉丛的扩张属生理性扩张，内痔的好发部位与动脉的分支类型无直接联系。静脉曲张学说广为流传将近200年，成为诊治内痔的理论基础，有支持的，有反对的，此学说目前已被淘汰。

3. 细菌感染学说 1895年Quenu提出由排便造成直肠肛管的微小创伤引起静脉炎，反复发炎导致静脉壁破损失去弹性而扩张。他和Hartman及Lieffring等抽取内痔中血液，培养显示大肠杆菌生长。手术中发现内痔中血栓向上延伸较高位置，也有细菌存在。1985年夏祖宝、张东铭对痔区进行组织学观察发现绝大部分痔组织未见炎症改变。因而细菌感染学说尚未被人们所公认。

4. 血管增生学说 此学说盛行于19世纪，认为痔是黏膜下层类似勃起的组织化生而成。直肠海绵体具有勃起作用，有助于肛门闭合，而且直肠海绵体增生过度时即生成了痔。

Thomson认为痔出血不是来自窦状静脉和动脉，而是来自固有层的扩张毛细血管，从组织学分析，血管增生学说证据不足。

5. 肛管狭窄学说 Brnes、Miles、Slack等提出此学说，认为肛管狭窄可影响正常排便，必须增加腹内压协助排便，间接地使直肠内压增高，引起静脉充血，时间一久其则随粪便被挤出肛外形成内痔。

6. 其他 尚有动脉分布学说、压力梯度学说、括约肌功能下降学说、痔静脉泵功能下降学说，各种学说都有正确和不足之处，都不是内痔病因的定论。多数学者认为内痔的形成和发展是许多因素共同造成的。

四、痔 的 分 类

痔的分类方法很多，国内外又不完全一致。我国根据痔的发生部位临床上分为内痔（64%）、外痔（14%）、混合痔（22%）和环形痔4类（图10-0-1，图10-0-2）。

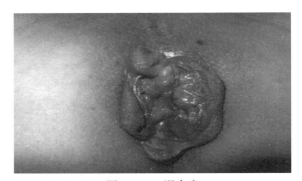

图 10-0-1 混合痔
扫封底二维码获取彩图

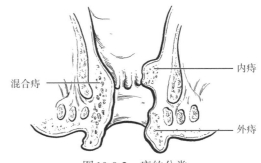

图 10-0-2 痔的分类

（一）内痔

临床上内痔最为多见。肛垫的支持结构、静脉丛及动静脉吻合支发生病理性改变或移位为内痔。内痔位于齿状线上方，表面为直肠黏膜所覆盖。

1. 按病程特点 内痔分为四期（四度）。

Ⅰ期：排便时带血、滴血或喷射状出血，便后多自行停止，无肛内肿物脱出。肛门镜检查：齿状线上方黏膜隆起，表面色淡红（图10-0-3）。

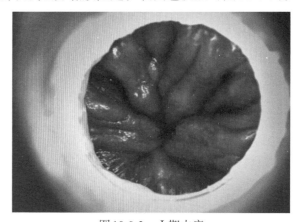

图 10-0-3 Ⅰ期内痔
扫封底二维码获取彩图

Ⅱ期：常有便血，色鲜红，排便时伴有肿物脱出肛外，便后可自行还纳。肛门镜检查：齿状线上方黏膜隆起，充血明显，色暗红（图10-0-4）。

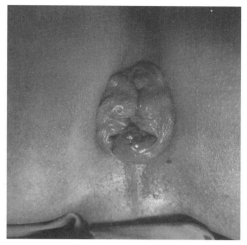

图 10-0-4　Ⅱ 期内痔
扫封底二维码获取彩图

Ⅲ期：偶有便血，便后或久站、久行、咳嗽、劳累、负重时肛内肿物脱出，不能自行还纳，需用手辅助还纳。肛门镜检查：齿状线上方黏膜隆起、充血、色暗红，表面多存在纤维化（图 10-0-5）。

Ⅳ期：肛内肿物脱出肛门外，不能还纳，或还纳后又脱出，发生绞窄、嵌顿，疼痛剧烈（图10-0-6）。

2. 按病理特点　内痔为分三型。

（1）血管肿型：痔核表面呈粉红色，状似草莓，易出血，见于内痔早期。

（2）静脉瘤型：痔核表面可见迂曲的静脉团，呈暗红色或紫色，见于内痔中期。

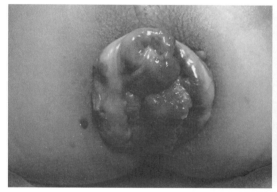
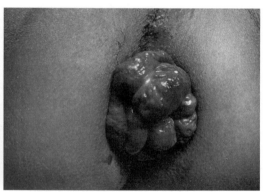

图 10-0-5　Ⅲ 期内痔
扫封底二维码获取彩图

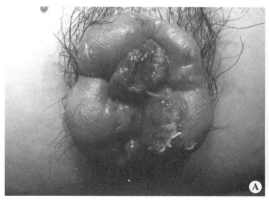
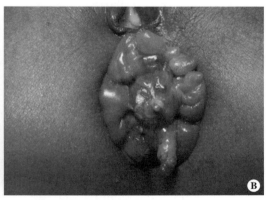

图 10-0-6　Ⅳ 期内痔
A. 男；B. 女
扫封底二维码获取彩图

（3）纤维化型：痔核表面呈灰白色，状如皮肤组织，见于内痔晚期，长期脱垂。

3. 按发病数目　内痔分为单发性和多发性。

4. 按发病部位　内痔分为原发性母痔和继发性子痔。

（二）外痔

外痔位于齿状线下方，表面为肛管皮肤所覆盖。

根据组织学特点，其可分4类。①结缔组织性外痔：最常见，因慢性炎症刺激，反复发作致肛缘局部皮肤纤维化、结缔组织增生，形成皮赘（图10-0-7）；②血栓性外痔：因肛门静脉炎症或用力过猛而致肛门静脉丛破裂血栓形成，肛缘突发青紫色肿块，胀痛（图10-0-8）；③炎性外痔：肛缘皮肤损伤或感染，肛门皮肤皱襞突起、红肿、疼痛剧烈（图10-0-9）；④静脉曲张性外痔：最少见，久蹲或吸引时，肛门皮肤肿胀，可见曲张的静脉团（图10-0-10）。

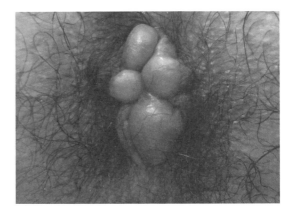
图 10-0-9　炎性外痔
扫封底二维码获取彩图

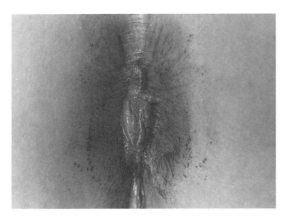
图 10-0-7　结缔组织性外痔
扫封底二维码获取彩图

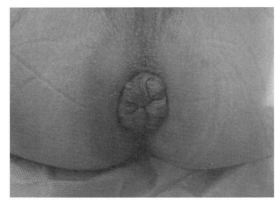
图 10-0-10　静脉曲张性外痔
扫封底二维码获取彩图

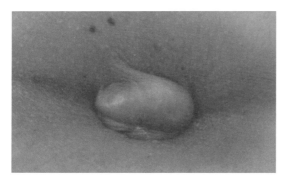
图 10-0-8　血栓性外痔
扫封底二维码获取彩图

（三）混合痔

内痔通过丰富的静脉丛吻合支和相应部位的外痔相互融合为混合痔（图10-0-11）。混合痔位于齿状线上下，表面为直肠黏膜和肛管皮肤所覆盖。内痔发展到Ⅲ期以上时多形成混合痔。混合痔按发病数目分为单发性、多发性和环形痔。

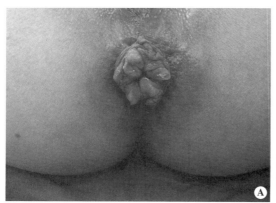
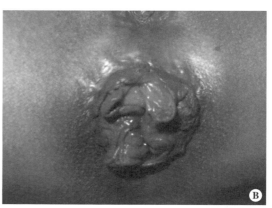
图 10-0-11　混合痔
扫封底二维码获取彩图

（四）环形痔

环形痔（annulus hemorrhoid）是混合痔逐步加重，到绕肛门一周而融合在一起，呈梅花状，简称环痔（图 10-0-12）。脱出痔块若被痉挛的括约肌嵌顿，水肿不能还纳，临床上称为嵌顿痔或绞窄痔（图 10-0-13）。

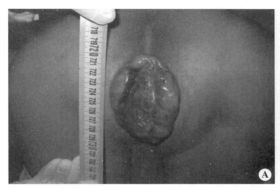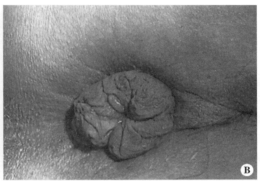

图 10-0-12 环形痔

A. 男；B. 女

扫封底二维码获取彩图

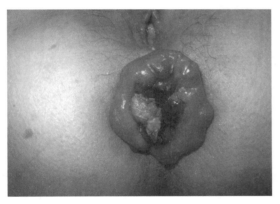

图 10-0-13 嵌顿痔

扫封底二维码获取彩图

不能还纳，常可发生嵌顿、绞窄。

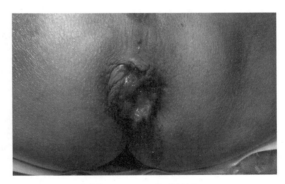

图 10-0-14 内痔滴血

扫封底二维码获取彩图

五、临床表现

内痔的主要临床表现是无痛性便血和肿物脱出。外痔的主要临床表现是肛缘突起和肛门疼痛。混合痔则表现为内痔和外痔的症状同时存在。

1. 便血 无痛性、间歇性便后出血，是内痔及混合痔早期的常见症状。轻者多为大便或手纸上带血，继而滴血，重者为喷射状出血（图 10-0-14）。长期出血可导致缺铁性贫血。

2. 肿物脱出 常是晚期症状。因晚期痔体增大，逐渐与肌层分离，在腹内压增加时，可有肿物脱出，轻者可自行回纳，重者需手法复位，严重时，内痔伴有血栓形成，加上肛门括约肌痉挛，

3. 肛缘突起 肛门异物感或肛门不洁，肛缘呈单发或多发或不规则突起形成皮赘，质软或硬，触痛不明显。

4. 肛门疼痛 单纯性内痔无疼痛，可有坠胀感。合并内痔嵌顿、外痔血栓形成或感染时，可出现肛门剧烈疼痛，行动不便。

5. 肛门瘙痒 痔块外脱时常有黏液或分泌物流出，可刺激肛周皮肤引起肛门瘙痒。

六、诊 断

诊断必须依靠病史、直肠指诊、肛门镜检查、直肠镜检查，必要时辅以电子结肠镜检查，排除

结直肠良恶性肿瘤及炎症性肠病等。

1. 肛门视诊 肛门外形有无异常，有无血迹。肛缘有无皮赘，如有，判断是单个还是多个突起，柔软无疼痛，皮色如常；便后有无脱出物，是自行还纳还是手法还纳，脱出物形态、长度、颜色、数目，有无糜烂渗血。如平时不能自行脱出，可用吸肛器缓慢吸出肛外进行检查。

2. 直肠指诊 注意括约肌间沟深浅，进入直肠腔时有无括约肌痉挛，女性有无直肠前突。如有直肠前突，则在阴道口可见指尖。有无肿块，主要是除外其他疾病。指诊内痔只能触及柔软肿物，可移动，不能分清个数、部位及大小，所以诊断不准确。

3. 肛门镜检查 选用筒式肛门镜缓慢插入直肠腔抽出闭孔器，利用侧灯观察有无血迹，肠腔是否正圆，有无直肠黏膜脱垂突入肠腔。然后退镜观察至齿状线，可见痔体从四周突入肠腔及肛门镜筒内，查清部位、数目、大小、表面颜色及有无糜烂渗血。令患者咳嗽增加腹内压，用力努臀，观察痔体是否增大，有无充血。肛门镜所见是内痔确诊的重要依据。不宜用两叶肛门镜，因撑开加压使内痔移位和变形，诊断不准确。必要时可行纤维镜检查以除外息肉及息肉病。

4. 电子直肠镜检查 方便直观，定位准确，可防止医疗纠纷，可准确诊断痔、肿瘤等肛门直肠疾病。

5. 电子结肠镜检查 对于年龄超过45岁便血者，应建议行电子结肠镜检查，排除结直肠良、恶性肿瘤及炎症性肠病等。

七、鉴别诊断

痔的诊断并不困难，但必须与下列疾病鉴别。

1. 肛裂 便鲜血，或手纸染血，便后肛门剧痛，呈周期性，多伴有便秘，肛前或肛后部位常有裂口。

2. 直肠息肉 多见于儿童，以便血为主，或息肉脱出肛外，息肉多带蒂，粉红色，呈球形或乳头状，质软，可活动。

3. 直肠癌 临床上常将直肠癌误诊为痔而延误治疗，应高度重视。便血多为暗红色，有腥臭味，伴有大便习惯改变。直肠指诊可触到直肠肿块，表面高低不平，质坚硬，不活动，呈菜花状或有溃疡，需行直肠镜、组织学进一步检查，以明确诊断。

4. 溃疡性结肠炎 以黏液便或脓血便为主，常伴有腹泻、左下腹疼痛。结肠镜检查见直肠黏膜充血、糜烂、溃疡。

5. 直肠脱垂 多见于老年人及儿童，脱出的直肠黏膜松弛而重叠，黏膜呈"放射状"或"倒塔状"，有环形沟，表面光滑、柔软。

6. 肛乳头瘤 位于齿状线处，大小不等，呈锥形或乳头状，灰白色，无出血，有触痛，久则成乳头状瘤而脱出，质硬，形状不整。

7. 直肠黏膜脱垂 常有由肛门口向外的放射状沟或呈环层状，表面平滑，无静脉曲张，内痔脱出呈颗粒状。

8. 恶性黑色素瘤 常在齿状线处生长，多单发，瘤体不大，呈褐黑色，有的带蒂脱出肛外，必要时进行病理检查。

9. 肠出血 各类肠出血色深紫，与粪便混合。内痔出血为鲜红色，多附于粪便表面，常继发贫血。

八、治　疗

（一）治疗原则

痔的治疗原则：①无症状的痔无须治疗，仅在合并出血、痔块脱出、血栓形成和嵌顿时才需要治疗；②有症状的痔，重在减轻或消除其主要症状，无须根治；③以非手术治疗为主，非手术治疗无效时才考虑手术治疗。

痔的治疗方法很多，首选非手术治疗（保守治疗），如非手术治疗无效，可选用手术治疗。临床上，"不同痔，不同治"，也就是说，能用药物治疗就不用手术治疗；能采取微创手术治疗，就不采取传统手术治疗。

（二）非手术治疗

1. 一般治疗 是各种疗法的基础，适用于痔初期及无症状静止期的痔。主要包括：①调整饮食，多饮水，多吃蔬菜、水果，如韭菜、菠菜、地瓜、香蕉、苹果等，忌食辣椒、芥末等辛辣刺激性食物。多进食膳食纤维含量丰富的食物，合理调整膳食。②热水坐浴，改善局部血液循环，有利于消炎及减轻瘙痒症状。排便后热水洗浴擦干，便纸宜柔软清洁，肛门要保温，坐垫要柔软。③保持大便通畅，通过食物来调整排便，养成定时排便习惯，每1～2天排出一次软便，防止便秘或腹泻。④调整生活方式，改变不良的排便习惯，保持排便通畅，禁烟酒。

2. 药物治疗 是痔首选的治疗方法，能润滑肛管，促进炎症吸收，减轻疼痛，解除或减轻症状。

（1）内服药：内痔急性发作期可根据出现的临床证据进行辨证施治，遣方用药。如内痔血栓形成和嵌顿，可用麻杏石甘汤合乙字汤以利水消肿。也可用静脉增强剂、抗炎镇痛药，其可减轻内痔急性期症状，能有效缓解内痔血栓所导致的疼痛。口服致康胶囊、柑橘黄酮片（爱脉朗）、芪黄通秘软胶囊、麻仁软胶囊清热凉血止血、化瘀生肌定痛。

（2）外用药：根据局部症状和体征选择外用药。

1）熏洗药：包括肤芩洗剂、硫酸镁散剂、复方荆芥熏洗剂，熏洗坐浴，可改善局部血液循环，有消肿、止痛作用。开水冲化，睡前便后熏洗。其适用于内痔脱出嵌顿、炎性外痔、血栓性外痔、混合痔肿痛及痔术后等。其可消肿止痛、收敛止血、抑菌杀虫，效果良好。

2）塞肛药：市售的各种中西药栓剂或含有角菜酸黏膜修复保护和滑润作用的栓剂，如美辛唑酮红古豆醇脂栓、普济痔疮栓等栓剂，塞入肛内，有清热止血、止痛收敛作用。

3）外敷药：适用于内痔脱出肿痛、炎性外痔、血栓性外痔、混合痔肿痛。将湿润烧伤膏、创必宁、京万红痔疮膏、硝酸甘油软膏及奥布卡因凝胶等各种膏剂直接涂敷患处，从而起到消肿止痛、收敛止血的作用。复方多黏菌素B软膏直接涂敷患处，有预防和控制切口感染、缓解切口疼痛、减少换药时纱布粘连的作用。

3. 扩肛疗法 1885年Vemeuil首先提出扩肛术能治疗内痔，他认为强力扩张肛门会使无纤维结缔组织的"肌肉纽扣孔"扩张，有利于直肠上部血液回流。1960年英国Lord认为，内痔是肛门括约肌不能正常完全松弛而致肛门狭窄，粪便只好在过高的压力下挤出，使痔静脉丛淤血而形成的。痔块在排便时又阻塞肛管，形成"充血-梗阻-充血"的恶性循环。他用扩肛法扩张狭窄环（与内

括约肌松解术相似），可打破这个恶性循环，使肛管恢复到正常而内痔自愈。

（1）适应证：各期内痔、嵌顿或绞窄性内痔剧痛者。反复脱出肛门的内痔甚或失禁者及合并慢性结肠炎、年老体弱、注射过硬化剂者禁用。

（2）操作方法：先将术者右手示指涂满润滑剂伸入肛内按摩，患者适应后再伸入左手示指，呈背向交叉后向左右两侧均匀用力扩张（因肛门前后纤维组织较多，血液供应差，容易撕裂，形成溃疡）。患者适应后再插入两中指继续扩张，要求扩至四指为度，持续5分钟（图10-0-15）。每周扩肛1次，连续扩肛2～3周。

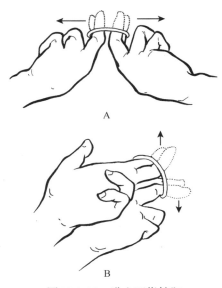

图10-0-15 进入四指扩肛

（3）注意事项

1）严禁暴力扩肛，要轻柔缓慢进行，防止损伤。

2）要防止撕裂肛管而出血，如有出血，应立即停止扩肛。

注意每次便后熏洗坐浴，换药或塞入痔疮栓。

（4）并发症：如无并发症，则无须特殊处理。1972年Macintyre报道扩肛后一过性失禁者21.8%，失禁者3%。国内喻德洪报道156例，未见并发症。

4. 枯痔疗法 始于宋代，有枯痔散、枯痔钉和现代枯痔液注射疗法。枯痔钉疗法又称插药疗法。目前临床上应用较少。

5. 物理疗法 包括舒大夫磁疗棒、痔疮微创射频消融术、激光坐浴机等。

6. 其他疗法 如微波治疗、激光治疗、微冰

刀痔疮冷冻术和红外线凝固疗法等。

（三）手术治疗

具体详见本章"痔的手术治疗"。

九、痔的手术治疗

（一）内痔手术

1. 内痔注射术 临床上较常用。1869年英国都柏林医生Morgan首先应用硫酸铁溶液行内痔注射，至今已有100多年的历史。1988年Swintord Edwards首先应用10%～20%石炭酸甘油水溶液注射内痔。

我国自1950年开始在枯痔法的基础上，将枯痔散、枯痔钉改成注射液，研制成许多中药注射液，包括坏死剂和硬化剂两大类，作用不完全相同。目前，国内常用的硬化剂有芍倍注射液、消痔灵注射液、聚桂醇注射液、矾藤痔注射液等。

（1）消痔灵注射液：是中国中医科学院广安门医院史兆岐根据中医酸可收敛、涩可固脱的理论，于1977年5月研制而成，原名为775，后经北京第四制药厂（北京华润高科天然药物有限公司前身）生产改称消痔灵注射液，经实验研究证实其能使内痔硬化萎缩，是较常用的内痔注射液。

1）适应证：①无并发症的各期内痔；②静脉曲张性混合痔的内痔部分；③有其他疾病不宜行创伤性手术的内痔；④老年内痔不宜行创伤性手术者；⑤痔结扎术、套扎术等其他肛肠手术后的辅助治疗；⑥直肠前突、直肠内套叠。

2）禁忌证：①混合痔之外痔部分（属结缔组织性外痔）、血栓性外痔及炎性外痔者，内痔嵌顿发炎者；②直肠及肛管有严重感染或炎性病变者；③直肠及肛管有良性或恶性肿瘤者；④过敏体质者；⑤有严重心、肝、肾疾病及凝血功能障碍等原发性疾病者。

3）术前准备：①查血常规、出凝血时间，排净大小便，不必禁食；②患者，排空粪便，清洁灌肠，肛周备皮；③器械，喇叭式肛门镜1套、5ml注射器1支、5号长针头1支、带有刻度40ml搪瓷杯3个，另备止血钳、凡士林纱条和纱布块等；④药物，消痔灵注射液，2.0%利多卡因，因利多卡因不需要试敏。

4）操作方法：无需麻醉或仅进行局部麻醉。将喇叭式肛门镜插入肛内检查内痔部位、大小、数目，再以示指触摸原发痔区有无动脉搏动。将消痔灵注射液原液配成1∶1溶液（1份消痔灵注射液加1份0.5%利多卡因），按四步注射法依次注射（图10-0-16）。

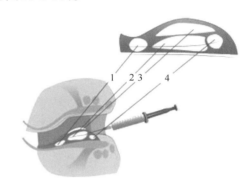

图10-0-16　四步注射法注射部位图
1.直肠上动脉区；2.痔黏膜下层；3.痔黏膜固有层；4.窦状静脉下极注射
扫封底二维码获取彩图

第一步：直肠上动脉右前、右后和左侧分支注射。于母痔上极0.2cm进针，相当于直肠上动脉右前分支进入痔块搏动点处，进针至黏膜下层深部，边退针，边注药（图10-0-17A）。3个母痔上极分别注射4ml，共12ml。

第二步：母痔的黏膜下层注射。先在母痔中心进针，入黏膜、黏膜固有层、黏膜肌层、黏膜下层深部，针尖接触肌层有抵抗感，不要刺入肌层，稍退针尖开始注药，药量稍大于痔体，以痔块呈弥漫性肿胀为宜，每个内痔分别注射4～6ml，即完成第二步（图10-1-17B）。

第三步：黏膜固有层注射。第二步注射完毕，再缓慢退针至有落空感即到黏膜固有层，注药，药量为第二步的1/3，以痔黏膜呈水疱状，血管网清晰为度，即完成第三步（图10-1-17C），退针，每个母痔分别注射2～3ml。

第四步：右前、右后和左侧的窦状静脉下极注射。在母痔下极齿状线上0.1cm处进针，至黏膜下层深部的窦状静脉区（图10-1-17D），每个痔块注射4ml，3个共注药12ml。

注射完毕，用指腹反复揉压注药部位，使药液均匀散开。总药量50～70ml，送回肛内，外敷纱布固定。

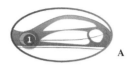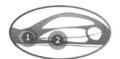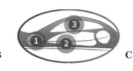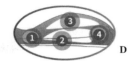

图 10-0-17　消痔灵四步注射法分解示意图

A.第一步：直肠上动脉区注射；B.第二步：痔黏膜下层注射；C.第三步：痔黏膜固有层注射；D.第四步：窦状静脉下极注射

扫封底二维码获取彩图

5）注意事项：①注射药量，视痔核大小不同，注射药量也不同；②黏膜固有层注射药量不宜过大，以免发生黏膜坏死；③进针深浅要适宜，过深则伤及括约肌，引起肌肉坏死，过浅注射于黏膜表层，易引起浅表坏死出血；④注药前应抽吸无回血；⑤窦状静脉区注药勿多，以免药液渗入齿状线以下引起疼痛；⑥边注药边退针头，待退出黏膜表面前稍停顿片刻，可避免针眼出血；⑦切勿将药液注入肛管皮肤下及外痔部位，否则发生水肿和疼痛。

6）术后处理：①患者当天休息，不排大便；②少渣半流食 2 天；③排便后坐浴熏洗，外用消痔软膏；④口服抗生素 3 天，预防感染；⑤术后肛门坠胀和微痛，个别病例有微热、排尿不畅，对症处理即可。

（2）聚桂醇注射液：是一种清洁型硬化剂，于 2008 年 10 月作为国家专利新药问世，是目前国际公认的临床应用最为广泛的硬化剂。其化学名称为聚氧乙烯月桂醇醚（规格：10ml：100mg，浓度为 1%），是目前国内唯一获国家药品监督管理局批准的可用于静脉腔内注射的专业硬化剂，具有硬化和止血的双重作用，是一种对血管、组织刺激反应较小的硬化剂，国内外罕有不良反应报道。

1）作用机制：聚桂醇注射液注入内痔黏膜下基底部或痔核内，可对内痔黏膜下层及痔核内的静脉及小动脉产生刺激，迅速破坏血管内皮细胞，使作用部位的纤维蛋白、血小板、红细胞聚集沉积。同时，由于药品的化学作用使内痔静脉团块及周围黏膜组织产生无菌性炎症，引起内痔静脉团块及黏膜损伤、纤维细胞增生，以达到使内痔静脉团块萎缩的效果。由于组织纤维化的形成，可将松弛的黏膜重新固定在直肠下方的肌壁上，防止黏膜再次脱垂。

2）适应证：①药物保守治疗无效的Ⅰ、Ⅱ期内痔或以出血为主要症状的Ⅲ期内痔；②混合痔的内痔部分；③混合痔外痔切除后内痔部分的补充治疗；④合并高血压、糖尿病、重度贫血等不能耐受手术治疗的内痔患者。

3）禁忌证：①有严重出血倾向者；②合并肛管直肠急慢性炎症者；③合并炎症性肠病者；④合并肛周脓肿或肛瘘者；⑤合并并发症的内痔（如痔核嵌顿、溃烂、感染等）患者；⑥妊娠期、产褥期妇女；⑦存在精神行为异常等情况而不能配合治疗者；⑧对本品过敏者；⑨纤维化明显的内痔与结缔组织性外痔。

4）术前准备

A.血常规、凝血功能检查、心电图检查。

B.术前非麻醉情况下行直肠指诊及肛门镜检查。

C.术前行清洁灌肠。

D.需要在独立的诊室进行，注意保护患者隐私，光源条件良好。

E.聚桂醇注射液（每支 10ml）1～2 支，2% 利多卡因 10ml，因利多卡因不需要试敏。

F.专用肛门镜 1 套、5 号长针头 1 个、5ml 注射器或 10ml 注射器 1 支、直钳和止血弯钳、消毒棉球、凡士林纱布、无菌纱布等。

G.急救设备和急救药物。

5）操作方法

A.消毒及麻醉：根据患者情况及操作者习惯可选截石位、侧卧位或折刀位等体位。常规消毒铺巾后，行肛周局部麻醉、简易骶管阻滞或腰硬联合麻醉。麻醉成功后，再次消毒肛管及直肠中下段。

B.置入肛门镜，再次消毒后，观察内外痔痔核分布情况、数目与大小。

C.根据术者习惯选择 5ml 或 10ml 注射器，抽取聚桂醇注射液原液。

D.应在齿状线上方 0.5cm 处进针，以 5 号细长针头（针头斜面向上 30°～45°）行痔黏膜下层注射（图 10-0-18）。Ⅰ期内痔只需行痔核本体注射，Ⅱ、Ⅲ期内痔应行黏膜下层高低位注射，即每个内痔分别行内痔本体稍上方和内痔本体隆起最高点两处注射。针头刺入后回抽注射器可允许有血或无血，只要判断已达到适宜深度即可注入2～4ml药液（图10-0-19）。注射至痔核黏膜充分膨胀（图10-0-20），颜色呈灰白色，单次治疗使用聚桂醇注射液总量不超过20ml。

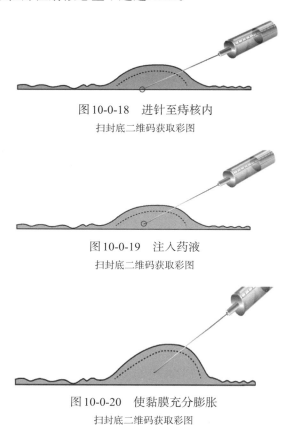

图10-0-18　进针至痔核内
扫封底二维码获取彩图

图10-0-19　注入药液
扫封底二维码获取彩图

图10-0-20　使黏膜充分膨胀
扫封底二维码获取彩图

如痔核数目较多，一般需分次治疗，每隔7～10天经肛注射治疗1次，直至治愈。

6）注意事项

A. 对存在风险因素的患者（高龄、胃肠道肿瘤病史，有便血、黑便症状等），强烈推荐术前行肠镜、粪便DNA基因检测及相关检查。

B. 注射时不可将药液注入肌层或黏膜表层，以免引起疼痛、肌肉硬化或坏死；不应注射于齿状线以下外痔区，以免引起水肿和疼痛。

C. 注射药液的量视痔核大小而定，以内痔饱满为度。

D. 注射前后均应严格消毒，每次进针注射时都必须消毒痔核表面黏膜。

E. 注射药液时确保药液均匀地分布于各个痔

核内。

7）并发症及其处理：与其他液体硬化剂相比，国产硬化剂聚桂醇注射液的毒性低、并发症少、安全性较高，但在其硬化注射治疗过程中仍可能存在一定的并发症，当出现并发症时应给予积极有效的对症治疗。

A. 术中出血和药液外溢：肛门镜下注射完毕抽出针头后用干棉球压迫针孔2～3分钟；内镜下注射可在注射后缓慢将针回收，用透明帽压迫针孔10～20秒止血，避免出血和药液外溢。

B. 黏膜下硬结：未出现不适症状时，一般无需处理；情况严重者，可给予活血化瘀、软坚散结中药内服等治疗。

C. 术后尿潴留：可热湿敷下腹和腰骶部或温水坐浴，数天后多可自行缓解，严重时可留置导尿管。

D. 术后肛门坠胀：注射时肛门有坠胀感或轻度不适，为正常现象，无需处理。Ⅰ、Ⅱ期内痔注射后一般无痛感，Ⅲ期内痔注射后可有轻度的灼痛、坠胀感、异物感，可给予镇痛治疗。

E. 术后肛门水肿：可行肛门熏洗坐浴（每天1～2次），并服用减轻组织水肿的药物，严重者应入院进一步观察及对症处理。

F. 术后数天内可有少量便血和黏液，常随着痔核硬化、萎缩而消失。

G. 术后肛门狭窄：保持排粪通畅，必要时行扩肛治疗。

8）述评：聚桂醇注射液内痔硬化注射疗法不但具有疗效确切、安全、并发症少的优点，还具有一定的局麻镇痛作用，可以有效减轻患者注射后的疼痛感。临床应用聚桂醇注射液硬化注射疗法可采用肛门镜或内镜引导下注射两种方式，该方法与套扎术、吻合器痔上黏膜环切术（PPH）、选择性痔上黏膜切除术（TST）等联合应用在降低痔术后出血率、复发率和减轻术后疼痛方面可起到互补、协同作用，具有良好的疗效。

（3）芍倍注射液：原名为安氏化痔液，是安阿玥教授发明的国家二类新药，中药保密品种，是根据中医"酸可收敛"的理论于1990年研制的软化萎缩剂。2003年6月获得新药证书，批准名为芍倍注射液。在痔核内注射芍倍注射液能达到止血、固脱的作用，能使痔核缩小，不损伤肛垫，是微创治疗痔疮的理想疗法。其作用机制是通过痔核组织发生非炎症性蛋白凝固、裂解、吸收、毛细血管新生一系列变化而使整个痔核软化"萎缩"，整个过程不发生明显的炎症，痔核表面黏膜组织保留不被破坏，也无肉芽组织及瘢痕形成，同时还有较强的抑菌消炎及吸收固脱、活血化瘀作用，因而无局部硬化坏死、肛门直肠狭窄等并发症发生，是目前较常用的内痔注射术。

1）适应证：各期内痔及静脉曲张性混合痔。年老体弱及合并严重高血压、心肝肾疾病等内痔患者均可应用。

2）操作方法：首先常规消毒，然后肛门局部麻醉或肛管麻醉，麻醉药用0.5%～1%利多卡因。内痔注射用本品1：1浓度，即本品用0.5%利多卡因注射液稀释1倍。对于Ⅰ、Ⅱ期内痔及静脉曲张性混合痔患者，在肛门镜下显露每处痔核及大小，按先小后大，先上后下顺序见痔进针，于痔核表面中心隆起部位斜刺进针，遇肌性抵抗感后退针给药，每处注射量以痔核均匀、饱满、充盈、表面黏膜呈粉红色为度，每处用量3～5ml。对于Ⅲ期内痔、静脉曲张性混合痔伴直肠黏膜松弛者，还应在痔核上松弛直肠黏膜下及齿状线附近用本品（1：1浓度）注射，每点用量为1～3ml；退肛门镜，显露痔，Ⅲ期内痔的注射方法同Ⅰ、Ⅱ期内痔（图10-0-21）。每名患者一次10～20ml，平均15ml，最大用量不超过40ml。每名患者一般只注射一次。注射后无须包扎和换药，正常进食和排便，对于混合痔，只注射内痔部分。

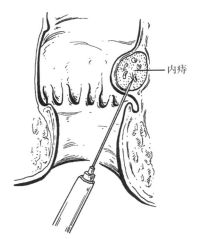

图10-0-21　内痔一步注射法

3）注意事项：①注射药量，视痔核大小不同，注射药量也不同；②黏膜固有层注射药量不宜过大，以免发生黏膜坏死；③进针深浅要适宜，过深则伤及括约肌，引起肌肉坏死，过浅则注入黏膜表层，易引起浅表坏死出血；④注药前应抽吸无回血；⑤窦状静脉区注药勿多，以免药液渗入齿状线以下引起疼痛；⑥边注药边退针头，待退出黏膜表面前稍停顿片刻，可避免针眼出血；⑦切勿将药液注入肛管皮肤下及外痔部位，否则发生水肿和疼痛。

4）术后处理：①患者当天休息，不排大便；②少渣半流食2天；③排便后坐浴熏洗，痔疮栓纳肛；④口服抗生素3天，预防感染；⑤术后肛门坠胀和微痛，个别病例有微热、排尿不畅，对症处理即可。

5）疗效：安阿玥用此法治疗100例，治愈98例，显效2例，治愈率98%，有效率100%。其是目前国际公认的临床应用最为广泛的理想硬化剂，而且局部注射治疗操作简单、创伤小，不良反应少，可作为治疗内痔的首选。

（4）矾藤痔注射液：是彝医治疗痔疮经典用药，配方独特，主要成分为赤石脂、白矾、黄藤素。其具有双重固脱、治脱不留瘀的优点。

1）操作方法

A. 内痔或者混合痔的内痔部分：①配药方法，矾藤痔注射液与1%利多卡因1：1配比；②患者取侧卧位（或截石位），碘伏棉球消毒肛门及周围；③置入肛门镜，显露齿状线上下，将内痔部分置于直视下，碘伏棉球反复清洁消毒下段直肠及痔表面；④痔核中部进针，到达痔核后轻轻晃动针头，确认未注射入肌层，回抽无回血，确认未刺入血管，注射药液使痔呈弥漫性泛黄为度。

B. 直肠脱垂：①药液配制同内痔注射液；②操作步骤同直肠黏膜下点状或柱状注射和直肠周围间隙注射术。矾藤痔注射液可修复用药部位的规则、密集的纤维化组织结构，加固直肠黏膜与黏膜下肌层、直肠壁和直肠周围组织的紧密连接，使直肠脱垂治愈。

C. 直肠内痔核底局部封闭注射，每一痔核注入0.3～0.7ml（视痔核大小而定），根据痔核多少，一般一次可注射完毕；若有5个以上，可分两次注射，两次间隔约1周。

2）注意事项与术后处理：同"芍倍注射液"。

2. 内痔套扎术 1954年Barron制成世界上最早的小巧结扎器，用丝线或肠线套扎内痔。但因过早松脱，偶有出血，他又改用胶圈套扎。1963年Barron根据Graylee脐带结扎器的原理，将上述套扎器进行改进，用扩圆锥将胶圈套在套扎器上，用来套扎内痔，使之得以推广。我国黄乃健（1964年）、陆琦（1974年）、喻德洪（1977年）等先后制成牵拉式和吸引式套扎器套扎内痔。李润庭用止血钳胶圈套扎内痔，更加简易，不需套扎器。

母痔上黏膜柱状弹力线套扎术（the columnar ligation operation on the min hemorrhoids with elastic thread，CMH），是根据痔的发病机制和治疗原则，结合吻合器痔上黏膜环切术（PPH）和痔上黏膜环形错位套扎术（EPH）手术原理，利用特制的肛肠套扎器进行治疗的一种术式。该术式坚持创新理念，提倡物理疗法，提出沿母痔上动脉柱状套扎法，强调弹力线与弹力胶圈的配合使用，一箭双雕，根据临床诊断可任选其一，满足不同套扎需求，兼有PPH和EPH的功能，能够避免套扎吻合术一系列并发症，创面小、愈合快、无痛苦、无肛门狭窄，避免了胶圈滑脱、脱落期出血（图10-0-22）。其原理是利用负压原理，通过特制的一次性使用肛肠套扎器在适当位置将特制的胶圈/弹力线套于痔或痔上黏膜的基底部，通过胶圈的紧缩、绞勒阻断痔的血供或减少静脉倒流，减少痔的充血肥大或血流淤滞，使之产生缺血、萎缩、坏死，套扎组织逐渐脱落，创面组织修复而愈。

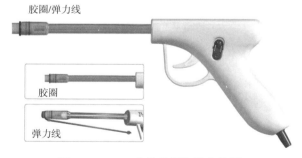

图10-0-22　一次性使用肛肠套扎器

（1）适应证：①Ⅱ～Ⅳ期内痔、混合痔的内痔部分；②直肠前突；③直肠黏膜内脱垂；④低位直肠息肉。

（2）操作方法

A. 钳夹套扎术：①先将胶圈套在一把止血钳转轴部，再用另一把止血钳夹住胶圈侧壁；②在两叶肛门镜扩张直视下，牵出内痔，张开带有胶圈的止血钳，夹住内痔基底部，并在钳下近齿状线处剪一0.3cm小切口，便于胶圈嵌入不致滑脱，并有减压作用；③再用夹持胶圈侧壁的血管钳拉长胶圈，绕过夹持内痔止血钳尖端，套在痔基底部嵌入小切口内，随即松开卸下夹持内痔基底部的止血钳，胶圈弹性收缩而起勒割作用（图10-0-23）。

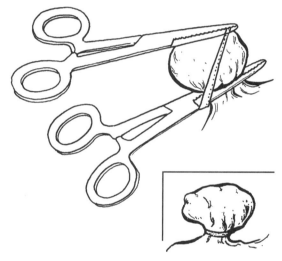

图10-0-23　钳夹套扎术

B. 器械套扎术：套扎器有牵拉式和吸引式两种，操作方法略有不同。

a. 牵拉式套扎器套扎术：①先将胶圈套在扩圈圆锥尖上，逐渐推到套扎器筒管上，卸掉扩圈圆锥。②内痔脱出，筒口对准内痔，再用钳牵引入筒中，扣动扳机，将胶圈推出而套在内痔基底部，取下套扎器，如内痔不脱出，也可在肛镜下操作（图10-0-24）。

b. 吸引式套扎器套扎术：筒口对准内痔，不用钳牵拉。利用负压吸引内痔至密闭的筒内，扣动扳机，将胶圈推出套在内痔基底部，取下套扎器，肛内填以油纱条或塞入痔疮栓（图10-0-25）。

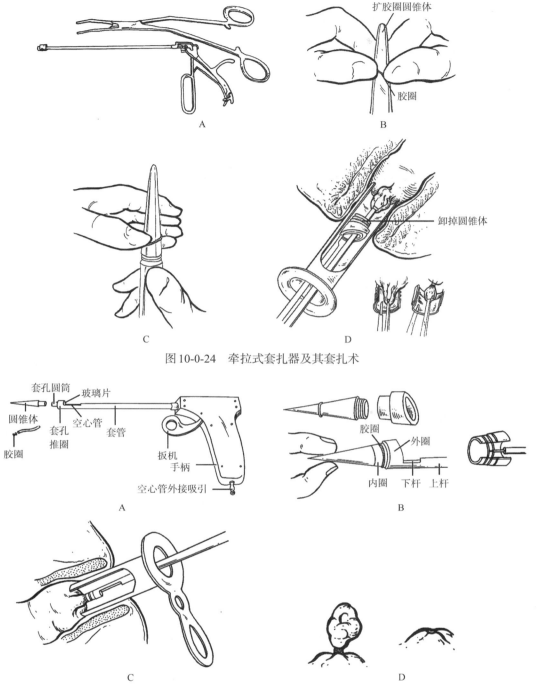

图 10-0-24 牵拉式套扎器及其套扎术

图 10-0-25 吸引式套扎器及其套扎术

C. 母痔上黏膜柱状弹力线套扎术（CMH）：备好一次性使用肛肠套扎器，包括套扎枪、配套肛门镜、胶圈和弹力线。患者取左侧卧位或截石位。①肛门镜检查确定母痔，左侧指诊触清痔上动脉搏动点，即套扎点。②根据临床诊断，弹力线与胶圈可任选其一或同时使用。③利用专用套扎配套肛门镜，连接套扎器和负压机，对准套扎点套扎，注意吸入组织不宜过红标线。④根据痔核脱出程度和套扎上吊的距离确定套扎点数，一般不超过3枚，注意沿痔动脉呈柱状套扎为宜，由上到下套扎组织由大变小。⑤检查可见胶圈套扎的痔核呈暗紫色，套扎成功（图10-0-26）。肛内填以油纱条或塞入痔疮栓。⑥套扎完成后，每枚内注射0.5～1ml消痔灵注射液、芍倍注射液、聚桂醇注射液等硬化剂，既防止胶圈脱落，又减少出血。⑦直肠前壁使用胶圈套扎，不宜使用弹力线。

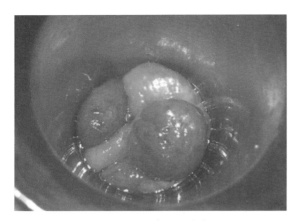

图 10-0-26 套扎基底部
扫封底二维码获取彩图

（3）注意事项：①先套扎子痔，后套扎母痔，以免遗漏小痔；②如痔体较大，应用牵引式套扎器套扎，因吸引式套扎器筒中较小，不能全部吸入，故套扎不彻底；③可在套扎内痔中注射硬化剂，防止脱落和出血；④套扎时不能将齿状线以下组织套入胶圈内，以免引起剧痛；⑤一般每个痔核套两个胶圈，以增强胶圈的紧勒作用。

（4）术后处理：无需每次便后换药，熏洗坐浴后塞入痔疮栓即可。术后应口服甲硝唑预防感染。

（5）并发症：术后偶有肛门坠胀及微痛，少量便血及排尿困难，无需特殊处理，可自行恢复。个别病例有继发性出血。山东中医药大学附属医院于1970～1973年系统性观察694例患者，最短5天脱落，最长19天，其中4例继发性出血。国外报道：术后不适和行动不便者2%可持续两天，7～16天继发出血者1%，可能为感染溃疡所致，短时疼痛者4%，可能为套扎过低接近齿状线所致。并发血栓性外痔者2%～3%，Murphy（1978年）、Rusell（1985年）相继报道因破伤风杆菌或梭状芽孢杆菌感染致死的病例，感染原因尚不清楚。

3. 吻合器痔上黏膜环切术（procedure for prolapse and hemorrhanihs，PPH） 亦称吻合器痔固定术、痔上黏膜环切钉合术。1998年意大利学者Longo根据肛垫下移学说，首先提出采用吻合器经肛门环形切除直肠下端黏膜及黏膜下层组织再将其对端吻合，而不切除内痔、肛管皮肤及齿状线等组织，治疗Ⅱ～Ⅲ期环形内痔脱垂的新术式。国内李春雨于2001年开展此手术，将其用于重度痔的治疗。其手术原理如下：使用特制的手术器械和吻合器，环形切除齿状线上方宽约2cm的直

肠黏膜及黏膜下层组织后，再将直肠黏膜吻合，使脱垂的肛垫向上悬吊回缩原位，恢复肛管黏膜与肛门括约肌之间的局部解剖关系，消除痔核脱垂的症状，起到"悬吊"的作用（图10-0-27）；同时切断直肠上动静脉的终末支，减少痔核供血量，使痔核逐渐萎缩，解除痔核出血，起到"断流"的作用（图10-0-28）。因为此手术在肛周皮肤无切口、保留肛垫，所以术后疼痛较轻、住院时间短、控排能力不受影响，无肛门狭窄和肛门失禁等并发症，在国内外得到推广。

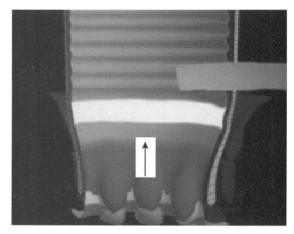

图 10-0-27 悬吊作用
扫封底二维码获取彩图

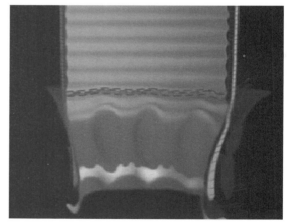

图 10-0-28 断流作用
扫封底二维码获取彩图

（1）适应证

1）Ⅱ～Ⅳ期环形内痔、多发混合痔、嵌顿痔、以内痔为主的环形混合痔。

2）Ⅰ～Ⅲ期直肠前突、直肠黏膜脱垂、直肠内套叠。

（2）禁忌证：一般不用于孤立的脱垂性内痔。

（3）术前准备

1）查血常规、出凝血时间、心电图。

2）手术当天禁食。

3）术晨清洁灌肠，如甘油灌肠剂110ml灌肠，或行大肠水疗。

（4）器械准备：主要有一次性使用管型痔吻合器（AKGZB型），包括34mm吻合器、肛管扩张器、肛镜缝扎器和带线器（图10-0-29），其都是为PPH而特制的，2-0可吸收肠线1～2根。

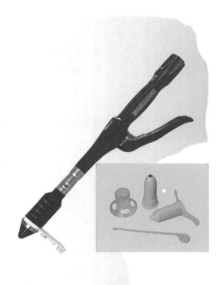

图10-0-29　一次性使用管型痔吻合器（AKGZB型）（PPH）
扫封底二维码获取彩图

（5）操作方法

1）骶管阻滞或双向阻滞后患者取截石位或折刀位。用碘伏常规消毒会阴部皮肤和肠腔（女性患者同时行阴道消毒），铺巾。判断内痔的位置、大小、脱出程度。以肛管扩张器内栓充分扩肛（图10-0-30）。

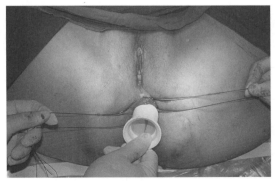

图10-0-30　用肛管扩张器扩肛
扫封底二维码获取彩图

2）肛管内置入特制肛管扩张器，取出内栓并加以固定（图10-0-31），使脱垂的内痔落入肛管扩张器后面。寻找齿状线的位置，用纱布尽量将外痔向肛内推送，减少术后残留皮赘。

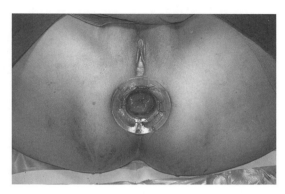

图10-0-31　固定肛管扩张器
扫封底二维码获取彩图

3）通过肛管扩张器置入肛镜缝扎器，缝针高度在齿状线上方2～3cm，用薇乔2-0可吸收肠线自3点处开始顺时针沿黏膜下层荷包缝合一周，共5～6针（图10-0-32），接着在第一荷包线下方1cm处，自9点处顺时针做第二个荷包缝合，女性患者应注意勿将阴道后壁黏膜缝入。荷包缝线保持在同一水平面，可根据脱垂实际程度行单荷包或双荷包缝合。

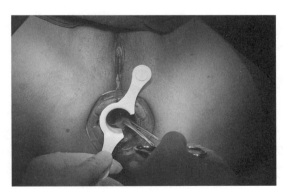

图10-0-32　荷包缝合
扫封底二维码获取彩图

4）将特制的PPH吻合器张开到最大程度，将其头端插入两个荷包缝线的上方，逐一收紧缝线并打结（图10-0-33），用带线器经吻合器侧孔将缝线钩出肛外（图10-0-34）。

5）缝线末端引出后用止血钳夹住，向手柄方向用力牵拉结扎线，使被缝合结扎的黏膜及黏膜下组织置入PPH吻合器头部的套管内，同时顺时针方向旋转收紧吻合器，刻度"红线"至安全窗处，打开保险装置后击发（图10-0-35）。注意女性患者一定要行阴道指诊，防止阴道直肠瘘（图10-0-36）。关闭吻合器30秒左右，可加强止血作用。

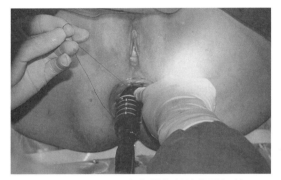

图10-0-33　置入吻合器收紧缝线并打结
扫封底二维码获取彩图

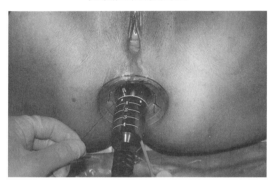

图10-0-34　通过侧孔钩出缝线
扫封底二维码获取彩图

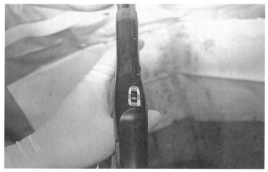

图10-0-35　旋紧吻合器，刻度"红线"至安全窗处
扫封底二维码获取彩图

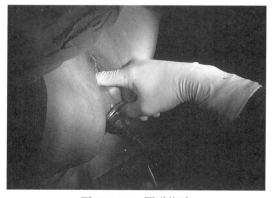

图10-0-36　阴道指诊
扫封底二维码获取彩图

6）将吻合器反方向旋转360°，轻轻拔出吻合器，认真检查吻合口部位是否出血（图10-0-37），对于活动性出血，局部用2-0肠线或4号丝线缝合止血（图10-0-38）。切除标本送病理（图10-0-39）。

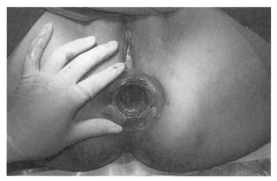

图10-0-37　检查吻合口
扫封底二维码获取彩图

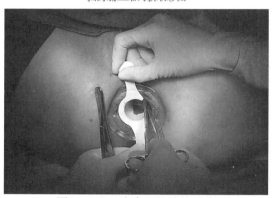

图10-0-38　吻合口处缝扎止血
扫封底二维码获取彩图

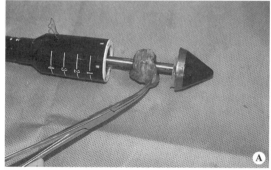

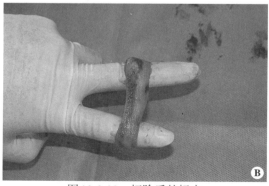

图10-0-39　切除后的标本
扫封底二维码获取彩图

7）外痔的处理：对于合并血栓者，可先摘除血栓，再行吻合。对于较大皮赘者，吻合后再单纯切除皮赘即可。肛内放置引流管，以利于引流。

（6）注意事项

1）尽量不用指法扩肛，最好选用特制的环形肛管扩张器内栓进行扩肛，避免损伤肛门括约肌，同时有利于肛管扩张器置入，可减少术后反应性水肿和疼痛。

2）荷包缝合的高度应在齿状线上方2～3cm，以确保吻合口在齿状线上方1.5～2cm。若缝合过高，则对肛垫向上的牵拉和悬吊作用减弱，痔块回缩不全，影响手术效果；反之，缝合过低，易引起术后疼痛和出血，严重者会出现感觉性肛门失禁。

3）荷包缝合的深度在黏膜下层，有时可达浅肌层。太浅易引起黏膜撕脱，吻合圈不完整，影响手术效果；过深则易损伤括约肌，引起吻合口狭窄或肛门失禁。

4）荷包缝合时缝线一定要选择光滑的可吸收肠线或丝线，否则容易导致黏膜下血肿，引起术后感染。

5）荷包缝线保持在同一水平面，可根据脱垂实际程度行单荷包或双荷包缝合。

6）女性患者，缝合直肠前壁、关闭吻合器及吻合器击发前应行阴道指诊，检查阴道后壁是否被牵拉至吻合器内，防止阴道后壁一并切除，引起直肠阴道瘘。

7）取出吻合器后，检查吻合口，观察是否完整、有无出血点。若有活动性出血点，一定要缝扎止血。对于渗血，可局部压迫止血。

8）术后吻合处放置塑料引流管一枚，可有效降低肛管直肠内压，防止吻合口瘘，减轻腹胀，同时便于术后出血的观察。

（7）术后处理

1）术后当日禁食或进流食，次日半流食2天，以后逐渐恢复普食。

2）术后适当应用抗菌、止血药物及静脉输液，预防感染、出血。

3）老年人或前列腺肥大者可留置导尿48小时。

4）术后第2天口服润肠通便药物。

5）注意观察术后出血。手术创面若有出血，应及时处理。

6）术后24小时拔除引流管。

7）一般观察3～7天，定期随访。术后15天

指法扩肛。

（8）术后并发症：PPH虽然微创、无痛，但任何手术或多或少都存在并发症。常见的并发症如下。

1）疼痛：一般术后疼痛轻微，但因术中扩肛或钳夹皮肤引起撕裂和损伤，可于当晚轻微疼痛，次日缓解。

2）下腹痛：术后当日有20%下腹痛，个别人伴有腹泻和呕吐，可能与吻合时肠道牵拉反射有关，不需要处理。

3）尿潴留：40%～80%发生尿潴留，男性多于女性，与骶管阻滞和疼痛刺激引起反射性尿道括约肌收缩有关。

4）出血：术后出血常见吻合口渗血，量少，但也有搏动性出血，约占30%，多在3点、11点位置，原因为吻合口感染或与齿状线太近，出血较多，甚至发生失血性休克。

5）感染：较少，但也有因术后盆腔感染而死亡的报道。

6）直肠阴道瘘：罕见，因直肠前壁荷包缝合过深，损伤直肠阴道壁，并发感染所致。

（9）讨论：我国自2000年7～8月相继开展此手术，李春雨于2001年6月开始应用PPH，已治愈6000余例，临床疗效确切。手术操作简便，住院时间短，痛苦小，并发症少，中远期效果良好，备受肛肠医师和患者欢迎，故可替代传统手术操作。

4. 选择性痔上黏膜切除吻合术（tissue selection therapy，TST） 是利用开环式微创痔吻合器进行治疗的一种手术方式，是基于中医肛肠外科分段齿形结扎术和PPH研发的一种痔外科治疗的微创手术，通过TST的永久平行关闭和开环式扩肛器设计，可准确定位目标组织，做到针对性切除，并保护非痔脱垂区黏膜组织，TST术式更加符合肛管形态和生理，有效预防术后肛门狭窄，是目前临床上应用最多的痔微创手术。

TST遵循了人体痔的形成机制，依照痔的生理病理结构设计而成，旨在纠正痔的病理生理性改变，而非将肛垫全部切除，保留正常的肛垫及黏膜桥。TST微创术利用了特制的肛肠镜形成不同的开环式窗口，利用吻合探头，锁定痔核，根据痔核的大小和多少调节痔黏膜的切除范围。

（1）适应证：Ⅱ～Ⅳ期内痔、混合痔、环形痔、严重脱垂痔、直肠前突、直肠黏膜脱垂，以及各种肛管、直肠脱垂性疾病等。

（2）禁忌证：顽固性便秘、严重的黏膜水肿、盆腔肿瘤、门静脉高压、布-加综合征患者和妊娠妇女、儿童及不能接受手术者均不推荐使用。

（3）器械准备：一次性使用管型痔吻合器（AKGZB型）、肛门镜（单开式肛门镜、双开式肛门镜、三开式肛门镜和普通肛门镜）（图10-0-40）、2-0可吸收肠线1～2根、带线器等。

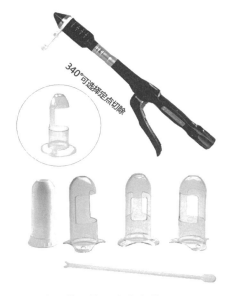

图10-0-40　一次性使用管型痔吻合器（AKGZB型）（TST）

（4）操作方法

1）常规用碘伏消毒会阴部皮肤和肠腔（女性患者同时行阴道消毒）、铺巾。

2）充分扩肛，使肛门松弛，便于操作。根据痔核的数目和大小选择适合的肛门镜。单个痔核用单开式肛门镜，2个痔核用双开式肛门镜，3个痔核选用三开式肛门镜，环形痔选用普通肛门镜（图10-0-41）。

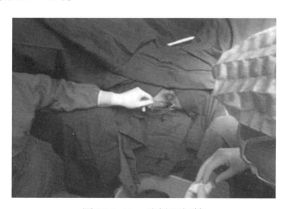

图10-0-41　选择肛门镜
扫封底二维码获取彩图

3）肛管内置入特制肛门镜，旋转肛门镜，使拟切除的痔上黏膜位于开环式的窗口内，取出内栓并加以固定。

4）单个痔核在痔上3～4cm行黏膜下缝合引线牵引，2个痔核可分别进行两处黏膜缝合引线牵引或可用单线一次缝合两处，3个则可进行分段性荷包缝合，如痔核较大脱出严重，可行双荷包引线牵引。缝合时注意仅在黏膜及黏膜下层进行，避免伤及肌层（图10-0-42）；女性患者应注意勿将阴道后壁黏膜缝入。

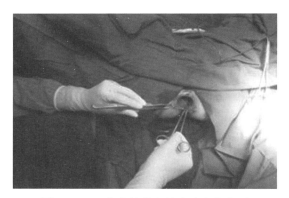

图10-0-42　分段性荷包缝合或点线牵引
扫封底二维码获取彩图

5）将特制的TST吻合器张开到最大程度，将其头端插入荷包缝线的上方，收紧缝线并打结，用带线器经吻合器侧孔将缝线拉出肛外持续牵引（图10-0-43）。

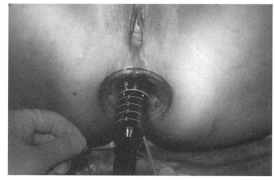

图10-0-43　置入特制吻合器，并通过侧孔钩出缝线
扫封底二维码获取彩图

6）缝线末端引出后用止血钳夹住，向手柄方向用力牵拉结扎线，同时顺时针方向旋转收紧吻合器，顺时针旋紧吻合器，脱垂的直肠黏膜通过肛门镜的窗口牵进吻合器的钉槽内。旋钮有阻力，吻合器指示窗的指针显示进入安全范围，打开保险装置后击发，完成切割和吻合（图10-0-44）。关

闭30秒左右，可加强止血作用。

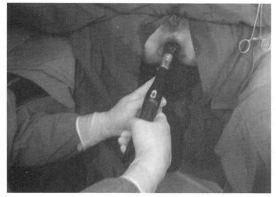

图 10-0-44　旋紧吻合器，完成吻合
扫封底二维码获取彩图

7）女性患者注意缝合或击发前，一定要进行阴道指诊，防止阴道直肠瘘（图 10-0-45）。

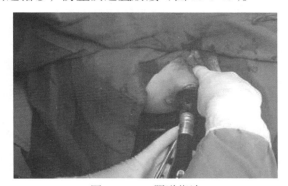

图 10-0-45　阴道指诊
扫封底二维码获取彩图

8）逆时针旋松尾翼至最大程度，将吻合器轻轻拔出。

9）检查吻合口部位是否有出血，对于活动性出血，局部用 2-0 肠线缝合止血。如两个吻合口之间存在缝合线搭桥，则可以直接剪断（图 10-0-46）；两端凸起部分分别用止血钳夹住后，再用 7 号丝线双重结扎。

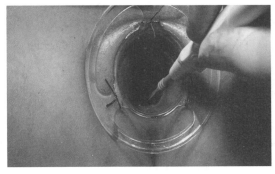

图 10-0-46　剪断黏膜桥
扫封底二维码获取彩图

10）检查手术切除标本并送病理（图 10-0-47）。肛内放置引流管，以利于引流。

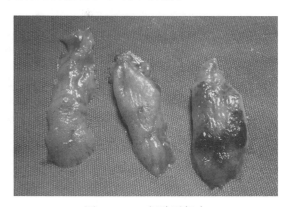

图 10-0-47　切除后标本
扫封底二维码获取彩图

（5）并发症：术后疼痛、出血、残留痔、血栓形成、肛门坠胀等。

（6）讨论：TST 是在 PPH 的基础上研发而成，治疗时精确切除脱垂部分的痔上黏膜，保留正常黏膜桥，减少了手术创伤，最大程度维护了肛门的精细感觉和收缩功能。其具有微创、无痛，有针对性治疗，术后恢复时间短、恢复快等优点。

5. 痔动脉闭合术（charles and regan hemorrhoids, CRH）　是利用特制的 CRH 痔治疗器，将 L 角的直肠黏膜吸住，然后用一个橡皮圈将其套住，使下移的肛垫不再下移，达到彻底治愈的目的。既保护了肛垫，又不损伤肛门括约肌，不需要麻醉，门诊治疗即可。

CRH 是根据痔以肛垫病理性肥大、移位及肛周皮下血管丛血流淤滞形成的团块的基础理论为指导。肛垫组织位于肛管直肠交界处。由于内括约肌收缩，肛垫借"Y"形沟分割为右前、右后及左侧 3 块，此即通常所谓"母痔"及其好发部位。婴儿和儿童时期肛垫组织与直肠呈斜角，成年后由于长期粪便堆积，肛垫组织和直肠逐渐形成 L 角，各种病理因素可逐渐导致 L 角肛垫组织松弛，松弛的肛垫回缩障碍，肛垫充血性肥大、肛门阻力增加、静息压增大，组织内静脉回流减慢，充盈过度，逐渐成为痔核并向肛管脱垂，形成Ⅰ～Ⅳ期痔（图 10-0-48）。利用 CRH 痔治疗器可终止痔静脉丛血供，向上提升肛垫组织，使松弛组织收紧，同时减少痔的动脉血供，最终使肛垫组织的 L 角成为斜角。使下移的肛垫不再下移，达到彻底治愈的目的。

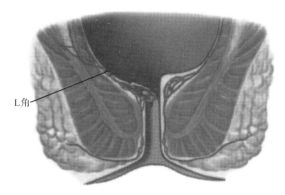

图 10-0-48　L 角示意图

扫封底二维码获取彩图

（1）适应证：Ⅰ～Ⅲ期内痔、混合痔、肛裂。

（2）禁忌证：妊娠妇女、肝硬化患者、肛管直肠感染患者、应用抗凝剂药者。

（3）术前准备：硝酸甘油溶液 1 支或 0.125% 硝酸甘油凡士林沙条，不需要特殊准备，不需要灌肠，不需要备皮。器械：主要为 CRH 痔治疗器 1 套（图 10-0-49）。

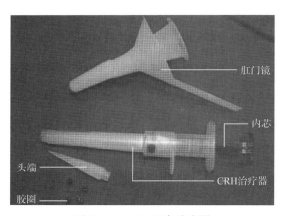

图 10-0-49　CRH 痔治疗器

（4）操作方法：以 11 点内痔为例。

1）不需要麻醉。患者取左侧位。常规用碘伏消毒肛周会阴部皮肤和直肠腔，铺巾。

2）嘱患者增加腹压，检查患者肛门外形是否完整，有无外痔。

3）左手示指外涂甘油少许行直肠指诊，检查直肠内有无肿块、狭窄及指套退出有无染血等。反复润滑肛管，使肛门括约肌完全放松。右手示指深入肛内仔细检查并测量肛管直肠角距肛缘的距离。

4）肛门镜下检查判断内痔的位置、大小、程

度，于 3 点、7 点、11 点 3 个内痔中选择较严重的 11 点内痔作为治疗对象。

5）打开特制的 CRH 痔治疗器，检查调试治疗器，安装胶圈。

6）左手示指顶住前位内括约肌，右手握住带有胶圈的 CRH 痔治疗器，在肛内左手示指的引导下，并与左手示指垂直方向向肛内缓慢滑入约 10cm（图 10-0-50），抵达左手示指尖处，逐渐使治疗器与肛管纵轴方向一致。再向外退出治疗器 3cm 至指定刻度，找到 L 角（治疗器上有一个刻度标志，此标志与肛缘齐平即可）。

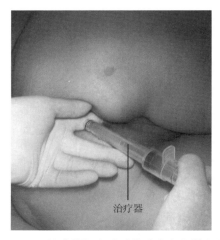

图 10-0-50　治疗器与左手示指垂直方向滑入肛内

7）将治疗器的顶端稍向 11 点倾斜在 L 角上方，调整治疗器方向使其顶端对准 11 点处直肠黏膜，左手固定治疗器，右手反复慢慢抽吸治疗器内芯 4～5 次后锁住内芯（图 10-0-51），观察 20 秒，左右旋转治疗器柄部两次即可，使其充分吸住。此时患者感觉肛内坠胀感明显，但无疼痛感。

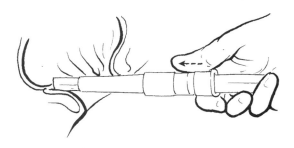

图 10-0-51　抽吸治疗器内芯

8）慢慢向外抽治疗器柄部，可听到"啪"的一声，向外拔除治疗器内芯少许，将胶圈套于被吸住的组织上，然后一并取出治疗器（图 10-0-52）。

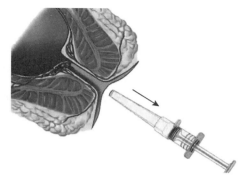

图10-0-52　取出治疗器

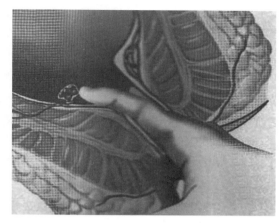

图10-0-53　直肠指诊了解套扎组织情况

9）进行直肠指诊或肛门镜检查，了解套扎组织的情况（图10-0-53），注意套扎的组织必须基底部小，活动灵活。若基底部较大，可在套圈周围用手挤压周围组织，使基底部变小。

10）隔1周后再治疗3点或7点内痔。每人平均治疗3～4次为宜（图10-0-54）。

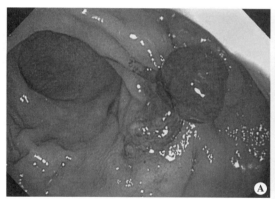

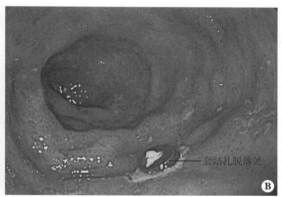

套结扎脱落处

图10-0-54　治疗前后比较

A. 被套住的直肠黏膜；B. 已脱落的黏膜基底部

扫封底二维码获取彩图

（5）注意事项

1）甘油反复润滑肛管，使肛门括约肌完全放松。

2）准确寻找L角的位置。

3）放置治疗器时一定要与左手示指呈垂直方向缓慢滑入肛内，逐渐使治疗器与肛管纵轴方向一致。

4）治疗器上有一个刻度标志，此标志与肛缘齐平即可。

5）每次只能治疗一处，间隔7～10天，需3～4次治疗，防止术后感染、出血。

（6）术后处理

1）正常饮食。

2）注意保持大便通畅。

3）排便后用痔疾洗液清洗肛门，口服甲硝唑片预防局部感染。

4）治疗后每隔7～10天行第2次（右后）、第3次（左下）治疗。疗程3～4周。

（7）讨论：对于CRH，在甘油润滑下使肛门括约肌松弛后，局部无强烈刺激，可在无麻醉状态下进行治疗，其是目前治疗痔安全可靠、使用方便、无痛快速、不需要住院、彻底根治的好方法，值得推广和应用，特别是在门诊推广和应用。

6. 内痔结扎术　最早在宋《太平圣惠方》中记载："用蜘蛛丝缠系痔鼠乳头"，故称系痔术，至明代已普遍应用，但因蜘蛛丝取材不便，后改用药线，又因制作药线烦琐，现已改用丝线。

（1）适应证：各期内痔。

（2）操作方法

1）单纯结扎法

A. 肛周皮肤消毒，麻醉后扩肛，分叶镜下暴露内痔，查清内痔部位、大小、数目。

B. 以止血钳夹住内痔牵出肛外，再以全牙止血钳夹住内痔基底部，在钳下齿状线下剪开0.5cm减压切口，以防术后水肿。再以7号丝线在钳下绕减压切口单纯结扎，若不紧，可行双重结扎。

C. 如被结扎痔块较大，则可用多把止血钳将其排列钳夹压缩成片状后剪除，以免过大致术后堵塞肛门产生坠胀感。

D. 处理3个以上痔块时，可在肛后部延长减压切口内挑出部分肛门内括约肌和肛门外括约肌皮下部并予以切断，如此形成一个"V"形顺直坡状创口，以利于术后引流（图10-0-55）。松解括约肌可避免术后肛门疼痛和狭窄。如有出血，则结扎止血或嵌入止血纱布。

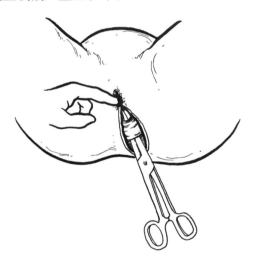

图10-0-55 挑出并切断括约肌

E. 重新消毒肛门和直肠，并在每个痔结扎线下和创口下注射亚甲蓝长效镇痛药，再以止血纱布嵌入切开的"V"形创腔，以凡士林纱布条填入直肠内，外用塔形纱布压迫，丁字带固定。

2）"8"字形贯穿结扎术

A. 应用止血钳夹住内痔基底部牵出肛外，用圆针7号丝线在止血钳下方贯穿基底中部缝合1针。接着绕钳尖于钳下再贯穿缝合1针。注意不能穿入肌层。收紧缝线，松开止血钳，"8"字结扎，以免结扎线滑脱而出血，剪去多余丝线。

B. 同法贯穿结扎其余痔核，各结扎点间至少保留1cm以上的正常黏膜。

C. 同内痔单纯结扎法的第四步、第五步。

3）结扎压缩法：是张有生在应用内痔结扎法和明矾压缩法后发现内痔结扎太多太长，患者坠胀疼痛明显，发现明矾压缩法不结扎内痔致脱落后出血，因此改为内痔结扎后不注射明矾，直接压缩使痔呈扁片状，既不出血，也不坠痛。在内痔结扎后以止血钳排列压挤被结扎的痔块2分钟使之变成扁平状，送回肛内。本术式中国中医科学院广安门医院称之为压扎疗法（压缩结扎术）。

（3）注意事项

1）所有内痔可一次全部结扎，钳夹痔核时一定要钳夹于基底部，不能遗留痔组织。

2）结扎务必牢固，否则有脱线或坏死不全之虞。

3）因注射麻醉药较多，在齿状线上出现苍白色水疱突出者，并非内痔，不需结扎。

4）贯穿结扎时，缝针不宜过深，以免脱落后引起出血。

5）同时结扎3个以上内痔时，一定要松解肛门括约肌，防止术后疼痛和狭窄。同时结扎残端压缩后剪除，以减轻患者术后堵塞感。

（4）术后处理

1）进半流食2～3天，术后口服抗生素以防止感染。

2）保持大便通畅，适当口服润肠通便药，必要时应用开塞露注肛以帮助排便。

3）每次排便后熏洗坐浴，换药或塞入痔疮栓。

4）术后排便困难、便条变细、肛门变窄者，应定期扩肛，每周1～2次至正常为止。

此术式应用较广，文献报道很多，都可治愈，远期效果好，复发很少。现已成为常规手术，操作简便，容易推广。

7. 内痔切除术（闭式手术）

（1）适应证：Ⅱ～Ⅲ期内痔。

（2）操作方法

1）消毒后，肛门镜下显露内痔，查看数目、大小和范围。

2）用止血钳在齿状线上0.2cm处钳夹痔根部，钳下贯穿缝合2～3针，保留缝线。

3）在钳上切除内痔，松开痔钳，结扎缝线。依据同法切除内痔3～5个，检查创面，止血。

4）检查无出血，无肛门狭窄，肛内填以凡士林纱布引流，外敷纱布，包扎固定。

（3）注意事项

1）先结扎缝合，再切除内痔，可避免切除后黏膜缝合不全导致术后出血和感染。

2）缝合黏膜时可包括一部分肛门内括约肌，起固定肛垫作用。

3）要保证切除后2个内痔间黏膜无张力。

（4）术后处理

1）术后1～2天进流食，以后改为普食。

2）术后控制排便1～2天，第2天起服用麻仁滋脾丸、通便灵等通便药物，避免用力排便引起疼痛、出血。

3）第2天起熏洗坐浴，每天2次，换药或塞入痔疮栓。

4）酌情应用抗生素、镇痛药。

（5）并发症

1）出血：早期出血多由缝合不全、止血不彻底、结扎线脱落所致。术后晚期7～10天多由结扎处感染所致，但因括约肌收缩，出血可逆流而上，并无便血，只表现为肛门下坠、小腹隐痛、心悸等症状。先用油纱布、气囊压迫，必要时手术止血。

2）尿潴留：因术后疼痛，肛门内括约肌痉挛引起反射性尿道括约肌痉挛而致。或因麻醉作用，膀胱无力和前列腺肥大而致。交替冷热敷，如术后8小时膀胱充盈仍不排尿，可肌内注射新斯的明1mg，待45分钟排尿，不需留置导尿。

（6）讨论：切除范围在齿状线以上，损伤小，但因血管丰富，易遗漏出血点引起术后出血，国内现已很少应用，报道不多。

8. 嵌顿性内痔手术

（1）适应证：嵌顿或绞窄性内痔，用手法不能复位，剧痛难忍，水肿严重，血栓形成者。

（2）操作方法

1）在水肿或疑有血栓部位可触到硬结，做一放射状切口减压后，摘除全部血栓，水肿逐渐皱缩而至消失，内痔有时随之回缩复位。

2）根据复位后内痔部位、大小和数目施行内痔结扎术或"8"字贯穿结扎术。

（3）术后处理：同"内痔结扎术"。

9. 痔上黏膜结扎悬吊术　PPH治疗脱出性Ⅲ～Ⅳ期内痔、混合痔、环形痔，操作简便，手术时间短，痛苦小，出血少，近期疗效较好。但手术使用一次性吻合器，费用高昂，普通群众难以承受，不易推广。为此，笔者根据PPH的原理，借鉴直肠黏膜排列结扎治疗直肠脱垂的经验，参考内痔手术结扎直肠上动脉和消痔灵四步注射术第一步注射直肠上动脉分支的方法，设计成痔上黏膜结扎悬吊术。其手术机制如下：结扎痔上黏膜，可使松弛的黏膜缩紧，将内痔向上悬吊回位，同时结扎直肠上动脉的各分支，阻断内痔曲张静脉的血液供给，使内痔逐渐萎缩。结扎线上下注射芍倍注射液可使黏膜与肌层黏膜固定，防止直肠黏膜再松弛下移。

（1）适应证：Ⅲ～Ⅳ期内痔、环形内痔。

（2）禁忌证：混合痔血栓形成、嵌顿痔者禁忌。

（3）操作方法

1）直肠腔内及黏膜严密消毒。麻醉后扩肛，使内痔及痔上黏膜尽量脱出。

2）用二叶式肛门镜撑开肛门，在母痔上黏膜以止血钳夹起，另一把在钳下再钳夹。用7号丝线在钳下行单纯双重结扎或贯穿缝扎，切除钳夹起的黏膜，结扎后以能通过两横指为度。

3）在结扎线上下注射1：1消痔灵注射液至发白为度，将内痔送回肛内。外痔部分行单纯切除。肛内填以痔疮栓，术毕。

（4）疗效：此手术操作均在齿状线以上无痛区进行，故微创无痛，术后并发症少，值得临床推广，但远期效果尚待确定。

（5）讨论

1）Ⅰ期内痔无明显症状者，不采取手术治疗，只有便血、不适等症状，经药物治疗无效时，才可选用内痔扩肛术、套扎术和注射术。

2）内痔可选用徒手插钉术、注射术、结扎术和套扎术。其中以内痔结扎术效果可靠，复发较少，简便易行。

3）对嵌顿性内痔手术则有分歧。过去认为嵌顿性内痔较大并常多发，严重水肿易感染发炎（实际上是嵌顿后，淋巴回流障碍而引起水肿，并非炎症）。手术难度大，容易损伤肛缘皮肤，术后容易化脓，故不主张急症手术，先用保守疗法，扩肛复位，外用消肿药物，全身应用广谱抗生素控制感染，待消肿复位后，再择期手术。但因复位困难，又容易形成血栓，症状加重甚至坏死。

笔者曾用日本高野正博简易复位法，即用长钳夹持干纱布，从肛门向直肠内插入，利用纱布与痔核的摩擦力将脱出痔核带回肛内而复位，并将长钳和纱布留在肛内，待完全复位，再缓慢抽出长钳，纱布留置，丁字带固定。这仅是权宜之计，再排便时又脱出嵌顿，故有人主张急症手术，而且是可行的。国内外已普遍采用。1979 年 Barrios 报道 365 例，认为术后并发症与其他痔手术对比，效果相同，术后创面愈合时间并无延长，术后疼痛、出血等并发症比对照组反而减少。任全保报道107 例全部治愈，术后轻度坠胀疼痛，无感染及出血和尿潴溜，随诊 2 年无复发。张有生报道行急症手术 75 例，全部治愈，术后与其他手术无异。为验证急症手术的可行性，1962 年 Eaurene 对嵌顿性内痔切除标本进行组织学观察，痔表面黏膜完整，虽有血栓，但炎症轻，深部组织及肛门外括约肌皮下部均无炎症改变。因而被临床医生所认同，近年来随着高效广谱抗生素的问世，无菌技术进一步提高，保证了急性手术的安全性，故不宜再保守治疗。

（二）外痔手术

1. 血栓性外痔摘除术 有手指挤压摘除术和分离摘除术两种方法。

（1）适应证：血栓性外痔保守治疗 1 周，尚未吸收，而且症状加剧者，或血栓太大不易吸收者。

（2）操作方法

1）患者取侧卧位或截石位。手指挤压摘除术适用于血栓单纯孤立与周围无粘连者，局部麻醉成功后，在血栓痔体正中做一梭形小切口，用剪刀切开血栓顶部皮肤，即可见暗紫色的血栓，用手指由切口两侧挤压血栓使其排出。切口用凡士林纱条覆盖，无菌纱布压迫，包扎。

2）分离摘除术适用于血栓较大且与周围粘连者或多个血栓者。常规消毒，局部麻醉成功后，在痔体正中部做梭形切口，剪开血栓表面皮肤，用组织钳提起创缘皮肤，应用剪刀或小弯钳沿皮下和血栓外包膜四周分离血栓，完整游离出血栓。摘除血栓后，修剪创缘皮肤成梭形创口，以免术后遗留皮垂，油纱条嵌入创口，外敷纱布包扎。也可缝合 1～2 针，一期愈合。

（3）注意事项

1）注意不要将血栓外包膜剥破。

2）分离血栓时勿夹持栓体，以免包膜破裂，剥出不全。

3）若血栓大，皮赘多，可切除部分皮肤，以免术后遗留皮赘。

4）术中必须仔细操作，特别是小血栓，更不能遗漏，以防止复发。

（4）术后处理

1）口服抗生素预防感染。

2）每次排便后熏洗坐浴，换药。

3）如果缝合后无感染，能一期愈合，7 天拆线。

2. 外痔切除术

（1）适应证：结缔组织性外痔、炎性外痔、无合并内痔的静脉曲张性外痔。

（2）操作方法

1）患者取侧卧位或截石位。如为结缔组织性外痔、单发炎性外痔，钳夹提起外痔皮肤行一"V"形切口，用剪刀沿外痔基底部连同增生的结缔组织于钳下一并剪除。撤钳观察有无出血，创面开放。对于小外痔，可直接剪除。

2）如为静脉曲张性外痔，则用止血钳夹住外痔外侧皮肤行一"V"形切口，提起痔块沿两侧切口向上剥离曲张静脉丛，至肛管时则缩小切口，尽量保留肛管移行皮肤。剥离至齿状线附近，钳夹后于钳下以丝线结扎，防止出血。修整皮缘，整个创口呈"V"形，以利于引流。油纱条嵌入创腔，敷纱布包扎固定。

（3）注意事项

1）对于多发性外痔，在切口之间要保留足够皮桥，宽约 3mm，使切口不在同一平面上，以免形成环状瘢痕而致肛门狭窄。

2）用剪刀分离痔组织时，不要分离过深，以免损伤括约肌。

（4）术后处理

1）每次排便后熏洗、坐浴、换药而愈合。

2）预防便秘。

3. 外痔切除缝合术

（1）适应证：静脉曲张性外痔、结缔组织性外痔。

（2）禁忌证：合并感染的血栓性外痔、炎性外痔者禁忌。

（3）操作方法

1）患者取侧卧位或截石位。对于静脉曲张

性外痔，指法扩肛，使肛门松弛，仔细检查外痔的大小、范围和数量，设计切口部位，沿静脉曲张的外缘做弧形切口至皮下，用尖剪刀沿切口向肛管方向潜行剥离曲张的痔静脉丛，并全部剔除，电凝、钳夹或结扎止血。修剪切口皮肤，用4号丝线间断缝合切口，同样方法处理另一侧静脉曲张性外痔。局部用乙醇消毒，无菌敷料加压包扎。

2）对于结缔组织性外痔，钳夹痔组织轻轻提起，用剪刀沿皮赘基底平行剪除。

3）修剪两侧创缘使之呈梭形，用丝线全层间断缝合。乙醇消毒，加压包扎。

（4）注意事项

1）术中操作要仔细，要剥净痔静脉丛，防止术后复发。

2）止血要彻底，防止血肿形成。

3）注意缝合切口时应将皮肤和皮下组织一起缝合，不留无效腔。

4）尽量保护正常皮肤，勿切除过多。

5）皮赘宜于基底平行剪除，勿剪除过深。

（5）术后处理

1）流质1天，少渣饮食1天，以后改普食。

2）控制大便2天，必要时服用复方樟脑酊，每次10ml。每天3次，连服2天。以后要保持大便通畅，排便后熏洗坐浴。

3）常规换药，保持创面干燥，5～7天拆线。

4）口服抗生素3天。

（6）述评：外痔手术比较简便，小的外痔切除后创面无炎症改变，可缝合，争取一期愈合，如系多发性或环绕肛门1周者，切除后保留皮桥外，不宜缝合，以防感染。

（三）混合痔手术

1. 外剥内扎术 是临床上常用的术式之一，是在 Milligan-Morgan 外切内扎术和中医内痔结扎术基础上发展演变而成的。其既是混合痔的经典术式，又是典型的中西医结合手术。

（1）适应证：单发或多发混合痔。

（2）禁忌证：内外痔者禁忌。

（3）操作方法

1）患者取截石位。常规消毒，铺巾，指法或分叶式肛门镜扩肛后，将混合痔的内痔部分翻出肛外。

2）外痔边缘处行"V"形皮肤切口（图10-0-56在皮下静脉丛与括约肌之间剥离曲张的静脉团和增生的结缔组织至齿状线下0.3cm（图10-0-57）；如外痔部分为结缔组织性，不需要剥离，直接切开至齿状线处，称为外切内扎术。

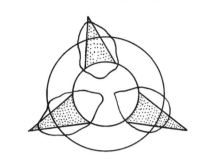

图10-0-56 切口

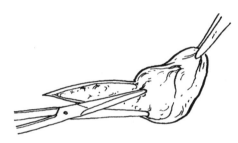

图10-0-57 剥离外痔

3）用弯止血钳夹住内痔基底部，在钳下应用7号丝线双重结扎或"8"字贯穿结扎（10-0-58）。

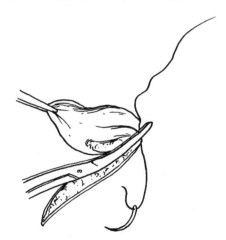

图10-0-58 止血钳夹起内痔缝合结扎

4）将外痔连同已被结扎的内痔残端切除。依同法处理其他2～3个痔块（图10-0-59）。

5）如为多发混合痔，于两外痔切口间皮桥下方用止血钳钝性分离，使之相通，并摘除曲张的痔静脉丛，防止术后水肿。

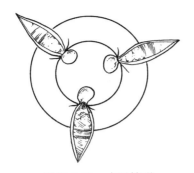

图 10-0-59　术后情形

6）在内痔结扎线下及切口边缘注射亚甲蓝长效镇痛药。切口开放，外敷塔形纱布压迫，丁字带固定。

（4）注意事项

1）在每个外剥内扎的切口中间要保留健康黏膜和皮肤桥0.5～1.0cm，以防肛门狭窄。

2）结扎后痔核残端不要在同一个平面上。

3）勿结扎过多黏膜，勿切除健康皮肤。

4）外痔剪切剥离时，勿超过齿状线以上，最好在齿状线下0.3cm处，否则残端容易出血。同时也勿结扎过多肛管皮肤，否则术后引起剧烈疼痛。

（5）术后处理

1）进半流食2～3天。

2）口服广谱抗生素或甲硝唑预防感染。

3）每次排便后熏洗、坐浴、换药至愈合。

4）保持大便通畅，口服润肠通便药物，如麻仁丸等。

（6）讨论：本术式是治疗混合痔常用的术式之一，现已在国内外普遍应用，临床效果较好。但多发混合痔手术时，术后常出现肛缘水肿和肛门狭窄等并发症。

2. 外剥内扎松解术　是在外剥内扎术的基础上，于左后位或右后位切断部分肛门括约肌。将外痔部分剥离，内痔部分结扎，同时切断部分括约肌，预防肛管狭窄、肛缘水肿或术后括约肌痉挛引起的疼痛，从而达到治愈的目的。

（1）适应证：多发混合痔，术后可能出现痉挛性疼痛及肛管狭窄者。

（2）操作方法

1）步骤1～4同"外剥内扎术"。

2）处理3个以上痔块时，可在肛后部的外痔切口内挑出部分肛门内括约肌和肛门外括约肌皮下部并予以切断（见图10-0-55），如有出血，则结扎止血或嵌入止血纱布。

（3）注意事项

1）要在每个外剥内扎的切口中间保留健康黏膜和皮肤桥0.5～1.0cm，以防肛门狭窄。

2）外痔剪切剥离时，勿超过齿状线以上，最好在齿状线下0.3cm处，否则残端容易出血。同时也勿结扎过多肛管皮肤，否则术后引起剧烈疼痛。

3）肛门内括约肌位置在齿状线以下，括约肌间沟以上，其颜色为珠白色，应分清解剖结构后再予以切断。

4）松解肛门括约肌时，切口尽量选择在左后位或右后位，且保持切口引流通畅。

（4）术后处理

1）进半流食2～3天。

2）口服广谱抗生素或甲硝唑预防感染。

3）每次排便后熏洗、坐浴、换药至愈合。

4）保持大便通畅，口服润肠通便药物，如麻仁丸等。

（5）讨论：本术式是目前治疗混合痔最经典的术式，现已在国内广泛应用，手术效果确切。关于切断括约肌的问题，一直是临床专家争论的课题。反对者考虑术后可能发生肛门失禁和不全失禁的后遗症，所以不切断括约肌，但易引起肛门狭窄。同意切断者认为其可减轻术后疼痛，防止肛门狭窄，不易复发。临床研究表明，凡3个以上内痔或混合痔手术时，均应切断括约肌，主要指切断部分肛门内括约肌和肛门外括约肌皮下部，其作用是防止术后切口疼痛、肛缘水肿和肛门狭窄三大并发症发生。但对于老年体弱，或重症内痔反复脱出患者，术前检查肛门已松弛者，不应切断肛门括约肌。本术式具有术后无肛缘水肿、肛门狭窄、肛门失禁、且外形美观等优点。

3. 外剥内扎悬吊术　2003年辽宁李春雨根据PPH的原理，利用外剥内扎和直肠黏膜结扎相结合而设计了外剥内扎悬吊术。其手术机制是在外剥内扎术基础上，再结扎痔上直肠黏膜，可使松弛的黏膜缩紧，将结扎后的内痔上提，改善痔脱出症状，同时结扎直肠上动脉的各分支，阻断内痔曲张静脉的血液供给，使内痔逐渐萎缩。

（1）适应证：以脱出为主要症状的混合痔、嵌顿痔、环形混合痔。

（2）操作方法

1）肛周及直肠腔内及黏膜严格消毒。麻醉后扩肛，使内痔及痔上黏膜尽量脱出。

2）先将外痔剥离切除，内痔结扎，方法同"外剥内扎术"。

3）用二叶式肛门镜撑开肛门，在已结扎的内痔上方1～2cm处，将松弛的直肠黏膜以止血钳夹起，另一把在钳下再钳夹。

4）用7号丝线在钳下行单纯双重结扎或贯穿缝扎，切除钳夹起的直肠黏膜。

5）处理3个以上痔核时，可在肛后部的外痔切口内切断部分肛门内括约肌和肛门外括约肌皮下部并予以切断。

6）结扎后以能通过两横指为度。术毕肛内填以痔疮栓1枚。

（3）注意事项

1）保留组织皮下静脉丛应尽量剥离干净，以防保留肛缘水肿。

2）如为多发混合痔，于两外痔切口间皮桥下方用止血钳钝性分离，使之相通，并摘除曲张的痔静脉丛，防止术后水肿。

3）结扎高度根据脱垂而定。结扎直肠黏膜时，一般掌握在内痔的上方1～2cm处，且在同一纵轴上，以增加上提效果。

4）黏膜结扎数量应根据脱垂痔核数量而定。

5）手术结束前要行直肠指诊，以证实无肛门狭窄。

（4）术后处理

1）嘱患者当日勿排大便，以防创面出血。

2）多吃蔬菜和水果，防止大便干燥。如排便困难，必要时将开塞露2支注入肛内。

3）排便后应用痔疾洗液或痔科浴液清洗伤口，肛内填痔疮栓1枚，创面外敷马应龙麝香痔疮膏。

4）直肠轻度狭窄可定期扩肛，直到排便通畅为止。

5）术后1周结扎黏膜自动脱落。黏膜脱落后观察痔块有无萎缩。

（5）讨论：本术式是依据PPH原理，利用外剥内扎术与直肠黏膜结扎术相结合演变而成，结扎松弛的直肠黏膜，既能防止脱线后痔上动脉出血，同时也起到了上提作用。手术效果确切，术后并发症少，无肛缘水肿、肛门狭窄，且外形美观，值得临床推广。

4. 混合痔切除术 有开放式和封闭式两种术式。前者是Solmoa于1988年在前人经验的基础上发展而成的，1919年由Miles，1937年又由Milttgan和Morgan加以改良。切口开放，不易感染，操作简便，手术时间短，效果良好，并发症少，但需靠肉芽组织充填，二期愈合时间长。因此，Bacon、Turell相继提出封闭式切除术。其优点是愈合时间短，术后瘢痕较小。但操作复杂，容易感染，并发症较多。因为封闭连续缝合，术后疼痛比开放式严重。有时部分伤口裂开，由于肉芽组织生长，二期愈合。另外Stone和Parks提出半封闭式，特点是齿状线以下皮肤创口开放。1955年Morgan提出在每个痔结扎之间必须保留0.5cm以上皮肤黏膜桥的原则，可防止术后肛门狭窄，这就是英国著名圣·马克肛肠医院的标准术式。这些术式国外还在继续应用，国内采用和报道得较少，但保留皮肤黏膜桥这一原则受到我国肛肠界的重视，也运用到中西医结合手术中。因这些手术在我国应用较少，故不详述。

5. 混合痔保留齿状线术 1991年温州金定国设计保留齿状线的术式治疗混合痔，避免了肛门狭窄及排便困难等后遗症的发生，适用于混合痔，特别是静脉曲张性混合痔。

6. 外剥内扎注射术 本术式为外痔切除剥离以减轻皮肤神经疼痛，内痔结扎以阻断黏膜血供，注射消痔灵注射液等硬化剂以促进结扎组织坏死脱落或防止痔上动脉出血和结扎组织脱线。其适用于各种类型的混合痔。

7. 外剥内扎挂线术 本术式是在外剥内扎的基础上辅以挂线术，以达到治疗目的。切除痔组织，令痔核坏死脱落，去除病灶，同时以橡皮筋慢性切开后位部分肛门内、外括约肌和栉膜下组织，以预防术后肛管狭窄，或同时治疗肛裂。

其适用于多发混合痔者，为了防止术后肛门狭窄，或混合痔伴有肛裂者。

8. 混合痔剥离套扎术 将外痔剥离，连同内痔以胶圈扎紧，持续性压迫痔根部，令其坏死脱落而根治。其适用于各种形态的混合痔。持续性压迫痔根，疗效确切，安全可靠。

（四）环形痔手术

环形痔手术较为复杂，长期以来是一个难

题。早在 1882 年 Whitehead 设计了环切术，切除肛管 2～3cm 黏膜皮肤和全部痔组织，然后环形缝合黏膜和皮肤。操作复杂，损伤大，出血较多，术后并发症和后遗症也多，如切口裂开、肛管狭窄、黏膜外翻和肛门功能不佳等。为了减少这些并发症和后遗症，许多医生加以改进，如 Barrios 改良环切术，以及 1940 年后，Saresola-klose 软木塞环切术，1963 年 Wolffn 改良皮片环切术及切断成形术，但并未完全避免环切术的缺点，即操作烦琐，手术时间长，将近 2 小时，损伤仍大，出血较多，达 100ml 左右。术后并发症和后遗症仍时有发生。Barrios 报道 41 例，并发尿潴留 32%，出血 5%，狭窄、黏膜外翻和肛门失禁 10%。1984 年 Khabchandari 报道 84 例，并发症占 13%，3 例失禁，3 例狭窄。1988 年 Nolff 报道 484 例，并发症占 2.2%，共有 10 种，尿潴留 22%，出血 2.6%，并发脓肿和瘘管 0.2%、肛裂 0.8%、狭窄 0.2%、失禁 0.2%、皮赘外痔 0.6%，伤口久不愈合 0.4%，皮片坏死 2%。因此，国内外早已废弃不用，故不重复赘述。国内有用外剥内扎术者，切口多，其间保留肛管皮肤黏膜桥，术后易致肛门水肿和残留皮赘，对环形痔效果欠佳。张有生在总结环切术和外剥内扎术后于 1960 年报道环形痔分段切除术，即先分段后切除，用肠线连续缝合。缝合不紧易出血，缝合过紧易致肛门狭窄。因此，他在分段后不切除，改用中医结扎法扎紧，待其自行脱落，试用后显示临床效果良好。自 1970 年进行临床研究，共治疗 283 例，全部治愈，随访 171 例无复发，未见黏膜外翻、皮肤缺损和肛门功能不良等后遗症。认为分段结扎术可行，很快在国内得到推广。

1. 分段结扎术 1970 年辽宁张有生采用分段结扎术治疗环形混合痔，收到较好效果。但因对患者肛管皮肤损伤较大，目前国内较少应用。

（1）适应证：环形内痔、环形外痔、环形混合痔、嵌顿性混合痔。

（2）手术步骤

1）显露：常规消毒，铺巾。令患者努臀增加腹内压使痔全部脱出肛外，如不能脱出，以肛门镜扩肛使括约肌松弛，再以 4 把组织钳夹住肛缘使痔外翻，显露出母痔、子痔的部位、大小及数目，以便设计分段。

2）分段：以母痔为中心，共分 3～4 段。在各段之间的皮肤和黏膜以两把止血钳夹住，内臂夹到健康黏膜，外臂夹到健康皮肤，在两钳间切开皮肤和黏膜至钳尖，再将黏膜和皮肤缝合一针。在另一段间同法切开和缝合一针则完成分段，使环形相连的痔分成 3～4 个孤立的痔块。

3）结扎：左手将孤立痔块及两侧止血钳牵起并向外翻，内痔较大时用血管钳夹住内痔向外牵出。右手用大弯止血钳横行钳夹内外痔基底部，卸下两侧止血钳。于大弯止血钳下行"8"字贯穿缝合结扎，必要时再加双重结扎。其他各段同法缝扎，残端压缩后多余部分于钳上剪除，残端不能过短，以免结扎线滑脱而致出血。

4）松解括约肌：在肛门后部偏一侧的分段处延长切开皮肤，长约 2cm，经此切口挑出肛门内括约肌和肛门外括约肌皮下部，应用电刀切断，以免断端回缩出血。

5）注射镇痛药：重新消毒后，牵起残端，在各段痔结扎线黏膜下，注射亚甲蓝长效镇痛药，创腔填以止血纱布，丁字带勒紧固定。

（3）注意事项

1）横行钳夹时，止血钳多夹内痔，少夹外痔下健康皮肤，止血钳外翻，使内痔向外翻，夹住内外痔基底部，以免术后黏膜外翻。

2）松解括约肌要充分，以肛门能容纳两横指为度，以防术后瘢痕挛缩而致肛门狭窄。

3）结扎痔块保留残端不应过短，且于全部结扎后再行剪除，否则结扎线易滑脱。

（4）术后处理

1）半流食 3 天。

2）口服抗生素或甲硝唑，预防术后感染。

3）多吃蔬菜和水果，适当选用润肠通便药物，以利于排便。

4）每次排便后熏洗、坐浴、换药，10 天左右逐个脱落。

5）术后 7～10 天应避免剧烈活动，防止大便干燥，以防痔核脱落而造成继发性大出血。

6）术后 10 天左右指诊，如有肛管狭窄，定期扩肛。

7）分段处皮肤黏膜缝线不能自行脱落，可拆线。

2. 分段齿形结扎术 1982 年南京丁泽民采用分段齿形结扎术治疗环形混合痔，收到较好效果。

（1）适应证：环形内痔、环形外痔、环形混合痔、嵌顿性混合痔。

（2）操作方法

1）根据痔核的形态，设计好痔核分段及保留黏膜桥和肛管皮桥的部位与数量，一般保留3～4条黏膜桥和皮桥，每个痔段间应保留0.2～0.5cm宽的黏膜桥和皮桥。黏膜桥和皮桥尽可能保留在痔核自然凹陷处，并呈均匀分布。

2）将设计中的一个痔核，在内痔基底部的直肠上动脉区用圆针丝线贯穿结扎。再在相应的外痔部分做放射状梭形切口至肛缘，肛管内切口应平行于肛管。若外痔部分为静脉曲张，可潜行剥离外痔静脉丛至齿状线上0.5cm，尽量减少对肛管皮肤的损伤。用弯钳夹住内痔基底部，再用贯穿结扎直肠上动脉的丝线在钳下结扎内痔。使痔块下端分离处与内痔上端结扎顶点的连线呈曲线状，以保证内痔脱落后创面呈齿形。结扎后剪去大部分痔块。依同法处理其他痔块。修整创缘，适当延长切口。

3）对于肛管紧缩的病例，可于肛管后正中切开，并切断肛内括约肌下缘。切口填以凡士林纱条，外敷纱布，丁字带固定。

3. 改良分段结扎术　是杭州李省吾在学习环形痔分段结扎术和分段齿形结扎术后加以改进的术式，于1991年用于临床。

（1）适应证：同"分段结扎术"。

（2）操作方法

1）扩肛将各痔核牵开，充分显露，观察痔核分叶分布情况，设计分段计划。将相邻两痔体分叶间用剪刀向齿状线方向剪入至正常皮肤黏膜处，4号丝线对合缝一针，再向两侧弧形边切边缝各一针，其他痔核按同法处理完成分段。

2）选择左、右前、右后的母痔，按通常的外剥内扎法处理，结扎蒂略高于子痔，齿状线下肛管皮肤做"V"形减压切口。子痔采用弧形结扎，用尖头刀片将外痔皮赘与正常皮肤交界处稍加切开。用弯止血钳弧形钳夹子痔基底部，尽量将内痔黏膜外翻夹入，不使其残留，7号丝线结扎，结扎平面略低于母痔，形成齿状结扎。

3）以示指、中指伸入肛内，探测肛管松紧度，以容纳两指为度，如肛管紧窄，可在侧方或后方切断部分括约肌。

4）创缘皮内点状注射亚甲蓝利多卡因长效镇痛药。肛内塞入痔疮栓或凡士林纱条，创面盖以吸收性明胶海绵。外敷纱布包扎。

4. 外切除内缝扎术　缝扎内痔及其上方部分直肠黏膜，提高肛管原位，固定肛垫，然后再切除突出的外痔。

（1）适应证：脱垂明显的环形混合痔。

（2）操作方法

1）按肛门直肠缝合伤口做术前准备，在齿状线以上将脱垂的内痔及其以上的部分直肠黏膜用10号丝线缝扎。

2）将突出的外痔于齿状线下0.5cm行小梭形切口切除，用同样方法处理其他混合痔，注意其间保留正常皮肤。

（3）注意事项

1）缝扎内痔时，尽量上提内痔及其上方黏膜，以便上提固定肛垫。

2）外痔的切口不宜过大，既利于引流，又可避免手术切口疼痛及愈合缓慢。

（4）术后处理

1）术后3天进半流食，后改普食。

2）控制排便3天，第3天起服润肠通便药，软化大便。

3）为预防伤口感染，可服用抗生素3～5天。

4）多吃蔬菜和水果，适当选用润肠通便药物，以利于排便。

5）术后7～10天应避免剧烈活动，防止大便干燥，以防痔核脱落而造成继发性大出血。

6）术后7～10天拆线，若有感染迹象，及时拆线，按开放创口处理。

7）术后10～14天直肠指诊，如有肛管狭窄，定期扩肛。

5. 内贯穿结扎，外双半环切除缝合术　将大的内痔缝扎，外痔半环状切除缝合，保留齿状线，防止肛门狭窄。

（1）适应证：绕肛周一圈的环形混合痔。

（2）操作方法

1）处理内痔：按肛门缝合手术做术前准备，先行肛门后位四指扩肛术。然后用大弯止血钳夹住大的内痔痔核，以10号丝线于钳下贯穿结扎，小的痔核则行黏膜下硬化剂注射。

2）处理外痔：剪除12点至5点多余的外痔，

剥离血栓及外痔静脉丛，使创面呈半月形。然后应用1号丝线间断缝合，同法处理6点至11点外痔。

（3）注意事项

1）处理内痔时，各痔核间要留有足够的（最少0.5cm以上）黏膜桥，以保持黏膜和基层的原有弹性。

2）处理外痔时，要彻底摘除皮下静脉团，以防术后水肿。

3）术毕须检查肛管紧张度，若两指不能顺利通过，应着力在肛管后正中位再次扩肛，扩断黏膜层及部分肛门内、外括约肌，并充分止血。

（李春雨）

参 考 文 献

丁义江，2006. 丁氏肛肠病学. 北京：人民卫生出版社，117-118.

黄乃健，1996. 中国肛肠病学. 济南：山东科学技术出版社，680-681.

李春雨，2013. 肛肠病学. 北京：高等教育出版社，93-94.

李春雨，2016. 肛肠外科学. 北京：科学出版社，44-45.

李春雨，董卫，聂敏，等，2006. 外剥内扎加括约肌切断术治疗环形混合痔76例临床研究. 中国医师进修杂志，29（14）：39-41.

李春雨，顾宇，林树森，等，2009. 痔手术切断肛门括约肌对肛肠动力学影响的临床研究. 中国医师进修杂志，32（26）：23-25.

李春雨，聂敏，蒋松涛，2003. 吻合器痔上粘膜环切术治疗混合痔68例临床总结. 中国肛肠病杂志，23（11）：5-6.

李春雨，聂敏，林树森，等，2009. 吻合器痔上黏膜环切钉合术加中药芍倍注射治疗重度痔30例. 中华胃肠外科杂志，12（1）：81.

李春雨，聂敏，王军，等，2007. 吻合器痔固定术与外剥内扎术治疗重度痔的临床研究. 中国医师进修杂志，30（9）：44-46.

李春雨，汪建平，2013. 肛肠外科手术技巧. 北京：人民卫生出版社，169-170.

李春雨，汪建平，2015. 肛肠外科手术学. 北京：人民卫生出版社，640-644.

李春雨，王军，张丹丹，等，2007. 吻合器痔上黏膜环切术与外剥内扎术治疗Ⅲ～Ⅳ度痔的比较. 中国医科大学学报，36（4）：486.

李春雨，王欣鑫，聂敏，等，2007. 吻合器痔固定术后重度直肠狭窄一例报告. 中国医师杂志，9（7）：1005.

李春雨，韦东，林树森，等，2009. 外剥内扎加括约肌切断术治疗环形混合痔术后肛门功能评定. 中国医师杂志，11（9）：1237-1238.

李春雨，徐国成，2021. 肛肠病学. 第2版. 北京：高等教育出版社，103-104.

李春雨，于好，聂敏，等，2009. 吻合器痔固定术并发症的原因与处理. 中国医科大学学报，38（5）：387-388.

李春雨，张有生，2005. 实用肛门手术学. 沈阳：辽宁科学技术出版社，187-189.

林宏城，苏丹，任东林，等，2010. 选择性痔上黏膜切除吻合器治疗Ⅱ-Ⅴ度痔22例疗效分析. 广东医学，31（12）：1577-1578.

聂敏，李春雨，2018. 肛肠外科护理. 北京：人民卫生出版社，155-156.

荣文舟，2014. 中华肛肠病学图谱. 第2版. 北京：科学技术文献出版社，107-112.

汪建平，2014. 中华结直肠肛门外科学. 北京：人民卫生出版社，751-752.

姚礼庆，唐竞，孙益红，等，2001. 经吻合器治疗重度痔的临床应用价值（附36例报告）. 中国实用外科杂志，21（5）：288-289.

喻德洪，1997. 现代肛肠外科学. 北京：人民军医出版社，195.

张东铭，2004. 痔病. 北京：人民卫生出版社，76.

张有生，2000. 肛肠科手册（增订本）. 沈阳：辽宁科学技术出版社，136-138.

张有生，李春雨，2009. 实用肛肠外科学. 北京：人民军医出版社，132-136.

Lomanto D, Katara AN, 2007. Stapled haemorrhoidopexy for prolapsed haemorrhoids: short-and long-term experience. Asian J Surg, 30（1）：29-33.

Thomson WHF, 1975. The nature of haemorrhoids. Br J Surg, 62（7）：542-552.

Tjandra JJ, Chan MKY, 2007. Systematic review on the procedure for prolapse and hemorrhoids(stapled hemorrhoidopexy). Dis Colon Rectum, 50（6）：878-892.

第 11 章　肛　　裂

肛裂是指肛管内的纵向撕裂，通常是自齿状线黏膜向肛门边缘皮肤延伸形成的缺血性溃疡，中医称为钩肠痔（图11-0-1）。目前肛裂的发病机制尚未完全明确，可能主要与肛门内括约肌痉挛、损伤及肛管感染等有关。便血及排便后肛门疼痛是肛裂的典型症状，疼痛常可持续数分钟至数小时，非排便时能缓解。肛管裂口、哨兵痔及肛乳头肥大常同时存在，称为肛裂三联征（图11-0-2）。

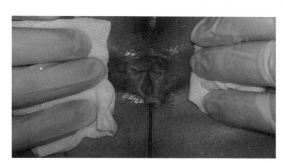

图 11-0-1　肛裂
扫封底二维码获取彩图

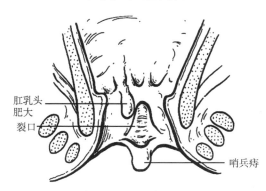

图 11-0-2　肛裂三联征

一、历　　史

古代中医将肛裂归属于痔的范畴，无肛裂病名的记载。清·祁坤《外科大成》记载："钩肠痔，肛门内外有痔，摺缝破烂，便如羊粪，粪后出血秽臭大痛者，服养生丹，外用熏洗。"以上描述与肛裂相似，是我国最早描述肛裂的文献。其后吴谦《医宗金鉴·外科心法要诀》云："肛门围绕，折纹破裂，便结者，火燥也。"由此可见，前辈医家不仅有了描写，而且指出肛裂的原因是血热肠燥、大便秘结，与现代医学的认识有共同之处。

二、流 行 病 学

肛裂是肛肠良性疾病中发病率居第二位的疾病，仅次于痔，在成年人中发病率为（2～2.3）/10 000，一旦患病，终生发病率约为11%，与轻微的肛裂症状未予以系统治疗或反复发作有关。

90%的病例肛裂位于肛管后正中线，25%的女性患者和8%的男性患者的裂隙位于前正中线，女性的前正中裂口多与生产有关，3%的患者中，裂口可以同时位于前后位。肛裂多发于青壮年，若发生于65岁以上，或肛裂反复发作，需警惕继发的可能。肛裂可以继发于IBD、梅毒、艾滋病、结核、肿瘤、白血病等疾病。

三、病因与发病机制

肛裂发病因素较多，如解剖因素、感染因素、便秘因素及损伤因素等，损伤是形成肛裂最常见的直接原因，损伤可能与高括约肌张力诱发肛管后正中线供血不良有关，肛裂的本质是缺血性溃疡，可能的机制如下。

（1）解剖学因素：肛管后方是排便时承受压力较多的位置，加上肛管后方血管分布的薄弱区域，血供及弹性较差，脆性大，先天或后天狭窄的肛门，这些解剖因素都是肛裂发生的高危因素。

（2）损伤因素：干硬的粪便，因长期用力排便、久蹲等容易引起肛管皮肤的损伤，当损伤较深，累及内括约肌，则会引起肛裂症状，这是引起肛裂的主要因素。

（3）感染-痉挛学说：齿状线附近的慢性炎症，如发生在肛管后正中处的肛窦炎，可向下蔓延而致肛管皮下脓肿，脓肿破溃后形成溃疡，加之肛门后正中的血供较其他部位差，肛管直肠的慢性炎症易引起内括约肌痉挛又加重了缺血，致使溃疡不易愈合。

四、分　类

肛裂可分为急性肛裂和慢性肛裂。急性肛裂是指新近发生的肛裂，也称早期肛裂，通常发病时间短（8周以内），裂口新鲜、底浅，未形成慢性溃疡及瘢痕。而慢性肛裂是持续8周以上的肛裂，也称陈旧性肛裂，裂口已形成慢性溃疡，或具有哨兵痔、肛门内括约肌裸露、皮缘堆积或肛乳头肥大等特征性体征。

（一）分类

目前临床上使用比较广泛的肛裂分类为3期分类法[《肛裂临床诊治指南（2006版）》]。

Ⅰ期肛裂：肛管皮肤浅表纵裂溃疡，创缘整齐，基底新鲜、色红，触痛明显。

Ⅱ期肛裂：有肛裂反复发作史。创缘不规则，增厚，弹性差，溃疡基底部常呈灰白色，有分泌物。

Ⅲ期肛裂：肛管紧缩，溃疡基底部呈纤维化，伴有肛乳头肥大，邻近溃疡有哨兵痔，或有潜行瘘形成。

（二）肛裂的中医辨证分型

1. 热结肠燥证　排便时肛门灼热疼痛，甚则面赤出汗，大便带血，血色鲜红，滴出，或手纸带血；舌质红，苔黄燥，脉实而滑数。

2. 湿热下注证　大便干结不甚，排便时腹痛不适，排便不爽，肛门坠胀，时有黏液鲜血，有时伴有肛门部湿疹，肛裂口内常有少许脓汁，舌红，苔黄腻，脉濡数。

3. 阴（血）虚肠燥证　大便干燥，欲解难下，

排便时肛门疼痛，痛如针刺，出血，口干心烦，欲饮不多，舌红少苔，脉细数。

五、临床表现

肛裂的主要症状是便血和肛门疼痛，常见的伴随症状有便秘、肛周瘙痒等。

1. 便血　便后带血，量少，时有时无，色鲜红，或手纸染血，滴血较少。便血是因为排便时扩张肛管裂口，中小血管被撕裂。

2. 疼痛　是最主要的症状。粪便通过肛管可引起撕裂样疼痛，排便后疼痛短暂消失，称为间歇期，数分钟至30分钟又感疼痛且加重，难以忍受，持续数小时才能缓解，直至再次排便，此为括约肌痉挛所致，称为疼痛发作期，整个过程称为周期性疼痛（图11-0-3）。

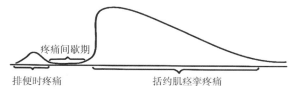

疼痛间歇期

排便时疼痛　　　　　　括约肌痉挛疼痛

图11-0-3　周期性疼痛典型曲线

3. 便秘　肛裂引起括约肌痉挛，可能会引起便秘症状，同时，如果排出干硬的粪块，摩擦可能进一步加重肛裂，便时疼痛难忍，患者产生恐便心理，久忍大便，粪块水分被重吸收而更加干硬，加重便秘，再次排便时疼痛更剧烈，从而产生恶性循环，影响愈合。

4. 瘙痒　早期肛裂只有少量血清样分泌物，继发感染后肛缘水肿而出现脓性分泌物污染内裤。此外，肛窦炎、肛乳头炎、肛腺受到炎症刺激时腺液分泌增加、沿裂口下流使肛周潮湿而刺激皮肤，可引起瘙痒。

检查时用双手牵开肛门，可见肛管下缘有一梭形裂口，下端轻触即痛，有时患者会因疼痛拒绝检查，此时医生不能进行直肠指诊和窥肛，如有必要，可在麻醉下（手术前）进行诊断性探查，若看到明显的裂口或肛裂三联征，即可诊断。

六、辅助检查

如为急性肛裂，患者仅有少许便血、疼痛，

症状轻微，经仔细的体格检查和病史询问明确诊断后，可无需做特殊的辅助检查。若为慢性肛裂，症状迁延不愈，反复发作，考虑手术时，需完善术前检查，另外肛管直肠压力测定（图11-0-4，图11-0-5）和结肠镜检查可以辅助诊断肛裂，同时可以排除其他疾病引起的继发性肛裂；肛周、直肠超声及MRI检查可以鉴别其他类型的肛周病变，如肌间型肛瘘、皮下瘘等，如果条件允许，建议进行检查。术后病理检测也可以协助进一步明确肛裂的类型。

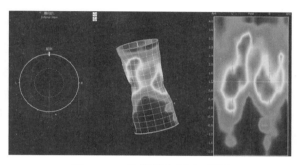

图 11-0-4 肛管静息压（正常）

扫封底二维码获取彩图

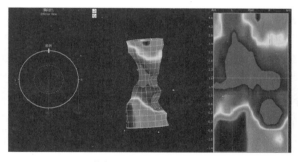

图 11-0-5 肛管静息压（肛裂患者肛管高压情况）

扫封底二维码获取彩图

七、诊　　断

根据症状和体征诊断并不困难（主要根据其特有的周期性疼痛和肛管下端有裂口），但需与其他类型引起的肛裂相鉴别。

根据《临床诊疗指南：外科学分册》，诊断标准如下。

1. 临床表现　排便时、排便后周期性肛门疼痛、便秘和出血。

2. 体格检查　肛门视诊可见单纯肛管皮肤溃疡，或可见肛裂"三联征"，即肛裂口、哨兵痔及肛乳头肥大，必要时行纤维肠镜检查，排除结直

肠肿瘤或炎症。

八、鉴 别 诊 断

1. 肛管结核性溃疡　溃疡常在肛管两侧。溃疡形状不规则，边缘潜行不整齐，底部呈暗灰色，可见干酪样坏死组织，有脓性分泌物，疼痛不明显，无裂痔，多有全身结核病史，分泌物可培养出结核杆菌，活检可确诊。

2. 肛门皲裂　常由于肛门湿疹、肛门瘙痒、皮炎等刺激肛周皮肤，引起浅表皮肤裂开而导致的一种疾病，肛周皮肤角化后发生，裂口多发，位置不定，一般表浅，仅限于皮下，疼痛轻，出血少，瘙痒明显，无溃疡、裂痔、肛乳头炎等并发症，冬季加重，夏季较轻。

3. 克罗恩病肛管溃疡　肛管任何部位均可发生，形状不规则，底深，边缘潜行，常并发肛瘘，同时伴有贫血、腹痛、腹泻、间歇性低热和体重减轻等克罗恩病症状（图11-0-6）。

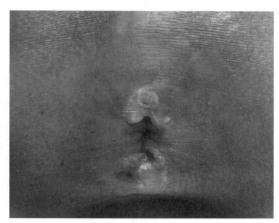

图 11-0-6 克罗恩病肛管溃疡

扫封底二维码获取彩图

4. 肛管皮肤癌溃疡　形状不规则，边缘隆起坚硬，底部凹凸不平，表面覆盖坏死组织，有特殊臭味，如侵及括约肌，则肛门松弛或失禁，存在持续性疼痛，活检可确诊。

5. 软下疳　多个圆形或卵圆形溃疡同时发生，质软，边缘潜行，底部有灰色坏死组织，伴有少量脓性分泌物，肛痛明显，排便时尤甚。双侧淋巴结肿大，阴茎或阴唇同时有溃疡，溃疡刮片检查可发现杜克雷嗜血杆菌。

6. 梅毒性溃疡　又称硬下疳，溃疡色红，无

疼痛，底部呈灰色，圆形或梭形，常发生于肛周，质硬，边缘突起，双侧淋巴结肿大，常有少量脓性分泌物，涂片检查可见梅毒螺旋体。Wasserman 试验阳性。

九、治　疗

肛裂的治疗原则：解除括约肌痉挛、镇痛、软化粪便，终止恶性循环，促使创面愈合；同步解除伴随的各种症状；对经久不愈，非手术治疗无效的肛裂，可以采取手术治疗。

（一）非手术治疗

非手术治疗是安全的，副作用少，通常作为急性肛裂的一线治疗选择。

1. 生活调理、改善便秘　增加饮水、摄入高纤维素饮食、改善不良的排便习惯等生活方式调理有助于改善便秘症状，从而减轻肛裂的症状及降低复发率。口服缓泻剂、通便药物（如乳果糖、麻仁软胶囊、益生菌）等也有助于改善便秘症状。

2. 熏洗、坐浴　可以缓解肛门括约肌痉挛，利于排便，减少排便时粪便对肛管的摩擦损伤。温热条件下可以加快局部血液循环，促进裂口愈合。可加用中药，如止痛如神汤、肤芩洗剂、复方荆芥熏洗剂等。

3. 扩肛疗法　可用手指或器械扩张肛管，以单手3指为度，此方法可以松弛括约肌，但部分患者可出现皮肤撕裂伤、局部血肿和轻度肛门失禁，切忌暴力扩肛。扩肛疗法可在骶管阻滞或局部麻醉下进行，肛门括约肌功能明显减弱的患者需慎用该方法。

4. 药物治疗　常见的肛裂外用药物剂型有栓剂、膏剂。当急性裂口比较新鲜时，可选择黏膜保护剂，如复方角菜酸酯乳膏、生肌膏等；当肛门括约肌较紧张时，可选用硝酸甘油软膏等松弛肌肉；当疼痛明显时，可采用局部麻醉剂软膏，如丁卡因、利多卡因凝胶等。肛周局部应用激素（如氢化可的松）软膏治疗肛裂的疗效并不明确，故不推荐使用。

几种常用药物的临床效果评价如下：

（1）硝酸甘油软膏：慢性肛裂采用硝酸甘油软膏局部治疗，治愈率接近50%，基于对研究数据的集中分析，与安慰剂或单独应用利多卡因相比，局部使用硝酸甘油软膏将治愈率提高了13.5%，症状改善率提高了38%。剂量递增不能改善治愈率，但剂量增加会增加药物副作用的发生率。该药的主要副作用为头痛，发生率至少为30%，在一些报道中几乎普遍存在。这种副作用与剂量相关，导致治疗终止率高达20%。

（2）钙通道阻滞剂：地尔硫䓬及硝苯地平为钙通道阻滞剂的代表药物，可局部外用治疗肛裂，可获得65%～95%的治愈率，其副作用，尤其是头痛，明显少于局部应用硝酸盐。钙通道阻滞剂的治愈率随着每天使用频率的增加而增加。

（3）肉毒毒素：肉毒毒素注射的治疗效果仅略高于安慰剂，但与硝酸甘油相比，几乎没有治疗相关的不良事件。一些前瞻性研究显示，对比0.2%～1%局部硝酸甘油、0.2%硝苯地平和肉毒毒素（20～60U），肉毒毒素治疗9周的治愈率为18%～71%，其治疗效果略好于局部用药。一项最近的双盲随机试验对比了2%地尔硫䓬和20U肉毒毒素的疗效，结果显示治疗3个月后两种治疗方法均有43%的治愈率，肉毒毒素治疗组在疼痛评分的还原速度上（定义为缓解50%的不适感）更快（82%比78%）。2014年进行的一项多中心随机试验表明，肉毒毒素注射相比局部应用硝酸甘油具有更好的疗效，可以提高治愈率和减少1年以后的复发率（28%比50%）。除肉毒毒素花费较高外，大多数前瞻性和回顾性研究均表明了以上相同的结果。

文献研究表明，采用局部硝酸甘油联合肉毒毒素注射治疗慢性肛裂可以提高治愈率和症状缓解率，肉毒毒素可作为局部硝酸甘油治疗失败后的二线用药，短期随访结果显示其可以提高症状缓解率，避免外科手术。肉毒毒素注射的剂量、位置及术前准备等与其治愈率没有明显相关性。

5. 中医治疗[参考《肛裂临床诊治指南（2006版）》]

（1）热结肠燥证

治则：清热润肠。

例方：新加黄龙汤加减。

常用药：生大黄9g（后下）、芒硝3g、玄参15g、生地15g、麦冬15g、炒地榆12g、炒槐花

12g、枳壳12g、生甘草8g。

（2）湿热下注证

治则：清热利湿。

例方：四妙丸加减。

常用药：黄柏12g、苍术12g、牛膝12g、薏苡仁12g。

（3）阴（血）虚肠燥证

治则：养阴清热润肠。

例方：知柏地黄丸合增液汤。

常用药：知母6g、黄柏6g、玄参6g、麦冬6g、黄连3g、白芍6g、麻仁6g、木香6g、制乳没各6g、生甘草6g。

（二）手术治疗

1.肛裂手术治疗的适应证

（1）肛裂经保守治疗疗效不明显，出血、疼痛等症状反复，影响正常生活者。

（2）伴有明显肛乳头肥大且排便易于脱出者。

（3）伴有明显症状的哨兵痔、裂口边缘水肿或皮下瘘者。

（4）溃疡边缘肥厚、坚硬，经久不愈者。

（5）伴有肛门中重度狭窄者。

2.常用的手术方式

（1）内括约肌部分切断术：主要适用于Ⅲ期肛裂。

1）侧方内括约肌部分切断术（lateral internal sphincterotomy，LIS）：是目前临床上最常选择的术式，它可有效地降低肛管的压力，有利于缓解排便困难，从而减少并发症和降低复发率，但此术式引起的肛门失禁等并发症影响了该术式的推广。在一项针对LIS术后肛门失禁的系统回顾中，发现总体失禁率为14%，小于1%的人有固体大便失禁，然而，整体报道患者对LIS的满意度仍较高。

2）后方肛门内括约肌部分切断术：直接在后方肛裂处切断肛门内括约肌下缘，有时也可切开肛门内括约肌下部，如有皮下肛瘘、肛乳头肥大或外痔，可以同时切除。切口通常敞开引流，愈合缓慢，偶有"钥匙孔"畸形（图11-0-7）。

（2）肛裂切除术：适用于具有明显溃疡裂口、典型肛裂三联征，同时肛管压力无明显增高的患者。若合并肛管压力增高，可联合肛门内括约肌部分切断术。

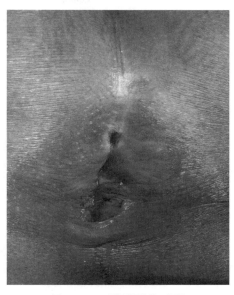

图11-0-7 "钥匙孔"畸形

扫封底二维码获取彩图

（3）肛裂皮瓣成形术：适合治疗肛管皮肤有较大缺损及肛裂合并肛管有明显狭窄，或者肛门内括约肌切开术后易发生肛门失禁的患者，如老年人、多产妇等，也可用于肛管压力不高的患者，肛裂常用的成形方式是V-Y皮瓣成形及纵切横缝术。

（4）肛裂挂线术：适用于肛裂伴潜行瘘管者。为避免术后疼痛，可局部注射、纳入镇痛药。本术式适合门诊治疗。

（苏 丹）

参 考 文 献

Ala S，Enayatifard R，Alvandipour M，et al，2016. Comparison of captopril（0.5%）cream with diltiazem（2%）cream for chronic anal fissure：a prsopective randomized double-blind two-centre clinical trial. Colorectal Dis，18（5）：510-516.

Altomare DF，Binda GA，Canuti S，et al，2011. The management of patients with primary chronic anal fissure：a position paper. Tech Coloproctol，15（2）：135-141.

Bailey HR，Beck DE，Billingham RP，et al，2002. Fissure Study Group. A study to determine the nitroglycerin ointment dose and dosing interval that best promote the healing of chronic anal fissures. Dis Colon Rectum，45（9）：1192-1199.

Berkel AEM，Rosman C，Koop R，et al，2014. Isosorbidedinitrate ointment vsbotulinum toxin A（Dysport）as the primary treatment for chronic anal fissure: a randomized multicentre study. Colorectal Dis, 16 (10): O360-O366.

Berry SM, Barish CF, Bhandari R, et al, 2013. Nitroglycerin 0.4% ointment vs placebo in the treatment of pain resulting from chronic anal fissure: a randomized, double-blind, placebo-controlled study. BMC Gastroenterol, 13:106.

Canelles E, Bernal JC, Berasategui J, et al, 2015. Long-term follow-up of chronic anal fissure (CAF)on diltiazem 2% using a telephone questionnaire. Do results change?. Rev Esp Enferm Dig, 107 (4): 216-220.

Garg P, Garg M, Menon GR, 2013. Long-term continence disturbance after lateral internal sphincterotomy for chronic anal fissure: a systematic review and meta-analysis. Colorectal Dis, 15 (3): e104-e117.

Jensen SL, 1987. Maintenance therapy with unprocessed bran in the prevention of acute anal fissure recurrence. J R Soc Med, 80 (5): 296-298.

Lindsey I, Jones OM, Cunningham C, et al, 2003. Botulinum toxin as second-line therapy for chronic anal fissure failing 0.2 percent glyceryltrinitrate. Dis Colon Rectum, 46 (3): 361-366.

Lysy J, Israeli E, Levy S, et al, 2006. Long-term results of "chemical sphincterotomy" for chronic anal fissure: a prospective study. Dis Colon Rectum, 49 (6): 858-864.

Nelson RL, Thomas K, Morgan J, et al, 2012. Non-surgical therapy for anal fissure. Cochrane Database Syst Rev, 2012 (2): CD003431.

Pardhan A, Azami R, Mazahir S, et al, 2014. Diltiazem vs. glyceryl tri-nitrate for symptomatic relief in anal fissure: a randomised clinical study. J Pak Med Assoc, 64 (5): 510-513.

Sajid MS, Whitehouse PA, Sains P, et al, 2013. Systematic review of the use of topical diltiazem compared with glyceryltrinitrate for the nonoperative management of chronic anal fissure. Colorectal Dis, 15 (1): 19-26.

Samim M, Twigt B, Stoker L, et al, 2012. Topical diltiazem cream versus botulinum toxin a for the treatment of chronic anal fissure: a double-blind randomized clinical trial. Ann Surg, 255 (1): 18-22.

Sanei B, Mahmoodieh M, Masoudpour H. Comparison of topical glyceryl trinitrate with diltiazem ointment for the treatment of chronic anal fissure: a randomized clinical trial. Acta Chir Belg, 109 (6): 727-730.

Scholefield JH, Bock JU, Marla B, et al, 2003. A dose finding study with 0.1%, 0.2%, and 0.4% glyceryltrinitrate ointment in patients with chronic anal fissures.Gut, 52 (2): 264-269.

Stewart DB Sr, Gaertner W, Glasgow S, et al, 2017. Clinical practice guideline for the management of anal fissures.Dis Colon Rectum, 60 (1): 7-14.

Ulyanov AA, Solomka AY, Achkasov E E, et al, 2018. Chronic anal fissure: etiopathogenesis, diagnosis, treatment. Khirurgiia, (11): 89-95.

Whatley JZ, Tang SJ, Glover PH, et al, 2015. Management of complicated chronic anal fissures with high-dose circumferential chemodenervation (HDCC)of the internal anal sphincter. Int J Surg, 24 (pt A): 24-26.

第 12 章　肛周脓肿

肛周脓肿（perianal abscess）是指肛管直肠周围软组织内或其间隙发生急性化脓性感染，并形成脓肿，是肛门直肠周围脓肿的简称（图12-0-1）。中医统称为肛痈，因发病部位不同，名称各异，如生于直肠末端，称为脏毒，生于尾骨前长强穴处，称为涌泉疽。本病任何年龄均可发生，但以20～40岁居多，婴幼儿也时有发生，男性多于女性。临床上多数起病急骤，疼痛剧烈，伴有恶寒发热，脓肿破溃或切开引流后易形成肛瘘。一般认为肛周脓肿和肛瘘是一个疾病发展的两个阶段，肛周脓肿是肛瘘的急性发作期，是早期阶段；肛瘘是肛周脓肿的后期，是炎症的慢性化阶段。

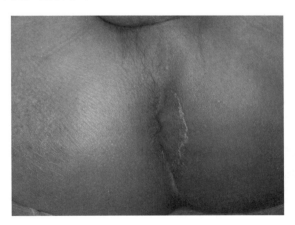

图 12-0-1　肛周脓肿
扫封底二维码获取彩图

一、历　　史

祖国医学把肛门直肠周围脓肿归于肛门"痈疽"范畴。《灵枢》称其为锐疽："痈疽发于尻，名曰锐疽。其状赤坚大，急治之"。《素问》认为"营气不从，逆于肉理，乃生痈肿"。古代按其发生部位不同，命名也不同。宋代称之为脏毒，明代、清代多称之为肛痈。其又有肛门痈、坐马痈、跨马痈、上马痈、下马痈、悬痈、鹳口痈、盘肛痈之称。

现代医学认为肛窦感染化脓蔓延到肛门直肠周围进而形成脓肿。

二、流行病学

1993年Keighley曾综合分析4名作者报道的1556例初次脓肿的部位（表12-0-1）：肛周脓肿43%～84%；坐骨直肠间隙脓肿16%～30%；括约肌间脓肿0～21%；黏膜下脓肿0～6%；肛提肌上脓肿0～7%。214例复发性脓肿的部位：肛周脓肿18%～19%；坐骨直肠间隙脓肿28%～61%；括约肌间脓肿18%～44%；黏膜下脓肿0；肛提肌上脓肿2%～10%。以上说明初次脓肿以肛周脓肿最多见，其次为坐骨直肠间隙脓肿及括约肌间脓肿。而复发性脓肿则以坐骨直肠间隙脓肿及括约肌间脓肿多见，而肛周脓肿复发少见，＜19%。

表 12-0-1　肛管直肠感染部位占比

作者	病例数（例）	肛周脓肿（%）	坐骨直肠间隙脓肿（%）	括约肌间脓肿（%）	黏膜下脓肿（%）	肛提肌上脓肿（%）
初次脓肿						
Grace 等（1982）	165	75	30	–	5	–
Whitehead 等（1982）	135	84	16	–	–	–

续表

作者	病例数（例）	肛周脓肿（%）	坐骨直肠间隙脓肿（%）	括约肌间脓肿（%）	黏膜下脓肿（%）	肛提肌上脓肿（%）
Ramanujam 等（1984）	1023	43	22	21	6	7
Winslett 等（1988）	233	62	24	5	2	7
复发性脓肿						
Chrabot 等（1983）	97	18	28	44	0	10
Vasilevsky 等（1984）	117	19	61	18	0	2

三、病因与发病机制

（一）病因

感染是引起肛周脓肿的主要原因。常见的致病菌有大肠杆菌、金黄色葡萄球菌、链球菌和铜绿假单胞菌，偶有厌氧菌和结核杆菌，但大多为需氧菌和厌氧菌混合感染，其特点是肠源性、多菌性和厌氧菌高感染率。

1. 感染因素

（1）肛腺感染：是肛周脓肿最常见的原因。1880年法国解剖学家Herman和Desfosses重新发现和证实肛窦和肛腺，并提出肛腺感染学说，得到Eisenhammer（1956）和Parks（1961）的支持和证实，其是肛瘘性脓肿最主要、最常见的病因。肛腺位于肛门内外括约肌间隙的下半部，通过肛腺管开口于肛窦，分泌多糖黏液，其有润滑作用，保护肛腺的发育和分泌功能，与皮脂腺一样受人体性激素的调节，特别是雄激素影响最大。新生儿体内由母体而来的雄激素呈较高水平，故肛瘘性脓肿发生较多，随着人体发育成长，雄激素生理性下降，故儿童及青春期前发病极少，且有自愈倾向，到青春期人体自身的性激素开始活跃，一部分皮脂腺特别是肛腺开始发育增生，由于肛腺分泌旺盛，加上肛腺排泄不畅或肛腺管阻塞，而易感染引起肛腺炎，男性较女性青壮年时期雄激素分泌高，男性肛腺弯曲，女性肛腺较直，不易淤积，故男性多于女性，青壮年发病率较高。老年人体内雄激素水平明显下降，肛腺萎缩，故老年人发病很少。这一学说虽被多数学者接受，但甄宜兰等对患者进行血清睾酮测定，发现与正常对照组无明显差异（$P > 0.05$），故内分泌病因学说尚有待于深入研究。至于肛窦（肛隐窝），

Winslow（1733）和Haller（1754）曾先后撰文指出，肛窦感染向周围间隙扩散，引起蜂窝织炎并形成脓肿，破溃后成瘘。但是后人仔细检查内口所在的肛窦，发现肛窦内外壁被覆的上皮组织常完整无损，看不出曾经发生过感染的迹象，因此，肛窦感染是肛周脓肿感染来源的说法不能被证实。但是肛瘘性脓肿的内口位于肛窦的临床现象确实存在，并有时从肛窦溢脓，指诊触及中心凹陷的硬结，这从检查和手术中可以得到印证。并且肛窦感染是一次性根治术寻找内口的关键技术。另外，从脓液培养的结果证明都是肠源性细菌，感染是从肛窦、肛腺开始的。

（2）皮源性感染：肛门周围皮肤疾病，如肛周毛囊炎、化脓性汗腺炎、皮下蜂窝织炎、皮脂腺囊肿等感染形成脓肿。

2. 外伤因素　如肛门直肠外伤及直肠异物、干硬粪便等损伤肛门直肠并发感染易形成的脓肿。

3. 并存疾病因素

（1）肛门直肠各种良性和恶性肿瘤等继发感染形成脓肿，常见如粉瘤感染化脓。

（2）各种疾病如性病淋巴肉芽肿、放线菌病、直肠憩室炎、溃疡性结肠炎（UC）、克罗恩病等继发感染形成脓肿。

（3）某些全身性疾病如恶性肿瘤、结核病、糖尿病、白血病和再生障碍性贫血等患者免疫功能低下，细菌通过血液传播到肛门周围引起感染而形成脓肿。

4. 医源性因素　肛门直肠手术未按规范操作，或无菌条件有限，如注射疗法和手术后并发感染形成脓肿。

（二）发病机制

肛腺开口于肛窦，位于肛门内、外括约肌之

间。肛窦开口向上，粪便特别是稀便易进入肛窦，干便易损伤肛窦致感染而发生肛窦炎，由于肛窦炎症沿肛腺管进入肛腺，使肛腺管充血水肿，发生阻塞引起肛腺炎，再通过腺体的管状分支，或联合纵肌纤维向上、下、外三处蔓延到肛管直肠周围间隙，形成各种不同间隙的脓肿（图12-0-2）。感染向下引发低位括约肌间脓肿和肛周皮下脓肿（最常见）；向上到括约肌间隙引发高位肌间脓肿或骨盆直肠间隙脓肿；向外穿过联合纵肌及肛门外括约肌形成坐骨直肠间隙脓肿；向后可形成肛管后间隙脓肿和直肠后间隙脓肿。肛门直肠周围各个间隙内充满含有丰富微血管和小淋巴管的疏松结缔组织和脂肪。各间隙之间也有结缔组织通道，如不及时手术引流，可因脓液增多、压力增高，细菌直接扩散到其他间隙或经淋巴管向周围间隙扩散形成各间隙脓肿。

综上所述，肛瘘性脓肿可分为4个阶段：①肛窦炎阶段；②肛管直肠周围间隙脓肿阶段；③脓肿破溃阶段；④肛瘘形成阶段（图12-0-3）。

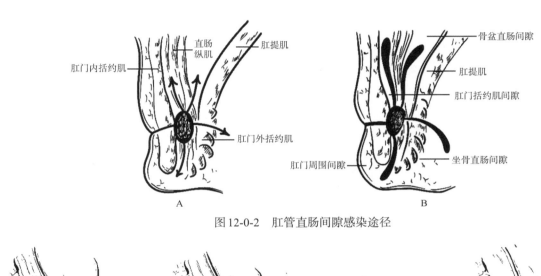

图12-0-2 肛管直肠间隙感染途径

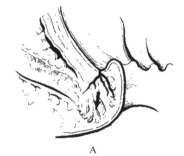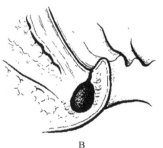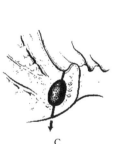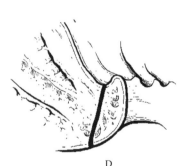

图12-0-3 肛周脓肿形成过程
A.肛腺感染；B.脓肿形成；C.脓肿破溃；D.瘘管形成

四、分 类

按脓肿部位，以肛提肌为界，肛周脓肿分为低位脓肿和高位脓肿两类（图12-0-4），临床上常用。

1.低位脓肿（肛提肌下脓肿） ①肛周皮下脓肿；②坐骨直肠间隙脓肿；③肛管后间隙脓肿；④低位肌间脓肿；⑤低位蹄铁形脓肿。

2.高位脓肿（肛提肌上脓肿） ①骨盆直肠间隙脓肿；②直肠黏膜下脓肿；③直肠后间隙脓肿；④高位肌间脓肿；⑤高位蹄铁形脓肿。

五、临床表现

肛周脓肿主要症状为肛门周围持续性疼痛，活动时加重。低位脓肿局部体征明显，无全身症状，而高位脓肿局部症状相对较轻，全身症状严重，如寒战、高热等。但因脓肿的部位不同，临床表现也不尽一致，分别有不同的特点。

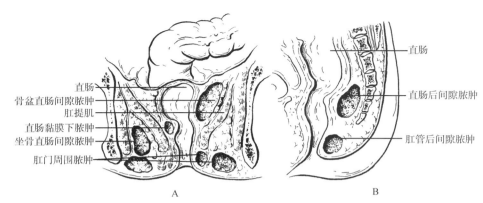

图 12-0-4 肛门直肠周围脓肿的常见部位

A. 冠状面；B. 矢状面

1. 肛门周围皮下脓肿 最常见，约占全部直肠肛管周围脓肿的80%，脓肿常位于肛门后方及侧方的皮下组织内，部位较局限。局部疼痛明显，甚至有持续性跳痛，而全身症状不明显。病变部位明显红肿，有压痛，可触及明显波动感。

2. 坐骨直肠间隙脓肿 较为常见，脓肿位于坐骨直肠间隙内，由于此处间隙较大，形成的脓肿范围亦较大，容量为60～90ml。发病时患侧出现持续性胀痛，逐渐加重，继而出现持续性跳痛，患者坐立不安，排便或行走时疼痛加剧，有的可引起排尿困难和里急后重，伴有明显的全身症状，如周身不适、发热、寒战等。早期局部体征不明显，随着炎症加重，可见患侧肛周红肿，双臀不对称，直肠指诊时可触及明显肿块和压痛甚至明显波动感。穿刺时抽出脓液，处理不及时可导致肛瘘。

3. 骨盆直肠间隙脓肿 较少见。脓肿位于肛提肌以上，位置较深，临床上常易误诊。早期就有全身中毒症状，如高热、寒战、疲倦不适等，严重时出现脓毒血症表现。自觉直肠内有明显坠胀感，伴有排便不畅，排尿困难，但局部表现不明显。直肠指诊时感到直肠内灼热，直肠壁饱满隆起，有触痛和波动感。经肛周皮肤穿刺抽脓，或行肛管腔内超声检查即可确诊。

4. 直肠黏膜下脓肿 脓肿位于齿状线上的直肠黏膜下层与直肠纵肌之间。患者有周身不适、疲倦、发热，有直肠刺激症状，如里急后重、肛内坠胀、便意感等，直肠指诊时可触及圆形或椭圆形突向肠腔的包块，表面光滑，有明显触痛及波动感。

5. 直肠后间隙脓肿 脓肿位于直肠后骶骨前，肛提肌以上的直肠后间隙内，与两侧骨盆直肠间隙以直肠侧韧带相分隔。临床表现以全身症状为主，如寒战、发热、疲倦不适等中毒表现，但直肠内有明显重坠感，骶尾部有酸痛。直肠指诊时可触及直肠后壁饱满，有触痛和波动感。

肛管直肠周围任一间隙一旦形成脓肿，可以向其他间隙蔓延，形成复杂性脓肿、蹄铁形脓肿，也可以向肠腔及皮肤蔓延、穿透，形成肛瘘。

六、诊 断

本病一般根据症状、直肠指诊、血常规检查或诊断性穿刺抽得脓液即可诊断，少数深部脓肿依靠腔内超声可明确诊断，必要时需行盆腔CT和MRI检查。

1. 肛门视诊 观察肛周局部有无红肿、硬结、肿块及范围，皮肤破溃后有无脓液排出。

2. 直肠指诊 肛周可触及一肿块，有压痛及波动感，皮温升高。

3. 局部穿刺抽脓 诊断性穿刺抽得脓液即可诊断。可同时将抽出的脓液送细菌培养及药敏试验。

4. 血常规检查 白细胞计数及中性粒细胞百分比增高。

5. 直肠腔内超声 为肛周脓肿提供可靠诊断依据（图12-0-5）。

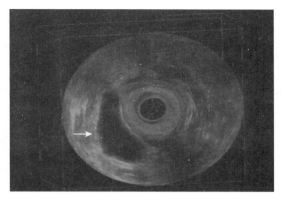

图12-0-5 直肠腔内超声显示脓肿范围（白色箭头）

6. 其他 必要时需进行盆腔CT和MRI检查，可协助诊断。

七、鉴别诊断

本病需与下列疾病相鉴别。

1. 肛周毛囊炎和疖肿 好发于肛周皮下，范围局限，顶端有脓栓，与肛门直肠无关，直肠指诊无内口。

2. 炎性外痔 肛缘皮肤突起，肿胀、疼痛明显，直肠指诊时可有触痛，但无波动感。

3. 肛周坏死性筋膜炎 发病急，肿痛重，病变范围广，波及肛周、会阴部及阴囊部周围组织时出现大面积坏死，常蔓延至皮下组织及筋膜。直肠指诊时可触及捻发音。

4. 化脓性汗腺炎 病变范围广，呈弥漫性结节状，常隆起，可有许多窦道破口，不与直肠相通，且有脓液流出，病变区皮肤色素沉着。多个外口无瘘管硬索通向肛内。

5. 骶前囊肿 因其症状与直肠后脓肿相似，常被误诊。直肠指诊时发现直肠后位可触及囊性肿块，表面光滑，无明显压痛。X线检查发现直肠推向前方或一侧，骶骨与直肠之间组织增厚。

此外，本病尚需与肛周子宫内膜异位症、克罗恩病肛周脓肿、畸胎瘤感染及骶骨结核等鉴别。

八、治 疗

治疗原则是早期炎症浸润尚未形成脓肿时，可口服或注射广谱抗生素，防止炎症扩散，但有的抗生素不仅不能控制炎症，反而会使脓肿向深

部蔓延，并易导致感染加重。脓肿若治疗不及时或治疗方法不恰当，易自行破溃或切开引流后形成肛瘘。临床上，脓肿一旦确诊，应立即尽早手术，但因脓肿的部位不同，手术方式亦不同。

（一）非手术治疗

对于早期炎症浸润尚未形成脓肿或无手术条件者，可采取应用抗生素等非手术疗法，暂时缓解疼痛，减轻患者的痛苦，但绝不会达到根治的目的。如自溃出脓，则用肤芩洗剂熏洗，外敷油调膏，提脓去腐、消肿止痛。

1. 调整饮食 对于急性疼痛，通过调整饮食、软化大便，可以缓解症状。

2. 局部坐浴 用温热盐水或中药坐浴，温度43～46℃，每天2～3次，每次20～30分钟。温水坐浴可松弛肛门括约肌，改善局部血液循环，促进炎症吸收，减轻疼痛，并清洁局部，以利于创口愈合。

3. 应用抗菌药物 口服或注射广谱抗生素，防止炎症扩散，但有的抗生素不仅不能控制炎症，反而会使脓肿向深部蔓延，并易导致感染加重。

4. 应用镇痛药 局部用奥布卡因凝胶，可有效缓解肛门括约肌痉挛性疼痛，改善局部血液循环，疼痛剧烈者可以选用。或应用镇痛药如尼松或地佐辛，可暂时缓解疼痛，减轻患者的痛苦。

5. 局部理疗 操作简便，不需要特殊器械，疗效迅速。

（二）手术治疗

1. 切开引流术

（1）适应证：坐骨直肠间隙脓肿、蹄铁形脓肿及高位脓肿，以及无切开挂线条件者，其也是各种术式的基础。

（2）禁忌证：血液病晚期合并的脓肿只能穿刺抽脓，然后注入敏感抗生素。

（3）手术操作

1）肛门周围脓肿切开引流术：①常规消毒后，铺巾。示指、拇指双合诊探查脓肿的位置、范围及原发感染病灶。②在脓肿中心位置或波动明显处，取放射状切口或弧形切口，切口与脓肿等大。③切开后常有脓液溢出或喷出，再插入止血钳撑开切口，大量脓血排净后，示指伸入脓腔

探查脓腔大小，分离其间隔组织，以利于引流。
④大量脓血排净后，应用3%过氧化氢溶液、生理
盐水依次冲洗脓腔。修剪切口呈梭形，使其引流
通畅，脓腔内填入橡皮条或纱布条引流，外敷纱
布包扎固定（图12-0-6）。

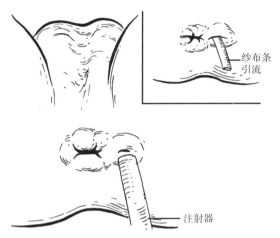

图12-0-6 冲洗脓腔、放置纱布条引流

　2）坐骨直肠间隙脓肿切开引流术：①确定脓
肿的部位，选择脓肿波动最明显处，一般在距肛
缘2.5cm处取前后方向的弧形切口或放射状切口，
其长度与脓肿直径略相等。②切开脓肿排出脓液
后，用止血钳或示指伸入脓腔，分离其间隔组织，
以利于引流（图12-0-7）。如脓腔间隔较大，分离
时切勿强行撕裂，以免撕断血管而出血，脓腔内
不宜搔刮，不宜切除坏死组织。脓肿壁是可抑制
炎症扩散的屏障，应予以保护。③大量脓血排净
后冲洗脓腔，放置橡皮管引流。修剪切口呈梭形，
使引流通畅（图12-0-8）。④坐骨直肠间隙可容纳

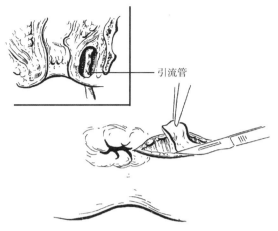

图12-0-8 修剪创缘皮肤，放置引流管

60～90ml脓液，如排出脓液超过90ml，应考虑与
对侧间隙或其上方骨盆直肠间隙相通，确定后应
分别扩通引流。创腔填油纱条，包扎固定。

　3）骨盆直肠间隙脓肿切开引流术：①左手示
指伸入直肠，右手持穿刺针直接抽吸见脓液，
以确定脓肿的部位（图12-0-9）。一般在距肛缘
2.5cm偏后方处行前后方向的弧形切口，其长度与
脓肿直径略相等。②一手沿穿刺针向上切开皮肤、
皮下组织至坐骨直肠间隙，另一手示指伸入直肠
内作引导，触及脓肿后用止血钳钝性分开肛提肌
束，沿试穿针穿入骨盆直肠间隙脓腔，撑开钳臂
即可出脓。再将示指伸入脓腔，分开肛提肌，以
扩大引流，排净脓液。冲洗脓腔，放置橡皮管引
流，并将其固定于切口旁皮肤。填以纱布，包扎
固定（图12-0-10）。

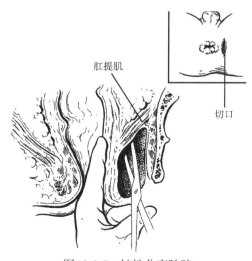

图12-0-7 钝性分离脓腔

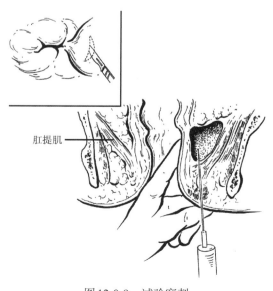

图12-0-9 试验穿刺

铁形脓肿。

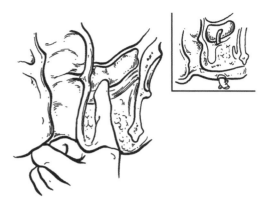

图 12-0-10　用示指扩大引流

4）直肠后间隙脓肿切开引流术：①在肛门后
正中位距肛缘 2.0cm 处行放射状切口。②逐层切
开至肛尾韧带，用止血钳经切口向直肠方向钝性
分离，穿过肛尾韧带进入脓腔，横向张开止血钳，
扩张肛尾韧带和脓腔，以排脓引流。示指伸入脓
腔扩张切口，修剪创缘皮肤，以利于引流。③填
油纱条、置多孔橡皮管引流，术毕（图 12-0-11）。

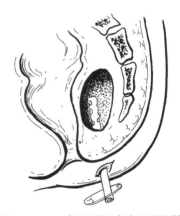

图 12-0-11　直肠后间隙放置引流管

5）直肠黏膜下脓肿切开引流术：①用两叶肛
门镜撑开肛门显露脓肿部位，脓肿多突向肠腔。重
新消毒黏膜后，用手术刀或电离子手术治疗机触
笔式针刀纵行切开黏膜，放出脓液（图 12-0-12）。
②出脓后将止血钳插入脓腔扩张引流，如遇渗血，
应用止血纱布填塞脓腔，压迫止血。如有搏动性
出血，可结扎止血，止血纱布术后 24 小时后取出。

6）蹄铁形脓肿切开引流术：因骨盆直肠间隙
脓肿位置较高，向下蔓延，由于皮肤破溃常需一
定时间，因此可由一侧蔓延，经直肠后间隙，脓
肿再蔓延到对侧，而形成高位蹄铁形脓肿。其一
侧或两侧也可与坐骨直肠间隙相通而形成低位蹄

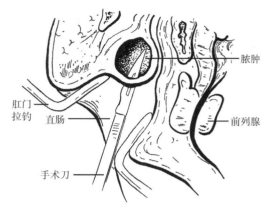

图 12-0-12　纵行切开黏膜

①在肛门两侧距肛缘 2cm 处或波动明显处分
别做一弧切口，再于肛门后正中放射状切开（图
12-0-13）；②充分排脓后，以双手示指或止血钳从
两侧切口下端向直肠后间隙插入，扩大脓腔，破
坏其间隔，将脓液排净，使两侧脓腔与后位充分
相通以利于引流；③开窗、留桥，应用橡皮膜行
对口引流，填以纱布包扎（图 12-0-14）。

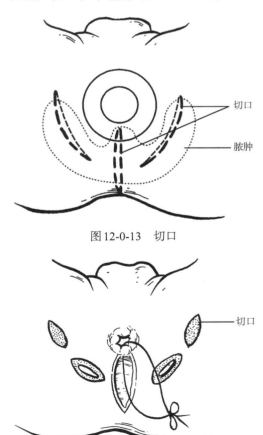

图 12-0-13　切口

图 12-0-14　对口引流

（4）注意事项

1）限局性小脓肿做放射状切口，弥漫性大脓肿做弧形切口，切口与脓肿等大。高位脓肿勿盲目切开，应先抽吸，见脓后确定切口。经直肠内切开时，切口应纵切，切忌横切，以免引起直肠狭窄。

2）一定要将脓腔间隔彻底敞开，保持引流通畅。脓腔内不宜搔刮，不宜切除坏死组织。脓肿壁是可抑制炎症扩散的屏障，应予以保护。

3）肛提肌下方脓肿引流时，应注意其是否与骨盆直肠间隙有交通，是否与对侧坐骨直肠间隙有交通。若排脓量超过90ml，则上述可能性很大。如与骨盆直肠间隙相通，应将其扩大并向深部放置橡皮管引流。如与对侧坐骨直肠间隙相通，则应在对侧补加切开引流。

4）禁忌用刀切开肛提肌、肛尾韧带，以免损伤肌纤维、阴部内动脉。如有损伤，结扎止血。

5）高位脓肿引流时，示指伸入直肠内作引导，用止血钳钝性分离，以免损伤直肠。

（5）术后处理

1）一般不需要控制饮食。

2）应用抗生素5～7天，以控制感染。

3）术后48～72小时后拆除橡皮管引流条，15天左右拔除引流橡皮管，改用凡士林油纱条引流换药。注意切勿过早拔管，以防脓腔过早闭合，引流不畅。

4）排便后用硝矾洗剂熏洗，每天换药1次。

（6）讨论：应用切开引流术治疗，非肛瘘性脓肿可一期愈合，98%的肛瘘性脓肿后遗肛瘘，待3个月后行二次手术治愈肛瘘。过去都是按两种疾病分期手术。其实肛瘘性脓肿和肛瘘是一种疾病的急性期和慢性期两个阶段，分期手术，疗程过长，其间流脓流水，反复发炎，增加患者二次手术的痛苦和经济负担。

2. 切开挂线术 张有生根据中医挂线疗法治愈肛瘘的关键在于勒开内口的经验，设计在切开引流后当即寻找内口进行挂线手术，应用于临床，获得预期效果，1979年《中国医刊》复刊后进行了初步报道。1980年在全国肛肠学会成立大会上宣读交流后同沈阳市痔瘘医院和武汉市第八医院等单位协作研究，1984年通过省级科研成果技术鉴定。1986年获辽宁省科技进步奖三等奖，其后在全国各地广泛应用。

切开挂线术实际上是一种慢性"切开"和牢固的持久对口引流术，不怕感染，也不会使炎症扩

散，具有切割、引流、标记及异物刺激4种作用。

（1）适应证

1）坐骨直肠间隙脓肿、肌间脓肿、肛管后间隙脓肿、前位脓肿。

2）高位肛瘘性脓肿、蹄铁形脓肿。

3）门诊及婴幼儿手术。

（2）操作方法

1）在简化骶管阻滞下，肛周皮肤及直肠内常规消毒，铺巾。示指进入肛内探查脓肿的位置、范围，应用二叶肛门镜纳肛寻找原发感染病灶。

2）于脓肿波动明显处或穿刺针指示下，做放射状或弧形切口，切口与脓肿等大。

3）切开后常有脓液溢出或喷出，再插入止血钳撑开切口，大量脓血排净后，示指伸入脓腔探查脓腔大小，分离其间隔组织，以利于引流。

4）应用3%过氧化氢溶液、生理盐水彻底冲洗脓腔。

5）术者一手示指伸入肛内作引导，另一手持球头探针从切口插入脓腔，沿脓腔最高处缓慢而轻柔地探查内口。探针与示指间肛窦硬结最薄处即为封闭内口（图12-0-15）。探针穿入直肠，如探针跨越的组织过高，则探针横行也不能到硬结处，可在硬结上方黏膜最薄处最高点穿通，但这不是高位内口，所谓高位内口实际上不存在，它是内口上的黏膜，挂线后胶线弹性收缩，同时将其下方内口也勒开，于内口穿出同样有效。将探针球头牵至肛外（图12-0-16），将橡皮筋挂在球头探针上勒紧，退出探针，将橡皮筋一端引入内口，再从切口牵出肛外（图12-0-17）。切开自切口至内口之间的皮肤。内外两端合拢轻轻拉紧、钳夹，钳下以丝线结扎（图12-0-18）。

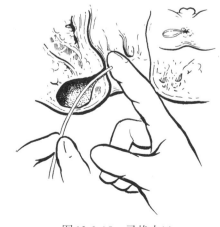

图12-0-15 寻找内口

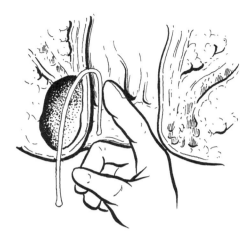

图12-0-16 探针从内口穿出，引至肛外

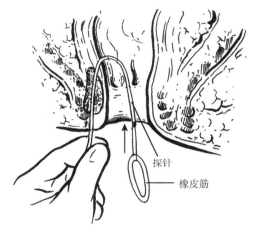

图12-0-17 引入橡皮筋挂线

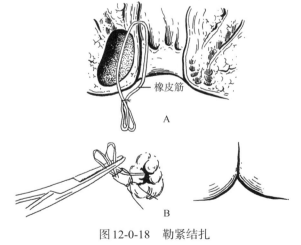

图12-0-18 勒紧结扎

6）在被勒的组织内注射亚甲蓝长效镇痛药，肛内填油纱布。如脓腔较大，可填入纱布引流，48小时拔除。不需要再加橡皮管引流，以免刺激脓肿壁，妨碍肉芽组织形成和生长。

7）如为蹄铁形脓肿、直肠后间隙脓腔，不要

切开，应予以后正中部挂线引流。两侧开窗、留桥，对口引流，48小时拔除。

（3）术中注意事项

1）一般两侧脓肿，如坐骨直肠间隙脓肿、骨盆直肠间隙脓肿，多行弧形切口，距肛缘2.5cm处，由前向后纵行切开，避开同侧坐骨结节，避免了损伤括约肌，从而使切口引流通畅。后位脓肿（如直肠后间隙脓肿）多行放射状切口，距后位肛缘2.0cm，略偏向一侧，避免损伤肛尾韧带，造成肛门向前移位。蹄铁形脓肿多行后位放射状切口，两侧弧形切口，且使三切口相通，保留皮桥不应小于2.0cm。

2）在寻找内口时动作要稳准、轻柔，挂线要与内口在同一方向或超过已破的原发内口的黏膜穿出，在脓肿与直肠壁最高点、探针与示指间最薄处穿透，即为内口。切忌盲目用探针穿通直肠黏膜导致假内口。

3）寻找及处理内口是手术成败的关键。确定内口的方法：①若患者肛内有脓液排出，则证明内口（肛隐窝）已破溃，可通过探针探查确定，此肛隐窝处即为原发内口。②若内口未破溃，不能探通，应以左手示指在肛内作指引，寻找指针间最高点的最薄弱处。此多为原发内口。③若探查确无明显内口，则左手示指探入脓腔最顶端，探针沿示指尖前方最薄处黏膜下穿出。

4）挂线原则：炎症浸润范围越大，脓腔越深，挂线宜松，脓腔位置较高，距肛门较远挂线宜松。挂线必须在脓腔最高点、最深处、最薄处，掌握好松紧度。

（4）术后处理

1）一般进半流食2～3天。

2）应用抗生素5～7天，以控制感染。

3）适当选用润肠通便药物，保持大便通畅。

4）每次排便后用硝矾洗剂熏洗、坐浴，因有挂线引流，无需再填引流纱条，外敷纱布即可。

5）术后10天左右挂线松弛可紧线一次，15天后脱线为宜。脱线后每次排便后换纱条，直至愈合。

（5）疗效：协作组290例，随诊3个月以上远期治愈率为96.9%，而切开引流对照组97.9%后遗肛瘘。另据《中国肛肠病杂志》和2000年中医和中西医结合两个全国学术会议《论文汇编》不完

全统计，共有86篇论文，报道8026例，治愈率平均在96%以上。其中李春雨等报道，用切开挂线术治疗后蹄铁形脓肿138例，高位脓肿110例，治愈率96.4%以上，经随访观察无复发及肛门失禁等后遗症。

3. 内口切开术　早在1953年张庆荣所著的《实用肛门直肠外科学》中就有本手术治疗低位脓肿的记载，但当时抗生素很少，不能普遍应用，术后确有严重扩散加重感染的病例，故未推广，仍行分期手术。切开挂线一次性根治术研究成功后，对低位脓肿试用内口切开术，术后应用敏感性抗生素，未发现炎症加重，效果很好，可作为常规手术。

（1）适应证：低位肛瘘性脓肿。

（2）操作方法

1）于脓肿波动明显处行放射状切开，同"切开引流术"。

2）以球头探针自切口伸入，在示指引导下，找到内口位置。

3）找到感染肛窦内口后，将槽形探针沿球头探针插入，由内口穿出，切开内外口之间的组织，使伤口开放（图12-0-19），或用镰形探针刀插入切口，由内口穿出，一次切开。

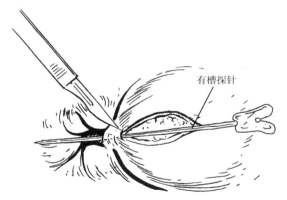

有槽探针

图12-0-19　沿有槽探针切开内外口之间的组织

4）修剪创缘呈梭形，以利于引流。将油纱条嵌入"V"形创腔内包扎。

5）术后每次排便后熏洗、坐浴、换药，油纱条必须嵌入创腔，以免假性愈合，直至创面长平愈合。

（3）疗效：张有生报道283例，全部治愈。辽宁中医药大学附属肛肠医院和沈阳市肛肠医院共

治疗712例，治愈707例，治愈率99.3%。郝希伊于1984年用此法治疗109例，治愈率97%。

4. 保留括约肌一次性根治术　是日本高野正博将肛瘘保留括约肌术用于治疗肛瘘性脓肿的一种术式。

操作方法如下。

（1）对于低位肌间脓肿在侧方或深部者，在肛内切除内口，挖除从内口到肌间脓肿的病灶，做成由肛内向肛外的引流创面，再在括约肌外侧切开脓腔排脓，并做成大小适当的引流创面。

（2）对于高位肌间脓肿，应切除内口，由此切开脓腔排脓，修剪成向外的引流创面，此时有两种方法。一是切开肛门外括约肌；二是不切开肛门外括约肌。如脓腔较大，可在内侧直肠壁切开排脓，或放置橡胶引流管行二期切开。

（3）对于坐骨直肠间隙脓肿，在肛门后正中切除内口，做成由肛内向肛外的引流创面，再在肛门外括约肌外数处切开排脓，开放引流。

（4）对于骨盆直肠间隙脓肿，切除内口，做成肛内的引流创面，方法同前，但脓肿多以肛门后方为中心，在肛门外括约肌外侧行弧形切开，充分排脓后，创腔中放置引流条，缝闭或不缝闭。

日本高野正博于1982～1985年4年共治疗314例，仅5例复发，术后并发出血、肛周皮炎、皮赘增生、创面延期愈合、瘢痕疙瘩等共8例（2.5%），无肛门移位、变形、失禁等后遗症。因操作复杂烦琐，我国尚未推广，故无报道。

5. 肛周脓肿负压引流　负压伤口治疗（NPWT）是近十年开展的一种伤口治疗新方法，包含了封闭负压引流（VSD）和负压辅助闭合伤口（VAC）两种关键技术。1993年德国外科医师Fleischmann等最先提出VSD并用于四肢感染性创面的治疗，之后裘华德改良了该技术，并广泛应用于严重软组织损伤等治疗。1997年美国外科学者Argenta等运用封闭负压吸引原理提出VAC技术。其作用机制是增加局部血流，消除局部水肿，减少创面渗液积聚，抑制细菌生长，促进细胞增殖和肉芽组织生长。

（1）适应证：骨盆直肠间隙脓肿、蹄铁形脓肿、高位肛周脓肿。

（2）操作方法

1）在肛缘外与脓肿相应部位上选择引流通畅的

位置，做一放射状小切口，分开脓腔，放出脓液。

2）用一手示指伸入肛内引导，另一手持探针从小切口探入，寻找内口，将探针从内口或可疑肛窦处探出。

3）以刮匙充分搔刮脓腔壁坏死组织后，用过氧化氢溶液、生理盐水反复冲洗脓腔。切除内口炎性组织后，缝闭内口。

4）经切口缘皮肤戳孔处置入带多方位侧孔的引流管，向上至脓腔最顶端并固定。

5）全层间断缝合切口皮肤及皮下组织，透明粘贴膜覆盖整个切口表面，包括切口缘附近2～3cm正常皮肤，敷料包扎。

6）选用容量为200ml的负压球和引流管。引流管接负压引流球，并保持引流球处于负压状态。

（3）术后处理：术后酌情使用抗生素，进食流质饮食2天，控制大便48小时。保持引流通畅、持续负压状态。每天用甲硝唑溶液冲洗，并持续负压吸引，待引流液每天少于5ml时拔除引流管。

（4）优点：该法具有高效的引流系统，具有引流彻底、痛苦小、恢复快等优点，值得进一步临床规范化研究。

6. 缝合内口提脓化腐保存括约肌术

（1）适应证：浅表性肛周脓肿和坐骨直肠间隙脓肿。

（2）操作方法

1）先在肛门外括约肌外做放射状切口排脓，分离间隔，修整创缘，使引流通畅。如涉及两个以上间隙或脓腔较大，可同时做2～5个放射状切口，各切口相互贯通。

2）然后在确认的内口周围注射含有肾上腺素的1%利多卡因麻醉，逐步切除或剜除内口、肛门内括约肌的肛腺管，引出内外括约肌间的脓液，再用过氧化氢溶液和生理盐水冲洗脓腔。

3）缝合肛门内括约肌中的裂隙状创口，分离内口创缘黏膜或上皮消除张力，应用3-0肠线缝合封闭。

4）肛外置紫草油纱条，在脓腔内放置九一丹或渴龙奔江丹纱条，纱布覆盖包扎固定。

术后每次排便后换药时也用九一丹纱条，直至脓腐蚀尽后，改换紫草油纱条至愈合。

（3）优点

1）清除原发病灶后缝合内口，杜绝肠内细菌进入脓腔继续感染而不成瘘。

2）用药清除脓腐组织，避免手术误伤正常组织，提脓化腐药可通过毛细血管渗透到细小管腔或残余管腔中清除脓腐，比手术清除彻底，可防止复发，提高了根治率。

3）不切断或切开肛门外括约肌皮下部，避免损伤肛门内括约肌，保护了肛门括约肌功能。

（三）关于肛门直肠周围脓肿术式选择与疗效评价

肛门直肠周围脓肿的一些保守疗法用于早期可使炎症局限，为手术创造条件，不能根治的，迟早化脓，应尽早手术。脓肿一旦形成，应急诊手术。但是选择一期手术还是分期手术尚有分歧。以英国马可医院的Lochart-Mummtry为代表的主张分期手术者认为，急性期炎症严重，脓肿扩展方向及其范围难以全面查清，此时手术损伤组织较大，难于保护肛门功能，内口定位较难，不易正确处理内口。但以日本高野为主的一些学者认为，急性期行一次性根治术能缩短疗程，减少痛苦。因为一次性根治术处理了内口，根治性较高。急性期寻找内口虽然困难，但内口多靠近脓肿，能触到凹陷性肛窦硬结，有时能看到溢脓，所以仍能准确地找到内口，又因脓肿刚扩大，器质性变化较少，术后其形态及肛门功能可显著恢复。所以，高野采用保留括约肌根治术治疗的效果很好。高位脓肿切开挂线后不会造成肛门失禁，实际上也是一种保留括约肌功能的术式。张有生通过17 336例一次性根治术的回顾性分析认为，一次性根治术是可行的，疗效是可靠的，分期手术并不是完全需要的。但是仍有学者认为，急性脓肿时，寻找内口有困难，盲目寻找会使炎症蔓延或形成假道，仍然主张分期手术。根据17 336例一次性根治术的施行结果，只要耐心仔细地寻找，不要盲目乱穿，均可以找到内口，况且现代高效抗生素不断问世，合理应用，尚未发现炎症蔓延，形成假道，引起肛门功能障碍的病例。所以，这种担心是不必要的。临床实践证明，一次性根治术是安全可靠的，可以作为常规首选术式，即使少数病例失败，后遗肛瘘，也可再行二次手术，与分期手术无异，对患者未造成格外的痛苦与损伤。所以，一次性根治术利大于弊，绝大多数患者可减少二次手术的痛苦和经济负担，并未加重病情与痛苦，符合患者的要求和希望。但对少数病例也要研究失败的原因，汲取教训，改进术式和术后处理。

一般失败的原因：①切口比脓腔小，创缘修整未呈倒球拍形，结果肉芽组织从基底部生长尚未长平时，下部切口形成囊袋，上皮生长快，形成桥形愈合；②挂线时勒得过紧，早期脱线也易桥形愈合；③术中内口找得不准确；④脓腔引流不畅；⑤合并其他疾病，如克罗恩病、结核及艾滋病等；⑥换药时发现桥形愈合未及时分开。所以，切口要与脓腔等大，修整成上窄下宽倒球拍形，挂线不要过紧，术后15天脱线为宜。婴幼儿及门诊患者多用切开挂线术。因为切开内口术后必须每次排便后换药嵌入油纱条，婴幼儿便次多而不成形，又不定时，每次排便后换药时，患儿不易接受，又不配合，即使勉强嵌入油纱条，也常因哭闹挣扎而滑落，结果引流不畅而易假愈合。门诊手术患者因距离医院较远，不能每次排便后来诊换药，如每天排便2次以上或夜间排便，都不能及时换药、嵌入油纱条，易假愈合，而挂线是对口引流，不需嵌入油纱条，每次排便后熏洗消毒，塞入痔疮栓，外敷油纱条或妇女卫生垫即可，定期复查脱线后创腔已长平，换油纱条至愈合。

一期切除术无菌条件要求高，不易一期愈合而失败，保留括约肌根治术操作复杂，不易推广，故国外两种术式在国内尚未见报道。由于我国推广一次性根治术，后遗肛瘘逐渐减少。过去肛瘘发病数占肛门疾病的1/4，仅次于痔排第二位，故一般并称为痔瘘，现已降到第四位。据2000年流行病学调查显示，4801例肛门疾病，痔最多，为3888例，肛裂241例，肛乳头肥大201例，肛瘘180例，因采用一次性根治术，从而减少患者二次手术的痛苦和经济负担，这是我国中西医结合的成就。

（李春雨）

参 考 文 献

黄乃健，1996. 中国肛肠病学. 济南：山东科学技术出版社，724.

李春雨，2013. 肛肠病学. 北京：高等教育出版社，106-107.

李春雨，聂敏，梁健，2006. 切开挂线术治疗肛周脓肿的疗效观察. 中华全科医师杂志，5（11）：675-677.

李春雨，聂敏，王军，等，2007. 切开挂线术与切开引流术治疗肛周脓肿的疗效评价. 中国现代医学杂志，17（2）：203-205，208.

李春雨，汪建平，2013. 肛肠外科手术技巧. 北京：人民卫生出版社，210-214.

李春雨，汪建平，2015. 肛肠外科手术学. 北京：人民卫生出版社，662-664.

李春雨，张有生，2004. 一次性切开挂线法治疗高位肛管直肠周围脓肿110例分析. 中国肛肠病杂志，24（5）：22.

李春雨，张有生，2005. 实用肛门手术学. 沈阳：辽宁科学技术出版社，145-152.

李金清，陈绍宗，付小兵，等，2004. 封闭负压引流技术对猪皮肤软组织爆炸伤感染创面肉芽组织生成的影响. 解放军医学杂志，29（8）：690-693.

聂敏，李春雨，2015. 护理干预对肛周脓肿合并糖尿病手术前后治疗效果的影响. 结直肠肛门外科，21（1）：65，66.

聂敏，李春雨，2018. 肛肠外科护理. 北京：人民卫生出版社，163.

汪建平，2014. 中华结直肠肛门外科学. 北京：人民卫生出版社，771，772.

姚健，刘纪峰，王顺和，等，2012. 腔内置管冲洗加负压引流治疗肛周脓肿的临床疗效观察. 结直肠肛门外科，18（6）：383-385.

喻德洪，1997. 现代肛肠外科学. 北京：人民军医出版社，205.

张庆荣，1953. 实用肛门直肠外科学. 北京：人民卫生出版社，32-36.

张有生，1979. 一期切开挂线法治疗肛周脓肿的初步报告. 中级医刊，（1）：26，27.

张有生，1985. 肛肠科手册. 沈阳：辽宁科学技术出版社，90-91.

张有生，1985. 切开挂线法治疗肛周脓肿预防后遗肛瘘的研究. 中国肛肠杂志，5（3）：3.

张有生，李春雨，2009. 实用肛肠外科学. 北京：人民军医出版社，187-189.

张有生，李春雨，田振国，等，2004. 一次根治术治疗瘘管性肛周脓肿研究的进展. 中国肛肠杂志，24（5）：38，39.

郑伟琴，颜景颖，姜雨昕，等，2010. 小切口负压球引流术治疗高位肛周脓肿的研究. 现代中西医结合杂志，19（27）：3416-3417.

Bergeron MG，Ouellette M，1998. Preventing antibiotic resistance through rapid genotypic identification of bacteria and of their antibiotic resistance genes in the clinical microbiology laboratory. J Clin Microbiol，36（8）：2169-2172.

Tang CL，Chew SP，Seow-Choen F，1996. Prospective randomized trial of drainage alone vs. drainage and fistulotomy for acute perianal abscesses with proven internal opening.Dis Colon Rectum，39（12）：1415-1417.

第 13 章　肛　瘘

肛瘘（anal fistula）是肛管直肠瘘的简称，是指肛管或直肠与肛周皮肤相通的肉芽肿性管道（图13-0-1）。其一般由原发性内口、瘘管、继发性外口三部分组成，但也有仅具有内口或外口者。绝大多数是肛门周围脓肿切开引流或自然破溃的后遗疾病，少数为特异性感染，如结核、克罗恩病、溃疡性结肠炎、肛管直肠外伤和肿瘤继发感染的破溃也可形成肛瘘，但极少见。其内口多在肛窦内及其附近，外口位于肛门周围的皮肤，内口、外口既可为单个，也可以为多个。经久不愈或间歇性反复发作为其特点，肛瘘是常见的肛管直肠疾病之一。任何年龄都可发病，多见于20～40岁青壮年，男性多于女性。

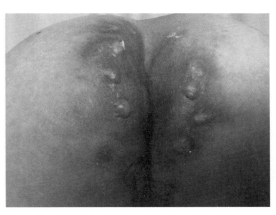

图13-0-1　肛瘘（多个外口）
扫封底二维码获取彩图

一、历　　史

我国是认识"瘘"病最早的国家，其病名最早见于《山海经》："食者不痛，可以为瘘。"之后《庄子》《淮南子》《周易》《黄帝内经》中均有"瘘"的记载。《神农本草经》首将本病命名为痔瘘。古人依据本病主要症状是脓血污水，不时淋沥而下，如破顶之屋，雨水时漏，而命名为漏或瘘，又称痔瘘等。西医称为"fistula"，来源于拉丁文，意为芦管、水管或箫管，以形态做出命名。

二、流行病学

据统计，我国肛瘘占肛肠疾病的1.67%～3.6%，发病高峰年龄为20～40岁。婴幼儿发病者亦不少见。男性多于女性，男女之比为（5～6）：1。在国外，肛瘘发病率为8%～25%，肛瘘患者为（8.6～10）/10万人，以25～34岁的青年男性为主。

三、病因与发病机制

绝大部分肛瘘由直肠肛管周围脓肿所致，是脓肿切开或破溃后创面经久不愈形成的炎性管道。因为肛瘘是肛瘘性脓肿的后遗症，肛瘘和肛周脓肿是一个病症的不同阶段，所以肛周脓肿的病因就是肛瘘的病因。肛周脓肿自溃或切开引流后形成肛瘘的原因：①原发感染肛窦内口继续感染、直肠内容物不断进入；②慢性炎症刺激和反复感染，脓腔形成纤维化管壁，管道弯曲狭窄，引流不畅；③肛周支持组织，特别是括约肌收缩使管道排脓不畅，沿括约肌间隙蔓延而成。

从病理上讲瘘与窦不同。内外两端都有口，中间有瘘管连接为瘘，内或外只有一个口、一个管为窦（原意"sinus"，为隐窝），不能混称。肛瘘有内口、瘘管或支管和外口。内口有原发性和继发性的。前者约95%在齿状线肛窦处，其中80%在肛管后正中部偏两侧，后者多为医源性，如探针和手术不当造成，少数是由脓肿向直肠黏膜破溃所致。所谓"高位内口"，实际上不是原发感染内口。内口一般只有一个，极少见两个或多个内口。瘘管有主管和支管，主管有直的，有弯的，Nesselrod认为瘘管与会阴部淋巴回流有关。如肛门后方的感染肛窦形成的瘘管，因感染沿淋巴循肛缘弯向前方延长瘘管多弯曲。肛门前方所形成瘘管多在前方，较短且直。支管多由主管引流不畅或外口闭合又形成脓肿并向周围扩散所致，屡次复发，可形成多个支管。若新脓肿得到控制，脓液吸收或经原发内口排出，未在其他部位穿透皮肤和黏膜则形成空腔或盲管。瘘管壁为纤维组织。瘘管、支管和空腔内为肉芽组织。外口即脓肿破溃处或切开引流口，有主管的外口和支管的外口。管壁为纤维组织，管内为坏死肉芽组织，故经久不愈。

四、分　类

肛瘘有多种分类方法，仅使用一种分类方法常不能充分满足临床诊断和治疗上清晰描述的需求。

（一）国际Parks分类法

1976年，Parks根据瘘管与括约肌的关系，将肛瘘分为4类：

1. 括约肌间肛瘘　多为低位肛瘘，最常见，约占70%，为肛管周围脓肿产生的后果。瘘管只穿过肛门内括约肌，外口只有一个，距肛缘较近，3～5cm。少数瘘管向上，在直肠环肌和纵肌之间形成盲端或穿入直肠形成高位括约肌间瘘（图13-0-2）。

2. 经括约肌肛瘘　可以为低位肛瘘或高位肛瘘，约占25%，为坐骨直肠间隙脓肿产生的后果。瘘管穿过肛门内括约肌、肛门外括约肌浅部和深部之间，外口常有数个，并有支管互相沟通。外口距肛腺约5cm。手术瘘管向上穿过肛提肌到直肠旁结缔组织内，形成骨盆直肠瘘（图13-0-3）。

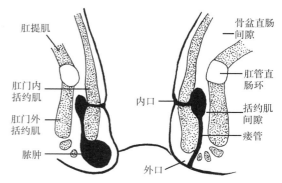

图13-0-2　括约肌间肛瘘

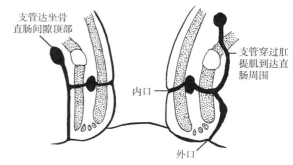

图13-0-3　经括约肌肛瘘

3. 括约肌上肛瘘　为高位肛瘘，少见，占5%。瘘管向上穿过肛提肌，然后向下至坐骨直肠间隙穿透皮肤（图13-0-4）。

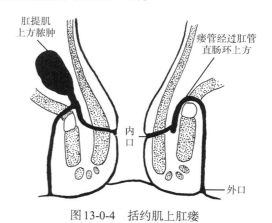

图13-0-4　括约肌上肛瘘

4. 括约肌外肛瘘　最少见，占1%，为骨盆直肠间隙脓肿合并坐骨直肠间隙脓肿产生的后果。瘘管穿过肛提肌直接与直肠相通（图13-0-5）。

（二）国内分类法

2002年由中华中医药学会肛肠分会根据瘘管位置高低制定的分类标准，以肛门外括约肌深部画线为标志，瘘管走向经过此线以上为高位肛瘘，在此线以下为低位肛瘘。其分述如下（图13-0-6）。

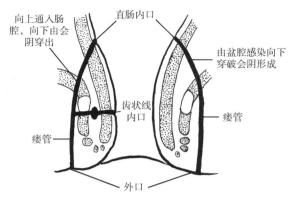

图13-0-5　括约肌外肛瘘

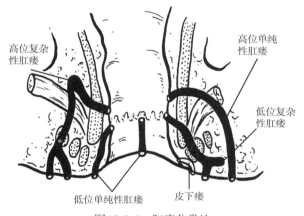

图13-0-6　肛瘘分类法

1. 低位肛瘘

（1）低位单纯性肛瘘：内口在肛窦，仅有一个瘘管，通过外括约肌深部以下，与仅有的一个外口相通。

（2）低位复杂性肛瘘：有两个以上外口和瘘管与内口相通，瘘管在肛门外括约肌深部以下。

2. 高位肛瘘

（1）高位单纯性肛瘘：内口在肛窦，仅有一个瘘管，走行在肛门外括约肌深部以上，侵犯耻骨直肠/肛提肌以上。

（2）高位复杂性肛瘘：有两个以上外口和瘘管与内口相连，并有支管或空腔，主管通过肛门外括约肌深部以上，侵犯耻骨直肠肌/肛提肌以上。

其中以低位单纯性肛瘘最多见。有人认为，复杂性肛瘘不应以外口多少来区分，如果主管通过肛管直肠环或其上，虽有一个外口和内口，但治疗比较复杂，也为复杂性肛瘘。有的外口虽多，但治疗并不复杂，也应归为单纯性肛瘘。

临床上有时确未找到内口，只有一个外口和瘘管盲端，与体内不通，故有人将其称为外盲瘘。化脓性窦道位于肛提肌水平以下，局限于肛周皮下及肛周间隙的肛瘘，只有内口没有外口，称为内盲瘘。化脓性窦道位置超过肛提肌水平或穿过肛门直肠环1/2～2/3，并深入到直肠壁外侧或括约肌间隙的肛瘘称为高位复杂性肛瘘。

从临床手术治疗的实际应用出发，又可以简化为以下3类：完全性肛瘘（有外口、瘘管、内口）；不完全性肛瘘（只有内口和窦道）；特殊性肛瘘（包括结核性肛瘘、溃疡性结肠炎性肛瘘、克罗恩病肛瘘及化脓性汗腺炎、肛门直肠损伤及手术并发症形成的肛瘘）。

五、临床表现

1. 流脓　自外口反复流出少量脓性分泌物或粪水，污染内裤，分泌物时多时少，有时有粪便及气体排出。

2. 疼痛　若瘘管引流通畅，一般无疼痛。外口暂时封闭，污染物不断从内口流入，形成脓液时，局部会出现红肿、压痛等再次脓肿的表现。

3. 瘙痒　由于分泌物对皮肤的刺激，局部皮肤瘙痒，严重者皮肤出现湿疹样改变。

4. 全身症状　多由反复发作而外口被增生的皮肤覆盖形成假性愈合，引流不畅所致，包括发热、寒战、乏力等。

一般全身无任何明显症状。局部症状有的很轻，只觉有时肛门瘙痒。有的流脓流水，肛门潮湿发痒，时好时坏。有的外口暂时闭合、引流不畅又形成新的小脓肿而肿痛明显，不能端坐，封闭外口再穿破，或在别处皮肤穿破又形成新的外口，则流脓血增多。若内口较大，用力排便时偶有气体从外口排出，甚至还排出稀便。因慢性炎症刺激，肛管直肠环纤维化，或瘘管围绕肛管，形成半环状纤维索条，影响肛门括约肌舒缩，则排便不畅。

六、诊　断

一般有肛周脓肿自行破溃或切开引流史，破溃后反复肿痛、流脓的症状，反复发作，经久不愈。局部检查可触及硬结、条索或用探针探及管道，并结合瘘管造影诊断并不困难。但对于复杂性肛瘘，要明确瘘管走行、分支情况及内口位置并非易事，需做直肠腔内超声和MRI检查，明确高位和低位。

1. 局部视诊 可见肛周皮肤有一个到数个突出的外口，有的分泌黏液或脓血样分泌物。如脓液呈绿色，怀疑为铜绿假单胞菌感染，应注意隔离。如为透明胶冻样咖啡色血性脓液并伴有恶臭，可能有癌变。如脓液稀薄呈米泔水样，可能为结核性，结核性肛瘘外口凹陷，周围有褐色圆晕创缘潜行。有的外口隐藏在肛周皱襞阴毛内，不易被发现而漏诊。多次手术未愈的复杂性瘘管患者常有肛门变形。根据Salmom定律和Goodsall规则可判断内口位置，但不完全准确，只能作为参考。一般外口近肛门者瘘管较浅且直，距肛门远者瘘管较深且弯。瘘管皮肤区色暗褐，间有正常皮肤。如有明显或暗淡的褐色圆晕，其皮下常有空腔单个或几个，甚或呈蜂窝状。

2. 直肠指诊 可触及从外口走向肛内的硬索，有直有弯，有蹄铁形，有钩形或有分支，但结核性肛瘘常无硬索。低位肛瘘较浅，易触及，高位肛瘘走行常与肛管平行，不易触及，应行拇指、示指内外双合诊，可触及深部硬索，蹄铁形，瘘管可触及环形硬索。直肠指诊时在齿状线上可触及凹陷性硬结，多为内口，黏膜下瘘管可触及包块和硬索。向上触诊要检查肛管直肠环有无纤维化，并注意瘘管和直肠周围组织器官及内口的关系。

3. 肛门镜检查 观察直肠黏膜是否充血、肥厚，退至齿状线处可见充血肿胀、肛窦红肿突起，挤压瘘管时有的可见肛窦溢脓（多为内口）。

4. Salmom定律 是1900年Goodsall首先提出的，故又称Goodsall规则，可帮助确定内口部位和瘘管走行方向，较常用（图13-0-7）。其内容如下。

（1）于肛门中央画一横线，如瘘管外口在横线前位，且距离不超过5cm，则管道多较直，内口多位于同位齿状线上，与外口相对。

（2）如外口在横线后位，则管道多弯曲不直，内口多位于肛门后正中位齿状线上，不与外口对应。

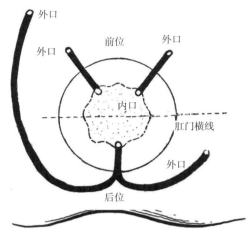

图 13-0-7　Goodsall 规则

临床上，肛瘘外口与内口的分布规律如下。

（1）通过肛门中心点画一横线，外口在横线前，距肛门缘不超过5cm，其内口在横线前部齿状线处，与外口呈放射状相对应位。超过5cm以上的多走行弯曲，内口在后正中线附近。

（2）外口在横线后半部，瘘管多半弯曲，内口常在肛门后正中齿状线附近。

（3）左右两侧都有外口，多数是左右两侧各有一个相对应内口，呈两条放射状对应的瘘管。

（4）横线前后两侧都有外口，多数是内口只有一个，在后正中齿状线附近，呈后马蹄形。但这种情况，也有内口在横线前瘘管呈前马蹄形的。

（5）几个外口都在横线前半部的内口，多只有一个在前半部。几个外口在后半部的内口只有一个在后正中处。

5. 探针检查法 是最常用、最简便、最有效的方法。根据瘘管走行及管径粗细，选用粗细适宜的软质探针，自外口轻柔、缓慢、多方位、多角度顺瘘管走行探进，左手示指在肛内引导，揉按探针球头以利于探针从内口探出。若瘘管弯曲，探针不易从内口穿出，可将探针抽出，按瘘管的走行弯曲探针后向上向下试探，常需多次、反复、细致地探查，探针逐渐探入时，可于该外皮肤造一放射状"外口"，用另一探针由人造"外口"进入瘘管"接力"探入内口。或将探针头部弯成钩状，从肛窦处向外与外口探针会合时即内口。所以80%的病例可准确找到内口，故应熟练掌握。但此法也容易造成假内口、假道和损伤。因此不宜用硬质探针粗暴操作，强行穿透。

6. 挤压法 挤压外口及肛管走行方向，肛窦部有少许脓性分泌物流出的部位多为内口。

7. 染色检查法 瘘管注入1%亚甲蓝、甲紫或靛胭脂等色素剂，使管壁和内口着色，试图在肛内置入纱布定位内口。注意防止染料向外渗漏，污染手术野或喷出染蓝白大衣。注射完毕后抽出注射用塑料管，紧压外口，轻揉管道口，将纱布卷沿肛管拉出，注意观察纱布卷着色位置与肛缘的距离和方位；观察肛隐窝部黏膜下层着色，从而确定内口部位。但应注意，该法可因瘘管弯曲成角，瘘管受括约肌收缩影响，瘘管被脓腐组织堵塞而失败。此法可以帮助寻找内口，但成功率不高。

8. 肛窦钩检查法 瘘管弯曲度太大，内口与主管道成角，探针难于从外口、瘘管探至内口，可用肛窦钩或将探针弯曲成钩状，从可疑内口的肛窦外向左右、上下探查，如能与外口探入的探针相遇，即此感染的肛窦则为内口。

9. 牵引瘘管检查法 在外口周围做一梭形切口，用剪刀紧沿管壁锐性剥离，将瘘管尽量游离达2/3长度，组织钳牵引瘘管，可见随牵引动作肛窦内陷，此即为内口。

10. 瘘管切开检查法 从外口沿探针或槽针逐步切（剪）开瘘管壁，用刮匙搔扒后管壁组织致密、光滑、完整。若在亚甲蓝液染色下，切（剪）开的外口、瘘管、内口管腔染色一致，连成一片，即真内口。如内口与管壁临界处，管壁延续不完整，渗血较多、粗糙不光滑、染色不全，则这可能系寻找内口时粗暴、强行探查造成损伤，而是假内口。

11. X线造影法 有碘油造影或70%泛影葡胺造影，适用于高位复杂性肛瘘的检查。

12. 直肠腔内超声 能较准确地了解肛周组织与括约肌的状况，能观察到瘘管和感染腔隙的位置及大小，分辨出一般肛肠检查容易漏诊的病变。直肠腔内多普勒超声检查对于确定瘘管穿过肛门括约肌的层面及手术中保护其完整性起重要的指导作用。

13. MRI检查 对肛管直肠周围实体性肿瘤及病灶意义大，对高位瘘管和感染病灶的诊断有参考价值（图13-0-8）。

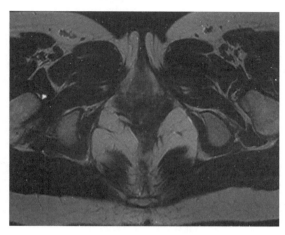

图13-0-8 肛瘘MRI
T₂WI横断位图像显示肛管右侧瘘管及内口

七、鉴别诊断

肛瘘需与以下疾病相鉴别。

1. 化脓性汗腺炎 病变范围广，呈弥漫性结节状，常隆起，有许多窦道破口，有脓液流出，病变区皮肤色素沉着。多个外口，且无瘘管硬索通向肛内。

2. 藏毛窦 于骶尾关节臀沟部或尾骨尖的凹陷处有瘘口，有黄色稀淡臭味液体流出，探针探查向颅侧走行，窦内有毛发，无内口，不与直肠相通。

3. 肛周窦道 肛门周围外伤后形成的窦口，日久不愈，其中可能有异物，可根据外伤史鉴别。

4. 骶尾部囊肿 先天性表皮囊肿和皮样囊肿继发感染化脓，自溃或切开引流后形成窦道，无内口、外口凹陷，不易闭合，瘘管向颅侧走行，探针检查时深者可达10cm左右，尚有毛发从外口排出。有时可见骨质和牙齿，病理检查可鉴别。

5. 骶尾部骨髓炎 形成脓肿破溃后的瘘口，深约数厘米不等，与直肠相通，有时两个瘘口对称，距离相等。另外，骶尾骨、髂骨、髋骨、耻骨结核形成寒性脓肿破溃后的瘘口，流脓清稀或呈米泔水样，外口内陷，常有午后低热、夜间盗汗等结核病症状。两者皆可通过摄片，根据骨质病变鉴别。

6. 臀部放线菌感染 其感染损害大、病程长、进展缓慢，镜检脓液中有均匀的黄色小颗粒，病变区似木硬，无内口。

此外，肛瘘尚需与会阴部尿道瘘、肛周疖肿病、克罗恩病、溃疡性结肠炎、淋巴肉芽肿、直肠癌等鉴别，但临床少见。

八、治　疗

肛瘘很难自愈，一旦确诊，应该准备手术治疗，免得因反复发作、病情加重而增加患者组织器官和功能损伤。其手术方法多，手术方式应根据病情酌定，既要彻底根治，又要保护肛门功能。手术分为切断括约肌术式和保留括约肌术式，可根据病情选用。国内李春雨提出手术成败的关键如下：①准确寻找和处理内口；②切除和清除全部瘘管；③合理处置肛门括约肌；④创口引流通畅。

无论选择何种手术，其原则是首先保护患者的功能，采取无痛、微创、整形手术，尽可能少地损伤肛门括约肌，最大限度保护肛门括约肌功能，以免肛门失禁。对于病情复杂，再次手术不能完全避免损伤括约肌功能，从而导致肛门失禁者，应该允许患者在定期随访的前提下带瘘生存。

（一）切断括约肌肛瘘手术

肛瘘一旦形成，手术即是首选治疗方法。在有效保护肛门括约肌的前提下，切开瘘管和清除瘘管内的坏死物，并于肛管内行肛瘘内口引流术或挂线术，使肛瘘得到根治。

1. 肛瘘切开术　最常用，是治疗肛瘘的最基本术式。中医对切开肛瘘早有记载。Fsalmon设计的肛瘘切开术为经典术式并用，至今仍为临床习用的可靠方法之一。瘘管通过肛管直肠环下1/3的浅表型、低位单纯性肛瘘，约占80%，其瘘管的皮下部分可以适当切开，一般不会影响肛门功能。对于瘘管通过肛管直肠环1/2的复杂性肛瘘，因慢性病变已经形成局部广泛纤维化粘连，也可以直接切开。但临床仍以挂线切开较为稳妥。

本术式适用于低位单纯性或复杂性肛瘘、直瘘和弯瘘。而高位肛瘘及女性左前、右前位单纯性肛瘘禁用。

操作方法：①示指插入肛内，拇指在外双合诊，查清瘘管走行及判定内口位置。②将球头探针从外口插入，另一手示指伸入肛内引导沿瘘管缓缓探入（图13-0-9），探针手指结合找到内口穿出并牵至肛外，如内口闭合，可在探针指间最薄处仅一膜之隔穿出肛外。使用探针寻找内口时，不宜用力过大，以免造成假道。③在球头探针下面插入有槽探针，抽出球头探针，刀刃向下，沿有槽探针全部切开内外口之间的皮肤及瘘管组织。如有支管和空腔，一一切开后，用刮匙搔刮瘘管壁上的腐肉及坏死组织，使之暴露新鲜组织。必要时可将瘘管周围瘢痕组织切除。④修剪创缘皮肤，使创腔呈底小口大的"V"字形创面，以利于引流。创口嵌入凡士林纱布或生肌散纱条。外敷纱布包扎，丁字带固定。⑤每次排便后用硝矾洗剂熏洗，换药时注意观察创面。

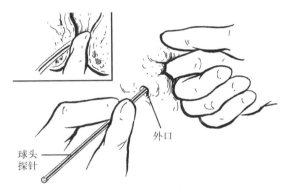

图13-0-9　探查内口

2. 肛瘘切除术　适用于已纤维化的低位单纯性肛瘘和低位复杂性肛瘘。对于结核性肛瘘，如全身无活动病灶，也可切除。

操作方法：①用一手指插入肛内指诊，触到条状硬结多为肛瘘内口；另一手持探针由外口插入，轻柔转动，在示指引导下经内口穿出。将探针前端弯曲成钩状，沿示指引出肛外。②用组织钳夹住瘘管外口处皮肤，借助组织钳及探针的牵引，沿探针与括约肌垂直切开内外口之间的皮肤至瘘管外壁。③以探针为中心，用剪刀完整游离瘘管外壁两侧。④提起探针，用剪刀从瘘管的底部完整游离瘘管外壁，并将瘘管及其内外口一并切除，瘘管周围的瘢痕组织也应切除，直至显露健康组织为止（图13-0-10）。⑤修剪创缘皮肤，防止创缘皮肤内翻。敞开创面，以免分泌物积存，影响愈合。创面填塞凡士林纱布。如瘘管短浅又无分支，术中清除彻底，术前做过肠道准备，创口可行一期缝合。但不得留有死腔。

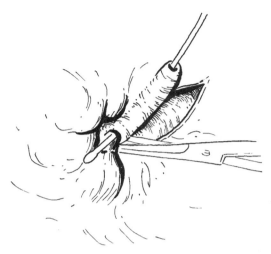

图13-0-10　提起探针从瘘管底部切除瘘管

3. 肛瘘挂线术　是中医治疗肛瘘的传统而有效的术式。因挂铅锤活动不便，改为收紧打结，每天紧线勒开瘘管。又因每天紧线太烦琐，现已改用橡皮筋，以其弹力勒开瘘管，可防止急性切开高位肛瘘引起肛门失禁。其亦可称为慢性切开引流法。但橡皮筋勒开组织时可产生剧痛，故应选用长效简化骶管阻滞或长效局部麻醉或双阻滞麻醉，术后应用长效镇痛药（以亚甲蓝为常用）。维持1周内不剧痛，仅有微痛。本术式适用于距肛缘3～5cm，有内外口的高位单纯性肛瘘，以及前方低位单纯性肛瘘、幼儿肛瘘。

操作方法：①右手示指伸入肛内引导，将球头探针自外口插入，沿瘘管缓缓向肛内探入，于齿状线附近找到内口。如内口闭合，可在探针手指间最薄处仅一膜之隔穿出。切忌盲目粗暴造成假道（图13-0-11）。②将探针头折弯，在示指引导下由内口拉出肛外。在探针球端缚一橡皮筋（图13-0-12）。③将探针自肛内完全拉出，使橡皮筋经内口进入，又从外口拔出，贯通整个瘘管（图13-0-13）。④切开内外口之间皮肤，提起橡皮筋两端合并一起拉紧（图13-0-14）。⑤松紧适宜后钳夹橡皮筋，紧贴肛周皮肤，于钳下用丝线结扎橡皮筋。⑥高位肛瘘应将球头探针弯曲，沿瘘管外口插入瘘管最高位时可将探针于最薄处穿出，先切开皮层，再沿切口拉紧结扎。女性前方低位

单纯性肛瘘和幼儿肛瘘则不需切开皮层，而且不要拉得太紧。⑦修剪创缘，提起橡皮筋，在被橡皮筋勒割组织内注射长效镇痛药。⑧每次排便后用硝矾洗剂熏洗坐浴后，填以凡士林纱布。术后10天橡皮筋松弛时可紧线一次。

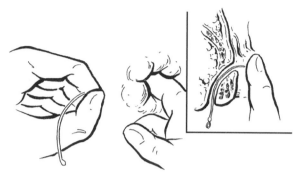

图13-0-11　探针进入瘘管寻找内口

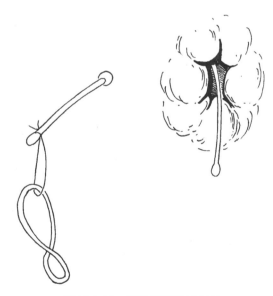

图13-0-12　探针折弯拉出肛外

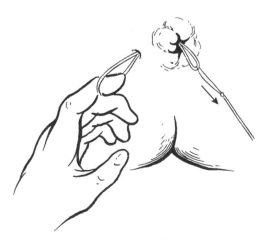

图13-0-13　拉出橡皮筋

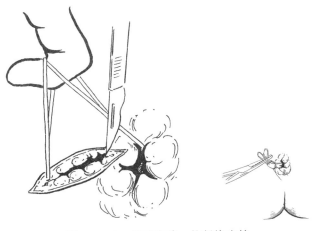

图 13-0-14 切开皮肤，扎紧橡皮筋

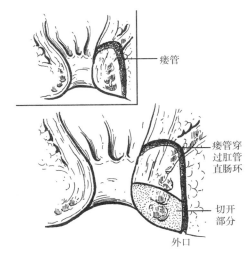

图 13-0-15 切开高位肛瘘低位瘘管部分、支管和空腔

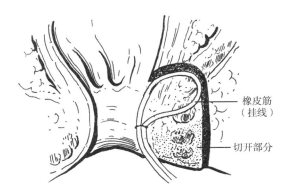

图 13-0-16 瘘管穿过肛管直肠环的部分挂橡皮筋

4. 肛瘘切开挂线术 是在肛瘘挂线术的基础上，结合现代医学解剖知识发展起来的中西医结合的新式式，是目前最常用的手术方法，适用于高位复杂性肛瘘、蹄铁形肛瘘、骨盆直肠间隙肛瘘、直肠后间隙肛瘘。

操作方法：①先将高位肛瘘的低位部分即与肛门外括约肌皮下部、浅部和肛门内括约肌平齐的低位瘘管切开，同时切开支管和空腔，搔刮，清除腐肉（图13-0-15）。②通过肛门外括约肌深部和耻骨直肠肌与内口相通的瘘管即高位瘘管部分采取挂线，即以球头探针从低位切开创面寻找瘘管至内口穿出，在探针一端系上丝线带橡皮筋，然后将探针从瘘管退出，使橡皮筋通过瘘管，两端合拢一起拉紧（根据病变高低决定拉紧程度），钳夹，钳下丝线结扎（图13-0-16）。③如瘘管高位、内口低位，必须将探针横起向下寻找内口，探针手指间最薄处即为内口，可穿出，也可在瘘管顶端最薄处、最高点人造内口穿出，其下方如有内口也一并勒开。④如系高低位蹄铁形肛瘘，先将两侧外口切除，于肛后正中部肛缘外皮肤做一放射状切口，以探针或止血钳向两侧外口处探通，搔刮坏死组织后，在后切口与外切口之间做1～2个弧形小切口，即在瘘管上开窗、留桥，以凡士林纱条在两侧进行对口引流。自后切口以探针和肛内示指引导找到内口，进行挂线，不要太紧。⑤肛内填入凡士林纱条，切口外敷纱布包扎。

挂线疗法原理：为了探讨切开挂线术治疗高位肛瘘不会引起肛门失禁的原理，中国中医科学院广安门医院采用直肠肛门静息压测定和组织病理学方法进行了动物实验。分切开组和挂线组进行对照观察。结果是切开组与挂线组之间括约肌断端最终均以局部纤维而与周围组织粘连固定。两组显著差别如下：切开组两断端的缺口距离大，中间为大面积瘢痕所充填，肛管内压大幅下降，排便功能严重障碍。挂线组两断端距离小，中间为小面积瘢痕修复，肛管内压轻度下降和功能轻度障碍。15～35天后肌肉本身两组均无显著再生，说明肌肉的再生能力很低。

切开挂线术实际上是一种慢性"切开"和牢固、持久的对口引流术，不怕感染，也不会使炎症扩散（图13-0-17）。

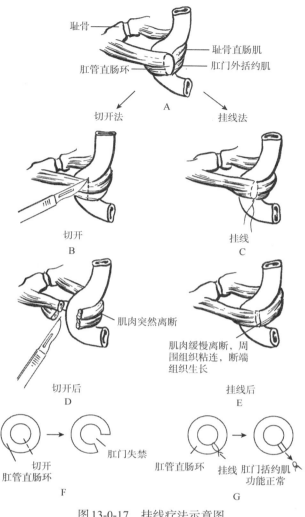

图 13-0-17　挂线疗法示意图

图中标注：
耻骨　耻骨直肠肌　肛门外括约肌　肛管直肠环
切开法　A　挂线法
切开　B　挂线　C
肌肉突然离断　肌肉缓慢离断，周围组织粘连，断端组织生长
切开后　D　挂线后　E
切开肛管直肠环　肛门失禁　F
肛管直肠环　挂线　肛管括约肌功能正常　G

（1）切割作用：利用橡皮筋持续收缩的弹力作用，"以线带刀"，使挂线圈内的组织因缺血而逐渐坏死液化，使括约肌与周围组织被缓慢割开、勒断，边切割、边修复，不会引起肛门失禁。

（2）引流作用：挂线勒割扩大引流通道，有利于肉芽组织自创底部顺利生长，使炎症局限，具有良好的引流作用，可减轻感染。

（3）标记作用：一期手术中的挂线作为二期手术中寻找、处理保留在深部的瘘管，施行缓慢切割、切开瘘管及肛管直肠环的标记。

（4）异物刺激作用：线或橡皮筋作为一种异物，可刺激局部产生炎症反应，通过炎症反应引起的纤维化而使括约肌断端与周围组织粘连固定，断端不致因切断而回缩，边勒开边修复，故不致括约肌完全离断而失禁。

所以，切开挂线术也可以说是保留括约肌功能的术式，操作简便、易于掌握、安全有效，对肛门功能无大影响。挂线剧痛因应用亚甲蓝长效镇痛药已基本解决，现在国内已广泛应用。但支管过多，创面过大，愈合时间较长。

国外对我国挂线术不易引起肛门失禁的评价：法国、印度也很早就有用线结扎分离肛瘘的方法。日本等国很早就学习和使用我国传统的挂线术，认为该法有不用开刀，术后无出血，局部麻醉下就可进行，术后尚可从事日常工作等优点。Gorigher认为，挂线具有良好的标记作用，可作为二次手术的标记，但对挂线后不易引起肛门失禁表示怀疑。日本高野于1976年引用我国挂线术治疗高位肌间瘘5例，坐骨直肠间隙瘘18例，其中除1例因引流不畅做了扩创手术外，其余均取得了满意的效果。他认为在中国被称为"挂线法"的瘘管慢性切开术，有着广泛的应用，优点是分离创面小，缺点是分离创面较窄且深。欧洲将挂线作为二次切开的标记。

5. 肛瘘切除缝合术　1903年，Tuttle首次在他的著作中提出肛瘘手术采用一期缝合的方法。他强调必须完全剔除瘘管，切口两侧缘必须严密对合。因为理论上依据不太充足，手术结果不甚满意，遭到许多肛肠外科专家的非议和反对，故未能推广。至1949年在使用磺胺类药物和抗生素的前提下，Starr重新提出使用此法，并提出一些有效措施，效果比较满意，这时才得以推广。该术式适用于已纤维化的低位单纯性肛瘘或蹄铁形瘘的支管部分。

操作方法：①在肛门镜下，用浸有消毒液的纱布系上丝线塞入肠腔，以达到消毒肠腔并防止肠道分泌物下降的目的。②由外口插入探针通过瘘管，另一手示指伸入肛内作引导，从内口穿出，牵至肛外。沿探针切开内外口之间的组织，敞开瘘管。③牵起瘘管后壁，用刀逐渐剔出瘘管壁至内口切开处，将全部瘘管切除，不遗留任何肉芽组织及瘢痕组织，显露正常健康组织。④彻底止血，冲洗伤口后，用肠线缝合内口黏膜。用丝线从基底部开始进行全层间断缝合。⑤若创面较深，可选用"8"字缝合法或"U"形缝合法，不留死腔。⑥取出肠内纱布块，外敷无菌纱布包扎。

6. 低位切开高位虚挂引流术　在高位肛瘘手

术中应在齿状线以下切开，齿状线以上超过肛管直肠环的部分予以虚挂引流（与传统的切割挂线相比，挂线而不紧线，待瘘管腔内肉芽组织填满后抽取挂线或橡皮筋，即所谓虚挂法），该方法有治愈率高、并发症少，肛门功能得以保护的优点。

7. 肛瘘分段挂线术 将瘘管分段挂线。远段挂浮线，对口引流，近段挂线，治疗肛瘘。方法简便，损伤小，引流通畅，愈合时间短。此术式适用于管道弯曲，内外口之间距离较长的肛瘘。

操作方法：①将探针自外口插入瘘管，向肛内探查，直达瘘管弯处，在距离肛缘外1.5cm处皮肤做一人造外口，可避免损伤括约肌。自该切口插入另一探针，寻找原发内口，并从肛内引出探针，探针头部系上丝线和橡皮筋拉出肛外。②将橡皮筋两端之间的皮肤切开，拉紧橡皮筋结扎。远段管道以刮匙搔刮，挂上浮线对口引流。术后每次排便后用硝矾洗剂熏洗换药直至愈合。浮线引流7～10天拔除。

8. 断管挂线术 该手术的目的是将瘘管分为两部分，即接近肛管和肛门括约肌的瘘管及内口部分，以及位于肛门外周的瘘管和瘘管外口部分。

操作方法：①将探针自外口插入瘘管，向肛内探查直达肛外瘘道转弯处，在距离肛缘外1.5cm处皮肤做一人造外口。自该切口插入另一探针，寻找原发内口，并从肛内引出探针，探针头部系上丝线和橡皮筋拉出肛外。②将橡皮筋两端之间的皮肤切开，拉紧橡皮筋结扎。远段管道以刮匙搔刮，挂上浮线对口引流。

9. 高位挂线低位缝合术 适用于高位单纯性肛瘘。

操作方法：①用球头探针自外口插入瘘管寻找内口，探针一端系上丝线及橡皮筋；②沿探针切除距肛缘1.5cm以外至外口的瘘管及瘢痕组织，于肛门1.5cm以内至内口间切开皮肤，挂以橡皮筋；③彻底止血后，用丝线将挂线以外的切口全层缝合。

10. 瘘管旷置术 Hanley于1965年提出治疗肛瘘没有必要全部切开瘘管，即瘘管不全切开术、内口引流术。他针对两侧肌下瘘设计的术式即所谓坐骨直肠间隙蹄铁形肛瘘的手术。此种病例内口多在后正中附近的一侧，手术时将原发内口处瘘管切开引流，并需切开肛门内括约肌、肛门外括约肌皮下部及肛门后间隙，切口开放。此术式适用于蹄铁形肛瘘。

操作方法：在内口周围做一外宽内窄的切口，深至切断肛门内括约肌，肛门外括约肌皮下部，切开肛门后间隙，搔刮空腔及管道，修剪瘢痕组织，其残留部分亦做多个切口，使瘢痕软化，切除两侧外口多余的皮肤，搔刮管道内坏死组织及肉芽组织，不切开瘘管。通过原发内口的治疗，促进瘘管愈合。当对侧瘘管及空腔引流不畅时，需二次切开搔刮。

11. 肛瘘内口切开术 是在一般切开术的基础上，由山东黄乃健改进成内口与管道内端切开术，其可缩短疗程、减轻痛苦，适用于内盲瘘、低位单纯性肛瘘、蹄铁形瘘和长弯形瘘。

（二）保留括约肌的肛瘘手术

理想的肛瘘手术是既能根除原发灶和瘘管，又能保存括约肌功能。1951年Eisenhammer在肛管解剖和肛瘘病因中的重大发现，为人们长期努力追求的目标提供了理论基础。保存括约肌的可能性和必要性成了研究的主题。其实早在1902年Noble就提出黏膜瓣前移的构想。1912年，Elting也提出了关闭内口的概念，给各种保存括约肌术式提供一条基本原则。于1961年Parks首创"内口剜出术"治疗肛瘘成功以来，各种改良术式不断出现，已成为肛瘘手术的主流。我国学者结合中医的优势，在术式和疗效上都居于领先水平。

1. 脱细胞黏膜基质填塞术（瘘管填塞术） 是一种全新的治疗肛瘘的方法，同时也是一种新的肛瘘微创手术。通过探针或亚甲蓝染色，确定内口位置，对瘘管进行搔刮处理，再以无菌盐水或过氧化氢溶液冲洗瘘管。将一个用猪小肠制备的脱细胞肛瘘修复基质（瑞栓宁）材料填塞瘘管，缝合内口（图13-0-18）。

（1）原理：脱细胞肛瘘修复基质（瑞栓宁）为Ⅲ类植入材料，用于肛瘘瘘管的填充。通过填充，利用产品特有的胶原蛋白支架结构引导细胞和组织长入，经过3～6个月，材料被完全降解吸收，实现自体修复，达到闭合瘘管、修复肛瘘的目的。

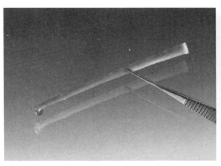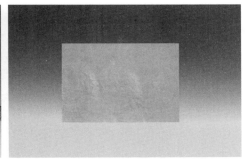

图 13-0-18　脱细胞肛瘘修复基质（瑞栓宁）

（2）术前准备：脱细胞肛瘘修复基质（瑞栓宁）1～2支。本品取自猪小肠黏膜下层（small intestinal submucosa，SIS）组织，属于肛瘘栓（anal fistula plug，AFP）生物材料的一种。其是经过脱细胞等工艺处理获得的细胞外基质材料，主要成分为胶原蛋白（Ⅰ型占93%～95%，Ⅲ型占5%～7%），具有天然细胞外基质三维空间支架结构，与人体软组织的细胞外基质相似。其已经钴-60辐射灭菌，是一次性使用无菌产品，使用前需水合。

（3）适应证

1）肛瘘长3cm以上者。

2）无明显急性脓肿形成者。

3）肛腺源性肛瘘。

4）除外肿瘤性肛瘘、克罗恩病肛瘘、结核性肛瘘。

（4）禁忌证

1）过敏体质尤其是对胶原敏感的患者禁用本品。

2）急性感染患者或病灶感染控制不佳者禁用本品。

3）各种慢性消耗性疾病造成恶病质，不能耐受手术者慎用。

4）因宗教、民族等问题不能接受猪源性材料者慎用。

（5）操作方法

1）寻找内口：应用探针检查等方法寻找、判断瘘管走行及内口位置（图13-0-19）。

2）处理内口：将内口及瘘管主支2～3cm切除（图13-0-20）（位置越高，切除越长）。

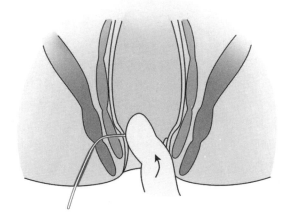

图 13-0-19　利用探针寻找内口

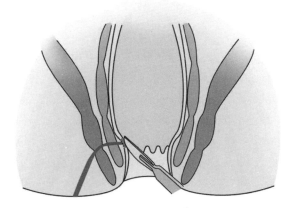

图 13-0-20　处理内口

3）瘘管处理：用刮匙、肛瘘刷或打结的缝线深入管腔将瘘管清理干净，清除坏死肉芽组织，彻底止血（图13-0-21）。冲洗管道，吸引器吸干水分。

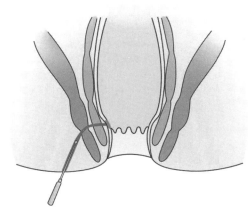

图 13-0-21　用刮匙、肛瘘刷清理瘘管

4）脱细胞肛瘘修复基质预处理：根据瘘管的长度和管腔直径选择合适型号的脱细胞肛瘘修复基质。脱细胞肛瘘修复基质水合处理：用无菌生理盐水浸泡5～10分钟（实际2～3分钟，产品批次不同，时间有差异），使产品变软后，用无菌纱布将产品表面的水分吸干即可使用（水合过程需多次查看，变软即可，避免时间过长造成产品过软易被拉断）。

5）引入脱细胞肛瘘修复基质：将脱细胞肛瘘修复基质由内口引入外口引出，最终粗端在内口，细端在外口（图 13-0-22）。

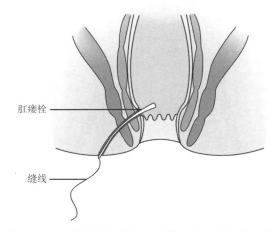

图 13-0-22　脱细胞肛瘘修复基质由内口引入外口引出

6）固定脱细胞肛瘘修复基质：修剪并丢弃内外口露出瘘管部分的材料（图 13-0-23）（可以超出外口1cm）。用4-0可吸收缝线将脱细胞肛瘘修复基质缝合并包埋固定，在已经剔除的新鲜组织下（不缝合切口两侧皮肤），使靠近肛缘的创面变浅，

肛瘘栓与组织融合；远端用4-0缝线缝合固定。

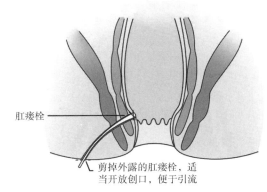

图 13-0-23　修剪外露瘘管部分的脱细胞肛瘘修复基质

7）处理外口：外口开放，不缝合，便于引流。术后肛门内留置止血纱布，用无菌纱布覆盖外口。

（6）注意事项

1）使用本产品时应严格控制适应证：低位肛瘘患者可直接瘘管填塞，对于高位复杂性肛瘘患者，可与挂线术结合使用，采用近端挂线、远端填塞的原则，以减小创面，促进愈合。

2）检查产品是否在有效期内，并观察外包装是否损坏。

3）本产品为无菌制品，应严格执行无菌操作，请勿重复灭菌使用，产品使用前需水合。

4）本产品不得与蛋白酶及胶原酶类产品直接接触使用。

5）使用后如果出现感染迹象，应按照感染创口进行常规处理。

6）临床医生应经过培训后按照产品说明书使用本产品。

7）本产品应用于孕妇、哺乳期妇女及婴幼儿尚无可靠研究数据。

（7）术后护理

1）与常规肛瘘手术护理相近，尽可能做到及时换药（至少每天1次，排便后随时换药），换药时应用干纱布挤压瘘管（正常渗出液为透明至白色，有轻微黏性的液体），使渗液能及时排出，内口局部开放，创面用消毒纱布填塞。

2）术后一定要杜绝坐浴外洗，1周内尽可能不要淋雨、淋浴（可擦洗），避免液体接触影响产品稳定性。

（8）并发症：炎症、感染、脓肿、瘘管复发、过敏反应。不能完全排除本产品的排斥反应。

（9）讨论：本方法疗效显著，损伤小、恢复快。

1）疗效：①距肛缘2～3cm开放创面，二期愈合；②2～3cm以外无创面及瘢痕，肛门无畸形；③术后患者肛周功能得到最大程度保护。

2）优点：①创伤小，微创术式，减少创伤，诱导机体细胞再生，产品最终被完全降解，从而实现永久修复；②恢复快，具有促进创口愈合和引导加速瘘管自体修复的功能，显著缩短患者术后愈合时间；③减少疼痛，术后疼痛感显著降低，造福患者；④保护肛周功能、外形，最大程度保护肛门括约肌功能，利于术后组织塑形重建，减少术后并发症。

2. 经括约肌间瘘管结扎术（ligation of the intersphinctericfistula tract，LIFT） 2007年泰国医生Rojanasakul介绍了一种新的保留括约肌手术，即经括约肌间瘘管结扎术。该术式自括约肌间沟入路，游离并结扎瘘管，封闭内口，对远端瘘管进行搔刮并旷置。目前，肛瘘结扎术总成功率为57%～94.4%，肛门失禁几乎为零。肛瘘结扎术治疗经括约肌肛瘘和复杂性肛瘘是安全有效的，同时保留了肛门括约肌和肛门功能，与其他保留括约肌手术方法相比，简便易行，成功率高，肛门失禁的发生率几乎为零，是最有前景的保留括约肌的肛瘘手术，还需要进行多中心的长期随机对照研究，对经括约肌间瘘管结扎术的有效性和安全性做出准确的评价。

（1）适应证：经括约肌肛瘘，瘘管形成明显者。

（2）操作方法

1）患者取俯卧折刀位。找到瘘管外口，用探针自瘘管外口插入，如果外口封闭或狭小，可以切除部分外口及其周围组织。探查瘘管走行并找到内口，当内口不易穿出时不要勉强穿出，以免造成假内口，触摸探针接近直肠黏膜即可。也可以从外口用10ml注射器注入1：10过氧化氢生理盐水混合液，可见液体从内口流出，以确定内口位置。

2）以探针作为引导，在瘘管上方沿肛缘括约肌间沟行1.5～2cm弧形切口（图13-0-24）。

3）通过探针标记瘘管，进入内外括约肌间平面，沿内外括约肌间分离瘘管，尽量沿瘘管向内括约肌侧和外括约肌侧分离瘘管，用小直角钳挑起瘘管（图13-0-25）。

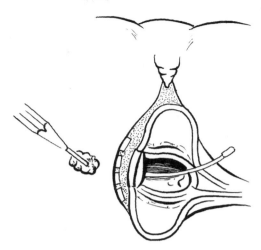

图13-0-24 沿内外括约肌间沟的弧形切口

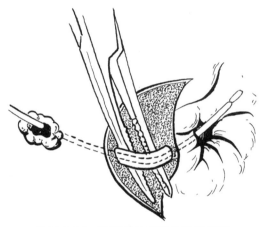

图13-0-25 游离并挑起括约肌间瘘管

4）退出探针，用止血钳分别钳夹肌间瘘管的内口侧和外口侧，在靠近内括约肌处用3-0可吸收缝线结扎瘘管，也可以贯穿缝扎，在其远端再次缝扎瘘管，并加强结扎一道（图13-0-26，图13-0-27）。

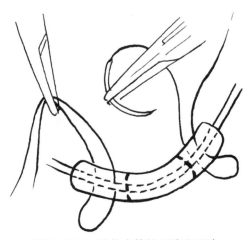

图13-0-26 缝扎瘘管的近端和远端

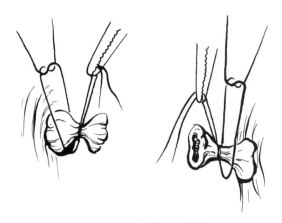

图 13-0-27 加强结扎瘘管

5）在两处缝扎线之间切断瘘管，切除缝扎线之间残留瘘管及感染的腺体（图 13-0-28）。

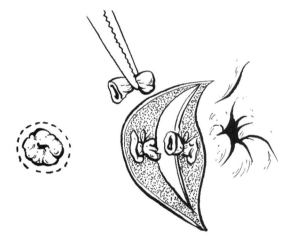

图 13-0-28 将括约肌间瘘管切除

6）从外口注入生理盐水确定切断的组织是瘘管组织；切除外口纤维化组织，扩大外口以利于引流。

7）应用 3-0 可吸收线间断缝合括约肌间切口，修剪外口处肉芽组织，开放引流（图 13-0-29）。

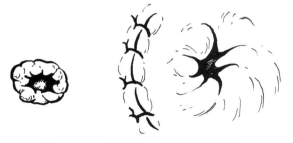

图 13-0-29 切除外口，并间断缝合切口

3. 内括约肌部分切断术 对于括约肌间脓肿

和肛瘘，从肛门内切开肌间脓肿，进行肛内引流，不切断外括约肌，只部分切断内括约肌和与感染有关的肛隐窝而治愈肛瘘。本式式适用于括约肌间瘘。

操作方法：①利用肛门拉钩显露直肠远端约 10cm，看清肛瘘内口。从内口上缘将肛门内括约肌连同内口一并切开。切口止于肛管接近直肠壶腹对应于肛提肌和耻骨直肠肌水平处。②彻底止血，看清内括约肌和周围组织后进行探查，用刮匙刮除腐败组织，将内口引流。③将切口向肛门方向延伸，直达肛缘。置油纱条引流，外盖敷料，包扎固定。

此手术保护了肛门的功能，但 Parks 认为此术式仅切开内括约肌而不充分切开延伸到肌间的脓腔及瘘管，有复发的可能。

4. 纤维蛋白胶封闭术 Hjortrup 等于 1992 年首次应用纤维蛋白胶治疗会阴瘘获得成功。至今，已有很多关于纤维蛋白胶治疗肛瘘的报道。方法多是先用探针确定内口及外口，以刮匙搔刮瘘管内肉芽组织，再以过氧化氢溶液及生理盐水反复冲洗后，注入生物蛋白胶，应用肠线缝合关闭两端瘘口。纤维蛋白胶的应用虽然仅获得一定程度的成功，但它不损伤肛门括约肌，可以多次重复进行，患者早期即可恢复正常活动，并可使约一半的肛瘘患者避免了实施扩大手术的风险，仍不失为一种安全、简便的选择。

5. 肛瘘旷置引流术 是集中医挂线、切开、脱管之长处，吸取西医保存括约肌术式优点的中西医结合手术。北京胡伯虎首先应用此法。其适用于复杂性肛瘘。

操作方法：①探明瘘管走行及位置，准确找到内口。②先切开内口及内口下的内括约肌一侧，扩创至肛缘，使内口充分敞开呈三角形，引流通畅，彻底清除原发灶，将外口及部分肛外瘘管剔除。③用刮匙搔刮经括约肌的瘘管瘢痕及坏死组织，不切断外括约肌群，只在内外口之间留置一粗线或橡皮筋，不紧线，用于引流和作为标志物。旷置创口，待肉芽组织填充、瘢痕形成而愈合。

6. 枯痔钉脱管术

（1）适应证：低位单纯性肛瘘（直瘘），复杂性肛瘘的支管及窦道。

（2）操作方法：①用带有细塑料管的注射器，

装入3%过氧化氢溶液和生理盐水彻底冲洗管道。②根据瘘管长短、大小，插入相应长度、粗细的枯痔钉，以整个瘘管充满药钉为度。剪除外口多余的药钉，外敷纱布、胶布固定，防止药钉脱出。

（三）特殊类型肛瘘的处理

1. 婴幼儿肛瘘　婴儿肛周脓肿很快就自溃溢脓，常被父母所忽略。当发现时脓已排出，只见有破溃疮口，尚未成瘘，有时可能自愈。因此不宜急于手术，可采取局部消毒、外敷药物和口服抗菌药物等保守疗法。只有保守疗法无效而且反复发炎肿痛时才考虑手术治疗。手术时笔者认为选择挂线术为宜，不要轻率切开或切除瘘管，因为已经自溃出脓，无须再切开，瘘管尚未形成，又不易形成，故不需要切除"瘘管"。挂线术简便易行。

操作方法：无须麻醉（因手术时间非常短）或基础麻醉下从外口探入，在肛内手指引导下从内口穿出，挂以橡皮圈，不要勒太紧，即可完成手术。术后哺乳、排便照常，排便后局部消毒即可，无须换纱条引流，橡皮圈就可持续引流。1周后橡皮圈脱落，创面开放，换药至愈合。

2. 高位肛瘘　一般说肛瘘最难治即指高位肛瘘而言。不但手术操作复杂，而且术后常有并发症和后遗症。一个理想的高位肛瘘手术应该是既能根除肛瘘原发病灶和瘘管，又能保存肛门与肛管结构和功能的完整性，无任何严重的后遗症。

不论何种式式，都不能切断耻骨直肠肌及外括约肌深部，以避免引起肛门失禁。对于高位肛瘘如何一次切开及其对肛门功能的影响，黄乃健提出直肠环区硬变是手术治疗高位肛瘘的局部基础。硬变程度和范围与肛瘘的单纯和复杂、瘘管距肛门远近和病程有关。他认为高位肛瘘虽给直肠环带来硬变损害，但却给手术准备了有利条件。硬变较严重、范围较广时，一次切开直肠环不会引起肛门失禁；如硬变较轻，只可部分切开，如无硬变，不宜切开，只能挂线或分次手术。

3. 蹄铁形肛瘘　临床比较少见（图13-0-30）。肛管后部肛腺感染后，多从Minor水平位三角形间隙感染，向上蔓延至肛管后间隙（Courtney间隙）形成肛管后脓肿，并向两侧坐骨直肠间隙疏松的组织蔓延，形成弯形或蹄铁形肛瘘。从理论

上讲肛后间隙感染可向几个方向扩展，但向上穿过肥厚的肛提肌或向下穿过致密的肛尾韧带直穿皮肤是很困难的。所以蹄铁形肛瘘从不超越肛提肌，也不在后正中线上形成外口。从肛瘘外口用探针向上探查瘘管可达6～7cm，似乎已达到很高位置。但实际上是因为坐骨直肠间隙上界的肛提肌是由外上向内下斜行的漏斗状，所以充满脓液的脓腔上缘或后来形成的瘘管可以高于肛管直肠环水平，探查斜行容易造成高位的假象。

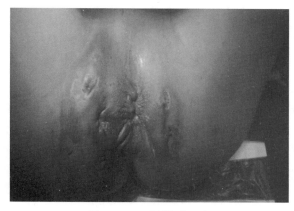

图13-0-30　蹄铁形肛瘘
扫封底二维码获取彩图

蹄铁形肛瘘手术方法较多。但以切开挂线术为最好。

（1）切开所有支管，摘除瘘管。在肛后正中切开外括肌皮下部和浅部，在外括约肌深部和耻骨直肠肌部分挂橡皮圈。缓慢分离肌层，对于肛尾韧带，也挂橡皮圈缓慢分离。切开创面半缝合，后正中位开放。外口多的蹄铁形瘘，可切除内口及主管道，不切除支管，愈合快、瘢痕小。

（2）以有槽探针从两侧外口插入，逐步切开瘘管，直到两侧管道在接近后正中部相遇时，再仔细探查内口。如瘘管在肛管直肠环下方通过，可一次全部切开瘘管及外括约肌皮下部和浅部。如内口过高，瘘管通过肛管直肠环上方，可用挂线术，即切开外括约肌皮下部、浅部及其下方的瘘管，然后在剩余的管道经内口穿出挂以橡皮圈。橡皮圈缚在肛管直肠环上，可避免一次切断而致失禁，剪除切口边缘的皮肤和皮下组织，敞开创面，并刮除瘘管壁的肉芽组织，创面填以凡士林纱条。

（3）切开挂线开窗留桥术：先圆形切除两侧突出的外口，以探针插入瘘管至肛后正中部相遇

时，在此处做一放射状小切口，插入探针，经主管至齿状线找到内口穿出。刮除主管及两侧支管坏死肉芽组织，于后正中挂以橡皮圈，不要太紧，留作引流，分别在两侧外口和后正中切口之间再各做一小弧形切口，即开窗中间留有皮桥，不全部切开瘘管，在外口和小切口之间填橡皮片引流，或挂线引流不紧线，术后48小时拔除，如后正中橡皮圈术后10天未脱落，可紧线1次，脱落后换药至愈合，此法损伤小，愈合快，痛苦极轻，无任何并发症和后遗症。

4. 肛瘘癌变 不多见，近年来报道有增多趋势，肛瘘癌变主要取决于原发病灶的发生位置（图13-0-31）。一般认为其与长期慢性炎症刺激有关。形成硬结、分泌黏液及疼痛常为癌变先兆，10年以上者癌变率较高，应引起人们的充分重视。有条件时，术中怀疑癌变者应取瘘管各段冷冻切片进行病理检查。术后切除标本应常规行病理检查，避免延误诊断和治疗。

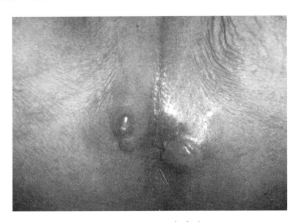

图13-0-31　肛瘘癌变
扫封底二维码获取彩图

5. 结核性肛瘘 长期以来，将不易愈合的肛瘘认为是结核性肛瘘是不正确的。结核性肛瘘是肺结核的并发症之一。由结核杆菌感染引起的是无痛无热的冷脓肿，自溃后流出干酪样稀脓，久不愈合，但外口内陷，触不到索条是结核性肛瘘的临床特征。

手术原则和方法与一般肛瘘大致相同。不同之处是应给予抗结核药物治疗。术后愈合时间也无大的差异。

6. 克罗恩病肛瘘 此类肛瘘治疗的全过程与克罗恩病的药物保守治疗效果有关，使用药物有对氨基水杨酸、抗菌药物（甲硝唑、环丙沙星）及免疫抑制剂（6-巯嘌呤和环孢素等）。近年来抗α肿瘤坏死因子嵌合子单克隆抗体英夫利西单抗在治疗中有较好的效果。

静止期无症状的克罗恩病肛瘘不需要治疗。对于低位克罗恩病肛瘘，可以应用瘘管切开术治疗，手术治愈率为62%～100%，创口需要3～6个月才能愈合。对于较复杂的克罗恩病肛瘘，可应用长期挂线引流作为姑息性治疗。引流方法可长期用于治疗，不必切开瘘管，以防止引起肛门失禁。该方法也适用于艾滋病继发的肛门直肠感染，可以减少脓肿的复发次数。对于直肠黏膜肉眼观察正常的复杂性克罗恩病肛瘘，可以应用黏膜推移瓣闭合的治疗方法，但在发作期及活动期均不适宜进行手术治疗。

（四）手术需要注意的问题

1. 内口定位准确 寻找内口是肛瘘手术成功的关键。

2. 清除瘘管

（1）瘘管切开：切开外口、瘘管及内口和括约肌后，用刮匙清除瘘管内肉芽组织和瘘管后壁的纤维组织后，如管壁呈现纵行纤维，色浅质硬，直通内口，则切开。也可用电子手术治疗机长火烧灼瘘管壁。

（2）瘘管切除：自外口环形切开皮肤和皮下组织，紧贴瘘管向内口方向将其剔出，用示指触摸柔软无索条说明已剔除，再切开内口。也可从外口插入探针作引导牵起瘘管剔除。

3. 内口处理 切开内口必然切断部分括约肌，但不能切断肛管直肠环，否则可致肛门失禁，应特别小心。在前方切断括约肌要慎重，特别是女性，不能损伤阴道括约肌。因为肛门括约肌和阴道括约肌纤维走向一致，切开瘘管如不彻底就难愈合，若大范围切开，则会损伤肛门功能，加之漫不经心地搔刮，有二次形成阴道瘘的危险。对已经形成纤维化肛管直肠环的处理如下。

（1）瘘管通过环的1/2～1/3时可一次切断，不会影响排便功能。

（2）瘘管通过环的1/2～1/3而环的周围有坏死空腔者不能一次切开。切开后两断端无支持组织，所以采取挂线术为妥。

（3）瘘管通过环的上方，从理论上可一次切开，但最好还是挂线延缓勒开，其能更好地保持肛管完整，还可避免环的中心纤维化不完全。挂线不影响疗程，又有利于引流。

（4）瘘管通过环的下方而耻骨直肠肌纤维化明显呈半环状，肛直角＜90°，呈明显袋形，排便困难时也不要切开，待肛瘘治愈后行瘢痕松解或重建肛直角术。

4. 肛管直肠环的处理 肛管直肠环是由肛门外括约肌的深部及部分浅部、耻骨直肠肌、部分耻骨尾骨肌、联合纵肌、肛门内括约肌环绕肛管直肠连接处所形成的肌环。它对维持肛门自制起关键作用，其他肌肉仅起协助排便作用。

在治疗高位肛瘘时，对肛管直肠环的处理是指维持其功能而言。能切开瘘管时，其表面的括约肌必须一并切断。瘘管穿过肛管直肠环时，只要不切断耻骨直肠肌、肛门外括约肌深部及耻骨尾骨肌，也不致引起肛门失禁。在治疗高位肛瘘时，应严格掌握一次手术和分二期完成的治疗原则。一期手术：探查清楚所有瘘管和内口后，切开（除）肛管直肠环以下所有瘘管及内口，敞开创面，保留肛管直肠环及其以上的瘘管1个月，用橡皮筋线挂线环绕肛管直肠环。二期手术：利用橡皮筋线弹力，紧线后，缓慢切开并由瘢痕粘连固定肛管直肠环，避免肛门失禁的不良后果。

5. 创口处理

（1）开放引流：每次排便后肤芩洗剂熏洗坐浴，用碘伏棉球消毒创口，填入凡士林纱条，或用化腐生肌药促进愈合，疗效较好，如美宝湿润烧伤膏、生肌散、白玉生肌膏、生肌玉红膏等。

要想引流通畅，必须修整创口，有利于愈合，低位直瘘可修剪成外宽内窄球拍状，防止外部创口过早愈合而影响肛管内创口的引流和愈合。后部弯瘘创口呈"L"形或弧形，宜将近肛门一侧的创缘多余的皮肤切除，两侧皮缘才能对合平整，否则皱皮肌牵拉内侧皮缘向创口内卷曲无法与外侧皮缘对接而影响愈合。后弯瘘和蹄铁形瘘必须从内口向后切开，超过肛门后方括约肌间沟再转向弯曲侧，或从外口向后切开，超过肛门后缘水平之后再将切口转向后正中线，由此通向内口进行垂直切开，再向尾骨延长切口，以免形成瘢痕而扭曲，从而防止下蹲时牵拉痛。可切开肛尾韧带显露其下方的瘘管，便于处理内口，并不会造成所谓的肛门移位。另外必须将切口修剪成"V"形创口，让肉芽从基底生长，防止桥形假愈合。

（2）创口缝合：即在瘘管剔出后采用一期缝合的方法，再做好围术期的各项工作，使用抗生素条件下，可选择低位直瘘病例进行。

（李春雨）

参考文献

安阿玥，2005. 肛肠病学. 北京：人民卫生出版社，255-226.

景建中，李国栋，1998. 肛瘘切开术中内口处理的方法. 中国肛肠病杂志，18：43.

李春雨，2016. 肛肠外科学. 北京：科学出版社，55-56.

李春雨，翟云起，2001. 切开挂线对口引流治疗高位复杂性肛瘘118例. 中国肛肠病杂志，21（5）：18-19.

李春雨，聂敏，张丹丹，等，2008. 切开挂线对口引流术治疗高位复杂性肛瘘. 江苏医药，34（1）：85-86.

李春雨，汪建平，2013. 肛肠外科手术技巧. 北京：人民卫生出版社，217-220.

李春雨，汪建平，2015. 肛肠外科手术学. 北京：人民卫生出版社，677-679.

李春雨，徐国成，2021. 肛肠病学. 第2版. 北京：高等教育出版社，118-119.

李春雨，张有生，2005. 实用肛门手术学. 沈阳：辽宁科学技术出版社，156-166.

任东林，2007. 肛瘘治疗的手术方式选择与评价. 中华胃肠外科杂志，10（6）：510-511.

司徒光伟，吕警军，屈兵，等，2012. 应用LIFT-plug手术治疗肛瘘26例临床分析. 中华胃肠外科杂志，15（12）：1304-1305.

汪建平，2014. 中华结直肠肛门外科学. 北京：人民卫生出版社，776-794.

王振军，2011. 肛瘘治疗新手术：LIFT-Plug术. 中国临床医生，39（8）：8-9.

王振军，宋维亮，郑毅，等，2008. 脱细胞异体真皮基质治疗肛瘘临床研究. 中国实用外科杂志，28（5）：370-372.

张东铭，王玉成，2000. 盆底与肛肠病学. 贵阳：贵州科技出版社，472-473.

Phillips RKS，2013. 结直肠外科学. 第4版. 王杉，译. 北京：北京大学医学出版社，191.

Bannasch H，Stark GB，Knam F，et al，2008. Decellularized dermis in combination with cultivated Keratinocytes in a short- and long-term animal experimental investigation. J Eur Acad Dermatol Venereol，22（1）：41-49.

Christoforidis D，Pieh MC，Madoff RD，et al，2009.

Treatment of transsphincteric anal fistulas by endorectal advancement flap or collagen fistula plug: a comparative study. Dis Colon Rectum, 52（1）: 18-22.

D'Hoore A, Penninckx F, 2000. The pathology of complex fistula in ano. Acta Chir Belg, 100（3）: 111-114.

Ellis CN, 2010. Outcomes with the use of bioprosthetic grafts to reinforce the ligation of the intersphincteric fistula tract（Bio LIFT procedure）for the management of complex anal fistulas. Dis Colon Rectum, 53（10）: 1361-1364.

Hammond TM, Grahn MF, Lunniss PJ, 2004. Fibrin glue in the management of anal fistulae. Colorectal Disease, 6（5）: 308-319.

Hossack T, Solomon MJ, Young JM, 2005. Ano-cutaneous flap repair for complex and recurrent supra-sphincteric anal fistula. Colorectal Dis, 7（2）: 187-192.

Johnson EK, Gaw JU, Armstrong DN, 2006. Efficacy of anal fistula plug vs. fibrin glue in closure of anorectal fistulas. Dis Colon Rectum, 49（3）: 371-376.

Johnson EK, Gaw JU, Armstrong DN, 2006. Efficacy of anal fistula plug vs. fibrin glue in closure of anorectal fistulas. Dis Colon Rectum, 49（3）: 371-376.

Koehler A, Riss-Schaaf A, Athanasiadis S, 2004. Treatment for horseshoe fistula-in-ann with primary closure of the internal fistula opening: a clinical and manometric study. Dis Colon Rectum, 47（11）: 1874-1882.

Loungnarath R, Dietz DW, Mutch MG, et al, 2004. Fibrin glue treatment of complex anal fistulas has low success rate. Dis Colon Rectum, 47（4）: 432-436.

Mitalas LE, Gosselink MP, Zimmerman DDE, et al, 2007. Repeat transanal advancement flap repair: impact on the overall healing rate of high transsphincteric fistulas and on fecal continence. Dis Colon Rectum, 50（10）: 1508-1511.

Nelson RL, Cintron J, Abcarian H, 2000. Dermal island-flap anoplasty for transsphinctericfistula-in-ano, assessment of treatment failures. Dis Colon Rectum, 43（5）: 681-684.

Oritíz H, Marzo J, 2000. Endorectal flap advancement repair and fistulectomy for high traps-sphincteric and suprasphincteric fistulas. Br J Surg, 87（12）: 1680-1683.

Ortiz H, Marzo J, Ciga MA, et al, 2009. Randomized clinical trial of ananl fistula plug versus endorectal advancement flap for the treatment of high cryptoglandular fistula in ano. Br J Surg, 96（6）: 608-612.

Parks AG, Stitz RW, 1976.The treatment of high fistula-in-ano. Dis Colon Rectum, 19（6）: 487-499.

Perez F, Arroyo A, Serrano P, et al, 2006. Randomized clinical and manometric study of advancement flap versus fistulotomy with sphincter reconstruction in the management of complex fistula-in-ano. Am J Surg, 192（1）: 34-40.

Rojanasakul A, pattanaarun J, Sahakitrungruang C, et al, 2007. Totalanal sphincter saving technique for fistula-in-ano; the ligation of intersphincteric fistula tract. J Med Assoc Thai, 90（3）: 581-586.

Schouten WR, Zimmerman DD, Briel JW, 1999. Transanal advancement flap repair of transsphinctericfistulas. DisColon Rectum, 42（11）: 1419-1422; discussion 1422-1423.

Sentovich SM, 2001. Fibrin glue for all anal fistulas. J Gastrointest Surg, 5（2）: 158-161.

Singer M, Cintron J, Nelson R, et al, 2005. Treatment of fistulas-in-ano with fibrin sealant in combination with intra-adhesive antibiotics and/ or surgical closure of the internal fistula opening. Dis Colon Rectum, 48（4）: 799-808.

Soltani A, Kaiser AM, 2010. Endorectal advancement flap for cryptoglandular or Crohn's fistula-in-ano. Dis Colon Rectum, 53（4）: 486-495.

Song WL, Wang ZJ, Zheng Y, et al, 2008. Ananorectal fistula treatment with acellular extracellular matrix: a new technique. World J Gastroenterol, 14（30）: 4791-4794.

Stone JM, Goldberg SM, 1990. The endorectal advancement flap procedure. Int J Colorectal Dis, 5（4）: 232-235.

Sugrue J, Mantilla N, Abcarian A, et al, 2007. Sphincter-sparing anal fistula repair: are we getting better?. Dis Colon Rectum, 60（10）: 1071-1077.

Sungurtekin U, Sungurtekin H, Kabay B, et al, 2004. Anocutaneous V-Y advancement flap for the treatment of complex perianal fistula. Dis Colon Rectum, 47（12）: 2178-2183.

Uribe N, Millán M, Minguez M, et al, 2007. Clinical and manometric results of endorectal advancement flaps for complex anal fistula. Int J Colorectal Dis, 22（3）: 259-264.

van Koperen PJ, Bemelman WA, Gerhards MF, et al, 2011. The anal fistula plug treatment compared with the mucosal advancement flap for cryptoglandular high transsphincteric perianal fistula: a double-blinded multicenter randomized trial. Dis Colon Rectum, 54（4）: 387-393.

Zmora O, Mizrahi N, Rotholtz N, et al, 2003. Fibrin glue sealing in the treatment of perineal fistula. Dis Colon Rectnm, 46（5）: 584-589.

第 14 章　直肠脱垂

直肠脱垂是指直肠、肠壁黏膜或全层甚至乙状结肠向下移位而脱出肛外的一种疾病，中医称为脱肛（图 14-0-1）。只是下垂而未脱出肛外称为内脱垂或内套叠，其常被人们所忽略。脱出肛外显而易见称为外脱垂，临床较常见，故直肠脱垂多指外脱垂。直肠脱垂多发于小儿、老人及体弱营养不良的重体力劳动的青壮年，女性多于男性。

一、历　史

我国早在帛书《五十二病方》中就有"人州出"记载。州窍即肛门，州出即脱肛。其后《神农本草经》首称脱肛。历代医家沿用脱肛一名至今。

二、流行病学

1980 年以后由于人们营养水平不断提高，体质增强，直肠脱垂发病率逐年下降，目前临床上已很少见。据统计，直肠脱垂占肛门直肠疾病的 0.18%，居肛门直肠疾病的第 6 位。

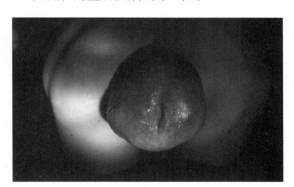

图 14-0-1　直肠脱垂
脱出肠管超过 15cm，直径超过 10cm
扫封底二维码获取彩图

三、病因与发病机制

（一）病因

现代医学认为本病的病因尚不完全清楚，现多认为与下列因素有关。

（1）解剖因素：婴幼儿的骶尾弯曲度较正常浅，直肠与肛管呈笔直状态，腹内压增高时直肠失去骶骨的支持，易于脱垂。某些成年人直肠前陷凹处腹膜较正常低，当腹内压增高时肠袢直接压于直肠前壁而将其向下推，易导致直肠脱垂。

（2）盆底组织薄弱：老年人肌肉松弛，女性生育过多和分娩时会阴撕裂，婴幼儿发育不全均可导致肛提肌及盆底筋膜发育不全、萎缩，不能支持直肠于正常位置，直肠周围组织对其固定作用减弱而发生脱垂。

（3）腹压增加：如长期便秘、慢性腹泻、咳嗽、前列腺肥大、多次妊娠等均可增加腹压，推动肠管下移脱出。

（4）精神因素：1977 年 Goliger 及 Altemier 通过调查与病例分析，均认为本病与精神疾病有关。

（5）营养不良、体质虚弱、盆底肌群和括约肌功能减弱、直肠周围筋膜韧带松弛，加上重体力劳动、大便干燥、排便用力，导致直肠脱出，其是主要的致病因素。

（6）其他因素：如内痔、直肠息肉、消耗性疾病、直肠癌等也可导致直肠脱垂。

（二）发病机制

直肠脱垂的发病机制尚未清楚，主要有滑动疝学说和肠套叠学说，有学者认为这两种学说实际上是一回事。

四、分　类

国内外分类方法很多，迄今尚无统一标准，主要如下。

Ⅰ型：不完全性直肠脱垂，即直肠黏膜脱垂（图14-0-2），表现为直肠黏膜层脱出肛外，脱出物呈半球形，表面有放射状沟纹。

Ⅱ型：完全性直肠脱垂，即直肠全层脱垂（图14-0-3）。脱出的直肠呈圆锥形，脱出部分以直肠腔为中心呈同心圆形排列成黏膜环形沟纹。

根据脱垂程度Ⅱ型临床上又分为3度（图14-0-4）。

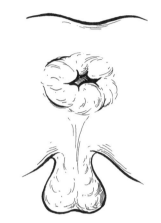

图14-0-2　Ⅰ型，直肠黏膜脱垂

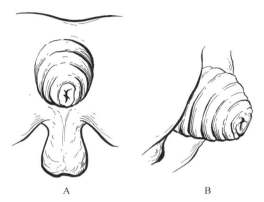

图14-0-3　Ⅱ型，完全性直肠脱垂
A. 正面观；B. 侧面观

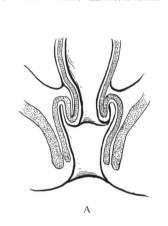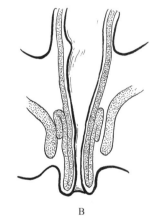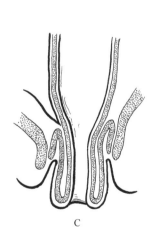

图14-0-4　Ⅱ型三度分类法
A. Ⅰ度，直肠内套叠；B. Ⅱ度，直肠全层脱出；C. Ⅲ度，直肠并乙状结肠脱出

Ⅰ度：直肠壶腹内肠套叠，即隐性直肠脱垂。

Ⅱ度：直肠全层脱垂于肛门外，肛管位置正常，肛门括约肌功能正常，不伴肛门失禁。

Ⅲ度：直肠和部分乙状结肠或肛管脱出于肛外，肛门括约肌功能受损，伴有肛门不完全性或完全性失禁。

五、临床表现

1. 肛内肿物脱出　为最主要的症状，早期仅在排便时脱出，排便后可自行回缩。继而脱出逐渐延长、变粗，排便后不能自行还纳，需卧床休息或用手法复位。最后行走、咳嗽、下蹲时亦脱出，并难以完全复位。直肠黏膜脱出呈半球状，正中有一陷凹，即直肠腔，陷凹周围有放射状沟，将脱出黏膜分成多片，色淡红，有稀薄或黏稠的分泌液。小儿脱出的黏膜颜色鲜明、潮湿、有光泽。病变继续发展，脱出黏膜因周围刺激和摩擦而变深红色、充血、水肿或散在的糜烂或溃疡。反复脱出使括约肌松弛，因摄力更差，易脱出。直肠全层脱出呈卵圆形，有不规则形排列的多层环状皱襞，常因充血水肿而增大，环状皱襞消失。

若脱出超过 8cm，盆腔内陷凹下移，于直肠全层脱出的肠壁形成疝囊，甚至小肠下移入囊内。不少直肠全层脱垂是儿童直肠黏膜脱出加重的结果。

2. 分泌物增多　由于反复脱垂，复位困难，暴露时间长，受刺激而分泌物增多，因括约肌松弛，分泌物沿肛管流出，使肛门潮湿、瘙痒、糜烂甚或表皮剥脱。

3. 肛门瘙痒　因黏液分泌增多、粪便污染和反复清洗，可继发肛门部皮肤病变，引起肛门瘙痒。

4. 便血及坠痛　如不伴发内痔和息肉，多无便血或便血量少，如有充血肿胀、糜烂、溃疡，则有便血，色红或暗红。脱出长度和宽度逐渐增加，则有坠胀，里急后重感。严重时，出现下腹部钝痛，并向下肢放射，有的一侧或双侧髋部疼痛，可向下延伸至小腿，有时引起尿频。

5. 腹泻　脱出黏膜肿胀、擦伤、糜烂、溃疡、感染可引起腹泻，特别是小儿。有时虽无腹泻，但因坠胀，便次增多，排出黏液便。

6. 脱出嵌顿　直肠全层脱出过长未能及时复位或复位困难而发生嵌顿，肠管淤血肿胀、渗出增多、色暗红，最后变为紫色，表浅变黑，糜烂坏死，伴有大小便困难，局部疼痛坠胀，发热，坐卧不安。

7. 脱垂穿孔　很少发生，既可自行穿孔，又可因复位方法不当而引起穿孔。

8. 全身表现　由于长期反复脱出、多年不愈，除局部疼痛外，其对精神影响很大，可引起自主神经功能紊乱、神经衰弱、精神分裂症、全身虚弱等。

六、诊断与鉴别诊断

（一）诊断

直肠脱垂诊断不难，根据病史，嘱患者蹲下做排便动作，腹肌用力，脱垂即可出现。应进行下列检查。

（1）直肠指诊：脱出物柔软，黏膜光滑有肠管的感觉，可发现肛门口及括约肌松弛，收缩无力。指诊时向上推肿物可以还纳，但增加腹压时，脱出肿物可重现。

（2）结肠镜检查：可见直肠黏膜充血、水肿。观察脱垂的肠段是否合并炎症病变及排除结肠肿瘤。

（3）排粪造影检查：可动态观察肛直角的变化及有无肠套叠征象。

（4）肛管直肠压力测定：作为术前肛门功能评估，尤其对于合并大便失禁的患者更为重要。

（二）鉴别诊断

本病应与直肠息肉、痔及肛管外翻等疾病相鉴别。

（1）直肠息肉：多见于儿童，以便血为主，或直肠脱出肛外，息肉多带蒂，粉红色，呈球形或乳头状，质软，可活动。

（2）痔：内痔脱出呈菜花状，虽多发，但分界明显，黏膜呈暗红色，隆起，常伴间歇性便血，而直肠脱出物呈圆锥状，黏膜同心圆排列，呈粉红色，少有出血。

（3）肛管外翻：排便后肛门部有物质脱出，肛管外翻时肛门部突起一圈，突起物表面是皮肤，而直肠脱出时表面为粉红色黏膜。

七、治　疗

5岁以内幼儿直肠脱垂随着身体发育多能自愈，故多采用保守疗法。成人黏膜脱垂者多采用注射硬化剂治疗，成人完全性脱垂非手术治疗无效时可采用手术治疗。手术方式很多，各有其优缺点，应根据不同病情而定。

（一）保守疗法

保守疗法主要适用于儿童直肠黏膜脱垂，或目前不能接受手术或不愿手术者。

1. 复位法　直肠脱出后不能自行复位或复位有困难者，或发生嵌顿和绞窄时，首先应选择复位，再选择其他治疗方法。

（1）小儿脱出复位法：使患儿俯卧于医生的双膝上，较大儿童可取膝胸位，医生用手指缓慢地将脱出的直肠推入肛内，清洁肛周皮肤，外敷一效散，用宽胶布将两臀拉拢固定。

（2）成人全层脱垂复位法：应尽快复位，以免脱出肠管充血水肿，防止发生嵌顿和绞窄，如发生，则复位困难。患者取左侧卧位，医生在背侧，用纱布包裹手指持续加压于脱出顶端，手指应随脱出的直肠进入肛门使脱出直肠通过括约肌而复位，如脱出时间较长，肠管充血水肿，徒手不能复位时，有学者认为在局部麻醉下均能复位。

（3）简易复位法：日本高野正博认为以上两种方法是从脱出肠管周围往中心加压，所用力量不能顺利作用于肛门中心，用力过猛难以复位甚至压伤。他想出用长镊子夹住干纱布的一端，从脱出顶端的肠腔将干纱布缓慢地塞入直肠腔内，利用纱布和直肠黏膜的摩擦力，将脱出的直肠带入肛内顺利复位，置入肠腔片刻完全复位后，压住肛门，以免缓慢拉出纱布时直肠再随之脱出。

2. 缩肛运动 每天进行括约肌收缩运动数次，每次5分钟，促进括约肌张力恢复。此外尚应加强营养，避免重体力劳动和过劳，防止感冒，保持肛门清洁，积极治疗全身慢性疾病。

3. 药物疗法 小儿脱肛多为直肠黏膜脱出，因随着生长发育，有自愈的可能，故有学者认为无须治疗。张有生认为，临床上不少成人直肠全层脱出是小儿直肠黏膜脱出未经系统保守治疗而加重的结果。所以他认为不能消极等待自愈，而应积极治疗促进治愈。他根据中医的理、法、方、药，辨证施治的原则，研制出中药治法，即补中提肛汤加减，即在补中益气汤的基础上加入升提固涩之药而成。

4. 针灸疗法 早在晋代《针灸甲乙经》中就有"脱肛，气街主之"的记载。现在多取百会、足三里、长强、气海、承山、环门（肛门左右中位赤白肉际分界处）、提肛等，中度刺激，留针3～5分钟，同时针后艾灸百会、足三里、中脘、长强等穴。隔日1次，10～15次为1个疗程。还有挑治方法（同痔）。

5. 封闭疗法 应用0.25%～0.5%普鲁卡因溶液60ml，因有过敏反应，需做过敏试验。因此有学者改用0.25%利多卡因溶液10～60ml。在侧卧位下以22号封闭针头于尾骨前1cm刺入，再沿骶骨弯曲向深部刺至5～8cm，回抽无血即可注药。然后于左右中位肛缘外1～2cm刺入，示指伸入直肠作引导，并防止刺入肠腔，回抽无血即可注药，注药后静卧休息2小时。每周封闭1次至不脱出为止。

6. 烧灼疗法 1881年Van Buren首先倡导此法。在局部麻醉下扩肛后以组织钳或脏器钳牵出直肠黏膜，充分暴露在预定烧灼区的两侧，用钳固定，用纱布擦干黏膜，可用高频电刀或电离子手术治疗机，由内向外行4～6条放射状线性烧灼至黏膜下层，枯黑为止。前位腹膜反折位较低，避免烧灼，

术毕移去固定钳以手法复位，肛内注入九华膏或塞入油纱条，纱布固定。术后每次排便后换药至愈合。

这些疗法简便易行，但疗效较差，且易复发。小儿脱肛可用。

（二）手术疗法

儿童多为黏膜脱垂，因有自愈的可能，所以应以保守治疗为主，如到成年尚未治愈，可考虑手术。成人多为完全性脱垂，保守治疗无效，必须手术才可能治愈，如不手术，长期反复脱垂可能造成阴部神经损伤，产生肛门失禁，脱出肠段发生感染水肿、溃疡出血、绞窄和坏死。

直肠脱垂手术方式很多，据估计多达80余种，每种术式都是根据某一病因学说设计而成的，有经腹术式和经肛门术式或几种术式联合应用。国外基本上以开腹术为主，国内则多采用经肛门手术并联用几种术式。各种术式效果不同，故应根据病情和术者习惯，选择好适应证，再行手术，才能获得良好的手术效果。

1. 注射疗法 直肠脱垂注射疗法已有数十年的历史，曾用95%乙醇溶液、50%葡萄糖溶液、5%鱼肝油酸钠溶液、5%石炭酸甘油溶液及镁制剂。国外主要将此术式用于直肠黏膜脱垂，如幼儿、老年人等。我国实行中西医结合治疗，采用中药制剂如芍倍注射液、消痔灵注射液、6%明矾注射液行直肠周围注射治疗成人直肠全层脱垂，取得较好的效果。

（1）直肠黏膜下注射法

1）适应证：直肠黏膜脱垂。黏膜水肿、糜烂及腹泻时禁忌。

2）术前准备：①药物，主要有消痔灵注射液、芍倍注射液、聚桂醇注射液和矾藤痔注射液；②麻醉，因齿状线上直肠黏膜无痛觉神经，故无需麻醉或进行局部麻醉。

3）操作方法

A. 脱位点状注射法：嘱患者用力努臀使黏膜脱出肛外，再行消毒，用两把止血钳或组织钳夹住向外牵拉固定。于齿状线上0.5～1.0cm处，在前位、后位、左位、右位黏膜下层注药，每点注射消痔灵原液1ml，点距0.5～1.0cm。如脱出较长，3.0～5.0cm者，则在四点注药上方1.0cm的右前位、右后位、左前位、左后位再各注药1ml，平行交错，

必要时再加一平行交错点注药（图14-0-5），消毒后送回肛内，填以凡士林油纱条或塞入痔疮栓纱布包扎。

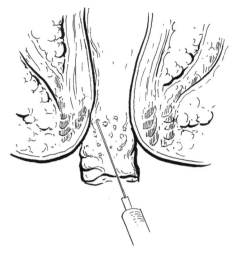

图14-0-5 脱位黏膜下点状注射法

B. 脱位条状注射法：脱出后钳夹黏膜，示指伸入肠腔作引导，在左位、右位、前位、后位肠段远端进针，在黏膜下穿行至距齿状线0.5～1.0cm开始边退针边注药，每条注药10ml左右，以黏膜发白略凸起为度（图14-0-6）。消毒后送回肛内，填以油纱条包扎。

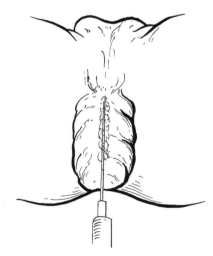

图14-0-6 脱位直肠黏膜下条状注射法

C. 肛镜下条状注射法：如果钳夹牵拉也不易脱出肛外，可在肛镜下注药，但不如脱位注射法方便、准确。即在两叶肛镜扩张下于齿状线上0.5cm进针，沿黏膜下向上穿行至尽量高处，边注药边退针，共左前位、左后位、右位3条，每条注药10ml左右（图14-0-7）

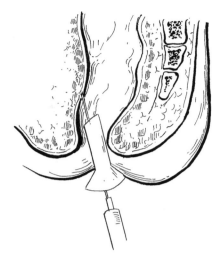

图14-0-7 肛镜下黏膜条状注射法

术后口服抗生素，控制排便2天。

（2）直肠周围注射法

1）适应证：直肠全层脱垂。黏膜水肿、糜烂及腹泻、肛周皮肤感染时禁忌。

2）术前清洁灌肠

A. 严格消毒，严格无菌操作。于左右肛外1.5cm进针，另示指伸入直肠内作引导，针尖刺入皮肤、皮下组织，进入坐骨直肠间隙，进入5cm，针尖有阻力，即达肛提肌，再进针穿过肛提肌进入骨盆直肠间隙，有落空感。直肠内示指触及针尖在直肠壁外侧可自由摆动，防止针尖刺入肠腔，再向上进针，不能超过9cm，用力注药使其充斥以上间隙，再边退针边注药至6cm处注完，决不能注入肌内，每侧注射消痔灵原液15ml，8%明矾液10ml（图14-0-8）。

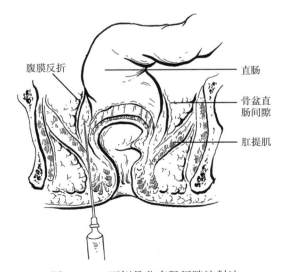

图14-0-8 两侧骨盆直肠间隙注射法

B. 再于肛尾间沟中点即长强穴进针，在直肠内示指引导下，沿骶曲向上穿行8cm左右，不能穿进肠壁及骶前筋膜，进入直肠后深间隙内，边注药边退针，共注射消痔灵注射液15ml（图14-0-9），直肠前方严禁注药，应重新消毒，肛内填以油纱条包扎。

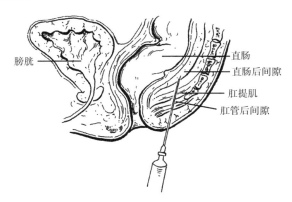

图 14-0-9　直肠后间隙注射法

3）术后：卧床休息，控制排便3～5天，禁食不禁水2～3天，补液加抗生素，便干、排出困难可用开塞露50ml注肠排便，并保持通畅，避免重体力劳动。

2. 直肠黏膜结扎术

（1）直肠黏膜分段结扎术：是由环痔分段结扎术改进而成的。

1）适应证：直肠黏膜脱垂，脱出长度在30cm以内者。

2）操作方法

A. 嘱患者努臀使直肠黏膜脱出肛外或钳夹牵拉出肛外，严密消毒，铺巾。

B. 于左前位、左后位、右前位、右后位，各用两把止血钳，内臂伸入直肠腔内、外壁自齿状线上1.0cm处钳夹，在两钳间切开至钳尖，内外黏膜缝合一针，完成分段为四个独立黏膜片。

C. 提起其两侧止血钳，各段以大弯止血钳在两侧止血钳尖下横行钳夹，卸掉两侧止血钳，在大弯止血钳下行贯穿"8"字结扎。

D. 依同法处理其他黏膜片。重新消毒，送回肛内，填以油纱条或痔疮栓，纱布包扎。

3）术中注意：黏膜反复脱垂使肛门松弛，故不宜松解肛门括约肌，分段结扎后瘢痕愈合能使肛管缩小。

4）术后处理：①少渣半流食，控制排便2～3天。②每次排便后熏洗坐浴，痔疮栓塞肛。③口服抗生素防止感染，1周后结扎的黏膜脱落。换药至愈合。

（2）直肠黏膜排列结扎术：1923年由Ganti首先创用，又称直肠黏膜短缩术，即在脱出肠段松弛黏膜多点、无规律、不定点结扎。笔者学习应用后发现结扎黏膜脱落后有渗血和出血现象，二次结扎止血而消失。因此，笔者改在左前位、左后位、右位无血管走行区行纵行排列结扎黏膜，并在结扎点及黏膜下注射消痔灵硬化剂，既能防止坏死黏膜脱落后出血，又能使黏膜与肌层粘连固定，形成纵行的3个链条状黏膜瘢痕。此法优点是在脱出后直视下结扎，较在肛镜下直肠内操作方便、准确。

1）适应证：直肠全层脱垂。但黏膜炎症、水肿及合并肠炎者暂缓手术。

2）术前准备：术晨禁食不禁水，排净大便或灌肠排便。

3）操作方法

A. 嘱患者咳嗽和努臀增加腹内压，使肠段尽量脱出，如未脱出，可在扩肛下钳夹牵拉出肛外（图14-0-10），用0.1%新洁尔灭或新洗灵纱布洗刷消毒。

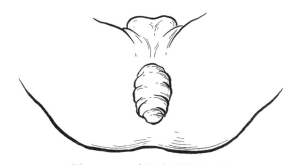

图 14-0-10　直肠全层脱出肛外

B. 分别在原发痔相反无血管走行区（左前位、左后位、右位）齿状线上1.5cm处纵行钳夹直肠黏膜，钳下单扎或缝扎，暂不剪线留作牵引（图14-0-11）。三个部位横排结扎，同步向脱出远端纵行排列结扎，直至肠腔口部能通过两横指为止（图14-0-12）。

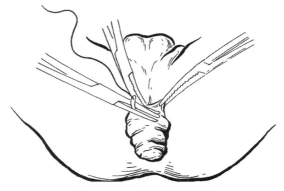

图 14-0-11　结扎直肠黏膜

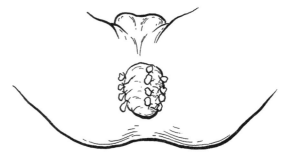

图 14-0-12　排列结扎完毕

C. 在三个结扎链条中间如仍有松弛黏膜，可避开血管补结扎 2～3 个点。

D. 牵拉缝线，在结扎点及其黏膜下注射消痔灵注射液直至凸起发白为止。

E. 边剪线边自动回位，肛内填以油纱条包扎固定。

3）术后处理：①绝对卧床，补液，应用抗生素；②禁食 1～2 天，再改少渣半流食 1～2 天至普食；③控制排便 4～5 天，首次排便困难时不要用力排便，可用开塞露灌肠辅助排便；④便后用硝矾洗剂熏洗坐浴，痔疮栓塞肛。

3. 肛门缩窄术

（1）肛门环缩术：1890 年，由 Thiersch 首创用金属丝环缩肛门，因无弹性，环缩略紧则排便困难，环缩略松则无任何作用，黏膜仍能脱垂。后经笔者反复试用胶皮圈、硅胶管，均因弹性过大，环缩无力，丝线也无弹性，铬制肠线无弹性，2 周即吸收，作用时间短，对比结果选用一次性输液器粗塑料管为佳。环缩若紧，因有弹性，用力排便可撑大而排出；环缩若松，因弹性不大，仍有环缩力和支持作用。但平行接头结扎不紧，排便用力容易挣脱，后在平行接头钳夹一扣，在塑料管夹沟内丝线扎紧则不易挣脱。

1）适应证：直肠脱垂伴肛门松弛收缩无力者。

2）操作方法

A. 严格消毒后，于前后肛缘外 1.5cm 处，各行 0.5cm 小切口（图 14-0-13）。

B. 用动脉瘤针或大弯止血钳自前切口伸入沿一侧肛周皮下穿行，至后切口穿出，夹住粗塑料管一端，退回前切口，将塑料管引入一侧肛周皮下。再从前切口伸入大弯止血钳，沿另一侧肛周皮下穿行，至后切口穿出，再夹住粗塑料管另一端，引入皮下再退回前切口（图 14-0-14）。

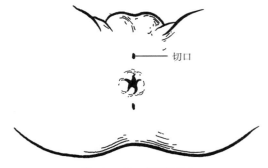

图 14-0-13　前后切口

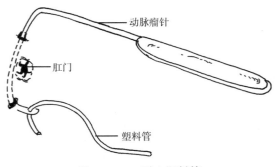

图 14-0-14　引入塑料管

C. 两端塑料管交叉，示指伸入肛内，令助手拉紧两端至有勒指感，在交叉处钳夹，在交叉两侧平行塑料管钳夹一扣，在夹沟内丝线结扎，卸下交叉处止血钳，在夹沟内结扎，剪断平行接头多余的塑料管，共 3 条结（图 14-0-15），再将平行接头移开前切口至一侧皮下，以免刺激和压迫切口而不愈合。重新消毒后，用丝线缝合前后切口，各缝 1 针（图 14-0-16）。

（2）肛门紧缩术（肛门括约肌折叠术）

1）侧方紧缩法

A. 消毒后，在左侧或右侧肛缘外 1.5cm 做一长 3cm 弧形切口。切开皮肤、皮下组织，游离肛缘皮瓣，暴露肛门外括约肌皮下部（图 14-0-17）。

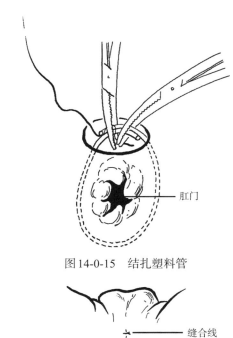

图 14-0-15　结扎塑料管

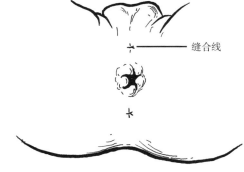

图 14-0-16　缝合切口（术后）

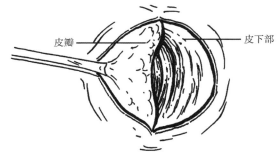

图 14-0-17　弧形切开游离并内翻皮瓣

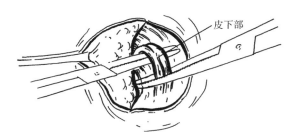

图 14-0-18　挑出肛门外括约肌皮下部，折叠缝合肌束

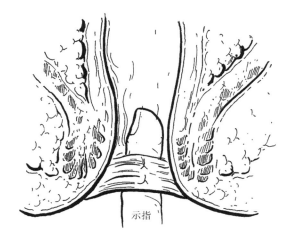

图 14-0-19　缝合折叠肌束固定在肛门外括约肌
皮下部肌膜上

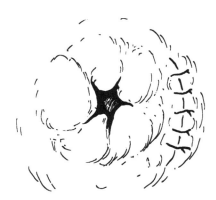

图 14-0-20　间断缝合切口

B. 用止血钳游离并挑出肛门外括约肌皮下部肌束（图 14-0-18）。另示指伸入肛内，用肠钳夹住被挑起的肌束根部，用丝线间断贯穿缝合钳下肌束 3 针至略有勒指感为度（图 14-0-19）。

C. 去掉肠钳，用丝线间断缝合折叠部分，固定在肛门外括约肌皮下部的肌膜上。间断缝合切口（图 14-0-20），用纱布包扎。

2）后方紧缩法

A. 消毒后，距肛门后缘 2.5cm 处，沿肛缘后半周做弧形切口（图 14-0-21），切口长度按肛门松弛程度而定，如肛门松弛 3 横指以上，可紧缩肛门全周的 1/2；如在 3 横指以下，可紧缩肛门全周的 1/3。

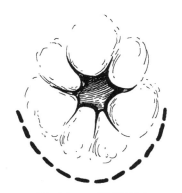

图14-0-21 弧形切口

B. 切开皮肤和皮下组织，游离切开皮瓣至齿状线（图14-0-22），并将游离皮瓣向上牵拉推入肛内，显露肛门外括约肌浅部、肛尾韧带和肛管后三角（图14-0-23）。

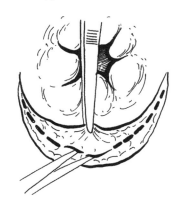

图14-0-22 分离皮瓣

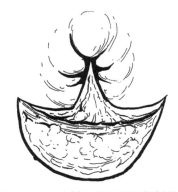

图14-0-23 皮瓣上翻显露肛门括约肌

C. 将松弛的两侧肛门外括约肌浅部牵拉重叠缝合，闭合肛管后三角间隙（图14-0-24），全层缝合肛门皮肤切口，以肛管内可伸入一横指为度，最后将游离皮瓣从肛内拉出行梭形切除，使肛内切口对合良好，根据情况，可缝合1～2针（图14-0-25）。重新消毒后肛内填油纱条，外敷纱布，包扎固定。

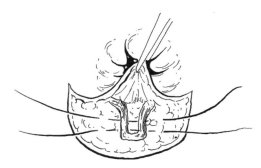

图14-0-24 向下拉紧肛门外括约肌浅部折叠缝合

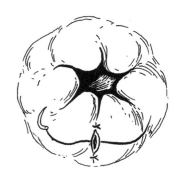

图14-0-25 缝合切口

术后处理同"肛门环缩术"。

4.直肠全层脱垂微创三联术

（1）适应证：直肠全层脱垂者。

（2）操作方法

1）先行直肠黏膜排列结扎术，为有充分时间使脱出肠段术后缓慢复位，以便直肠周围注射后粘连固定。

2）再行肛门环缩术（因操作简便、容易掌握、利于推广，故未用肛门紧缩术），重新消毒，重换敷布、器械和手套，再行手术。

3）最后严密消毒，进行消痔灵直肠周围注射术。详见注射法。

（3）术后处理：同"肛门环缩术"。

（4）疗效：共治疗94例，病程5～35年。Ⅲ度脱垂56例，Ⅱ度脱垂38例。近期全部治愈，平均疗程15.8天。其中3例因平行接头结扎不紧，干便排出用力撑开，重新置入塑料管而治愈。1例术后2个多月切口感染破溃不愈合，取出塑料管后很快愈合。随访半年后来诊取管55例，因无不适和老年人，未取管者39例，取管后仍有肛周皮下纤维环。所有患者均无复发，无任何后遗症。

（5）作用机制：直肠全层脱出常由于黏膜脱垂年久失治，逐渐加重，肌层牵拉下移，因此黏膜特别松弛，通过排列结扎使黏膜紧缩，注射消痔灵又使黏膜与肌层粘连，黏膜不再牵拉肌层，故不脱出。如不结扎黏膜，只注射消痔灵使黏膜与肌层粘连，则松弛的黏膜张力极小，容易下垂而复脱，环缩的肛门不能持久地承托下垂的黏膜导致塑料管松弛，用力排便撑开而复发。因此必须在直肠周围注射消痔灵，铝离子游离产生无菌性炎症而使黏膜与周围组织粘连。如此内外双层粘连固定直肠肌层，从而患者自觉直肠坠胀感、堵塞感消失，排便通畅，有轻快感。

由于直肠全层反复脱出，从而肛门括约肌极度松弛甚至肛门失禁，收缩和支持作用减弱，即使结扎黏膜，因肛门括约肌无力承托，也会逐渐下移又脱垂或外翻，故必须环缩肛门。三种手术单独应用效果不好。联合应用，取长补短，相辅相成，比单一手术作用强，效果则好。三联术创伤小，痛苦少，疗效确切，并发症少，无任何后遗症，是一种微创无痛、安全可靠的术式，从而减少或避免了开腹手术的痛苦和经济负担，是目前治疗直肠全层脱垂比较理想的手术，故应首选此手术，除非经肛门手术无效，才可选用开腹手术。

5. 直肠脱出组织切除与修复术 通过切除或修复脱垂的黏膜和肠壁使本病治愈。此类手术多数比上述各种手术的损伤大，应慎重选择。

（1）黏膜切除术

1）适应证：直肠下部黏膜脱垂者。

2）术前准备：口服抗生素，手术前一夜清洁灌肠。选择简化骶管阻滞，小儿可全身麻醉。

3）操作方法：如单纯黏膜外翻，且局限于肛周某侧，可按痔的孤立切除术治疗，如痔切除结扎术或痔切除缝合术均可。如脱出黏膜波及肛管周壁，可间断切除脱落黏膜，创面缝合或分段钳夹结扎，被缝扎创面间留有正常黏膜，有利于创面愈合，又不易致肛门狭窄。

（2）黏膜纵切横缝术（Bacon法）：通过纵切横缝使直肠黏膜短缩，肠腔扩大而不脱出。本术式适用于黏膜脱出和轻度直肠全层脱出者。部分黏膜外翻较全周壁黏膜外翻效果更好。

操作方法如下。

1）如部分黏膜外翻，切口宜短；如全周壁黏膜或肠壁全层外翻，可于脱出前面正中位齿状线上1～2cm处，向内纵行切开黏膜至黏膜下层（图14-0-26），切口长度随脱出物大小而不同，为4～6cm，钝性分离黏膜与肌层，充分止血。

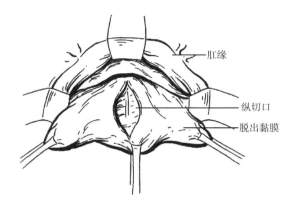

图14-0-26 脱垂黏膜前面纵切口

2）将切口向侧方牵拉，变纵切口为横切口，多余黏膜皱褶剪除。缝合黏膜内缘与肌层，以免黏膜收缩，最后间断缝合横切口（图14-0-27）。

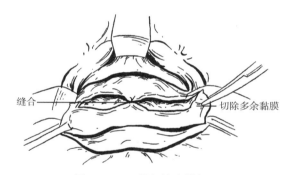

图14-0-27 横行缝合纵切口

3）脱出后面以同样方法纵行切开横行缝合（图14-0-28）。前面和后面缝合完毕，将脱垂复位（图14-0-29）。取10cm长橡皮管，裹凡士林纱布块，纳入肠腔。

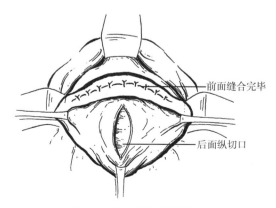

图14-0-28 后面纵行切口

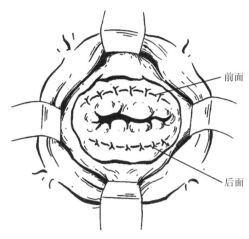

图 14-0-29　前后缝合完毕

术后卧床 24 小时可取出凡士林纱布卷，控制排便 4～5 天，然后灌肠排便，每次排便后坐浴换药。

（3）黏膜环切肌层折叠缝合术：1900 年，Belorme 首先提出脱出肠管黏膜环切术，即 Whitehead 环切术。1936 年，David 又加用肌层折叠缝合，使之更加完善。各国用法相同。

1）适应证：Ⅱ～Ⅲ度脱垂且年老和体弱患者。

2）术前准备：术前口服抗生素，术前一晚清洁灌汤。

3）操作方法

A. 消毒后牵出脱垂直肠，直肠黏膜下注射肾上腺素盐水溶液。于齿状线上 1.0～1.5cm 处环形切开黏膜，用电刀或剪刀将底部黏膜由肌层行袖状分离至脱垂顶端（图 14-0-30）。

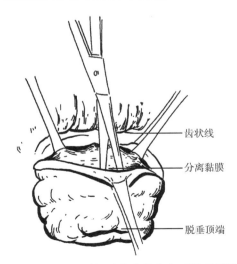

图 14-0-30　环形切开黏膜并分离至脱垂顶端

B. 向下翻转袖状黏膜，用 4 号丝线分 6～8 处纵行穿过黏膜下层和肌层，折叠肠壁（图 14-0-31）。

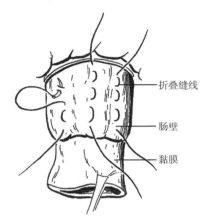

图 14-0-31　将缝线纵行穿过黏膜下层和肌层

C. 切除多余袖状黏膜，牵紧各条缝线，使肠壁肌层折叠（图 14-0-32）。

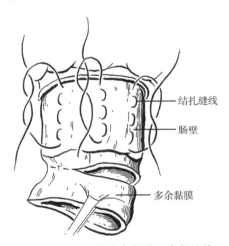

图 14-0-32　切除多余黏膜，牵紧缝线

D. 彻底止血，结扎折叠缝线，将近端黏膜与齿状线上黏膜间断缝合，并将折叠肠壁纳回盆腔（图 14-0-33）。

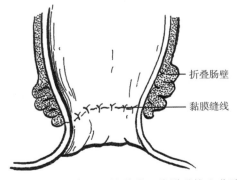

图 14-0-33　缝合远近端黏膜，将脱垂推入盆腔

4）术后处理：同黏膜纵切横缝术。

此法不仅能缩短脱出肠管，而且埋藏于肛周折叠增厚的肠壁肌层，亦可增强括约肌的张力，适用于无炎症的直肠脱垂。因为剥离黏膜费时较长，出血较多，对直肠支持组织未加修整，疗效不易巩固。

1990年Berman报道于1984～1985年采用Delorme术式，在直肠下段环形切开肠黏膜，分离后折叠直肠本身的环肌，治疗女性直肠脱垂21例，年龄20～79岁，随访3年以上，其中15例术前症状几乎大部消失。操作要点：用一电凝切割器于齿状线上1.5cm环形切开直肠黏膜，以止血钳分离，使肛门内括约肌的环肌和直肠乙状结肠的内环肌与直肠黏膜分离后呈管状，并牵出，以备切割。先将前位部分黏膜切除，在此区置入几把组织钳，再将肠壁环肌扩张或钳夹，使环肌成为几处水平状态的折叠，用2-0肠线缝合环肌折叠处。将剥离的黏膜管于最高位置切断，于肛管黏膜处用3-0肠线进行吻合，如有外痔亦可同时切除缝合。

（4）直肠脱垂经会阴切除术（Mikulicz术）：1889年，Mikulicz首先报道了这种手术。手术比较简单，但复发率高。

1）适应证：直肠全层脱垂，脱出较长发生嵌顿、肠管水肿、有坏死倾向的绞窄性脱出者。

嵌顿性直肠脱出，虽有淤血、水肿，但无狭窄坏死倾向，一般手法不易复位，应采用高野的简易复位法，即用大直止血钳，夹持无菌纱布块，伸入脱出的远端肠腔内，利用纱布与肠黏膜的摩擦力，从中将脱出肠段带回，复位后纱布块放置肠腔内，卸钳取出。如不采取此术式，可改行他术。

2）术前准备：口服抗生素，术前晚清洁灌肠。

3）麻醉：连续硬膜外麻醉或简化骶管阻滞，年老体弱者也可采取局部麻醉。

4）操作方法

A. 应用新洁尔灭棉球消毒脱出的肠管，铺巾。钳夹肠管向外牵拉，切开外层肠管（图14-0-34）。

B. 先在脱出肠管作两针牵引线，在距肛缘2cm左右环形切开脱出直肠外层肠壁黏膜层。如不慎切开腹膜，直肠前腹膜凹陷内有小肠突出，注意勿损伤肠管，应将小肠推回腹腔，并缝合腹膜。脱出肠管前壁切断后，用细丝线间断缝合内外两层前壁肠管（图14-0-35）。

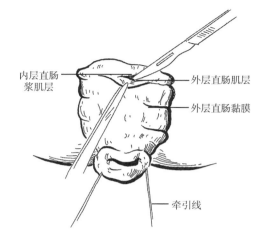

图14-0-34 切开外层肠管

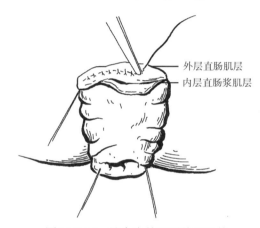

图14-0-35 缝合内外两层前壁肠管

C. 切开内层肠管，缝合前后壁全层：用2-0铬制肠线全层间断缝合内外层肠管（图14-0-36，图14-0-37）。

D. 采取边切边缝法，环形切除整个脱出的坏死肠管，可减少出血（图14-0-38）。吻合完毕，还纳肠管（图14-0-39），将凡士林纱布卷填入肛内包扎。

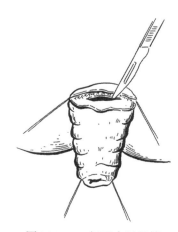

图14-0-36 切开内层肠管

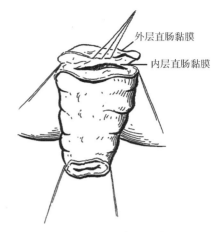

图14-0-37 缝合肠壁全层

外层直肠黏膜
内层直肠黏膜

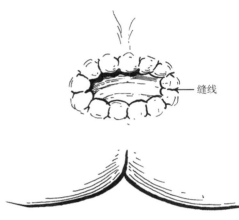

图14-0-38 切除脱垂肠管

缝线

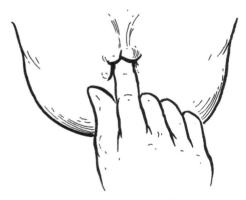

图14-0-39 还纳肠管

5）术后禁食不禁水，补液，加用抗生素，卧床休息，控制排便3～5天，2周内不应指诊、灌肠，术后第4天口服液状石蜡帮助排便。术后第6天体温升高时，可轻柔指诊吻合口处有无漏出和盆内炎症，如有缝线裂开和化脓，可用肛镜冲洗消毒。

6）疗效：Altemeier首先在脱出肠管前壁或后壁，由脱出远端至近端纵行切开后，再于近端环形切除全层肠壁，行端端吻合。他于1977年报道

治疗159例，其中复发8例，并发膀胱炎14例，肾盂肾炎7例，会阴部脓肿6例，盆腔脓肿4例，出现腹水3例，直肠狭窄2例。

此种手术虽然简单，但复发率高，损伤严重，出血多，并发症较多。切除过少易复发，切除过多因吻合口张力大不易愈合。

（5）Weinlechner人工坏死术：1867年，Weinle-chner首先提出此种术式。

1）适应证：绞窄性直肠全层脱垂，肠管已变黑坏死，不能手法复位，又无法做其他手术者。

2）操作方法：冲洗消毒后，用一橡皮圈套在脱出肠段近端尚未完全坏死的部位，再取一硬橡皮管在脱出肠段远端肠腔口部缓慢插入至近端橡皮筋套内，这样橡皮环更能勒紧脱出肠管，而人工促进坏死，最终脱落。此法患者需忍受嵌顿、坏死的痛苦，采取长效麻醉可减轻痛苦。此外尚有发生腹膜炎或腹膜穿孔的危险。

3）疗效：目前尚无报道，但张有生曾遇一幼儿病例，脱出长约20cm，嵌顿后绞窄坏死，脱出肠管变黑坏死、肿胀、渗液，已失去各种手术机会，全身状况不佳，只有进行此种简易手术，结果1周后全部自然脱落，术后补液加抗生素，家属护理，加强营养而存活下来，未发生腹膜炎或穿孔。

6. 腹腔镜手术 近年来，开展腹腔镜手术治疗直肠脱垂，其手术操作同直肠悬吊固定术。该方法操作方便、痛苦少、恢复快、并发症少。

（李春雨）

参 考 文 献

黄乃健，1996. 中国肛肠病学. 济南：山东科学技术出版社，820-824.

李春雨，汪建平，2015. 肛肠外科手术学. 北京：人民卫生出版社，437-439.

李春雨，徐国成，2021. 肛肠病学. 第2版. 北京：高等教育出版社，125-126.

李春雨，张有生，2005. 实用肛门手术学. 沈阳：辽宁科学技术出版社，181-189.

卢庆华，蒋干超，2005. 直肠前切除术治疗成人完全性直肠脱垂7例报告. 实用医学杂志，21（20）：2291-2292.

陆立，2000. 直肠脱垂的临床研究现状. 中国肛肠病杂志，20（1）：31-33.

孙嵩洛，胡军红，李诗杰，等，2006. 涤纶带悬吊联合直肠前加固治疗完全性直肠脱垂89例报告. 山东医药，46（36）：73.

徐学汇，黄凤瑞，刘利东，等，2002. 直肠盆底骶骨岬固定治疗直肠脱垂的远期疗效. 实用医药杂志，19（9）：651-653.

袁鹏，付琦，李春雨，等，2015. 经肛三联术与Delorme术治疗成人Ⅱ、Ⅲ度直肠脱垂的疗效评价. 结直肠肛门外科，21（2）：87-90.

张庆荣，1999. 肛管大肠手术图解. 天津：天津科技翻译出版社，169-170.

张庆荣，张殿文，李德林，等，1960. 治疗成人完全性直肠脱垂新手术方法. 天津医药杂志，（1）：66-70.

张有生，李春雨，2009. 实用肛肠外科学. 北京：人民军医出版社，230-236.

张有生，李桂琴，黄绍文，1981. 直肠全层脱垂的简易手术疗法. 实用外科杂志，1（2）：104-105.

Fengler SA，Pearl RK，Prasad ML，et al，1997. Management of recurrent rectal prolapse. Dis Colon Rectum，40（7）：832-834.

Giorgio AD，Biacchi D，Sibio S，et al，2005. Abdominal rectopexy for complete rectal prolapse：preliminary results of a new technique. Int J Colorectal Dis，20（2）：180-189.

Jacobs LK，Lin YJ，Orkin BA，1997. The best operation for rectal prolapse. Surg Clin North Am，77（1）：49-70.

Kim DS，Tsang CB，Wong WE，et al，1999. Complete rectal prolapse：evolution of managment and results. Dis Colon Rectum，42（4）：460-466；discussion 466-469.

Madiba TE，Baig MK，Wexner SD，2005. Surgical management of rectal prolapse. Arch Surg，140（1）：63-73.

Marchal F，Bresler L，Ayav A，et al，2005. Long-term results of Delorme'sprocedure and Orr Loygue rectopexy to treat complete rectal prolapse. Dis Colon Rectum，48（9）：1785-1790.

Munz Y，Moorthy K，Kudchadkar R，et al，2004. Robotic assisted rectopexy. Am J Surg，187（1）：88-92.

第15章　肛门直肠狭窄

正常柔韧的肛管、直肠壁被纤维化结缔组织取代时，就会发生生理管道结构的狭窄或管壁无弹性，称为肛门直肠狭窄（图15-0-1）。这种结构改变可以使肠内容物通过困难，出现便时疼痛、排便障碍、便条变细、里急后重、腹胀腹痛、便血等不适，通常不是一种独立的疾病，而是其他多种原因引起的一系列症状。本章主要讨论肛肠良性疾病引起的肛门直肠狭窄。

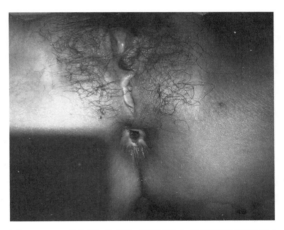

图15-0-1　痔切除术后肛门狭窄（李春雨教授提供）
扫封底二维码获取彩图

一、历　　史

祖国医学将肛门直肠狭窄称为"大便困难""谷道狭"，认为此病多为先天不足、发育异常，或后天因外伤、感染等因素引起的筋脉瘀阻、气血不畅所致。历史上，有两种术式的推广被认为明显增加了肛门直肠狭窄的发生率，一个是Whitehead痔切除术（Whitehead hemorrhoidectomy），在这个手术中，痔组织的切除是通过使用一个环状切口来完成的，同时切除所有带痔的直肠黏膜，然后在齿状线进行吻合。另一类是痔的吻合器手术，吻合钉引起的异物刺激、吻合口位置过低引起的环状瘢痕是肛门直肠狭窄的主要原因（图15-0-2）。

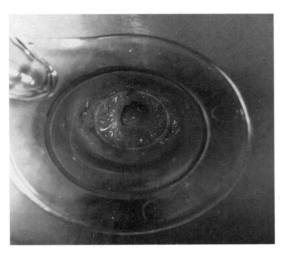

图15-0-2　吻合器痔切除术后吻合口狭窄
扫封底二维码获取彩图

二、流行病学

医源性损伤是肛门直肠狭窄最常见的原因，其在肛肠外科手术后的发病率为1.5%～3.8%。

三、病　　因

先天性畸形、损伤、炎症、肿瘤等均可引起肛门直肠狭窄。

四、分　　类

1. 按狭窄部位分类
（1）肛门狭窄。

（2）肛管狭窄。

（3）直肠狭窄。

2. 按狭窄程度分类

（1）轻度狭窄：病变累及肛门和肛管的一部分，润滑的示指可勉强通过。

（2）中度狭窄：病变累及肛门及肛管半周，示指用力也不能通过。

（3）重度狭窄：病变累及肛门及肛管全周，小指不能通过。

3. 按狭窄的形态分类（图15-0-3）

（1）环状狭窄：直肠腔由周围向内缩小，呈环形，直肠纵径<2cm。

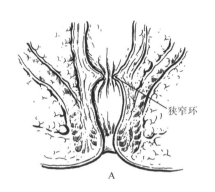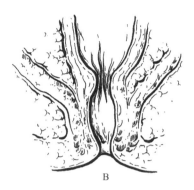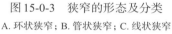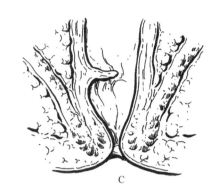

图15-0-3　狭窄的形态及分类
A. 环状狭窄；B. 管状狭窄；C. 线状狭窄

（2）管状狭窄：狭窄构成一圈，呈管状，直肠纵径>2cm。

（3）线状狭窄：狭窄位置表浅或仅累及肛管直肠的一部分，呈半环形，不构成环状。

4. 按狭窄位置分类

（1）低位狭窄：狭窄位于齿状线下0.5cm肛周水平。

（2）中位狭窄：狭窄位于齿状线下0.5cm至齿状线上0.5cm区域肛管水平。

（3）高位狭窄：狭窄位于齿状线上0.5cm肛管至直肠水平。

五、临床表现

肛门直肠狭窄患者常主诉排便疼痛、排出困难、便条变细、里急后重、腹泻、大便不自主漏出或便血。排便疼痛是最常见的症状，其次是便秘和出血，但经常几种症状叠加。一些便秘症状严重的患者，因为依赖泻药、灌肠、栓剂、手指辅助帮助排便，最终导致更多的肛管直肠损伤，进一步加重病情。如果狭窄日久，未经有效处理或逐渐加重，后期可能会发生慢性肠梗阻、继发性巨结肠、营养不良、贫血等。

六、辅 助 检 查

肛门直肠狭窄主要通过临床症状及体格检查得以诊断，辅助检查对分类、分度、鉴别狭窄病因及鉴别诊断有一定的作用。

1. X线排粪造影　可以很好地显示狭窄的轮廓，根据形态进行分度和分类。对于轻中度狭窄患者，可采用钡剂作为造影剂，对于重度狭窄，通常建议采用泛影葡胺稀释液灌肠，可以避免检查后钡剂排出不畅或堵塞。

2. 肛管MRI　可以良好地显示狭窄部位及周围组织结构，对于原发疾病的定性诊断有积极的意义，尤其是对病因不明的狭窄患者。

3. 肛门直肠测压　是评估肛门括约肌张力、肠壁顺应性、肛管直肠感觉及反射功能的客观方法，这些信息对治疗方案的制订、手术方式的选择、手术疗效的评估有重要作用。

4. 肠镜　可以协助排除其他结直肠疾病，尤其是肿瘤性疾病和炎症性肠病，也可以在狭窄处取病理，对明确狭窄的病因有一定参考价值。

5. 实验室检查　有助于协助鉴别结核、炎症、性传播疾病等。

七、诊　　断

根据患者典型的病史、主诉及体征，如损伤、炎症、手术病史，排便疼痛、排便困难、便条变细、便血，直肠指诊触及狭窄环，即可诊断。部分患者因粪便嵌塞或对疼痛的恐惧，每天依赖泻药或灌肠，从而出现特征性的、渐进性狭窄加重的慢性肛裂瘢痕肛管，也称"石蜡肛门"（paraffin anus）。

八、鉴别诊断

1. 肛门括约肌痉挛　肛裂、肛管直肠炎症、神经心理等因素可以引起肛门括约肌尤其是肛门内括约肌和耻骨直肠肌痉挛，表现为与狭窄相类似的排便困难、便条变细、大便次数增多等不适。但这种痉挛可以属于肌性失弛缓，可以在肌肉松弛治疗后得以改善，属于功能性疾病，并不存在瘢痕化狭窄环。可通过直肠指诊及排粪造影、MRI 等辅助检查协助诊断。

2. 特异性感染　累及肠道的梅毒、淋病、阿米巴感染、血吸虫感染、HIV 感染、结核等特殊感染，均可引起肠腔内肿物及狭窄，可通过相应的实验室检查、病理活检、大便查找病原微生物等方式得以鉴别。特殊感染治疗上应首选针对原发病治疗。

3. 炎症性肠病　溃疡性结直肠炎、克罗恩病累及直肠肛管也是引起狭窄的重要原因。炎症性肠病大部分合并全消化道及全身的症状，如腹痛、大便不成形、黏液血便、消瘦、营养不良等，一旦怀疑有炎症性肠病，必须进一步排查，以免漏诊，此类疾病应以内科治疗为主，外科治疗是治疗外科并发症的辅助方法。部分复杂性肛瘘累及肠壁时，也可引起狭窄症状，在以处理原发病为主的同时处理狭窄。

4. 恶性肿瘤　肛管癌、直肠癌、盆腔肿瘤、盆底肿瘤种植转移等情况可引起肠腔内堵塞或肠腔外压迫，通过体格检查及辅助检查不难鉴别。

5. 假性肠梗阻　又称动力性肠梗阻，是神经抑制、毒素刺激或肠壁平滑肌本身病变导致肠壁正常运动受限，肠腔内外并无机械性梗阻原因存在，与肛门直肠狭窄容易混淆的是假性乙状结肠梗阻，可通过 X 线排粪造影等影像学检查鉴别。

九、治　　疗

（一）非手术治疗

轻度的肛门直肠狭窄，采用非手术治疗有一定疗效，中度、重度狭窄经保守治疗无效，应考虑手术治疗及针对原发病因治疗。

1. 扩肛法　可用手指或扩肛器扩肛，通常以示指第 2 关节通过为宜，直径 12～16mm，切忌暴力扩肛引起副损伤。扩肛频率一般为每天 1～2 次，每次 5 分钟。通常连续治疗 6～8 周，必要时可增加扩肛的频率和周期。

2. 内镜下扩张疗法　若为狭窄位置较高的轻度直肠狭窄，可采用内镜介入治疗技术，包括球囊扩张法及支架植入法。

3. 灌肠、塞肛、坐浴法　炎症性疾病或狭窄合并局部感染时，可应用抗生素、激素、黏膜保护剂等药物灌肠，也可使用栓剂塞肛，可改善炎症状态，促进愈合。灌肠还可促进排便，减轻阻塞症状，减少大便潴留。坐浴可以改善肛周潮湿、渗液、皮炎等症状。

4. 调节粪便性状　可以通过改变饮食及使用大便软化剂、润肠剂、纤维素等，将硬便、成形便调节成稀便，有助于排出，减轻症状。

（二）手术治疗

1. 狭窄切开松解术　常见的方法有瘢痕松解术、瘢痕封闭术、括约肌部分切开术、狭窄挂线术。通常选择松解的位置为瘢痕最明显的部分，若是环状狭窄，可考虑多点松解。切除时需注意保护肠壁及括约肌，以防穿孔、盆腔感染等严重并发症发生。从安全角度考虑，通常可选择后方及侧方作为松解位置，如截石位 3 点、6 点、9 点处，女性应避开前方直肠阴道隔。瘢痕封闭术、括约肌部分切开术均是为了松解狭窄的瘢痕。挂线术治疗肛门直肠狭窄，主要取其以线代刀，缓慢切开狭窄环处瘢痕组织，达到松解狭窄环，边切割边修复的目的，简单松解狭窄可以暂时缓解症状，然而，由于瘢痕组织有收缩和狭窄复发的倾向，可单次或多次采用此方法，仅在肛管狭窄较轻且位置较低的情况下使用，必要时，需坚持扩肛，以防狭窄复发。

2. 肛门成形术　临床常用的肛门成形术有 3 种

类型，即纵切横缝术、简单皮瓣转移术、推移皮瓣成形术。纵切横缝术及简单皮瓣转移术国内部分医生较常使用，较适用于狭窄位置较低者，直视下纵行切除瘢痕及横行缝合切口，该术式操作简单，但目前尚缺乏循证医学的证据证实其疗效，本部分主要讨论推移皮瓣成形术。

手术方法的选择与狭窄程度和严重程度有关，因为狭窄可能涉及皮肤、齿状线移行区、肛管或所有这些区域，在不同的报道中，多种皮瓣均取得了良好的效果。常见的推移皮瓣方式见图15-0-4。几种常见推移皮瓣肛门成形术的适应证及优缺点比较见表15-0-1。

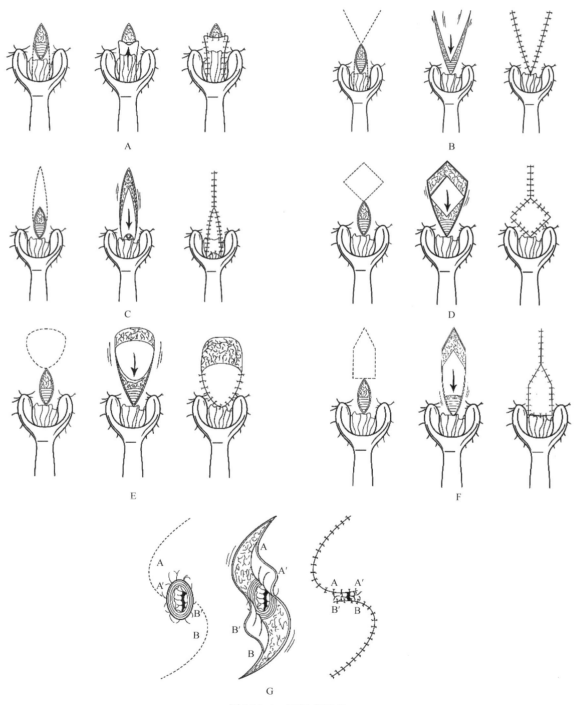

图15-0-4　肛门成形术

A. Martin皮瓣肛门成形术；B. Y-V推移皮瓣肛门成形术；C. V-Y推移皮瓣肛门成形术；D. 菱形皮瓣肛门成形术；E. U形皮瓣肛门成形术；F. House皮瓣肛门成形术；G. 旋转S皮瓣肛门成形术

表15-0-1 常见推移皮瓣肛门成形术的适应证及优缺点

手术方式	适应证	优缺点
部分肛门内括约肌切开术	功能性痉挛；肛管轻度及低位狭窄	这种技术简单安全，仅限于轻度狭窄及痉挛
黏膜推移皮瓣肛门成形术	中位或高位局限性狭窄	如果皮瓣在肛门边缘缝合，可能会形成外翻
Y-V 推移皮瓣肛门成形术	齿状线以下低位、局限性狭窄	皮瓣的近端部分狭小，不允许齿状线以上的狭窄明显扩大。此外，肛管内的"V"字形尖端由于活动受限、皮瓣张力或血供不足，容易出现缺血性坏死
V-Y 推移皮瓣肛门成形术	齿状线水平轻度至重度狭窄。中、高位局限性狭窄伴黏膜外翻	适应证广泛，成功率较高，"V"形的尖端容易发生缺血性坏死
Diamond 皮瓣肛门成形术	中度至重度长狭窄，齿状线以上局限性或环状狭窄，合并黏膜外翻	菱形皮瓣覆盖肛门内的缺损部分，皮瓣被轻微移动以保持皮下血管蒂完整，适用于较大范围的缺损，但手术范围偏大
House 皮瓣肛门成形术	中度至重度长段狭窄，局限性或环状或弥漫性狭窄，且狭窄位于齿状线以上，合并黏膜外翻	它使供皮瓣部位对合良好，并沿其长度增加肛管直径。由于根底较宽，它避免了肛管内出现狭窄的尖端皮瓣而导致局部缺血缺陷
U 形皮瓣肛门成形术	中度至重度长狭窄，局限性、环状或弥漫性狭窄，齿状线以上狭窄，并伴有黏膜外翻	当需要切除很大一部分外翻时，这项技术特别有用。皮瓣供体部位是开放的
C 形皮瓣肛门成形术	中度至重度狭窄，局限性或环状狭窄，并伴有黏膜外翻	皮瓣供体部位是开放的
旋转 S 皮瓣肛门成形术	高度严重狭窄，呈环状或弥漫性，并伴有黏膜外翻	旋转 S 皮瓣提供充足的血液供应，避免紧张，如果需要覆盖大面积的皮肤，可以双侧进行。技术复杂，并发症较多，住院时间长

术后护理及并发症：单一和有限的皮瓣可以在门诊进行。对于最简单的手术，患者在术后短时间内开始进食，或食用含高纤维素食物、缓泻药，为了肛门舒适和清洁，可进行坐浴和淋浴。如皮瓣有广泛切除或重建，需住院治疗。需要限制进食，通常3～7天，然后开始食用高纤维素饮食。常见的推移皮瓣并发症包括皮瓣坏死、局部感染、败血症、切口裂开、愈合不良、黏膜外翻等。可通过良好的术前设计、减少缝合张力、保留足够的皮瓣血供、精细的术口及排便管理等方式预防并发症。

3. 肠段切除术、造口转流术 当重度的管状狭窄，组织缺失，无法进行成形或扩张时，需考虑进行肠段切除术及造口转流术。若良性疾病行该手术，可能会给患者带来心理及身体的负担，一般仅适用于各种其他方法治疗失败，患者生活质量明显受到影响时。

十、预　防

在既往的临床数据中，有接近90%的肛门直肠狭窄的发病因素为医源性损伤，因此，在考虑治疗方案之前，临床医生更应该首先考虑如何预防狭窄发生。在合理选择手术方式的前提下，操作过程中应尽量避免狭窄形成的诸多因素，掌握正确的手术方法，严格遵循精细操作、注意细节、积极预防等理念，规范手术步骤及手术要点，从根本上预防狭窄发生。如在痔切除术中，应做到细致解剖，避免过度破坏或切除正常的组织，保留足够的组织桥以确保适当的愈合和减少瘢痕，仅处理有症状的痔，不要试图切除所有的痔。这种预防的理念，在肛门直肠狭窄的处理上，比治疗更为重要。

（苏　丹）

参 考 文 献

李春雨，汪建平，2015. 肛肠外科手术学. 北京：人民卫生出版社，715-716.

李春雨，徐国成，2021. 肛肠病学. 第 2 版. 北京：高等教育出版社，129-130.

李华山，李宇飞，刘素琴，2015. 医源性肛门直肠狭窄的原因与预防策略探讨. 结直肠肛门外科，21（2）：73-75.

李宇飞，王晓锋，李华山，2016. 医源性肛门直肠狭窄的诊断与治疗. 世界华人消化杂志，24（11）：1632-1638.

Brisinda G，Vanella S，Cadeddu F，et al，2009. Surgical treatment of anal stenosis. World J Gastroenterol，15（16）：1921-1928.

Eu KW，Teoh TA，Seow-Choen F，et al，1995. Anal stricture following haemorrhoidectomy：early diagnosis and treatment. Aust N Z J Surg，65（2）：101-103.

Linares L，Moreira LF，Andrews H，et al，1988. Natural history and treatment of anorectal strictures complicating Crohn's disease. Br J Surg，75（7）：653-655.

Michelassi F，Melis M，Rubin M，et al，2000. Surgical treatment of anorectal complications in Crohn's disease. Surgery，128（4）：597-603.

Milsom JW，MAzier WP，1986. Classification and management of postsurgical anal stenosis. Surg Gynecol Obstet，163（1）：60-64.

Notaras MJ，1988. Anal fissure and stenosis. Surg Clin North Am，68（6）：1427-1440.

Ravo B，Amato A，Bianco V，et al，2002. Complications after stapled hemorrhoidectomy：can they be prevented?. Tech Coloproctol，6（2）：83-88.

Szeto P，Ambe R，Tehrani A，et al，2012. Full-thickness skin graft anoplasty：novel procedure. Dis Colon Rectum，55（1）：109-112.

第 16 章　肛门失禁

肛门失禁是指肛门不能随意控制粪便和气体排出，粪便常流出肛外，污染内裤的疾病，又称大便失禁，是由多种原因引起的一种临床症状，是肛门手术后的严重并发症之一。一般来说，对于由于神经发育尚未健全，偶然出现稀便和排气失控，肛门仅有黏液溢出，或肛门术后一过性不完全性失禁，肛门溢出黏液和稀便而不洁，临床上均不视为肛门失禁。但由于废弃痔环切术，采用切开挂线法治疗高位复杂性肛瘘，术后肛门失禁已非常少见。

一、发　病　率

肛门失禁多见于老年人，尤其是女性，发病率较高。国外有学者统计其发生率，老年人可达30%，年轻人中5.4%偶有发生。有统计显示50%的肛门手术患者术后存在肛门失禁症状。前列腺、妇科、膀胱、直肠和肛门恶性肿瘤的放射治疗可能导致肛门失禁，其发病率为3%～53%。

二、病因与发病机制

（一）病因

正常的排便活动是依赖肛门括约肌结构的完整、肛直角正常、肛门直肠感觉反射存在和神经内分泌的调节及盆腔自主神经的控制完成。其中任何一项遭到破坏，均可导致排便功能失常，具体因素如下。

1. 先天性因素

（1）先天性肛门直肠畸形：据统计占新生儿的万分之一，无论是高位直肠畸形，还是低位肛门畸形，仍存有括约肌组织。尤其是高位直肠闭锁，由于直肠盲端在耻尾线以上，肛门内括约肌缺如，肛门外括约肌发育亦不健全。加之修复手术在新生儿期施行，如果不重视括约处理，特别是下移直肠未经过肛管直肠环，以及手术损伤，术后发生失禁在所难免。况且此种患儿常有骶裂或骶骨发育不全，神经功能缺陷者亦不少，因此，肛门失禁率可高达70%～80%。即使是低位肛门闭锁患者，手术后因损伤、感染等因素出现失禁的也在10%～20%。

（2）神经系统发育缺陷：如骶骨发育不全，有的患儿缺少1～2个骶椎，有的多1个骶椎或半个骶椎，也有的腰骶部脊椎裂或合并脊膜膨出，直肠黏膜在粪便充盈时缺乏胀感，因而不能发动排便反射，肛门内括约肌因无运动神经支配，长期松弛，故无随意控制排便的能力，并常合并小便失禁。

2. 后天性因素

（1）外伤：同工伤、车祸或战伤引起的失禁，如刺伤、割伤、撕裂伤、灼伤、电伤、牛角撬伤、化学伤等，直接损伤括约肌，也可因肛周组织破坏，瘢痕形成而影响括约肌收缩功能，造成失禁。所以抢救肛门直肠外伤时，要考虑修复后功能恢复。

（2）肛门直肠疾病：病变侵及直肠下段、肛管或括约肌均可造成维持排便的感觉和运动异常。例如，复杂性肛瘘炎症蔓延广泛，瘘管分支多，瘢痕化严重都能影响括约肌收缩，使肛门闭合不全。反复脱出的内痔、直肠脱垂使括约肌松弛，均可诱发和加重肛门失禁。据统计，约1/3的直肠脱垂患者有明显的肛门失禁。直肠脱垂合并肛门失禁的病理生理学基础尚不清楚，可能是多因素的，包括脱垂的直肠重复扩张肛门括约肌造成肛门括约肌功能受损，肛门括约肌功能失调导致肛门压力降低，以及阴部神经受损，均可引起肛门失禁。肛管直肠炎性疾病和肿瘤累及括约肌及频繁稀便也会使患者出现控制失常。

（3）医源性损伤：肛门手术是除产伤外最常见的导致肛门失禁的原因。有统计显示，50%的肛门手术患者术后存在肛门失禁症状。张庆荣报道95例肛门失禁，手术引起的有65例（68.4%），其中肛瘘切除术和产伤占绝大多数。另有高位肛周脓肿一期切开术完全切断肛管直肠环，肛裂切除术和内痔扩肛术，骶尾部畸胎瘤和痔环切术，盆腔放射治疗，肛门闭锁手术，先天性巨结肠手术等均可导致术后肛门失禁。尤其是Dunamel手术容易引起损伤，南京市儿童医院报道此术128例，有9例失禁。内括约肌损伤，吻合口裂开感染所致的瘢痕，盲袋扩大积粪和肛门狭窄，术后早期排便感觉功能和内括约肌收缩功能一时未恢复，结肠切除太多，粪便稀薄，均可为失禁的原因，不过这种失禁多可恢复。因这种手术未损伤肛提肌及外括约肌，不会发生真性肛门失禁（肌性失禁），直肠周围酒精及其他药物注射造成肛周感染、坏死，也可引起失禁。直肠切除可以直接导致直肠容积减少，也可能造成意外（医源性）括约肌损伤。这些都是可能导致患者术后肛门失禁的原因。前列腺、妇科、膀胱、直肠和肛门恶性肿瘤的放射治疗可能导致肛门失禁，其可能原因包括放射治疗导致的直肠顺应性降低和直肠炎，括约肌瘢痕形成导致功能受损，阴部神经末梢运动弛缓。

（4）精神神经源性失禁：①神经性，常见老年性痴呆、脑动脉硬化、脑萎缩等；②中枢性，如脑梗死、脑外伤、脑肿瘤、脊髓瘤和脊髓结核等；③末梢神经性，如马尾神经炎和损伤，肛门直肠盆腔及会阴部神经损伤，特别是肛门皮肤，直肠黏膜和括约肌均存在，但无控便能力；④肛门直肠神经症等心身疾病。

（二）发病机制

正常直肠是空虚的，粪便潴留于乙状结肠内，当结肠发生总蠕动时，粪块进入直肠下段后，刺激直肠壁压力感受器，产生排便反射，引起直肠收缩，肛门内括约肌松弛而排便。如果中枢神经功能失调，或传递神经和末梢神经发生障碍，或控制排便的括约肌受到损伤，引起排便失控。神经损伤较肌肉损伤更难修复。关于肛门失禁的机制，目前尚不完全清楚。

三、分　类

1. 按失禁的程度分类

（1）完全性失禁：即干便、稀便和气体均不能控制而不自主流出肛外。

（2）不完全性失禁：能控制干便，不能控制稀便和气体，有学者称为液流失禁和气流失禁。

2. 按失禁性质分类

（1）运动性失禁：主要原因是肛门括约肌、肛提肌损伤。

（2）感觉性失禁：肛门括约肌存在，因肛管和直肠下段黏膜缺损造成感觉障碍而失禁，如内痔环切术后和Soave手术后。

3. 按直肠感觉分类

（1）真性失禁：由中枢神经系统疾病所致，粪块通过直肠时，患者无感觉，或无足够的随意收缩，如脊髓瘤。

（2）部分失禁：气体和稀便通过肛门时患者无感觉或无足够的收缩，见于内痔环切术后，或括约肌部分损伤病例。

（3）溢出性失禁：由于直肠过度扩张，括约肌松弛或疲劳无力收缩，如老年人或术后直肠内粪便嵌塞，只有黏液和稀便经肛门溢出。

四、临床表现

肛门失禁的主要症状包括对固体粪便、液体/半成形粪便及气体不同程度控制能力减弱。其中无意识的非自愿性排便称为被动性肛门失禁，而有意识主动应对的排便称为急迫性肛门失禁。患者主诉为粪便渗漏，排泄大体正常称为粪便渗漏。肛门失禁的继发症状主要由粪便漏出引起，包括肛门瘙痒、肛周皮肤刺激、尿路感染等。

五、辅助检查

1. 肛门直肠压力测定　是检查肛门失禁患者

肛门括约肌功能的首选方法。肛门直肠压力测定能客观评估肛门括约肌的压力，同时还可检测直肠感觉、直肠肛门反射、直肠顺应性。

2. 阴部神经末梢运动潜伏期测试 通过经直肠电刺激阴部神经运动神经元，观察刺激后至肛门外括约肌产生收缩的时间，以检测阴部神经功能。可以用于评估由阴部神经损伤导致的肛门括约肌功能受损，以及预测患者肛门括约肌修复手术效果。

3. 肛肠肌电图 通过研究肛门外括约肌和其他盆底横纹肌在静息和收缩及紧张时电活性的变化，绘制肛肠肌电图。该检查能够发现可能存在的肛门括约肌及盆底肌功能障碍，是了解神经和肌肉损伤部位与程度的客观依据。

4. 直肠腔内超声 能够清楚直观地显示肛门周围组织结构，尤其肛门括约肌缺损和萎缩及肛管周围瘘管和脓肿。直肠腔内超声检查能够检测括约肌缺损并进行精确测量，这对肛门失禁患者手术方式的选择至关重要。

5. 排粪造影 可显示直肠排泄的过程，能够客观反映肛门失禁患者是否合并直肠前突、直肠套叠或直肠脱垂。

6. MRI 具有多层成像的优点，该检查对肛门括约肌成像清晰、与软组织对比度高。MRI已经在术前评估括约肌损伤程度中得到应用。

六、诊　　断

1. 病史 有先天性畸形病史，有手术、产伤、外伤史及放疗史等。

2. 症状 控制排便能力减退或消失，便次增多，精神状态欠佳。

3. 体征 肛门有粪便污染，有时存在糜烂、湿疹、缩肛无力。直肠指诊感觉括约肌收缩无力，肛管直肠环张力减退。内镜检查显示直肠腔扩张，直肠黏膜松弛脱垂，乙状结肠肠腔空虚，粪便污染。

七、鉴别诊断

肛门失禁需与下列疾病鉴别。

1. 肛周污粪 可能与直肠黏膜脱垂、痔脱出、粪便排空不全、卫生习惯差、肛门直肠性病

等有关。

2. 新生儿排便失禁或锁肛手术后排便失禁 是先天性发育不良或损伤括约肌所致。

3. 高位肛瘘、高位肛周脓肿、直肠癌等术后排便失禁 多由手术不当，切断了肛门括约肌和肛提肌所致。

4. 直肠脱垂常伴不完全性失禁 是肛门括约肌收缩无力所致。

5. 卒中、休克、截瘫后失禁 应考虑神经障碍和损伤。

八、治　　疗

根据失禁的原因和失禁的程度及患者的年龄，采取不同的治疗方法，有保守疗法和手术疗法。对于5岁以下小儿，无论失禁程度轻重，都不要急于手术，先采取保守疗法，原因：①患儿随着年龄的增长，肛门控制可逐渐恢复；②肛门直肠手术或多或少都会对控制排便的各种组织或盆腔神经造成损伤；③虽然手术成功，但术后幼儿不易配合排便训练。Duhamrl认为术后肛门失禁随着年龄增长有可能逐渐好转，这是因为直肠切除后失去膨胀的感觉，肛门内括约肌部分切除后肛管失去感觉，拖入盆腔的结肠可逐渐获得膨胀感觉而肛门皮肤缘的感觉神经细胞可向上生长，使肛口的感觉逐渐恢复，能区别气体和液体，并能有意识地收缩肛门外括约肌复合体，从而达到正常控便能力。即使较大的儿童，也应先行保守治疗，其也是术前准备工作之一。

（一）非手术疗法

对于部分失禁病例，主要是训练按时排便并使之成为习惯，注意调节饮食，避免食用粗糙和有刺激的食物，不使粪便过于稀薄，防止腹泻。保持肛门清洁干燥，便后熏洗、坐浴。有湿疹时外用一效散。对于粪块嵌塞引起的失禁，要用开塞露30～50ml灌肠，灌注后左侧卧位，不要立即排出，待粪便软化后才能全部排出；或用示指伸入肛内将干粪块压碎，再灌肠排便。对于末梢神经损伤所致的失禁，可选长强、百会、承山等穴位行针灸治疗。对于轻症者，可行括约肌收缩功能训练，或进行跳跃体操运动，每天练习收缩数十次。

应用盆底肌肉训练和生物反馈治疗来增强功能失调的盆底肌肉一直是传统的肛门失禁治疗模式。其目的是通过与上述非手术治疗措施共同进行，以期加强和协调盆底及肛门括约肌对直肠扩张的反应功能。该方法简单、无创、无副作用。肛门失禁患者报道主观获益的比例为64%～89%。

（二）手术疗法

对于完全性失禁者，要根据病因和会阴部解剖，采用最合适的手术疗法。

因为排便是一个非常复杂的反射动作，整个排便过程受大脑皮质内的高级中枢和腰骶部脊髓内的低级中枢之间协调控制。因而肛门失禁的原因是极其复杂的。目前治疗肛门失禁的手术方法虽多，但无针对病因的手术方法，大多数是围绕括约肌修复而设计的，国内外以重建肛门外括约肌的术式报道最多，但效果并不理想，笔者曾遇一教师因肛瘘切除缝合术而出现完全性失禁，讲课中间就要如厕，经括约肌修补术后，成形便已能控制，稀便时仍失禁。因此有些学者提出，在重建肛门外括约肌的同时也一并行肛门内括约肌成形术，不论采取何种术式，术后都要加强排便功能训练或应用电刺激促进排便功能恢复。

手术应恢复肛门直肠和括约肌的正常解剖和生理状态，括约肌功能的恢复有赖于：①将直肠恢复成一个足够大的容器，并恢复其顺应性；②重建肛直角要依赖人工肛管直肠环，使之恢复到90°左右；③修补加强重建肛门内括约肌，手术时解剖层次要清楚，对感觉性失禁则行皮肤移植或移位术。

围术期的处理是手术成功的关键。术前控制饮食，同直肠癌术前准备，术中保护手术区不受肠内容物或阴道分泌物的污染，术后输液5～7天，并给予抗生素，稀便给予止泻药，放置导尿管5～7天，每天擦拭伤口，预防感染。

1. 肛门环缩术

（1）适应证：肛门括约肌松弛、肛门不完全性失禁。

（2）操作方法：参见"直肠脱垂"。

2. 肛门紧缩术

（1）适应证：括约肌松弛，肛门不完全性失禁，无瘢痕者。

（2）操作方法：参见"直肠脱垂"。

3. 肛门括约肌修补术　是将括约肌断端由瘢痕组织分离，再将两端缝合，使肛管缩窄和加长，从而达到治疗的目的。

（1）括约肌断端缝合术

1）适应证：外伤或痔瘘手术等导致肛门括约肌损伤的肛门完全性失禁，但括约肌收缩力尚好者。

2）操作方法

A. 常规消毒后，行直肠指诊判断肛管直肠环是否完整，括约肌断端位置用龙胆紫画一标记。

B. 以括约肌附近瘢痕组织为中心，在括约肌断裂瘢痕外侧做一半圆形切口（图16-0-1）。为避免术后切口感染，切口应远离肛门。

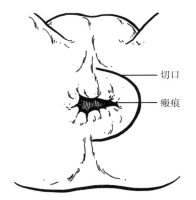

图16-0-1　以瘢痕为中心做半圆形切口

C. 切开皮肤和皮下组织，将皮瓣连同瘢痕组织向肛门侧翻开，显露肛门括约肌，寻找其断端，将肛门内、外括约肌的两断端由周围瘢痕组织分离，并切除括约肌两断端之间的瘢痕组织（图16-0-2）。保留断端上的部分结缔组织，使在缝合肌纤维时不易撕裂。

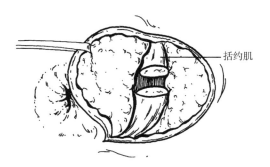

图16-0-2　翻起皮瓣，显露瘢痕组织

D. 应用两把组织钳夹住肛门内、外括约肌的断端，交叉试拉括约肌的活动度及松紧度，合适后将直径1.5cm的圆筒肛门镜塞入肛内。再试拉括约肌（图16-0-3）。

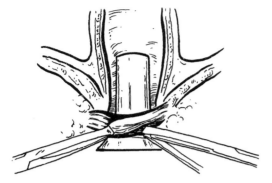

图16-0-3 交叉试拉括约肌的松紧度

E. 用丝线或肠线端端褥式缝合肛门内括约肌瘢痕组织断端，用重叠褥式缝线固定肛门外括约肌瘢痕组织断端，使肛门可伸入示指（图16-0-4）。若损伤过大，可分期手术，此时尽量拉近两括约肌断端，固定于软组织上，3个月后视失禁情况决定是否再次手术。

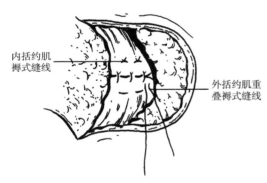

图16-0-4 褥式缝合修补括约肌

F. 用丝线间断缝合皮下组织及皮肤切口，切口内置引流管（图16-0-5）。外用塔形纱布压迫，丁字带固定。

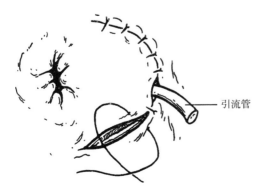

图16-0-5 缝合皮肤切口

（2）环切横缝术

1）适应证：肛管由窄小瘢痕形成一条深沟造成的失禁和肛管直肠环完整的不完全性失禁。

2）操作方法

A. 常规消毒后，铺无菌巾。于肛缘瘢痕外侧做一"＞"形切口（图16-0-6）。

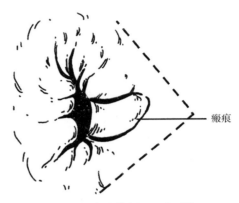

图16-0-6 瘢痕外侧"＞"形切口

B. 切开皮肤及皮下组织直至瘢痕基底部，切口深度应与瘢痕窄沟等深。将"＞"形皮瓣向内游离至齿状线，提起被游离的三角皮瓣，使伤口与原切口方向垂直。于底部横行缝合深部组织2～3针，闭合"＞"形切口，以消除缺损（图16-0-7）。

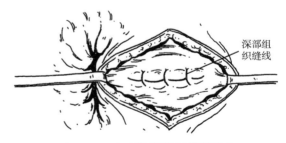

图16-0-7 切开深部组织横行缝合

C. 将提起的游离皮瓣于肛管内修剪，与肛管的切口对合，横行间断缝合皮肤切口（图16-0-8）。

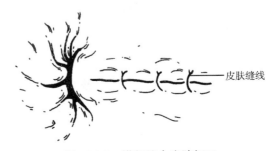

图16-0-8 横行缝合皮肤切口

D. 肛内放置凡士林纱条，外用塔形纱布压迫，丁字带固定。

4. 直肠阴道隔修补术 是将阴道后壁与直肠前壁分离，找到括约肌断端后缝合，再缝合肛提肌、阴道黏膜和会阴部皮肤，使括约肌恢复正常功能的一种手术方法，又称会阴缝合术。

（1）适应证：分娩或外伤所致的陈旧性会阴Ⅲ度撕裂造成的肛门不完全性失禁，应在分娩6个月后进行此手术。

（2）操作方法

1）充分显露手术野，将氯己定溶液棉球分别塞入肠道及阴道，沿裂缘上方弧形切开阴道后壁黏膜（图16-0-9）。切口两端正好位于括约肌断端收缩时，在皮肤显示凹陷的外侧。

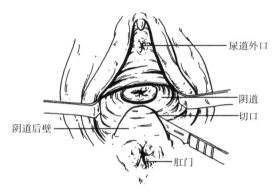

图16-0-9　阴道后壁弧形切口

2）切开阴道黏膜，向下潜行将阴道后壁黏膜与直肠前壁分开，并向下翻转、显露，寻找外括约肌断端，最后显露两侧肛提肌断缘（图16-0-10）。

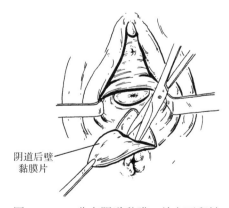

图16-0-10　分离阴道黏膜，并向下翻转

3）用剪刀或止血钳继续游离肛门外括约肌及肛提肌的断端。再从裂缘切口分离直肠黏膜下层，使直肠阴道隔分离，用丝线重叠缝合3～4针

（图16-0-11）。但不宜过紧，以免肛门狭窄。

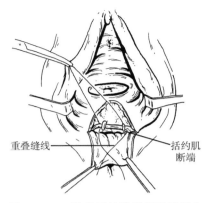

图16-0-11　游离括约肌断端重叠缝合

4）示指伸入肛管，检查括约肌缝合是否足够紧，如不够紧，则再缝合较多肌纤维。然后在中线缝合耻骨直肠肌，加强括约肌（图16-0-12）。

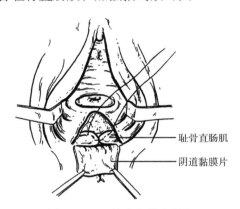

图16-0-12　缝合耻骨直肠肌

5）复回黏膜片，将黏膜片缝合在括约肌成为突出皱褶，重建会阴体，以免引起狭窄。消毒阴道，修整切除多余阴道黏膜，丝线间断缝合阴道黏膜切口（图16-0-13）。取出肠道、阴道内棉球，外用敷料包扎，丁字带固定。

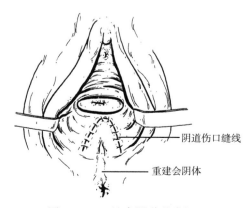

图16-0-13　缝合阴道黏膜切口

5. 肛门后方盆底修补术　Parks 于 1971 年设计此手术，折叠缝合两侧肛提肌和耻骨直肠肌，增强肛直角，加长肛管，因此，又称肛门后方直肠固定术。

（1）适应证：自发性失禁、扩张术后引起的失禁和直肠脱垂手术固定后失禁。

（2）操作方法

1）常规消毒后，在距肛门后缘约 6cm 处，向肛门两侧做倒"V"形皮肤切口（图 16-0-14）。

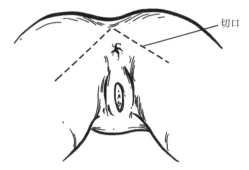

图 16-0-14　倒"V"形切口

2）将皮肤和皮下脂肪组织由外括约肌的后部纤维分离，并将皮片向前翻转，显露和确认内外括约肌间沟（图 16-0-15）。

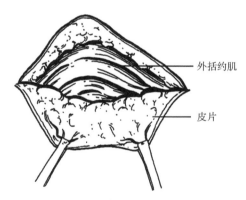

图 16-0-15　牵开皮片向前方翻转

3）在外括约肌和内括约肌之间分离内括约肌和外括约肌，并将外括约肌牵向后方（图 16-0-16）。

4）向前牵开肛管和内括约肌，向上分离至耻骨直肠肌和肛提肌上缘，显露直肠后壁及两侧约 2/3 周的肠壁（图 16-0-17）。

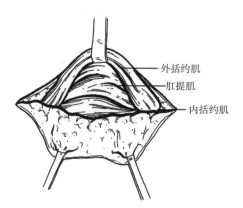

图 16-0-16　分离内外括约肌

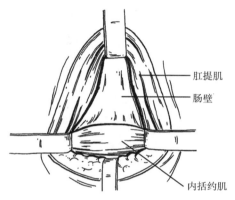

图 16-0-17　显露直肠后壁

5）两侧肛提肌穿入缝线，牵紧缝线将两侧肌肉由后向前间断缝合两层，修补盆底（图 16-0-18）。

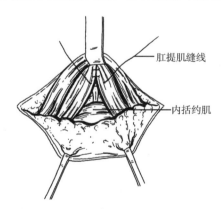

图 16-0-18　缝合肛提肌，修补盆底

6）折叠缝合耻骨直肠肌，使肌肉缩短，肛直角前移，恢复正常角度（图 16-0-19）。折叠缝合外括约肌（图 16-0-20）。

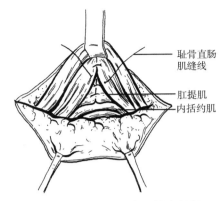

图 16-0-19　折叠缝合耻骨直肠肌

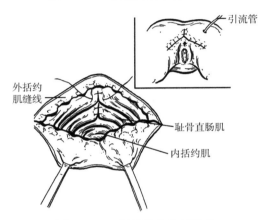

图 16-0-20　折叠缝合外括约肌

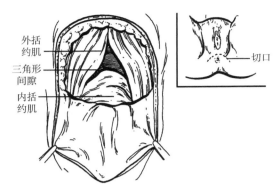

图 16-0-21　两侧外括约肌和内括约肌间三角形间隙

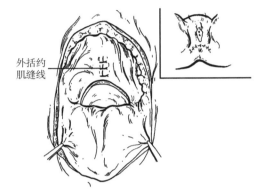

图 16-0-22　折叠缝合内外括约肌，闭合三角形间隙

7）创面用抗生素溶液洗净后，皮下置引流管，缝合皮下组织及皮肤。

6. 肛门括约肌折叠术　已有100余年历史，多在肛门前方行折叠手术，将肛门前括约肌折叠，以加强括约肌张力，是缩紧肛门的一种手术方法。

（1）肛门前方括约肌折叠术

1）适应证：肛门括约肌松弛及肛门完全性失禁。

2）操作方法

A. 常规消毒后，铺无菌巾。在肛门前方距肛门缘1～2cm处做一半圆形切口。

B. 切开皮肤和皮下组织，游离皮片并将其向后翻转覆盖肛门。向深处分离，显露外括约肌，可见其由肛门两侧向前向内行向会阴体，在两侧外括约肌和内括约肌间可见一三角形间隙（图16-0-21）。

C. 用丝线间断折叠缝合内括约肌、外括约肌，闭合原三角形间隙，缩紧肛管（图16-0-22）。

D. 复回皮片，间断缝合皮下组织和皮肤，外用无菌纱布压迫，丁字带固定。

（2）经阴道外括约肌折叠术

1）适应证：肛门括约肌松弛的女性患者。

2）操作方法

A. 在阴道黏膜下组织内注入1∶20万单位肾上腺素生理盐水溶液。

B. 经阴道后缘黏膜与皮肤交界处做长4～5cm横切口（图16-0-23）。

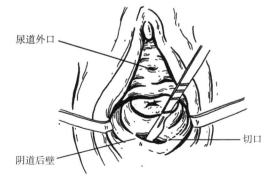

图 16-0-23　阴道后壁横切口

C. 提起阴道后壁黏膜，向上锐性分离阴道后壁，显露外括约肌前部。将外括约肌向前方牵起，判断其松弛程度（图16-0-24）。

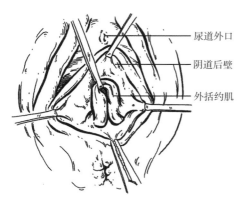

图16-0-24 经阴道显露、折叠外括约肌

D. 将肛门括约肌及直肠阴道隔提起，用丝线折叠缝合，使括约肌紧缩（图16-0-25）。缝合时进针不宜过深，避免穿透直肠阴道隔。

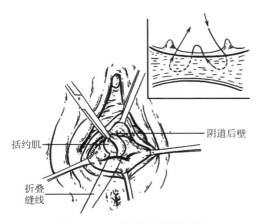

图16-0-25 折叠缝合括约肌

E. 在切口上方缝合肛提肌（图16-0-26）。最后缝合阴道后壁（图16-0-27）。

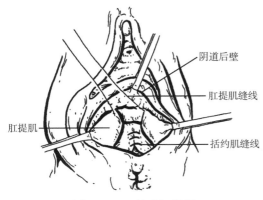

图16-0-26 缝合肛提肌

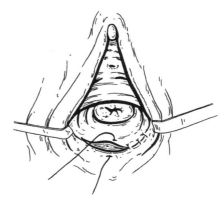

图16-0-27 缝合阴道后壁切口

7. 肛门括约肌成形术 是将肌肉或筋膜移植于肛管周围，代替或加强括约肌功能的一种手术。

（1）股薄肌移植括约肌成形术：国外1952年Pickrell最先报道应用此术式治疗先天性畸形所致肛门失禁。1959年张庆荣将此术式应用于直肠癌腹会阴直肠切除肛管直肠重建术。1982年张庆荣报道57例成年人失禁中，优等24例，良好25例，较好5例，无效3例。

1）股薄肌解剖：股薄肌是大腿内侧的浅表长肌，起于耻骨弓上缘和耻骨结节下缘，垂直向下成为圆形肌腱，经股骨内侧髁后下方，向前绕过胫骨内髁成为扁腱，附着于胫骨内髁下方的胫骨内侧面（图16-0-28）。其血供来自股动脉，由第2～4腰神经支配，神经血管束由股薄肌上1/3进入肌肉，手术时切勿损伤。

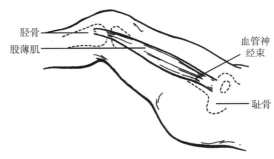

图16-0-28 股薄肌起点和止点

2）适应证：①括约肌完全破坏和无功能部分超过1/3～1/2的病例；②先天性无括约肌；③肛门括约肌缺损或功能严重障碍造成肛门失禁者；④括约肌损伤无法修补或多次修补失败者；⑤长期直肠脱垂或肛管极度松弛造成失禁者；⑥肛门完全性失禁；⑦年龄在5岁以上小儿。

3）操作方法（以左侧大腿为例）

A. 连续硬膜外麻醉。先取仰卧、双下肢外展位，分别于左侧大腿内侧上1/4隆起处（上切口）、膝关节内上方（中切口）、胫骨粗隆内下方（下切口）行三个纵行切口（切口长4～5cm）。经上切口切开皮肤和皮下组织，在内收长肌内侧显露股薄肌，切开股薄肌筋膜，利用手指和止血钳游离肌肉，用纱条牵引（图16-0-29）。

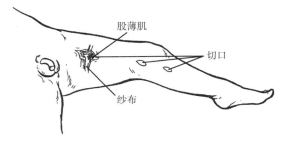

图16-0-29　股部上、中、下三处皮肤切口

B. 经中切口在缝匠肌后方找到股薄肌，以止血钳挑动肌腱，可见上切口的股薄肌移动。用示指钝性分离上、中切口之间的股薄肌。牵开胫骨结节下方的切口，显露扁平的股薄肌腱，并游离肌束，将肌腱由骨膜切断。将已完全游离的股薄肌全部由上切口拉出，用盐水纱布包裹，以备移植，缝合中、下切口（图16-0-30）。

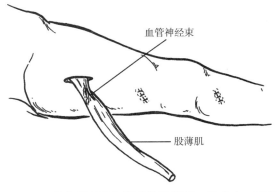

图16-0-30　从上切口牵出游离的股薄肌，缝合中、下切口

C. 改截石位，于右耻骨结节处，肛门前、后正中线分别距肛门2cm处，各做纵切口，长约3cm。并用止血钳和示指经切口在括约肌间沟以上绕肛管钝性分离一周，再从肛门前正中切口绕皮下分别与右耻骨切口和左大腿上1/4切口钝性分离相交通，形成一与股薄肌粗细相当的隧道（图16-0-31）。

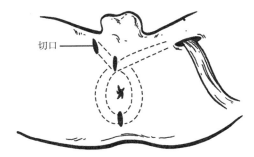

图16-0-31　右耻骨结节，肛门前后正中切口及隧道

D. 绕肛门前正中切口，将股薄肌断端拉入隧道，沿隧道环绕肛管一周，于前方交叉后，到达右耻骨结节切口引出。改仰卧位，使两下肢伸直，使股薄肌完全松弛，牵紧肌腱，确定肛管紧度，一般伸入指尖即可。将其断端固定于耻骨结节骨膜上，一般固定2～4针（图16-0-32）。

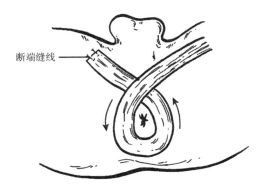

图16-0-32　缝合固定断端

E. 缝合所有皮肤切口，肛门后正中切口可放置橡皮引流条（图16-0-33），无菌纱布压迫，丁字带固定。

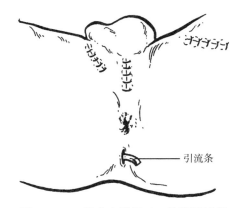

图16-0-33　缝合皮肤切口，放置引流条

（2）臀大肌移植括约肌成形术：1920年，Chotwood首次报道用两条臀大肌片治疗肛门失禁。

臀大肌是一大的有张力的肌肉，其下缘靠近肛门，容易移植。因此，如括约肌神经损伤，臀大肌可代替其功能。

操作方法如下。

1）在尾骨与坐骨结节之间臀部两侧各做一斜切口，约5cm（图16-0-34）。

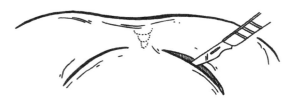

图 16-0-34 臀部两侧斜切口

2）切开皮肤及皮下组织，显露臀大肌，将两侧臀大肌内缘游离成一条宽约3cm肌束，做成带蒂的臀大肌肌瓣。注意勿损伤神经（图16-0-35）。

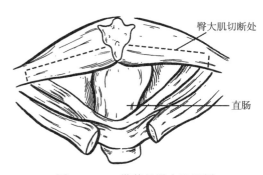

图 16-0-35 带蒂的臀大肌肌瓣

3）围绕肛管在肛门前方和后方做皮下隧道，并于臀部切口和肛门外弯切口之间做成隧道（图16-0-36）。

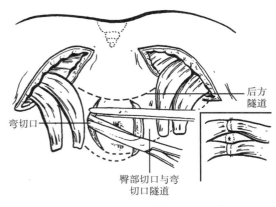

图 16-0-36 围绕肛管做皮下隧道

4）将左右两侧下部肌肉断端通过隧道牵向会阴，并将两断端重叠缝合。上部肌肉断端牵向后

方，围绕肛管重叠缝合（图16-0-37）。

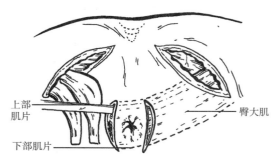

图 16-0-37 两侧肌肉通过隧道重叠缝合

5）切除切口瘢痕后间断缝合皮肤，置橡皮条引流，应用酒精消毒纱布覆盖（图16-0-38）。

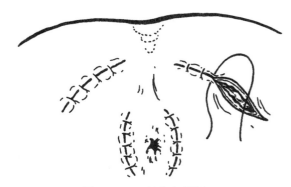

图 16-0-38 缝合各部切口

8. S形皮瓣肛管成形术 1959年，Forguson用此术式治疗痔环切畸形，以后将其用于治疗肛门失禁。

（1）适应证：肛门皮肤完全缺损和黏膜外翻所致的感觉性肛门失禁。

（2）操作方法

1）沿黏膜与皮肤连接处环形切开，将黏膜和瘢痕组织由下方括约肌分离，向上到齿状线上方，显露内括约肌，切除游离的直肠黏膜及瘢痕组织（图16-0-39）。

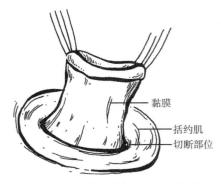

图 16-0-39 切除游离的直肠黏膜

2）以肛门为中心做"S"形切口，在肛门两侧做成两个皮片，皮片底在肛门两侧相对，其底宽应与其深度相等。皮片厚薄度一致并带有少量脂肪（图16-0-40）。

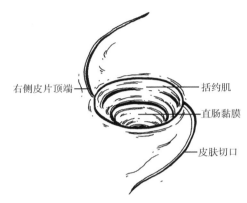

右侧皮片顶端　括约肌　直肠黏膜　皮肤切口

图16-0-40　以肛门为中心做"S"形切口

3）将一侧皮片顶部牵向肛管前方，一侧牵向后方，与直肠黏膜缝合。两侧皮片移植后，皮片边缘在肛管前后中线上自然对合，缝合数针，从而使肛管完全由皮肤遮盖。（图16-0-41）。

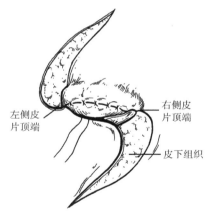

左侧皮片顶端　右侧皮片顶端　皮下组织

图16-0-41　转移皮瓣与直肠黏膜及肌层缝合

4）两侧皮片与黏膜缝合完毕后，取皮切口可以完全缝合，有时一部分开放（图16-0-42）。

此外，还有其他术式，根据不同的病因和病情选择相应的术式非常重要。但任何手术的成败与围术期的处理密切相关，如术前控制饮食，机械性肠道准备，术中无菌操作要严格，保护手术区不受肠道和阴道分泌物污染，严密止血，缝合张力不宜过大，彻底切除瘢痕组织，以利切口愈合，术后控制饮食，输液5～6天，并加抗生素。给予止泻药、控制稀便，会阴修补术时要留置导

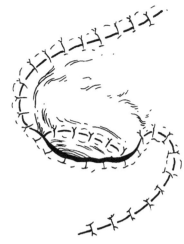

图16-0-42　缝合皮肤切口

尿管5～6天，伤口消毒、预防感染也是手术成功的关键。愈合牢固后，坚持肛门括约肌功能锻炼，每天进行缩肛运动数十次。术后能控制软便，稀便常不能控制，可视为效果良好。

（李春雨）

参 考 文 献

李春雨，2016. 肛肠外科学. 北京：科学出版社，164-166.

李春雨，汪建平，2015. 肛肠外科手术学. 北京：人民卫生出版社，729-731.

李春雨，徐国成，2021. 肛肠病学. 第2版. 北京：高等教育出版社，132-133.

张庆荣，1980. 肛门直肠结肠外科. 北京：人民卫生出版社，215-219.

张有生，李春雨，2009. 实用肛肠外科学. 北京：人民军医出版社，276-278.

Bharucha AE, Dunivan G, Goode PS, et al, 2015. Epidemiology, pathophysiology, and classification of fecal incontinence: state of the science summary for the National Institute of Diabetes and Digestive and Kidney Diseases (NIDDK) workshop. Am J Gastroenterol, 110(1): 127-136.

Jerez-Roig J, Souza DLB, Amaral FLJS, et al, 2015. Prevalence of fecal incontinence (FI) and associated factors in institutionalized older adults. Arch Gerontol Geriatr, 60(3): 425-430.

Kaiser AM, Orangio GR, Zutshi M, et al, 2014. Current status: new technologies for the treatment of patients with fecal incontinence. Surg Endosc, 28(8): 2277-2301.

Lamblin G, Bouvier P, Damon H, et al, 2014. Long-term

outcome after overlapping anterior anal sphincter repair for fecal incontinence. Int J Colorectal Dis, 29（11）：1377-1383.

Pakravan F, Helmes C, 2015. Magnetic anal sphincter augmentation in patients with severe fecal incontinence. Dis Colon Rectum, 58（1）：109-114.

Ruiz NS, Kaiser AM, 2017. Fecal incontinence-Challenges and solutions. World J Gastroenterol, 23（1）：11-24.

Sjödahl J, Walter SA, Johansson E, et al, 2014. Combination therapy with biofeedback, loperamide, and stool-bulking agents is effective for the treatment of fecal incontinence in women: a randomized controlled trial. Scand J Gastroenterol, 50（8）：965-974.

Sjödahl J, Walter SA, Johansson E, et al, 2015. Combination therapy with biofeedback, loperamide, and stool-bulking agents is effective for the treatment of fecal incontinence in women-a randomized controlled trial. Scand J Gastroenterol 2015；50（8）：965-974.

Wu JM, Matthews CA, Vaughan CP, et al, 2015. Urinary, fecal, and dual incontinence in older U.S. Adults. J Am Geriatr Soc, 63（5）：947-953.

第 17 章　肛周感染性疾病

肛周感染性疾病是由细菌感染引起的一种感染性疾病，是指病变部位在臀部肛门周围，炎性病变可累及皮肤、皮下组织、肛周间隙等，局部出现红、肿、热、痛，并且可以导致皮肤破溃流脓。根据发病部位、发病原因及病理改变特点可将肛周感染性疾病分为特异性和非特异性感染性疾病两大类。本章予以着重讲述肛周非特异性感染性疾病。

第一节　肛窦炎及肛乳头炎

肛窦炎（又称肛隐窝炎）及肛乳头炎均是肛管常见疾病。由于肛窦、肛瓣和肛乳头在解剖学上密切相关，因此肛窦炎与肛乳头炎常同时存在。因该病症状轻，且症状呈多样性，又多伴有肛门其他疾病，故易被忽视，从而发生漏诊与误诊。

一、病　因

肛窦又称肛隐窝，位于肛管齿状线、肛瓣与肛柱之间，呈半圆形，是开口向上的袋状间隙，深 3～5mm，每个肛腺都开口于肛窦，通常情况下肛窦呈闭合状态，粪便不易进入。干硬粪团通过肛管时，超过了肛管能扩张的极限，肛窦和肛瓣受到损伤，进而削弱了局部对病菌入侵的抵抗力。而且在排便时，肛窦加深呈漏斗状，易积存粪渣，特别是在肠炎、痢疾引起腹泻时，频繁刺激肛窦引起炎症，肛窦的温度、湿度适宜细菌繁殖，细菌易从其底部深入肛腺，引起肛窦炎。

二、病　理

肛管后方的肛窦常发生炎症，局部发生红肿、发硬而增厚，并见肛窦肿胀，渗出少量分泌物。肛窦炎性水肿或肛门括约肌痉挛使肛窦引流不畅，可使感染不易控制，也进而引起肛乳头炎和肥大，有时也会循肛腺走行蔓延形成肛周脓肿或瘘管。有时可以自行消散；有的迁延为慢性，肛窦加深，并有纤维组织增生。肛窦附近的肛乳头在肛管感染、外伤等刺激下会出现组织增生、肥大、水肿，并形成带蒂瘤状。增大的肛乳头大小、形状不一。有的只简单增大；有的乳头顶端更锐；有的相当肥大，可由肛门内向外突出，易被误诊为直肠息肉。

肛窦炎和肛乳头炎可直接由肛腺和腺管或间接由淋巴管传播到邻近组织，引起炎症，引发直肠肛管周围脓肿，脓肿破溃或切开后形成肛瘘。如感染的范围较小，只在肛管的黏膜下形成脓肿，破溃后形成肛裂。

三、临床表现

1. 排便不尽感　肛管中有丰富的神经纤维，既有无髓鞘神经纤维，又有有髓鞘神经纤维，还有较多的神经节，形成一附属的感觉器官，故肛管的感觉比较敏锐，在肛窦与肛乳头炎症初期，患者通常有排便不尽感或肠内异物感、下坠感或里急后重感等。

2. 疼痛　排便时因粪便或炎性水肿压迫肛窦，患者感觉肛门胀痛，一般不很剧烈。由于疼痛和排便关系密切，患者惧怕排便，进一步导致便秘，加重患者的痛苦。肛窦炎常出现反射样疼痛，可通过阴部内神经和第 3 或第 4 骶神经向尿生殖器部反射，通过髂腹下神经和肛尾神经向骶骨和尾骨反射，或通过坐骨神经向下肢反射。本病还可以引起消化道症状，如消化不良、排气多或便秘等。肛窦炎可以影响整个机体的健康，甚至伴有失眠、多虑、多疑等精神症状。直肠指诊时，有的患者有齿状线处明显触痛。

3. 瘙痒　肛窦的炎性分泌物溢出肛门引起潮湿不洁，或肥大的肛乳头突出肛门，刺激肛周皮肤，引起瘙痒或疼痛。虽不像肛门瘙痒症那样典型，但却难以通过手抓止痒。患者也常因肛门潮湿、瘙痒为主诉就诊。另外，常见大便带少量黏液或便前排出少量黏液，偶见混有血丝。

四、诊　　断

肛窦炎在指诊和肛门镜检查下诊断不难。患者一般主述肛门不适，指诊肛门括约肌紧张，肛窦及肛乳头硬结触痛。肛门镜检查可见发炎的肛窦红肿、充血或有鲜红色肉芽肿胀，触之易出血，部分患者有少量脓性、脓血性分泌物，用弯头探针探查肛窦，可见肛窦变深。

肛乳头炎患者肛门内常有不适、疼痛或异物感，有肛门排出肿物病史，直肠指诊时可扪及肿大的肛乳头，质偏硬，有触痛，指套无血染。肛门镜检查在齿状线处可见肥大的肛乳头，小的呈乳头状突出，长 1～3cm，大的如黄豆，表面光滑，覆以上皮，呈灰白色或黄白色，质略硬，一般不易出血。

五、鉴 别 诊 断

1. 直肠息肉　位于直肠壁上，呈肉红色，圆球形，表层为黏膜，无痛，易出血，多见于小儿，须与肛乳头炎鉴别。

2. 混合痔及肛内瘘　痔有明显的肿物脱出，其症状常随痔的消长而变化。肛瘘的内口也在肛窦处，肛内瘘时触及皮下条索状包块，疼痛或坠胀感较局限。

3. 肛裂　肛窦炎患者有肛门坠胀，排便时肛门轻微胀痛，肛门部潮湿、瘙痒或有少量黏液流出。而肛裂以肛门周期性疼痛、便秘、大便带血为主要表现，其疼痛比肛窦炎严重。

4. 腰椎疾病　也可导致肛门坠胀疼痛，但其往往伴有肛旁及双下肢坠胀疼痛，活动后症状加剧。可以通过 X 线检查鉴别。

5. 肛门神经官能症　虽然患者绘声绘色地诉说其肛门症状，但体检时肛窦区无明显包块及固定压痛，甚至在麻醉状态仍诉说其肛门坠胀疼痛，多伴有失眠、抑郁等症状。

六、治　　疗

1. 一般疗法　保持排便通畅，养成规律排便的习惯，注意肛周清洁，经常用温水或 1∶5000 的高锰酸钾溶液坐浴。

2. 非手术疗法

（1）口服抗菌药物，如喹诺酮类或头孢类抗生素等。

（2）局部用药，盐水灌洗清洁直肠，直肠内注入温橄榄油 30～60ml 或 25% 鱼石脂水溶液。5%～10% 的硝酸银液涂于肛窦底部等。

（3）口服缓泻药，如液状石蜡 20～30ml，果导片、蜂蜜等可使粪便稀软，排出通畅。

3. 手术疗法　对于非手术疗法治疗无效，反复发作的患者，应考虑手术治疗。肛窦内已化脓，或合并肛乳头肥大和隐性瘘管的患者也应考虑手术治疗。①肛窦切开引流术：用软质球头探针和隐窝沟探查变深大的肛窦，探针由发炎的肛窦口探入，顺其方向将肛窦腔纵行切开，切除感染的肛门腺导管及肥大的肛乳头，使创口引流通畅，创面敷凡士林纱布。②肛窦切除术：以肛窦钩（倒钩探针）自病灶肛窦的开口处探入并提起，用电刀沿探针提起方向由内向外放射状切开窦道，再切除切口相邻两侧的肛腺、肛瓣、肛乳头及炎性组织，术中注意止血，修剪切口至引流通畅。③肛乳头切除术：显露肛管及肛乳头，用止血钳夹住肥大肛乳头的基底部，并贯穿结扎后切除肥大肛乳头，切面压迫止血。如发现乳头表现粗糙，呈菜花样、分叶状或有溃疡，应进行病理组织检查。术后每天用 1∶5000 高锰酸钾溶液坐浴，局部清洁换药 5～7 天。

第二节 肛周化脓性汗腺炎

大汗腺即顶泌汗腺，位于真皮深部，腺管开口于皮肤表面，一旦被阻塞，即发生感染，腺管因感染而破裂，在皮内和皮下组织内引起炎症，反复发作，广泛蔓延，形成范围较广的慢性炎症、小脓肿、复杂性窦道和瘘管称为化脓性大汗腺炎。发病部位多在汗腺分布区，如腋下、脐部、乳晕、肛门、臀部。发生于肛门周围者称为肛周化脓性汗腺炎。因肛管近端无毛囊和汗腺，故其好发于肛管远端，所形成的瘘管与肛窦也无关系。其多发于20～24岁身体肥胖，好出汗的人，女性多于男性。本病长期不愈有恶变可能，多在发病后10～20年发生恶变。

一、病因和病理

汗腺有两种，一是小汗腺，为单管腺，分布于全身皮内，出生前即有功能，经过弯曲的单管分泌清亮透明的汗水，腺管开口于皮肤表面，与毛囊无任何关系；二是大汗腺，即顶泌汗腺，有较大的复杂的腺管，在真皮深部，分布于腋下、腹股沟、阴囊、会阴部和肛门周围，在肛周的约占11%。大汗腺是由毛囊发育而来，青春期前无任何功能。由于腺管上皮细胞膜破裂，细胞原浆排入腺管内，因此又称大汗腺为顶泌汗腺，腺管开口于毛囊，或开口于紧靠毛囊的皮肤表面。大汗腺分泌物比小汗腺分泌物黏稠，内有细胞组织，呈干酪样，有臭味，腺管如有感染和阻塞，即可引起大汗腺炎，所以阻塞是本病的主要原因。

阻塞给大肠杆菌、金黄色葡萄球菌和链球菌等肛周常见细菌创造了条件，它们迅速繁殖，于局部形成小脓肿，初起似疖肿，脓肿压力增高后，一是自然破溃或手术切开，脓液流出，如引流不畅，破口久不愈合而成窦道；二是脓液在皮内扩散；三是直接破入皮下，向周围扩散到会阴部、臀部、阴囊、阴唇等处，形成许多相互联系的复杂瘘管；四是感染尚可沿淋巴管蔓延。值得注意的是，梭状芽孢菌和非梭状芽孢菌等产气杆菌，亦为直肠内常住菌，可成为肛周和会阴部感染潜在性致死性合并症的病因。本病感染的细菌有一定的规律，会阴部感染的主要是厌氧链球菌，肛门和生殖器感染的主要是F组链球菌或大肠杆菌，腋部感染的主要是金黄色葡萄球菌和厌氧菌，特别是革兰氏阴性球菌。

大汗腺、皮脂腺和它们开口所在的毛囊发育都受雄激素调节。青春期开始分泌，活动的最高峰是性活跃期，女性绝经后，大汗腺逐渐萎缩，分泌功能明显减退。所以青春期以前从不发病，绝经期后不再发作，本病的发生与大汗腺活动完全一致。

此外局部多汗潮湿、卫生欠佳、吸烟过多、擦抓摩擦等各种刺激因素均易诱发本病。

二、临床表现

（1）本病多在青春期后发生，常发生于身体健康、皮肤油脂过多、常有痤疮的青壮年人。

（2）初起在肛周会阴部、阴囊区皮内或皮下单发或多发大小不等的硬结，或与邻近小硬结连成一片。硬结化脓后自行破溃或手术切开，流出稠厚、有臭味的分泌物。

（3）炎症时轻时重，反复发作，逐渐形成皮下溃疡、窦道和瘘管。窦道由一个发展至十余个。许多窦道皮下相通，融合成片，窦道一般围绕肛门达数厘米，瘘口也可达数十余个。病变仅位于皮下，不与直肠、肛窦相通，部分局部皮肤形成瘢痕。

（4）肛周会阴部、阴囊区皮内或皮下与汗腺、毛囊分布一致的炎性索条状痛性硬结、脓疱或疖肿，高出皮肤，微红、肿胀，可成群出现，全身症状有发热、头痛、不适、白细胞升高、食欲缺乏、淋巴结疼痛肿大，晚期可出现消瘦、贫血、低蛋白血症、内分泌和脂肪代谢紊乱等症状。

三、诊   断

本病是一种皮肤病，长期反复发作，有多发性硬结，自溃后逐渐蔓延，形成许多表浅性皮下瘘管、窦道和小脓肿，瘘管和肛管无联系，肛管直肠无内口，有索条融合。女性月经前症状多加重。

四、鉴别诊断

1. 多发性疖肿（毛囊炎） 浸润明显，呈圆锥形，集簇一处，破溃后顶部有脓栓，病程短，任何部位皮肤皆可发生。

2. 复杂性肛瘘　管道深，内有肉芽组织，有肛周脓肿病史，常有肛窦原发感染内口。

3. 克罗恩病　克罗恩病与化脓性汗腺炎可以并存，两者都有慢性瘘管，但化脓性汗腺炎无胃肠道症状，肛管直肠正常。

4. 藏毛窦　窦道多见于肛门后方骶尾部，且在许多病例脓性分泌物中可见毛发。

5. 畸胎瘤　瘘管、窦道深，通常有明显脓腔。

6. 肛周炎症　肛周皮肤和皮下组织广泛性、弥漫性、化脓性炎症。

五、治　疗

1. 非手术治疗

（1）抗感染治疗：急性期可酌情应用抗生素，一般根据细菌培养和药敏试验决定选用抗生素的种类。常选用的药物有甲硝唑、庆大霉素、先锋霉素、青霉素、红霉素、多西环素、万古霉素等，但因本病常反复发作，病灶周围纤维化，抗生素可能不易透入，所以药敏试验不一定与临床效果一致。

（2）抗雄性激素治疗：近年来研究应用抗雄性激素药物环丙氯地孕酮（CpA）或睾酮阻滞剂醋酸氯羟甲烯孕酮治疗2～3个月，有较好效果。

（3）肾上腺皮质激素的应用：反复发作的患者可选用泼尼松龙、地塞米松等，配合抗生素以控制炎症，但不宜久用。

2. 手术治疗　手术治疗是最有效的治疗方法。主要将病变区瘘管全部切开，切除瘘管两侧，只留瘘管的基底，以便周围的上皮生长。手术时充分显露化脓性汗腺炎瘘管的基底，修剪时必须在正常组织的边沿，尽量切除因炎症的纤维化反应而使大汗腺管阻塞，防止病变复发，用刮匙刮去肉芽组织，细心检查残留的瘘管基底。任何微小的残留肉芽组织都应用细探针详细探查，有时可发现极微细的瘘管。术后密切观察创面，直到整个创面完全上皮化。应常规温水坐浴，每天清洁创面数次，防止邻近创面的皮肤浸渍，可用吹风机将创面和邻近皮肤吹干，再用松软的纱布分开创面，忌用胶布，以保持敷料干燥，每天换药。

（邸建东）

参 考 文 献

安阿玥，2005. 肛肠病学. 北京：人民卫生出版社，250.

陈啸，高献明，2016. 肛窦切除术联合康复新液外敷治疗肛窦炎临床疗效观察. 实用中西医结合临床，16（9）：48-49.

黄学军，陈超，钟晓华，等，2009. 肛周化脓性汗腺炎的外科治疗. 实用临床医学，10（2）：58-59.

李春雨，徐国成，2021. 肛肠病学. 第2版. 北京：高等教育出版社，132-133.

汪丽娜，赵向东，姚伟，等，2009. 肛周化脓性汗腺炎手术治疗进展. 结直肠肛门外科，15（5）：369-371.

王天夫，2017. 肛周化脓性汗腺炎的诊疗方案探讨. 中国烧伤创疡杂志，29（5）：348-350.

谢昌营，胡朝，肖慧荣，2010. 肛周化脓性汗腺炎误诊分析. 实用中西医结合临床，10（5）：74-75.

徐征，赵义群，李文峰，2012. 肛窦切开引流术治疗肛窦炎334例临床分析. 四川医学，33（8）：1431-1432.

张有生，李春雨，2009. 实用肛肠外科学. 北京：人民军医出版社，170-171.

中华中医药学会，2012. 中医肛肠科常见病诊疗指南. 北京：中国中医药出版社，18.

Arakawa T，Hwang SE，Kim JH，et al，2016. Fetal growth of the anal sinus and sphincters，especially in relation to anal anomalies. Int J Colorectal Dis，31（3）：493-502.

Bassas-Vila J，González LY，2016. Hidradenitis suppurativa and perianal Crohn disease：differential diagnosis. Actas Dermosifiliogr，107 Suppl 2：27-31.

Goldburg SR，Strober BE，Payette MJ，et al，2020. Hidradenitis suppurativa：epidemiology，clinical presentation，and pathogenesis. J Am Acad Dermatol，82（5）：1045-1058.

Klosterhalfen B，Offner F，Vogel P，et al，1991. Anatomic nature and surgical significance of anal sinus and anal intramuscular glands. Dis Colon Rectum，34（2）：156-160.

Vinkel C，Thomsen SF，2018. Hidradenitis suppurativa：causes，features，and current treatments. J Clin Aesthet Dermatol，11（10）：17-23.

第 18 章　肛周坏死性筋膜炎

坏死性筋膜炎（necrotizing fasciitis，NF）是一种由多种细菌感染（包括需氧菌和厌氧菌）引起的同时侵及会阴、外生殖器及肛周皮下的坏死性筋膜炎症。本病是极为少见的坏死性软组织感染，临床上主要以皮肤、皮下组织及浅深筋膜进行性坏死而肌肉正常为特征。感染发展，可引起感染性休克，病死率高达74%（图18-0-1）。

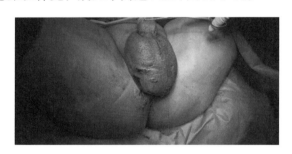

图18-0-1　炎症侵及肛周、会阴、阴囊（李春雨教授提供）

扫封底二维码获取彩图

一、流行病学

本病发病率极低，任何年龄都可发病，但以男性居多，男女之比为1.4∶1。在一个大样本的流行病学研究中，1641例男性和39例女性患者被诊断为Fournier坏疽，NF占入院发病率小于0.02%，男性总发病率为1.6/10万，50～79岁的男性发病率最高，总的致死率为7.5%。

二、病因与发病机制

（一）病因

以往一般认为会阴部坏死性筋膜炎是不明原因的特发性感染，现在认为75%～100%有明确的原因，多由局部损伤及肛门、尿道周围感染或骶部感染引起。细菌学方面Guilano将本病分成两种类型：①β链球菌和（或）金黄色葡萄球菌引起；②厌氧菌和兼性菌引起。外部因素如软组织损伤、裂伤、血肿等损害了防御屏障，为细菌入侵提供了条件。本病常继发于会阴和肛门部各种感染、肿瘤、创伤、手术等，其中肛管直肠周围脓肿是最为常见的原因，Yaghan等报道的10例坏死性筋膜炎中，肛管直肠周围脓肿占4例。内在因素是免疫系统功能不全，其为感染提供了有利条件。由于细菌学的发展，现已明确坏死性筋膜炎是多种需氧菌和厌氧菌协同作用所致，以溶血性链球菌、大肠杆菌、产气杆菌、变形杆菌、类杆菌属和消化链球菌等常见，Guilano报道16例坏死性筋膜炎，共培养出75种需氧菌和厌氧菌。坏死性筋膜炎多发生于条件比较落后的地区和自身免疫力低下的患者，机体免疫力低下是本病的诱因，如糖尿病、恶病质、年老体弱、接受免疫抑制剂治疗者；滥用抗生素导致的菌群失调性腹泻也是肛周感染扩散的原因之一，这对明确病因及选择抗生素非常重要。

急性坏死性筋膜炎发展迅速，24～96小时即可致死，而且病死率可高达74%。

（二）发病机制

感染来源：一为肛门直肠来源；二来源于泌尿生殖器；三是来源不明，由一种梭状芽孢杆菌，一种非梭状芽孢产气厌氧菌，或需氧菌和厌氧菌混合协同菌丛感染。感染来源不同，侵犯部位也不同。

（1）由肛门三角区肛门直肠来源的主要是肌

肉坏死和筋膜炎，皮肤和皮下组织是继发侵犯，蔓延到肛门周围、腹膜、臀部和腰部的较多。

（2）由泌尿生殖三角区泌尿生殖器来源的主要侵犯皮下组织和浅筋膜，蔓延到阴囊、会阴部、腹股沟部的较多。最常见的临床表现有阴囊水肿、红斑、皮肤坏死和捻发音。

（3）未知来源的感染坏死范围较小，仅侵及肛周皮肤、皮下组织及浅筋膜，局部形成脓肿，如处理不及时，可向周围组织蔓延。

三、分　　类

根据疾病扩展途径分为两型：①扩展到肛门直肠邻近组织，出现肌肉坏死和筋膜炎，表现为肛周或会阴部皮肤红肿、变硬，有大疱或明显坏死；②由骨盆直肠脓肿扩展到腹膜前间隙，表现为脐周红肿和腹下部软组织脓肿。

四、临床表现

急性坏死性筋膜炎发病急，进展快，范围广，病死率高，大多继发于腹部或会阴部创伤或手术后，有时也可发生于肢体轻微创伤后，均于外伤或术后3～4天发病。

早期常为肛周及会阴部的不适或疼痛，伴有寒战、高热，体温高达41℃，个别患者有神志恍惚、反应迟钝、不思饮食，有毒血症或脓毒血症等全身症状，可迅速引起中毒性休克。

局部体征有患处皮肤红肿、疼痛，之后由于局部末梢神经坏死致感觉减退或消失，似皮革样僵硬，无波动感，并常出现水疱和血疱，青紫褐黑色，局部组织有坏死，周围有广泛的潜行皮缘，皮肤苍白，有血性浆液渗出或脓液、恶臭（图18-0-2）。需氧菌和厌氧菌混合感染的病例局部压之有捻发感，50%～60%的患者常可出现皮下捻发音，这需要与气性坏疽相鉴别，后者的特点为广泛性肌坏死，深部组织细菌培养或血培养阳性。由于厌氧菌培养需要特殊条件，在基层医院或急诊情况下难以开展，影响其阳性率，术中切开发现皮下浅筋膜坏死广泛而肌肉正常，便可明确诊断。

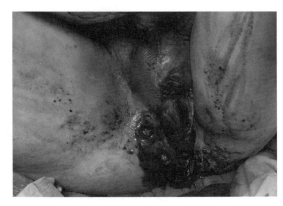

图18-0-2　坏死范围侵及肛周、会阴及阴囊（李春雨教授提供）
扫封底二维码获取彩图

早期诊断还可进行病理检查，其特点是皮肤、皮下脂肪、浅深筋膜凝固性坏死，周围组织呈非特异性炎性细胞浸润，血管壁呈纤维蛋白样坏死。临床上如发现患者有寒战、高热等全身症状，伴有局部皮肤出现疼痛、水疱、血疱或呈青紫色继而有广泛的皮肤筋膜坏死，应考虑到本病的可能，及早给予正确处理。

五、辅助检查

1. 实验室检查　表现有血象高、血糖升高、红细胞沉降率增快，可有贫血、低蛋白血症、电解质紊乱。

2. X线检查和B超检查　有时可以见到组织水肿和累及组织处的气体影。

3. CT检查　在诊断急性坏死性筋膜炎中帮助较大，能看到坏死组织、游离气体存在，有助于了解病变侵犯的范围（图18-0-3～图18-0-7）。

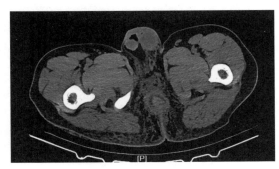

图18-0-3　CT见肛周、会阴及阴囊大量积气（李春雨教授提供）

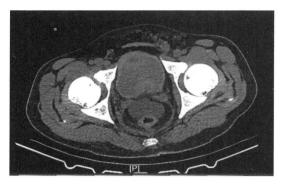

图18-0-4　CT见双侧盆壁、双侧腹股沟区及大腿根部、会阴区及阴囊、直肠周缘及肛周软组织内大量积气（李春雨教授提供）

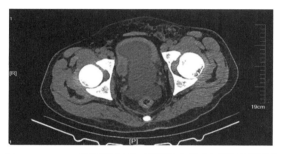

图18-0-5　CT见腹壁气体密度影（李春雨教授提供）

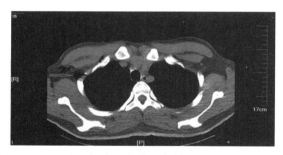

图18-0-6　CT见双侧胸壁内散在气体密度影。双侧胸腔内可见液性密度影（李春雨教授提供）

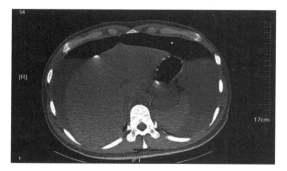

图18-0-7　CT见背部软组织内散在气体密度影（李春雨教授提供）

4. 风险指标分数筛查　Wong等报道，以坏死性筋膜炎实验室风险指标（laboratory risk indicator for necrotizing fasciitis，LRINFC）分数进行筛查，对坏死性筋膜炎的诊断价值较大，其中包含的实验室指标如下：①C反应蛋白＜150mg/L，0分；≥150mg/L，4分。②白细胞＜15×10⁹/L，0分；（15～25）×10⁹/L，1分；＞25×10⁹/L，2分。③血红蛋白＞135g/L，0分；110～135g/L，1分；＜110g/L，2分。④血清钠浓度≥135mmol/L，0分；＜135mmol/L，2分。⑤血肌酐≤141mmol/L，0分；＞141mmol/L，2分。⑥血糖≤10mmol/L，0分；＞10mmol/L，1分。总分≥6分时，提示有可能发生坏死性筋膜炎，≥8时，提示极有可能发生坏死性筋膜炎。

六、诊　　断

本病起病隐匿，进展迅速，早期诊断极其困难，正确诊断依赖于临床医生对本病的认识。病因方面，患者多有肛周脓肿、泌尿生殖道感染等始发因素，部分患者合并糖尿病、肿瘤、艾滋病等全身性疾病。

本病特征：①组织坏死，临床上不能区别的蜂窝织炎、筋膜炎和肌炎；②进展迅速，手术前确定扩展范围难；③缺乏明显的坏死症状；④全身毒性表现严重；⑤局部不一定有水肿、红斑、大疱、黑点和捻发音；⑥很多患者有全身虚弱性疾病。

患者就诊时常有广泛蔓延，注意以下几点可帮助诊断：①脓肿简单切开引流后全身毒性表现加重，说明病情严重；②肛门部引流伤口无瘢痕形成，发现不是轻微感染，无明显化脓、疼痛加重；③皮肤有红斑和大疱者更应注意提高警惕；④麻醉下应检查扩展范围，区别扩展类型，如阴囊或阴唇发现黑点，表示下方有坏死感染。穿刺找脓无脓处，且会延误治疗。

七、鉴别诊断

本病主要与阴囊丹毒、阴囊蜂窝织炎和脓肿等会阴部软组织感染相鉴别。

阴囊丹毒是由溶血性链球菌引发的会阴皮肤毛细淋巴管的急性感染，多发生于年老体弱者。感染途径一般是致病菌由阴囊皮肤裂孔侵入毛细淋巴管。阴囊丹毒蔓延迅速，但不引起阴囊皮肤坏疽和化脓。

阴囊蜂窝织炎是一种阴囊壁皮肤受细菌侵犯所致的急性弥漫性化脓性炎症，是阴囊部常见的非特异性感染，以会阴区皮肤红、肿、热、痛，而睾丸不肿大为特点。

八、治　疗

坏死性筋膜炎一经确诊，必须及早进行广泛切开、彻底清创引流，并选用敏感抗生素，这是治疗的基本原则，早期诊断、尽早手术并加强围术期综合支持治疗是提高治愈率的关键。本病极易出现休克及多器官受损，应严密监测生命体征的变化，积极进行抗休克治疗，并及时纠正酸中毒、低蛋白血症及贫血等。

（一）手术治疗

坏死性筋膜炎早期以急性水肿为主，皮肤、皮下及筋膜组织高度炎性肿胀，组织液压力异常升高，局部应尽早切开清创，切除全部无活力组织，减张引流，清创必须彻底（图18-0-8）。本病发展异常迅速，其预后取决于是否能及时广泛切开引流。曾有报道统计在起病6天后行广泛切开引流者，病死率高达50%以上，而起病2天内广泛切开引流者无死亡病例发生。

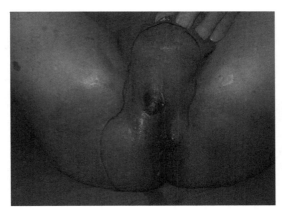

图18-0-8　肛周脓肿、坏死性筋膜炎（术前）（李春雨教授提供）

扫封底二维码获取彩图

手术时应在病变部位多处纵深切开并达深筋膜，将匍伏潜行的皮肤完全敞开，以达到充分引

流的目的；术中务必彻底清除坏死组织，直至有出血的健康组织为止，但应尽可能保留正常的神经血管。清创后创面宜用过氧化氢溶液冲洗，使组织氧化还原电位差升高，形成不利于厌氧菌生长的微环境，以控制感染蔓延和扩散。最后放置乳胶管，乳胶管放置应抵达脓腔深部及各引流切口，切勿留有无效腔，以利于冲洗引流。因本病病变皮下呈深坑道状，一次很难彻底清除，应多次清创。当创面感染控制，肉芽新鲜时，可植皮覆盖创面，创面可在二次手术时给予薄层皮片、转移皮瓣和人造皮片覆盖。McNeeley等报道人造皮片覆盖创面在预防继发感染等方面是可行的。近年来，有研究认为早期多位点切开引流优于早期彻底清创，分次清创使坏死皮肤在敏感抗生素的应用下可成为创面的良好覆盖物，以防止二重感染。术后愈合良好，肛门功能正常（图18-0-9～图18-0-11）。

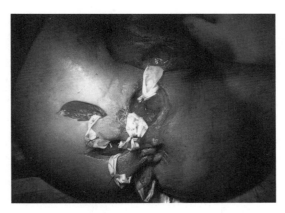

图18-0-9　肛周脓肿、坏死性筋膜炎（术中）（李春雨教授提供）

扫封底二维码获取彩图

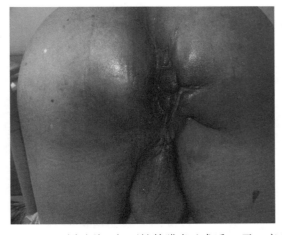

图18-0-10　肛周脓肿、坏死性筋膜炎（术后30天，痊愈）（李春雨教授提供）

扫封底二维码获取彩图

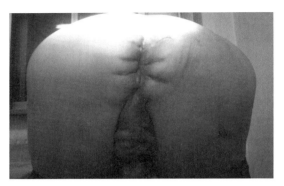

图 18-0-11　坏死性筋膜炎（术后 28 天，痊愈）（李春雨教授提供）

扫封底二维码获取彩图

（二）抗生素治疗

坏死性筋膜炎病原菌毒力强，具有很强的侵袭力，部分患者可迅速出现脓毒血症、中毒性休克，除广泛切开引流外，还应选用对需氧菌和厌氧菌有效的广谱抗生素，并静脉、联合、足量用药。在细菌培养和药敏试验结果报告以前，宜联合应用抗菌药物，以后再根据细菌培养和药敏试验结果及时调整，亚胺培南西司他丁钠（泰能）联合甲硝唑在临床上广泛应用于多种病原体所致和需氧菌/厌氧菌引起的混合感染。细菌培养应反复多次、多处取标本以提高阳性率；根据血液、创面分泌物细菌培养和药敏试验结果及时调整抗生素，一旦感染控制，体温、血白细胞计数恢复正常，应注意停用抗生素，以防止二重感染发生。

（三）全身支持疗法

通过全胃肠外营养，少量多次输入新鲜血液，给予高蛋白、高热量、高营养饮食，及时补充电解质，改善负氮平衡及提高患者抗病能力。急性坏死性筋膜炎患者常处于高代谢状态，其基础代谢率增加 50%～150%，同时由感染引起的胃肠道功能紊乱可致代谢营养障碍，故给予必要的静脉营养是有重要临床意义的。由于细菌毒素直接损害皮肤和筋膜的血管内皮细胞，形成微小血栓，导致所供区域缺血，抗凝药或其他改善微循环的药物可在一定程度上减小坏死组织范围，有利于最大程度保存组织活性，可应用大量免疫球蛋白静脉冲击治疗，可用封闭抗体阻断 Fas 及其配体结合，提高机体的非特异性免疫力，对于急性期的治疗具有重要的作用。

（四）局部创面处理

早期伤口暴露，持续冲洗加湿敷：以 0.2% 碘伏 60ml＋生理盐水 3000ml 放入 3L 袋内，24 小时低流量持续冲洗，伤口敷盖 1～2 层浸有康复新液的纱布，保持纱布湿润；皮下组织与筋膜间、各引流口间以纱布条隔开；病情控制后或恢复期改换康复新液冲洗及换药，直至创面痊愈。

（五）高压氧治疗

高压氧治疗对产气荚膜梭状芽孢杆菌感染有效，而对非梭状芽孢杆菌无效甚至有害。高压氧治疗可提高机体组织氧含量，提高机体的免疫功能，增强白细胞的吞噬作用，抑制厌氧菌感染，还可提高维持组织活力所需的物质，有利于侧支循环建立，从而改善组织微循环，加快组织愈合，同时能有效控制感染，是一种有临床意义的辅助治疗。

总之，急性坏死性筋膜炎发病凶险，各科医师应该加强对本病的认识，使患者得到正确诊断、及时治疗，提高患者的生存率。近年来本病发病率有剧烈增长的趋势，本病早期表现不明显，容易延误诊治，而且病死率高，故临床应予以高度警惕。

（邰建东　李春雨）

参 考 文 献

汪建平，2014. 中华结直肠肛门外科学. 北京：人民卫生出版社，879-881.

张有生，李春雨，2009. 实用肛肠外科学. 北京：人民军医出版社，178-180.

Burch DM，Barreiro TJ，Vanek VW，2007. Fournier's gangrene：be alert for this medical emergency. J Am A P A，20（11）：44-47.

Eke N，2000. Fournier's gangrene：a review of 1726 cases. Br J Surg，87（6）：718-728.

Sorensen MD，Krieger JN，Rivara FP，et al，2009. Fournier's gangrene：population based epidemiology and outcomes. J Urol，181（5）：2120-2126.

Wein AJ，Kavoussi LR，Novick AC，et al，2007. Campbell-Walsh Urology. Philadelphia：Elsevier，301-302.

Wong CH，Khin LW，Heng KS，et al，2004. The LRINE C（Laboratory Risk Indicator for Necrotizing Fasciitis）score：a toolf or distinguishing necrotizing fasciitis from other soft tissue infections. Crit Care Med，32（7）：1535-1541.

第 19 章　慢 性 便 秘

第一节　概　　述

便秘并不是一种独立的疾病，而是多种疾病引起的一组症状，多表现为排便困难和（或）排便次数减少、粪便干硬。排便困难包括排便费力、排出困难、排便不尽感、肛门直肠堵塞感、排便费时和需辅助排便。其中，排便费力是便秘最常见的症状（76%～81%）。排便次数减少则指每周排便少于3次。慢性便秘的病程至少为6个月。

一、慢性便秘的概念及流行病学特征

便秘是指粪便在肠管通过困难，运行时间长，排出次数减少，排出受阻，并有直肠坠胀、排便不尽感等一系列症状。如果持续时间超过6个月，即可称为慢性便秘。

我国成人慢性便秘发病率为4.0%～10.0%，患病率随年龄增长而升高，70岁以上人群患病率为23.0%，80岁以上可达38.0%，在接受长期照护的老年人群中，患病率甚至高达80.0%。大部分研究显示，女性患病率高于男性，一项针对中国北京地区人群的研究结果显示，女性慢性便秘的发病率可能是男性的4.59倍。

二、慢性便秘的病因

造成慢性便秘的原因众多，除高龄、女性是慢性便秘的危险因素外，经济状况、文化程度、生活方式、饮食习惯和精神心理等也对便秘有着不同程度的影响。

1. 不良饮食习惯及排便习惯　饮食摄入量不足、食物内纤维素含量少，对消化道的生理性刺激减少，胃肠蠕动减慢，同时日常活动量少，人为地抑制排便，排便不规律或滥用泻药等，都可导致不正常排便，进而造成慢性便秘发生。

2. 神经异常和精神障碍　如各种脑部疾病、脊髓损伤、肿物压迫中枢神经、多发性硬化、支配神经异常，或患者有抑郁症、重症精神病、神经性厌食等，也会对排便造成影响。

3. 内分泌紊乱　内分泌及代谢性疾病，如甲状腺功能减退、甲状旁腺功能亢进、高钙血症、低钾血症、糖尿病、垂体功能低下、嗜铬细胞瘤等可引起肠蠕动减慢，导致便秘。妊娠妇女，血清孕酮浓度升高，使平滑肌舒张，推进性蠕动减弱，肠内容物传输缓慢，造成便秘。

4. 药物因素　多种药物均可引起便秘，阿片生物碱可刺激胃肠收缩，增加胃肠张力，增强胃肠内压，甚至引起胃肠痉挛，胃肠推进性蠕动减弱，肠内容物不易通过大肠而致便秘。吗啡不仅可引起十二指肠通过延缓，结肠非推进性节段性收缩振幅增大，肛门括约肌张力明显增强，它的中枢作用还可使大脑对正常排便反射引起的感觉刺激反应延迟而引发便秘。抗抑郁药、抗胆碱药、铁剂等亦会引起便秘。

5. 结肠、直肠器质性病变及功能性障碍

（1）结肠机械性梗阻：如良性及恶性肿瘤、扭转、炎症（憩室炎、阿米巴病、结核、性病性淋巴肉芽肿）、缺血性结肠炎、吻合口狭窄、慢性套叠、子宫内膜异位症等均可引起便秘。

（2）直肠、肛管出口处梗阻：如肛管狭窄、肛裂、痔、直肠黏膜内脱垂、盆底肌痉挛综合征、会阴下降综合征等可引起便秘。

（3）结直肠神经病变及肌肉异常：如先天性和后天性巨结肠、传输性结肠运动缓慢、巨直肠、结肠易激综合征等可导致便秘。

慢性便秘的发病是多因素、多途径、复杂多变的过程，确切的发病机制尚有待进一步研究。

三、慢性便秘的危害

1. 引起或加重肛肠疾病　便秘时，粪便干燥，排便困难，可直接引起或加重肛门直肠疾病，如肛裂、痔、直肠炎等。

2. 胃肠神经功能紊乱　长期大便难解，粪便潴留，有害物质重、吸收可引起胃肠神经功能紊乱而出现食欲减退、腹部胀满、嗳气、口苦等表现。

3. 形成肠溃疡　较硬的粪块压迫肠腔及盆腔周围结构，使直肠或结肠壁受压而形成溃疡，导致孤立性直肠溃疡综合征甚至引发肠穿孔。

4. 易患结直肠癌　便秘患者肠道内容物在肠腔内停留时间延长，其中的胆汁酸、十八碳烯酸和乙酸等直接损伤结直肠黏膜，诱发息肉甚至结直肠癌。同时，便秘患者肠道微生态改变，诱导免疫异常和基因突变或缺失，从而参与结直肠息肉及结直肠癌的发生、发展。有资料表明，约10%的严重便秘患者患有结肠癌。

5. 诱发乳腺癌　有研究显示乳房发育异常者，在便秘妇女中占23.2%，而在无便秘的妇女中仅占5.1%，两者有明显差异。另外，长期便秘可能是乳腺癌的发病诱因之一。

6. 诱发心、脑血管意外　因便秘努挣时腹内压增大，屏气用力排便会使血压迅速升高，使心、脑血管疾病发作呈逐年增多趋势，如心绞痛、心肌梗死、脑出血、脑卒中、猝死等。

7. 影响儿童智力发育　食物糟粕在肠道细菌作用下产生的毒素通过血液循环到达大脑，使脑神经受到恶性刺激，表现为记忆力减退，逻辑思维和创造性思维能力也受到影响。

8. 影响大脑功能　便秘导致代谢产物久滞于消化道，在肠道细菌的作用下产生大量有害物质，干扰大脑功能，突出表现是记忆力下降、注意力分散、思维迟钝等。便秘在阿尔茨海默病、肝性脑病等疾病的发生中都起到重要的作用。

9. 引起性生活障碍　由于每次长时间用力排便使直肠疲劳、肛门收缩过紧及盆腔肌痉挛性收缩，以致男性不射精或性欲减退。便秘也会诱发妇女痛经、阴道痉挛，并产生尿潴留、尿路感染等症状。

10. 产生情志影响　长期便秘会使患者压力增大，焦虑烦躁，影响睡眠，甚至引发心理障碍。有研究指出，便秘患者出现的心理问题远高于非便秘者。

11. 加重经济负担　部分患者因便秘长期用药或反复就医造成沉重的经济负担，此为直接经济损失，同时，也有因便秘导致工作效率降低而引发的间接经济损失。

以上足以说明在日常生活中加强慢性便秘预防和治疗的重要性。

四、慢性便秘的分类

慢性便秘根据病因分为原发性便秘和继发性便秘。原发性便秘即功能性便秘，继发性便秘主要是指器质性便秘及药物性便秘。根据病变部位又可分为结肠型便秘和直肠型便秘。器质性便秘及药物性便秘病因明确，而功能性便秘病因复杂，有些病因至今尚不可知。功能性便秘根据其动力学的病理生理机制又分为正常传输型便秘、慢传输型便秘、排便障碍型便秘和混合型便秘。

1. 器质性便秘的病因

（1）肛管直肠病变：痔、肛裂、肛周脓肿、肛瘘、直肠溃疡、肿瘤、瘢痕性狭窄等。

（2）结肠病变：良恶性肿瘤、肠梗阻、肠绞窄、先天性巨结肠、结肠憩室炎、特异性炎症（如肠结核、阿米巴肠病）与非特异性炎症（克罗恩病、溃疡性结肠炎）、肠粘连等。

（3）肌力减退：肠壁平滑肌、肛提肌、膈肌或（和）腹壁肌无力、慢性肺气肿、严重营养不良、多次妊娠、全身衰竭、肠麻痹及老年患者等，由于肌力减退而排便困难。

（4）内分泌代谢性疾病：甲状旁腺功能亢进时，肠道肌肉松弛，张力降低，甲状腺功能减退和腺垂体（垂体前叶）功能减退时肠的动力减弱，尿崩症伴失水、糖尿病并发神经病变、硬皮病等均可引起便秘。

（5）神经系统疾病：帕金森病、脑血管意外、截瘫、多发性神经根炎等可能支配结肠神经的疾病等均可导致便秘。

2. 药物性便秘的病因　很多药物及化学品均可引起便秘，如吗啡等阿片类制剂、抗胆碱能药物、神经节阻断药、抗抑郁药物、钙通道阻滞剂、次碳酸铋、地芬诺酯及氢氧化铝等。

3. 功能性便秘

（1）结肠型便秘的病因：又称结肠慢传输型便秘，即结肠的动力障碍所引起的慢传输型便秘，常由下列原因导致。

1）进食过少或食品过于精细，缺乏纤维，对结肠运动的刺激减少。

2）排便习惯受到干扰，由于精神因素、生活规律改变、长途旅行等因素未能及时排便。

3）滥用泻药，使肠道的敏感性减弱，形成对泻药的依赖。

4）肠易激综合征。本征的主要表现之一是胃肠道平滑肌的运动障碍所致的便秘。

（2）直肠型便秘：又称出口梗阻型便秘，即直肠出口障碍所引起的便秘，常由下列疾病导致。①直肠内脱垂（直肠内套叠）；②直肠前突（直肠前膨出症）；③会阴下降综合征；④耻骨直肠肌痉挛综合征；⑤内括约肌失弛缓症。

（3）混合型便秘：慢传输型便秘和出口梗阻型便秘有时互有关联、交叉存在。

五、慢性便秘的诊断

临床上对便秘的确诊并不困难，但需要借助多种特殊检查才能对便秘的性质及类型有明确诊断。

1. 一般检查　通过问诊了解排便次数、粪便性状、伴随症状等信息。结合Bristol分类法将粪便质地分为7型，其中第一型，颗颗硬球状，排出困难，第二型，香肠状，但表面凹凸，这两型都表示有便秘，但前者多提示肠管痉挛性便秘，后者多为肠管弛缓性便秘，并且可通过问诊有无排便不尽感等考虑是否存在直肠内脱垂，另外，腹部胀满、直肠坠胀等症状也需要问诊了解，然后进行下列检查。

（1）肛门视诊：检查肛门有无因直肠脱垂而造成脱出，有无肛管裂口、瘢痕性狭窄等，进行初步排查。

（2）直肠指诊：简单、易行，可以作为不协调性排便或需要肛门直肠压力测定检查的初筛指标。检查括约肌是否紧张，特别是内括约肌有无痉挛，有无勒指感，直肠前壁是否向阴道突出，突出深度及范围，肛管直肠环及耻骨直肠肌有无痉挛、变硬和半环形条索，肛直角是否变锐。蹲位指诊判断有无黏膜向下脱垂，令患者用力咳嗽时脱垂黏膜有无冲击感等。

（3）肛门镜：观察有无多发性内痔脱垂（环形内痔）及黏膜脱垂，嘱患者用力咳嗽时脱垂黏膜是否向镜腔内突入，边退镜边观察黏膜是否也随之向肛管脱垂。

2. 结肠传输试验　健康人食物经口摄入，消化而成粪便排出体外时间一般为24小时左右，即胃滞留时间平均为6小时，通过小肠时间平均为4小时，通过结肠时间平均为14小时，共24小时，方法如下。

（1）受试者于检查前2～3天禁止服用任何药物，保持平时饮食、生活、工作习惯，检查当日早餐后，于上午8：00一次口服20粒不透X线的标志物。服后24小时、48小时、72小时……各拍腹部X线平片（不灌肠），直至标志物全部排出，但不超过7天。

（2）以棘突连线、第5腰椎棘突至骨盆出口连线将结肠分为右结肠、左结肠、乙状结肠。按Hinton法计算结肠通过时间（自口服标志物起至80%标志物排出）。按Arhan法计算结肠分段通过时间（标志物通过右结肠、左结肠、乙状结肠和直肠各段时间）。全肠通过时间：中国人健康者为3天（72小时），超过72小时即为异常（便秘）。结肠分段通过时间：中国人健康者右结肠为6.4小时，左结肠为13.5小时，乙状结肠和直肠为22.5小时，全结肠为34.8小时（结肠通过时间变动较大）。可以看出，结肠通过缓慢段主要为左结肠和乙状结肠。这可能是因为右结肠内容物尚呈半流体状，容易通过，而至左结肠、乙状结肠和直肠，内容物已成固体，故通过缓慢。通过时间超过各段正常时间即为结肠慢传输型便秘。

结肠传输试验在便秘诊断分型上非常重要，特别是结肠分段通过时间对通过缓慢、排空延迟的定位及疗法选择具有重要意义。全结肠传输时间达7天的慢传输型便秘患者，即使手术治疗，效果也较差。另外如发现出口异常，还应完善排粪造影检查以确定病因。

3. 排粪造影 是评估模拟排便过程中直肠和盆底活动的影像学技术，能同时观察直肠的形态结构异常（如直肠前突、直肠脱垂、巨结肠等）和排出功能异常（如静息和收缩时肛直角变化、耻骨直肠肌痉挛等）。有学者认为功能性出口梗阻型便秘是一种功能紊乱，只有在功能活动时才能发现，故提出排粪造影，对直肠和肛门括约肌进行静态和动态观察，才可发现功能异常。

方法：检查前清洁肠道，用对肠道生理无影响的方法，如应用甘露醇口服液或生理盐水清洁灌肠，无须禁食。检查前3～4小时口服钡剂100g，充盈小肠，以利于观察有无内脏下垂及小肠疝。检查时患者取侧卧位，用钡剂涂抹肛管作为标记，将75%～100%含阿拉伯胶硫酸钡混悬液400ml注入直肠内，令患者坐于透X线坐便器上，观察排粪造影的全过程，同时分别拍摄静态相、力排相、黏膜相、提肛相。必要时加拍正位相及强忍相。摄片包括骶尾骨、耻骨联合及肛门下缘。

测量：用与照片同样放大倍数测量尺测量，所得数均为实际数值。

（1）肛直角（ARA）：即直肠轴线与肛管轴线的夹角。ARA小至90°或更小，力排时ARA不增大，并出现耻骨直肠肌痉挛切迹，提示为盆底肌痉挛综合征（主要是耻骨直肠肌痉挛）。

（2）耻尾线肛上距（肛上距，DUACO）：耻尾线为耻骨联合下缘与尾骨尖的连线，相当于盆底位置。在正常静态相中，肛管上部与直肠结合部位于尾线下缘。肛上距为肛管上部中点至耻骨线的垂直距离。正常肛管上方恰好位于耻尾线以下或同一水平，排便时不低于2.5～3.0cm（经产妇不低于3.5cm），若此距离（肛上距）增大可诊断为会阴下降。

（3）乙耻距（DSPC）和小耻距：分别为钡剂充盈的乙状结肠及小肠最下缘与耻尾线的垂直距离，正常时位于耻尾线以上，若在耻尾线以下，则为内脏下垂。

（4）直肠骶前间隙（DSR）：为钡剂充盈的直肠后缘至骶骨前缘的距离，分别在第2～4骶骨、骶尾关节及尾骨尖5个水平位测量。

（5）鹅头征：直肠远端呈"鹅头角"样改变或口袋样向前突起，即为直肠前突，测前突深度及幅度，分轻、中、重3度。直肠向前膨出＜5mm为正常；6～15mm为轻度直肠前突；16～30mm为中度；≥31mm为重度。

（6）搁架征：指肛管直肠结合部后上方在静坐、力排时都平直如搁板状，无变化或变化很小，此为耻骨直肠肌肥厚。

（7）黏膜相：静态时直肠黏膜增粗、增多，力排时直肠黏膜重叠迂曲，黏膜下垂至肛管、ARA下移明显，排空后用力屏气见黏膜重叠以上都有钡剂残留不能排空，直肠侧位片上呈漏斗状影像，力排时直肠向前下降与骶骨分离，则为直肠内脱垂（直肠内套叠）。

排粪造影对直肠肛管功能性出口梗阻性病变有很大诊断价值，不但能明确诊断，而且可帮助了解病变的严重程度及范围，为手术或非手术治疗提供了可靠的客观依据。一般国产200mA普通X线机即可进行，故在基层医院也可开展此项检查。

此外，尚有球囊逼出试验、直肠压力测定等检查手段，但均不如排便造影诊断准确，可作为辅助参考。

4. 肛门直肠压力测定 肛门直肠压力测定能评估肛门直肠的动力和感觉功能，了解用力排便时肛门括约肌或盆底肌有无不协调性收缩，是否存在直肠压力上升不足，是否缺乏肛门直肠抑制反射和直肠感觉阈值。此法被认为对选择手术病例有一定意义，静息压与收缩压增高常提示盆底肌和耻骨直肠肌痉挛，静息压与收缩压降低提示会阴下降。

5. 球囊逼出试验 可反映肛门直肠对球囊的排出能力，健康者在1～2分钟即可排出，该检测简单、易行，可用于对功能性排便障碍的筛查。

6. 盆底肌电图 将电极分别刺入耻骨直肠肌、内括约肌，记录静息、轻度收缩、用力收缩及排便动作时的肌电活动，通过分析波形、波幅、频率的变化评价内括约肌、外括约肌和耻骨直肠肌的功能状态。

7. 肠镜检查 对于便秘但伴有便血、粪便隐血试验阳性，出现贫血、消瘦、食欲减退等症状，年龄大于40岁的便秘初诊患者，建议完善肠镜检查以排除器质性病变。

对于功能性便秘而言，上述检查仍以结肠传输试验和排粪造影为主，结合其他项检查，综合分析，才能正确诊断。

六、便秘的治疗

1. 治疗原则 无论何种类型的功能性便秘，均应首先采用系统的非手术疗法，即使经过上述检查确诊为结肠慢传输型，也应首先采用非手术疗法。只有经过系统治疗仍无疗效的病例，才能根据诊断选用不同的术式进行手术。诊断根据功能性便秘的罗马诊断标准。

（1）必须满足以下两点或两点以上：①超过25%的时间排便感到费力；②超过25%的时间排便为干球粪或硬粪；③超过25%的时间排便有不尽感；④超过25%的时间排便有肛门直肠梗阻/堵塞感；⑤超过25%的时间排便需要手法辅助（如用手指协助排便、盆底支持）；⑥每周排便少于3次。

（2）不使用缓泻药几乎没有松散大便。

（3）肠易激综合征诊断依据不充分。

诊断前症状出现至少6个月，近3个月满足以上标准。同时须排除肠道或全身器质性疾病及药物因素所致的便秘。

2. 非手术疗法

（1）饮食疗法：是治疗和预防各种便秘的基础方法。多饮水，一般要求清晨饮温水500ml，每天饮水总量为2000ml。多进食富含纤维素的食物，如燕麦片、魔芋粉等，每餐10～15g。多吃蔬菜和水果，如香蕉、苹果及地瓜。禁忌辣椒及饮酒。

（2）养成良好的排便习惯：首先应克服人为抑制便意、排便时看书、吸烟、过度用力排便等不良习惯，利用排便条件反射协助排便，在早晨起床后和进餐后结肠产生集团蠕动，可将粪便推进直肠引起便意，故每天早起后排便1次最好。

（3）运动疗法：加强体育锻炼，经常散步、打太极拳或跳舞，扭展腰肢，以改善胸肌、膈肌、腹肌的力量。多做有效运动，特别是顺时针摩腹，最好每天2次，每次10分钟。

（4）药物治疗：对于便秘患者，应用胃肠动力药，如西沙必利5～10mg，2～3次/天，口服。

对于较严重的便秘患者，可酌情应用泻药，但刺激性泻药（如果导片、番泻叶、大黄）应慎用、少用、间断使用。长期用泻药易致结肠黑变病，并可产生泻药依赖性。因此须熟悉各类泻药的特点，切忌滥用。中药汤剂辨证论治，个体化治疗，对于慢性便秘有较好的治疗效果。

（5）中医药治疗：除传统中药汤剂口服治疗外，针灸治疗、穴位埋线治疗、穴位贴敷治疗、中药灌肠治疗、推拿治疗等多种中医药治疗手段均对慢性便秘有一定临床疗效。

（6）生物反馈治疗：通过生物反馈训练可学会正确排便姿势，常用的有压力反馈法、肌电反馈法和排粪造影生物反馈法，前两种方法较常用，尤以肌电反馈法应用最多。

（7）心理治疗：心理因素一直被认为是引起便秘的因素之一，所以心理治疗不能忽视，包括认知行为疗法、个体化心理疗法、催眠疗法和缓解紧张活动等，使患者养成良好的生活习惯，劳逸结合，保持心情开朗，解除焦虑和紧张情绪。

3. 手术治疗 器质性便秘根据病因，结合相关科室会诊后决定是否手术。功能性便秘有结肠慢传输型便秘和直肠出口梗阻型便秘。通过非手术治疗，绝大多数便秘患者可以治愈，少数顽固性便秘患者经过系统非手术治疗无效后才可考虑手术治疗。但需明确，慢性便秘通常是两种甚至多种疾病或症状混杂在一起的综合征，必须严格掌握手术指征，以解除患者的症状为目的。

（王 琛）

第二节 结肠慢传输型便秘

一、历 史

结肠慢传输型便秘（slow transit constipation, STC）是指结肠传输功能障碍导致肠内容物传输缓慢所引起的便秘，又称结肠无力，属慢性、原发性、功能性便秘。临床上常见大便次数减少，便意少或便意消失，粪质坚硬，伴腹胀等症状。患者每周排便少于2次或数天至数十天排便1次，排便时间延长，每次排便时间多在30分钟至2小时，病因不清，症状顽固。育龄期妇女多见，且随着时间的推移，其症状逐渐加重，一部分患者最终须行结肠次全或部分切除。

中医文献中无明确的有关结肠慢传输型便秘的记载，该病属于中医学"便秘"范畴。《严氏济生方》曰："素问云：大肠者，传导之官，变化出焉。平居之人，五脏之气，贵乎平顺，阴阳二气，贵乎不偏，然后精液流通，肠胃益润，则传送如经矣。摄养乖理，三焦气涩，运掉不行，于是乎壅结于肠胃之间，逐成五秘之患。夫五秘者：风秘、气秘、湿秘、寒秘、热秘是也。"

二、发　病　率

国内外便秘诊治指南中对便秘发病率描述不一，我国成人慢性便秘发病率为4.0%～10.0%，并且，随着我国老龄化人群增加，人民生活水平提高，工作压力增大，我国的便秘发病率也在逐年增加。

三、病因与发病机制

结肠慢传输型便秘的确切病因及发病机制尚未明了，可能与以下因素有关。

1. Cajal间质细胞异常　Cajal于100多年前发现存在于胃肠道的一种特殊的间质细胞，它不仅起搏胃肠道平滑肌慢波活动，而且参与慢波的传导，同时也是胃肠神经与平滑肌联系的重要通道，故其与胃肠运动密切相关。近来研究表明，结肠慢传输型便秘患者的结肠多个层次的Cajal间质细胞的密度、数量明显减少，全结肠Cajal间质细胞的体积也缩小，Cajal间质细胞的数目、体积异常与结肠慢传输型便秘发病密切相关。

2. 肠神经系统异常　近年来，采用嗜银染色和免疫组化分析等方法，发现慢传输型便秘患者的结肠神经系统有异常，如结肠肌间神经丛的神经元胞体及突起的数量均明显减少，肠神经递质也在发生变化。

3. 平滑肌异常　粪便的传输依赖于肠道平滑肌的运动，许多直接影响肠道平滑肌功能的疾病均可导致便秘。Shafik等报道结肠慢传输型便秘患者肠道平滑肌收缩明显减弱、电慢波异常。Later

等发现，结肠慢传输型便秘患者平滑肌收缩能力有异常。其异常既可以是先天性的，也可以是继发性的，继发性的多为全身疾病的一部分。

4. 胃肠肽类激素异常　胃肠内分泌学的研究表明，胃肠肽类激素参与胃肠运动，故其异常与结肠慢传输型便秘关系密切。但目前的研究尚无一致结论。与结肠慢传输型便秘发病有关的胃肠调节肽主要包括阿片肽、血管活性肽（VIP）、一氧化氮、生长抑素等，多为抑制性神经递质，可以通过改变肠道平滑肌功能状态而产生便秘。

5. 精神心理因素异常　研究证实，长期抑郁和焦虑可致便秘。消化道运动受自主神经和内分泌系统的影响，以上系统中枢与情感中枢的皮质下整合中心位于同一解剖部位，故易受精神心理因素的影响，精神因素可能通过中枢神经产生的中枢神经递质作用于自主神经系统，使支配的肠神经系统异常，或影响消化道激素调节，导致排便障碍。

6. 激素异常　如孕酮可抑制自发性结肠肌肉运动的幅度与频率；异常的前列腺素和环氧合酶水平可导致结肠运动受损；促胃动素、缩胆囊素、促胰肽等均与胃肠道蠕动相关。

7. 其他　如肠道菌群、遗传、饮食等因素也与结肠慢传输型便秘有关。总之，便秘可看作不同疾病的病理生理过程中的症状表现，结肠慢传输型便秘的发病是多因素、多途径、复杂多变的过程，尚需进一步的研究探讨。

四、分　　类

根据结肠传输试验，结肠慢传输型便秘可分为正常、右结肠延迟型、左结肠延迟型、直肠蓄积型、结肠直肠混合型5类，但临床应用较少。

五、临床表现

本病病程较长，症状顽固，且随着时间的推移，症状逐渐加重。

1. 症状

（1）排便次数减少：主要表现为长期便次减少，可5天以上大便1次，有的患者甚至长达1个月大便1次，完全没有主观排便冲动（无便意）。

（2）排便时间延长：排便时多有不同程度的排便困难，排便时间较长，一般为 15～45 分钟，所排出的粪便干结，呈羊粪状、球状。

（3）粪便排出困难：多数患者需依靠泻药排便，且泻药的用量越来越大，效果越来越差，甚至最后即使用泻药也完全不能排便。

2. 体征　结肠慢传输型便秘患者多无特殊体征，部分患者可扪及左下腹增粗肠管或充满粪团的肠管。

3. 伴随症状

（1）痔：结肠慢传输型便秘患者大多伴有痔，排便时可伴有不同程度的痔脱垂或便血。

（2）腹胀纳呆：由于长期便次减少，便意减弱，肠内容物不能顺利通过，患者会有腹胀、食欲缺乏，部分患者甚至伴有左下腹部隐痛、不适、恶心，但无呕吐。

（3）情绪异常：部分患者会有焦虑、失眠、抑郁等症状。

六、辅 助 检 查

结肠慢传输型便秘根据病史、体格检查、影像学检查和内镜检查不难做出临床诊断。常用的检查方法有以下几项。

1. 结肠传输试验　为结肠慢传输型便秘首选的检查方法。

2. 排粪造影　了解有无合并出口梗阻型便秘。

3. 肛门直肠测压　了解有无合并出口梗阻型便秘。

4. 小肠传输试验　目前国内采用山梨醇-稀钡氢呼气试验，主要用于测定胃和小肠的传输功能，诊断是否合并全消化道传输迟缓。

5. 纤维结肠镜检查　主要目的是排除肠道器质性病变，有时可见直肠内脱垂及结肠黑变病的表现。

6. 结肠测压　可了解全结肠的动力状况，为确定手术切除范围提供依据。

7. 十二指肠测压　用于结肠慢传输型便秘术前排除小肠传输迟缓，可预测手术效果。

七、诊　　断

结肠慢传输型便秘多无特异性体征，依靠病史、症状及辅助检查可明确诊断，诊断要点如下。

（1）病程长，以 20～30 岁中青年女性居多，症状逐渐加重。

（2）主要临床表现为排便次数减少，排便时间延长，排便困难，便意淡漠甚至长期无便意。肛门周围常无明显表现，可伴发痔。

（3）结肠传输试验可明确诊断。

八、鉴 别 诊 断

结肠慢传输型便秘主要应与结肠肿瘤、出口梗阻型便秘、便秘型肠易激综合征、慢性结肠假性梗阻、成人先天性巨结肠等相鉴别。

九、治　　疗

治疗原则是先采取非手术治疗，无效者考虑手术治疗；一定要同时行出口梗阻型便秘的治疗；兼顾心理治疗。

（一）非手术疗法

非手术治疗只适于早期预防性治疗，且如伴有出口梗阻型便秘，需同时治疗。禁用刺激性泻药，改用容积性泻药，或渗出性泻药如麻仁软胶囊、福松颗粒剂等。

1. 一般治疗　①主要是增加膳食中的纤维素和水分的摄入量；②养成定时排便的习惯；③个体化治疗。

2. 药物治疗　应用泻药治疗便秘时必须根据病因、病情及泻药的性质、作用等相应选择。临床常用的泻药可分为以下几种。

（1）容积性泻药：主要是含多糖类或纤维素类的泻药（包括多纤维素食物）。其可吸收水分，膨胀成润滑性凝胶，使肠内容物易于通过；同时使肠内容物体积增大，促进肠蠕动而排便。

（2）刺激性泻药：这类泻药及其体内代谢产物直接刺激肠壁，使肠蠕动加强，从而促进粪便排出，如比沙可啶、番泻叶、大黄等。其适用于排便动力不足者。如果长期使用，会引起肠道应激性降低的不良反应，同时影响水和电解质代谢，所以不宜常用。

（3）高渗性泻药：服药后可使肠腔内渗透压

增高，从而使肠腔内容量增加，体积增大，刺激肠蠕动。这类泻药有甘油、聚乙二醇、乳果糖、硫酸镁等。

（4）润滑性泻药：口服或灌肠后，可包于粪块外，使之易于通过肠道；可减少肠道水分吸收；能促进结肠蠕动，具有温和的通便作用。其适用于粪便特别干燥者，或老年体弱者，排便动力减弱者，如液状石蜡、甘油灌肠剂等。

（5）促动力药：其代表为高选择性5-羟色胺4（5-HT₄）受体激动剂，如普芦卡必利、伊托必利，其机制在于与肠肌间神经丛5-HT₄受体结合后，可增加胆碱能神经递质释放，刺激结肠产生高幅推进性收缩波，使不伴有肛门直肠功能障碍的便秘患者胃排空、小肠传输和结肠传输加快，推荐用于常规泻药无法改善的患者。但其存在恶心、腹泻、腹痛和头痛的不良反应。

（6）促分泌药：即鸟苷酸环化酶-C（guanylyl cyclase-C，GC-C）激动剂，其可结合和激活肠上皮细胞GC-C受体，增加细胞内外环磷酸鸟苷（cyclic guanosine monophosphate，cGMP）浓度，进而激活转运，增加氯化物和碳酸氢盐的分泌并加速肠道蠕动，部分cGMP被释放进入浆膜层，还可降低肠内痛觉末梢神经的敏感性。而且该药在服药第1天内即可起效。

（7）氯离子通道活化剂：代表药物为鲁比前列酮，可选择性激活位于肠上皮细胞顶膜的2型氯离子通道，促进肠上皮细胞的氯离子分泌入肠腔，肠液分泌增加可疏松粪便，从而加快排便频率，改善粪便形状，减轻排便费力感，缓解排便的总体症状。

（8）微生态制剂：通过调整肠道微生态平衡，促进肠道蠕动和胃肠动力恢复，如益生菌、益生元、合生元等。

（9）中药：中药汤剂及中成药对治疗结肠慢传输型便秘颇有疗效，如润肠片、麻仁胶囊、苁蓉通便口服液等。

3. 针灸疗法 本病虚实并存，辨清虚实寒热，对证选穴施治。针灸治疗便秘应用最多的穴位是天枢、足三里和上巨虚。多项研究表明，针灸可有效治疗慢性便秘，增加排便次数。另外，按摩推拿也可促进胃肠蠕动，刺激迷走神经，促进局部血液循环，改善便秘症状。

4. 生物反馈治疗 是一种生物行为疗法，通过电子工程技术，在患者模拟排便时，通过腹壁电极或肛直肠压力感受器感知并向患者显示其腹壁、直肠、肛管肌肉用力状态，借此进行自我调节，纠正患者不协调排便用力方式，训练患者协调腹部和盆底肌群，从而恢复正常的排便模式。目前有腹壁肌电生物反馈和压力生物反馈两种方式。便携式生物反馈治疗仪还方便患者在医院接受正规治疗后回家进行自我锻炼。

5. 骶神经刺激疗法 又称骶神经调控，是神经调控治疗方法之一，在2016年罗马Ⅳ标准中被推荐用于常规内科治疗无效的难治性便秘。其确切机制尚在探讨中，但多数研究认为骶神经刺激能够调节迷走神经和躯体神经的传入神经，改善肠道感觉和运动功能，影响盆底器官及左半横结肠、降直肠和直肠肛管，促进排便。其分为临时性电极植入和永久性电极植入。有研究表明，骶神经刺激的总体应答率为56.9%，但存在局部感染、电极移位和刺激部位疼痛等并发症。

6. 心理疗法 心理精神因素在结肠慢传输型便秘治疗中不容忽视，便秘患者可伴有多种精神心理症状，有精神心理问题的便秘患者很难获得满意疗效。对于该类患者，应完善社会心理评估，再给予相应治疗。治疗方式包括以健康教育和心理疏导为主的一般心理治疗、认知行为治疗、精神专科治疗，甚至多学科联合治疗等。

（二）手术治疗

因结肠慢传输型便秘是结肠功能障碍性疾病而非器质性病变，故手术应十分慎重。只有非手术治疗无效，患者有强烈手术意愿时才可手术，并要向患者充分说明术后复发及并发症情况。

1. 手术指征

（1）便秘症状严重，便次＜2次/周，无便意，腹胀，须靠泻药维持排便。

（2）经2次或2次以上结肠传输试验证实有全结肠或节段性结肠慢传输。

（3）钡剂灌肠证实有确切的结肠无力证据。

（4）严重影响日常生活和工作。

（5）病史5年以上，经2年以上系统的非手术治疗无效或效果较差，患者有强烈的手术治疗要求。

（6）纤维结肠镜等检查除外全身或肠道器质性疾病、药物等导致的继发性便秘。

（7）肛管有足够的张力，除外出口梗阻型便秘和便秘型肠易激综合征。

（8）无明显焦虑及精神性疾病。

2. 手术方式的选择 常用的手术方法：①全结肠切除术；②次全结肠切除术；③结肠部分切除术；④结肠旷置术。

（1）结肠全切除、回直肠吻合术：该手术彻底，复发率低，已成为结肠慢传输型便秘的经典手术。但由于切除回盲瓣，损伤太大，甚至术后10%左右的患者出现难以控制的顽固性腹泻。其他并发症有盆腔感染（8%）、吻合口瘘（5%）、小肠梗阻（10%）、术后肠麻痹（16%），这些并发症几乎都需要再次手术。这种破坏性手术，并发症较多，应慎重施行。可开放或腹腔镜下完成。

（2）结肠全切除、回肠储袋肛管吻合术：该手术方法技术要求高、长期疗效好。对于合并直肠排空功能欠佳、直肠黏膜感觉有过敏征象的结肠慢传输型便秘患者，行结肠全切除、回肠储袋肛管吻合术，有效率为70%～100%。回肠储袋主要有"J"形和"W"形。

（3）结肠次全切除、升直肠吻合术：该手术疗效不低于结肠全切除、回直肠吻合术，术中升结肠保留5～10cm，但由于保留了回盲瓣，术后腹泻发生率明显降低，无顽固性腹泻发生。其适用于盲肠、升结肠和直肠功能均正常的患者。目前多采取保留回盲瓣的结肠次全切除术，疗效较好。

（4）结肠次全切除、盲直肠吻合术：该术式适用于盲肠、升结肠和直肠功能均正常的患者。术中保留5cm盲肠及10cm末端回肠，将回盲部按逆时针方向旋转180°后与直肠吻合。盲直肠吻合可分为顺蠕动和逆蠕动两种。该术式不仅具有保留回盲瓣后的优势，还因为不需要对盲肠及其支配血管进行位置上的大调整，所以操作相对方便，术后肠梗阻的发生率也较低。

（5）结肠部分切除术：术前经钡剂灌肠、结肠运输试验等明确结肠慢传输部位位于某一肠段者，可行该肠段的局部切除。短期疗效好，长期效果并不理想，远期复发率达50%以上，应慎用。其适用于便秘病史较短者。

（6）结肠旷置术：指不切除结肠，直接行回肠乙状结肠或直肠的端侧吻合术。该手术创伤小、恢复快，但可出现旷置结肠粪便反流严重、腹胀、腹痛等并发症。另外，对于旷置已发生神经肌肉病变的结肠有无意义及旷置肠道的长期变化等问题仍须进一步研究。其适用于老年高龄合并全身其他器官系统疾病的患者。

总之，国内外报道手术方法不同，所以到目前为止，结肠慢传输型便秘尚无理想的手术方法。因此应严格掌握指征，向患者交代清楚后才可决定。

3. 术后处理

（1）胃肠减压，直至肠蠕动恢复，肛门排气。减压期间静脉补液，留置导尿。

（2）使用抗生素预防感染。

（3）排气后可逐渐少量进水，排气正常后可进食流食，口服泻药，保持排便通畅。

4. 术后并发症及处理

（1）吻合口瘘：如炎症局限，可拆除部分切口缝线，放入引流管，应用非手术疗法待其愈合；若炎症广泛，应开腹引流。

（2）吻合口狭窄：轻度狭窄无需特殊处理，重度狭窄需手术治疗。

（3）盆腔感染：多为术后引流不畅或吻合口瘘造成，应密切观察，及时处理。

（4）回肠储袋肛管吻合术后并发储袋炎：术后密切观察病情变化，合理使用抗生素，增强抗菌治疗效果。

（5）粘连性肠梗阻：尚无公认有效方法可以预防，但术毕清除腹腔内积血并冲洗，应用防粘连药物，对防止粘连有一定作用。如出现粘连性肠梗阻，原则上先采取保守治疗，若发展为完全性、绞窄性肠梗阻，则要考虑手术处理。

（陶晓春　王琛）

第三节　直肠前突

直肠前突（rectocele，RC）是指直肠前壁和阴道后壁向前突入阴道穹，是由于直肠前壁、直肠阴道隔和阴道后壁薄弱所形成，长期在排粪时粪便的压迫下直肠向阴道内凸出，从而引起便秘，又称直肠突（图19-3-1）。

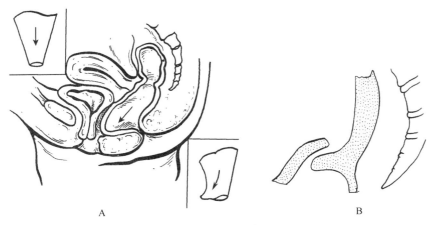

图 19-3-1 直肠前突
A. 矢状面示意图；B. 排粪造影，呈囊袋状

一、病　　因

女性直肠前壁由直肠阴道隔支撑，直肠阴道隔主要由骨盆内筋膜构成，内有肛提肌的中线交叉纤维组织及会阴体。女性尿生殖三角区的肌肉筋膜不甚坚固，骨盆出口宽度和长度又较大，老年人全身组织松弛、多产、排便习惯不良、会阴部松弛时，直肠阴道隔松弛，直肠前壁易向前凸出，此时排便时直肠内压力朝向阴道方向，而不向肛门，粪块积存于前突内，从而引起排便困难。

二、分度与分类

1. 分度　1999 年全国便秘诊治新进展学术研讨会拟订的直肠前突分度标准，根据排粪造影检查，将直肠前突深度分为 3 度：轻度为 6～15mm，中度为 16～30mm，重度大于 31mm。深度在 20mm 以下的直肠前突常见于健康无症状者。

2. 分类　Blatghford 和 Nichols 等按突出部位高低将直肠前突分为低位（阴道下 1/3）、中位（阴道中 1/3）和高位（阴道上 1/3）3 种。

三、临床表现

1. 症状　直肠前突有许多症状，最常见的症状是便秘，便意频繁而排出困难、费力或排便不尽感，排便时肛门和会阴部坠胀感，部分患者需在肛门周围加压帮助排便，或将手指伸入阴道以阻挡直肠前壁膨出，甚至用手指伸入直肠内抠出粪块。少数患者有便血或肛门直肠疼痛或排尿困难。

2. 直肠指诊　进行排便动作时可见阴道后壁呈卵圆形膨突出。直肠指诊时在肛管上方的直肠前壁触及凹陷的薄弱区，做排便动作可使薄弱区向前方突出更明显，严重者可见阴道后壁推至阴道外口。

3. 排粪造影　是诊断直肠前突的可靠影像学依据。力排相直肠前下壁向前突出呈囊袋状，边缘光滑，内有钡剂潴留，黏膜相囊袋内仍潴留钡剂。该检查可测量直肠前突的形态、大小、长度及深度，可发现合并症如直肠内脱垂或盆底失弛缓综合征等。

四、诊　　断

正常人也可出现直肠前突，但无排便困难，因此有典型症状者需结合查体和排粪造影才可明确诊断。直肠指诊可初步诊断，排粪造影能显示直肠前突的深度及宽度，为诊断提供影像学依据。

五、治　　疗

经一般治疗无效后可行手术治疗。手术原则是修补缺损，消灭薄弱区，同时治疗伴有的肛肠病变。常用的治疗直肠前突手术如下。

1. 经直肠闭式修补术（Block手术）

（1）适应证：轻度、中度的中低位直肠前突，此手术对单纯的中度直肠前突较为适用。

（2）禁忌证：有明显的焦虑、抑郁及精神异常者；弥漫性肠道运动功能失调者，如肠易激综合征患者。

（3）操作方法

1）进行简化骶管阻滞，取折刀位。常规消毒肛周皮肤、直肠及阴道，用手指轻轻扩张肛门，以容纳3～4指为宜。

2）将肛门直肠拉钩或S形拉钩伸入肛门内，向下牵拉直肠远端，助手协助显露直肠前壁（图19-3-2），术者用左手示指探查直肠阴道隔薄弱部位。

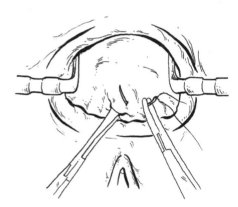

图19-3-2　显露直肠前壁

3）术者另一示指插入阴道将突入阴道的直肠前突部分顶回直肠腔内。

4）根据前突大小，用大弯止血钳纵行钳夹直肠前壁黏膜层，再用2-0铬制肠线自齿状线上方1cm开始，自下而上连续缝合黏膜、黏膜下层及部分肌肉组织，修补缺损的直肠阴道隔，直到耻骨联合处（图19-3-3）。

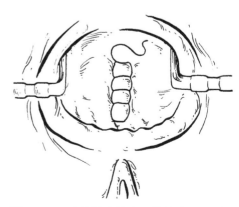

图19-3-3　连续锁边缝合，修补直肠阴道隔

5）缝合时应保持下宽上窄，应保持所折叠缝合的直肠黏膜肌层呈柱状，防止在上端形成黏膜瓣（图19-3-4）。

6）于肛门后位略偏一侧行减压切口，松解外括约肌下部及部分内括约肌。

7）凡士林纱条填入肛内，并嵌入肠腔，外用塔形纱布压迫，丁字带固定。

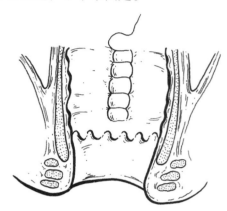

图19-3-4　修补缝合完毕

（4）注意事项

1）用左手示指伸入阴道内作引导，以防缝针穿透阴道黏膜，术后并发直肠阴道瘘。

2）修补直肠阴道隔时缝扎直肠黏膜肌层应与直肠纵轴平行。

3）缝针必须穿过直肠黏膜下层和肌层（图19-3-5），但勿穿透阴道黏膜，否则易形成直肠阴道瘘。

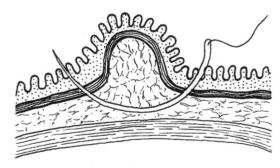

图19-3-5　缝合针穿过直肠黏膜下层和肌层

4）缝合每一针前先用0.1%新洁尔灭、碘伏消毒1次，以预防感染。

5）缝合后行指诊，如仍感前突明显，可并排行同样缝合，中间应留正常黏膜。

（5）术后处理

1）术后禁食2天，仅补液，第3天开始进流质饮食，以后逐渐恢复普食。

2）术后5天内给予抗生素预防感染。

3）对于有排尿困难或尿潴留者，先行肌内注射新斯的明1mg，45分钟可排尿，必要时，留置导尿管2～3天。

4）术后第4天服润肠通便剂，以利于大便通畅。

5）指导患者定时排便，多饮水，多吃富含纤维素的食物。

（6）疗效：Block等报道治疗中度直肠前突60例，有效率为97.0%。2004年辽宁王荣、刘希家报道30例，经随访1～3年无复发，排便正常。

2. 直肠黏膜切除绕钳缝合修补术

（1）适应证：轻度、中度直肠前突。

（2）操作方法

1）显露直肠前壁黏膜，同"Block手术"。

2）在齿状线上1cm处用组织钳提起直肠前正中位黏膜，用中弯止血钳钳夹5～6cm的直肠黏膜组织（图19-3-6），注意要使被钳夹的黏膜组织上窄下宽。

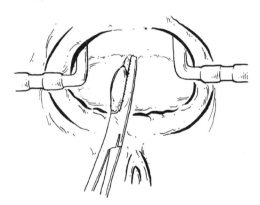

图19-3-6 钳夹直肠前壁黏膜

3）用组织剪或手术刀将止血钳上方的黏膜切除（图19-3-7）。

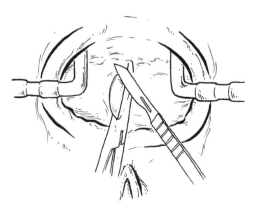

图19-3-7 钳上切除直肠黏膜

4）自齿状线上0.5cm处，用0号铬制肠线或4号丝线绕钳连续缝合直肠黏膜和肌层。缝合至耻骨联合水平，即缝合顶点超过止血钳尖端1cm左右（图19-3-8）。边抽止血钳边拉紧缝线，在缝线的顶部、底部各再缝合1针，打结后，分别与绕钳缝合线打结。

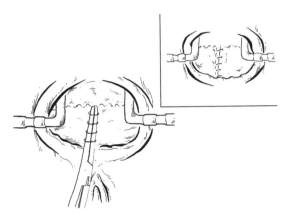

图19-3-8 绕钳连续缝合

5）于肛门后位略偏一侧行减压切口，松解外括约肌皮下部及部分内括约肌。于直肠内放置包绕油纱条的橡胶管，观察有无出血。

6）凡士林纱条填入肛内，外用塔形纱布压迫，丁字带固定。

（3）注意事项

1）缝针要穿过肛提肌，以加强直肠阴道隔。

2）钳夹切除肠黏膜宽度以2～3cm为宜。

3）术者左手示指放于阴道内作引导，注意缝针勿穿透阴道黏膜，以免术后感染造成直肠阴道瘘。

4）钳夹直肠前壁黏膜时，一定要保持被钳夹的直肠黏膜组织与直肠纵轴平行。

5）彻底止血，防止血肿形成导致感染。

（4）术后处理

1）如无出血，可于术后24小时将橡胶管拔除。

2）术后2天内禁食，仅补液。然后进食无渣饮食或流质饮食。视情况于术后4天逐渐恢复正常饮食。

3）术后5天内给予抗生素预防感染。

4）术后第4～5天给予润肠通便药物，如麻仁软胶囊等。

5）有排尿困难或尿潴留者，可留置导尿

管 2 天。

3. 直肠黏膜切开修补术

（1）适应证：重度直肠前突。

（2）操作方法

1）充分扩肛，一般使肛门容纳 4 指为宜。

2）用肛门直肠拉钩牵开肛门，充分显露直肠前壁。术者用左手示指自阴道插入并将阴道后壁推向直肠侧。用 1∶10 万单位或 1∶20 万单位去甲肾上腺素生理盐水 50ml 注入直肠前突部位的黏膜下层（图 19-3-9），达到止血或直肠黏膜与肌层分开的目的。

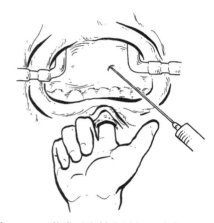

图 19-3-9　黏膜下注射去甲肾上腺素生理盐水

3）用组织钳在齿状线上方 1cm 处夹起直肠前壁黏膜（图 19-3-10）。用止血钳夹住直肠黏膜，长 5～6cm。用手术刀在止血钳下方切除直肠黏膜（图 19-3-11）。切除后可显露薄弱的直肠阴道隔（图 19-3-12）。

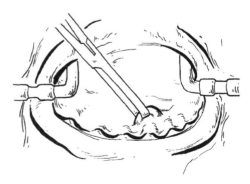

图 19-3-10　齿状线上方 1cm 处钳夹直肠前壁黏膜

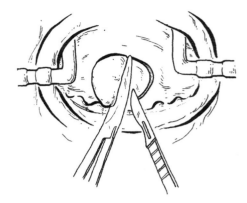

图 19-3-11　自钳下切除多余直肠黏膜

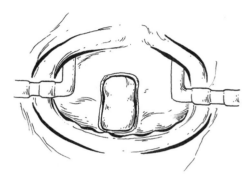

图 19-3-12　显露直肠阴道隔

4）用组织钳提起直肠黏膜肌瓣边缘，用组织剪或手术刀在其下锐性游离两侧直肠黏膜肌瓣，达肛提肌边缘后再游离 1cm 左右，以显露肛提肌（图 19-3-13）。

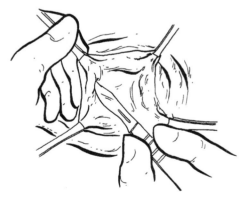

图 19-3-13　游离两侧直肠黏膜，显露肛提肌

5）用 4 号丝线间断缝合两侧的肛提肌，分别至肛提肌的两侧边缘进出针，缝合 4～5 针，打结后使两侧的肛提肌对合，加强直肠阴道隔（图 19-3-14）。

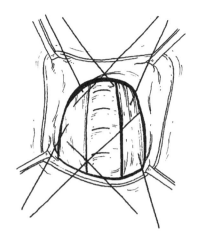

图19-3-14　间断缝合两侧肛提肌

6）修剪多余的直肠黏膜肌瓣，用2-0铬制肠线间断或连续缝合直肠黏膜肌瓣（图19-3-15）。

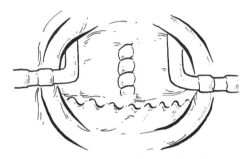

图19-3-15　缝合直肠黏膜肌瓣

（3）注意事项

1）缝合肛提肌时，一般自右侧肛提肌进针，从左侧肛提肌边缘内侧出针；再自左侧肛提肌边缘内侧进针，自左侧肛提肌出针。

2）应自上而下顺序打结。

3）缝合肛提肌，不应留无效腔。

4）游离直肠黏膜肌瓣时要多带一些直肠肌层，以防术后黏膜瓣坏死。

5）缝合黏膜前一定要仔细止血，否则易形成血肿而导致感染。

（4）术后处理

1）术毕将一绕有凡士林油纱条的橡胶管放置于直肠内，观察有无出血，并可压迫局部切口。如24～48小时无出血，可拔除。

2）重度直肠前突患者多有结肠转运功能差，一般在术后4～5天晚开始口服麻仁胶囊、通便灵等，以协助粪便排出。

3）饮食、预防感染等同"Block手术"。

4. 经阴道切开直肠前突修补术

（1）适应证：重度中位直肠前突伴阴道后壁松弛或脱垂者。

（2）术前准备

1）术前1天进流质或无渣饮食。术晨禁食。

2）术前1天晚灌肠1次，术晨清洁灌肠，在患者排净粪便及灌肠液之后，用干棉球擦拭直肠前突部位，清除在此部位积存的粪便及灌肠液。

3）术前1天晨进行阴道冲洗，冲洗后置阴道栓1枚。术晨用0.1%乳酸依沙吖啶溶液冲洗阴道。

4）术晨酌情给予抗生素。对于精神紧张者，可给予地西泮10mg肌内注射。

（3）操作方法

1）用组织钳牵开两侧小阴唇，切开两钳之间阴道后壁与会阴部的皮肤边缘做椭圆形切口（长5～6cm，宽1.5～2cm）（图19-3-16）。

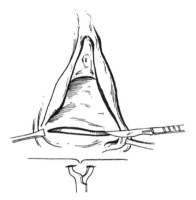

图19-3-16　阴道后壁椭圆形切口

2）在切口中部用组织剪尖部贴阴道黏膜下向上分离阴道直肠间隙，达直肠前突部位以上（图19-3-17），并向会阴切口两侧剪开阴道黏膜，达到组织钳固定点。

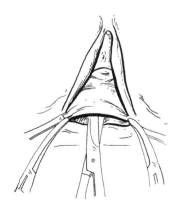

图19-3-17　分离阴道黏膜

3）用组织钳牵开拟切开阴道后壁的顶点，沿正中线纵行剪开阴道后壁（图19-3-18）。

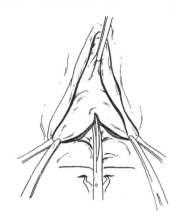

图 19-3-18 纵行剪开并游离阴道黏膜

4）用组织钳向外上方牵拉左侧阴道瓣，分离左侧阴道后壁与直肠间的组织，使突出的直肠左侧游离。

5）直肠充分游离后，分离、显露左右两侧的肛提肌。修补直肠前突部，如直肠前突部呈球状，用1号细丝线或2-0号铬制肠线行几个荷包缝合，各同心圆荷包线缝合后，自内向外顺序打结（图19-3-19）。

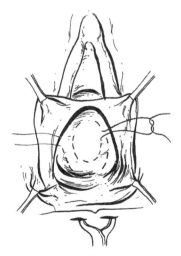

图 19-3-19 显露肛提肌并荷包缝合

6）如直肠前突部呈筒状，则采取间断缝合。缝合时仅缝合直肠表面的筋膜，勿穿透直肠黏膜。

7）用4号丝线间断缝合肛提肌4～5针，加强直肠阴道隔（图19-3-20），切除多余的阴道黏膜，根据会阴松紧情况和直肠前突的深度，决定切除多少阴道黏膜。注意勿切除过多，以防阴道口狭窄。

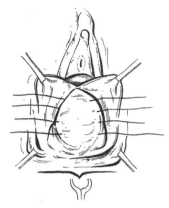

图 19-3-20 间断缝合肛提肌边缘

8）用0号铬制肠线自内向外间断缝合阴道黏膜切口（图19-3-21）。

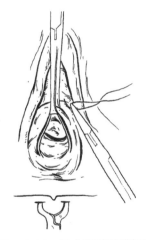

图 19-3-21 缝合阴道黏膜切口

9）缝合会阴部以下组织及皮肤（图19-3-22）。

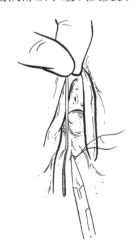

图 19-3-22 缝合阴道黏膜

（4）注意事项

1）一般自两侧会阴切口端斜向阴道后壁切除顶点，剪去1cm宽的阴道黏膜，越向顶端切除越少。

2）切除阴道黏膜时注意勿切除过多，以免缝合过紧，产生局部缺血甚至坏死。

3）缝合时一定要认真止血，以防局部血肿形成。阴道创口有血者，可用止血纱布条贴敷于创口。

4）缝合直肠前壁黏膜时，宜用左手示指插入直肠作引导，以防止穿透直肠黏膜，以免形成直肠阴道瘘。

（5）术后处理：术后每天用高锰酸钾液坐浴。

5. 吻合器痔上黏膜环切术

（1）适应证：直肠远端内套叠（即直肠黏膜脱垂）、直肠前突。

（2）禁忌证

1）凝血机制不健全者。

2）严重心脑血管疾病、严重肝肾疾病、肺结核活动期、糖尿病患者或孕妇。

3）伴有腹泻或瘢痕体质、直肠炎者。

（3）术前准备、麻醉、体位和手术步骤：见第6章。

第四节　直肠内套叠

直肠内套叠（intussusception inside the rectum），又称直肠黏膜脱垂、不完全直肠脱垂、隐性直肠脱垂，是指松弛或与肌层分离的直肠黏膜下垂阻塞于直肠下端或肛管内而未脱出肛门口（图19-4-1）。

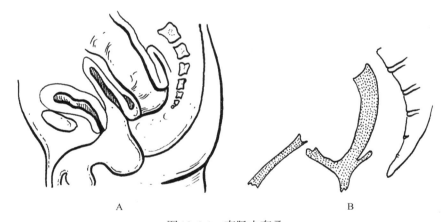

图19-4-1　直肠内套叠
A.矢状面示意图；B.排粪造影图像，呈"武士帽"征

一、病　因

长期过度用力排便引起腹内压增高，使直肠前壁承受更高的来自直肠子宫（膀胱）陷凹的腹内压，局部组织软弱松弛失去支持固定作用，使前壁黏膜与肌层分离，前壁黏膜脱垂若进一步发展，将牵拉直肠上段侧壁和后壁黏膜，使之相继下垂，形成全周黏膜脱垂。便秘时粪便对直肠产生持续的扩张作用，直肠黏膜因松弛而延长，用力排便后直肠黏膜下垂不能回缩。下垂堆积的黏膜阻塞肛管的上方，导致排便不尽感，引起患者更加用力排便，加重黏膜脱垂，于是形成了恶性循环。

二、临床表现

症状有排便前患者感觉会阴胀满，排便时下背部疼痛，大便干结，排便困难，排便次数增多，排便不尽感，排便时间延长，肛门阻塞感，且用力越大，阻力感越重，多需长期服用泻药或进行灌肠以协助排便，或将手指插入肛门推开阻塞的黏膜协助排便，偶有血便及黏液便，晚期患者多伴有阴部神经损伤，可有不同程度的肛门失禁。直肠指诊时直肠黏膜松弛折叠堆积肠腔，阻塞感或裹指感明显。

三、诊　　断

根据临床表现结合以下检查即可诊断本病。①排粪造影：直肠侧位片力排相呈漏斗状影像，黏膜相松弛的直肠黏膜形成环状套叠的"武士帽"征或环凹状影像。按套叠深度，直肠内套叠分为3度。轻度，3～15mm；中度，16～30mm；重度，≥31mm。②肛门镜检查：患者稍加腹压即可见直肠黏膜下垂堆积，似瓶塞样突入镜筒开口。③盆底肌电图：同步肌电图可出现典型失神经电位。④球囊逼出试验：侧位排出时间超过5分钟，甚至排不出。

四、治　　疗

现代医学认为首先用保守疗法，包括食用高纤维素食物，多饮水，纠正不良排便习惯，酌用缓解药等。一般要经过半年以上的正规非手术治疗无效后，才可选择手术治疗。手术指征：排便部分失禁，直肠排空困难，有梗阻感，直肠孤立性溃疡，直肠炎，疼痛和出血。手术方法很多，首选微创无痛术式，如直肠黏膜套扎术、直肠黏膜纵行折叠注射术、直肠周围注射术、PPH和改良Delorme手术。

（一）直肠黏膜套扎术

1. 适应证和禁忌证　适用于直肠远端或中段黏膜脱垂。黏膜急性炎症、糜烂及肠炎、腹泻等禁忌。

2. 术前准备

（1）术晨禁食。

（2）术前一晚灌肠1次，术晨清洁灌肠。

（3）术前酌情给予抗生素，如甲硝唑、妥布霉素等。

（4）女性患者宜在术前1天及术晨冲洗阴道。

（5）术晨留置导尿管。

3. 操作方法

（1）充分扩肛，以肛管可容纳4指以上为宜。

（2）用组织钳钳夹齿状线上方1cm左右的直肠松弛的黏膜。

（3）将2把弯止血钳套上胶圈，用其中的1把钳夹被组织钳钳夹的黏膜根部，再用另1把将胶圈套至黏膜根部。

（4）为了保证胶圈不致滑脱，可在套扎前在黏膜根部剪1小口，使胶圈套在小切口处。

（5）依同法套扎其他松弛黏膜，直至直肠壶腹处，每圈1～3处，向上套扎2～3排，套扎总数最多9处。被套扎的黏膜7～10天缺血坏死脱落，其瘢痕组织可使直肠黏膜与直肠肌层粘连固定。

4. 术中注意　套扎时注意深度不要超过黏膜下层。

5. 术后处理

（1）术后禁食3天，第4天开始进流质饮食，以后恢复普食。

（2）术后5天内给予抗生素治疗。

（3）留置导尿管48小时。

（4）术后第4天给予润肠通便药物。

（5）排便后应用硝矾洗剂熏洗，常规换药。

（6）如手术创面有渗血，可用巴曲亭或致康胶囊覆盖创面。

（二）直肠黏膜纵行折叠注射术

1. 适应证　直肠远端黏膜内套叠、中段直肠内套叠。

2. 操作方法

（1）充分扩肛，使肛管容纳4指以上。

（2）用组织钳夹持左、后、右直肠黏膜，再以长弯止血钳沿直肠纵轴夹持松弛的直肠黏膜，夹持长度以排粪造影所测长度为准，一般为7cm，电刀烧灼钳上直肠黏膜。

（3）自齿状线上0.5cm用2-0铬制肠线向上连续缝合。用此法分别在直肠前壁或后壁及左侧纵行折叠缝合松弛的直肠黏膜共3行。

（4）取1∶1消痔灵注射液，于各纵行缝叠黏膜柱之间的黏膜下层进行柱状注射，总量一般为15～20ml。

3. 注意事项

（1）在纵行缝扎黏膜柱时，要保持与直肠纵轴平行，间距要适当。

（2）缝扎的柱状黏膜长度应以排粪造影所测长度为标准，一般在7～8cm即可。

（3）注射药物以低浓度大剂量为宜，即消痔灵注射液与0.9%氯化钠注射液1：1配比的混合液。

（4）注射硬化剂时，术中严格执行无菌技术，正确掌握操作方法。

（三）直肠周围注射术

1. 适应证　直肠远端或中段黏膜内脱垂。

2. 操作方法　详见"第14章直肠周围注射术"。

（四）吻合器直肠黏膜环切钉合术

1. 适应证　直肠远端内套叠即直肠黏膜脱垂。

2. 操作方法　详见"第6章"。

（五）改良Delorme手术

1. 适应证　直肠内套叠，套叠深度达8cm以上者。

2. 术前准备

（1）术前2天进流质或无渣饮食，术前1天禁食，仅补液，术晨禁食。

（2）术前2～3天服抗菌药物，如甲硝唑0.5g，每天3次。

（3）术前1天口服缓泻药，如20%甘露醇250ml加生理盐水至750ml顿服。

（4）术晨清洁灌肠（或大肠水疗）。

（5）女性患者术前2天及术晨行阴道冲洗。

（6）留置导尿管。

3. 体位　折刀位。

4. 麻醉　连续硬膜外麻醉或全身麻醉。

5. 操作方法

（1）用肛门直肠拉钩先将肛门直肠左、右牵开，于齿状线上0.5cm处黏膜下层注射1：20万去甲肾上腺素生理盐水20ml。前位、后位注射完毕后，再用肛门直肠拉钩上、下牵开肛门直肠，同法在左侧、右侧注入1：20万去甲肾上腺素生理盐水，总量在80ml左右。

（2）于齿状线上1～1.5cm处用电刀环形切开

直肠黏膜（图19-4-2）。

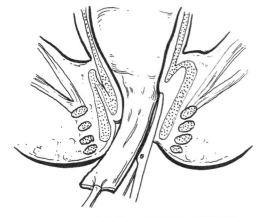

图19-4-2　齿状线上环形切开直肠黏膜

（3）用组织钳夹住近端直肠黏膜的边缘，并向下牵拉，然后用组织剪沿黏膜下层向上锐性游离直肠黏膜，显露直肠肌层环形分离1周，游离直肠黏膜后，黏膜管游离的长度要依据术前排粪造影的直肠内套叠的总深度而定，一般在切口上6～15cm。

（4）将分离后的黏膜下层行横向折叠缝合，一般用4号丝线缝合4～6针即可（图19-4-3）。如果将黏膜下的肌层行垂直折叠缝合，一方面加强盆底的功能，另一方面可减少肌层出血，同时消除无效腔。

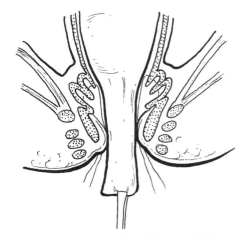

图19-4-3　折叠缝合直肠远端肌层

（5）在距游离的直肠黏膜管最高点下方2cm处用电刀切除直肠黏膜（图19-4-4）。

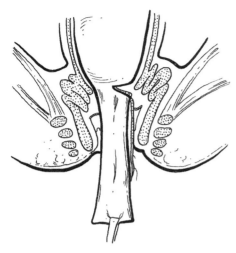

图 19-4-4 切除直肠黏膜

（6）用0号铬制肠线间断缝合，首先上、下、左、右各缝合4针，再在每两针之间间断缝合，针距为0.3cm左右（图19-4-5）。

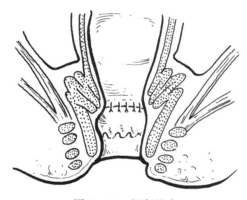

图 19-4-5 间断缝合

（7）吻合完毕后，肛管直肠远端放置包裹有油纱条的橡胶管。

6.注意事项

（1）本手术的难点在于游离直肠黏膜，游离时一定要在直肠黏膜下层进行，并将左手示指伸入直肠黏膜管内，同时牵拉夹持直肠近端的组织钳，使被游离的黏膜管有一定张力，以利于游离。

（2）改良Delorme手术强调剥离黏膜10～15cm，有时手术操作困难，黏膜容易被撕破，重度脱垂者剥离15cm，一般剥离到黏膜松弛消失为止，如果过多剥离黏膜，可出现吻合处张力过大，发生缺血坏死，近端黏膜回缩等严重并发症。

（3）若合并直肠前突，在吻合直肠黏膜前，

用4号丝线间断缝合两侧的肛提肌，加强直肠阴道隔。

（4）术后最严重的并发症是局部感染，因而术前肠道准备尤为重要，术中严格执行无菌操作，彻底止血，防止吻合口张力过大。

7.术后处理

（1）术后禁食4～5天，然后恢复正常饮食。

（2）术后3天内给予止血药，如酚磺乙胺等。

（3）术后5～7天给予抗菌药物。

（4）术后2天拔除橡胶管。

（5）术后4～5天拔除留置导尿管。

（6）术后4～5天可给予润肠通便药物，如麻仁滋脾丸，协助排便，防止大便干燥。

第五节 耻骨直肠肌综合征

耻骨直肠肌综合征（puborectal muscle syndrome，PRS）主要是指耻骨直肠肌痉挛性肥大，导致排便时耻骨直肠肌异常或反常收缩或不能松弛，肛直角不能变大，肛管不能开放，粪便难以排出。

一、病　因

导致耻骨直肠肌综合征的原因尚未完全明了，可能的原因如下：①炎症刺激，耻骨直肠肌周围感染引起的炎症刺激导致水肿、纤维化甚至形成瘢痕，使耻骨直肠肌失去正常舒张功能；②盆底肌持续性或超负荷收缩，可造成阴部神经受牵拉、刺激而水肿；③滥用缓泻药或灌肠，使直肠反射敏感性减弱，便意阈值提高，耻骨直肠肌和肛管内外括约肌长期处于收缩甚至痉挛状态。

二、临床表现

症状为缓慢、进行性加重的排便困难，排便费力，排便时间过长，便条细小，便次频繁，排便不畅、不尽感，排便前后常有肛门及骶尾部坠胀疼痛和肛紧缩感。体征如下，直肠指诊时肛管张力增高，肛管明显延长，耻骨直肠肌明显肥大、触痛，有锐利边缘，呈平板状，做排便动作时不松弛或反而收缩变硬。

三、诊　断

根据临床表现结合以下检查即可诊断本病。

1. 肛管直肠压力测定　因无创、灵敏度和特异度高，是诊断本病的首选方法。静息压及收缩压均增高，括约肌功能长度增加，可达5～6cm。

2. 排粪造影　是诊断耻骨直肠肌综合征和盆底肌痉挛综合征的重要手段。做排便动作时，肛直角不增大甚至更小；耻骨直肠肌后缘压迹加深，呈平板状改变，称搁架征。

3. 盆底肌电图　静息时电活动正常或轻度增加，做排便动作时电活动增加，并可有反常电活动。

4. 球囊逼出试验　超过5分钟或不能排出。

5. 结肠传输试验　用来排除结肠慢传输型便秘。

6. 病理检查　有耻骨直肠肌慢性炎症改变、纤维结缔组织增生及血管周围炎。

四、治　疗

（一）治疗原则

对于耻骨直肠肌综合征，先行保守治疗，包括养成定时排便习惯，局部物理治疗（电针治疗、盆底肌功能训练、生物反馈治疗等）。经1个月以上正规非手术治疗无效者，可考虑手术治疗。

（二）非手术治疗

（1）多进食杂粮，多饮水，多吃蔬菜、水果，增加体育活动，减轻工作压力，舒缓紧张情绪，也可适当使用泻药和进行灌肠。

（2）肉毒毒素A注射：肉毒毒素A在神经肌肉接头处阻断乙酰胆碱释放，松弛横纹肌，能有效减轻耻骨直肠肌的异常收缩，而且不会引起永久性括约肌损伤。但是肉毒毒素A 3个月后失去效力，需要重复注射以维持疗效。

（3）扩肛术：渐进性扩肛治疗，是一种非常安全、简单、有效的治疗耻骨直肠肌综合征的方法，应用3种扩肛器（20mm、23mm、27mm）每天扩肛，每次10分钟，为期3个月。

（4）生物反馈疗法：无论是肌电图生物反馈训练法，还是压力介导生物反馈训练法，都能够有效地改善耻骨直肠肌矛盾收缩患者的症状和肛管直肠功能。

（三）手术治疗

1. 耻骨直肠肌部分切除术

（1）术前准备

1）术前2天进软食，手术当天禁食。

2）术前灌肠1次，术晨清洁灌肠。

3）术前3天口服抗生素，如甲硝唑等。

4）备皮，自尾骨至肛门。

5）术前留置导尿管。

（2）体位、麻醉：取折刀位，屈髋至135°，简化骶管阻滞。

（3）操作方法

1）自尾骨尖上方1～1.5cm处向下至肛缘行纵行切开，长5～6cm，至深筋膜，显露尾骨尖，即为耻骨直肠肌上缘的标志。

2）术者左手示指插入肛门，扪及后正中位肥厚的耻骨直肠肌，将其向切口方向顶起，分离耻骨直肠肌表面组织并将其切开。仔细分辨肥厚的耻骨直肠肌与外括约肌深部（图19-5-1）。

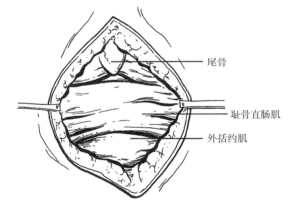

图19-5-1　显露耻骨直肠肌

3）用弯止血钳自尾骨尖下方游离耻骨直肠肌下缘，在耻骨直肠肌后面与直肠壁之间向下游离，达外括约肌深部上缘，然后沿耻骨直肠肌与外括约肌交界处将耻骨直肠肌下缘游离2cm左右（图19-5-2）。

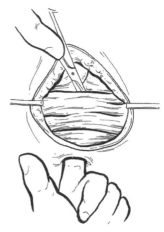

图 19-5-2　游离耻骨直肠肌

4）用两把止血钳钳夹被游离的耻骨直肠肌，在止血钳内侧将其切除 1.5～2.0cm（图 19-5-3），耻骨直肠肌断端缝扎止血（图 19-5-4），直肠指诊时可触及一"V"形缺损，若仍能触及纤维条索，可再予以切除。

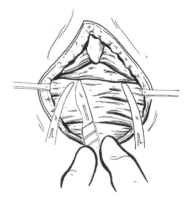

图 19-5-3　钳夹并切断已游离的耻骨直肠肌

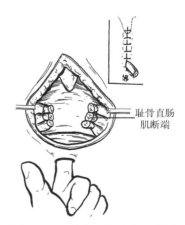

图 19-5-4　结扎耻骨直肠肌断端

5）用生理盐水冲洗创面，检查直肠后壁无损

伤、局部无活动性出血，放置橡皮条引流，缝合皮下组织及皮肤。

（4）注意事项

1）游离耻骨直肠肌是该术式的关键，注意游离时一定不能损伤直肠后壁。

2）在游离耻骨直肠肌后壁时，术者左手示指应置入直肠腔内，防止损伤直肠壁。

3）切除耻骨直肠肌后，断端必须缝合止血，以防出血和感染。

4）术后感染是最常见的并发症，因此术中操作要细致，止血要彻底。不要损伤或切除外括约肌深部组织。

（5）术后处理

1）术后禁食 3 天，第 4 天开始进流食，以后恢复普食。

2）术后 24 小时拔除引流条。

3）术后给予抗菌药物 5 天，预防感染。

4）术后第 4 天给予润肠通便药物。

5）排便后应坐浴换药，保持伤口清洁。

6）术后 8～10 天拆线。

7）术后换药要严格执行无菌操作，给予广谱抗生素，一旦发现感染，应立即拆除缝线引流。

2. 耻骨直肠肌后位切开挂线术

（1）操作方法

1）消毒后，用肛门拉钩扩开肛门，自左后位或右后位做一切口，长 3～4cm，逐层切开，显露尾骨尖。

2）用左手示指伸入肛门内，摸清肥大的耻骨直肠肌上缘，右手持球头探针自切口处进入，从下缘向上寻找，在左手示指引导下，于该肌束上缘穿出（图 19-5-5），引入橡皮筋。

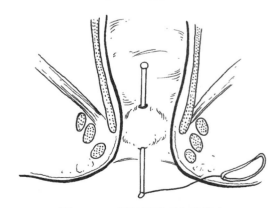

图 19-5-5　探针于肌束上缘穿出

3）切开切口与内口之间的皮肤及皮下组织，修剪皮瓣呈"V"形，聚拢橡皮筋，松紧适度后于钳下结扎（图19-5-6）。

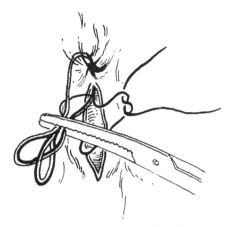

图19-5-6　钳下结扎橡皮筋

（2）注意事项

1）游离耻骨直肠肌是本术式的关键，注意游离时一定不能损伤直肠后壁。

2）探针插入后以示指抵住引导，以免损伤直肠后壁。

3）橡皮筋张力要适度，控制在10～15天割断耻骨直肠肌较佳。

4）术后感染是最常见的并发症。因此，术中要细致操作，彻底止血。

（3）术后处理：同"耻骨直肠肌部分切除术"。

3. 耻骨直肠肌后方切断术

（1）操作方法

1）消毒后，自尾骨尖上方向下做正中切口，长3～4cm，显露外括约肌及尾骨尖（图19-5-7）。

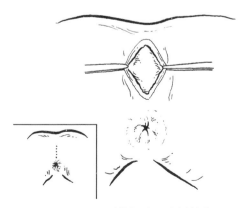

图19-5-7　显露外括约肌及尾骨尖

2）以示指伸入肛内，自尾骨前下缘向上顶起耻骨直肠肌，仔细从直肠后壁钝性分离耻骨直肠肌肌束，用弯止血钳挑起宽约1.5cm部分肌束，用剪刀或手术刀将此肌束切断，使切除区呈"V"形。凡挑起的纤维束均应切除（图19-5-8）。

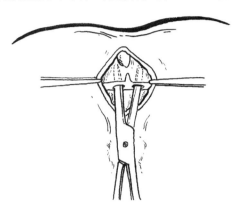

图19-5-8　切断部分耻骨直肠肌肌束

3）间断缝合皮下组织及皮肤，伤口置引流条，包扎。

（2）注意事项

1）尾骨尖为耻骨直肠肌上缘标志，应分清外括约肌与耻骨直肠肌后再行分离。

2）挑出切断肌层的多少依患者病情而定，一般以感觉肛管直肠环处有明显凹陷为度。

3）因耻骨直肠肌与直肠附着较紧，后方切断后肌束不易回缩，故分离距离应适当延长。切断部分亦勿过少。

第六节　内括约肌失弛缓症

内括约肌失弛缓症是具有特殊病理生理基础，以顽固性便秘和排便极为困难为主要症状的一种肛管直肠功能紊乱性疾病，也称内括约肌痉挛性便秘。正常情况下，内括约肌与外括约肌和耻骨直肠肌一起维持人体对排便的自制。如果在排便过程中内括约肌不能协调地松弛，就会导致肛管、直肠和内括约肌的神经肌肉运动功能失常，粪便滞留于直肠甚至乙状结肠内，就会引起顽固性便秘，故命名为内括约肌失弛缓症。女性较男性多见，男女比例为1：10。本病可发生于任何年龄，但以30～50岁多见。

一、病　　因

目前内括约肌失弛缓症的病因不甚明确，可能与下列因素有关。

1. 支配肛门内括约肌的神经异常　Sbafik 认为支配肛门内括约肌的神经异常影响了神经反射，当直肠扩张时，肛门内括约肌不能产生松弛反射，反而呈痉挛性收缩状态，最终使肛门内括约肌肥厚变性。

2. 长期忽视便意　如果长期抑制便意，将导致肛门内括约肌呈失弛缓状态，直肠则呈宽息状态，患者将出现无便意感，粪便长时间滞留直肠，水分被过度吸收，粪便干燥，出现排便困难等症状。

3. 精神因素　肛门内括约肌为平滑肌，精神因素能导致交感神经兴奋或肛门内括约肌组织内的神经递质去甲肾上腺素增加，可能造成肛门内括约肌呈失弛缓状态。

二、临床表现

无痛性排便困难为本病的主要表现，本病尚有排便费力、粪便干结等表现，虽用尽全身的力气，排出的粪便形状仍细窄、量少，排粪时间延长却不能排空。患者常有用手挤压下腹部或取蹲位的习惯甚至用手协助排便。

三、诊　　断

对于本病的诊断，除详细询问病史外尚需做下列检查。

1. 直肠指诊　有明显的紧缩感，主要位于肛管直肠结合部，尤以肛门口部明显，肛管的压力增高，甚至指尖进入肛管困难，可感觉到局部后壁增厚发硬的肌肉，如板块状。

2. 排粪造影　提示静息、提肛、力排的肛直角和肛管直肠结合部位置均无明显的改变，力排时肛直角小于静息值。

3. 肛管直肠压力测定　肛管的静息压主要依靠肛门内括约肌维持，目前国内外学者报道的内括约肌失弛缓症患者的肛管静息压均明显高于正常人。

4. 盆底肌电图　外括约肌和耻骨直肠肌的异常收缩可导致内括约肌失弛缓，所以在给内括约肌失弛缓症的患者做检查时，常观察到此组横纹肌有异常放电。

四、治　　疗

（一）综合治疗

由于内括约肌失弛缓症不同病期的症状不尽相同，因此应采用个体化治疗为原则的综合治疗。由于长期使用泻药可引起肠肌层神经元退行性变，同时还可导致钾吸收障碍而导致低血钾症，加重内括约肌失弛缓，因此，不应长期使用泻药，特别是刺激性泻药。对本病的治疗，除了针对便秘的一般保守治疗外，还应配合心理治疗和生物反馈疗法。

（二）手术治疗

对于严格保守治疗无效，或疗效不显著者，可考虑手术治疗。

本病可采用后位内括约肌全束部分切除术治疗，操作方法如下。

（1）充分显露肛门，仔细辨认触摸括约肌间沟。麻醉后，内括约肌松弛下移，此时，外括约肌皮下部也下移，并退入内括约肌的后外侧。

（2）自后下右位括约肌间沟处纵行切开肛管皮肤，长 1～1.5cm，显露内括约肌的游离缘，可见珠白色的内括约肌。

（3）用组织剪或中弯止血钳沿内括约肌的内侧面潜行游离，游离部分全束内括约肌，深达齿状线上方 0.5cm，游离出宽 1～1.5cm、深约 3cm 的内括约肌。

（4）用两把止血钳钳夹内括约肌呈倒"V"形，组织剪剪除止血钳之间的内括约肌，两断端各缝合 1 针。

（5）用 7 号丝线自后正中线齿状线上 0.5cm 处进针，在切口下缘出针，横行缝合切口。缝合后触及正中位有一凹陷。

手术时注意将肥厚的内括约肌全部切断，切断肌环后强力扩肛 1 次，以防止内括约肌切断不全导致术后复发或治疗无效。

术后2～3天进流食，以后进半流食。术日及术后3天给予抗生素治疗，个别患者术后发生应激性肛门失禁，一般在1～2个月可自行恢复肛门正常节制功能，无须特殊处理。

术后每天坐浴、换药。术后7天拆线，遗留创面每天换药。

（李春雨）

第七节　会阴下降综合征

正常时上端肛管正好在耻骨联合与尾骨连线处，用力排便时肛管不低于该线2cm，若低于2cm，即影响粪便排出，此时称为会阴下降综合征，是1966年Parks等在研究直肠脱出时提出的，这是一种盆底疾病，多见于妇女，单发者较少，多与其他便秘合并发生。

一、病　因

长期过度用力排便是主要原因。排便时腹压增加，可使盆底肌薄弱，张力降低，肛直角变大，增加的腹压可传至直肠前壁使黏膜脱垂至肛管上端，产生排便不尽感，使患者再次用力排便而形成恶性循环，盆底下降并继发阴部神经损伤。

二、临床表现

排便困难为最主要症状，表现为排便时间长、费力、排空不全感。脱垂的黏膜阻塞肛管，需插入手指推回黏膜才能排便。脱垂黏膜分泌黏液，若损伤黏膜，可出现便血及排黏液。久立久行时会阴部胀痛，平卧和睡眠时减轻，有时便后加重，因盆底肌及外括约肌的神经损伤，晚期可发生肛门失禁、尿失禁及阴道脱垂等并发症。

三、诊　断

根据以上临床表现并配合以下检查可确诊。

（1）用力排便时会阴平面低于坐骨结节平面，努臀时会阴部明显突出。

（2）直肠指诊时肛管张力低。

（3）直肠镜检偶见直肠前壁黏膜脱垂或溃疡。

（4）排粪造影：做排便动作时，肛直角低于耻骨联合与尾骨尖连线2.5cm。

（5）肛肠动力学检查：肛管静息压、最大收缩压常降低，完全抑制容量变小。

（6）肛门肌电图检查：可有神经源性或肌源性损害。

四、治　疗

避免过度用力排便，避免大便干燥，可用润肠剂麻仁丸。如有直肠前壁黏膜脱垂，可注射硬化剂或进行套扎，必要时结扎切除。缩肛运动每天数次，每次10分钟，有助于防止病情发展和肛门失禁。也可用针灸疗法，但应注意本病症状与痔相似或并存，有时合并肛裂，不加鉴别，轻率地扩肛可导致严重的肛门失禁，对此应提高警惕。

第八节　盆底肌痉挛综合征

盆底肌痉挛综合征（spastic pelvic floor syndrome, SPFS）是指用力排便时，盆底肌肉收缩而不松弛的功能性疾病，是肛门外括约肌、耻骨直肠肌在排便过程中反常收缩导致直肠排空障碍的一种盆底疾病。

一、病　因

盆底肌痉挛综合征的病因尚不十分清楚。可能与下列因素有关：①肌肉，未发现肌肉的病理学改变，可能存在神经肌肉传导点的异常；②神经反射，排便中直肠-直肠反射的传入神经为盆内脏神经，电生理学、影像学等检查证实盆底肌痉挛综合征患者耻骨直肠肌或肛门括约肌有异常收缩，提示盆内脏神经损伤；③感染和创伤，慢性炎症刺激可引起肛门外括约肌和耻骨直肠肌痉挛；④精神和心理因素，如异常，则引起排便不规律或不适，因畏惧排便而出现排便困难，最终造成盆内脏神经或阴部神经损伤及肛门外括约肌和耻骨直肠肌痉挛；⑤不良排便习惯（长期用力排便、蹲便时间过长）、慢性腹泻、分娩、盆腔手术等，均能引起盆内脏神经或阴部神经损伤而出现肛门外括约肌和耻骨直肠肌痉挛。

二、临床表现

患者均有排便困难，多为缓慢的、进行性加重的排便困难。排便时需过度用力，往往越用力，排出越困难，排便时间长，每次排便量少，便次频繁，排便后仍有便意、下坠感和直肠下段的重压感。直肠指诊时发现肛管张力增高。

三、诊　　断

根据临床表现结合以下检查可诊断本病。①盆底肌电图：排便状态时肛门内括约肌、肛门外括约肌和耻骨直肠肌运动单位电位明显大于静息状态运动单位电位；②排粪造影：肛直角力排时不增大，保持90°左右或缩小；③肛管直肠压力测定：肛门内括约肌肌电活动增强与肛管静息压增高同时存在，再考虑直肠肛门抑制反射减弱，即可诊断内括约肌痉挛；④结肠传输试验：显示直肠排出障碍；⑤病理检查：肌肉无病理变化。

四、治　　疗

目前尚无良好的治疗方法。本征是一种正常的肌肉功能紊乱，应以恢复正常的肌肉功能为主。一般不采取手术治疗，手术切断部分痉挛的肌肉只能在短期内起到缓解的目的，待瘢痕形成后将造成更加严重的痉挛，甚至可能造成肛门失禁。但如合并直肠前突、直肠内套叠，可手术治疗相应的合并疾病，部分患者治疗合并疾病后盆底肌痉挛得到缓解。非手术治疗包括：①饮食疗法，以杂粮为主，麦麸50g/d，饮水2000～3000ml/d，增加纤维素摄入量，多吃蔬菜、水果，增加体育活动，必要时服缓泻药，以润滑性泻药为主。②生物反馈疗法，肌电图生物反馈疗法能及时检测肛门内括约肌、肛门外括约肌和耻骨直肠肌舒张、收缩状态，指导患者掌握正确的排便方式。气囊反馈疗法是利用气囊模拟粪便通过肛门时建

立肛门内括约肌、肛门外括约肌和耻骨直肠肌正常舒张-收缩的反射。③心理治疗：本征多数伴有心理障碍，在进行其他治疗的同时需行心理辅导及应用抗焦虑药物、抗抑郁药物。

（李春雨　李春穴）

第九节　孤立性直肠溃疡综合征

1870 年 Cruveilhier 在慢性便秘中发现本病。由于病因及临床表现多样，过去名称繁杂，如深部囊性结肠炎、直肠良性溃疡、隐性直肠脱垂、错构性息肉、会阴下降综合征等。Rutter 认为某些患者直肠内有多个溃疡，或无明显溃疡而有息肉样病变或局限性炎症改变，故用"孤立性直肠溃疡综合征"较为合理，目前文献上多用此名。其是一种慢性非特异性良性疾病，多见于年轻人，男女差别不大。

一、病　　因

溃疡的形成可能与缺血、外伤、肠道炎症、血管异常、细菌和病毒感染等因素有关。

1. 缺血　①脱垂黏膜顶端嵌于肛管，加上肛门外括约肌强力收缩，可致黏膜缺血，压迫坏死；②大量脱垂时黏膜下血管伸展破裂而缺血；③固有层纤维化及肌层填充使黏膜下毛细血管闭塞。

2. 外伤　患者将手指或器械插入直肠使黏膜复位时造成损伤。

3. 其他　本病可能与肠道炎症、血管异常、细菌或病毒感染有关。

二、临床表现

最常见的症状是便血，色鲜红、量少，偶有大量便血。患者常有黏液便，肛门疼痛，排出黏液便后可缓解。用力排便时肛管有阻塞感，便频排不净，需用手指插入肛门协助排便。会阴部、骶部及左髂窝等处偶有疼痛，尚有里急后重。

三、诊　　断

除以上症状外做以下检查可协助诊断。

1. 直肠指诊 肛管直肠结合部可触及增厚而活动的黏膜，有压痛，有时硬变区呈结节状或绒毛状，易误诊为息肉或癌。因临床表现多样，而无特异性症状，常误诊为直肠癌而施行根治性手术。偶可在直肠下端触及环状狭窄。

2. 乙状结肠镜检查 溃疡距肛缘3～15cm，多为7～10cm处，1/3为不规则匐行状或星状，1/3为直线形，1/3为圆形或卵圆形。单个溃疡多浅表，边界清楚，基底覆有灰白色坏死物，溃疡周围黏膜呈轻度炎症，可呈结节状。直肠腔中有黏液及血性液体，黏膜充血及水肿。

3. 排粪造影 可显示内脱垂溃疡位置及大小。

4. 肌电图 显示盆底肌反常电活动。

5. 组织活检 显示固有层闭塞，黏膜下见异位腺体，其内充满黏液，并衬有正常结肠上皮；表浅黏膜溃疡腺管组织不规则，上皮增生等。根据以上表现即可确诊并除外直肠癌、溃疡性结肠炎、克罗恩病及绒毛状腺瘤等。

溃疡常见于完全性直肠脱垂的顶端，会阴下降综合征的直肠前壁黏膜脱垂处，脱出痔的顶端，偶见于回肠造口或结肠造口的顶端。

四、治　疗

以保守治疗为主，如养成正常排便习惯，不要过度用力排便，建议高纤维素饮食，如多吃蔬菜和水果，容积性泻药有效。手术治疗要针对病因而不是局部溃疡。如完全性直肠脱出，可行三联术。直肠内脱垂可行硬化剂注射或胶圈套扎术，后者效果较好，脱垂治愈后，溃疡多消失。直肠前切除、结肠造口、溃疡局部切除等效果不好，容易复发。

（李春雨）

参 考 文 献

杜永红，薛雅红，金黑鹰，2016. 直肠前突影像学诊断的研究进展. 世界华人消化杂志，24（14）：2198-2203.

葛思堂，左芦根，2018. 顽固性功能性便秘的外科治疗进展. 局解手术学杂志，27（10）：757-761.

龚绍江，刘雪琴，张科，等，2017. 经直肠肌松解加横缝术治疗耻骨直肠肌综合征效果分析. 中国现代普通外科进展，20（1）：55-57.

郭恺，王道荣，2009. 结肠慢传输型便秘手术方式进展. 外科理论与实践，14（1）：115-117.

李春雨，汪建平，2015. 肛肠外科手术学. 北京：人民卫生出版社.

李春雨，徐国成，2021. 肛肠病学. 第2版. 北京：高等教育出版社.

刘宝华，2002. 便秘的诊断与治疗. 北京：军事医学科学出版社.

孟荣贵，黄士勇，鄂继福，2011. 直肠前突的外科治疗. 临床外科杂志，19（4）：225-226.

钱群，陈文豪，2018. 耻骨直肠肌综合征：出口梗阻型便秘的难点. 临床外科杂志，26（4）：250-252.

王维林，2002. 小儿排便障碍性疾病的诊断与治疗. 北京：人民卫生出版社.

杨立胜，何安琪，刘刚，2017. 直肠前突的外科治疗进展. 中华结直肠疾病电子杂志，6（5）：410-413.

喻德洪，1997. 现代肛肠外科学. 北京：人民军医出版社.

张连阳，张胜本，1995. 52例会阴下降综合征的诊治. 四川医学，16（2）：99-101.

张有生，李春雨，2009. 实用肛肠外科学. 北京：人民军医出版社.

中华医学会消化病学分会胃肠动力学组，功能性胃肠病协作组，2019. 中国慢性便秘专家共识意见（2019，广州），中华消化杂志，39（9）：577-598.

周慧聪，2010. 孤立性直肠溃疡综合征. 国际消化病杂志，（30）6：335-337.

Cadeddu F，Salis F，de Luca E，et al，2015. Efficacy of biofeedback plus transanal stimulation in the management of pelvic floor dyssynergia：a randomized trial. Tech Coloproctol，19（6）：333-338.

Chaudhry Z，Tarnay C，2018. Response to comment by Petros：anatomy and cure of descending perineum syndrome. Int Urogynecol J，29（4）：607.

Emile SH，Elfeki HA，Youssef M，et al，2017. Abdominal rectopexy for the treatment of internal rectal prolapse：a systematic reviewand meta-analysis. Colorectal Dis，19（1）：O13-O24.

Forootan M，Darvishi M，2018. Solitary rectal ulcer syndrome：a systematic review. Medicine，97（18）：e0565.

Kim JH，Lee YP，Suh KW，2018. Changes in anorectal physiology following injection sclerotherapy using aluminum potassium sulfate and tannic acid versus transanal repair in patients with symptomatic rectocele：a retrospective cohort study. BMC Surg，18（1）：34.

Kim M，Meurette G，Ragu R，et al，2016. Current surgical treatment of obstructed defecation among selected European opinion leaders in pelvic floor surgery. Tech Coloproctol，

20（6）：395-399.

Lisi G，Campanelli M，Grande S，et al，2018. Transperinea-
lrectocele repair with biomesh：updating of a tertiary refer
center prospective study. Int J Colorectal Dis，33（11）：
1583-1588.

Liu GQ，Cui Z，Dai YM，et al，2017. Paradoxical
puborectalis syndrome on diffusion-weighted imaging：a
retrospective study of 72 cases. Sci Rep，7（1）：2925.

Liu Z，Yang G，Deng Q，et al，2016. Efficacy observation
of partial stapled transanal rectal resection combined with
Bresler procedure in the treatment of rectocele and internal
rectal intussusception. Zhonghua Wei Chang Wai Ke Za Zhi，
19（5）：566-570.

Morrissey D，El-Khawand D，Ginzburg N，et al，2015.
Botulinum toxin ainjections into pelvic floor muscles under
electromyographic guidance for women with refractory high-
tone pelvic floor dysfunction：a 6-month prospective pilot study.
Female Pelvic Med Reconstr Surg，21（5）：277-282.

Murad-Regadas SM，Regadas FS，Bezerra CCR，et al，
2016. Use of biofeedback combined with diet for treatment
of obstructed defecation associated with paradoxical
puborectalis contraction（Anismus）：predictive factors and
short-term outcome. Dis Colon Rectum，59（2）：115-121.

Mustain WC，2017. Functional disorders：rectocele. Clin
Colon Rectal Surg，30（1）：63-75.

Naldini G，Fabiani B，Menconi C，et al，2018. Treatment
of obstructed defecation syndrome due to rectocele and rectal
intussusception with a high volume stapler（TST STARR-
plus）. Tech Coloproctol，22（1）：53-58.

Payne I，Grimm LM Jr，2017. Functional disorders of
constipation：paradoxical puborectalis contraction and
increased perineal descent. Clin Colon Rectal Surg，30（1）：

22-29.

Piloni V，Bergamasco M，Melara G，et al，2018. The
clinical value of magnetic resonance defecography in males
with obstructed defecation syndrome. Tech Coloproctol，22
（3）：179-190.

Ramage L，Simillis C，Yen C，et al，2017. Magnetic
resonance defecography versus clinical examination and
fluoroscopy：a systematic review and meta-analysis. Tech
Coloproctol，21（12）：915-927.

Rangan V，Zakari M，Hirsch W，et al，2018. Clinical and
manometric characteristics of women with paradoxical
puborectalis syndrome. United European Gastroenterol J，6
（10）：1578-1585.

Ren XH，Yaseen SM，Cao YL，et al，2016. A trans-anal
procedure using TST STARR plus for the treatment of
obstructed defecation syndrome：‘a mid-term study’. Int J
Surg，32：58-64.

Roth TM，2018. Successful treatment of paradoxical
puborectalis contraction and intractable anorectal pain with
sacral neuromodulation. Female Pelvic Med Reconstr Surg，
24（4）：e21-e22.

Shi Y，Yu Y，Zhang X，et al，2017. Transvaginal mesh and
transanal resection to treat outlet obstruction constipation
caused by rectocele. Med Sci Monit，23：598-605.

Sun H，Sheng WQ，Huang D，2018. Solitary rectal ulcer
syndrome complicating sessile serrated adenoma/polyps：a
case report and review of literature. World J Clin Cases，6
（14）：820-824.

van Iersel JJ，Paulides TJC，Verheijen PM，et al，2016.
Current status of laparoscopic and robotic ventral mesh
rectopexy for external and internal rectal prolapse. World J
Gastroenterol，22（21）：4977-4987.

第 20 章　结肠炎性疾病

第一节　溃疡性结肠炎

一、历　　史

炎症性肠病（inflammatory bowel disease，IBD）包括溃疡性结肠炎（ulcerative colitis，UC）与克罗恩病（Crohn disease，CD）。溃疡性结肠炎主要累及直肠和结肠的黏膜层及黏膜下层，是一类慢性非特异性炎症性疾病。临床症状以慢性或亚急性腹泻为最常见，多为黏液脓血便，伴随轻中度腹痛。溃疡性结肠炎患者病情轻重不等，病程以慢性复发型最为多见。19世纪之前并未将溃疡性结肠炎视为一种特有性疾病，将腹泻和直肠出血统称为"血痢"。中医称溃疡性结肠炎为"肠澼"，肠澼在不同的历史时代，又被称为"久痢""休息痢"等，且"休息痢"一词使用广泛。中医将具有腹痛、里急后重、赤白脓血便表现的疾病，统归于中医学的"痢疾"范畴。1859年Samuel Wilks首次在《医学时代》杂志中提出"溃疡性结肠炎"这个专有名词，并描述了尸体解剖中肠道所见。1875年Milks和Moxon首先阐述了此病的病理特点：大肠炎或自发性结肠炎。此后溃疡性结肠炎逐步得到深入的认识。

二、流 行 病 学

溃疡性结肠炎以欧美国家更为常见，女性略多于男性。在亚洲、南美等原本低发的地区，炎症性肠病的报道逐年增加，中国是亚洲发病率最高的国家，达3.44/10万人。

三、病因与发病机制

溃疡性结肠炎是多方面因素引起的。首先，由基因决定机体的遗传易感性（内因），但也有环境致病因素（外因），最后通过人体的自身免疫反应机制，导致肠上皮和组织细胞持久的损伤。

四、临 床 分 型

本病按病程、病情严重程度、病变范围进行临床分型。

1. 按病程经过分型

（1）初发型：指无既往史的首次发作。

（2）慢性复发型：临床上最多见，发作期与缓解期交替。

（3）慢性持续型：症状持续，间以症状加重的急性发作。

（4）急性暴发型：少见，急性起病，病情严重，全身毒血症状明显，可伴中毒性巨结肠、肠穿孔、败血症等并发症。

上述各型可相互转化。

2. 按病情严重程度分型　①轻度：腹泻每天4次以下，便血轻或无，无发热，脉搏＜90次/分，血红蛋白＞105g/L，红细胞沉降率＜30mm/h；②中度：排便次数＞4次，轻度或不伴有全身重度症状，介于轻度与重度之间；③重度：腹泻每天6次以上，并有明显黏液脓血便，体温＞37.5℃，脉搏＞90次/分，血红蛋白＜105g/L，红细胞沉降率＞30mm/h。

3. 按病变范围分型　本病可分为直肠型、直肠乙状结肠型、左半结肠型（结肠脾曲以远）、广泛性或全结肠型（病变扩展至结肠脾曲近端或全结肠）。

五、临床表现

1. 腹泻　是溃疡性结肠炎（UC）最常见的症状，北京协和医院统计UC患者中腹泻者达95.4%，大多数UC患者的腹泻归纳为以下3个渐变过程，即排便次数由少到多，腹泻从服药（多为抗生素或黄连素）有效到无效，最终粪便从黏液便到血便的过程。然而，暴发型UC是缺乏上述3个渐进过程的。有报道显示，约5%的UC患者不具有腹泻表现，同时还表现为便秘与腹泻交替的形式。

2. 便血　是仅次于腹泻的另一常见症状。血便的性状因病变范围不同而不同及轻重不一。北京协和医院UC患者的统计资料显示便血（黏液血便、全血便）达84.4%。由于UC直肠受累的比例最高，若鲜血便为主，常伴有里急后重，这是与痔出血不同之处。

3. 腹痛　腹痛症状虽多不突出，但发生率居第3位。同样来自北京协和医院的资料提示，腹痛发生率为64.5%，腹痛多位于左下腹，为钝痛或阵发性绞痛，具有便后减轻的特点。病情较严重的患者腹痛症状多明显，与病变肠壁张力增加有关。

4. 全身症状　重度UC患者通常具有全身症状，如食欲缺乏、恶心、呕吐、体重下降、发热、贫血和低白蛋白血症，发热通常为中低度热。对于高热的患者，需考虑感染性因素。

5. 肠外表现　UC的肠道外表现涉及各个系统。累及部位依次为关节、肝胆、皮肤、口腔和眼部等，统称为IBD的肠外表现（extraintestinal manifestation，EIM）。肠外表现可出现于肠道症状之前、同时或肠道症状加重后。与疾病活动度相平行的肠外表现通常在治疗原发病后缓解。北京协和医院统计392例UC患者中20.9%伴有肠外表现，8.7%的患者有一种以上的肠外表现。全结肠型与左半结肠型患者肠外表现的发生率高于直肠型UC患者，重度UC患者肠外表现的发生率高于轻度UC患者。

六、辅 助 检 查

1. 内镜检查　结肠镜或乙状结肠镜检查是UC的主要诊断手段，此外，结肠镜或乙状结肠镜检查还可作为监测疾病活动情况及结肠癌变的有效工具。慢性腹泻患者（腹泻持续时间大于4周）均应行结肠镜检查。典型UC的肠镜下表现为黏膜弥漫性充血、水肿，黏膜下小血管变得模糊不清或消失，黏膜表面呈颗粒状，脆性增加，轻触易出血，常伴有糜烂或小溃疡，附着黏液或脓性分泌物（图20-1-1）。长期UC患者还可能存在黏膜瘢痕、黏膜桥、结肠狭窄和假性息肉。对于症状严重的患者，建议使用软质乙状结肠镜检查，同时以最小空气量操作，以减小穿孔风险。目前，已有很多UC内镜评分在临床中应用，包括Mayo内镜评分（MES）、UC内镜下严重度指数（UCEIS）评分、Baron评分、Sutherland评分等。其中，Mayo内镜评分将UC的内镜下严重程度分为轻度（红斑，血管纹理减少，黏膜轻度易脆）、中度（明显红斑，血管纹理缺乏，针尖样溃疡，黏膜易脆、糜烂，接触性出血）、重度（自发性出血，大片状溃疡，番茄酱样外观）。UC内镜下严重度指数评分评估血管、出血、糜烂及溃疡在内的三种评价指标，根据严重程度计算总分，分数越高意味着疾病越严重（表20-1-1）。

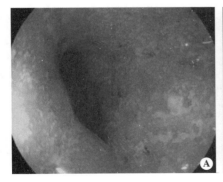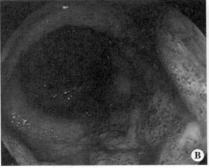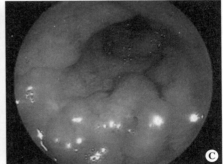

图20-1-1　溃疡性结肠炎的肠镜下表现

A. 轻度溃疡性结肠炎：直肠黏膜糜烂，浅溃疡形成，血管纹理减少，黏膜易脆；B. 中度溃疡性结肠炎：结肠黏膜明显红斑，血管纹理缺乏，易脆，糜烂；C. 结肠黏膜溃疡形成，自发性出血，血管纹理消失

扫封底二维码获取彩图

表20-1-1　溃疡性结肠炎内镜下严重度指数评分

病变表现（统计最严重部位）	得分
血管	清晰的树枝状毛细血管，模糊或部分缺失的毛细血管边缘（0分）
	部分消失（血管纹理部分消失）（1分）
	消失（血管纹理全部消失）（2分）
出血	无（无出血）（0分）
	黏膜出血（黏膜表面点状或线状血块，可被冲洗干净）（1分）
	轻度腔内出血（腔内少量新鲜出血）（2分）
	中重度腔内出血（腔内多量出血，冲洗后渗血，黏膜新鲜渗血）（3分）
糜烂及溃疡	无（正常黏膜，无溃疡）（0分）
	糜烂（黏膜表面黄白色平坦边缘≤5mm小缺损）（1分）
	浅溃疡（>5mm黏膜破损，或散在表浅溃疡）（2分）
	深溃疡（深凿样黏膜缺损，周边轻度隆起）（3分）

UC肠镜下表现应与CD鉴别，UC表现为从齿状线向近端延伸的、散在的、连续的、均衡的炎性改变，与此不同的是，CD患者炎症通常呈片状、节段性分布，常不累及直肠，少数UC患者可仅有斑片状、节段性改变，易与CD混淆。因此在初次结肠镜检中记录内镜下炎症分布和组织学改变十分重要。接受结肠镜检查时，应着重进入回肠末端并拍照存档。

结肠镜提供了一种监测UC疾病活动直观的方式。内镜下黏膜愈合越来越多应用于IBD的疾病监测管理，在适当的药物治疗后，患者症状的完全缓解并不一定意味着炎症黏膜愈合，需行肠镜检查进一步明确。患者症状缓解合并黏膜愈合被认为是"深度缓解"，内镜下黏膜愈合被证实与更好的预后相关，与没有达到黏膜愈合的患者相比，在类固醇药物使用、住院治疗等方面均可能有更好的效果。

2. 组织学检查　黏膜活检对IBD诊断和治疗具有重要意义。UC的组织学特征是黏膜及黏膜下明显慢性炎症，包括上皮细胞黏蛋白消耗、固有层单核细胞浸润、基底淋巴细胞和浆细胞增多、隐窝变形、黏膜肌层增生、潘氏细胞化生等，伴

有多个隐窝脓肿。病变局限于黏膜层与黏膜下层是UC的组织学特征。脓肿可延伸至黏膜下，组织脱落进入肠腔，留下溃疡病变表现。多个溃疡形成，周围的无溃疡黏膜在肌层上扩展形成息肉样突出，形成假性息肉。需要指出的是，上皮内淋巴细胞增多或潘氏细胞化生也可表现在正常人的近端结肠中，但若出现在右侧结肠或直肠，通常是异常的表现，因此，临床建议结直肠不同部位多点取材活检进行病理检查。

活动性UC以慢性炎症改变的顶部发生急性炎症改变为特征，如中性粒细胞和嗜酸性粒细胞浸润、隐窝炎、隐窝脓肿、溃疡和糜烂等，这些急性改变经过药物治疗后可能会消失，表现为组织学黏膜愈合，但慢性黏膜炎改变通常会持续存在。

3. 影像学检查

（1）X线检查：疑有结肠中毒扩张者应行腹部平片检查，以防穿孔。在初发早期阶段，气钡结肠造影表现为病变处常有刺激性痉挛收缩，肠腔变窄，结肠袋变浅甚至消失，肠管蠕动增强，钡剂排空加快，有时钡剂呈散在分节状，黏膜皱襞粗细不均、紊乱甚至消失。当溃疡形成时，多发的浅小溃疡在结肠充盈像上显示为肠壁外缘的锯齿状改变；当炎性息肉形成时，肠管外缘呈毛糙或高低不平、浅深不一的小圆形充盈缺损，腔内有大小不等的颗粒样或息肉样充盈缺损。晚期的UC表现为肠壁广泛纤维化导致的肠腔狭窄与肠管短缩，结肠袋消失，肝曲与脾曲圆钝下移，横结肠平直或盲肠上移等；更为严重的UC表现为纤维化，在充盈或黏膜相上，病变处狭窄肠管多光滑僵硬，肠管舒张与收缩均受限而呈水管状。本病严重合并症之一为结肠中毒扩张，一般多累及横结肠，常可形成充气充液的肠袢，病变发展可见肠壁内气体，继而发生局限性穿孔或出现游离气体。

（2）CT检查：肠壁轻度增厚，常连续、对称和均匀，早中期浆膜面光滑；增厚的结肠黏膜面由于溃疡和炎性息肉而凹凸不平；增厚的肠壁可出现分层现象，形成靶征，提示黏膜下水肿；病变区肠腔变细、肠管短缩；肠系膜和直肠周围间隙可出现脂肪浸润及纤维化，导致直肠周围间隙增宽（图20-1-2）。

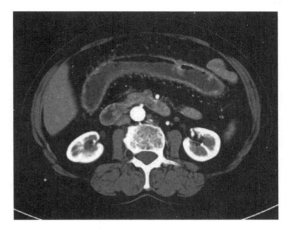

图20-1-2 溃疡性结肠炎的CT表现
横结肠肠壁水肿，肠腔变细、肠管短缩，呈"铅管"样改变。肠壁系膜炎性改变

4. 实验室检查 包括血常规、粪便常规、红细胞沉降率、C反应蛋白、血清蛋白电泳等检查。UC患者多数有血红蛋白轻度下降的情况，表现为小细胞低色素性贫血，中重度的病例，则有血红蛋白轻到中度下降甚至重度下降。白细胞计数在活动期可有增高，并出现红细胞沉降率加快，C反应蛋白升高。中毒颗粒见于重症患者，网织红细胞增多见于病情持续者。血清电解质紊乱见于重症患者。血清蛋白电泳见α₁糖蛋白升高，是活动期可靠指标，α₂糖蛋白升高则反映病情缓解，γ球蛋白下降预示预后不良。

粪便常规：肉眼见粪便常有黏液脓血，显微镜下见红细胞和脓细胞，急性发作期可见巨噬细胞。粪便病原学检查的目的是排除感染性结肠炎，是本病诊断的一个重要步骤，需反复多次进行（至少连续3次），检查内容包括常规致病菌培养，排除痢疾杆菌和沙门菌等感染，可根据情况选择特殊细菌培养，以排除空肠弯曲菌、艰难梭菌、耶尔森菌、真菌、溶组织内阿米巴滋养体及包囊等感染。有血吸虫疫水接触史者进行粪便集卵和孵化以排除血吸虫病。

七、诊 断

UC诊断缺乏金标准，主要结合临床表现、内镜和病理检查进行综合分析。诊断本病需先排除细菌性痢疾、阿米巴结肠炎、血吸虫病、肠结核、克罗恩病、放射性肠炎等原因明确的结肠炎症。

具有典型的临床表现，并至少有内镜或钡剂灌肠的特征性改变中的一项可以确诊；若临床症状不典型，但有典型肠镜或钡剂灌肠表现或病理活检证实，亦可确诊；临床上有典型症状或典型既往史，而目前结肠镜或钡灌肠检查并无典型改变者，应列为疑诊随访。一个完整的诊断应包括临床类型、病变范围、严重程度、病情分期及并发症。

八、鉴 别 诊 断

1. 克罗恩病 克罗恩病腹泻一般无肉眼血便，结肠镜及X线检查显示病变主要在回肠末段和邻近结肠，且呈非连续性、非弥漫性分布，并有特征性改变。两者的鉴别要点如下：溃疡性结肠炎病变从肛端直肠开始逆行向上扩展，病变呈连续性和弥漫性，极少数病例可见回肠末段数厘米内黏膜炎症改变，但无溃疡形成。克罗恩病特征为直肠不受累的结肠病变、病变肠段间有正常黏膜的肠段（非连续性）、纵行溃疡间有正常周围黏膜（非弥漫性）；广泛的肛周病变、瘘和腹腔脓肿仅见于克罗恩病；肠腔明显狭窄多见于克罗恩病；活检如见非干酪样肉芽肿，则支持克罗恩病诊断。然而，即使仔细鉴别，仍有少部分结肠炎性病变无法肯定分类，此时称为未定型结肠炎，可能要经过长期随访才能做出诊断。

2. 细菌或寄生虫感染性结肠炎

（1）慢性细菌性痢疾：有急性痢疾病史（但很难追问到），粪便培养偶尔可找到病原体，结肠镜下脓性分泌物培养可能提高病菌检出率。应用活检黏膜组织进行培养可能提高阳性率，抗菌治疗可能有效。

（2）阿米巴痢疾：病变主要侵犯右侧结肠，但也可累及左侧结肠。溃疡较深，边缘潜行状，溃疡间黏膜多正常。如大便或结肠镜下溃疡边缘处活检找到阿米巴包囊或滋养体，或取溃疡渗出物找到溶组织内阿米巴滋养体，则可明确诊断。约95%可检测出血清抗阿米巴抗体，抗阿米巴治疗有效。

（3）血吸虫病：有疫水接触史，常有肝脾大，粪便检查可发现血吸虫卵。粪便孵化毛蚴阳性，直肠镜检查在急性期可见黏膜黄褐色颗粒，活检黏膜压片或组织病理检查可能发现血吸虫卵。

3. 肠易激综合征　粪便可有大量黏液，但无脓血。X线和结肠镜检查有结肠痉挛等改变。除肠道症状外，患者通常有其他明显的神经性症状。

4. 缺血性结肠炎　是由各种原因导致肠壁血流灌注不良，引起缺血性肠道损害，与老年UC难鉴别。缺血性结肠炎多发于老年患者，起病急，腹痛伴便血，病变通常在结肠脾曲附近，一般不累及直肠。

5. 放射性肠炎　有放射治疗史，急性起病。腹痛较明显，直肠病变多位于前壁，溃疡特点为表面覆以苔藓样结痂或坏死物。

6. 结直肠癌　也可出现脓血便，多见于中老年人，常有贫血、营养不良、体重减轻等全身症状，且呈进行性，X线及内镜检查有助于鉴别诊断，活检可确诊。长期重度UC也可合并结直肠癌，尤应注意鉴别。

7. 家族性息肉综合征　溃疡性结肠炎多数有假息肉形成，但其主要特点是炎症改变与溃疡。而家族性息肉综合征除有无数大小不等的息肉外，并无结肠炎的改变，临床上以便血为主要症状，且有遗传家族史，较易区别。

九、治　疗

（一）内科治疗

内科治疗目的在于达到疾病症状、黏膜炎症的缓解，使疾病保持缓解状态，以提高患者的生活质量。一旦确诊，应立即对病变部位、范围及严重程度进行评估，对患者的肠外表现、健康情况、生活质量进行判断。对活动性UC的治疗目标是尽快控制炎症的发展，缓解症状；维持治疗的目的是预防复发、提高生活质量。目前现代内科治疗本病的目的是在发病的早期尽快控制肠黏膜炎症进展，尽量不应用激素维持治疗，并且在内镜检查下可以显示黏膜基本愈合。

1. 轻中度远端结直肠炎　远端结肠炎是指病变局限于直肠或乙状结肠（25cm以内）。轻度远端结肠炎的治疗以局部应用氨基水杨酸为主，无效则局部应用糖皮质激素或口服氨基水杨酸。轻中度远端结肠炎的患者可口服氨基水杨酸制剂：柳氮磺吡啶（SASP）3～6g/d，美沙拉嗪2～4g/d，

巴柳氮4～6.75g/d，奥沙拉嗪2g/d。局部使用氨基水杨酸栓剂如美沙拉嗪栓500mg或SASP栓剂0.5～1.0g，每天2次；也可使用1～4g美沙拉嗪或相当剂量SASP灌肠。局部糖皮质激素，可用氢化可的松琥珀酸钠100～200mg，每晚1次保留灌肠。通常局部应用氨基水杨酸治疗优于局部应用糖皮质激素和口服氨基水杨酸制剂。联合口服及局部使用氨基水杨酸制剂的效果更好。对于以上治疗都没有效果的患者，可口服泼尼松治疗，30～40mg/d，分次口服。

2. 轻中度广泛性结肠炎　病变累及结肠脾曲者称左半结肠炎，累及超过结肠肝曲者称全结肠炎。广泛性结肠炎的特点是发展为重度活动性较多见，因此开始治疗时要更积极，随访要更紧密。广泛性结肠炎因病变范围超过了局部疗法可以到达的部位，一般采用口服氨基水杨酸类药物治疗，可联合给予氨基水杨酸类或糖皮质激素。对水杨酸类药物抵抗的患者，或想尽快缓解病情的患者，可考虑口服糖皮质激素治疗。对于激素抵抗或者依赖的患者，可选择硫唑嘌呤（AZA）或6-巯嘌呤（6-MP）。

3. 重度溃疡性结肠炎（UC）

（1）一般治疗：重症和急性暴发型UC患者应立即住院治疗，根据病情给予低脂、高维生素、少渣饮食。腹泻严重者可给予要素饮食结合静脉内高营养疗法，或给予全肠外营养（TPN）治疗。应输液以调节水和电解质紊乱，贫血者可予以输血，低蛋白血症者可输注血浆和白蛋白。慎用解痉、止泻和镇痛药。

（2）药物治疗：常给予糖皮质激素和氨基水杨酸类药物联合治疗，且口服、静脉滴注和灌肠并用。

1）糖皮质激素：如果患者尚未用过口服糖皮质激素，可口服泼尼松40～60mg/d，观察7～10天，对于口服氨基水杨酸类、糖皮质激素及局部治疗无效的患者，应住院给予激素静脉治疗。可静脉滴注氢化可的松300mg/d或甲泼尼龙48mg/d。经7～10天住院治疗后，病情仍无明显缓解的患者，可考虑行结肠切除术或环孢素静脉治疗。

2）氨基水杨酸类制剂：与糖皮质激素同时应用。SASP从0.5g每天3次逐渐增至3～6g/d，症状缓解后逐渐减量至1～1.5g/d维持。SASP副作用

较严重时可改服奥沙拉嗪 1～3g/d，亦可口服美沙拉嗪 500～750mg，每天 3 次，维持量为 250mg，每天 3 次。

3）药物灌肠：可单独或联合应用上述两类药物灌肠。以直肠炎和左半结肠炎型 UC 疗效最好，也可用于全结肠型 UC。糖皮质激素泼尼松龙 20～40mg 或氢化可的松 100mg 溶于 100ml 生理盐水中，以 60 滴 / 分的速度滴入直肠内或灌肠，每天 2 次，症状明显好转后改为每晚 1 次。氨基水杨酸类药物可用 5-ASA，每天 4g，灌肠、滴入方法同激素。

4）除有化脓感染外，糖皮质激素治疗期间一般不应用抗生素，以防菌群失调、真菌性肠炎和假膜性肠炎。对于全身中毒症状严重，或经过积极治疗症状加重的患者，可选用广谱抗生素。

5）应用激素治疗 1～2 周未取得临床缓解者，应考虑改变治疗方案。可考虑应用英夫利西单抗，其疗效已被国内外研究肯定，国外报道研究英夫利西单抗与硫唑嘌呤合用可取得更佳疗效。

6）对上诉各种治疗无效或药物不良反应已严重影响生活质量者，应考虑结肠切除手术治疗。

4. 缓解期 UC 的维持治疗　糖皮质激素虽是急性期 UC 的主要治疗药物，但不能防止复发，且长期应用可出现难以避免的不良反应。现多主张在完全控制病情并经过一个相当稳定的阶段后停用糖皮质激素，改用 SASP 长期维持以防复发。有学者主张其剂量为 1.5～2.0g/d，服用 2 周，停 1 周，维持 1 年以上。免疫抑制剂（首选 AZA）可用于糖皮质激素和 SASP 治疗无效者，其剂量一般为 2.5mg/kg 体重，3 个月后减至 1.5～2.0mg/kg 体重。UC 缓解期患者的维持治疗时间难以确定，研究结果表明，美沙拉嗪能预防缓解期 UC 的复发，使用时间以 2 年内为宜，但临床、内镜和组织学长期处于缓解期的患者是否需维持治疗，难以定论，因为这些患者复发的危险性非常低。

（二）外科治疗

尽管大多数 UC 患者经过规范药物治疗病情能得到很好的控制，但仍有 15%～30% 的 UC 患者需要手术治疗。完全切除 UC 病变的靶器官（全大肠）在理论上可以实现治愈。全结直肠切除、回肠储袋肛管吻合术（ileal pouch-anal anastomosis,

IPAA）目前已成为绝大多数 UC 患者的标准术式。这一重建性术式恢复了消化道的连续性，保留了肛门括约肌功能，避免了术后永久造瘘的痛苦，开创了 UC 外科治疗的新时代。该术式改良自 19 世纪 40 年代采用的回肠 - 肛管直接吻合术，为解决患者术后便意频繁、排便紧迫感等排便功能障碍，Valiente 和 Bacon 于 1955 年首次描述了回肠储袋肛管吻合术的动物实验，最终英国圣马克医院 Parks 医生于 1978 年报道了首例应用于患者的 S 形回肠储袋肛管吻合术。尽管此后出现了一些技术上的改良术式，但其基本原则并未改变，大多数患者需行预防性回肠造口。

1. 手术适应证　外科手术是治疗 UC 的重要手段。成功的外科治疗离不开对手术适应证的选择和手术时机的把握。这需要胃肠外科医师、消化内科医师和患者三方共同讨论决定。合理把握内科治疗的尺度与限度，选择合适的手术窗口期。UC 的手术应尽可能选在疾病缓解期进行，避免在急重症阶段进行抢救性急诊手术。UC 手术的适应证：急诊消化道大出血、肠穿孔；急性重症溃疡性结肠炎（acute severe ulcerative colitis，ASUC），进展快，病死率高，静脉激素治疗 3～5 天后，对疗效不佳或者无效的患者强烈推荐多学科协作团队（MDT）讨论后进行挽救治疗或直接手术；对于挽救治疗 4～7 天后无显著改善的患者，需要接受急诊手术。ASUC 并发中毒性巨结肠一旦穿孔，病死率高达 57%，早期手术可以降低手术后并发症发生率与死亡率。UC 合并消化道大出血，无法保持血流动力学稳定的患者，需要进行急诊结肠切除手术。对于明确癌变尚无全身远处转移的 UC，亦需要进行手术治疗。上述几类情况为 UC 的绝对手术指征。

UC 的相对手术指征相对宽泛，包括经正规内科治疗无效或反复发作的 UC，长病程 UC 合并结直肠狭窄，疾病引起的持续贫血或营养不良影响生长发育，出现严重药物不良反应无法继续用药等。其中，慢性复发型 UC 药物治疗失败或反复住院是需要接受结肠切除的重要因素。

2. 手术时机　手术时机及手术适应证的把握对手术成败至关重要。在内科治疗的同时，应连续监测患者病情变化，随时评估疾病活动度及药物治疗效果，及时将手术治疗的可能方案和并发症与患者进行沟通，做好手术心理准备，及早转换治疗具有至关重要的作用。适时的择期手术远比急诊手术取得的效果要好，不恰当地拖延手术将进一步消耗患者生理储备而危及生命。

对于静脉激素治疗无效的急性重症UC患者，增加剂量（甲泼尼龙超过60mg/d）或延长治疗时间（超过7天）并不能提高疗效。而且对药物治疗无效者拖延手术时机是增加术后并发症和死亡率的独立危险因素。激素治疗后3天如果疗效不佳，应考虑转换治疗，或者直接手术。转换治疗方案包括静脉用环孢素、他克莫司或英夫利西单抗等。当二线药物治疗7天无效时，宜果断采取手术治疗。因为对药物治疗无效者不恰当地拖延手术时机会增加术后并发症和死亡率。目前不推荐三线治疗，有报道其会明显增加死亡率。

中毒性巨结肠（toxic megacolon）是急性重症UC的严重并发症，合并穿孔者死亡率高达27%～57%。对于持续腹胀、现有治疗无反应或出现中毒性巨结肠者，也应及早进行手术治疗。10岁以上儿童及成年人中毒性巨结肠的诊断标准包括：影像学检查证实横结肠扩张，最大直径＞5.6cm，伴有全身中毒症状。10岁以下儿童中毒性巨结肠诊断标准为横结肠最大直径＞4.0cm伴全身中毒症状。中毒性巨结肠患者通常要急诊手术。生命体征平稳情况下，可保守治疗48～72小时，若中毒症状加重或无好转，必须立即实施结肠切除术。

3. 急诊手术 急诊手术的目标是切除病变肠管，并保留患者康复和停药后重建肠道连续性接受后期IPAA手术的可能。次全结肠切除、末端回肠造口、远端肠管Hartmann封闭或黏膜造瘘是安全有效的手术方式。尽量避免在急重度UC病程中行一期储袋制备的术式。

4. 围术期治疗药物调整

（1）激素：回顾性研究表明，成人UC术前应用泼尼松龙20mg/d或与此剂量相当的其他糖皮质激素达6周是发生手术并发症的独立危险因素，其用药时间和用药剂量与术后感染、吻合口瘘的发生率呈正相关。在可以更换用其他药物控制病情的情况下，术前应尽量减少激素用量或停用激素后，再实施手术治疗。但在临床中许多急性重症UC患者并没有充裕时间撤停激素，需立即进行手术，这时要综合考虑患者的一般情况、激素给手术带来的风险大小及外科医师的临床经验再选择手术方式。激素减量的方案目前尚未统一，宗旨是避免激素撤退过快导致肾上腺皮质功能不全甚至危象，如最常见的低血压、低血糖和低钠血症。先将激素立即减量至生理分泌剂量的高值，即氢化可的松25～30mg/d或泼尼松龙5～7.5mg/d，对于长期使用激素、疗程超过6个月的患者，每周减量相当于泼尼松龙1mg，直至停药。

（2）水杨酸制剂、免疫抑制剂及生物制剂：水杨酸制剂，如柳氮磺吡啶、美沙拉嗪等药物对手术没有影响，可在择期手术前一天停药；术前应用硫唑嘌呤、环孢素不增加手术并发症发生率，可在手术当天停药。有感染等并发症的患者，建议术前一周停用环孢素。术前应用英夫利西单抗是否增加手术并发症发生率目前仍有争议。欧洲克罗恩病和结肠炎组织（ECCO）指南则建议，术前使用英夫利西单抗的患者应该避免一期构建储袋手术。2014年美国结直肠外科医师学会发表的UC手术指南认为，术前应用英夫利西单抗对术后并发症的影响仅限于观察性研究，这些研究包含不同的患者群，缺乏并发症的统一定义，因此需要更大规模、多中心、统一手术方式和并发症定义的研究来证实。

（3）抗凝药物：UC患者深静脉血栓的发生率高于结肠癌患者，手术使这一风险进一步升高。西方国家研究表明，UC术后发生静脉血栓栓塞症的风险高达5.8%，合并造口或行J形储袋手术者风险更高，达7%。急性重症UC患者推荐常规使用低分子肝素钠进行抗凝；行手术治疗的UC患者术后排除出血风险后第1天常规开始抗凝直至患者下床活动及出院；对于非急性重症UC患者，常规对患者行Caprini血栓风险评分，根据患者血栓发生的风险等级采取不同的预防深静脉血栓形成方案。

5. UC术前营养治疗 对于择期手术的UC患者，如果同时合并营养不良或存在营养风险，围术期应先行纠正营养不良再手术，以降低手术风险及术后并发症发生率。对于轻中度UC患者，患病期间最好保持正常经口饮食。当正常饮食无法耐受时，考虑营养治疗。每天口服摄入量不足的患者，予以500～600kcal/d的营养补充。营养补充的途径应遵循"只要肠道有功能，就使用肠道，即使部分肠道有功能，也应该使用这部分肠道"的原则，首选肠内营养（EN）。对于存在营养不良的重度UC患者，也推荐采用肠内营养纠正营养不良，因为肠道休息并不能改变患者的临床结局；相反，肠内营养有助于减少重症UC并发症的发生。肠外营养仅应用于肠内营养不能耐受且需要肠道休息的UC患者，如中毒性巨结肠、肠道准备和结肠大量出血者等。在肠道功能恢复后，应逐渐开始给予EN，剂量逐渐增大，使营养支持模式由肠外向肠内过渡。尚无明确的证据表明氨基酸单体制剂、短肽制剂或其他特殊配方制剂较整蛋白制剂EN有优势。UC患者常合并贫血，对于缺铁患者，应注意口服或静脉补充铁剂，改善贫血，提高患者生活质量。但一般不需要为了维持或改善患者的营养状态进行其他微量营养元素的补充。

6. 全结直肠切除、回肠储袋肛管吻合术（IPAA） 该术式是治疗UC的标准推荐术式，步骤包括全结直肠切除，残余直肠黏膜剥除，末端回肠制作储袋，储袋与肛管吻合。近年来认识到肛垫对肛门精细控便功能的作用，以及黏膜剥除难以保证剥除完全，被覆于回肠储袋下，发生炎症甚至癌变反而难以发现等原因，目前已不主张进行直肠黏膜剥除，而是在齿状线近端2cm处离断肛管，并与储袋吻合，从而保留肛垫和肛管下端完整结构。但保留的肛管移行区黏膜上皮由于具有黏膜组织特征，术后仍可出现慢性炎症，即封套炎，

应注意复查肠镜，了解肛管黏膜炎症状况。

手术可根据患者一般情况及术者经验分为一期、二期或三期完成。多数择期手术患者可选择二期手术，一期先完成全结直肠切除，制作储袋，并与肛管吻合，再于储袋近端20～30cm行转流性造口，二期行造口还纳。对于急诊手术、术前大剂量使用激素及合并严重营养不良的患者，手术建议分三期进行，一期仅行次全结肠切除以减少创伤及术后并发症发生，可快速改善患者情况，二期行残余结直肠切除、回肠储袋成形、储袋肛管吻合及回肠保护性造口，三期行造口还纳。

回肠储袋的结构主要有4种，即J形储袋、S形储袋、H形储袋和W形储袋，每种储袋各有利弊，目前应用最多的是J形储袋，其次是S形储袋（图20-1-3）。储袋的选择取决于回肠系膜游离程度、患者骨盆宽窄和医生的经验习惯。但一般来讲，如果使用吻合器进行吻合，建议采用J形储袋；如果手工吻合，建议采用S形储袋。J形储袋和H形储袋为双襻型，操作相对简单，但容积较小；S形储袋为三襻型，容积较大，比J形储袋多出2～4cm的残端肠管供吻合用，因而吻合口张力较小；但储袋与肛门间肠管可能出现狭窄而导致肠梗阻，且手术操作相对复杂，术后储袋炎发生率较高。W形储袋为四襻，容积最大，操作更加烦琐，手术耗时长。目前临床多采用20cm长J形储袋，储袋容积为125～150ml。但不管采用何种储袋，均应在吻合时保持无张力状态。

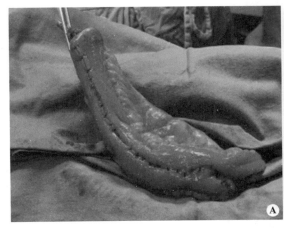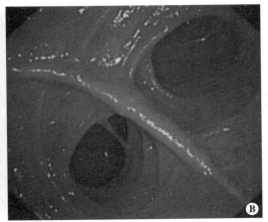

图20-1-3 J形储袋

A. J形储袋的大体表现；B. J形储袋的肠镜下表现

扫封底二维码获取彩图

手术按照游离直肠→乙状结肠→左半结肠→右半结肠→横结肠→储袋制作→储袋肛管吻合顺序进行。现以二期手术为例讲述IPAA手术技术要点。

（1）直肠切除：中央入路游离切断肠系膜下动脉，并沿左侧Toldt间隙游离至胰腺下缘水平。切断肠系膜下静脉，向左侧拓展Toldt间隙，游离降结肠。盆底游离一般按照全直肠系膜切除（TME）原则进行，直肠需游离至肛提肌水平，必须切断肛尾韧带。因直肠炎症存在，骶前间隙通常炎症明显，且Denonvilliers筋膜不清，可稍贴近直肠壁分离，避免损伤下腹下神经及盆腔神经丛。于肛提肌平面采用腔镜下45mm切割闭合器切断肠管，女性注意勿损伤阴道后壁。部分盆腔狭小男性患者可于直肠上段切断，从肛门翻出直肠后于齿状线上方2cm直肠肛管结合部用切割闭合器切断。

（2）标本取出及储袋制作：延长腹部切口至6cm，取出全结肠标本，将小肠自此处提出体外，于回肠残端近端20cm处对折肠管，检查储袋顶端是否可到达耻骨联合下方2～3cm处，如有张力，可行系膜延长术。打开储袋顶端，使用直线切割缝合器制作J形储袋，储袋长度为18～20cm，注水试验检查储袋无渗漏。储袋顶端部位荷包缝合后置入29mm腔内管状吻合器抵钉座。

（3）吻合及造口：重建气腹，确认小肠系膜及储袋无扭转，自肛门置入腔内管状吻合器行储袋肛管吻合，充气试验检查无渗漏。于储袋顶端近端约20cm处行回肠袢式造口术。盆底放置引流。

7. UC术后监测随访 IPAA术后储袋炎是UC患者术后最为常见的远期并发症。这种非特异性炎性改变的病因尚不清楚。临床症状包括类似于术前UC活动期的表现，包括下腹部疼痛、排便次数增多，部分伴有发热、血便等异常。临床诊断需要行储袋内镜检查。根据内镜和储袋黏膜活检，结合临床表现可给予相应治疗。大多数储袋炎应用如甲硝唑和环丙沙星为主的抗生素治疗，即可实现临床症状缓解。对于难治性慢性储袋炎患者，需进一步排除克罗恩病，严重难治性储袋炎需要应用激素、生物制剂，甚至需行回肠造口，或伴/不伴切除储袋（永久造口），临床这种情况并不常见。

（杜　鹏）

第二节　克罗恩病

一、历　　史

克罗恩病（Crohn disease，CD）表现为消化道任何部位的节段性透壁性炎性改变，部分患者表现为非干酪样肉芽肿。CD最初在1932年由Crohn、Ginzgurg和Oppenheimer共同报道，当时他们观察到一种发生于末端回肠的穿透肠壁的炎性疾病。随后Crohn的一系列文章证实了CD主要发病部位是小肠，尽管有部分病例可能累及结肠。1951年Marshak发现有关结肠肉芽肿的影像学改变，这是一种临床完全不同于溃疡性结肠炎（UC）的改变。这一观点到1959年Morson和Lockhart描述了病理学特征时才被普遍接受。

二、流行病学

CD的发病率有明显的地域差异。CD在欧美国家较多见，欧美国家多数报道以女性为多，男女比例为1：（1.46～1.6）。亚洲地区报道并不一致，男性患者发病率更高，男女之比为（1.4～2.9）：1。

三、病因与发病机制

CD的病因及发病机制迄今未明，目前认为可能系多种因素综合作用的结果，主要包括环境、免疫及遗传等因素。发病机制的假设是感染、饮食等环境因素作用于遗传易感人群的肠上皮，引起机体的自身免疫反应所致。

四、分　　型

临床上对CD一般使用蒙特利尔分型法进行分型（表20-2-1）。

表20-2-1　克罗恩病蒙特利尔分型

确诊年龄（A）	A1	≤ 16 岁
	A2	17 ～ 40 岁
	A3	> 40 岁
病变部位（L）	L1	回肠末段
	L2	结肠
	L3	回结肠
	L4	上消化道
疾病行为（B）	B1	非狭窄，非穿透
	B2	狭窄
	B3	穿透

五、临床表现

CD的症状多种多样，腹泻、腹痛、体重减轻是最常见的临床症状，其他常见症状有腹部包块、瘘管形成，以及乏力、食欲缺乏、发热等。当患者尤其是年轻患者出现这些症状时应注意考虑CD的可能，如伴有肠外表现和（或）肛周病变，则应高度怀疑本病。肛周脓肿和瘘管可为少部分CD患者的首诊表现，应重视。

1. 消化系统表现

（1）腹痛：常见，多位于右下腹或脐周，间歇性发作，常为痉挛性阵痛伴腹鸣，多于进餐后加重，排便或肛门排气后缓解。腹痛的发生可能与进餐引起肠反射或肠内容物通过炎症、狭窄肠段引起局部肠痉挛有关，亦可由部分或完全性肠梗阻引起。出现持续性腹痛和明显压痛提示炎症波及腹膜，或腹腔内脓肿形成。全腹剧痛和腹肌紧张提示病变肠段急性穿孔。

（2）腹泻：慢性腹泻是CD最常见的临床症状。85%的CD患者在急性期出现大便次数增多。粪质变稀，如持续超过6周，则自限性感染性腹泻可能性不大，应高度注意CD可能。腹泻主要由病变肠段炎症渗出、蠕动增加及继发性吸收不良引起。粪便多为糊状，一般无黏液和脓血，当病变累及下段结肠或肛门直肠时，可有黏液血便及里急后重。

（3）腹部包块：见于10%～20%的CD患者，由肠粘连、肠壁增厚、肠系膜淋巴结肿大、内瘘或局部脓肿形成导致，多位于右下腹与脐周，固定的腹部包块提示粘连，多已有内瘘形成。

（4）瘘管形成：是CD特征性临床表现，炎症累及肠壁全层并穿透至肠外组织或器官而成，分为内瘘和外瘘，前者可通向其他肠段、肠系膜、膀胱、输尿管、阴道、腹膜后等处，后者通向腹壁或肛周皮肤。

（5）肛门周围病变：包括肛周瘘管、脓肿及肛裂等病变。有结肠受累者较多见，可为CD首发或突出的临床表现。约10%的CD患者首诊时有肛周瘘管。

2. 全身表现

（1）发热：为常见的全身表现之一，与肠道炎症活动及继发感染有关。间歇性低热或中度热常见，少数呈弛张高热伴毒血症。少数患者以发热为主要表现，发生于消化道症状出现之前。

（2）营养障碍：由慢性腹泻、食欲缺乏及慢性消耗等因素所致，主要表现为体重下降，可有贫血、低蛋白血症和维生素缺乏等表现。青春期前患者常有生长发育迟滞。

3. 肠外表现　CD患者的肠外表现与UC类似，详见本章第一节。

六、辅助检查

1. 内镜检查　结肠镜检查和活检是CD诊断的常规首选检查手段，结肠镜常同时用于监测疾病活动情况和排除合并病毒感染。在初次结肠镜检查中记录下炎症的分布和组织学改变是十分重要的，应着重注意末端回肠的进镜和保留照片资料。CD结肠镜下一般表现为节段性、非对称性各种黏膜炎症，其中具有特征性的表现为非连续性病变、纵行溃疡和铺路石样改变（图20-2-1）。CD可累及食管、胃和十二指肠，应重视全面评估。通过内镜可记录肛周病变，如肛瘘、肛裂等。结肠镜检查偶尔可发现瘘口存在。

有两种特殊的UC易与CD混淆。一种是左侧UC伴阑尾周围炎或斑片状盲肠炎。第二种是反流性回肠炎，回肠可表现为磨玻璃样或颗粒样外观，自右半结肠连续的弥漫性炎症，伴鱼唇样回盲瓣。CD引起的回肠炎存在跳跃性溃疡或回盲瓣变形或末端回肠狭窄。

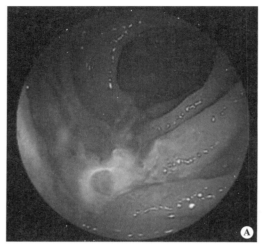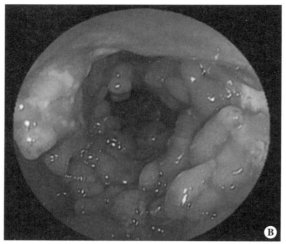

图 20-2-1　克罗恩病的肠镜下表现

A. 纵行溃疡；B. 铺路石样改变

扫封底二维码获取彩图

在 IBD 患者中，尤其是 CD 患者，原则上胃镜应列为 CD 的检查常规，尤其是有上消化道症状者。胶囊内镜可用来评估小肠黏膜炎症程度，但存在胶囊内镜滞留消化道无法排出的风险。

小肠镜检查可以直观观察病变、进行黏膜活检及内镜下相关治疗，属于侵入性操作，当存在小肠广泛炎症病变情况时，有一定并发症风险。其主要适用于其他检查阴性而临床怀疑小肠病变需进一步明确及鉴别者。小肠镜下 CD 病变特征与结肠镜类似。

2. 组织学检查　内镜下取活检应包括炎症和非炎症区域，以确定炎症是否节段性分布。病变部位较典型的改变如下：①非干酪性肉芽肿；②阿弗他溃疡；③裂隙状溃疡；④固有膜慢性炎性细胞浸润、腺窝底部和黏膜下层淋巴细胞聚集；⑤黏膜下层增宽；⑥淋巴管扩张；⑦神经节炎；⑧隐窝结构大多正常，杯状细胞不减少等。非干酪性肉芽肿是诊断 CD 的主要标准之一。但活检标本中该病变发现率仅为 15%～36%。CD 与肠结核有许多相似的地方，需注意鉴别。两种疾病均可以表现为肉芽肿性改变，肠结核性肉芽肿数量较多、体积较大，且合并中央坏死，CD 则表现为非干酪性肉芽肿性改变，AFB 染色法及聚合酶链反应（PCR）检查结核分枝杆菌有助于鉴别。

3. 影像学检查　多层螺旋 CT 扫描速度快，肠腔蠕动和呼吸运动伪影的影响小，重建和后处理功能提高了 CT 在肠道病变的诊断作用。小肠 CT 造影（CT enterography，CTE）通过口服造影剂，使肠管充分充盈扩张，然后进行多层螺旋 CT 扫描，进一步提高了对小肠病变的诊断能力，不仅可以显示肠腔黏膜病变，对肠壁厚度进行测量，还可以显示肠壁及肠腔外病变，发现内镜难以发现的瘘管、脓肿等。静脉内注射造影剂后肠壁的分层强化可以提示肠壁水肿炎症，呈"靶征"或"双晕征"（图 20-2-2）。"木梳征"提示肠系膜血管增多、扭曲、扩张。CTE 与磁共振小肠造影（MR enterography，MRE）是评估小肠炎性病变的标准影像学检查，可较好扩张小肠尤其近端小肠，有利于高位 CD 病变的诊断，应列为 CD 诊断的常规项目。

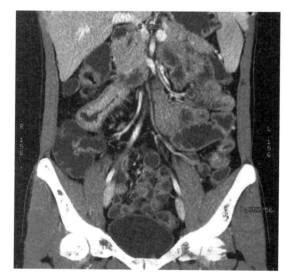

图 20-2-2　克罗恩病的 CT 表现

小肠肠壁呈炎性水肿改变

盆腔磁共振有助于确定肛周病变的位置和范围、了解瘘管类型及与周围组织解剖关系。小肠钡剂灌肠造影敏感性低，已被CTE代替，但对无法行CTE检查的单位，其则是小肠检查的重要技术。活动期CD可见小肠黏膜皱襞粗乱，裂隙状、带状或纵行溃疡，铺路石样改变，以及假息肉、多发性狭窄、瘘管形成等X线征象，病变呈节段性分布。由于病变肠段激惹及痉挛，钡剂很快通过而不停留该处，称为跳跃征；钡剂通过迅速而遗留一细线状影，称为线样征，该征亦可能由肠腔严重狭窄所致。

4. 实验室检查

（1）血液检查：白细胞计数、血小板计数、C反应蛋白、钙卫蛋白增加提示疾病活动明显。初发CD患者中超过95%的患者可出现炎症活动指标的异常，C反应蛋白与CD活动性密切相关。红细胞沉降率（ESR）对CD疾病活动性判断准确度较低，但其与结肠病变的相关性优于回肠病变。由炎症活动引起的血小板计数升高需密切关注，血小板血栓并发症可发生于1%～6%的IBD患者，且多为深静脉血栓。持续性活动的CD患者常有贫血，且贫血的程度和炎症活动相关。钙卫蛋白存在于中性粒细胞、巨噬细胞中，血液中和粪便中钙卫蛋白被认为可作为肠道炎症的生物学标志物，还可用于鉴别IBD和肠易激综合征。多项研究表明，钙卫蛋白与CD的活动性密切相关，在一定程度上反映疾病的预后。此外，尚需定期查肝功能及胆汁淤积指标（碱性磷酸酶、谷氨酰基转移酶、胆红素）。低蛋白血症提示严重的蛋白丢失或吸收不良。

（2）粪便检查：病原体，包括细菌、病毒、寄生虫及其虫卵，以及艰难梭菌毒素的检测对鉴别CD和感染性肠炎是必需的。由于CD诊断的金标准尚未建立，目前各种国内外指南均无提及CD诊断的绝对标准，需排除其他可引起类似症状的疾病，如慢性肠道感染、肠道淋巴肿瘤、缺血性肠炎等，并结合患者临床表现和上述各项检查结果进行综合判断。

七、诊　　断

CD缺乏诊断金标准，主要结合临床表现、内镜检查、病理检查、影像学检查进行综合分析，在排除感染性和非感染性结肠炎的基础上做出诊断。可按下列要点诊断：①具备临床表现者可列为临床疑诊，安排进一步检查；②同时具备结肠镜或小肠镜特征及影像学改变者，可临床拟诊；③如再加上活检提示CD的特征性改变，且能排除肠结核，可做出临床诊断；④如有手术切除标本，可根据标本病理做出病理确诊；⑤对无病理确诊的初诊病例，随访6～12个月，根据对治疗的反应和疾病变化判断，符合CD自然病程者，可做出临床确诊；⑥肛门部病变，难治性溃疡及肛裂。如与肠结核混淆不清，但倾向肠结核，应按肠结核进行诊断性治疗8～12周，再行鉴别。对结肠IBD一时难以区分UC和CD者，仅临床诊断为IBD分型待定（IBDU），而结肠切除术后病理检查仍无法区分者，定为未定型结肠炎（IC）。

CD的诊断也可参考世界卫生组织（WHO）的CD诊断要点（表20-2-2）。

诊断标准：具有①②③者为疑诊；再加上④⑤⑥之一者为确诊；具备④，再加①②③之二者亦可确诊。

表20-2-2　WHO推荐的CD诊断要点

项目	临床表现	X线检查	内镜检查	活检	切除标本病理
非连续性或节段性改变		+	+		+
铺路石样改变或纵行溃疡		+	+		+
全壁性炎症改变	+（腹块）	+（狭窄）	+（狭窄）		+
非干酪性肉芽肿				+	+
裂沟、瘘管	+	+			+
肛门部病变	+				+

八、鉴别诊断

1. 溃疡性结肠炎　典型病例根据临床表现、内镜检查和组织学特征不难鉴别。UC腹泻常呈血性，口炎与腹部包块少见；CD腹泻表现多样，常伴有腹痛和营养障碍，口炎、腹部包块和肛门病变常见。内镜和影像学检查显示UC可累及直肠，病变为弥漫性、浅表性结肠炎症；CD以回肠或右半结肠多见，病变呈节段性、穿壁性、非对称性，典型者可见铺路石样改变、纵行溃疡和裂沟等。组织学上，UC为弥漫性黏膜或黏膜下炎症，伴浅表糜烂溃疡；CD为黏膜下肉芽肿性炎症，呈节段性分布或灶性隐窝结构改变，近端结肠偏重等特征。对于一时难以区分是UC还是CD者，临床上可诊断为炎症性肠病分型待定（IBDU）。

2. 肠结核　诊断CD应首先排除肠结核。肠结核患者既往或现有肠外结核，临床表现少有肠瘘、腹腔脓肿和肛门病变，内镜检查显示病变节段性不明显，溃疡多为横行、浅表且不规则。组织病理学检查对鉴别诊断最有价值，肠壁和肠系膜淋巴结内大而致密的、融合的干酪样肉芽肿和抗酸杆菌染色阳性是肠结核的特征。不能除外肠结核时应随访观察3～6个月。如未能鉴别两者，应行抗结核治疗8～12周。亦可进行结核杆菌培养、血清抗体检测或采用PCR检测组织中结核杆菌DNA。

3. 肠道淋巴瘤　两者均可以肠道溃疡为主要表现，且病变部位并无明显差异，均可伴有发热，不易鉴别。通常病程短、单个部位受累、明显隆起性病变、腹腔淋巴结明显肿大（>2cm）时要注意原发性肠道淋巴瘤，活检是确诊依据，反复、多块、深取活检至关重要。

4. 急性阑尾炎　以右下腹疼痛为主要症状，以腹痛为主的CD也表现为右下腹疼痛，伴恶心、呕吐，但CD无典型的转移痛，右下腹压痛较为广泛，没有局限性压痛，一般发病前有发热和低热病史，右下腹可触及活动性包块，病期较长。

5. 急性出血坏死性肠炎　也可呈节段性分布，但多数以空肠病变为主，好发于儿童与青年，有地区性与季节性，患者发病前有不洁饮食或暴饮暴食史，临床表现和CD急性病者相似，但血便有腥臭味，患者毒血症重。

6. 其他　如急性感染性结肠炎、血吸虫病、慢性细菌性痢疾、阿米巴肠炎、缺血性肠炎、放射性肠炎、白塞病等，女性患者注意与异位妊娠、卵巢囊肿和肿瘤等疾病鉴别。

九、治　　疗

（一）内科治疗

1. 活动期的治疗　目前临床上对活动期CD治疗有升阶（step-up）和降阶（step-down）方案，其目的是快速诱导临床症状缓解。常规升阶治疗优点为价格低，而缺点是疗效差、诱发感染、疾病进展高风险、不能避免手术干预、诱发淋巴瘤及生物治疗延迟等。然而，在疾病早期采用降阶治疗优点是高效、降低疾病相关并发症发生率、提高黏膜愈合率、降低手术干预风险或避免肠道致残风险、住院时间缩短，而缺点是可能诱发感染和费用高。决定治疗方案前应与患者充分交流并取得合作之后实施。

（1）轻度活动性CD的治疗：结肠型CD适用于氨基水杨酸药物治疗。若病变局限于回肠末段、回盲部或升结肠，布地奈德优于美沙拉嗪。

（2）中度活动性CD的治疗

1）激素：是治疗的首选，可迅速控制活动性CD使病情缓解，普通糖皮质激素（如氢化可的松、泼尼松、甲泼尼龙）比布地奈德更有效地诱导中重度小肠型或结肠型CD症状缓解，但其相关不良反应多（如感染、血脂升高、向心性肥胖、骨质疏松）。泼尼松一般开始采用剂量为40mg/d，连续2～3周，然后减量5mg/d，直至停用。若泼尼松无效或不应答或治疗过程中复发，考虑升阶治疗（包括免疫抑制剂、英夫利西单抗、外科手术）。

2）激素与硫嘌呤类药物合用：激素无效或激素依赖时，加用硫嘌呤类药物或甲氨蝶呤（MTX），其可与激素产生协同作用诱导CD活动期缓解，但硫嘌呤类药物起效慢，要在使用药物达到12～16周时才达最大疗效，因此其主要作用是在激素诱导症状缓解后，激素撤离后的维持治疗。硫唑嘌呤（AZA）与6-硫嘌呤（6-MP）同为硫嘌呤类药物，两种药物疗效类似，我国医师使用AZA经验较多，使用AZA患者出现不良反应后换用6-MP，部分患者可耐受。巯嘌呤药物不能耐受者，可考虑换用MTX。

3）生物制剂：抗TNF-α制剂包括英夫利西单抗、阿达木单抗、赛妥珠单抗、维得利珠单抗、乌司奴单抗等，用于激素或免疫抑制剂治疗无效、激素依赖、无法耐受上述药物治疗者。对于瘘管合并脓肿形成者，一定要在彻底引流基础上，在有效抗生素使用下，考虑使用英夫利西单抗治疗。

（3）重度活动性CD的治疗：重度患者病情严重、并发症多、手术率及死亡率高，应尽早采取积极有效措施处理。①确定是否存在并发症：局部并发症如脓肿或肠梗阻，全身并发症如机会感染；②全身作用激素：口服或静脉给药，剂量为相当泼尼松每天0.75～1mg/kg体重；③生物制剂：视情况，可在激素治疗无效时应用，或一开始就应用；④手术治疗：激素治疗无效者可考虑手术治疗；⑤综合治疗：合并感染者（如脓肿形成、瘘管内感染、储袋炎）给予环丙沙星和（或）甲硝唑或其他广谱抗生素治疗，视情况给予输血、输白蛋白，视营养状况给予肠内营养或肠外营养支持。

（4）根据对病情预后估计制订治疗方案：研究显示，早期积极治疗有可能提高缓解率及减少缓解期的临床复发率，哪些患者需要早期积极治疗取决于对患者预后的评估。"病情难以控制（disabling disease）"的高危因素正在逐步被认知。"病情难以控制"一般包括：首次发病需要激素治疗，发病年龄轻（＜40岁），合并肛周病变，广泛性病变（累及肠段＞100cm），食管胃十二指肠病变，内镜下深溃疡，肠狭窄，肠穿孔，接受激素治疗而复发频繁等。对于有2个以上高危因素的患者，在开始治疗时应考虑早期积极治疗。所谓早期积极治疗就是治疗不必经过升阶治疗阶段，一开始给予更强的药物治疗。主要包括两种选择：一种称为"加速升阶治疗"，即一开始就用激素联合免疫抑制剂，无效改用生物制剂；另一种治疗一开始给予英夫利西单抗等生物制剂单药治疗，或联合AZA治疗。

2. 药物诱导缓解后的维持治疗　应用激素或生物制剂诱导缓解的CD患者往往需要继续长期使用药物，以维持激素撤离的临床缓解。激素依赖是维持治疗的绝对指征。其他情况亦维持治疗，包括重度CD诱导缓解后、频繁复发CD、有"病情难以控制"的高危因素等。

激素不应用于维持缓解，用于维持治疗的药物如下。

（1）氨基水杨酸制剂：使用氨基水杨酸诱导缓解后，可给予氨基水杨酸维持治疗，但目前研究显示疗效未确定。

（2）免疫抑制剂：对于CD病情缓解后，大多数学者提倡使用足量AZA或6-MP进行维持期治疗，避免长期治疗诱发淋巴瘤及继发感染等并发症，一般可以持续3～5年。巯嘌呤类药物无效或不耐受者，可换用MTX。

（3）生物制剂：英夫利西单抗诱导缓解后，给予英夫利西单抗维持治疗。

3. 术后复发的预防　CD肠切除术后复发率非常高，早期复发的高危因素包括吸烟、肛周病变、穿透性疾病改变。目前仍无标准术后预防和临床治疗方案，生活上应立即戒烟。对于首次手术治疗者，若仅为肠管病变，无吸烟史的低危患者，术后不需要任何治疗，6～12个月复查结肠镜，若未发现炎症复发，每年内镜检查随访，不需要治疗。对于有吸烟史、合并肠穿孔、病变累及回肠和结肠、切除范围＞10cm的高危患者，尽管5-ASA在循证医学上对预防复发的证据有争议，但仍推荐使用5-ASA（2g/d）作预防性治疗，6～12个月后复查结肠镜，若未见炎症复发，每年内镜检查随访，不需要治疗；若发现肠黏膜炎症复发，则改为口服足量的AZA或6-MP长期维持治疗，每年结肠镜随访。

（二）手术治疗

近年来，药物尤其是生物制剂的不断开发和广泛应用，为IBD的治疗带来了更多新的希望和选择。然而，大多数CD患者在其一生中仍难以避免手术治疗，手术仍然是治疗CD不可或缺的重要手段，尤其是合并狭窄性病变、穿透性病变及腹腔和盆腔脓肿的复杂CD患者，手术治疗常发挥重要核心作用。

1. 手术适应证和手术时机　手术治疗CD主要针对其并发症，如梗阻、穿透、出血、重度结肠炎、生长发育迟缓及恶变等。CD的手术难点不在于手术操作技术，而是如何以最小风险和最大把握达到缓解症状的手术治疗目的。因此手术治疗CD需要以损伤控制外科理念为指导，避免激活或放大CD的炎性反应为底线，以"扑灭"活动性CD的"火种"为上策，最终目的为解除CD临床症状的同时减少术后并发症的风险。

相对于急诊手术，择期手术患者一般情况略好，已行充分的术前准备，此类患者预后较急诊手术患者好。2017年ECCO指南总结出4条择期手术适应证：有临床症状的纤维性肠管狭窄；活动期保守治疗失败；有临床症状的穿透性病变；生长发育迟缓。而急诊手术目的是挽救生命，常在患者出现危及生命的并发症时紧急实施。2017年ECCO指南提出了以下4项急诊手术适应证：①非局限性肠穿孔；②急性消化道大出血；③重度结肠炎；④急性肠梗阻。

2. 围术期评估与术前用药 大量研究报道，CD患者术后并发症发生率较其他结直肠疾病患者高，其主要原因为CD患者在接受手术时大多已长期服用糖皮质激素或免疫抑制剂，同时存在炎症指标高、营养状况差甚至合并腹腔感染等危险因素。因此CD患者多需进行术前优化，尽可能达到控制炎症、改善营养及清除腹腔感染的目标，从而保证手术安全，这一观点在国际学术界已达成共识。

临床医生手术前需要关注以下几方面情况：①术前营养状况，体重下降、贫血和低蛋白血症均为反映营养不良的指标，其中白蛋白≥30g/L是术后并发症的独立危险因素。②疾病活动度，CD患者分为疾病活动期和缓解期，活动期CD的重要标志之一是血浆C反应蛋白升高，其升高程度与疾病活动度密切相关。③合并腹腔感染，术前合并腹腔感染是CD患者术后感染性并发症的独立危险因素。④术前用药，术前使用糖皮质激素≥6周是CD术后并发症的独立危险因素。对于急诊手术患者而言，无法在术前逐步停用糖皮质激素，临时停用糖皮质激素及急诊应激可能会诱发肾上腺危象。针对此类患者，手术当天及手术后应给予糖皮质激素替代治疗。围术期生物制剂的使用是否增加术后并发症在早年存在争议，许多学者认为手术前1个月内使用生物制剂会增加术后并发症发生风险，但是术前生物制剂停用多久手术才安全仍缺乏研究；术前硫嘌呤类免疫抑制剂不增加术后并发症。

3. 术前CD并发症的处理

（1）梗阻：肠梗阻是CD最常见的肠道并发症和手术原因，大多数CD合并肠梗阻的患者需要手术治疗。CD并发肠梗阻可分为炎性梗阻和纤维化梗阻。CD活动期肠壁炎性水肿导致肠腔狭窄，产生梗阻症状，经药物治疗或肠内营养诱导疾病缓解后，梗阻症状通常缓解。然而随着疾病发展，肠道慢性炎症会导致肠壁纤维化，从而形成不可逆的肠腔狭窄，此时多需要手术治疗。因此，首先需要明确梗阻的原因。影像学检查如CTE和MRE有助于两者的鉴别。急性炎症肠管水肿导致的炎性肠梗阻可经激素治疗或全肠内营养诱导缓解而避免手术。如梗阻症状较严重，可放置胃肠减压管行肠道减压。针对纤维化梗阻的CD患者，肠切除往往难以避免，但一般不宜急诊手术，而是在去除手术并发症风险因素后手术，具体方法主要为肠内营养治疗，首选全肠内营养（EEN）诱导疾病缓解。如患者无法耐受足够热量的肠内营养，可以采用肠内营养为主，热量不足部分采取肠外营养补充的办法，对于无法实施EEN的患者，则使用TPN，研究显示TPN使用时间约需2周。否则，如果在急性期行手术治疗，一方面会导致炎性狭窄的肠段接受了不必要的切除，另一方面会显著增加吻合口瘘等并发症的概率，严重影响患者预后。

（2）脓肿及肠瘘：腹腔脓肿是CD穿透性病变的结果，发生率为10%~30%。此类患者尽可能在感染得到有效控制的前提下行择期手术，避免急诊手术。腹腔脓肿如直径＞3cm，推荐行经皮穿刺引流术（percutaneous drainage，PD），并放置双套管持续冲洗，并静脉应用抗生素；对于＜3cm的脓肿，如穿刺引流存在较大技术难度（位置较深或与周围肠管关系密切等），可经验性使用广谱抗生素，再根据细菌培养结果选择敏感抗生素。脓肿得到充分引流的同时，可行营养支持治疗，早期可选择肠外营养，减少肠外瘘瘘口肠液流出量，并可能提高瘘口愈合率。肠功能恢复并建立肠内营养途径后推荐EEN，其改善营养状况效果优于肠外营养。明确瘘管解剖位置对制订肠内营养方案至关重要：低位肠外瘘可利用瘘口以上肠管实施肠内营养；高位高流量肠外瘘可将收集的消化液输入瘘口以远的小肠，同时给予单一肠内营养。然而，对于自发性穿孔、合并肠道瘘管或药物治疗后仍有局部或全身脓毒症症状或体征者，术前优化无法实施，此时应采取损伤控制理念，及时外科介入，清除腹腔感染，行分期手术。

（3）消化道出血：多数CD患者出血量不大，且可经药物治愈。急性消化道大出血是CD较为罕见的并发症之一，通常继发于严重的炎性病变，起病急，死亡率高。内科治疗主要包括维持内稳态及生长抑素、止血药和针对CD本身药物的应用。在一般性治疗的同时需进行相应检查，明确诊断。病情稳定者可行内镜检查，内镜诊断敏感度及特异度均较高，并可进行止血治疗，对于搏动性出血，可夹闭或电凝；对于弥漫性渗血，可喷洒缩血管药物。但CD常因肠道准备不足、肠管节段性狭窄、内镜无法到达出血部位等原因而内镜止血成功率较低。对于重度结肠炎患者，肠镜检查需慎重，有可能导致肠穿孔。数字减影血管造影（DSA）对出血量大者确诊率高，但进行血管栓塞止血的同时很可能引起肠管缺血，尤其在血供较差的左半结肠。对于病情不稳定且经积极内科治疗出血仍无缓解或反复出血的患者，应考虑急诊手术。

（4）肛周病变：在CD患者中比较常见，占14%～38%，单纯CD肛周病变仅占5%左右。CD肛周病变常与CD病情同步，特点是活动期常合并感染。肛周病变可表现为肛瘘、肛周脓肿、直肠阴道瘘、肛裂、痔等。肛瘘可分为单纯性和复杂性，无症状的单纯性肛瘘无需处理。有症状的单纯性肛瘘和复杂性肛瘘首选环丙沙星或甲硝唑等，并辅助应用AZA或6-MP维持治疗。存在活动性肠道CD时，应积极治疗活动性CD。若肛周病变合并感染，应采用非切割挂线的方法进行引流，不宜进行肛周病变的其他外科处理，避免手术失败甚至肛门失禁。

4. 手术方式的选择 CD是良性终身性疾病，无论通过药物或手术均无法治愈。CD手术主要解决并发症，缓解临床症状，无症状的CD应避免手术。1987年Alenxander-Willias提出了CD手术治疗的几条准则：手术只能解决CD并发症而无法治愈；手术治疗CD的关键是尽可能保证安全；CD

患者术后难以避免复发和再次手术，因此要尽可能保留肠管；只有出现并发症的肠管才需要切除；治疗狭窄性病变时，可考虑狭窄成形术或内镜下扩张。

（1）狭窄成形术：由于CD无法根治、全消化道受累和术后复发等特点，无论采用何种手术方式，均需最大程度保留肠管。狭窄成形术针对的是肠管多发狭窄且为单纯狭窄（不伴有出血或癌变等）者，一旦全部切除，有可能造成短肠而采用"退而求其次"的办法。如果病灶可完全切除而不产生严重后果，狭窄成形术不作为首选。

狭窄成形术适应证：①广泛小肠病变伴单个或多个纤维性狭窄；②既往有多次或广泛小肠段切除（＞100cm），有短肠综合征风险或已经有短肠综合征症状；③既往肠段切除1年内复发的狭窄；④某些特殊部位的狭窄，如十二指肠狭窄、原吻合口狭窄等。活动期CD不作为狭窄成形术的禁忌证。长度＜10cm的狭窄首选Heineke-Mikulicz法，10～20cm的肠管狭窄适用于Finney法，若狭窄长度超过20cm，可采用顺蠕动侧侧吻合法。在行狭窄成形术时，需切开肠壁直至正常肠壁组织1～2cm，切开范围可通过肠系膜病变范围确定，怀疑肿瘤者需快速进行病理检查，缝合时宜采用可吸收缝线。结肠狭窄不宜使用狭窄成形术，应予以切除。十二指肠狭窄由于切除后重建复杂，适宜行狭窄成形术，且效果良好。

（2）肠切除吻合术：适用于经过术前优化、一般情况较好、腹腔感染得到控制的患者。一般来说，术前可通过CTE、消化道造影及内镜等检查手段确定手术范围，但有时肠管可能存在多处病变，此时只能切除严重狭窄、明显梗阻等引起临床症状的或有恶变的肠管，对于轻度炎症病变，无明显梗阻表现的肠段应予以保留。对于出现肠管间内瘘或肠壁穿孔的肠段，需切除原发部位，修补受原发灶累及的部位（图20-2-3）。如手术目的是解决消化道出血，则必须找到出血的肠管并予以切除。肠切除吻合术需要遵循的基本原则：切缘距病变2cm，肠管血供良好，吻合口无张力，两端肠腔大小尽量保持一致，行侧侧吻合，用可吸收缝线缝合吻合口。侧侧吻合虽然不能降低内镜复发，但能降低临床复发，可能和侧侧吻合吻合口宽大有关。近年来，日本和美国学者提出，对CD患者采用对系膜缘功能性端端吻合（KONO-S吻合），研究证实该术式安全可行，且降低了术后复发再手术概率。

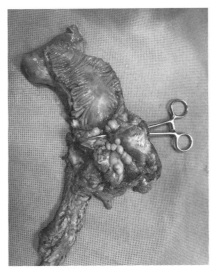

图 20-2-3　克罗恩病手术切除大体标本
局部小肠壁穿孔
扫封底二维码获取彩图

（3）肠造口术：主要用于可能出现吻合口并发症的患者，这些患者多存在营养状况差、炎症指标高、合并腹腔感染及肠管水肿等因素，不利于吻合口愈合，因而采取一期造口、二期还纳的分期手术方法。肠端式造口术较为常用，即切除病变肠管，远断端肠管关闭，近端拖出固定于腹壁行造口术。当造口远端肠管健康，预计发生残端瘘可能性不大，且造口近端肠管足够用于营养消化吸收时，可采用此种方法，其也用于严重肛周CD时进行转流性乙状结肠或回肠造口。双腔造口术，即在切除病变肠管后，腹壁开口，将远近端肠管一同拖出腹腔外，肠管固定于腹壁。双腔造口术多用于全身及肠管条件差，远断端如果关闭有可能出现残端瘘，或者造口位置较高，需要利用造口远端肠管行肠液回输或营养支持的患者。肠袢式造口术：多为预防性造口，用于避免远端吻合口愈合不佳造成肠液漏入腹腔，即造口处肠管本身无病变，为了保证其他位置吻合口愈合而实施，如低位直肠吻合口。肠袢式造口术也用于危重情况，如突发肠穿孔时，如果患者生命体征不稳定，或者病变肠管不便切除，可直接将穿孔或破损肠管提出腹壁造口，等二期手术时再行肠切除吻合。

（4）肠瘘修补术：针对内瘘处肠管，最常用的方法是切除原发病灶及包括瘘管在内的病变肠管。如果瘘口两侧肠管均有明显炎症及瘢痕，应一并切除，这种情况多见于小肠-小肠瘘。如果瘘口一侧炎症或溃疡明显，另一侧为原发灶侵袭所致，本身轻微或无病变，则对无病变的一侧肠管或器官进行修补，不必切除。对于回肠-乙状结肠瘘，病变原发部位常位于回肠，乙状结肠多为受累部位，因此只需切除病变回肠，而乙状结肠可行修补术。修补方法：将瘘口周围肠壁修剪平整，去除多余的黏膜桥和肉芽组织，应用4-0可吸收缝线沿肠管纵向连续缝合黏膜下至浆膜层，注意黏膜下对合，并浆肌层包埋加强。只有在乙状结肠病变较严重，明显狭窄时，才考虑行乙状结肠切除术。对于回肠-直肠瘘或回肠-乙状结肠瘘的患者，如果直肠局部炎症明显或周围存在脓肿，应在行回肠病灶切除的同时行转流性肠造口，待远端病变肠管炎症消退后二期进行造口还纳。胃-结肠瘘和十二指肠-结肠瘘通常由横结肠CD或回肠-结肠吻合口CD复发所致，常用手术方法为病变结肠或复发回结肠吻合口切除，受累胃可行楔形切除，也可将瘘口边缘修剪后行修补术。十二指肠瘘可行简单修补，如缺损较大，可行十二指肠空肠吻合术，或将十二指肠修补后插管造口，并做毕Ⅱ式胃切除术旷置十二指肠。为避免回结肠吻合口复发累及胃或十二指肠，在行右半结肠切除时，应将吻合口尽可能远离上消化道。

（5）腹腔镜手术：目前已有明确的循证医学证据显示其较传统开腹手术有显著的近期优势，如术后康复快、住院时间缩短、并发症减少等，对于术后复发无明显影响。与其他非炎症性疾病相比，CD应用腹腔镜技术主要受限于：CD的慢性炎症常引起周围组织明显粘连、脓肿、炎性包块、内外瘘，导致解剖间隙变得不清甚至丧失；CD病变肠管系膜常增厚、挛缩、易出血，加大了分离切除血管和系膜的难度；慢性炎症导致肠管纤维化狭窄增厚、系膜肥厚甚至近端肠管广泛扩张，占据了腹腔镜操作的空间；CD患者常有手术史，使腔镜手术更加困难。对于非复杂性的小肠型和回结肠型纤维性狭窄的CD患者，由于病变部位相对局限，腹腔无广泛粘连，腹腔镜视野良好，手术操作相对简单，可充分发挥腹腔镜手术的微创优势。研究显示，与非复杂性 CD 患者相比，复杂性 CD 患者的手术时间较长，中转开腹率增加，行临时性造口的比例增加，但两者术后并发症发生率并无显著统计学差异。针对穿透型和非穿透型 CD 患者行腹腔镜手术的研究显示，两组患者的手术时间、中转开腹率和术后并发症发生率相比，差异均无统计学意义。针对复发型和初发型 CD 患者行腹腔镜手术的研究显示，两组患者的手术时间、术中出血量、中转开腹率、术后并发症无显著统计学差异。可见，穿透型或复发型等复杂性 CD 也可以安全接受腹腔镜手术。

5. 术后常见并发症及预防　CD 术后最常见的并发症为吻合口瘘和腹腔感染，出现概率为 5%～20%。发生并发症的风险因素包括穿透性病变（腹腔脓肿或肠瘘）、术前症状持续时间、疾病严重程度、近期体重丢失、低蛋白血症、贫血及使用激素等。CD 在缓解期行手术治疗相比活动期术后并发症发生率低、伤口愈合快、住院天数少，且术后早期内镜下复发率低。因此应尽量避免在活动期行一期切除吻合术，对术前的脓腔需行穿刺引流，通过肠内营养或短期小剂量的激素联合治疗，诱导缓解后再行手术治疗。术后吻合口瘘引起的急性腹膜炎有较高死亡率，在充分引流的情况下，可将被动引流更换为主动负压引流，保证通畅引流的情况下，进行营养支持治疗，部分患者的瘘管能够自愈。但对无法充分引流的腹腔感染，应尽早二次手术，切除病变肠管，行近端肠造口术，并彻底清洗腹腔，充分引流。

6. 术后复发的处理　手术治疗目前主要针对 CD 的并发症，术后大部分患者在其整个病程中会出现病情复发。术后复发（post-operative recurrence，POR）一般指 CD 患者术后病情一度缓解，随后再次出现相应的临床症状、内镜下的异常，需再次手术切除等。2016 年 ECCO 指南指出 5 年和 10 年的临床术后复发率分别为 28%～45% 和 36%～61%。对于 CD 患者，术后预防复发至关重要。根据 CD 患者术后相关复发危险因素进行分类，高危因素为穿透性病变和（或）2 次及以上手术病史；中危因素为 CD 病史＜10 年、狭窄肠段≥10cm 或处于炎症活跃状态；低危因素为 CD 病史＞10 年、狭窄肠段＜10cm 及初次手术病史。具

备低危因素的 CD 患者一般不需要术后预防性用药，但需要常规结肠镜定期复查；具备中危因素时，建议术后服用 AZA 或 6-MP 预防复发，若 1 年之间出现内镜下复发，则建议使用抗 TNF 类药物；具备高危因素时，建议 CD 患者术后使用抗 TNF 药物，若术后 1 年之内出现内镜下复发，则建议增加生物制剂剂量或更换生物制剂。抗生素如甲硝唑对预防 CD 术后复发是有效的，但因长期服用时不良反应较大，临床上应用不多。AZA 或 6-MP 可预防 CD 术后复发，效果肯定，临床上较为常用。生物制剂也可有效维持 CD 术后缓解，但应权衡利弊，如较高的经济费用等。必须强调，由于个体差异性，在应用药物的同时，建议定期复查内镜或其他指标，如粪钙卫蛋白、C 反应蛋白等，以监测疾病活动，及时调整药物治疗方案。指南推荐在术后 6 个月和 12 个月行内镜检查评估吻合口，评价当前维持缓解治疗的方案。

早期积极干预治疗对 CD 患者是一种较为有效的预防方案。然而，针对无任何复发高危因素的 CD 术后患者，常规药物预防复发和根据内镜监测结果服药两种方式哪种方式更为推荐呢？一项随机对照试验发现，常规预防治疗组和根据内镜结果服药组在复发率上无统计学差异。然而从群体角度观察，选择常规服药或根据内镜结果服药各有利弊，在决定每一名患者是否常规服药预防复发时，需综合考虑药物不良反应、经济负担等多方面因素，以使患者在现有的医疗知识框架内获益最大化。

（杜　鹏　吴庭玉）

第三节　放射性肠炎

一、历　史

1895 年伦琴发现 X 射线并报道应用，1897 年已有放射治疗所带来的消化道损伤的报道。

由于影像技术、放射治疗设备及肿瘤治疗体系的不断完善，约 50% 的肿瘤患者在治疗中会接受放射治疗，包括根治性及姑息性放射治疗。对于盆腹腔肿瘤，放射治疗亦是最有效的治疗方式

之一。虽然放射治疗显著延长了患者的生存时间，但是由于放射治疗的靶器官或多或少被其他器官或组织包围，尤其是盆腔放射治疗的靶器官，均被小肠或结直肠包围着，放射线可损伤放射区域的任何器官或组织，损伤的严重程度取决于后者对放射线的敏感程度与剂量。由于肠道对放射治疗敏感度高，肠道放射性损伤最为常见。

二、流 行 病 学

目前认为慢性放射性肠炎的发病率可达20%。实际上，其发病率极有可能被低估，一方面放射性肠炎具有一定的自限性，另一方面不是每个放射性肠炎患者都会及时就诊。曾有学者报道，80%的患者在盆腔放射治疗后出现了新发的消化系统症状，约50%的患者生活质量因此有所下降。

三、病因与发病机制

肿瘤细胞杀灭剂量与正常组织的最大耐受剂量之间的安全范围很小，胃肠道最小耐受剂量到最大耐受剂量的放射剂量，在小肠和结肠为45～65Gy，直肠为55～80Gy，极易对肠道正常组织及菌群产生损伤，导致放射性肠炎发生。放射线可通过直接或间接作用导致细胞损伤。直接损伤主要是细胞直接吸收了高量的电离辐射能造成的；而间接损伤常是由于放射线与组织细胞内的水分子相互作用，产生自由基并引起DNA损伤和复制障碍导致的。目前放射性肠炎的具体机制仍不是非常清楚，主要集中在肠干细胞凋亡、血管内皮细胞损伤、肠黏膜淋巴组织损伤及菌群失调等。

四、分　　类

放射性肠炎分为急性和慢性两种。

1. 急性放射性肠炎（acute radiation enteritis，ARE）　常在放射治疗开始后较短一段时间内出现，与肠黏膜细胞快速更新脱落、肠道细菌过度繁殖、胆盐吸收不良、肠道动力学改变等原因有关，多数可在放射治疗结束后快速自愈。

2. 慢性放射性肠炎（chronic radiation enterits，CRE）　常发生在放射治疗结束后12～24个月，晚者亦可能在放射治疗结束后数年至数十年出现。其主要是由于肠壁组织修复过缓，以细胞缺失、胶原纤维化、血管壁损伤为特征。

五、临 床 表 现

放射性肠炎的症状具有多样性、非特异性的特点。不同的病理生理学改变可导致不同的临床症状，而同一个临床症状通常由多种病理生理学改变共同作用导致。

急性放射性肠炎以腹泻为主要表现，也可表现为便血、肛门疼痛、里急后重、肛门坠胀、急便、排便次数增多、排便习惯改变等症状。

慢性放射性肠炎患者在出现严重并发症前，可能会存在较长时间的前期症状，经常只有亚临床表现，或出现反复发作的肛门疼痛、腹部绞痛、腹泻、排便次数增多、稀便、黏液便、里急后重、体重下降等，最后出现肠梗阻、肠穿孔、肠道出血和肠瘘。

美国肿瘤放射治疗协作组/欧洲肿瘤治疗研究协作组（RTOG/EORTC）将放射治疗后可能出现的临床症状按其严重程度进行分级，评价临床病变程度，其是目前临床症状方面公认的放射反应分级标准，对放射性肠炎患者进行准确的病变程度评估及选择相应治疗策略有重要作用（表20-3-1）。

表20-3-1　RTOG/EORTC评分标准

分级	症状描述
0级	无变化
1级	轻微腹泻，轻微痉挛，每天排便5次，轻微直肠渗液或出血
2级	中度腹泻，中度痉挛，每天排便＞5次，过多直肠渗液或间歇出血
3级	需外科处理的阻塞或出血
4级	坏死，穿孔，窦道

注：本标准根据临床症状的严重程度进行分级。

六、辅 助 检 查

1. 肠镜检查　是诊断放射性肠炎的首要辅助

检查，根据典型的镜下改变评估病变程度。放射性肠炎的肠镜下改变包括毛细血管扩张及黏膜充血、溃疡、狭窄、坏死等，其中以毛细血管扩张最典型。评分体系有维也纳直肠镜评分（vienna rectoscopy score）及直肠毛细血管扩张密度评分（rectal telangiectasia density grading scale），以维也纳直肠镜评分较为常用。由于放射性肠炎患者组织愈合能力差，镜下活检需慎重，避免造成医源性穿孔。

2. 实验室检查 血常规、肝肾功能可评估一般营养状况；肿瘤标志物可评估原发肿瘤复发风险；呼气试验、肠道内容物培养、血胆盐产物检测等有助于鉴别腹泻病因。

3. 影像学检查 放射性肠炎患者病变肠壁增厚水肿。腹盆腔CT/MRI等检查一方面可评估放射性损伤的程度，另一方面可评估原发肿瘤是否进展。CTE对评估放射性小肠炎较为敏感。消化道造影有助于了解有无肠管狭窄、是否合并瘘管形成。盆底超声、直肠腔内超声可协助判断肛门疼痛、肛门失禁等症状的病因。

七、诊　断

放射性肠炎的诊断尚无统一的标准，主要根据肿瘤放射治疗史、临床表现、内镜检查、影像学检查、组织病理学表现综合分析，在排除肿瘤活动或复发、感染和其他非感染性肠炎的基础上做出诊断。

根据放射治疗期间出现的急性症状诊断急性放射性肠炎较容易；慢性放射性肠炎因其症状的多样性及非特异性，增加了诊断难度，使临床诊疗延误，导致晚期并发症，因此应重视慢性放射性肠炎的早期诊断。

排除了肿瘤复发后，如有盆腔放射治疗史的患者出现以上症状，应警惕放射性肠炎的存在。同时，对于慢性放射性肠炎患者，应按照初诊患者的诊疗规范进行诊治，及时行相应辅助检查，若能发现确切的功能性或器质性改变，将使其治疗效果得到极大的提高。

八、鉴别诊断

放射性肠炎为排他性诊断。对于引起患者消化系统症状的疾病，都应进行鉴别诊断。

1. 炎症性肠病 为自身免疫相关性疾病，以溃疡性结肠炎及克罗恩病为代表。临床表现以腹痛、腹泻、便血为多见。内镜下多有其特征性表现，病变范围与放射治疗照射野无关，结合黏膜活检病理多可鉴别。红细胞沉降率、粪钙卫蛋白有一定参考价值。

2. 感染性肠炎 肠道病毒感染、细菌感染均可引起腹泻、便血等临床表现，起病较急，多有不洁饮食或疫区接触史，血常规、C反应蛋白、降钙素原多有异常表现，抗感染治疗有效。肠结核患者多伴有低热、盗汗等全身表现，多有结核病史，抗结核治疗有效。

3. 腹盆腔肿瘤 可通过腹盆腔CT、MRI进行评估，如肿瘤侵犯肠道，可引起相应的临床表现。肿瘤指标有一定辅助价值。

4. 缺血性肠炎 多发生于老年患者，多存在动脉硬化、高血压、脑梗死病史，病变肠段多与病变血管相对应，病变以乙状结肠多见。腹部CT及肠镜检查有助于鉴别。

九、治　疗

对于急性放射性肠炎，考虑到疾病多呈自限性，应及时终止放射治疗或调整放射治疗剂量，尽可能通过非手术治疗缓解症状，避免严重并发症。

对于慢性放射性肠炎，首先应评估患者症状的严重程度。对于RTOG/EORTC评分0级的患者，多无需干预，随访观察；对于RTOG/EORTC评分1~2级及部分3级的患者，以对症支持治疗为主，可联合应用抗氧化剂如维生素A、维生素C、维生素E等治疗。可使用非甾体抗炎药及类固醇类药物缓解症状；对于难治性腹泻患者，可酌情使用洛哌丁胺及生长抑素控制症状。对于部分腹胀、腹泻患者，如果怀疑肠道细菌过负荷，可给予经验性抗生素联合覆盖厌氧菌治疗；由于放射治疗对肠道微生态环境有所破坏，可考虑使用益生菌纠正菌群失调。对于放射性直肠炎，另可使用黏膜保护剂局部保留灌肠。轻症患者通过内科治疗多可缓解。治疗后症状或体征仍持续存在的患者，可进行高压氧治疗，以改善病变肠管血管内皮损伤导致的组织缺血、缺氧及微循环障碍，提高血氧分压和血氧含量,可加速组织修复愈合。

对于RTOG/EORTC评分4级,即出现顽固性肠梗阻、肠穿孔、肠瘘、肠道大出血等严重并发症的患者,可考虑手术治疗。手术原则以解决临床症状为首要目标,选择合理的手术方式,最大程度降低手术死亡率及并发症,改善预后及生活质量。

慢性放射性肠炎患者的腹腔和盆腔通常存在广泛而致密的粘连,器官之间和肠袢之间的界限可能消失而似冰冻状,病变肠管颜色灰白,浆膜微血管扩张,肠管和系膜均显著缩短,肠壁增厚僵硬,组织水肿脆弱,钳夹时易出现继发性损伤(图20-3-1)。因此手术分离、肠管吻合等操作均较困难。为了避免术后发生吻合口瘘,应确保至少一侧肠管来自放射治疗野以外,如吻合条件较差,可选择近端肠管造瘘,较为安全有效。

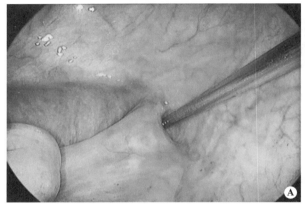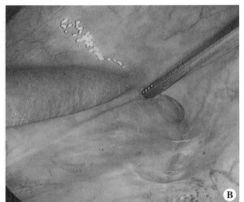

图20-3-1　放射性肠炎
肠管与盆壁界限消失,肠管组织灰白水肿
扫封底二维码获取彩图

我国中山大学附属第六医院王磊教授团队自2016年起率先对接受新辅助放化疗的直肠癌患者采用"近侧扩大切除术"(即将放射治疗野内的近端结肠扩大切除,以确保近侧端肠管状态健康,该术式在国际上又称"天河术"),可减少术后吻合口并发症的发生风险。

此外,慢性放射性肠炎具有以下几个特点:①多灶性;②病变具有进行性加重的特点,约50%的患者在病程中需要再次或多次手术,约30%的患者最终发展为短肠综合征;③约60%的患者死于癌症复发转移。因此术前需全面评估患者病变程度及范围。

放射性肠炎以预防为主。明确放射性肠炎发生发展的相关危险因素,对于放射性肠炎的预防有重要的指导作用。许多因素被认为与放射性肠炎发生可能有相关性,大致可分为患者与治疗两方面因素。

1. 患者因素　包括年龄、体表面积、吸烟史、腹腔手术史及是否合并基础疾病(糖尿病、高血压、炎症性肠病、痔等),如有腹腔手术史的患者,因术后粘连使肠管固定而接受了过量的射线照射,老年患者一般情况较差,糖尿病患者组织愈合能力差等。

2. 治疗相关因素　包括放射治疗的方式、剂量、剂量分割、小肠照射野及是否联合化疗等,其中放射治疗的剂量被认为是最重要的影响因素之一。放射治疗一般有两种方式,标准的方式是长程低剂量多分割放射治疗,另一种是短程大剂量低分割放射治疗,多数研究认为短程大剂量低分割放射治疗的消化道毒性反应更高。目前认为放射治疗联合化疗与单纯放射治疗相比可增加急性放射治疗反应的发生率,但是否增加慢性放射性肠炎的发生率尚不明确。

放射性肠炎的病程发展具有不可控性,为了减少该病的发生,可采取以下措施:①首先应通过详细的病史采集,在制订放射治疗计划的初期即判断患者是否存在放射性肠炎的高危因素,对高危患者控制总体放射剂量,制订个体化放射治疗计划,加强局部器官的保护;②观察患者放射治疗期间是否存在急性放射性损伤的表现，对出现急性放射性肠炎的患者进行及时的抗氧化、抗纤维化治疗；③对高危患者放射治疗后进行密切的随访，早期发现慢性放射性肠炎的征兆；④严格控制血糖，增强体质，改善营养状态等亦有帮助。

（杜　鹏　吴庭玉）

参 考 文 献

黄乃健，1996. 中国肛肠病学. 济南：山东科学技术出版社，1457-1460.

李兰娟，2014. 医学微生态学. 北京：人民卫生出版社.

孙明，杨侃，2017. 内科治疗学. 第4版. 北京：人民卫生出版社：390-391.

张有生，李春雨，2009. 实用肛肠外科学. 北京：人民军医出版社，332-333.

Ananthakrishnan AN, 2015. Epidemiology and risk factors for IBD. Nat Rev Gastroenterol Hepatol, 12（4）: 205-217.

Beyer-Berjot L, Mancini J, Bege T, et al, 2013. Laparoscopic approach is feasible in Crohn's complex enterovisceral fistulas: a case-match review. Dis Colon Rectum, 56（2）: 191-197.

Collins M, Sarter H, Gower-Rousseau C, et al, 2017. Previous exposure to multiple anti-TNF is associated with decreased efficiency in preventing postoperative Crohn's disease recurrence. J Crohns Colitis, 11（3）: 281-288.

Dinu V, Lu YD, Weston N, et al, 2020. The antibiotic vancomycin induces complexation and aggregation of gastrointestinal and submaxillary mucins. Sci Rep, 10（1）: 960.

Ferrante M, Papamichael K, Duricova D, et al, 2014. Systematic versus endoscopy-driven treatment with azathioprine to prevent postoperative ileal Crohn's sisease recurrence. J Crohns Colitis, 8（1）: S205-S206.

Guerri S, Danti G, Frezzetti G, et al, 2019. Clostridium difficile colitis: CT findings and differential diagnosis. Radiol Med, 124（12）: 1185-1198.

Jones RM, Neish AS, 2021. Gut microbiota in intestinal and liver disease. Annu Rev Pathol, 16: 251-275.

Kamp KJ, Matthews SW, Heitkemper MM, 2020. Inflammatory bowel disease and irritable bowel syndrome. Clin Exp Dermatol, 46（4）: 730-731.

Kono T, Fichera A, Maeda K, et al, 2016. Kono-S anastomosis for surgical prophylaxis of anastomotic recurrence in Crohn's disease: an international multicenter study. J Gastrointest Surg, 20（4）: 783-790.

Mushtaq K, Khan Z, Aziz M, et al, 2020. Trends and outcomes of fungal infections in hospitalized patients of inflammatory bowel disease: a nationwide analysis. Transl Gastroenterol Hepatol, 5: 35.

Ng SC, Tang W, Ching JY, et al, 2013. Incidence and phenotype of inflammatory bowel disease based on results from the asia-pacific Crohn's and colitis epidemiology study. Gastroenterology, 145（1）: 158-165e2.

Panaccione R, Ghosh S, Middleton S, et al, 2014. Combination therapy with infliximab and azathioprine is superior to monotherapy with either agent in ulcerative colitis. Gastroenterology, 146（2）: 392-400.e3.

Paquette IM, Vogel JD, Abbas MA, et al, 2018. The American Society of colon and rectal surgeons clinical practice guidelines for the treatment of chronic radiation proctitis. Dis Colon Rectum, 61 10）: 1135-1140.

Takeuchi K, Komatsu Y, Nakamori Y, et al, 2017. A rat model of ischemic enteritis: pathogenic importance of enterobacteria, iNOS/NO, and COX-2/PGE2. Curr Pharm Des, 23（27）: 4048-4056.

第 21 章　肛周克罗恩病

克罗恩病（Crohn disease，CD）是一种可累及从口腔至肛门整个消化道的慢性免疫相关性疾病，可出现包括消化道症状、全身性症状、肠外表现及相关并发症等一系列症状，是一种难治性疾病。肛周克罗恩病（perianal Crohn disease，PACD）属克罗恩病一类特殊表现，是指克罗恩病患者并发的一组肛门周围疾病。

一、历　　史

1934 年 Bissell 首先报道了同时有小肠局限性肠炎和肛周肉芽肿的病变。1938 年 Penner 等描述了 1 例克罗恩病患者的肛瘘表现，首次将克罗恩病与肛周病变相联系。随着相关研究的深入，"肛周克罗恩病"的定义亦有所不同，可根据 2003 年美国胃肠病协会（AGA）的技术评论标准，将肛周克罗恩病划分为肛周皮肤病变（皮赘、痔疮）、肛管病变（肛裂、肛门溃疡、肛管直肠狭窄）、肛周脓肿和肛周瘘管、直肠阴道瘘和癌。

二、流行病学

肛周丰富的淋巴组织可以解释肛周克罗恩病多发的原因。成年克罗恩病患者中，肛周病变的发病率为 25%～80%，其中瘘管型肛周病变的发病率最高，达 17%～43%。研究发现，30% 的克罗恩病患儿在病程中发生肛周病变。

三、病因与发病机制

病因未明，克罗恩病的发生与环境、遗传及肠道微生态等多种因素相互作用导致肠道异常免疫失衡有关。

四、分　　类

（一）根据解剖的病理分类

根据肛周克罗恩病具备的 3 种病理过程（溃疡、瘘、狭窄）、疾病活动性和近端肠道病变位置，Hughes 制定了 Cardiff 分类法（表 21-0-1）。

表 21-0-1　肛周克罗恩病的 Cardiff 分类法

病理过程	疾病活动性	近端肠道病变位置
U. 溃疡	1. 活动性	0. 无近端肠道病变
1. 表浅溃疡	2. 非活动性	1. 病变在小肠
（1）后侧和（或）前侧	3. 不能确定	2. 结肠 - 直肠病变与肛周克罗恩病不连接
（2）侧方、右侧或左侧		3. 肛周克罗恩病与直肠病变相连接
2. 深层溃疡穿透性		
（1）肛管		
（2）直肠末端 1cm		
3. 水肿性皮赘		
4. 溃疡延伸至肛门周围皮肤（侵蚀性溃疡）		
F. 瘘和（或）脓肿		
1. 低位		
（1）肛门周围		
（2）肛门 - 外阴 / 肛门 - 阴囊		
2. 高位		
（1）肛提肌上盲管		
（2）高位复杂性（铁蹄形）		
3. 阴道		
（1）肛管 - 阴道		
（2）直肠 - 阴道		
4. 剧烈的肛门部疼痛——未证实有脓肿		
S. 狭窄		
1. 肛管		
（1）只有痉挛（假性痉挛）		
（2）器质性狭窄		
2. 低位直肠		
（1）搁板样狭窄		
（2）直肠外狭窄		

（二）根据临床表现分类

Alexander-Williams 等于 1992 年提出的一种简单的分类法，即肛周克罗恩病临床分类法（表 21-0-2）。

表 21-0-2　肛周克罗恩病临床分类法

O. 对病理表现的观察

U. 溃疡形成：肉芽组织形成或溃烂

F. 瘘：可以看到单独的外口

T. 皮赘：比普通的皮赘要大得多

I. 肛门周围皮肤硬化，用触诊方法即可测知

　　I0. 未查出有硬化现象

　　I1. 稍僵硬或有水肿区：酌量侵蚀肛周范围 25%、50%、75%、100%

　　I2. 木样硬化

S. 肛管狭窄、轻柔地进行直肠指诊、不需要麻醉

　　S0. 未查出

　　S1. 稍窄，直肠指诊时引起疼痛

　　S2. 手指不能通过

五、临床表现

（一）疣状皮赘

肛周肥厚的皮赘是克罗恩病的经典标志，其主要是淋巴回流受阻导致淋巴水肿所致，通常有两种类型。一种是肿胀肥厚而坚硬的暗紫色皮赘，常继发于肛裂或溃疡；另一种为象耳形皮赘，呈宽大或狭长的息肉状突起，通常柔软无痛，易引起肛门部不洁。皮赘通常无痛，因此一旦患者诉皮赘疼痛时需提高警惕，寻找其他相关的肛周病变。同时，皮赘也是可能存在潜在克罗恩病的信号。

（二）溃疡

患者中 12% 可见到较大的肛管或直肠溃疡。溃疡的边缘常水肿、不规则。常见症状包括肛周疼痛、分泌物增多、瘙痒不适、出血及排便困难。深大的溃疡可能是导致这些症状的主要原因，而且有发展为瘘管的可能。溃疡的边缘常水肿、不规则、潜行和分离。近半数伴有肛周溃疡者会发展为不同程度的肛门狭窄。

（三）肛裂

与一般的肛裂不同，克罗恩病肛裂通常偏离中线，溃疡较宽、底深，也可表现为多发裂口，通常无痛。若出现疼痛，应考虑是否合并脓肿或瘘管。

（四）痔

痔是偶发的克罗恩病肛周病变，与克罗恩病不完全直接相关，常无明显症状，若伴发便秘或腹泻，可引起痔的症状发作。

（五）肛瘘

与一般肛瘘不同，克罗恩病瘘管多为复杂型，可有多发外口。克罗恩病肛瘘外口与内口的关系常不遵循 Goodsall 规则，多同时伴发肛管直肠狭窄、疣状皮赘或直肠阴道瘘。5%～10% 的克罗恩病患者首先表现为肛瘘而无其他表现，依据这些特征可警惕和及时处理该类型克罗恩病病变。

（六）肛周脓肿

与一般的肛周脓肿多由肛门腺感染所致不同，克罗恩病肛周脓肿可由肛管直肠任何部位的透壁性溃疡、肛裂或肛瘘继发感染引起。脓肿局部皮肤粗糙，常表现为暗红色或紫红色肿块。脓肿可以发生于肛周的任何部位，如皮下、括约肌间、坐骨直肠间隙、提肛肌上方的骨盆直肠间隙及直肠后间隙等。

（七）直肠阴道瘘

克罗恩病是导致直肠阴道瘘的常见原因之一，直肠阴道瘘在此类人群中的发病率为 5.9%～10.0%。克罗恩病导致的直肠阴道瘘瘘管管径宽大，临床表现为阴道排出气体或粪便，也可见阴道脓性分泌物、会阴疼痛、性交疼痛及反复泌尿生殖系统感染。克罗恩病直肠阴道瘘一般不需要引流挂线，不适合的挂线引流会导致瘘管范围增大。

（八）狭窄

其可分为低位肛门狭窄或累及直肠各段的管状狭窄。克罗恩病并发肛管直肠狭窄患者临床多表现为排便困难、里急后重、肛门失禁或急便感。部分排泄稀水样或糊状粪便患者即使存在肛门狭窄，仍无明显不适。

（九）恶性肿瘤

肛瘘长期不愈会有恶变的倾向，鳞癌和腺癌均有报道，部分漏诊的原因可能是患者疼痛明显或伴有狭窄，难以进行全面检查。克罗恩病所致肿瘤的恶性程度并不高于非克罗恩病所致肿瘤，但确诊时多已晚期。有学者报道（2003），对于高危患者（包括大范围结肠炎、接受过旁路手术、肛门溢液、顽固性肛周疾病、缩窄和原发性硬化性胆管炎），在确诊15年后须每年进行癌症监测。

六、辅助检查

（一）实验室检查

1. 血液 血红蛋白浓度降低、白细胞数增加、红细胞沉降率加快及C反应蛋白增高均提示克罗恩病处于活动期。克罗恩病合并肛周感染时，白细胞计数增加、红细胞沉降率加快及C反应蛋白显著增高。

2. 粪便 肉眼观常有黏液脓血，显微镜检见红细胞和脓细胞，急性发作期可见巨噬细胞。粪钙卫蛋白升高提示肠黏膜炎症处于活动期。应注意通过粪便病原学检查排除感染性结肠炎。

（二）影像学及肠镜检查

影像学检查对肛周克罗恩病中瘘管、脓肿和肛管直肠狭窄等疾病的诊断、治疗、随访的评估具有重要意义。麻醉下查体对瘘管评估准确率为91%，超声检查及MRI两种检查可使克罗恩病肛瘘的诊断准确率达100%。

1. 盆腔MRI MRI具有无侵袭性、高准确度的特点，目前被视为克罗恩病肛瘘影像学检查中诊断及分类的"金标准"。MRI对软组织分辨率高，能清晰显示瘘管走行与括约肌的关系，且无辐射损伤。T_1WI上，瘘管呈等信号或稍低信号，合并出血时也可呈稍高信号；T_2WI上可清晰地显示瘘管和脓肿，呈明显高信号。加权脂肪抑制图像可以将T_2WI上不易鉴别的瘘管与肛周脂肪组织鉴别；T_1WI增强图像，血供相对丰富的瘘管壁明显强化，强化的速度可以反映瘘管的炎性活动强度。而纤维化瘘管强化则相对较弱甚至无强化。

2. 超声检查 超声检查肛周的方法很多，如经体表超声检查、经阴道超声检查、经肛门（直肠）腔内超声检查及在此基础上的三维超声和超声造影检查等。经肛门（直肠）腔内超声也常被用于诊断克罗恩病肛瘘及脓肿，其优点是能较好地识别内口和显示括约肌间瘘管。经阴道超声在检查女性患者直肠阴道瘘方面有一定的优势。在超声图像上，瘘管表现为圆形或类圆形低回声结构，但也可以因瘘管内有气体而呈中央高回声。脓肿通常表现为肛周组织内的无回声或低回声团块。超声通常可显示瘘管的解剖位置、数目、形态、范围、有无支管、瘘管与括约肌及肛提肌的关系和内口数目、位置等，能够弥补传统直肠指诊与肛门镜检查的不足。

3. 瘘管造影 对克罗恩病肛瘘的评估价值有限，且因有电离辐射，已较少用于肛周克罗恩病的检查，除非临床怀疑患者合并直肠膀胱瘘或直肠阴道瘘。

4. 盆腔CT CT检查对克罗恩病肛瘘、肛周脓肿有一定诊断价值，可较清楚地显示脓肿（瘘管）与周围组织关系，不受脓肿（瘘管）部位的限制，但优势不如MRI，为急诊或不具备MRI检查条件时首选。

5. 钡剂灌肠 临床上可将钡剂灌肠气钡双重对比造影分析用于肛管直肠部的溃疡及狭窄的辅助检查，但其诊断价值不如内镜，可发现充盈缺损、肠腔狭窄、黏膜皱襞破坏等征象，显示溃疡与狭窄部位及范围。对于因肠腔狭窄等原因无法进镜行内镜检查者，钡剂灌肠有助于对肠镜未及肠段进行检查。

6. 肠镜检查 胶囊内镜、结肠镜及推进式小肠镜可见阿弗他溃疡或纵行溃疡、黏膜铺路石样改变、肠腔狭窄或肠壁僵硬、炎性息肉等，病变之间黏膜外观正常，病变呈节段性、非对称性分布，对于克罗恩病诊断有重要价值。肠镜检查有助于确定疾病的活动性及侵犯的肠道范围，以及早期发现克罗恩病引起的占位病变。

七、诊　断

1991年在罗马会议上，Alexander-Williams等提出一项有关肛周克罗恩病定义的报道，对肛周克罗恩病做出如下规定。

（一）确定的肛周克罗恩病

经过临床、放射学和组织学检查确诊的克罗恩病患者，若肛管和肛门出现病变，则这些具有顽固难治的特性并有典型的病理特征者可以确诊为肛周克罗恩病。

（二）可能的肛周克罗恩病

当肛管肛门周围的病变具有上述特点并显示典型的肉芽肿，但没有明显的肠道克罗恩病表现者可以诊断为肛周克罗恩病，所说的典型肉芽肿必须是有经验的病理学家排除异物性肉芽肿和结核后做出的病理诊断。

不足5%的病例是孤立性肛周克罗恩病，但是25%以上的病例可能是近端结肠疾病的首发临床表现。75%的克罗恩病结肠炎患者和25%的小肠克罗恩病患者同时有肛门受累。所以在怀疑肛门克罗恩病时应进行全胃肠的检查。在做出肛周克罗恩病诊断时应该仔细与一般肛瘘、肛裂、皮赘、下痔和慢性化脓性汗腺炎进行区别。这类患者也必须置于长期监护之下。

肛周克罗恩病的诊断并不特别困难。最主要的一条是克罗恩病本身。因为将近95%的肛周克罗恩病患者病史上都有克罗恩病的记录。典型的肛周克罗恩病表现特别是肉芽肿性溃疡、多发外口的肛瘘和水肿性大型皮赘几乎是一见难忘。但是多发瘘有时与慢性化脓性汗腺炎相混淆。尤其一些学者将后者误诊为肛周克罗恩病而导致误治。化脓性汗腺炎虽然可以呈现多发瘘口和大片色暗皮肤硬化区，但属于表皮疾病，也多半不与肛管相通。有时腋部、腹股沟等处同时出现汗腺炎有助于鉴别诊断。

必须指出，肛周克罗恩病或可疑患者切取活组织送检时，组织学表现并不是绝对典型的。在肛周克罗恩病患者切取的活组织检查中只有25%有特征性肉芽肿表现。特别是结核性瘘以干酪样坏死中心和结核杆菌为特征的肉芽肿，以异物为中心的异物反应性肉芽肿。因此，肉芽肿的组织图像必须仔细做出区别并结合临床表现才能得出正确的判断。

八、鉴别诊断

（一）克罗恩病肛裂与一般肛裂鉴别

克罗恩病肛裂与一般肛裂鉴别见表21-0-3。

表21-0-3　克罗恩病肛裂与一般肛裂的比较

克罗恩病肛裂	一般肛裂
偏离中线	多见于前、后正中线，后正中线多见
呈溃疡形式	呈裂口形式
常多发	常单发
多呈无痛性	多呈周期性剧痛
溃疡较宽，底深	急性肛裂裂口边缘整齐，底浅；慢性肛裂底深，质硬，边缘增厚
基底部为健康肉芽组织	基底部可见肌纤维
边缘不规则，皮下潜行穿凿	边缘常有哨兵痔

（二）克罗恩病肛瘘与结核性肛瘘鉴别

结核性肛瘘多为结核杆菌感染引起，此病常见于20～40岁人群，其瘘管与肛门距离较远，瘘管潜行皮下，瘘管分支较多，直肠指诊瘘管管道宽，走向跨度大，不规则，内口较大，边缘不整齐，用Goodsall规则不能解释外口与内口的关系，与克罗恩病肛瘘相似。但结核性肛瘘临床多表现为发作期轻微红肿、触痛，破溃外口肉芽组织苍白，周围皮肤黯黑，外口开口大，不规整，可见分泌物色淡黄或米泔水样。结核杆菌培养、抗酸染色涂片（AFS）法、结核菌素试验（PPD试验）及T细胞斑点试验有助于本病诊断。

（三）克罗恩病肛瘘与普通肛瘘鉴别

普通肛瘘指常见的肛隐窝腺源性非特异性感染性肛瘘。克罗恩病肛瘘与普通肛瘘不同，外口与内口的关系常不遵循Goodsall规则，瘘管情况更复杂。克罗恩病肛瘘和普通肛瘘的特点比较见表21-0-4。

表 21-0-4　克罗恩病肛瘘和普通肛瘘的比较

项目	克罗恩病肛瘘	普通肛瘘
内口	齿状线以上	齿状线附近
外口	外口距肛缘＞3cm；常为多个	外口距肛缘＜3cm；常为单个
瘘管	较宽大	较细
其他肛周病变	常合并皮赘、非中线肛裂及肛管直肠狭窄	无
瘘管或脓肿复发部位	与原病灶位置不同	常在原位复发
伴随肠道症状	有	无
肛周疼痛	常见	少见

九、治　疗

肛周克罗恩病的治疗目标是积极控制原发病，减轻局部症状，保护肛门功能，避免直肠切除术和永久性造口。症状的有无是决定治疗的重要因素，仅有体征而没有症状不应强行治疗。治疗的程度取决于症状和体征的严重程度及潜在的病理性质。

（一）内科治疗

对于合并肠道炎症反应（尤其是直肠）者，应同时治疗肠道病变。肠道炎症处于相对静止期为处理肛周病变提供了良好的条件。治疗肠道克罗恩病的药物会影响肛周克罗恩病的活动和治愈率。

1. 氨基水杨酸类药物　对克罗恩病疗效有限，仅适用于病变局限于回肠末段或结肠的轻症患者。目前尚无氨基水杨酸类药物治疗克罗恩病肛瘘的确切疗效报道。氨基水杨酸局部灌肠或使用栓剂对肛周克罗恩病可能有所改善。

2. 糖皮质激素　使用糖皮质激素的目的是控制肠道炎症，其适用于各型中至重度克罗恩病患者及5-氨基水杨酸治疗无效的轻度患者，但仍无相关研究能进一步评价糖皮质激素治疗肛周克罗恩病的有效性，但糖皮质激素可能加重瘘管症状、增加手术可能性。

3. 免疫抑制剂　硫唑嘌呤或巯嘌呤适用于激素治疗无效或对激素依赖的患者，巯嘌呤类药物对克罗恩病肛瘘有一定的闭合和维持作用，但其可能引起白细胞减少等骨髓抑制表现，故应用时

应严密监测。对硫唑嘌呤或巯嘌呤不耐受者可尝试换用甲氨蝶呤、他克莫司等。相关研究表明，他克莫司对活动性肛瘘有效，但需对药物浓度进行监测，以控制其毒性作用。

4. 抗生素　主要用于克罗恩病并发感染的治疗。克罗恩病合并肛周脓肿在充分引流的前提下建议使用抗生素。常用的有硝基咪唑及喹诺酮类药物，也可根据药敏试验结果选用抗生素。大部分专家认为甲硝唑和环丙沙星是抗生素治疗克罗恩病肛瘘的一线药物，有助于改善克罗恩病肛瘘患者的症状，也许可以促进瘘管愈合。环丙沙星和生物制剂的联用可以提高生物制剂对瘘管的治疗应答率。

5. 生物制剂　不仅对克罗恩病治疗有效，还能有助于改善克罗恩病肛周病变。抗TNF单克隆抗体如英夫利西单抗（infliximab）及阿达木单抗（adalimumab）对传统治疗无效的活动性克罗恩病有效，可用于克罗恩病的诱导缓解与维持治疗，能促进克罗恩病肛瘘愈合。抗肿瘤坏死因子药物与巯嘌呤联用能减少抗肿瘤坏死因子药物抗体产生的可能性，故治疗效果优于单药。肛周克罗恩病诱导缓解后可选择生物制剂（英夫利西单抗、阿达木单抗）和（或）免疫抑制剂（硫唑嘌呤、6-巯嘌呤）维持治疗。

6. 营养和微生态制剂　目前仍缺乏营养治疗和微生态制剂治疗肛周克罗恩病的证据。肠内营养能诱导克罗恩病肠道疾病的缓解，但在肛周克罗恩病治疗方面的数据仍有限，仅见于少数病例报道，尚无微生态制剂用于肛周克罗恩病治疗的相关报道。

（二）外科治疗

1. 手术原则与时机　肛周克罗恩病通常需手术干预。若想获得满意的治疗效果，手术时机的选择至关重要。正确的外科治疗策略是首先对克罗恩病肛周病变的位置和范围进行准确评估。对于克罗恩病活动期急性疾病表现的肛周脓肿或瘘管继发感染，应立即挂线引流或置管引流，以缓解肛周症状，并为内科药物治疗创造条件。而肛周克罗恩病的确定性外科手术则应在克罗恩病缓解期进行。最佳手术时机尚无定论。克罗恩病活动期、伴营养不良和激素依赖时实施手术会导致

手术失败、肛门失禁等严重后果。总之，无论是克罗恩病活动期还是缓解期，手术均应遵循"损伤最小化"的原则，最大限度保护肛门功能。

2. 手术方式的选择 肛周克罗恩病外科治疗的目的是解除症状，尽量减少可能出现的并发症，最大限度预防克罗恩病复发。应重点针对肛周克罗恩病特征和术后容易复发的特点恰当选择外科治疗方法，见表21-0-5。

表21-0-5 肛周克罗恩病治疗措施

疾病	治疗措施
皮赘	很少需要治疗
肛裂	一线治疗：硝酸甘油软膏、钙通道阻滞剂、肉毒素
	二线治疗：直肠炎症行药物治疗＋扩肛，无直肠炎症行内括约肌侧切术
痔	避免采用外科手术治疗
溃疡	药物治疗，包括局部激素注射，很少需行直肠切除术，特别是存在直肠炎症时
肛管狭窄	无症状：无需治疗
	有症状：扩肛（如果需要行重复扩肛，考虑直肠切除，尤其存在直肠炎症时）
脓肿/肛瘘	脓肿：引流
	过渡阶段：挂线（很少行造口）
	特殊治疗：6-MP/AZA，抗TNF-a单克隆抗体，挂线引流，肛瘘切除术，皮瓣修补（无直肠炎症时），直肠切除术（存在直肠炎症时）

（1）皮赘：伴有肠道炎症时，皮赘会增大、水肿，通常是良性的，极少恶变。故无须行皮赘切除，若切除，会出现切口愈合不良，甚至形成经久不愈的溃疡。

（2）痔：应禁止对克罗恩病患者的痔行手术治疗。

（3）肛裂：克罗恩病肛裂不应行肛裂切除术，慎行内括约肌侧切术。克罗恩病肛裂一般不引起症状或症状轻微，故推荐外用药物治疗，如硝酸甘油软膏、地尔硫草软膏等。

（4）肛周脓肿：应行急诊切开引流术，无需排除活动性直肠炎症，充分引流并冲洗后置入引流物或给予挂线引流。挂线引流术在短期内可有效控制脓肿蔓延，防止复发。相反，如果移除挂线，没有特定的治疗措施通常会导致脓肿复发。若伴脓毒血症，应同时给予抗生素治疗；脓腔走

行复杂或引流效果不佳者，给予粪便转流，约80%可以有效改善症状，但只有少部分患者有条件进行造口回纳。

（5）肛瘘：无症状的克罗恩病肛瘘不需要手术治疗，有症状的肛瘘应根据瘘管的复杂程度及肠道炎症情况确定合适的术式。肠道炎症控制较好的单纯性低位肛瘘可采用肛瘘切开术，肛瘘合并肠道炎症时可考虑采用挂线引流术。近年来，推移瓣膜修补术、经括约肌间瘘管结扎术等保留括约肌手术已成为肛瘘主流术式。保留括约肌手术可以降低肛门失禁的风险，适用于肠道炎症控制较好，直肠黏膜大体正常的克罗恩病肛瘘患者。新型保留括约肌手术如视频辅助肛瘘治疗、肛瘘栓及干细胞治疗等方法创伤小、无括约肌损伤、疼痛轻、修复快，还能有效缓解患者对手术的恐惧。因此，外科医生应根据克罗恩病肛瘘患者的肠道炎症及肛瘘复杂情况采用相应的术式。

1）肛瘘切开术：首先要确定内口的位置，探针经外瘘口处探进，了解瘘管的走行情况及与括约肌的关系。在探针的引导下，再沿探针将全部瘘管切开，并充分彻底清除管腔残留的腐坏肉芽组织，修剪皮缘，以使创面逐步愈合。对于女性前侧肛瘘应慎行，因为女性肛门前侧外括约肌较短，即使低位的瘘管切开术也有较高的肛门失禁风险。

2）肛瘘挂线引流术：引流性挂线可使瘘管保持开放状态，在防止脓肿形成的同时，也避免切割括约肌。术中将探针自外口插入后，循瘘管走行由内口穿出，在内口探针上缚一消毒橡皮筋或粗丝线，引导穿过整个瘘管，将内外口之间皮肤及皮下组织切开，在橡皮筋断端结扎，保持橡皮筋呈松弛状态，完成虚挂。长期挂线引流使得瘘管局部纤维化，从而导致瘘管的愈合时间和闭合时间延长。但移除挂线的理想时间尚未定论，通常是根据医师的经验决定何时去除挂线。

3）推移瓣膜修补术：可分为经肛推移黏膜瓣和推移皮瓣手术。推移瓣膜修补术操作要点包括：搔刮瘘管，缝合内口，并游离近端直肠的正常黏膜瓣覆盖内口的位置。最常用的是U形黏膜瓣，可避免拐角处缺血。推移瓣良好的血供、无张力的吻合是手术的关键。

4）经括约肌间瘘管结扎术（ligation of the intersphinctericfistula tract，LIFT）：主要是基于闭合内口并清除括约肌间平面感染的隐窝腺组织的技术。其操作要点如下：经括约肌间入路游离出瘘管，将瘘管结扎并离断，从外口剔除瘘管，闭合外括约肌缺损，缝合括约肌间切口。LIFT主要适用于括约肌型、经括约肌型的成熟型肛瘘，也可应用于括约肌上型肛瘘、括约肌外型肛瘘、蹄铁形肛瘘、直肠阴道瘘等，糖尿病及炎症性肠病肛瘘患者。肛瘘程度越复杂，成功率越低；该手术方法优势是不损伤肛门括约肌，从而减少肛门失禁率。伴有脓肿形成、炎性期肛瘘是LIFT的禁忌，可以抗炎或挂线引流治疗8～12周待形成成熟型肛瘘后再行LIFT。腔隙型肛瘘LIFT手术失败率较高。Rojanasakul等最早报道应用LIFT技术治疗的18例患者（包括13例低位经括约肌瘘和5例后侧半蹄铁形瘘），3个月随访期内的治愈率为94%，初步结果是令人满意的，只有5.6%的复发率和轻微的肛门失禁。一项Meta分析显示，标准LIFT治疗肛瘘的成功率为61%～91%，愈合时间通常为4～8周，仅伴有很少的并发症和极少的肛门失禁。Kamiński等采用LIFT治疗克罗恩病患者经括约肌间型肛瘘23例，治愈率为47.83%；且小肠病变的克罗恩病患者的手术成功率比结肠病变者更高。LIFT最大的缺陷为手术失败和复发率较高。手术失败的主要原因是括约肌间瘘管结扎不完全，或瘘管近内口侧炎症清除不完全或再次感染，复发率高的原因主要是愈合后的内口再次感染。吸烟、肥胖、糖尿病及肛瘘位置和长度等是LIFT复发的因素，目前证据尚不足。不切除瘘管的LIFT、LIFT结合剔除外括约肌段瘘管法（LIFT-Plus）、LIFT-Plus结合拖线法、LIFT-Plus结合补片法、LIFT结合肛瘘栓法（LIFT-Plug）、LIFT结合生物材料填充法（Bio-LIFT）等均在传统LIFT基础上进行了相应的改良，其成功率及对肛门功能影响均优于传统手术。

5）视频辅助肛瘘治疗（video-assisted anal fistula treatment，VAAFT）：包括探查和治疗两个阶段。其操作要点如下：首先在视频辅助下使用肛瘘镜识别内口、支管及脓腔，然后对瘘管进行烧灼破坏，清除坏死组织，并使用圆形或直线形闭合器、推移瓣或金属闭合夹封闭内口。而关于

VAAFT治疗肛瘘的治愈率和复发率的报道差别较大，治愈率为70%～93%，复发率为4%～30%。一项欧洲研究5年内共136例患者接受VAAFT，其中对98例患者进行了至少6个月的随访，72例（73%）患者在术后2～3个月内愈合；62例患者随访1年以上，其中52例（84%）愈合。VAAFT的最大优点为对肛门括约肌功能的保护，术后均无严重并发症发生，无肛门失禁的报道。

6）干细胞治疗：也是治疗克罗恩病肛瘘的一种新选择，其可能机制为定向诱导分化、调节炎症反应、旁分泌和免疫调节及促血管生成和成纤维细胞激活。脂肪干细胞（ASC）、自体骨骨髓间充质干细胞（MSC）及造血干细胞（HSC）等均已被证明可以安全有效地治疗克罗恩病肛瘘。此技术通过向瘘管周围或瘘管内注射自体干细胞，可以单独用于治疗肛瘘，也可以联合使用纤维蛋白胶或推移瓣。欧盟委员会批准Cx601（由异基因扩增的脂肪干细胞组成）治疗以前对生物治疗反应不佳的合并复杂性肛瘘的克罗恩病患者。Panés等在Ⅲ期试验中评估了Cx601治疗合并复杂性肛瘘的克罗恩病患者的疗效，将212例患者随机分为治疗组（接受1次局部注射1.2亿个Cx601细胞治疗）及对照组，根据临床和放射学标准，第24周治疗组的联合缓解率高于对照组（51.5% vs 35.6%，P=0.021），且在52周时，治疗组的联合缓解率和临床缓解率均显著高于对照组。

7）肛瘘栓治疗：是利用人工合成的胶原基质或其他生物材料封闭瘘管内口、提供组织生长的支架，促进瘘管愈合的一种微创治疗。Johnson等首次予以肛瘘栓填塞治疗肛瘘，其愈合率为87%。王振军教授团队在国内首次使用脱细胞异体真皮基质填塞治疗肛瘘，愈合率为54.4%。Herold等也进行了可吸收生物材料填塞治疗肛瘘的临床研究，术后随访1年，愈合率为52%。肛瘘栓填塞操作要点在于术中彻底清理瘘管，术后引流通畅，保证肛瘘栓不脱落。相关指南及共识指出，肛瘘栓治疗适用于病程>3个月并且有效控制感染的肛瘘患者，瘘管内壁纤维化程度低，感染性肉芽组织及坏死物质较少，形成分支瘘管的个数也较少，能较为彻底地清理瘘管，更有利于肛瘘愈合。但也有研究发现，肛瘘栓治疗低位肛瘘易发生脱落，治愈率不足50%，而其在高位肛瘘的治疗中治愈

率可达 70%～91%。肛周克罗恩病患者在肠道炎症控制尚可，瘘管内无明显坏死物质或感染性肉芽组织情况下可考虑肛瘘栓治疗。

（6）直肠阴道瘘：无症状的克罗恩病直肠阴道瘘一般无需治疗。有症状的克罗恩病直肠阴道瘘在炎症得到有效控制后，可行直肠推移瓣修补术、股薄肌转移间置术、经腹结直肠吻合术或结肠肛管吻合术。

1）直肠推移瓣修补术：是将传统复杂的手术步骤变成简单的黏膜吻合，减少了手术对会阴及肛门括约肌的损伤，具有创伤小、术后恢复快的优点。其操作要点是在切除瘘管后，将局部黏膜瓣游离、推进，以健康的上皮组织覆盖、闭合瘘口以修补直肠阴道瘘，包括经肛门和阴道两种入路，需要注意的是，黏膜瓣底部应 2 倍宽度于顶端以确保有足够的血液供应。该术式不适用于直肠有活动性炎症、肛门狭窄及局部组织较差的情况。

2）股薄肌转移间置术：优点为股薄肌位置表浅，取材方便，可提供较大量血供良好的组织以覆盖较大的缺损，且切取股薄肌对肢体功能影响较小，术后并发症如尿路感染、植入部位感染、股薄肌坏死、大小便失禁等发生率较低。其操作要点是于大腿中部获取股薄肌肌瓣，将其穿过通向会阴的皮下隧道，环形或横行置于瘘管的直肠与阴道侧之间，应特别注意避免扭转肌肉的血液供应，切勿对神经血管束施加过大的压力。该术式适用于直肠病变轻微且直肠阴道隔较薄弱的与克罗恩病相关的直肠阴道瘘。Rottoli 等经前瞻性队列研究发现，股薄肌转移间置术修补与克罗恩病相关的直肠阴道瘘成功率为 75%，认为其可作为克罗恩病所致的直肠阴道瘘及复发性直肠阴道瘘的一线治疗方案。

（7）肛管直肠狭窄：无症状的肛管直肠狭窄无需治疗；有症状者可采用气囊扩张、手指及器械扩张等方法扩肛治疗；在直肠炎症得到有效控制但扩肛无效时，可行狭窄切开松解术。狭窄严重者，可行直肠切除、粪便转流手术。

（王建民）

参 考 文 献

陈玉霞，詹学，2014. 肠道菌群与炎症性肠病. 中华临床医师杂志（电子版），8（8）：1561-1566.

谷云飞，2013. 肛周克罗恩病外科处理. 中国实用外科杂志，33（7）：560-563.

李东，张忠臣，陈霞，等，2019. 托法替尼对克罗恩病小鼠血清炎症因子的作用及机制研究. 中国临床药理学杂志，35（14）：1482-1484.

李悠然，谷云飞，练磊，2015. 世界胃肠病组织克罗恩病肛瘘专家共识. 中华胃肠外科杂志，18（7）：726-729.

王振军，宋维亮，郑毅，等，2008. 脱细胞异体真皮基质治疗肛瘘临床研究. 中国实用外科杂志，28（5）：370-372.

Abcarian H, Bailey HR, Bimbaun EH, et al, 2008. The surgisis AFP anal fistula plug: report of a consensus conference. Colorectal Dis, 10（1）：17-20.

Adegbola SO, Sahnan K, Pellino G, et al, 2017. Short-term efficacy and safety of three novel sphincter-sparing techniques for anal fistulae: a systematic review. Tech Coloproctol, 21（10）：775-782.

Adegbola SO, Sahnan K, Tozer PJ, et al, 2018. Symptom amelioration in Crohn's perianal fistulas using video assisted anal fistula treatment（VAAFT）. J Crohn's Colitis, 12（9）：1067-1072.

Axelrad JE, Roy A, Lawlor G, et al, 2016. Thiopurines and inflammatory bowel disease: current evidence and a historical perspective. World J Gastroenterol, 22（46）：10103-10117.

Battat R, Dulai PS, Jairath V, et al, 2019. A product review of vedolizumab in inflammatory bowel disease. Hum VaccinImmunother, 15（10）：2482-2490.

Benson JM, Peritt D, Scallon BJ, et al, 2011. Discovery and mechanism of ustekinumab: a human monoclonal antibody targeting interleukin-12 and interleukin-23 for treatment of immune-mediated disorder. MAbs, 3（6）：535-545.

Bissell AD, 1934. Localized chronic ulcerative colitis. Ann Surg, 99（6）：957-966.

Colombel JF, Schwartz DA, Sandborn WJ, et al, 2009. Adalimumab for the treatment of fistulas in patients with Crohn's disease. Gut, 58（7）：940-948.

de Zoeten EF, Pasternak BA, Mattei P, et al, 2013. Diagnosis and treatment of perianal Crohn disease: NASPGHAN clinical report and consensus statement. J Pediatr Gastroenterol Nutr, 57（3）：401-412.

Dewint P, Hansen BE, Verhey E, et al, 2014. Adalimumab combined with ciprofloxacin is superior to adalimumabmonotherapy in perianal fistula closure in Crohn's disease: a randomised, double-blind, placebo controlled trial（ADAFI）. Gut, 63（2）：292-299.

Dupont-Lucas C, Dabadie A, Alberti C, et al, 2014. Predictors of response to infliximab inpaediatric perianal

Crohn's disease. Aliment Pharmacol Ther，40（8）：917-929.

Feagan BG，Sandborn WJ，Gasink C，et al，2016. Ustekinumab as induction and maintenance therapy for Crohn's disease. N Engl J Med，375（20）：1946-1960.

Golovics PA，Mandel MD，Lovasz BD，et al，2014. Inflammatory bowel disease course in Crohn's disease：Is the natural history changing?. World J Gastroenterology，20（12）：3198-3207.

Hanauer SB，Sandborn WJ，Feagan BG，et al，2020. IM-UNITI：3 year efficacy，safety，and immunogenicity of ustekinumab treatment of Crohn's disease. J Crohns Colitis，14（1）：23-32.

Herold A，Ommer A，Fürst A，et al，2016. Results of the Gore Bio‑Afistula plug implantation in the treatment of anal fistula：a multicentre study. Tech Coloproctol，20（8）：585-590.

Hong KD，Kang S，Kalaskar S，et al，2014. Ligation of intersphincteric fistula tract（lift）to treat anal fistula：systematic review and metaanalysis. Tech Coloproctol，18（8）：685-691.

Johnson EK，Gaw JU，Armstrong DN，2006. Efficacy of anal fistulaplug vs. fibrin glue in closure of anorectal fistula. Dis Colon Rectum，49（3）：371-376.

Kamiński JP，Zaghiyan K，Fleshner P，2017. Increasing experience of ligation of the intersphincteric fistula tract for patients with Crohn's disease：what have we learned?. Colorectal Dis，19（8）：750-755.

Köckerling F，Alam NN，Narang SK，et al，2015. Treatment of fistula‑in-ano with fistula plug-a review under special consideration ofthe technique. Front Surg，2：55.

Kotze PG，Spinelli A，Warusavitarne J，et al，2019. Darvadstrocel for the treatment of patients with perianal fistulas in Crohn's disease. Drugs Today（Barc），55（2）：95-105.

Meinero P，Mori L，2011. Video-assisted anal fistula treatment（VAAFT）：a novel sphincter-saving procedure for treating complex anal fistulas. Tech Coloproctol，15（4）：417-422.

Nagalingam NA，Lynch SV，2012. Role of the microbiota in inflammatory bowel diseases. Inflamm Bowel Dis，18（5）：968-984.

Nielsen OH，Munck LK，2007. Drug insight：aminosalicylates for the treatment of IBD. Nat Clin Pract Gastroenterol Hepatol，4（3）：160-170.

Panés J，García-Olmo D，Van Assche G，et al，2016. Expanded allogeneic adipose-derived mesenchymal stem cells（Cx601）for complex perianal fistulas in Crohn's disease：a phase 3 randomised，double-blind controlled trial. Lancet，388（10051）：1281-1290.

Panés J，García-Olmo D，VanAssche G，et al，2018. Long-term efficacy and safety of stem cell therapy（Cx601）for complex perianal fistulas in patients with Crohn's disease. Gastroenterology，154（5）：1334-1342.e4.

Panés J，Sandborn WJ，Schreiber S，et al，2017. Tofacitinib for induction and maintenance therapy of Crohn's disease：results of two phase Ⅱb randomised placebo-controlled trials. Gut，66（6）：1049-1059.

Penner A，crohn BB，1938. Perianal fistulae as a complication of regional ileitis. Ann Surg，108（5）：867-873.

Poole RM，2014. Vedolizumab：first global approval. Drugs，74（11）：1293-1303.

Present DH，Rutgeerts P，Targan S，et al，1999. Infliximab for the treatment of fistulas in patients with Crohn's disease. N Engl J Med，340（18）：1398-1405.

Present DH，Rutgeerts P，Targan S，et al，1999. Infliximab for the treatment of fistulas in patients with Crohn's disease. N Engl J Med，340（18）：1398-1405.

Qiu JM，Yang GG，Wang HT，et al，2019. Feasibility of ambulatory surgery for anal fistula with LIFT procedure. BMC Gastroenterol，19（1）：81.

Rojanasakul A，Pattanaarun J，Sahakitrungruang C，et al，2007. Total anal sphincter saving technique for fistula-in-ano：the ligation of intersphincteric fistula tract. J Med Assoc Thai，90（3）：581-586.

Rottoli M，Vallicelli C，Boschi L，et al，2018. Gracilis muscle transposition for the treatment of recurrent rectovaginal and pouch vaginal fistula：is Crohn's disease arisk factor for failure? Aprospective cohort study. Updates Surg，70（4）：485-490.

Sandborn WJ，Fazio VW，Feagan BG，et al，2003. AGA technical review on perianal Crohn's disease. Gastroenterology，125（5）：1508-1530.

Sandborn WJ，Feagan BG，Rutgeerts P，et al，2013. Vedolizumab as induction and maintenance therapy for Crohn'sdisease. N Engl J Med，369（8）：711-721.

Sands BE，Anderson FH，Bernstein CN，et al，2004. Infliximab maintenance therapy for fistulizing Crohn's disease. N Engl J Med，350（9）：876-885.

Sands BE，Feagan BG，Rutgeerts P，et al，2014. Effects of vedolizumab induction therapy for patients with Crohn's disease in whom tumor necrosis factor antagonist treatment failed. Gastroenterology，147（3）：618-627.e3.

Schwartz DA，Loftus EV Jr，Tremaine WJ，et al，2002. The natural history of fistulizingCrohn's disease in Olmsted County，Minnesota. Gastroenterology，122（4）：875-880.

Siddiqui MR，Ashrafian H，Tozer P，et al，2012. A diagnostic accuracy meta-analysis of endoanal ultrasound and MRI for perianal fistula assessment. Dis Colon Rectum, 55（5）: 576-585.

Singer AAM, Gadepalli SK, Eder SJ, et al, 2016. Fistulizing Crohn's disease presenting after surgery on a perianal lesion. Pediatrics, 137（3）: e20152878.

Singh B, George BD, Mortensen NJM, 2007. Surgical therapy of perianal Crohn's disease. Dig Liver Dis, 39（10）: 988-992.

Stazi A, Izzo P, D'Angelo F, et al, 2018. Video-assisted anal fistula treatment in the management of complex anal fistula: a single-center experience. Minerva Chir, 73（2）: 142-150.

Sugrue J, Mantilla N, Abcarian A, et al, 2017. Sphincter-sparing anal fistula repair: are we getting better?. Dis Colon Rectum, 60（10）: 1071-1077.

Vogel JD, Johnson EK, Morris AM, et al, 2016. Clinical practice guideline for the management of anorectal abscess, fistula-in-ano, and rectovaginal fistula. Dis Colon Rectum, 59（12）: 1117-1133.

West RL, van der WoudeCJ, Hansen BE, et al, 2004. Clinical and endosonographic effect of ciprofloxacin on the treatment of perianal fistulae in Crohn's disease with infliximab: a double-blind placebo-controlled study. Aliment Pharmacol Ther, 20（11-12）: 1329-1336.

Willimas DR, Coller JA, Corman ML, et al, 1981. Anal complications in Crohn's disease. Dis colon Rectum, 24（1）: 22-24.

Wise PE, Schwartz DA, 2012. The evaluation and treatment of Crohn perianal fistulae: EUA, EUS, MRI, and other imaging modalities. Gastroenterol Clin North Am, 41（2）: 379-391.

Wright M, Thorson A, Blatchford G, et al, 2017. What happens after a failed LIFT for anal fistula?. Am J Surg, 214（6）: 1210-1213.

Yang SK, Yun S, Kim JH, et al, 2008. Epidemiology of inflammatory bowel disease in the Songpa-Kangdong district, Seoul, Korea, 1986-2005: a KASID study. Inflamm Bowel Dis, 14（4）: 542-549.

Zarin M, Khan MI, Ahmad M, et al, 2015. VAAFT: video assisted anal fistula treatment; bringing revolution in fistula treatment. Pak J Med Sci, 31（5）: 1233-1235.

第 22 章　肛周皮肤病

第一节　肛门瘙痒症

一、历　　史

肛门瘙痒症是指肛门周围皮肤无原发性皮损，仅有肛门及其周围皮肤瘙痒的一种皮肤病（图22-1-1）。本病在临床上较为常见，有较明显的年龄分布特点，以青壮年男性为多。肛门瘙痒症中医称"痒风""肛门痒"等。其是比较顽固的皮肤性疾病。

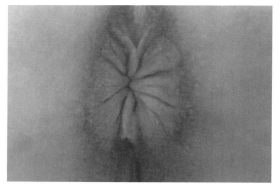

图22-1-1　肛门瘙痒症（李春雨教授提供）

扫封底二维码获取彩图

二、流 行 病 学

本病多好发于20～40岁的青壮年人群，整体人群发病率约为5%。

三、病因与发病机制

肛门瘙痒症的病因比较复杂，肛门受到外界刺激或个体精神压力较大均会导致本病发生。另外，患有肛周疾病、卫生条件差、夏天出汗多等也均可引发本病。

中医学认为，肛门瘙痒症的外因主要是风、湿、热、邪及虫毒内扰，内因常为血虚风燥、风热夹湿、肝经湿热下注等。

四、分　　类

肛门瘙痒症分为原发性肛门瘙痒症和继发性肛门瘙痒症两种。

五、临 床 表 现

主要症状是肛周局限性瘙痒。初起，只限于肛周皮肤发痒（轻度），若长期迁延不愈，瘙痒就会向外围扩散，甚至扩散至阴囊或阴唇，尤以会阴部为重，夜间尤甚，如虫爬蚁走，难以入眠。

六、辅 助 检 查

通过视诊、触诊、粪便常规及培养、皮肤变态反应试验、血糖检查、免疫反应抗原和抗体检测等对本病进行诊断。

七、诊　　断

直接诊断：有典型的肛门瘙痒、肛门疼痛的症状。

间接诊断：通过直肠指诊、结肠镜检查排除其他疾病，给予止痒对症治疗有效者可确诊。

八、鉴别诊断

1. 肛门湿疹　两者在起病症状的先后顺序上有显著的差别，后者主要表现为无渗出且瘙痒，抓破后出血、糜烂。而前者则先有丘疹、渗出，而后瘙痒。

2. 荨麻疹　有特异性皮损（风团）及演变过程，明显区别于肛门瘙痒症。

3. 药疹　特点为具有一定的潜伏期，皮疹发生迅速，多对称分布。

九、治　　疗

（一）中医治疗

1. 中药内服

（1）风热夹湿型：客于肛周皮肤，主要用以祛湿止痒。用防风、羌活、白芷、薄荷、薏苡仁、泽泻、桑叶、滑石、玉竹、甘草。

（2）湿热下注型：阻于肛周皮肤，营卫不和，主要以清热利湿为主。用黄芩、泽泻、蕲蛇、黄柏、土茯苓、秦艽、独活、羌活。

（3）血虚生风型：肛周皮肤失养，治宜养血润燥、祛风止痒。用当归、白芍、蕲蛇、熟地黄、防风、羌活、百部、地肤子。

2. 中药外治

（1）灌肠：用五味消澼洗液灌肠。

（2）熏洗：用苦参、黄柏、醋延胡索、红花、荆芥穗、防风、白芷、甘草等煮熟后，水熏洗，温度适中，勿烫伤皮肤。

（二）对症治疗

首先，肛门瘙痒症的患者应该查明病因，然后对症治疗，根据严重程度选择相应的治疗方式。

（三）药物治疗

原发性肛门瘙痒症的药物治疗应以局部外用治疗为主，全身治疗所用的各类药物如糖皮质激素、炎症介质合成抑制剂等对肛门瘙痒并无明显止痒作用，在没有明确适应证的情况下应避免应用。

（四）针灸治疗

取长强、足三里、肾俞、承山、三阴交、阴陵泉、腰俞、至阳、命门等穴位，强刺激，每天1次。

（五）外科治疗

1. 注射疗法　是目前常用的方法，操作简单、疗效确切。将药物注射至皮下，从而破坏肛周感觉神经，使局部感觉减退、症状消失，也可将亚甲蓝于肛周皮下和皮内点状注射后，破坏皮下浅表感觉神经末梢，达到止痒的目的。

2. 手术治疗　包括皮浅神经末梢切断术及瘙痒皮肤切除缝合术两种。

第二节　肛周湿疹

一、历　　史

肛周湿疹是肛门部周围皮肤常见的疾病（图22-2-1），目前认为肛周湿疹是一种过敏性非传染性皮肤病，发生部位一般仅在肛门周围皮肤，也可累及会阴部，临床主要表现为不可控制的痒，且其周围潮湿，呈粉白色，可发生皲裂，甚至可能因搔抓而发生溃疡，周围出现红疹、红斑、渗出、结痂及脱屑等，发病年龄无差异性。中医学认为，本病发生与素体感受风邪，湿热蕴于脾胃相关，属中医学的"浸淫疮""肛周风""肾囊风"等范畴。

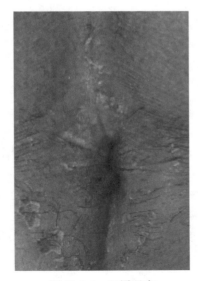

图22-2-1　肛周湿疹

扫封底二维码获取彩图

二、流行病学

据资料显示，肛周湿疹占肛肠疾病的2.18%，且女性多于男性，发病年龄多集中于30～59岁。

三、病因及发病机制

（一）病因

肛周湿疹病因尚不十分清楚，一般认为其是由变态反应引起的肛门周围皮肤病。常见内部因素：慢性感染；外部因素：某些食物、生活环境、动物皮毛、某些化学物质。其也可由内外部相互作用引起。

（二）肛周湿疹的发病机制

肛周湿疹主要是由复杂的内外激发因子引起的一种变态反应。但其机制尚未完全阐明。

四、分　类

肛周湿疹主要分3种，即急性湿疹、亚急性湿疹和慢性湿疹。

五、临床表现

1. 急性湿疹　主要表现为原发性及多形性皮疹，常为针头大小的丘疹、丘疱疹，甚至有小水疱，融合成片，边界不清。奇痒难忍，可搔抓成糜烂样，并有浆液渗出、结痂。

2. 亚急性湿疹　急性湿疹未治愈，且时间较长时，可转入下一时期，即亚急性湿疹期。此期皮肤表面常呈现丘疹及少量丘疱疹，呈暗红色，水疱和糜烂逐渐愈合，瘙痒症状也将有明显改善。但需要注意的是，此时期一定要注意巩固治疗成果，否则若处理不当或再次暴露在变应原中，可再次出现急性湿疹发病，可加重，经久不愈可转至下一时期，即慢性湿疹。

3. 慢性湿疹　由长期难愈的急性及亚急性期湿疹发展而来，也可能起病时炎症反应就不明显，常浸及阴囊及外阴部，奇痒无比，常由搔抓致红肿、渗出、糜烂甚呈苔藓样变。

六、辅助检查

辅助检查主要有视诊、触诊及肛门拭子检查。

七、诊　断

病变多局限于肛门周围皮肤，亦可蔓延至外阴、阴囊等处。仔细观察病变部位皮肤的性状及病程的长短，根据其临床特点即可诊断。

八、鉴别诊断

肛周湿疹与肛门瘙痒症的鉴别：两者在起病症状的先后顺序上有显著的差别，后者主要表现为无渗出且瘙痒，抓破后出血、糜烂。而前者则先有丘疹、渗出，而后瘙痒。

肛周湿疹与接触性皮炎的鉴别：两者区别主要为有无与外界异物的接触史，接触性皮炎有明显的接触刺激物病史，皮疹仅限于接触部位，形态单一，水疱大，界限清楚，去除病因后，皮炎消退较快，很少复发。

九、治　疗

（一）中医治疗

1. 内服疗法　急性肛周湿疹多为风湿热邪蕴结肛门而成。治宜祛风除湿，解毒止痒。方用四物汤合二妙丸加减，若并发感染，加紫花地丁，土茯苓、连翘加强清热解毒之功效，若便秘热结，加滑石、栀子以清热凉血；渗出多加马齿苋和蕲蛇以解毒除湿。亚急性肛周湿疹，常以湿热困脾为主。治宜清热败毒、健脾除湿，方用真武汤、胃苓汤加减。慢性湿疹多为血虚风燥，兼清湿热。用三仁汤加减等。

2. 中药外用　三种不同类型的湿疹均可应用。方药如下：黄柏、苦参、防风、白芷、延胡索、红花、百部等中药熏洗，坐浴水温在40℃左右，不可过热。

3. 针灸疗法　针灸有较好的促进创面愈合及止痒止痛、改善局部和全身症状的作用。也可通过穴位埋线疗法对其进行治疗。主穴：关元、气海、三阴交、足三里、伏兔、梁丘、丰隆、阴陵泉、中脘等。

（二）西医治疗

主要是外敷及内服合并治疗，局部伴有感染者，需给予抗生素治疗；抗过敏治疗，如应用异丙嗪等。

第三节　肛周皮肤结核

一、历　　史

肛周皮肤结核主要是结核杆菌感染皮肤所致或者体内其他器官结核杆菌经过血行或者淋巴系统扩散到肛门周围皮肤或者肛管内，此病好发于男性，男女比例4∶1。

二、流　行　病　学

肛周皮肤结核属于皮肤结核的范畴，皮肤结核自身发病率较低，患有肛周皮肤结核的患者更是少之又少。

三、病因与发病机制

本病是由结核杆菌引起的。感染途径有以下两种。

（1）结核杆菌直接感染，常因患者肛周皮肤破损直接接触结核杆菌，或者接触含有结核杆菌的体液如尿液等，遂直接发病。

（2）内脏器官深部或邻近组织、器官如肺、骨关节、子宫、睾丸、尿道、阴道、前列腺等处有结核病灶，结核杆菌可由血液循环和淋巴管传播到肛周皮肤。

四、分　　类

在临床上本病主要分为增殖型肛周皮肤结核（疣状结核）和溃疡型肛周皮肤结核两种。

五、临　床　表　现

1. 增殖型肛周皮肤结核（疣状结核）　开始为肛管内或肛门周围皮肤出现红色或暗红色小硬结节，数量较多，病情发展较为缓和。随后结节渐渐增大，表面皮肤粗糙，覆盖灰白色鳞屑或白色痂皮，会出现呈乳头状、疣状或菜花状等赘生物。疣状赘生物破裂流有脓液伴有臭味，破溃萎缩后可结痂愈合，皮肤周围破损多为晕红，破损边界明显。此类结核大多数无明显痛感，肛门可自觉灼热伴痒。

2. 溃疡型肛周皮肤结核　起初肛周皮肤呈结节样表现，以后逐渐破溃，向外蔓延到肛周皮肤，形成不规则的浅表溃疡。溃疡呈粉红色，表面有少量分泌物，触之易出血。一般不痛，受到刺激后可有痛感，同时分泌物增多，病情迁延，数年不愈。

六、辅　助　检　查

常用的辅助检查有皮肤活检、皮肤病理学检查、结核杆菌培养、结核菌素试验、聚合酶链反应（PCR）、结核杆菌DNA、干扰素γ水平检测。

七、诊　　断

根据局部症状和体征，参考病史，结合实验室检查可以确诊。本病诊断金标准为结核杆菌培养阳性，PCR在临床可以较快地检测出细菌情况，结核菌素试验是应用最为广泛的检测结核的方法，如机体存在非结核杆菌感染，可在某种程度上限制结核菌素试验的检测优势，可能会引起检测假阳性现象。

八、鉴　别　诊　断

1. 三期梅毒溃疡　临床可见溃疡周围有环形暗红色隆起及浸润，溃疡边缘较为整齐，质硬，大多数呈现肾脏形状，血清检测可呈现梅毒螺旋体阳性。

2. 急性女阴溃疡　本病发病较急，容易反复发作，可愈合。溃疡期多伴有结节性红斑及口腔溃疡（滤泡性），皮肤破溃大多数呈漏斗状，提取溃疡物显微镜下革兰氏染色可见较为粗大杆状细菌，并伴有淋巴细胞免疫功能低下。

3. 基底细胞癌 癌变皮肤破溃后创面基底部可见多个珍珠大小硬结节，溃疡边缘不整齐，病理检查可明确诊断。

九、治 疗

（一）保守治疗

首先应抗结核治疗，一线抗结核药物包括利福平、异烟肼、乙胺丁醇、吡嗪酰胺等，二线抗结核药物包括乙硫异烟胺、丙硫异烟胺、左氧氟沙星、环丝氨酸、氨苯硫脲、链霉素、紫霉素、阿米卡星等。

应用中医药治疗改善患者体质，通常以养阴清热、补益气血立法，可用青蒿鳖甲汤、月华丸、知柏地黄丸，配合十全大补丸等，注意加强营养，适当进行体育锻炼。

（二）手术治疗

增殖型肛周皮肤结核，在全身无活动性结核时，可行病灶切除和带蒂皮瓣填充术。手术方法：患处消毒后，在局部麻醉下，将病灶周围扩大0.5cm切除，在病灶附近处取同等大小健康带蒂皮瓣作填充，将皮瓣周边缝合固定，然后将切除皮瓣的伤口缝合。另外，局部可用10%硝酸银溶液、2%甲紫反复涂抹，或用0.5%新霉素软膏、5%～20%焦性没食子酸软膏、5%异烟肼软膏局部涂敷。

（李国峰）

参 考 文 献

丁婷，2014. 辽宁省成人常见肛肠疾病流行病学研究报道. 沈阳：辽宁中医药大学.

高天文，廖文俊，2007. 皮肤组织病理学入门. 北京：人民卫生出版社.

国家基本药物临床应用指南和处方集编委会，2013. 国家基本药物临床应用指南：2012年版. 北京：人民卫生出版社，238-239.

郝建新，2013. 急性肛门湿疹辨证施护体会. 河北中医，35（8）：1252，1255.

黄业保，刘春强，2020. 中西医治疗肛门瘙痒症研究进展. 湖南中医杂志，36（3）：168-170.

蒋雪珊，2004. 如何判断药物过敏. 中国医药指南，（4）：19.

吴志华，2018. 喜读高天文团队《实用皮肤组织病理学》. 中华皮肤科杂志，51（9）：710.

叶晓声，2013. 肛门瘙痒症发病特点的相关研究. 广州：广州中医药大学.

张有生，李春雨，2009. 实用肛肠外科学. 北京：人民军医出版社.

赵占强，胡文静，宋立峰，2018. 三联疗法治疗慢性肛门湿疹的临床研究. 世界最新医学信息文摘，18（18）：117，121.

Bolognia J L，Jorizzo J L，Rapini R P，2015. 皮肤病学. 第2版. 朱学骏，王宝玺，孙建方，等，译. 北京：北京大学医学出版社.

第 23 章　肛门直肠性病

第一节　肛门尖锐湿疣

一、历史与流行病学

尖锐湿疣（condyloma acuminatum，CA）是全球范围内最常见的性传播疾病之一（图23-1-1），在所有性传播疾病中该病的构成比仅次于淋病，居第二位，且该病的发病率不断升高，若考虑到潜伏感染及亚临床感染，则这种增长趋势更为明显。随着第一个HPV基因组在20世纪70年代后期被成功克隆，人类和哺乳类动物的大多数HPV被认识和了解。本病好发于性活跃的中青年人群，20～40岁的患者占80%。

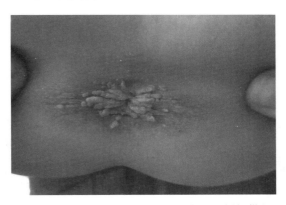

图23-1-1　肛周尖锐湿疣（由李春雨教授提供）
扫封底二维码获取彩图

二、病因与发病机制

HPV只能在人体内存活，在实验动物及体外培养时尚未成功，因而人体可能是其唯一自然宿主，人类的皮肤、黏膜及化生的三种鳞状上皮对HPV均敏感。性接触或间接接触时，生殖器或接触部位表皮出现微小创伤或裂隙，为病毒的接种提供了条件，当含有大量病毒颗粒的脱落表皮细胞或角蛋白碎片接种到此处时即可发生潜伏感染。病毒进入人体后潜伏在基底细胞内，然后随表皮复制进入细胞核内，引起细胞的分裂，随着病毒颗粒的繁殖与播散，形成临床所见的皮损或亚临床感染。HPV感染后，无论是无表现的感染，还是肉眼可见的尖锐湿疣，HPV基因组均可稳定整合在基底细胞或正常退化过程的棘细胞中。晚期病毒主要集中在棘细胞核内，病毒基因表达结构多肽，导致棘细胞增殖（棘层肥厚）和退化性细胞质空泡形成（凹空细胞），颗粒层及棘细胞层上方出现空泡化细胞。

三、临床表现

（一）典型的尖锐湿疣

尖锐湿疣发生在肛周、外生殖器、会阴及肛管，或皮肤黏膜交界处，如腹股沟褶皱和阴阜（图23-1-2～图23-1-4）。HPV感染后可进入潜伏期，没有症状或体征。潜伏期一般为2周至8个月，平均为3个月。皮损通常呈散在、无蒂、表面光滑的外生性乳头状或尖锐状湿疣（图23-1-5），可以是皮肤色、棕色或白色（特别是潮湿部位出现浸渍）。它们缺乏皮肤疣上存在的厚角质鳞片，通常直径为1mm至数毫米。尖锐湿疣也可以聚集分布（图23-1-6），也可以表现为直径达数厘米的有蒂或广泛基底的乳头状瘤（图23-1-7），或者表现为大的融合性斑块。大多数患者无任何自觉表现，仅少数患者偶有异物感、瘙痒感及疼痛感，可以破溃、渗出、出血或感染，肛门、直肠、阴道及宫颈损害时有疼痛、性交痛及接触性出血等表现。

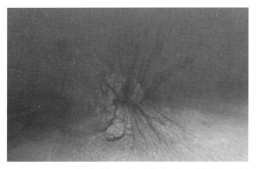

图 23-1-2　肛门尖锐湿疣（由李春雨教授提供）
扫封底二维码获取彩图

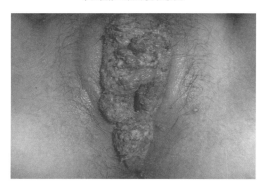

图 23-1-3　肛周尖锐湿疣（外阴）（由李春雨教授提供）
扫封底二维码获取彩图

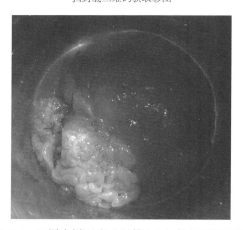

图 23-1-4　肛周尖锐湿疣（肛管）（由李春雨教授提供）
扫封底二维码获取彩图

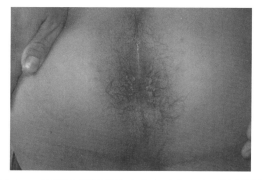

图 23-1-5　肛周尖锐湿疣散在分布（由李春雨教授提供）
扫封底二维码获取彩图

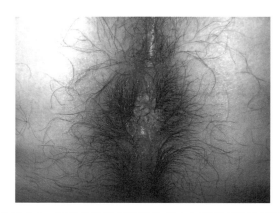

图 23-1-6　肛周尖锐湿疣聚集分布（由李春雨教授提供）
扫封底二维码获取彩图

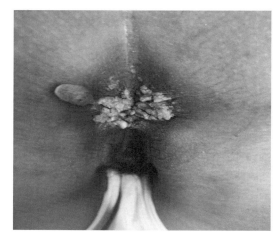

图 23-1-7　尖锐湿疣，肛周多数乳头瘤样、菜花样皮损
扫封底二维码获取彩图

　　泛发性尖锐湿疣可导致肛门生殖器区域的外观显著损毁，并可能影响排便。

　　巨大尖锐湿疣局部具有侵袭性和破坏性，与常引起尖锐湿疣的低危型HPV-6和HPV-11相关，在极少数情况下，原有的肛门生殖器疣可以发展为大块外生性椰菜样肿块，向深部组织浸润形成瘘管或脓肿。巨大尖锐湿疣组织学表现为类似尖锐湿疣的良性病变，但可自发发生或在X线照射后发生局灶性恶变，根治性手术可治疗该类疾病，但复发常见。

（二）亚临床感染和潜伏感染

　　亚临床感染是指肉眼观察皮肤黏膜表面正常，但辅助检查（如醋酸白试验等）有可能发现的异常病变。潜伏感染是指皮肤黏膜表面外观正常，其他辅助检查均为阴性，仅HPV核酸检测阳性。亚临床感染或潜伏感染可能是尖锐湿疣最常见的形式，也是尖锐湿疣复发的常见原因之一。

四、辅助检查

1. 醋酸白试验 用3%～5%醋酸溶液涂抹于可疑皮损之处或进行湿敷，3～5分钟后观察，局部皮肤或黏膜变白即为阳性。其原理是HPV感染部位产生的异种蛋白易被醋酸凝固而显白色。本法诊断HPV感染的敏感性高，但特异性较低，某些非HPV感染的损害如外伤、擦破、上皮增厚、念珠菌感染、非特异性外阴炎或包皮龟头炎等均可出现假阳性。

2. 直肠指诊及肛门镜检查 有肛交史的患者，应行直肠指诊、肛门镜或直肠镜检查。

3. 组织病理检查 对于难治性尖锐湿疣，应通过活检来确认诊断和排除恶性肿瘤，尤其是免疫抑制的患者。活检的其他指征包括非典型特征，如硬化、与下方的组织结构固定在一起、出血、不典型色素沉着或者溃疡。

可出现表皮角化不全、角化过度，棘层肥厚，表皮突增厚、延长呈乳头瘤样增生；特征性病理改变为颗粒层和棘层上部出现空泡化细胞，也称凹空细胞，该细胞比正常细胞大，胞质着色淡，核浓缩深染，核周围有透亮的晕，是诊断HPV感染的主要病理依据，但未出现也不能除外HPV感染的诊断；真皮浅层水肿、毛细血管扩张，血管周围有淋巴细胞浸润。

4. 其他检查 包括细胞学检查、免疫学试验、分子生物学检查。诊断时常规不需要进行HPV检测。该检测既不能确认诊断，也不影响尖锐湿疣的治疗。

五、诊断

本病的诊断主要依据接触史和典型临床表现。大多数患者有婚外性交、性乱史，嫖娼史或配偶感染及家庭成员感染史。临床表现主要在肛门、肛管、肛周皮肤及生殖器等部位，出现单个或多发凸起赘生物，呈丘疹状、乳头状、菜花状或鸡冠状，表面粗糙角化，一般情况下可直接做出临床诊断。有时可结合典型组织病理表现做出诊断，

有条件者可做分子生物学检测。

六、鉴别诊断

本病需与下列疾病进行鉴别：

1. 扁平湿疣 是二期梅毒的特征性表现；主要发生于男女两性肛门、生殖器部位，表现为成群的褐红色蕈样斑块，基底宽而无蒂，表面扁平、糜烂，可有密集颗粒，呈乳头状、菜花状；暗视野显微镜可查到梅毒螺旋体；梅毒血清学反应呈强阳性。

2. 肛乳头肥大 又称肛乳头瘤或乳头状纤维瘤，是一种肛门常见的良性肿瘤。临床上随着肛乳头逐渐增大，有时可随排大便脱出肛外，若反复脱出，刺激肛管，可使局部分泌物增多，有时还会表现为便后带血、排便不净感和肛门瘙痒。

3. 外痔 表现为肛门部软组织肿块，可因腹压增大而加重。主要症状为肛门不适、潮湿不洁、瘙痒、疼痛和出血。

4. 阴茎珍珠样丘疹 成年男性冠状沟边缘成行排列的圆锥形或丝状小丘疹，丘疹直径为1～3mm，呈白色、淡红色或淡黄色，发亮，部分可成多行排列，无任何表现，不会增大，不影响性功能；无不洁性交史；醋酸白试验阴性。

5. 生殖器鳞状细胞癌 临床上与巨大型尖锐湿疣相似；多见于40岁以上人群，无不洁性交史，皮损浸润明显，质坚硬，易出血，常形成溃疡；组织病理检查可见鳞状细胞癌的特征性改变。

七、治疗

治疗尖锐湿疣的方法很多，目前没有可用于治疗HPV感染的特异性抗病毒方法，现有的方法主要集中在破坏和消除可见病变，或诱导针对受感染细胞的细胞毒效应。多数患者需要长时间、多次治疗才可达理想目标。

无论应用何种治疗方式，复发率都很高（25%～65%），医生应拟订详尽治疗计划并尽量增强患者的依从性。治疗是否会降低新性伴侣的传播率尚未得到证实，控制性伴侣数量仍是减少传播的主要方法。

（一）局部药物治疗

1. 80%～90%三氯醋酸 单次外用，如有必要可隔1～2周重复1次，最多6次。尽管可造成真皮损伤，可能形成瘢痕，但优点是不具有全身毒性，且可用于孕妇。

2. 0.5%鬼臼毒素酊或0.15%鬼臼毒素软膏 外用，每日2次，连续3天，停药4天，此为1个疗程。如有必要可重复治疗3个疗程。大量使用时可能发生全身中毒，也有致死、致宫内死胎和致畸的报道。由于鬼臼树脂效力低和潜在的毒性，已不再推荐使用。鬼臼毒素已经确认是鬼臼树脂中的主要有效成分，患者自行应用0.5%的鬼臼毒素溶液，每天2次，每周3天，已被证实有效，且无全身吸收和中毒现象，红斑和局部糜烂是最常见的副作用。鬼臼树脂和鬼臼毒素均不能用于孕妇。

3. 咪喹莫特 5%的霜剂咪奎莫特是一种具有免疫调节作用的咪唑喹啉胺类复合物，隔日1次睡前外用，3次/周，用药6～10小时后清洗用药部位，最长可用至16周。

4. 茶多酚软膏 具有免疫调节和抗增殖作用，每日3次涂于疣体上，最长不超过16周。

5. 干扰素 具有抗病毒、抗增殖和免疫刺激作用，是局部皮损内注射治疗尖锐湿疣的常用药物，妊娠期慎用干扰素。

（二）物理治疗

1. 液氮冷冻治疗 便宜、有效、安全，可用于孕妇，通常不需要麻醉，适用于大多数体表部位，使用金属冷冻头的液氮冷冻方法禁用于腔道内疣，以免发生阴道直肠瘘等。

2. 温热治疗 局部温热疗法已被证明可有效治疗肛周尖锐湿疣，其与α干扰素、β干扰素和γ干扰素的表达增加有关，且呈温度依赖性。该技术可抑制角质形成细胞的增殖和自噬，促进其凋亡，产生抗HPV自然免疫应答活性，并促进和提高朗格汉斯细胞成熟和发挥免疫应答的能力。它可产生更持久的免疫，复发率极低，且对免疫功能低下的患者安全，因此，温热治疗在治疗尖锐湿疣方面具有许多显著优势。

3. 光动力治疗 局部外用光敏剂5-氨基酮戊酸，再以半导体激光器或发光二极管进行局部治疗，光源一般为红光。该方法适用于去除较小的疣体及对物理治疗后较大疣体的基底进行治疗。尤其适用于肛管内、尿道口、尿道内的治疗。

（三）外科手术

对于较大的病灶、直肠内病灶及其他治疗无效的患者，可以采用手术治疗。位于齿状线上方的病灶切除后，可用可吸收线缝合创口。局麻药内加肾上腺素可使湿疣界限变得更清楚，切除时损伤肛管及肛周皮肤较少，出血量少。切口之间应尽量保留正常皮桥以防术后出现肛门狭窄。手术切除或物理疗法可与免疫疗法相结合，以进一步提高治愈率。

（四）HPV疫苗

20多年前重组DNA技术用于生成预防性亚单位疫苗，由L1大衣壳蛋白组成，自组装成空壳体，称为病毒样颗粒疫苗（VLP）。VLP在形态学和免疫学上类似于天然病毒颗粒，并且携带中和表位，不携带潜在的致癌病毒DNA且不能复制，用VLP进行系统免疫可产生高滴度、长效、特异性的综合抗体。HPV疫苗可有效预防特定型别的HPV感染，但不能用于治疗已发生的HPV感染和已存在的尖锐湿疣。目前已获批的HPV疫苗有3种：二价疫苗预防HPV-16、HPV-18型感染；四价疫苗预防HPV-6、HPV-11、HPV-16和HPV-18型感染；九价疫苗预防HPV-6、HPV-11、HPV-16、HPV-18、HPV-31、HPV-33、HPV-45、HPV-52和HPV-58型感染。女性可接种任意一种HPV疫苗，而男性推荐接种四价或九价HPV疫苗，并可间接降低女性HPV感染风险。接种年龄推荐11～12岁，最早可低至9岁，13～26岁未接种过或未完成疫苗系列接种者可补接种；之前未接种过HPV疫苗的免疫功能不全者（包括HIV感染者）和男男性行为者（MSM）推荐在26岁前接种疫苗。目前我国HPV疫苗应用时间尚短，长期大规模临床评估及远期不良反应的监测资料有限，有待进一步验证。

（翟金龙　徐学刚）

第二节　肛门直肠淋病

一、历　　史

1879 年，Albert Neisser 从患者阴道、尿道和结膜的分泌物涂片中发现了微生物，称为 "M.Neisser"。1882 年 Leistikow 和 Luffer 首先完成淋病奈瑟球菌（淋球菌）的体外培养，并在 1964 年由 Thayer 和 Marin 进一步改进，设计了在特定琼脂板上的选择性的生长条件，使得对淋病有了更深入的认识和研究，得到了人们更多的关注。淋球菌感染的治疗在 1936 年磺胺和 1943 年青霉素应用之前仍是难题。近几十年，淋球菌对多种抗生素，包括青霉素、四环素类及喹诺酮类药物的耐药增加，已经成为目前淋病治疗的棘手问题，也成为淋病重新流行的原因之一。

二、流 行 病 学

近年来，淋病的发病在全球范围内保持着相对较低和稳定的水平。淋病的发病率在不同年龄段是不一样的，15～24 岁人群的发病率最高。

三、病因与发病机制

（一）病因

淋球菌感染人类黏膜（包括肛门、直肠、生殖道、口腔、眼等）是各型淋病发生的病因，并可通过血行播散产生皮肤脓疱及系统性症状等。

（二）发病机制

人是淋球菌的唯一自然宿主。淋球菌主要侵犯黏膜上皮的柱状上皮和移行上皮，通过菌毛、外膜蛋白Ⅱ黏附于上皮细胞，被吞噬入细胞内繁殖。通过脂多糖内毒素与宿主补体协同作用造成局部炎症反应，黏膜水肿，大量中性粒细胞聚集和死亡。

四、临 床 表 现

淋病主要发生于性活跃的中青年人群。男

性无合并症淋病的潜伏期一般为 2～10 天，平均 3～5 天，身体虚弱、性生活过度、酗酒者的潜伏期可缩短，应用抗生素者可延长。

肛门直肠淋病主要见于男性同性恋者及接受肛交的异性恋女性中，女性也可由宫颈感染的阴道分泌物直接感染肛门直肠所致。在阴道性交的女性中，肛门直肠淋病的发病率取决于宫颈感染的病程和宫颈阴道分泌物对会阴的污染。

淋球菌对未破损的皮肤不易感染，但对黏膜则可引起感染。对柱状上皮细胞有特殊亲和力，这是淋球菌感染肛门直肠的重要原因。

以男同性恋者为例，肛交后，经数天潜伏期，可出现直肠炎和（或）隐窝炎。约 50% 的肛门直肠淋病患者是无症状的。有症状的患者，轻者表现为轻度肛门瘙痒、烧灼感，也可表现为直肠刺痛感。重者可出现直肠充盈感，下腹坠胀不适，排便时下腹及肛门坠痛，常有黏液样或脓性分泌物排出，偶见便血和疼痛不适等表现，也可表现为便秘。少数有发热、腹泻等，与其他病因引起的肛门直肠炎并无特殊表现。未经治疗或治疗不当的肛门直肠淋病进一步发展可引起肛周皮肤脓肿，甚至肛瘘。

肛门直肠的分泌物或尿道、宫颈的分泌物可通过内裤的污染侵及肛门及周围皮肤和臀间皮肤，导致淋病性肛周皮炎，局部皮肤潮红肿胀，患者可发生肛周皮肤片状糜烂、渗出，有的形成脓痂，脓痂剥脱后呈现粉红色的糜烂灶（图 23-2-1）。

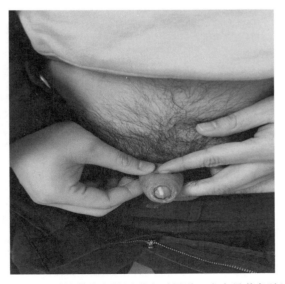

图 23-2-1　男性淋病急性尿道炎时尿道口有大量黄色脓液
扫封底二维码获取彩图

五、辅　助　检　查

肛门直肠淋病的诊断依赖病史、患者的临床表现及辅助进行的实验室检查。其中，运用培养法进行淋球菌的分离是确定诊断的金标准。常用辅助检查如下：

1. 便常规检查及便隐血试验　可发现白细胞、中性粒细胞增多，便隐血试验阳性有提示意义，但无特异性。

2. 分泌物直接涂片检查　应在肛门镜直接观察下取直肠分泌物，标本采集可以用小棉拭子或细菌环。分泌物涂片时应使用革兰氏或亚甲蓝染色对微生物进行直接检测，涂片检查可作为一个快速的初步诊断依据，特别是对有症状的人群。

3. 淋球菌培养及药敏试验　运用培养法进行淋病奈瑟菌的分离是诊断肛门直肠淋病的金标准，涂片染色法阳性结果需进行淋球菌培养以进一步证实。培养一般选用肠道分泌物，特殊情况下也可选用患者的大便，但阳性率相对降低。

4. 其他淋球菌检测技术　核酸检测的敏感性高于培养，适用于各种类型临床标本的检测，用PCR等核酸检测技术在标本中检测到淋球菌核酸（DNA或RNA）为阳性。

5. 直肠指诊及肛门镜检查　直肠指诊时肛门疼痛，可发现肛内温度高，可有直肠黏膜水肿增厚，指套染脓血，有特殊腥臭味等表现，但并不触及肿物。肛门镜检查可见直肠甚至乙状结肠黏膜充血水肿、质脆、易出血。表面有黄色脓性分泌物，也可见直肠黏膜有多发性浅小糜烂、溃疡，肛隐窝外黏液或脓液增多。

6. 病理活检　一般不建议进行病理检查，不具有特异性。对淋球菌血症的皮肤损害进行活检可见表皮坏死伴表皮或真皮内脓疱，出现中性粒细胞坏死性血管炎、红细胞外渗和血栓形成，很少见微生物。对于肛门直肠处取材，病理一般呈急性、慢性炎症表现，无特异性。

六、诊　　断

根据不洁性交史，尤其是肛交病史，患者的临床表现和实验室检查一般不难诊断，但有时患者隐瞒病史或由于失治误治导致临床表现不典型时容易误诊、漏诊，需要注意仔细鉴别。

七、鉴 别 诊 断

本病需与其他有类似消化系统表现的疾病进行鉴别，具体如下：

1. 急性细菌性痢疾　是由痢疾杆菌引起的急性肠道传染病，起病较急，主要表现为腹痛、腹泻、排黏液脓血便及里急后重等，可伴有全身中毒症状。本病可分为普通型、轻型和中毒型。患者多有不洁饮食史，与细菌性痢疾患者有接触史。免疫荧光菌球法呈阳性，粪便培养痢疾杆菌阳性可诊断。

2. 阿米巴痢疾　起病一般缓慢，少有毒血症症状，里急后重感较轻，腹痛多在右侧，大便次数较少，可找到阿米巴滋养体，易并发肝脓肿。

3. 副溶血性弧菌肠炎　由副溶血性弧菌引起，为细菌性食物中毒中常见的类型。有进食海产品或腌渍食品史，同餐者同时或先后迅速发病。主要症状为阵发性腹部绞痛、恶心、呕吐，多无里急后重，粪便呈黏液血性、血水或洗肉水样，有特殊臭味。根据症状和临床辅助检查即可进行鉴别。

4. 溃疡性结肠炎　为病因不明的慢性非特异性肠道炎症性疾病，病变主要涉及直肠、结肠黏膜和黏膜下层。临床表现为腹泻、黏液脓血便、腹痛，可有全身临床症状。患者病情轻重不等，多呈反复发作的慢性病程，是一种非感染性的炎症性肠病。

5. 结直肠癌　直肠指诊可触及肿块，结肠镜及影像学检查有鉴别诊断价值，血清CEA水平升高有提示作用，内镜活检标本经病理检查后可确诊。

八、治　　疗

治疗一般应遵循及时、足量、规则用药的原则，根据不同的病情采用相应的治疗方案，治疗后应进行随访，性伴应同时进行检查和治疗。告知患者在其本人和性伴完成治疗前禁止性行为。

治疗上急性期不宜做肠镜检查，以免刺激直肠，患者需卧床休息，有条件最好根据药敏试验结果选择敏感抗生素。注意多重病原体感染，一般应同时用抗沙眼衣原体的药物或常规检测有无沙眼衣原体感染，也应做梅毒血清学检测及HIV检测。

1. 药物治疗 头孢曲松钠1g，肌内注射或静脉给药，单次给药；或大观霉素2g，肌内注射，单次给药；替代方案：头孢噻肟1g，肌内注射，单次给药，或其他第3代头孢菌素类。

近年来，在多地出现对广谱头孢菌素敏感性下降和耐药的淋球菌，因此需注意耐药菌株感染，及时调整治疗方案。对推荐剂量头孢曲松治疗失败的患者，需甄别为再感染或治疗失败，尽可能获得药敏试验数据，对于治疗失败者可增加剂量再次治疗。也有专家推荐使用庆大霉素24万U肌内注射，单次给药。

2. 手术治疗

（1）脓肿切开引流：当有脓肿形成时，患者需要手术。作用是治疗无法自行吸收的脓肿，使脓液可以排出，从而消除疼痛，也可以预防脓肿形成后进一步的扩散。如果脓肿形成瘘管，需在淋菌性直肠炎治愈后进行手术切除。

（2）扩肛治疗：扩肛就是扩大肛门，扩大肛门的作用是可以刺激排便，减轻排便不畅的症状。医生需在麻醉状态下用示指或器械扩张患者的肛门。

判断治愈的标准是在治疗结束后2周内，症状和体征完全消失，接受治疗后5～7天在患病部位取材涂片和培养检测结果呈阴性者。

九、预　　防

首先要进行社会一级预防，加强性病防治宣传教育，提倡洁身自爱，不搞性乱。早期发现患者，及时给予治疗。可在高危人群中进行筛查，以及追踪患者的传染源及接触者。还要加强对患者的管理，如对患者的衣物、床单等进行煮沸消毒，对浴盆、便器等用消毒剂消毒。个人防护时使用安全套或安全套与杀精剂合用。一般不主张系统用抗生素，因为可发生菌株耐药及抗生素过敏等问题。

（张　猛　徐学刚）

第三节　梅　　毒

一、历　　史

关于梅毒的最早记录可以追溯至15世纪90年代的欧洲，关于它的起源主要有旧大陆学说和美洲起源学说两种，目前更多学者认可美洲起源学说，认为哥伦布发现新大陆时，同行的水手们将梅毒带回欧洲。在中国，梅毒的来源主要认为于15世纪末至16世纪初，由葡萄牙人带入广州，进而由南向北蔓延。1905年，皮肤科医生埃里希·霍夫曼（Erich Hoffmann）和动物学家弗里茨·绍丁（Fritz Schaudinn）确定梅毒的病原体是梅毒螺旋体。1945年，青霉素开始成为一种有效的治疗梅毒的手段。

二、流行病学

2012年全球约有1770万15～49岁的人感染梅毒，每年约有560万新病例，20～39岁的性活跃人群是高发群体。总体来说，低收入国家的患病率要高于高收入国家的患病率。与男性发生性关系的男性，尤其是艾滋病合并感染者，其梅毒的发病率高于普通人群。

三、病因与发病机制

梅毒的病原体是梅毒螺旋体，对于梅毒的发病机制尚不十分明确。

四、分　　类

梅毒可分为先天性梅毒和获得性梅毒。先天性梅毒又称为胎传梅毒，母亲患有梅毒，病原体在母体内通过胎盘感染胎儿，可引起死胎和早产；获得性梅毒又称为后天性梅毒，是指在生活中因为各种原因而感染，而不是通过母体而感染。获得性梅毒根据时期还可分为早期梅毒和晚期梅毒。

1. 早期梅毒（病期<2年）

（1）一期梅毒：常在感染后2～3周开始发病。

（2）二期梅毒：在感染9～12周后发病。

（3）早期潜伏梅毒：有梅毒感染史，没有临床症状，感染期限在2年以内。

2. 晚期梅毒（一般病期＞2年）

（1）三期梅毒：一、二期梅毒未经治疗或治疗不充分，可发展为三期梅毒。此期除有皮肤黏膜损害外，还可发生骨梅毒、心血管梅毒、神经梅毒、眼梅毒。

（2）晚期潜伏梅毒：感染期＞2年，晚期梅毒未经处理可发展为三期梅毒。

五、临床表现

1. 一期梅毒 典型的临床表现是硬下疳，出现在梅毒螺旋体入侵的部位，大多为生殖器，也可为口咽部和宫颈。同性恋男性常见于肛门或直肠。硬下疳开始为红斑，很快破溃形成溃疡，直径为1～2cm（图23-3-1）。硬下疳有如下特点：

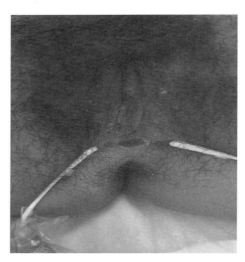

图23-3-1 梅毒硬下疳
扫封底二维码获取彩图

（1）质硬如软骨。

（2）无疼痛或有触痛。

（3）随之而来可有局部淋巴结肿大。

（4）经治疗1～2周可消退，不经治疗3～8周也可消退，愈后不留瘢痕。

（5）传染性极强。

2. 二期梅毒 硬下疳出现后6～8周，梅毒螺旋体经过血行和淋巴管播散出现全身表现，此期传染性强。前驱症状类似流感，如发热、肌肉关节酸痛等。

梅毒疹是此期最常见的表现，高达80%的患者有丘疹、斑丘疹、斑块等形态、大小各异的皮损，颜色呈粉红色或深红色，可有鳞屑，不痒或轻微瘙痒，皮损部位广泛，周身皆可出现（图23-3-2）。在黏膜部位可表现为浅溃疡，上覆灰白色的渗出物。在肛周部位可表现为扁平湿疣（图23-3-3）。其他临床表现还包括梅毒性脱发，较少见，主要发生在枕部，可再生。

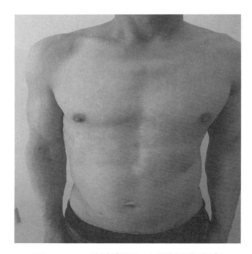

图23-3-2 梅毒躯干、四肢部位斑疹
扫封底二维码获取彩图

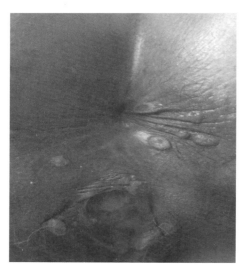

图23-3-3 肛周扁平湿疣
扫封底二维码获取彩图

此期较少发生恶性梅毒。如不经治疗，3～12周后皮损可自然消退，转为潜伏梅毒，但容易复发。潜伏梅毒再经历2～20年，如未复发也可痊愈，部分人转为三期梅毒。

3. 三期梅毒 可有多种临床表现，累及皮肤、骨、神经、心血管等。最常见的是树胶样肿，开始时为皮下小硬结，逐渐增大，直径可达4～5cm，中心软化发生深溃疡，破坏性大，侵犯鼻骨可表现为马鞍鼻。

神经梅毒可表现为脑膜炎、麻痹性痴呆、视神经萎缩等神经系统症状。心血管梅毒主要为梅毒螺旋体侵犯主动脉壁，发生动脉内膜炎所致，可并发二尖瓣关闭不全、主动脉瘤等。

4. 先天性梅毒 先天性梅毒新生儿通常为早产儿，发育差、皮肤松弛，貌似老人，烦躁不安。无硬下疳，出生时即可在手足等部位出现各种类型的皮疹，如二期梅毒的表现，晚期可出现桑葚齿、马鞍鼻等畸形表现。也可转变为先天性潜伏梅毒，无临床症状，梅毒血清反应阳性，脑脊液正常，年龄＜2岁为早期先天性潜伏梅毒，年龄＞2岁为晚期先天性潜伏梅毒。

六、辅 助 检 查

1. 暗视野显微镜检查 采集皮损渗出液，镜下可查到梅毒螺旋体，但检出率低，适用于一期梅毒硬下疳患者，且一次检出阴性不能排除梅毒诊断。

2. 梅毒血清学试验

（1）非螺旋体试验：适用于筛查和疗效评估，如RPR、TRUST试验，用来检测心磷脂抗体。人体感染梅毒螺旋体后会产生非特异性的梅毒抗体，即心磷脂抗体。非螺旋体试验的定性试验适用于筛查，而定量试验可以检测抗体滴度，抗体滴度下降4倍提示治疗有效。

（2）梅毒螺旋体抗原血清试验：非螺旋体试验阳性需特异性的螺旋体试验，如TPPA、TPHA、FTA-ABS确诊，其特异性高，为证实试验，通常在感染后4周即可测得。

七、诊 断

根据临床表现和实验室检查可确诊。

潜伏梅毒：无临床表现，螺旋体试验呈阳性，非螺旋体试验呈阳性或阴性。

一期梅毒：在硬下疳分泌物的暗视野显微镜检查中发现梅毒螺旋体。

二期梅毒：在皮损血清渗出液的暗视野显微镜检查中可发现螺旋体，血清学水平非螺旋体试验和螺旋体试验均呈阳性。

三期梅毒：病程＞2年，有临床表现，血清学试验阳性。神经梅毒需依赖脑脊液特异性抗梅毒螺旋体抗体检查。

八、鉴 别 诊 断

一期梅毒硬下疳需和其他引起生殖器溃疡的疾病相鉴别，如生殖器疱疹、软下疳、白塞病等。二期梅毒的皮肤表现需与玫瑰糠疹、银屑病、药疹等相鉴别；黏膜改变需和白塞病、扁平苔藓、阿弗他溃疡等相鉴别。

九、治 疗

青霉素是各期梅毒的首选治疗药物，目前尚未发现梅毒螺旋体对青霉素耐药。苄星青霉素是一种长效青霉素，其推荐剂量可在体内维持杀梅毒螺旋体浓度达3～4周，因此被推荐为首选，见表23-3-1。

表23-3-1 梅毒的治疗

项目	首选治疗方案	如青霉素过敏可选
早期梅毒	苄星青霉素240万U，分两侧臀部肌内注射1次	多西环素200mg，2次/天口服，共15天
晚期梅毒	苄星青霉素240万U，分两侧臀部肌内注射3周，每周1次	多西环素200mg，2次/天口服，共30天
神经梅毒	水剂青霉素G每天2400万U（分6次），连续静脉滴注14天；继以苄星青霉素240万U，分两侧臀部肌内注射3周，每周1次	头孢曲松2g，每天1次静脉滴注，共10～14天
妊娠期梅毒	苄星青霉素240万U，分两侧臀部肌内注射3周，每周1次	阿奇霉素500mg口服，每天1次，共10天；或头孢曲松250～500mg，每天1次，肌内注射，共10天
同时有HIV感染者	抗神经梅素治疗	
先天性梅毒	水剂青霉素G 5万U/kg，连续10天	红霉素每天7.5～12.5mg/kg，分4次口服，连服30天

（侯雨竹 徐学刚）

第四节 艾 滋 病

一、历 史

艾滋病即获得性免疫缺陷综合征（acquired immunodeficiency syndrome，AIDS），是由人类免疫缺陷病毒（human immunodeficiency virus，HIV）感染引起的以严重免疫缺陷为主要特征的性传播疾病。1981年，美国科学家首次报道了男性同性恋中与细胞免疫功能降低相关的耶氏肺孢子虫肺炎、卡波西肉瘤和慢性溃疡性单纯疱疹病毒感染的病例。随后，此类疾病被命名为获得性免疫缺陷综合征。2年后，该疾病致病的亲T淋巴细胞逆转录病毒被发现，并被命名为人类免疫缺陷病毒，且证实了与来自非人类灵长类动物的非洲人畜共患病的同源性。艾滋病的传播速度快、病死率高，目前尚无有效的治愈方法，成为人类主要的致死性传染病之一。

二、流 行 病 学

HIV感染/艾滋病呈世界性流行，一直是21世纪全球最具挑战的公共卫生问题，艾滋病发病人数逐年增加。

三、病因与发病机制

（一）HIV的结构及基因构成

根据血清学分型，HIV可分为Ⅰ型（HIV-1）和Ⅱ型（HIV-2），其中HIV-1是艾滋病的主要流行型，HIV-2主要在非洲的少数国家呈局限性流行。

（二）发病机制

HIV在人体细胞的感染过程包括：①吸附、膜融合及穿入；②反转录、入核及整合；③转录及翻译；④装配、成熟及出芽。

四、传 播 途 径

艾滋病患者与HIV感染者是本病的传染源，其传播途径主要有以下三种。

1. 性接触传播 最常见的途径是性活动时，HIV感染者将带有HIV的精液、阴道分泌液、血液传播给对方，造成HIV播散。特别是经肛门性行为，因通常伴有黏膜创伤而使HIV传播的危险率大大升高。

2. 经血液传播 包括输血、输入血液制品；接受器官移植；与静脉药瘾者共用注射器或被HIV感染的针头刺伤皮肤。

3. 母婴传播 HIV-1感染的母亲通过宫内感染、产道分娩、产后母乳喂养等途径传播给新生儿。

五、临床表现与分期

根据HIV感染后临床表现及症状、体征，HIV感染的全过程可分为急性感染期、无症状感染期和艾滋病期。

（一）急性感染期

通常发生在初次感染HIV后2～4周。部分感染者出现HIV病毒血症和免疫系统急性损伤所产生的临床表现。其中以发热最为常见，可伴有咽痛、盗汗、恶心、呕吐、腹泻、皮疹、关节疼痛、淋巴结肿大及神经系统症状。大多数患者的临床症状轻微，持续1～3周后缓解。

由于HIV主要侵犯$CD4^+$ T淋巴细胞，因此部分患者出现$CD4^+$ T淋巴细胞计数一过性减少，$CD4^+/CD8^+$ T淋巴细胞比值亦可倒置。此期在血液中可检出HIV-RNA和p24抗原，而HIV抗体则在感染后2周左右出现，这一时期又称为窗口期。

（二）无症状感染期

可由原发HIV感染或急性感染症状消失后延伸而进入此期，短至数月，长至20年，平均8～10年。在无症状感染期，$CD4^+$ T淋巴细胞计数逐渐下降，但基本维持在正常范围内，$CD4^+/CD8^+$比值正常，血清抗HIV抗体阳性。机体正常的免疫功能能有效地抑制HIV的复制，以致临床症状不明显，可出现淋巴结肿大等症状或体征，但一般不易引起重视。

（三）艾滋病期

本期为感染HIV后的最终阶段。HIV血浆病毒载量明显升高，患者$CD4^+$T淋巴细胞计数＜200个/μl，$CD4^+$/$CD8^+$T淋巴细胞比值倒置。临床表现为发热、腹泻、体重下降、全身浅表淋巴结肿大，常合并各种机会性感染（如口腔念珠菌感染、肺孢子菌肺炎、巨细胞病毒感染、隐球菌脑膜炎等）和肿瘤（如卡波西肉瘤、淋巴瘤等）。部分患者表现为神经精神症状，如记忆力减退、精神淡漠、性格改变、头痛、癫痫及痴呆等。肺孢子菌肺炎或中枢神经系统感染是多数艾滋病患者死亡的直接原因。未经治疗者在进入此期后的平均生存期为12～18个月。

（四）HIV感染的肛肠及肛周表现

1. 非感染性肛肠及肛周损害 肛门内和直肠下部的上皮细胞从解剖与生理的角度来说相当脆弱，更容易在经肛门性交过程中破裂出血，在感染HIV的同时易合并肛管直肠溃疡、肛裂，若肛管直肠溃疡经久不愈，同时因免疫力低下，腹泻或局部清洁不够，极易发生感染导致肛周脓肿、肛瘘。

2. 感染性肛肠及肛周损害 患者感染HIV后免疫力逐渐被破坏，常易被胃肠道细菌、真菌、病毒和原虫等感染。

（1）单纯疱疹：常复发频繁，初始表现为肛周瘙痒或疼痛，肛周皮肤出现红斑，上覆集簇性小水疱，部分迁延形成深浅不等的溃疡，可伴有腹股沟淋巴结肿大、疼痛。感染单纯疱疹病毒的艾滋病患者常合并溃疡性结直肠炎，尤其是直肠，表现为严重的里急后重、黏液血便，并对阿昔洛韦等抗病毒药物反应不佳。

（2）念珠菌病：口腔念珠菌病（鹅口疮）对HIV感染者来说是最常见的机会性感染，约95%的患者患过此病。念珠菌感染也可见于肛周和直肠区域，以带有白色渗出物的红斑性溃疡和卫星病变为特征。

（3）隐孢子球虫肠病：隐孢子球虫感染是导致艾滋病患者死亡的常见原因之一。以持久性剧烈腹泻为主要症状，一般呈水样腹泻伴腹痛，常持续数日，导致体重急剧下降。肠镜下见结直肠及回肠有不同程度的弥漫性充血、水肿、糜烂、

多发性点状溃疡，溃疡形态各异。

（4）疣：男性同性恋患者的肛周、直肠常有尖锐湿疣。在HIV血浆病毒载量高的患者中，HPV持续感染和HPV相关病变增加，通过与HPV细胞的直接相互作用，HIV可加重HPV引起的病变。

3. 肛门恶性肿瘤 肛门部常见的恶性肿瘤有卡波西肉瘤、非霍奇金淋巴瘤、肛门癌等。

（1）卡波西肉瘤：是艾滋病患者常见的恶性肿瘤，全身任何器官均可受累。肠道卡波西肉瘤的临床表现较为隐匿，最常见的症状为黑便、梗阻、穿孔或肠黏膜囊肿形成等。本病主要依赖于内镜检查，典型表现为隆起、无蒂的深红色结节，直径数毫米到数厘米不等，多数有特征性"草莓样"表现，少数黏膜表面呈斑片状损害，较大的肿瘤中央可有凹陷和溃疡。

（2）非霍奇金淋巴瘤：病变主要累及胃和结肠，常伴有全身淋巴结病变。患者常有腹泻、咽痛、低热、肌痛、乏力、周围淋巴结肿大及脾大等症状。

（3）肛门癌：临床表现有局部出血、疼痛、肿块、排便习惯改变、排便困难等。有研究认为HIV相关性肛门癌的发病率较普通人群的发病率要高2～3倍，这可能与性传播感染HIV患者中经肛门性交的比例比普通人群高有关，同时也与HPV感染密切相关。肛门镜、结肠镜等有助于肛门癌的诊断。

六、辅 助 检 查

本病诊断需结合流行病学史（包括不安全性生活史、静脉注射毒品史、输入未经HIV抗体检测的血液或血液制品、HIV抗体阳性者所生子女或职业暴露史等），临床表现及实验室检查来确立，其中以后者最为重要，包括HIV检测、患者免疫功能检测及相关病原微生物检测等。

1. HIV检测 包括病毒分离培养、抗体检测、抗原检测、病毒核酸检测、病毒载量检测。我国现阶段HIV实验室检测主要为HIV抗体检测，在HIV抗体初筛试验阳性后再做确证试验，确证试验阳性者才能确定为HIV感染。HIV抗体初筛试验包括酶联免疫吸附试验、凝胶颗粒凝集试验、免疫荧光法、免疫酶法、乳胶凝集试验等；HIV抗体确证试验采用蛋白印迹法。

2. 免疫缺陷的实验室检查

（1）外周血淋巴细胞计数：作为HIV感染病情进展的衡量标志之一，并按计数结果分为3组，即 $\geqslant 2\times 10^9/L$，$(1\sim 2)\times 10^9/L$ 和 $<1\times 10^9/L$。

（2）$CD4^+$ T淋巴细胞计数：血液中 $CD4^+$ 淋巴细胞测定是衡量机体免疫功能的一个重要指标，根据 $CD4^+$ 细胞数目将HIV感染分为3组，即 $\geqslant 0.5\times 10^9/L$，$(0.2\sim 0.5)\times 10^9/L$ 和 $<0.2\times 10^9/L$。

（3）$CD4^+/CD8^+$ T淋巴细胞比值<1，主要为 $CD4^+$ T淋巴细胞减少所致。

（4）β_2 微球蛋白测定：艾滋病患者的该指标明显升高。

3. 机会致病菌感染的病原微生物检查 几乎每例艾滋病患者都至少有一种机会致病菌感染，应该根据临床表现进行相应的病原微生物检查。

七、诊断标准

1. 急性HIV感染期诊断标准 患者半年内有流行病学史或急性HIV感染综合征，HIV抗体筛查试验阳性和HIV补充试验阳性。

2. 无症状感染期诊断标准 有流行病学史，结合HIV抗体阳性即可诊断。对无明确流行病学史但符合实验室诊断标准的即可诊断。

3. 艾滋病期诊断标准 有流行病学史、实验室检查HIV抗体阳性，加下述各项中的任何一项，即可诊断为艾滋病。或者HIV抗体阳性，而 $CD4^+$ T淋巴细胞数<200个/μl也可诊断为艾滋病。

（1）不明原因的持续不规则发热达38℃，超过1个月。

（2）近期内（3～6个月）体重减轻达10%以上。

（3）持续腹泻（每天3～5次）超过1个月。

（4）肺孢子菌肺炎。

（5）卡波西肉瘤。

（6）明显的真菌或其他条件致病菌感染。

（7）中青年人出现痴呆、辨别能力丧失或运动神经功能障碍。

八、鉴别诊断

1. 与持续发热疾病相鉴别 在临床上经多种认真检查未发现病因、持续3周体温超过38.3℃称为不明原因发热。对这类患者最重要的是应认真排除各种感染，特别是隐藏较深的感染，如感染性心内膜炎等。

2. 与其他引起淋巴结肿大的疾病相鉴别 包括传染性单核细胞增多症、淋巴瘤等。但应注意，艾滋病患者常并发传染性单核细胞增多症及各种肿瘤。

3. 与结核等慢性消耗性疾病相鉴别 由于HIV感染极易合并结核，因此对结核患者应注意排查有无HIV感染的流行病史。艾滋病患者合并结核除症状可多变外，治疗亦较单纯结核病困难，故要求临床上应对合并感染的情况做出明确诊断。

4. 与其他肛周疾病相鉴别 艾滋病患者肛周及结直肠可以出现各种病变，应注意与痔、结直肠肿瘤、息肉、炎症性肠病等相鉴别。同时，对于艾滋病患者，应注意排查肠道肿瘤及各类微生物感染引起的肠病。

5. 与其他性病相鉴别 性病与HIV的感染人群和传播途径相似，且共同感染人数也日渐增多，常见的性病有梅毒、淋病、尖锐湿疣等，可以通过实验室检查及查体等相鉴别。

九、治　疗

（一）抗HIV治疗

抗HIV治疗能阻止HIV在体内复制、繁殖。

1. 核苷类反转录酶抑制剂（nucleoside reverse transcriptase inhibitor，NRTI） 如齐多夫定、去羟肌苷、扎西他滨等。

2. 非核苷类反转录酶抑制剂（non-nucleoside reverse transcriptase inhibitor，NNRTI） 如奈韦拉平、地拉韦定等。

3. 蛋白酶抑制剂（proteinase inhibitor，PI） 如沙奎那韦、英地那韦、瑞托那韦等。

4. 融合酶抑制剂 如T-20。

5. 整合酶链转移抑制剂（integrase strand transfer inhibitor，INSTI） 如拉替拉韦、多替拉韦等。

6. 膜融合抑制剂（fusion inhibitor，FI） 如艾博韦泰。

1996年何大一提出"鸡尾酒"式混合疗法，也称高效抗反转录病毒治疗法，即采用蛋白酶抑制剂与反转录酶抑制剂联合治疗，取得了良好疗效。目前基本倾向联合用药，联合治疗药物选择的标准：①经证实有效；②协同作用；③无交叉耐受；④无蓄积毒性；⑤应用实用性。

（二）免疫调节治疗

免疫调节治疗可使用α干扰素、IL-2、静脉注射免疫球蛋白、粒细胞-巨噬细胞集落刺激因子及粒细胞集落刺激因子等。

（三）机会性感染的治疗

针对病原微生物采用相应敏感药物进行治疗。

（四）肛周疾病的治疗

1. 肛管直肠溃疡、肛裂、肛周脓肿、肛瘘 遵循先保守治疗的原则，如便血严重或肛周严重感染等急症需要手术者，手术原则如下：对于CD4$^+$T淋巴细胞计数正常，可以耐受手术者，可以积极给予手术治疗；对于CD4$^+$T淋巴细胞计数 < 200/μl者，这类患者的免疫力及营养状况较差，创伤性较大的治疗方法极易导致多菌种感染，主张采用无创或微创手术；对于CD4$^+$T淋巴细胞计数 > 400/μl者，应持积极态度；对于CD4$^+$T淋巴细胞计数为（200～400）/μl者，应视患者的营养状况，相应采取较为积极的措施。对脓肿患者行切开引流术时要尽量做到引流通畅，选用敏感抗生素治疗。

2. 各类微生物感染引起的肠病 临床使用各种敏感度高的抗真菌、抗病毒药物进行治疗，同时给予补液、止泻、免疫增强等支持疗法。隐孢子虫病一旦感染，无特效药，死亡率较高。一旦发现阿米巴原虫感染，应立即治疗。

3. 疣 治疗以激光、冷冻、微波等为主，同时给予药物局部外用和免疫调节治疗。大的或环状损害治疗则比较困难，可能需要手术切除，很容易出现直肠狭窄和疼痛等副作用。

4. 肛门恶性肿瘤 艾滋病相关性肛门癌重在预防，如避免不洁性交、不吸毒，严格预防医源性传播等。

（1）首选手术治疗，行根治性切除术；其次可考虑放疗、化疗及中医中药等治疗。

（2）一般治疗，包括提高患者的免疫功能、加强营养、支持治疗等。

（3）抗病毒治疗：联合应用两种或两种以上的不同的抗病毒药物进行治疗，即鸡尾酒疗法，其治疗艾滋病已经取得了一定效果。

十、预　防

艾滋病目前还不能治愈，疫苗研究尚未成功，因此预防的关键在于改变高危行为。

（1）普及艾滋病的预防知识。

（2）确保安全的血液供应，防止经血液制品传播HIV。

（3）禁止静脉药物依赖者共用注射器、针头。

（4）HIV感染的女性应避免妊娠，出生婴儿应避免母乳喂养。

（5）提倡安全性行为，推广使用避孕套，避免肛交。

（6）防止医源性感染，应用一次性注射器，严格执行消毒制度。

（于承仟　徐学刚）

第五节　性病性淋巴肉芽肿

一、历　史

性病性淋巴肉芽肿又称第四性病，是由沙眼衣原体引起的性传播性系统性疾病。1833年Wallace在非洲和亚洲的热带与亚热带地区发现本病，并首先作了描述。直到1913年，由Durand、Niclas和Favre对本病确立了明确的概念，并认识到此病是由性接触引起的。

二、流行病学

在热带和亚热带地区，本病的发病率相对较高，更多见于男性，在我国较少见。本病几乎都是通过性接触传染的，好发年龄为25岁左右，男性更多见，性服务工作者和男同性恋者是主要传染源，经济收入低、文化教育差、性关系紊乱是本病的高危因素。

三、病因与发病机制

本病的病原体是L1、L2、L3三种血清型的沙眼衣原体，其侵袭能力较其他血清型的沙眼衣原体强。性接触传播是本病的主要传播途径，病原体入侵皮肤黏膜后造成局部淋巴结炎症，并可通过淋巴管累及邻近脏器。

四、分　类

本病根据病程可分为早、中、晚三期，具体表现将在"临床表现"中详述。

五、临床表现

早期：潜伏期3～12天，有时可能长达30天。初疮表现为病原体入侵部位的无痛性小疱疹或浅溃疡，直径为1～6mm，不易被发现，自愈后可不留痕迹。男性多见于阴茎头、冠状沟；女性多见于阴唇、阴道壁。

中期：常发生在初疮后的2～6周，表现为单侧或双侧腹股沟淋巴结肿大，肿大的淋巴结可粘连成片，坚韧的腹股沟韧带将肿大的淋巴结团上下分开，使之两侧隆起，中央凹陷，产生一长条形沟槽，称为槽形征。还可存在肛门直肠综合征，表现为直肠炎或类似结直肠炎的症状，小便时疼痛，直肠出血，大便时疼痛，腹痛，里急后重。在此阶段还可能会出现全身症状，如头痛和发热。通过口交感染的人可能会发生口腔损害。

晚期：如果不及时治疗会发生淋巴结坏死、肛门生殖器纤维化狭窄、肛瘘和生殖器官象皮肿。

六、辅助检查

1. 血清学检查　补体结合试验用来检测人血清当中的衣原体抗体；微量免疫荧光检查可用来鉴别L1、L2、L3血清型和其他血清型。

2. 沙眼衣原体检测　可对生殖器、直肠和淋巴结标本进行细胞培养、PCR扩增或直接免疫荧光的方法对标本中的沙眼衣原体进行检测。

3. 组织病理检查　初疮是非特异性改变，其坏死区周围有上皮样细胞及富浆细胞的肉芽组织。淋巴结的变化可以高度提示本病，主要由分散的上皮样细胞岛组成，随着上皮样细胞岛增大和坏死，形成特有的星状脓肿，其中包含中性粒细胞，绕以上皮样细胞及浆细胞的慢性肉芽组织，切片中不能发现衣原体。

七、诊　断

结合病史和腹股沟淋巴结肿大的体征可考虑本病，确诊需结合实验室检测，目前应用PCR扩增技术对皮损组织中的衣原体特异性DNA进行检测是首选方法。

八、鉴别诊断

（1）梅毒：腹股沟淋巴结通常无触痛，暗视野显微镜下可找到梅毒螺旋体。

（2）腹股沟肉芽肿：病原体为肉芽肿荚膜杆菌，涂片或活检标本内可见Donovan小体。

（3）HIV、淋巴瘤等可引起全身性淋巴结肿大的疾病，也需进行鉴别。

（4）其他晚期病变：需与皮肤肿瘤、丝虫病、直肠癌及炎症性直肠疾病相鉴别。

九、治　疗

抗生素治疗可治愈，推荐多西环素（或米诺环素）100mg，每天2次口服，共3周；也可用红霉素500mg，每天4次口服，共3周。如腹股沟淋巴结炎症较重，以及邻位器官受损可行手术治疗。患者的性伴侣应同样接受治疗。

治疗后1年内每3个月随访一次，检测抗体滴度，如临床出现反复，滴度上升4倍以上，应予以复治。如有化脓波动的淋巴结，应用针筒穿刺抽去脓液，严禁切开引流。如出现直肠狭窄可做扩张术后部分切除术。严重者和象皮肿患者应做外科手术治疗。

（侯雨竹　徐学刚）

参 考 文 献

李明远，徐志凯，2015. 医学微生物学. 第 3 版. 北京：人民卫生出版社.

王千秋，刘全忠，徐金华，等，2020. 梅毒，淋病和生殖道沙眼衣原体感染诊疗指南（2020 年）. 中华皮肤科杂志，53（3）：168-179.

吴尊友，2018. 我国艾滋病经性传播新特征与防治面临的挑战. 中华流行病学杂志，39（6）：707-709.

严进，康雨龙，管甲生，2015. HIV/AIDS 的相关肛肠疾病研究进展. 结直肠肛门外科，21（1）：70-72.

岳晓丽，龚向东，李婧，等，2020. 2015—2019 年中国淋病流行趋势与特征. 中华皮肤科杂志，53（10）：769-773.

张耕勤，1997. 性病防治手册. 西安：世界图书出版西安分公司.

张学军，2013. 皮肤性病学. 北京：人民卫生出版社.

张学军，郑捷，2018. 皮肤性病学. 第 9 版. 北京：人民卫生出版社.

赵辨，2001. 临床皮肤病学. 南京：江苏科学技术出版社.

赵辨，2009. 中国临床皮肤病学. 南京：江苏科学技术出版社.

中国疾病预防控制中心性病控制中心，2008. 性传播疾病临床诊疗指南（节选 2）. 国际流行病学传染病学杂志，35（5）：289-294.

中华医学会感染病学分会艾滋病丙型肝炎学组，中国疾病预防控制中心，2019. 中国艾滋病诊疗指南（2018 版）. 新发传染病电子杂志，4（2）：65-84.

Bolognia JL，Jorizzo JL，Rapini RP，2015. 皮肤病学. 第 2 版. 朱学骏，王宝玺，孙建方，等，译. 北京：北京大学出版社.

Bolognia JL，Schafer JV，Cerroni L，2019. 皮肤病学. 第 4 版. 朱学骏，王宝玺，孙建方，等，译. 北京：北京大学医学出版社.

Bolognia JL，Schaffer JV，Cerroni L，2018. Dermatology. 4th Edition. Amsterdam：Elsevier.

Chan PA，Robinette A，Montgomery M，et al，2016. Extragenital infections caused by chlamydia trachomatis and neisseria gonorrhoeae：a review of the literature. Infect Dis Obstet Gynecol，2016：5758387.

Craib KJ，Meddings DR，Strathdee SA，et al，1995. Rectal gonorrhoea as an independent risk factor for HIV infection in a cohort of homosexual men. Genitourin Med，71（3）：150-154.

de Vries HJC，Zingoni A，White JA，et al，2014. 2013 European Guideline on the management of proctitis, proctocolitis and enteritis caused by sexually transmissible pathogens. Int J STD AIDS，25（7）：465-474.

He CC，Sun YZ，Qi RQ，2020. Successful treatment of perianal warts in children with local hyperthermia：a case report. Dermatol Ther，33（4）：e13634.

Hyder JW，MacKeigan JM，1988. Anorectal and colonic disease and the immunocompromised host. Dis Colon Rectum，31（12）：971-976.

Javanbakht M，Gorbach P，Stirland A，et al，2012. Prevalence and correlates of rectal Chlamydia and gonorrhea among female clients at sexually transmitted disease clinics. Sex Transm Dis，39（12）：917-922.

Juckett G，Hartman-Adams H，2010. Human papillomavirus：clinical manifestations and prevention. Am Fam Physician，82（10）：1209-1213.

Kent CK，Chaw JK，Wong W，et al，2005. Prevalence of rectal，urethral，and pharyngeal chlamydia and gonorrhea detected in 2 clinical settings among men who have sex with men：San Francisco，California，2003. Clin Infect Dis，41（1）：67-74.

Klein EJ，Fisher LS，Chow AW，et al，1977. Anorectal gonococcal infection. Ann Intern Med，86（3）：340-346.

McKinzie J，2001. Sexually transmitted diseases. Emerg Med Clin North Am，19（3）：723-743.

Patton ME，Kidd S，Llata E，et al，2014. Extragenital gonorrhea and chlamydia testing and infection among men who have sex with men-STD Surveillance Network，United States，2010-2012. Clin Infect Dis，58（11）：1564-1570.

Schachter J，Moncada J，Liska S，et al，2008. Nucleic acid amplification tests in the diagnosis of chlamydial and gonococcal infections of the oropharynx and rectum in men who have sex with men. Sex Transm Dis，35（7）：637-642.

Stansfield VA，1980. Diagnosis and management of anorectal gonorrhoea in women. Br J Vener Dis，56（5）：319-321.

von Krogh G，Lacey CJ，Gross G，et al，2000. European course on HPV associated pathology：guidelines for primary care physicians for the diagnosis and management of anogenital warts. Sex Transm Infect，76（3）：162-168.

Wikström A，Hedblad MA，Johansson B，et al，1992. The acetic acid test in evaluation of subclinical genital papillomavirus infection：a comparative study on penoscopy，histopathology，virology and scanning electron microscopy findings. Genitourin Med，68（2）：90-99.

Workowski KA，Bolan GA，Centers for Disease Control and Prevention，2015. Sexually transmitted diseases treatment guidelines，2015. MMWR Recomm Rep，64（RR-03）：1-137.

第 24 章 先天性肛门直肠疾病

第一节 先天性肛门直肠狭窄

先天性肛门直肠狭窄（congenital anorectal stenosis）是因胚胎发育异常，致使肛门肛管、直肠腔道狭窄（图24-1-1），男女均可见，表现为排便不畅、便条变细，甚或排便障碍、便时便后疼痛、大便带血、腹胀坠痛等症状。

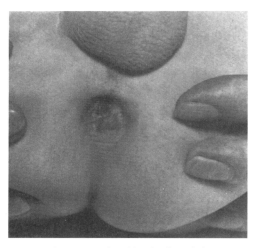

图24-1-1　先天性肛门直肠狭窄

一、历　　史

肛门直肠狭窄属于肛门直肠畸形的一种类型。由先天不足或外伤误治所导致，属于中医学的"谷道狭窄""大便艰难""大便秘结"等范畴。关于肛门直肠狭窄的单独临床报道较少。

二、流行病学

我国的先天性缺陷畸形的发生率有逐年上升的趋势，据国家医院出生缺陷数据统计，其增长幅度高达70.9%。其中，先天性肛门直肠狭窄表现为肛管结构的直肠肛门畸形，相关临床报道极少，在全部肛门直肠畸形中仅占1.5%。

三、病因与发病机制

该病的具体发病原因不明。

四、分　　类

1. 按狭窄程度分类

（1）轻度狭窄：病变累及肛门和肛管的一部分，成人肛门直径为1.5～2.0cm，但示指尚可通过肛管。

（2）中度狭窄：病变累及肛门和肛管半周，成人肛门直径为1.0～1.5cm，示指不能通过肛管。

（3）重度狭窄：病变累及肛门和肛管全周，成人肛门直径在1.0cm以下，小指不能进入肛管。

2. 按狭窄部位分类

（1）肛门狭窄：属低位狭窄，其狭窄的部位多见于肛管或肛门口，范围短，呈环形，又称肛门膜状狭窄。

（2）肛管狭窄：属低位狭窄，整个肛管口径都窄小，狭窄段呈管状。

（3）肛管直肠交界处狭窄：属中位狭窄，肛管直肠发育基本正常，但肛管皮肤与直肠黏膜连接处有一环状或线状的索带。

（4）直肠狭窄：属高位狭窄，多位于直肠壶腹上部，呈环状或管状。

（5）肛管直肠狭窄：多波及肛门口至直肠下段数厘米，呈管状，狭窄直肠多已通过耻骨直肠肌环，其起始部位常位于肌环处，因此也多属于高位狭窄。

3. 按狭窄的形态分类（图24-1-2）

（1）环形狭窄：直肠腔由周围向内缩小，成一环形，直肠纵径＜2cm，较多见。

（2）管状狭窄：狭窄构成一圈，呈管状，直肠纵径＞2cm，较少见。

（3）线状狭窄：狭窄位置表浅或仅累及肛管直肠的一部分，呈半环形，不构成环状，较多见。

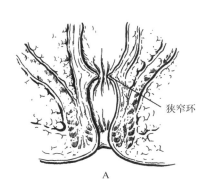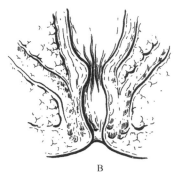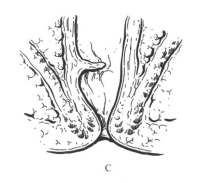

图24-1-2 狭窄形态分类

A.环形狭窄；B.管状狭窄；C.线状狭窄

五、临床表现

先天性肛门直肠狭窄的临床表现往往因狭窄的轻重和就诊是否及时而表现各异。对比观察可见患者肛门较正常人狭小，甚至仅有一小孔，连成人尿管也无法插入。中、高位狭窄的患者，肛门外观可无明显异常，但直肠指诊时小指亦不能通过狭窄段。较为严重的狭窄者在出生后即有排便困难，表现为排便时努挣、啼哭，并且可在数日至数月出现低位肠梗阻的征象。而较轻度的狭窄者也可以正常排出稀软便，或仅在大便成形时出现排便费力的表现，或粪便成细条形、经常性便秘，甚或发生粪便嵌塞。也有直到成年才因长期排便困难而就诊者。长期排便不畅可引起患者近端直肠、结肠逐渐扩大而导致继发性巨直结肠症。

六、辅 助 检 查

1. 直肠指诊 对患者肛门进行视诊、指诊时即可发现狭窄的肛门。若为中、高位狭窄，可能虽然患者肛门外观正常，但直肠指诊时，医生小指不能伸入患者肛门或伸入困难，或在直肠内可扪到狭窄，有的呈环形，有的呈线状或管状狭窄。有时患者过于焦虑或肛管过于疼痛而无法进行充分的检查，在这种情况下，可以进行麻醉以对肛

管进行适当的检查。值得指出的是，对婴幼儿进行直肠指诊往往被认为是可能存在损伤的操作，但是在临床上直肠指诊对先天性肛门直肠狭窄的诊断意义重大，故医生应以小指轻柔地行直肠指诊操作，避免对肛门直肠造成损伤。在检查婴幼儿狭窄的肛门时可发现肛门明显变窄，抑或可能出现皮肤皱纹和"漏斗状"改变（图24-1-3）。

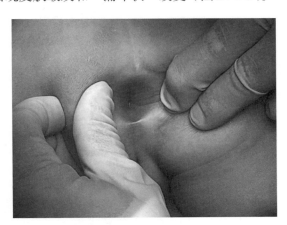

图24-1-3 婴幼儿肛门狭窄，呈"漏斗状"改变

扫封底二维码获取彩图

2. 钡灌肠检查 此方法是诊断肛门直肠狭窄最常用的检查之一（图24-1-4）。通过对肠道进行钡剂造影，狭窄的肠腔可全部显影，能快速对狭窄部位做出清楚的判断，因此该检查具有快速、简单、明确的优点。钡灌肠侧位片显示箭头标记的先天性直肠狭窄（图24-1-5）。膀胱插管钡灌肠

X线侧位片显示直肠远端3cm处狭窄，直肠后肿块，以及股骨近端的密度伪影（图24-1-6）。

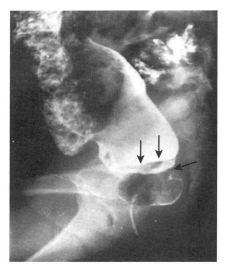

图24-1-4 钡灌肠检查，显示箭头标记的
先天性直肠狭窄

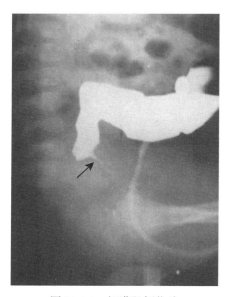

图24-1-5 钡灌肠侧位片

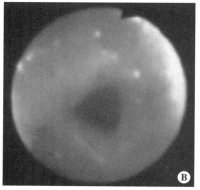

图24-1-6 膀胱插管钡灌肠X线侧位片

3. 经会阴超声检查 此方法为一种新型技术，是指患儿取仰卧位、膀胱截石位，充分暴露检查部位，将探头置于会阴部，行冠状面、矢状面扫查。超声可测量狭窄痉挛直肠肛管的长度、程度，观察远端肠管扩张情况等。小儿直肠肛管为空腔脏器，常有气体影响或骨组织遮挡，超声从腹部探测不易得到满意的声像图，并且由于肛门直肠狭窄的特殊性，大多数患者肛管超声探头无法进入，故无法采用肛门超声检查。因此，采用经会阴超声是一种获取肛周影像的更为有效的方法。

4. 盆腔MRI、CT检查 此方法能清楚地显示肠腔气体、粪便、直肠肠壁、周围肌肉及软组织的形态，可以很好地了解盆底肌发育，了解肛管等有无缺损或狭窄。

5. 结肠镜检查 此方法可了解狭窄的位置、范围及程度，镜下可见肠腔缩小或见狭窄环表面黏膜糜烂、溃疡或出血，严重者结肠镜不可通过，镜下行活组织病理诊断有助于了解狭窄的性质。14岁女孩结肠镜图像显示微小的开口（图24-1-7）。

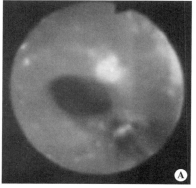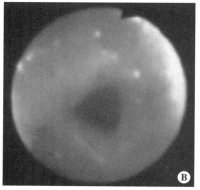

图24-1-7 女孩14岁结肠镜图像
扫封底二维码获取彩图

七、诊　　断

根据病史、症状及体征，结合直肠指诊结果诊断该病并不困难。在难以判断狭窄区段时，可用钡灌肠检查等帮助确诊。

八、鉴别诊断

1. 肛裂　该病表现为便鲜血或手纸染血，便后肛门剧痛，呈周期性，多伴有便秘，肛前或肛后部位常有裂口。

2. 先天性巨结肠　该病经钡灌肠检查显示直肠狭窄无神经节段痉挛性，乙状结肠近端明显扩张，直肠壁活检显示完全没有神经节细胞可以明确诊断，且检查后通常会排出大量的气体和粪便。

3. 先天性肛门直肠闭锁　该病出现在新生儿期，有胎粪无法排出的病史，尽管检查时可能存在肛门开口。新生儿通常在出生后3～5天出现腹胀和呕吐，且直肠无法通过超过1.5cm的肛门扩张器，但在做此项鉴别诊断时需小心，因为强力的肛门直肠插管很容易导致肠穿孔，引起腹膜炎和败血症。先天性肛门直肠闭锁患儿的肛门，使用扩张器仅能进入1cm（图24-1-8）。

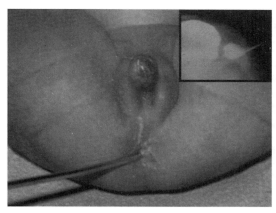

图24-1-8　先天性肛门直肠闭锁
扫封底二维码获取彩图

九、治　　疗

（一）保守治疗

本治疗方式只适用于轻、中度肛门直肠狭窄，若无效仍需进行手术治疗。

1. 扩肛术　是治疗直肠狭窄的主要方法之一，包括手指或器械扩肛术。

（1）手指扩肛术：是指术者以示指涂满润滑剂，先将右手示指在肛口按摩，患者适应后再伸入肛内，向左右两侧均匀用力扩张（因肛门前后纤维组织较多，血液供应差，容易撕裂，形成溃疡），持续5分钟。患者适应后再插入中指进行扩张。每天扩肛1～2次，连续扩肛6～8周。

（2）器械扩肛术：先采用较小型号的扩张器进行扩肛，每天扩肛1～2次，待适应后更换更大型号的扩张器，连续扩肛6～8周，循序渐进地进行扩张治疗。对于较长的直肠管状狭窄，可在麻醉下采用不同直径的扩张器，扩张直肠的管状狭窄段。此方式适用于已具备沟通能力的患者，且对轻度至中度的肛管狭窄效果良好。

2. 内镜扩张术　采用乙状结肠镜行气囊扩张术，气囊长度为8cm，膨胀时外径为15cm、18cm、20cm。与其他方法比较，气囊导管的最大优点是安全，扩张的气囊由于自身的特性仅产生放射状的张力，从而防止组织的过度伸展和损伤。如果狭窄长度＞5cm可行多次扩张。

（二）手术治疗

1. 术前准备

（1）婴幼儿、成人护理常规，注意消毒隔离和保暖。

（2）禁食、胃肠减压。

（3）输液、纠正脱水与酸中毒。

（4）应用抗生素预防感染。

（5）肌内注射维生素K，备血100ml。

（6）术晨需清洁灌肠。

2. 麻醉与体位

（1）婴幼儿：吸入全身麻醉或静脉全身麻醉。取俯卧折刀位或截石位（需人工固定上半身及腿部）。

（2）成人：硬膜外阻滞麻醉或气管插管下全身麻醉。取侧卧位或截石位。

3. 手术步骤

（1）肛门、肛管狭窄手术

1）肛管狭窄切开扩张术：适用于肛门和肛管轻、中度狭窄。

操作方法：①常规消毒后，于肛管后正中位

或偏向左侧或右侧少许，行放射状切开，长约3cm（图24-1-9），切开皮肤、皮下组织，可做1～3个切口。②左右示指、中指插入肛门，做弧形滑动，柔和、持续扩肛，动作由轻到重，勿使用暴力。使黏膜、黏膜下层、肌层及肛管周围组织得到松解。③切开狭窄段并延长切口，切断部分内括约肌和外括约肌皮下部，使肛门和肛管松弛，以肛内可纳入2～3指为度（图24-1-10）。④修剪切口两侧皮肤，使之呈底小、口大的"V"字形创面，以利引流。凡士林纱条填入肛内并嵌入切口，外用塔形纱布压迫，丁字带固定。

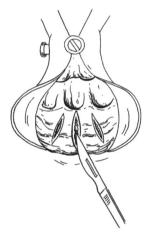

图24-1-9 放射状切口

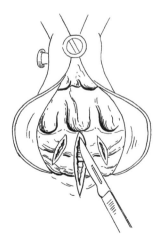

图24-1-10 切开狭窄段并延长切口

2）纵切横缝术：适用于肛门或肛管轻度和中度狭窄。

操作方法：①常规消毒后，拉钩显露狭窄部位，上自狭窄上0.5cm，下至狭窄下1cm做一纵行切口，切口深度以切开健康组织为宜。用剪刀

潜行分离切口边缘皮肤及黏膜0.5～2cm（图24-1-11），以减轻张力。②用大圆针4号丝线从切口上端进针，通过基底部由切口下端出针，拉拢丝线两端结扎，使纵行切口变为横行，对位间断缝合5～7针（图24-1-12）。③若切除组织过多，缝合时张力过大，可在肛缘外做一横行减张切口2～4cm，切口周围潜行分离1～2cm，后用0号丝线间断缝合（图24-1-13）。外用凡士林油纱条覆盖创面，塔形敷料包扎固定。④术后控制排便，术后3～4天排便为好，排便前给润肠通便药。常规换药，保持切口干燥，术后6～7天拆线。

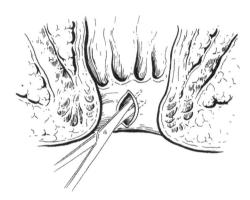

图24-1-11 潜行分离切口边缘皮肤

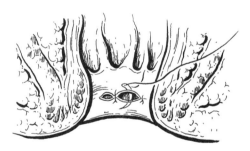

图24-1-12 间断缝合

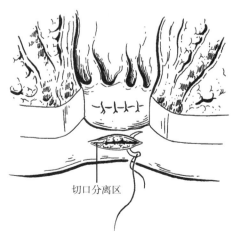

切口分离区

图24-1-13 做横行减张切口、间断缝合

3）Y-V形肛管成形术：适用于肛管中度和重度狭窄。

操作方法：①常规消毒后，在肛管后位正中线处做纵行切口，切开狭窄段。由切口外端向肛门两侧再做两个切口，使整个切口变成Y形（图24-1-14）。②切开皮下组织后，由切口中点向下分离切口周围组织，游离形成皮瓣。在后位切断部分内括约肌及外括约肌皮下部（图24-1-15）。将皮瓣尖端部拉入肛管内，与切口前端对合，使皮瓣覆盖全部创面而无张力。用0号丝线或2-0铬制肠线间断缝合黏膜及皮肤，使Y形切口变成V形切口（图24-1-16）。若患者肛门严重狭窄，可在前位做同样手术，但不宜切断括约肌（图24-1-17）。③将外包绕凡士林纱布的橡胶管填塞肛门内，以利压迫止血。外用塔形纱布压迫，丁字带固定。

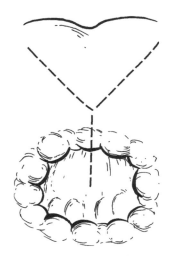

图24-1-14 做Y形切口

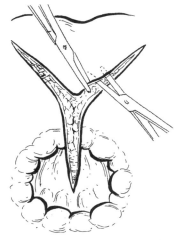

图24-1-15 游离皮瓣，切断部分内括约肌

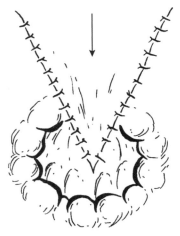

图24-1-16 间断缝合，使Y形切口变成V形切口

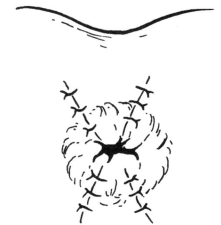

图24-1-17 严重狭窄，可在前位做同样手术

（2）直肠狭窄手术

1）狭窄松解术：适用于肛管直肠交界处狭窄。

操作方法：通过肛门暴露肛管直肠交界处的狭窄环，一般在环的后侧做纵行切口，切断狭窄的纤维环，扩肛使狭窄区能通过示指，然后稍游离直肠黏膜，将切口上下黏膜对合横向缝合。如狭窄程度重，可在环的两侧加做切口，以利松解。

2）直肠狭窄内切开术：适用于直肠下部的管状狭窄和环形狭窄。

操作方法：①常规消毒后，以示指探查直肠狭窄的部位及程度；②在肛门镜直视下用直肠拉钩暴露手术野或用手指引导，以手术刀、电刀或超声刀在直肠后正中线处纵行切开狭窄段，使狭窄完全松弛；③以手指扩张使直肠腔扩大，压迫、电凝或缝合结扎止血，将包绕凡士林纱条的胶管置入直肠以扩肛引流。

3）直肠狭窄纵切横缝术（外切）：适用于直

肠腹膜反折以下管状狭窄的患者。

操作方法：①患者取截石体位，常规碘伏消毒肛周、臀部及会阴部皮肤，消毒肛内及直肠腔。铺无菌孔巾；②自尾骨尖下至肛门上2.5cm处做一纵行切口，切除尾骨或骶骨下段（图24-1-18）；③显露直肠，将切口直肠上下部分游离，把直肠拉至皮肤切口，用一金属扩张器伸入肛门通过狭窄，再在直肠后壁做纵行切口，切开狭窄（图24-1-19）；④拿出金属扩张器，将切口向两侧牵拉成为一横行切口（图24-1-20）；⑤横行缝合切口，先缝合黏膜层，再缝合肌层（图24-1-21）；⑥放置引流管后缝合皮肤。直肠内置引流粗胶管，减小直肠腔压力以防缝合口漏。

4. 手术后护理

（1）婴幼儿

1）禁食、胃肠减压、记出入量。术后3～4天肛门排气后开始少量进奶。

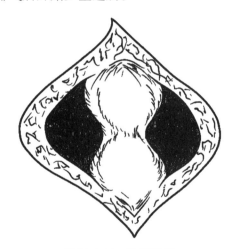

图24-1-18 纵行切口

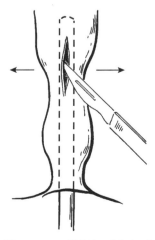

图24-1-19 纵行切开狭窄环

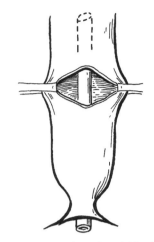

图24-1-20 切口向两侧牵开

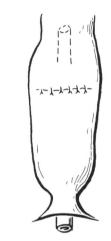

图24-1-21 横行缝合切口

2）禁食期间，静脉补液或全肠外营养（TPN）维持水和电解质平衡，维持最低所需热量。

3）预防性使用抗生素3～5天。

（2）成人

1）给予流质饮食3天，转半流质后逐渐过渡到普食。

2）预防性使用抗生素3～5天。

3）便后中药熏洗，常规换药。

4）保持大便通畅，适当服用润肠通便药物。

5）术后定期扩肛，直至正常排便。

6）若有置管，48小时后引流物减少后拔除引流管，2～4天后视情况拔除直肠内胶管。

7）术后10天左右每日坚持提肛运动，有助于肛门功能恢复。

5. 手术后并发症的预防及处理

（1）发热：手术过程中严格执行无菌操作，预防性使用抗生素。

（2）术后出血：术中充分止血，术后保持大便稀软，防止大便干硬导致切口撕裂出血。

（3）尿潴留：拔除尿管后若出现尿潴留，可用热敷、按摩、针灸等方法促进排尿，或给予新斯的明肌内注射、导尿等处理。

（4）组织水肿：术后严密观察伤口变化，应用地奥司明减轻静脉扩张和血液淤滞，增强毛细血管壁张力，促进淋巴回流，预防水肿的发生。

（5）便秘：鼓励患者正常饮食，适度下床活动，养成定时排便习惯，保持大便稀软。排便过程中忌用力过猛，以免导致伤口撕裂。

（6）直肠狭窄：若切开狭窄环，要保证狭窄环完全切开。狭窄部瘢痕组织切开后，要坚持扩肛，不然会导致瘢痕粘连再次狭窄。开始时每天扩肛1次，每次5～10分钟，初次进入示指头节，逐次进入中节、末节，直至示指通过无障碍，患者无痛苦即可。持续7～10天后改为每周1～3次，以后间隔时间逐渐延长，直至狭窄消失。

十、讨　　论

骶前肿块、骶骨缺损是肛门直肠狭窄最常见的相关合并症，其合称为Currarino三联征。一例13月龄女婴，可见骶骨缺损（图24-1-22）、骶骨前肿块（图24-1-23），因此在治疗肛门直肠狭窄的同时，不要忽视对其合并症的检查与治疗。

先天性肛门直肠狭窄很容易被诊断，但有时会漏诊、延迟诊断，有些人可能在晚年才出现慢性便秘。新生儿的肛门很容易接受检查，胎粪和粪便的正常通过并不是肛门正常的可靠指标，因为狭窄的肛门并不影响其通过。并且，直肠温度计通常也可以很容易地插入狭窄的直肠。但是，随着粪便变得越发坚实，狭窄将导致严重后果，如

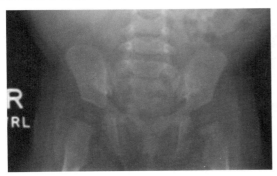

图24-1-22　骶骨缺损

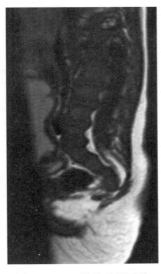

图24-1-23　骶骨前的肿块

败血症、误吸、腹胀、结肠穿孔、呼吸困难、电解质紊乱，甚至死亡。因此，越早做出诊断和进行有效的治疗，治疗结果和预后越好。

第二节　先天性大肠闭锁

先天性大肠闭锁是一种罕见的先天性消化道畸形，男性的发病率略多于女性，早产儿居多，约半数患者同时合并有其他先天性畸形，如泌尿系统、消化系统、神经肌肉系统等的发育异常。这些畸形的存在，不仅增加了治疗的困难，而且还影响治疗效果。

一、历　　史

Coeller于1684年首次报道了1例空肠闭锁病例，并于1733年报道了2例新生儿病例，这2例患儿均为十二指肠闭锁。Springs在1912年提出，肠闭锁和狭窄的发生与胎儿期肠系膜血管闭塞等机械因素有关。Grosfeld在1993年的研究中提出肠闭锁患儿术后的早期生存率达95.0%。

二、流行病学

我国的新生儿出生缺陷发生率呈现上升趋势，增长幅度高达70.9%，统计得出先天性肠闭锁部位的发病率由高到低依次为回肠、空肠、十二指肠

和结肠。国外研究报道表明，结肠闭锁占胃肠道闭锁的1.8%～15%，发生率为1：66 000。

三、病因与发病机制

目前先天性大肠闭锁的病因尚不十分清楚。

四、分　　类

先天性大肠闭锁分类与小肠闭锁相似，目前仍多按Grosfeld分类法分为三类，我国采用的是在三型分类的基础上增加多节段型的四型分类法（图24-2-1）。

Ⅰ型：肠腔隔膜闭锁，肠管保持连续性，或隔膜中央有一小孔相通，形成结肠狭窄。

Ⅱ型：肠管盲端闭锁，闭锁的远、近端肠管为盲袋，中间由纤维索带相连接。肠系膜正常。

Ⅲ型：肠管盲端闭锁，系膜分离，闭锁两端呈盲袋，肠系膜呈V字形缺损。

Ⅳ型：肠段有多处闭锁，相互之间大多由纤维索带相连接，状如一串香肠。有时远侧的各闭锁段外观可完全正常。

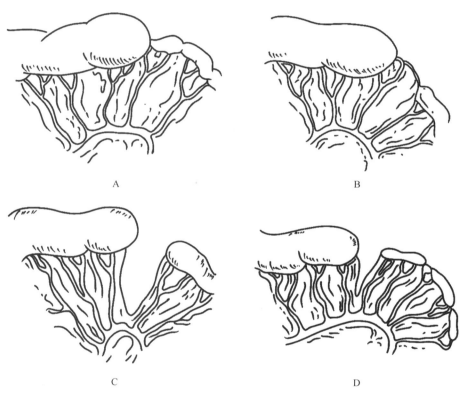

图24-2-1　先天性大肠闭锁分型

A.先天性大肠闭锁Ⅰ型；B.先天性大肠闭锁Ⅱ型；C.先天性大肠闭锁Ⅲ型；D.先天性大肠闭锁Ⅳ型

五、临床表现

1.腹胀　大肠闭锁呈现完全性低位肠梗阻症状，腹胀大多于出生后12小时出现，呈全腹性膨胀，并且进行性加重。可见肠型和肠蠕动波，肠鸣音亢进。当大量呕吐或抽出胃内容物后，腹胀仍无明显减轻。后期如合并肠穿孔、腹膜炎，则出现极度腹胀，腹壁发亮水肿，还可出现移动性浊音。由于大量气体和肠液进入腹腔，肠型及蠕动波反而不明显。腹胀导致膈肌抬高，可影响呼吸，出现呼吸困难。个别病例会因腹压增高，腹腔液体流向未闭的腹膜鞘状突，形成阴囊积水或阴唇水肿。

2.呕吐　一般出现较晚，多于出生后2～3天开始，逐渐加重。每次呕吐量较多，呕吐物初为较清的胆汁或奶块，以后为粪便样液汁，有粪臭味。由于大量呕吐，患者可迅速发生脱水及电解质平衡失调。常伴发吸入性肺炎，全身情况恶化。

3. 胎便排出异常 正常新生儿多于出生后24小时内排出墨绿色胎粪，而大肠闭锁的患儿通常无胎粪排出或仅有少量褐色或青灰色黏液样物排出。

4. 全身情况 患儿的全身情况在出生后的数小时表现良好，与正常儿一样，但很快会出现躁动不安，不能入睡，不吃奶或吸吮无力等症状，全身状况迅速恶化，出现脱水或中毒症状，若并发肠穿孔致腹膜炎，腹胀会更加明显，并出现呼吸困难、发绀、体温不升及全身中毒症状。

5. 其他 大肠闭锁的口侧肠管有明显扩张，肠壁伸展很直，常造成血行障碍而发生坏死，表现为急腹症。肛门侧肠管腔内可看到黏液和脱落细胞，因无气体，肠管腔呈细小的胎儿型结肠。

六、辅 助 检 查

1. 腹部直立位X线检查 在结肠闭锁病例中显示出多数扩张肠段和液平面，扩张肠袢分布以腹部周围为主。可见结肠袋，盲肠胀气最显著，小肠胀气轻微。胀气的结肠阴影在闭锁部分突然中断，闭锁远段的结肠无气体影可见，形成类似"咖啡豆"征（图24-2-2）。如伴有肠穿孔，腹腔内可见游离气体。

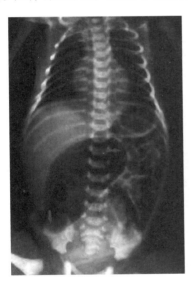

图24-2-2 结肠肝区闭锁

2. 消化道造影 对于本病的诊断有较大的价值，可直接显示肠闭锁的部位，但禁做上消化道钡剂检查，因其可引起致死性的钡剂吸入性肺炎，碘海醇或碘油相对比较安全，常被用于上消化道造影检查，对比剂经过闭锁的位置时不能够顺利

通过，依此即可诊断。

3. 钡灌肠检查 也是很常用的方法，通过钡灌肠造影，使闭锁远段肠腔全部显影，包括结肠、小肠，能快速对先天性肠闭锁及其部位做出清楚的判断，特别是低位的大肠闭锁，具有快速、简单、明确等优点。

4. B型超声检查 大肠闭锁狭窄时，小肠广泛性积液扩张，蠕动增强，于右下腹扩张肠管之间可探及闭锁远端细小的回肠结构，并可探及萎瘪的呈"蘑菇头"样的回盲部，整个结肠发育细小、萎瘪。结肠闭锁时，全程空回肠及回盲部均积液、扩张，沿回盲部依次扫查结肠，可探及扩张肠管与萎瘪肠管交界的闭锁处以下的结肠细小、萎瘪。

七、诊 断

患儿出生后出现全腹性腹胀，进行性加重，呕吐粪汁，无正常胎粪排出，应高度怀疑大肠闭锁。腹部摄片即可见到闭锁部口侧肠管扩张，立位时可见液体和气体存在，即可诊断闭锁。

八、鉴 别 诊 断

大肠闭锁需与新生儿的各种消化道梗阻性疾病相鉴别。

1. 十二指肠和小肠闭锁 十二指肠和高位空肠闭锁与狭窄的临床表现为高位肠梗阻，呕吐出现较早，呕吐物为奶块、胆汁等。腹胀以上腹部为主，大量呕吐后，腹胀可暂时减轻。下段空肠和回肠的闭锁与狭窄表现为低位肠梗阻，与结肠闭锁极为相似，腹部直立位X线检查、钡灌肠检查可区别。

2. 胎粪性肠梗阻 由于胎粪黏稠，直肠无力排出而出现低位肠梗阻，临床表现与低位肠梗阻很相似。但直肠指诊或生理盐水灌肠可导出大量胎粪，并且症状体征随之很快缓解。

3. 新生儿巨结肠 在出生后表现为早期的不完全性、低位、急性或亚急性肠梗阻，如腹胀、呕吐、无胎粪排出。但直肠指诊和生理盐水灌肠多能诱导大量排粪排气，钡灌肠检查也有较高的诊断价值，能显示无神经节细胞肠段与其近端结肠的直径差别。

九、治 疗

手术治疗是先天性大肠闭锁的唯一有效方法。目前关于大肠闭锁的手术方式选择尚无定论，主要分为一期吻合或者分期肠造瘘术两种方案。一般认为全身情况良好，尤其是闭锁盲端位于结肠脾曲近侧，估计即使行肠造瘘也无法使回盲瓣和部分近端结肠得以保留者，应选择一期回肠结肠吻合术。闭锁近盲端位于结肠脾曲以远者，行保留回盲瓣和部分近端结肠的一期肠切除肠吻合术。而当闭锁盲端位于乙状结肠以远或者全身情况较差者，应先行肠造瘘术，再行二期关瘘术。

（一）术前准备

（1）新生儿护理：注意消毒隔离和保暖。
（2）禁食、胃肠减压。
（3）输液、纠正脱水与酸中毒。
（4）应用抗生素预防感染。
（5）肌内注射维生素K，备血100ml。
（6）造瘘口关闭时，术前两天需口服抗生素，术晨造瘘口远、近端肠段需清洁灌肠。

（二）麻醉与体位

采取硬膜外隙阻滞麻醉或气管插管下全身麻醉。患者取仰卧位。

（三）手术步骤

1. 一期肠吻合术

（1）切口：腹旁正中或经腹直肌切口，进入腹腔后，将闭锁近端扩大的肠管提出切口外，找到闭锁远段细小的肠管。

（2）探查闭锁部远段的肠管：由于多发性肠闭锁占肠闭锁总数的15%左右，而且有些多发性闭锁的外观完全正常，因此必须仔细探查全部远段肠管。在闭锁远侧盲端处用6号针头注入空气、生理盐水或液状石蜡，灌注后瘪的肠管即显膨胀，必须证实空气或液体能顺利通至直肠。也可经术前预先从肛门放置的橡胶肛管注入空气或液体以探查远端肛管是否通畅。

（3）切除扩大肠管：闭锁近端肠管高度扩张，肠壁肥厚，局部血液循环不良，肌间神经丛内神经节细胞变性或减少，肠蠕动功能很差，术后难以恢

复正常的形态和功能，很可能出现吻合口虽通畅，但肠内容物通过障碍，梗阻仍然存在的情况。在此段吻合也影响伤口愈合，容易发生吻合口破裂或穿孔。因此必须切除扩张的肠管10～20cm，直至正常肠管。闭锁远段肠管也应适当切除2～3cm。如为多发性闭锁，则需一并切除（图24-2-3）。

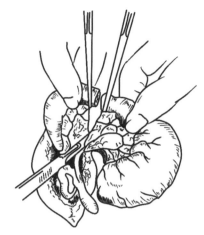

图24-2-3 切除扩大肠管

（4）吻合：多用端端吻合或端侧吻合。

1）端端吻合（图24-2-4）：切除近端的扩大肠管和远端盲端后，如两端管径相差不大，可以直接做端端吻合。如远端肠管口径稍小，可采用斜行45°左右切断，即肠系膜对侧的肠壁应多切一点，使两端的口径尽量相近。如两端管径相差太大，可在斜行切断远端盲管后，再在肠系膜对侧肠壁做纵行切开，使远端肠管口径大小接近。或将扩大的近端肠系膜对缘的肠壁斜行切除部分，先缝成漏斗形，再与缩小的远端做端端吻合。可用双层开放式或单层关闭式吻合法。

2）端侧吻合：切除闭锁部近段扩大的肠管，近段肠管的断端与远段肠管的侧面做双层吻合，远侧肠管切除数厘米后关闭。端侧吻合多用于升结肠闭锁，即切除扩张的回盲部分，施行回肠与结肠端侧吻合。

2. 分期肠造瘘术（采用Mikulicz术式）

（1）Mikulicz造瘘术

1）探查与决定手术方法：根据结肠闭锁部位行右侧或左侧经腹直肌切口。进入腹腔后，探查和了解结肠闭锁部位和病理类型。了解有无其他伴发畸形，如选用Mikulicz结肠造瘘术，可行下一步操作。

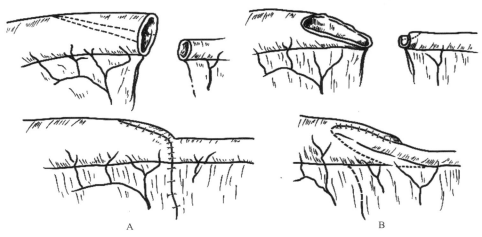

图 24-2-4 吻合示意图

A. 远端肠管口径稍小, 可采用斜行45°左右切断近端肠管吻合; B. 斜行切断远端盲管后, 再在肠系膜对侧肠壁做纵行切开近端肠管吻合

2) 肠闭锁部切除和肠减压: 先将闭锁近段肠内容向上驱赶至肠管直径正常部, 暂时用肠钳夹住其下端, 切除近段闭锁膨大部和远段闭锁部, 逐渐放开近端肠钳并吸净近段肠内容物, 达到肠减压目的。

3) 肠造瘘: 将两切断端肠管靠拢, 防止肠扭转, 自肠管切端始, 向远侧用1-0丝线平排间断缝合两肠管的浆肌层, 两排平行缝线相距1~2cm,

两排缝线长6cm (图24-2-5A)。就近在脐外侧上下, 在腹壁上另做一椭圆形小切口, 切除皮肤2cm×3cm, 直通腹腔。将上述缝妥的肠管切端自椭圆形小切口内提出并高出皮肤3cm, 提出肠管要防止肠扭转。分别将提出肠管的浆肌层平行间断缝合、肠管与腹直肌前后鞘及腹膜间断缝合、肠管与皮肤间断缝合1周 (图24-2-5B~D), 肠造瘘完毕。最后分层关闭腹壁, 探查切口。

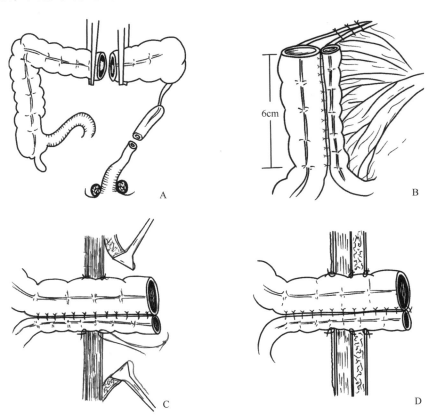

图 24-2-5 肠造瘘

A. 切除近段膨大部和远段闭锁部; B. 平行缝合造瘘肠管; C. 将造瘘肠管与腹直肌前后鞘及腹膜固定; D. 将造瘘肠管与腹壁固定

4）切口和肠瘘的围腰式包扎：取宽胶布块，剪成如图24-2-6所示形状，胶布总长较患儿腰围长5～7cm。胶布着胶面，除一端5cm不衬两层纱布外，其余均衬两层纱布，以防着胶面直接与患儿皮肤接触，引起皮肤糜烂。在胶布最宽的中心部剪一孔，孔直径为4cm，恰好可以通过肠瘘口。腹壁切口覆盖纱布，肠瘘周围包裹有孔的凡士林纱布和四层有孔纱布后，将上述裁剪妥的胶布，如图24-2-7所示围腰固定于腹壁探查切口覆盖的敷料和肠瘘敷料上。这种围腰式的胶布可以预防腹壁切口裂开和肠瘘脱出。换药时不必拆除围腰式胶布，仅需提起该胶布，在其下更换敷料。

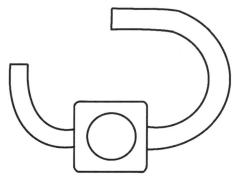

图24-2-6　围腰式胶布

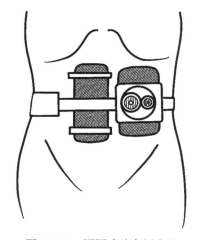

图24-2-7　围腰式胶布固定法

（2）Mikulicz肠瘘关闭术：患儿行Mikulicz造瘘术后3～6个月全身情况良好时可行Mikulicz肠瘘关闭术。

1）肠瘘远近肠腔侧侧吻合：肠造瘘术后2周，将张开的有齿钳（Kocher钳）分别将两叶插入双口造瘘的肠腔内，其深度与两平排缝线相等，两钳夹紧远近肠壁时恰在两排平行缝线间，将远近肠段夹通（图24-2-8），并将钳柄固定在腹壁上。5～7天后，有齿钳自行脱落，造瘘近段肠管形成侧侧吻合。近侧肠腔内容物通过吻合口进入远侧肠腔（图24-2-9），并自动扩张远侧肠腔达直径3cm以上，畅通无阻。通过肠瘘口指诊证实远近段肠管侧侧吻合口在腹腔内段长3cm以上时，远近段肠壁夹通后7～14天即可行二期肠瘘关闭术。

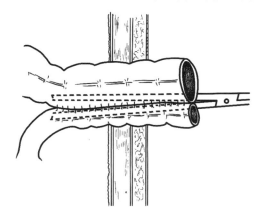

图24-2-8　用Kocher钳夹通远近肠段

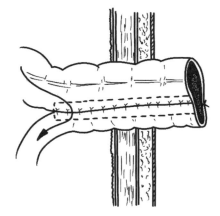

图24-2-9　近段肠腔内容物通过吻合口进入远段肠腔

2）肠瘘关闭：围绕肠瘘外0.5～1cm处做一椭圆形切口，切开皮肤，分离直达腹直肌前鞘，将外翻的肠瘘外壁与内层肠壁分开，距前鞘1.5～2cm处切除一周肠瘘与皮肤的愈着部分（图24-2-10A）。用1-0丝线全层间断内翻缝合肠瘘口肠壁（图24-2-10B），再间断缝合腹直肌前鞘和肠管浆肌层，恰好覆盖于上述肠壁内翻间断缝线之外（图24-2-10C）。最后，缝合皮肤（图24-2-10D），肠瘘关闭完毕。

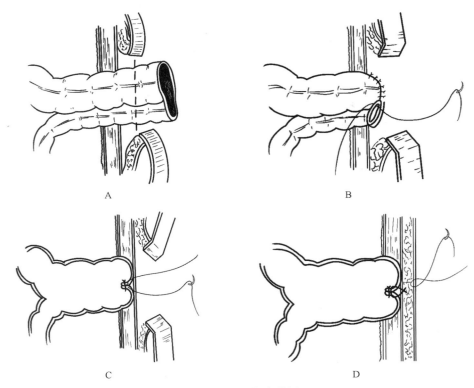

图 24-2-10 肠瘘关闭

A. 切除腹直肌前鞘上多余肠管；B. 全层间断内翻缝合肠瘘口肠壁；C. 缝合腹直肌前鞘和肠管浆肌层；D. 缝合皮肤

（四）手术后处理

（1）禁食、胃肠减压、记录出入量。术后3～4天肛门排气后可少量给予流质饮食，如牛奶等。

（2）禁食期间，静脉补液或TPN维持水和电解质平衡，维持最低所需热量。肠瘘漏出液应等量静脉补入。

（3）新生儿护理。

（4）继续应用抗生素。

（5）肠瘘护理，随时吸净肠瘘内排出的肠内容物，用氧化锌软膏外敷，预防瘘口周围皮肤溃烂。

（五）手术后并发症的预防及处理

1. 切口感染，甚至并发肠瘘 关闭肠瘘为污染性手术，切口缝合处放置皮片引流2～3天，可以预防切口感染。并发肠瘘是由吻合口狭窄或关闭腹直肌前鞘不正确引起。经换药后多能在1～2个月自愈。若肠瘘不愈需再次手术修补。

2. 肠梗阻 除肠粘连引起外，本病主要由肠瘘远近侧肠腔侧侧吻合口直径小于3cm引起。预防方法是用有齿钳夹肠瘘远近段肠腔时，深度必须超过3cm，肠瘘指诊证明远近段肠管通畅无阻后再做肠瘘关闭术。

十、讨 论

先天性大肠闭锁的手术方式很多，根据外科医生的经验和偏好，究竟行一期肠吻合术，还是分期修复，存在争议。在决定行一期肠吻合术时，面临的问题是扩张的近端和狭窄的远端直径之间的差异，差异较大时一期肠吻合术易出现吻合口瘘。Karnak报道了18例结肠闭锁手术的疗效，共有3例患儿行一期吻合，均发生吻合口瘘，Karnak认为一期肠吻合术后并发吻合口瘘是产生不良后果的主要因素。相反，Dassinger等提出，对于所有非复杂型结肠闭锁都可以行一期肠吻合术，认为成功的关键在于操作技能，牢靠、细致的单层肠吻合是避免术后发生吻合口狭窄和吻合口瘘的基础。而Mirza等则更倾向于结肠吻合后回肠末端防护性造瘘。决定是一期手术还是分期手术要依据肠闭锁的类型、患儿的全身状况，以及是单纯性闭锁还是合并其他畸形。

近年来，随着腹腔镜技术的发展，小儿腹腔

镜技术应用于大肠闭锁手术治疗，与传统开腹手术相比具有更多的优势：①腹腔镜的镜头可以深入放置到腹腔内，且镜下视野比较清晰，医生可以沿着扩张的肠管很快地找到闭锁的盲端；②在腹腔中寻找病变部位并确立诊断的整个手术中，创伤极小，从而避免了开腹手术肠管的表面损伤及患儿体液的蒸发，减少了对全身生理代谢的影响，有助于避免术后肠粘连梗阻的发生；③术中采用可吸收线进行缝合也减少了吻合口狭窄的机会。黄秀明等对38例先天性大肠闭锁的患儿进行腹腔镜辅助手术取得良好效果，该手术方式值得在今后临床中推广使用。

第三节　结肠重复畸形

结肠重复畸形（duplication of colon）是一种罕见的先天畸形，占消化道重复畸形的5%～25%。结肠重复畸形多发生在盲肠和升结肠，多为囊状畸形，其临床表现主要有腹痛、便血、肠梗阻等。

一、流行病学

结肠重复畸形可发生于任何年龄，约2/3于新生儿及婴幼儿期发病，女性的发病率高于男性。结肠重复并存其他畸形的发生率明显高于小肠，且成年后癌变率较小肠高。

二、病因与发病机制

目前结肠重复畸形的病因与发病机制尚未明确。

三、病　　理

结肠重复部分的壁具有完整的平滑肌层，并与附着处的正常肠管壁相融合。肌层内衬有黏膜下层和黏膜，黏膜可能与邻近或同一水平肠管的黏膜相同，但约25%的病例为远处消化道黏膜，其中胃黏膜最为多见。少数病例一个重复畸形中可合并多处不同的黏膜组织。

四、分　　类

根据结肠重复畸形的病理形态，可分为以下4种类型（图24-3-1），其中囊肿型较为多见，约占80%，其他类型少见。

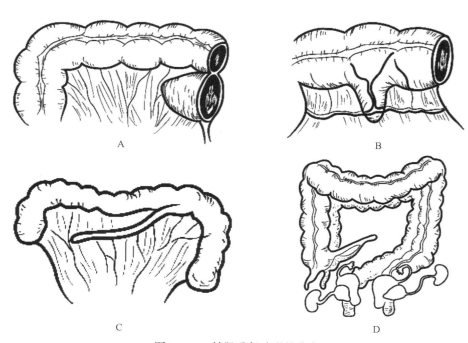

图24-3-1　结肠重复畸形的分类
A. 囊肿型；B. 憩室型；C. 管状型；D. 全结肠型

1. 囊肿型 又称为肠囊肿、肠内囊肿、肠源性囊肿等。重复部分位于系膜侧缘,紧附于肠壁,不与肠腔相通。由于囊内黏膜分泌物的积滞,囊肿逐渐增大,囊壁紧张,呈圆形或椭圆形。囊内容物多为无色透明或微黄色的黏液样物,如有出血,则为棕色或咖啡色,合并感染时,呈浑浊状或脓性。囊液成分一般与肠液相似,如壁内衬有胃黏膜,则含有胃蛋白酶和盐酸。囊肿与邻近肠段接受同一来源的血液供应,并与肠壁有共同的浆膜层覆盖。囊肿位于肠壁肌间者又称为肠壁内型,多突出于肠腔内,最易发生肠梗阻。囊肿位于肠壁外者又称为肠壁外型,绝大多数与邻近肠壁紧附,有一共同壁层,不能从肠管分离。个别病例囊肿与肠壁间有一定间隔,各自有独立的壁,可相互分开。

2. 憩室型 重复部分位于结肠系膜侧缘,与肠腔相通,呈圆锥形或圆柱形,大小不定,与邻近肠段有一共用壁层,为共同的浆膜层覆盖,并接受同一血管来源供血。憩室壁的结构与邻近肠管相似,但也有少数病例移行有远处消化道黏膜。由于粪便等肠内容物不断进入,憩室可逐渐增大。

3. 管状型 位于结肠系膜侧缘,与肠道平行,长度为数厘米至数十厘米。绝大多数与邻近肠管紧密相连,有一共壁,犹如一根肠管从中分隔为二腔,有共同的浆膜覆盖和共同的血管供应。少数病例重复的尾端与肠管分离,有独立的系膜和血管来源。重复部分多数在远端与肠管相通,少数在近端或两端与肠管相通。若仅在近端有开口,因排空困难,其重复远侧盲端常极度扩张。

4. 全结肠型 又称双结肠,极为罕见。全结肠平行的长管形重复常在回肠末端一分为二,成为两根具有独立系膜和血液供应的肠管。临床也有病例报道结肠部分为同壁,至盆腔后再分离为独立的双直肠。双结肠可发育相似,以致难以辨别正常肠管与重复肠管。重复肠管末端可能盲闭,也可能与正常肠管相通,或在会阴、阴道、后尿道形成瘘口,或与正常肠管末端分别在会阴部开口于两个独立肛门。本型还常合并泌尿生殖器官的重复畸形。

五、临 床 表 现

结肠重复畸形的临床表现不典型,常因其类型、大小、部位及有无并发症等不同而表现各异,主要包括肠梗阻、腹痛、腹部包块、便血、便秘等,也可无症状,临床易误诊、漏诊。

肠梗阻是结肠重复畸形最常见的症状,多因囊肿增大而堵塞或压迫肠腔;或为憩室潴留胀大,远端盲袋扩张,压迫肠腔;或由重复部分诱发肠套叠、肠扭转。全结肠型由于出口不畅,或两侧管腔压力不等,一侧胀大压迫另一侧,也可反复出现肠梗阻症状。

腹痛表现多样。结肠重复部分腔内潴留大量液体时,由于膨胀牵拉浆膜层,可引起患者长期腹部胀满不适或慢性间歇性疼痛。并发溃疡或感染时,也表现为不同程度的腹痛。囊肿因感染分泌大量液体、溃疡灶出血等,使腔内压力骤然升高,囊肿体积在短期内迅速增大,常会导致剧烈腹痛。重复畸形如果并发肠梗阻、肠套叠、肠扭转,或囊肿压迫肠系膜血管引起邻近肠管坏死,或重复部分溃疡穿孔、囊肿感染坏死穿孔等均可导致局限性或弥漫性腹膜炎,出现剧烈腹痛等外科急腹症表现。

便血症状多见于憩室型或管状型。由于重复部分内移行的胃黏膜分泌大量盐酸和胃蛋白酶,导致自身及与之交通的邻近肠管发生溃疡和出血,可表现为长期隐血,或反复少量便血,或突发大量便血。囊肿迅速增大,压迫肠系膜血管,也可导致邻近肠管缺血坏死而出血。

腹部包块常见于囊肿型,近段交通、远段盲管扩张的管状型患者,以及并发肠梗阻者。患者多因梗阻、疼痛、出血等表现就诊时发现。

六、辅 助 检 查

(1)X线检查最常用,腹部直立位X线片可了解肠梗阻或腹膜炎的情况。钡灌肠检查时,囊肿型常有半球型充盈缺损,偶尔钡剂可进入憩室或重复肠管内而显影。会阴有瘘口或双肛门者可通过注入对比剂摄片,常能清晰显示重复肠管。

(2)超声检查可显示肠重复畸形典型的内层高回声、外层低回声图像,可协助诊断不交通的囊肿型畸形。

(3)同位素锝静脉注射后进行发射计算机断层显像(ECT)检查,若重复畸形中含有胃黏膜组织，可显影，但难以与梅克尔憩室相鉴别。

（4）结肠内镜检查若能发现双腔结肠或另有肠管向结肠内开口，可正确诊断。

七、诊　　断

由于结肠重复畸形的临床表现与辅助检查手段均不具有特异性，且80%的患者因急腹症就诊，故其术前诊断十分困难。凡腹部可触及囊性包块伴有排便困难或结肠不全梗阻、下消化道出血等症状者，均应考虑本病。钡剂灌肠若见钡剂充盈重复畸形腔内即可确诊，还可显示重复畸形的形态、大小和部位。慢性病例进行多次钡剂灌肠可提高诊断率。部分延伸到直肠的重复畸形在用力排便时可有肿物自肛门脱出，或粪便形状异常，通过直肠指诊可触及直肠外肿物或畸形肠管的孔状开口和两肠管间的纵隔。多数病例仍依赖于剖腹探查才能确诊。

八、鉴别诊断

结肠重复畸形的临床表现和急性阑尾炎、肠套叠、肠系膜囊肿、梅克尔憩室、囊性畸胎瘤等相似，常需手术探查才能鉴别。肠壁外型囊肿重复畸形与肠系膜囊肿在形态上十分相似，两者手术方法不同。肠系膜囊肿属于淋巴起源，囊壁较薄，与邻近肠管分离，有一定活动度，可在不损伤肠道的情况下剥离囊肿。而重复畸形壁较厚，有肌层，多数与正常肠管有共同壁，不能与肠道分离，手术需同时切除邻近肠管。

梅克尔憩室通常表现为中、下腹部小囊肿，且多为圆锥形或圆柱形。囊性畸胎瘤常位于腹膜后区域，以囊性成分为主，伴有不同程度的软组织、脂肪组织或钙化。

九、治　　疗

结肠重复畸形常并发各种严重的急腹症，且有恶变倾向，建议手术切除畸形肠管，手术方式取决于病变部位及类型。

囊肿型、憩室型及管状型多与邻近肠管有共同壁和血管来源，手术难以分离，需同时切除与畸形共壁的肠段，再行端端吻合术。肠壁外型囊肿畸形可采用黏膜剥离术。极少数囊肿与肠壁间有间隙，可在不损伤正常肠管的情况下切除重复畸形。对于全结肠型，若行全结肠切除术，会给患者带来严重的并发症和功能障碍，故建议只矫治畸形下段，在畸形远端做长形开窗术，切除两肠管间间隔，使双腔变为单腔，以便重复畸形内容物流入主肠管。延伸到直肠的双筒结肠，可经肛门将两肠间的纵隔部分切除或钳夹，使重复肠管与直肠相通。此类肠间纵隔或共壁部分切除及开窗术保留了重复畸形，术后仍有发生并发症和癌变的风险。

对于较小的、无症状的重复畸形，可暂不行手术治疗，但需长期随访。若囊肿合并严重感染或穿孔，周围肠管广泛粘连及腹腔内大量脓液或患者全身情况不佳时，不宜施行囊肿切除或肠切除吻合术，应先将囊壁与腹膜行袋状缝合以引流，待感染控制及全身情况改善后行二期根治术。

第四节　骶尾部畸胎瘤

一、历　　史

畸胎瘤（teratoma）是由3个原始胚层的胚细胞演变而来的胚芽细胞肿瘤，是婴幼儿期常见的实体肿瘤，可出现在中线的任何部位，但以骶尾部、性腺、纵隔、腹膜后、颈部和颅脑等处最为常见。

二、流行病学

资料表明骶尾部畸胎瘤（sacrococcygeal teratoma，SCT）占所有畸胎瘤的40%～70%，发生率为每2万～4万活产儿中有1例，以新生儿及婴幼儿多见，女性明显多于男性，男女比为1∶（2～4）。此外，骶尾部畸胎瘤伴双胞胎家族史的比例显著高于正常人群。

三、病因与发病机制

尽管存在各种理论，但现代医学对SCT的病因与发病机制至今尚不清楚，认为与多种因素有关，目前被广泛接受的理论是原始生殖细胞学说，即原始卵黄囊原始生殖细胞定位错误学说。

四、病理分型与临床分型

（一）病理分型

畸胎瘤含有3个胚层的组分（外胚层、中胚层和内胚层），组织来源广泛。SCT按组织病理学可分为三种类型。

1.成熟型畸胎瘤　由分化良好、成熟的组织构成，如胰腺朗格汉斯细胞或皮脂腺，以及骨骼、毛发和牙齿。

2.未成熟型畸胎瘤　有成分不等的未成熟胚胎组织，多见原始神经组织；部分类型未成熟畸胎瘤生物学行为属恶性，生长迅速，可穿破包膜向周围浸润、播散；术后易复发、腹盆腔种植和远处转移。

3.恶性畸胎瘤　包括卵黄囊瘤、胚胎癌、间变癌、绒毛膜癌等。SCT大多为良性，然而也有不少呈现恶性组织学特性或临床特征，恶性倾向随年龄增长而呈上升趋势。

SCT根据未成熟组织的多寡进行分级：

（1）0级：仅含成熟组织，无核分裂活动。

（2）Ⅰ级：含有罕见的未成熟T形病灶，或胚胎型组织与成熟组织混合，核分裂象少见。

（3）Ⅱ级：含有中等数量的未成熟组织，中度的核分裂象。

（4）Ⅲ级：含有大量或不含恶性卵黄囊元素的未成熟组织。病理组织成分与患儿术后复发、恶变等预后情况密切相关，是决定预后的重要因素。

（二）临床分型

根据SCT所在部位、大小及形态特征，结合肿瘤在骨盆内和骨盆外延伸程度的不同，目前临床上一般采用Altman国际临床分型：①Ⅰ型（显露型），肿瘤主要位于骶尾骨以外，呈外生性生长，极小部分位于骶前（图24-4-1）；②Ⅱ型（内外混合型），肿瘤呈哑铃状，主要部分位于骶骨外，骶前部分未进入腹腔（图24-4-2）；③Ⅲ型（哑铃状内外混合型），肿瘤呈内生性生长为主的

哑铃状，主要部分位于骶前，部分由盆腔延伸至腹腔（图24-4-3）；④Ⅳ型（隐匿型），此型体表外观多不见肿瘤，较少见，肿瘤绝大部分位于骶前、盆腹腔（图24-4-4），此型不易被发现，诊断时多已恶变。临床上常根据上述分型选择手术入路、手术方式及判断预后情况，具有实际的临床意义。

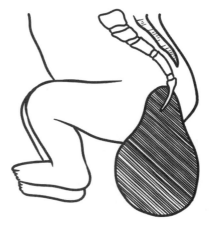

图24-4-1　Altman分型Ⅰ型

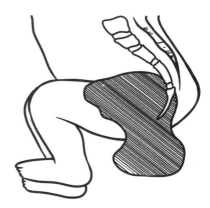

图24-4-2　Altman分型Ⅱ型

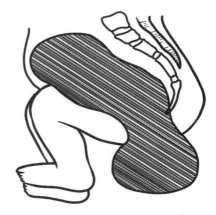

图24-4-3　Altman分型Ⅲ型

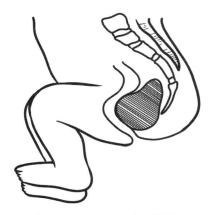

图 24-4-4　Altman 分型Ⅳ型

五、临床表现

SCT 好发于新生儿及婴幼儿，多以发现骶尾部或臀部包块为主要临床表现，部分患儿可伴有包块破溃、感染，当包块盆腔部分压迫直肠或尿道或浸润椎管时，可出现大小便障碍、低位肠梗阻、下肢乏力或功能障碍；若包块位于腹盆腔，可出现腹痛、腹胀表现。部分 SCT 患儿可合并有其他系统畸形，如泌尿系统畸形、运动系统畸形、神经系统畸形等。当包块累及骶前、盆腔时，可于肛门直肠指诊时发现骶前盆腔包块，有助于判断包块的大小及临床分型。Ⅰ型、Ⅱ型、Ⅲ型 SCT 主要以骶尾部包块为主要表现，Ⅳ型 SCT 主要位于骶前，外观未见肿块，以大便形状改变为主要症状，因此，新生儿时期行直肠指诊对于小儿 SCT 的筛查显得十分重要。

六、辅助检查

（一）实验室检查

1. 血清甲胎蛋白（AFP） 是畸胎瘤常规检测指标，其定量测定有助于 SCT 的良、恶性鉴别诊断。恶性畸胎瘤在同一肿瘤中可见多种恶性度不等的组织，但最常见的是卵黄囊瘤。卵黄囊瘤具有分泌 AFP 的功能，导致 AFP 明显增高，所以测定血清中的 AFP 常作为判断良、恶性畸胎瘤的重要指标，它对术后随访监测肿瘤有无恶变复发和判断疗效有重要意义。此外，AFP 分为 L1、L2 及 L3 三种异质体，其中 AFP-L3 作为辅助诊断肝癌的临床检验指标已得到公认。有文献报道，AFP-L3

在儿童肿瘤的诊断中也有非常重要的价值，其敏感性较 AFP 本身高，可用于新生儿肿瘤的辅助诊断。因此临床中，必要时可行 AFP 异质体检测辅助鉴别 SCT 的良、恶性。需注意的是，应排除其他可能导致 AFP 升高的情况，应测量连续随访水平，以正确解释这一肿瘤标志物。

2. 人绒毛膜促性腺激素 β 亚基（β-HCG） 在正常情况下，β-HCG 由胎盘滋养层细胞产生，人体一些正常组织，如肝脏、结肠也可产生类似 HCG 的物质，绒毛膜癌和畸胎瘤会产生 β-HCG，但绒毛膜癌时 β-HCG 较畸胎瘤明显增高。部分恶性畸胎瘤含有绒毛膜癌成分，故血清 β-HCG 监测也可作为判断肿瘤内是否含有绒毛膜癌成分及术后含有绒毛膜癌成分的恶性畸胎瘤是否复发。

（二）影像学检查

SCT 诊断时多采用超声、X 线、CT 及 MRI 等检查。PET/CT 可用于肿瘤的早期诊断及治疗后随访，辅助判断有无肿瘤复发。

1. 超声检查 随着产前检查的普及和超声诊断技术的提高，产前超声检查诊断胎儿肿瘤已经得到广泛运用，胎儿肿瘤产前诊断率也在提高。越来越多的胎儿 SCT 经 B 超检查获得早期诊断，并使临床产科及小儿外科医师掌握肿瘤对胎儿的影响和对预后做出评估。超声检查可提示来自胎儿骶尾部的外突性肿瘤，多数产前诊断的 SCT 在彩色多普勒检查中能见到丰富的血管。目前约 1/4 以上的胎儿 SCT 在产前运用超声检查可以得到明确诊断，超声检查为畸胎瘤的早期诊断提供了很大帮助。子宫大于正常妊娠日期（羊水过多或瘤体增大）是行母婴超声检查最常见的产科指征。

2. 骶尾部 X 线检查 对包块本身性质的诊断意义有限，其主要作用在于了解骶尾骨有无缺损，可有曲度变化，有无低位肠梗阻征象，侧位 X 线片见充气直肠前移及骶尾部肿块钙化是典型表现之一。

3. 64 排螺旋 CT 三维成像 对肿瘤的大小、形态、密度及其与周围组织关系、血供情况及其与周围大血管关系的了解，帮助判断良、恶性及制订治疗方案有重要意义。成熟畸胎瘤 CT 表现以囊性成分为主，内含软组织、脂肪、液体密度影，增强扫描可见实质部分、囊壁及囊内分隔有不均匀强化。未成熟和恶性畸胎瘤CT表现以实质性成分为主，可表现为囊壁伸出的圆形包块穿过囊肿或表现为囊壁节段性增厚，恶性病变大部分位于盆腔，肿块以实性结构为主，或可见膀胱、直肠受压，肿物与膀胱、直肠及周围组织分界不清，部分患儿可见骨质破坏、腹股沟淋巴结转移等。

4. MRI检查　由于MRI检查具有优于其他辅助检查的软组织分辨率，可明确肿瘤、盆腹腔内外及椎管内外的情况，通过MRI T_1/T_2 等信号强度的变化可辨别畸胎瘤的组织成分，如脂肪、骨骼、牙齿或囊性液体等，还可通过脂肪抑制技术对脂肪的存在提供特异的信息，而是否存在脂肪对于判断SCT良、恶性很重要。除此之外，通过MRI检查可以将SCT与脑脊膜膨出、脊髓栓系相鉴别，因其来源多发生在中线位置，为骶前囊性病灶，常伴有脊柱裂，病灶通过骶骨的缺损与蛛网膜下腔相通；而畸胎瘤瘤体界限与脊髓硬膜囊界限清楚。此外，如果在产前超声筛查中怀疑SCT，建议在子宫内行胎儿MRI检查。宫内胎儿MRI检查能准确显示肿瘤的大小和特点，包括腹腔范围和对邻近器官的影响。这一由宫内胎儿MRI检查提供的额外信息有助于进行产前咨询和术前手术规划。如未行宫内胎儿MRI检查，应于出生后进行腹部MRI检查，以评价肿瘤特征及与邻近其他结构的关系。

5. PET/CT检查　能对肿瘤进行早期诊断和鉴别诊断，鉴别肿瘤有无复发，对肿瘤进行分期，寻找肿瘤原发和转移灶，指导和确定肿瘤的治疗方案，评价治疗效果。可在肿瘤早期未发生解剖结构变化时发现隐匿的微小病灶（直径大于5mm）。

七、诊　　断

诊断必须依靠病史、临床表现、直肠指诊、实验室及影像学检查，必要时辅助直肠镜或纤维乙状结肠镜检查，排除结直肠良、恶性肿瘤及炎症性肠病等。

1. 视诊　观察骶尾部或臀部有无包块等。

2. 直肠指诊　当包块累及骶前、盆腔时，可于肛口直肠指诊时发现骶前盆腔包块，有助于判断包块的大小及临床分型。

3. 实验室及影像学检查　如AFP、β-HCG测定及超声、X线、CT和MRI检查。PET/CT可用于肿瘤的早期诊断及治疗后随访，以及辅助判断有无肿瘤复发。

4. 直肠镜或纤维乙状结肠镜检查　可以用来确定肿瘤位于直肠壁外及肠道黏膜的情况，以排除肿瘤透壁性浸润。

八、鉴别诊断

小儿SCT应与骶前脊膜膨出、骶尾部脊索瘤、神经源性肿瘤、骶前骨肿瘤、骶前混杂性病变表皮样囊肿、皮样囊肿、黏液分泌性囊肿等相鉴别。

1. 骶前脊膜膨出　多见于女性，以便秘、腰骶部疼痛和头痛，在用力或咳嗽时可导致颅内压增高而出现头痛症状加重，或伴有脊柱裂、尿道和肛管发育畸形，且膨出脑膜可影响骶尾骨发育，形成特征性的"弯刀形骶骨"。

2. 骶尾部脊索瘤　多见于40～60岁中老年男性，是骶前间隙最常见的恶性肿瘤，好发于颅底枕骨和盆腔骶尾部，肿瘤生长缓慢，呈分叶状，质地多软、凝胶状或实质性，以向前方间隙内生长为主，侵袭性扩张，破坏骶骨或周围软组织。

3. 神经源性肿瘤　生长缓慢，症状不明显，临床诊断时通常肿瘤已生长为巨大肿块，且术前行病理学良、恶性鉴别较困难。

4. 骶前骨肿瘤　主要来源于骨、软骨、纤维组织和骨髓，生长迅速，伴有骶骨破坏和肺转移。

5. 骶前混杂性病变　主要为转移癌、克罗恩病导致的炎性肿块、出血和盆腔异位肾。

6. 表皮样囊肿　多为良性病变，呈圆形，有较薄的囊壁，或部分伴有特征性的骶后小凹（女性多见），组织结构主要由复层鳞状上皮细胞构成，不包含皮肤附件。

7. 皮样囊肿　多为良性病变，呈圆形，有较薄的囊壁，或部分伴有特征性的骶后小凹（女性多见），组织结构包括复层鳞状上皮细胞和皮肤附件。

8. 黏液分泌性囊肿　多是良性病变，呈多囊，在一个主要囊腔周围散在多个卫星囊，囊壁较薄。有一定恶变倾向，病理多为黏液腺癌或腺癌。

九、治　疗

（一）手术治疗

小儿SCT需早期诊断，一旦确诊，无论患儿年龄大小、肿瘤大小，都应尽早手术切除肿瘤，防止肿瘤恶变。手术时机的选择视患儿情况而定，根治性切除肿瘤和尾骨，治疗效果早已得到公认。肿瘤的位置、大小、与邻近结构的关系及计划切除范围决定了手术入路的选择。根据临床Altman分型，一般认为，Ⅰ型与Ⅱ型肿瘤以外生性为主，外部生长瘤体相对较大，经骶尾部入路大多都能完整或完全切除，而大部分Ⅲ型及Ⅳ型肿瘤则因解剖位置特殊，单纯经骶尾部入路很难很好地显露邻近盆腔组织，存在损伤周围骶神经、髂血管等重要组织的风险，因此多采用腹骶尾部联合入路。良性SCT早期手术切除大多预后良好，但术后仍可能存在并发症，并有一定的复发率，复发后恶性率则更高。

1. 肿瘤局部切除术　适用于骶前肿瘤较小者或骶前良性肿瘤。

（1）禁忌证

1）恶性肿瘤侵犯盆腔脏器。

2）全身情况差，不能耐受手术者。

（2）术前准备

1）术前3天流食，术前6小时禁食。

2）术前清洁灌肠或用开塞露排空大便。

3）术前2天可选用对需氧菌、厌氧菌和拟杆菌有高效杀菌力、作用迅速、能防止致病菌的发生和过度生长、毒性低的抗生素。如口服甲硝唑和卡那霉素或庆大霉素和新霉素，或静脉滴注或肌内注射抗生素均可。

4）备血。

（3）操作方法

1）麻醉：选择硬膜外麻醉或全身麻醉。

2）体位：俯卧位或折刀位。

3）切口：自骶尾骨至肛缘取旁骶尾弧形切口（根据肿瘤位置偏左或偏右，弧度偏向左侧或右侧以避免损伤肛门外括约肌）（图24-4-5），切口应足够长，以便手术操作，切开皮肤、皮下组织。

4）切除：切断附着于骶尾骨的部分臀大肌纤维，剥离尾骨骨膜，仔细结扎骶中动脉和骶外侧

动脉，切除尾骨，切断肛尾韧带，用手指于骶前及肿瘤两侧做钝性分离，使肿块与骶骨分离，并用纱块充填其间。分离肿瘤与直肠间隙至肿瘤上端，助手或术者手指应置于直肠内做引导，防止损伤直肠（图24-4-6），并注意保护肛门括约肌，切除肿瘤（图24-4-7）。

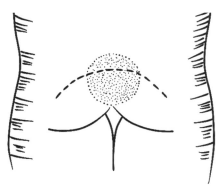

图24-4-5　骶后弧形切口

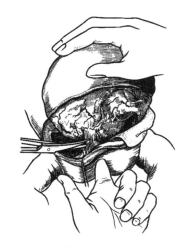

图24-4-6　直肠指诊，防止损伤直肠

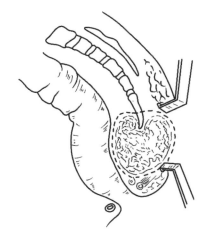

图24-4-7　切除肿瘤

5）修复盆底：如有盆腔腹膜损伤应修补缝合，肛提肌及臀部肌肉恢复原有解剖位置，如有直肠松弛，将直肠后壁折叠缝合数针，固定于骶前筋膜（图24-4-8）。

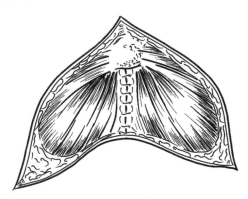

图24-4-8 修复盆底

6）缝合切口：创面止血后置双橡皮引流管，间断缝合骶前筋膜与皮下组织（图24-4-9）。

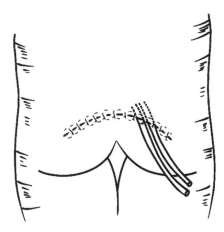

图24-4-9 置双引流管，缝合切口

（4）注意事项

1）分离肿瘤时，尽量找到肿瘤的分界线。

2）骶前间隙分离肿瘤时，应以纯性分离为主，防止将骶前静脉丛损伤，以免引起大出血，并仔细结扎骶中动脉和骶外侧动脉，尽量减少术中出血。

3）同时还要注意保护肛门括约肌及避免损伤直肠。

（5）术后处理

1）保持会阴部清洁，及时更换敷料，防止污染。

2）伤口处可用沙袋或盐袋压迫3～5小时，

以减少出血及渗出。

3）术后48～72小时拔除引流管。

4）术后禁食3天，并控制大便次数。

5）术后常规应用抗生素，预防感染。

（6）并发症

1）骶前静脉丛出血。

2）直肠损伤及直肠瘘。

3）肛门收缩功能不良。

4）术后感染形成窦道。

（7）述评：骶前较小肿瘤或肿瘤局限清楚者，以及骶前良性肿瘤均可采用局部切除术，术中细心操作，仔细止血，能有效地预防术后并发症。

2. 肿瘤加骶尾部切除术 适用于骶前肿瘤较大者。

（1）禁忌证

1）骶前恶性肿瘤侵犯盆腔脏器。

2）全身情况差，不能耐受手术者。

3）并发肾功能严重受损者。

（2）术前准备

1）术前3天给予流食，术前6小时禁食。

2）术前3天行肠道准备，术前每天口服蓖麻油20ml，术晨清洁灌肠；若肿瘤侵犯直肠后壁并有黏膜破损者，应禁止灌肠，可于术前晚8时加服一次蓖麻油10～20ml。

3）根据情况，术前两天可选用对需氧菌、厌氧菌和拟杆菌有高效杀菌力、作用迅速、能防止致病菌的发生和过度生长、毒性低的抗生素。如口服甲硝唑和卡那霉素或庆大霉素和新霉素，或静脉滴注或肌内注射抗生素均可。

4）备血。

（3）操作方法

1）麻醉：预计手术范围大者，宜选择全身麻醉。采用控制性低血压麻醉，可以减少出血。低位骶前肿瘤宜选择硬膜外麻醉或全身麻醉。

2）体位：腹骶联合入路者先取仰卧位，腹部手术完成后改取俯卧位或折刀位。骶部入路者取俯卧位或折刀位。

3）切口：取俯卧位或折刀位，在骶尾部中线或偏一侧由骶尾关节上方向下到肛缘上方2～3cm处行纵行切口或Y形切口（图24-4-10）。如有瘘口和瘘管应行梭形切口。

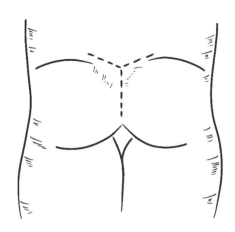

图24-4-10 骶后Y形切口

4）切除尾骨和部分骶骨：切开皮肤直到尾骨和骶骨，切断肛尾韧带，切除尾骨，手指伸入骶骨前向上分离，结扎切断骶中动脉，切断骶结节韧带、骶棘韧带和梨状肌，咬除S_1、S_2椎板，分离出$S_2 \sim S_3$神经根，并与肿瘤分离，用粗丝线将$S_2 \sim S_3$神经牵开，并显露骶前间隙和肿瘤（图24-4-11）。

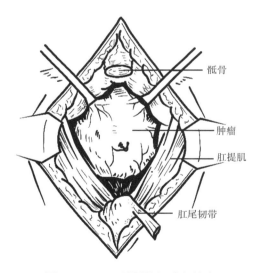

图24-4-11 显露骶前间隙和肿瘤

5）切除肿瘤：继续从骶骨两侧向前纯性分离，再将肿瘤向下牵，由直肠壁向下分离到肿瘤下端，将肿瘤完整切除或将骶骨远端连同肿瘤一并切除（图24-4-12）。

6）如肿瘤与周围组织粘连牢固，分离困难，可将肿块扩大切除，此时应避免损伤直肠（图24-4-13）。

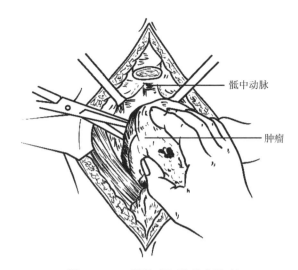

图24-4-12 沿肿瘤包膜分离肿瘤

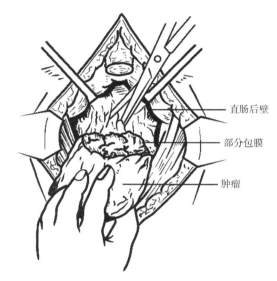

图24-4-13 分离肿瘤，将肿块扩大切除

7）止血后冲洗伤口，直肠后方放引流管，分层缝合伤口，外用压迫敷料。

（4）注意事项

1）在骶前间隙分离肿瘤时，应以钝性分离为主，防止将骶前静脉丛损伤，以免引起大出血，并仔细结扎骶中动脉和骶外侧动脉，尽量减少术中出血，同时还要注意保护肛门括约肌。

2）在咬除S_1、S_2椎板时应注意保护$S_2 \sim S_3$神经根。

3）注意保护直肠免受损伤。

（5）术后处理：同"肿瘤局部切除术"。

（6）并发症：同"肿瘤局部切除术"。

（7）述评：因骶前肿瘤较大，但不需要开腹手术时，可合并尾骨、骶骨切除，在咬除S_1、S_2

椎板时要注意保护S₂～S₃神经根，给手术操作增加了一定难度，必要时由骨科医生来协助完成。

3. 腹骶联合切除术　适用于突入腹腔的大型肿瘤由骶尾部不能达到肿瘤上端者。

（1）禁忌证：同"肿瘤加骶尾部切除术"。

（2）术前准备：同"肿瘤加骶尾部切除术"。

（3）操作方法

1）麻醉：同"肿瘤加骶尾部切除术"。

2）体位：取仰卧位。

3）切口：取仰卧位，经下腹正中切口进入腹腔，沿着骶岬横行切开腹膜，并切开直肠两侧腹膜。在骶前间隙将肿瘤由骶骨、直肠和两侧组织分离，尽量向下分离至肿瘤下部，结扎骶中动脉及双侧髂内动脉，仔细止血后，用干纱布将肿瘤与后腹膜及盆腔脏器分隔，缝合后腹膜，关闭腹腔，再改为俯卧位或折刀位，做骶前肿瘤切除术（同"肿瘤局部切除术"）（图24-4-14）。

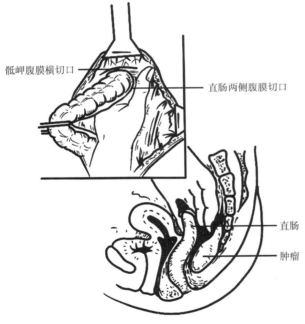

图24-4-14　在骶前间隙将肿瘤分离、切除

（4）注意事项

1）经腹分离时，应尽量向下分离至肿瘤下部并结扎骶中动脉及双侧髂内动脉，防止输尿管损伤。

2）关闭腹腔前应仔细止血。

3）注意保护肛门括约肌及直肠后壁。

（5）术后处理：同"肿瘤局部切除术"。

（6）并发症：同"肿瘤局部切除术"。

（7）述评：因骶前肿瘤更大，由骶尾部入路不能完成手术，需开腹协助切除。在分离骶前及直肠两侧时应注意保护输尿管，尤其是肿瘤较大或有盆腔侵犯时更应注意。

（二）新辅助治疗在恶性畸胎瘤治疗中的作用

对于恶性畸胎瘤则需全面评判患儿的综合情况，若瘤体较大则可行术前化疗，术前新辅助化疗可改善患儿的一般状况，促使肿瘤体积缩小，减少手术的范围及创伤，也可以减少手术中的微小转移，避免肿瘤播散或远处转移。相应选择手术切除辅助术后化疗可达到较高生存率，以改善患儿术后生存质量，改善预后情况。

化疗包括术前新辅助化疗和术后辅助化疗。

1. 术前新辅助化疗　是指切除手术前先给予抗癌药物，以最大限度杀灭肿瘤细胞，达到术前缩小瘤体，闭塞瘤体滋养血管，消灭全身微小瘤灶，形成瘤体与周围正常组织的假包膜，使肿瘤体积缩小并界限清楚，利于Ⅱ期手术能完全切除肿瘤。通常经过2～4个疗程后再次综合评估患儿病情再实施Ⅱ期手术切除肿瘤。这样的治疗一方面可以提高手术切除率，保护盆腔重要脏器及周围组织，减少骶前神经血管损伤等并发症，另一方面对预防肿瘤的复发、转移也有着非常重要的作用。

2. 术后辅助化疗　依据分期术后行3个、6个、12个或18个疗程不等的辅助化疗，临床常用方案有JEB（卡铂、依托泊苷、博来霉素）、VAC（长春新碱、表柔比星、环磷酰胺）、PVB（顺铂、依托泊苷、博来霉素）等个体化化疗方案。

3. 其他治疗

（1）免疫治疗：目前IL-2及IFN被较多地应用于肿瘤患儿的免疫治疗中。

（2）放疗：作为恶性肿瘤综合治疗的一部分，主要用于放疗敏感的恶性肿瘤，也可用作对单纯化疗不敏感或效果欠佳的恶性肿瘤的补充治疗，大多恶性畸胎瘤对放疗较敏感，但其对患儿骨盆生长及生殖系统的发育均有较大影响，故临床很少采用。

（3）维A酸诱导治疗：在儿童晚期及难治性恶性实体瘤中也有应用，使肿瘤细胞受到一定的抑制，并与化疗有协同作用，有较好的使用前景。

第五节　先天性肠旋转不良

一、历　史

先天性肠旋转不良是胚胎发育期原始肠袢以肠系膜上动脉为轴心的旋转不完全或完全不旋转导致的先天畸形，在消化道畸形中所占比例最高，占25.8%，临床症状可表现为由于肠管异常导致的腹痛、梗阻，甚至扭转坏死，据报道肠扭转的发生率高达44%。在对先天性肠旋转不良的认知过程中有两位先贤做出了巨大贡献，影响着今天的诊断和治疗，他们分别是19世纪的解剖学家Treitz和20世纪的小儿外科先驱William Ladd。前者发现了以他的名字命名的Treitz韧带，而后者发明了迄今仍在应用的以其名字命名的治疗肠旋转不良的Ladd术式。

二、流 行 病 学

先天性肠旋转不良可在任何年龄段发病，我国有学者统计的男女比为2.67：1。死亡率取决于是否存在肠扭转缺血及有无合并其他畸形，平均死亡率约为3%。

三、病因与发病机制

先天性肠旋转不良的具体病因不明，目前多认为，先天性肠旋转不良与肠旋转过程中异常停滞有密切关系。先天性肠旋转不良是正常胚胎肠系膜的旋转固定过程异常导致的畸形，正常人类胚胎原始肠管的旋转和附着开始于胚胎第5周，经历一系列的步骤。胚胎期肠管正常旋转固定的过程受阻即可发生旋转不良。胚胎期正常中肠经历一个环绕肠系膜上动静脉的逆时针旋转并固定的过程，旋转和固定的结果是十二指肠空肠曲固定于左上腹，而盲肠位于右下腹，肠系膜根部呈从左上腹到右下腹的、宽广的扇形，肠旋转不良时

胚胎期肠管旋转、固定过程异常导致一系列结构异常，如十二指肠空肠曲位置异常，盲肠位置较高，可位于右上腹（图24-5-1），甚至位于中腹，右半结肠与右后腹壁形成异常附着，即Ladd束带，压迫十二指肠，造成梗阻，有时盲肠正好位于十二指肠降部的前面（图24-5-2），并被壁腹膜固定，使十二指肠直接受压而发生梗阻。从十二指肠第三段至升结肠的中肠环绕着窄而细的肠系膜根部形成细蒂（图24-5-3），易于发生扭转，这种细蒂由腹膜组织包绕，位于肠系膜上动脉右侧上方，扭转时带动肠系膜扭转，造成中肠广泛缺血，如不及时处理可造成广泛肠坏死。空肠上段膜状组织压迫、粘连（图24-5-4），有些肠旋转不良病例的十二指肠空肠袢未发生旋转，因此不经过肠系膜上动脉的下后方，而处于肠系膜上动脉的前方。空肠的第一段多被腹膜系带牵拉缠绕和粘连，在结肠和小肠的系膜内，有许多膜状组织被压迫，并使它屈曲而发生梗阻。此外，由胚胎期肠管旋转、固定异常导致的畸形还包括肠不旋转和肠反向旋转等。肠不旋转是指中肠环绕肠系膜上动脉完全

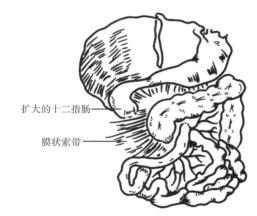

扩大的十二指肠
膜状索带

图24-5-1　盲肠位于右上腹，膜状索带压迫十二指肠

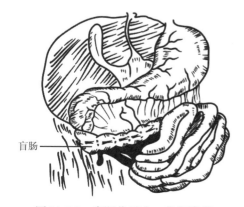

盲肠

图24-5-2　盲肠位于十二指肠降部

没有旋转，导致十二指肠空肠曲位于右腹部，回肠从右侧移行入盲肠，结肠位于左侧腹；反向旋转是指中肠发生了顺时针近90°的异常旋转，横结肠位于肠系膜上动脉右侧并于肠系膜后方走行于十二指肠后间隙，盲肠和结肠固定差，容易发生扭转（图24-5-5）。

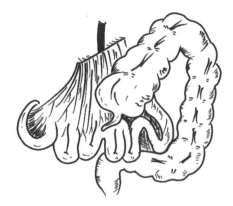

图24-5-3　小肠系膜根部短窄

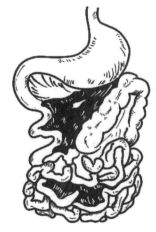

图24-5-4　空肠上段膜状组织压迫、粘连

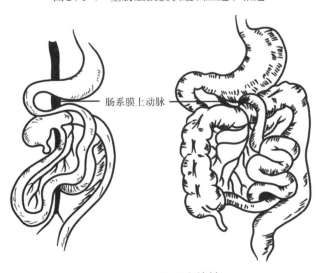

图24-5-5　肠反向旋转

目前国内外病因学对胚胎期发育过程中肠管旋转停滞的原因不是十分明确，仍有待于进一步的研究。国外有研究指出先天性肠旋转不良的发生可能是由多种基因共同调控的，目前有文献指出，插头框转录因子1（FOXF1）的杂合突变失活是其中一个关键因素，但仍需进一步研究。此外，中肠旋转不良还被报道与4号环状染色体有关。

四、分　　类

根据中肠旋转发生停顿时间不同，可将肠旋转不良按照各种病理类型分类。临床上最常见的3种病理类型：①肠旋转不良、十二指肠Ladd膜压迫；②肠扭转；③空肠上段膜状组织压迫。除此之外，尚有少许病例可见以下病理改变：①肠不旋转；②盲肠位置正常的旋转不良；③肠反向旋转。

五、临床表现

不同年龄段肠旋转不良的表现不同，具体如下：

1. 新生儿期　患儿出生后一般均有胎便排出，除非有肠闭锁畸形，则无胎便排出。新生儿肠旋转不良以呕吐为主要表现，多发生于出生后2天左右，国内外研究者指出，患儿呕吐一般在第1周内出现，约占46.7%，第2周约占26.7%，第3、4周明显减少。大部分患儿呕吐物中含有大量胆汁，呈碧绿色或黄色，每天至少3～6次不等。由于十二指肠梗阻为不完全性或间歇性发作，故发病后症状仍可暂时好转，但呕吐很快复发。因消化道梗阻，患儿常合并有黄疸，以及因患儿反复出现呕吐，易误吸导致吸入性肺炎，故有些患儿直接因新生儿黄疸或者新生儿肺炎入院。腹部体征不多，梗阻多位于十二指肠第二、三段，故一般只有胃和十二指肠近段的充气与扩张，由于呕吐频繁，上腹膨隆并不严重。若合并中肠扭转出现绞窄性肠梗阻，呕吐更频繁，且呕吐物中可含有血性物，亦可排出血便，经常误诊为新生儿坏死性小肠结肠炎（NEC），待患儿腹部呈现弥漫性膨胀、压痛和腹肌紧张表现，以及腹腔穿刺抽出血性液体时，往往提示患儿肠管发生大范围扭转坏死，预后极差，死亡率极高。

2. 婴儿期及儿童期 婴儿及大龄儿童的临床表现与新生儿典型病例有较大不同，主要表现为以下方面：①反复、间断呕吐，出生后几个月多无症状或症状较轻，容易被忽视。随着年龄的增长，逐渐出现伴或不伴腹痛的反复呕吐，呕吐多数经保守治疗后可以自行缓解。②间歇性腹痛，腹痛的原因大多由受压的十二指肠扩张或肠扭转引起，如发生中肠或盲肠扭转、内疝等完全性肠梗阻时，则出现腹部剧烈绞痛、频繁呕吐及血便。③发育营养障碍，患儿多产生进食恐惧感，不愿进食，易导致食欲缺乏、消瘦及营养不良，盲肠、升结肠扭转或肠反向扭转则有低位肠梗阻的症状。亦有少数患者可以一直无症状，突然因肠扭转产生剧烈腹痛而就诊。造成临床症状不典型的原因主要是大龄儿童结肠腹膜系带较宽，肠系膜附着不全可使小肠发生扭转，扭转度不高，梗阻程度多较轻，多数可经内科对症治疗后随肠蠕动和体位改变而自动复位。

3. 成人期 成人肠旋转不良是指14岁以上未曾诊断或者未能手术治疗的先天性肠旋转不良。肠梗阻是成人肠旋转不良的主要临床表现，但首次发病即以急腹症来诊者较少，主要表现为反复发作的消化道症状，以顽固性复发性呕吐、慢性间歇性腹痛（多定位不清，持续时间长短不一或发生于体位改变）及营养不良、发育障碍为主，若发生肠扭转，主要表现为阵发性腹痛和频繁呕吐，轻度肠扭转可通过改变体位而自动复位，若肠扭转进一步加重，可能出现全腹膨隆、压痛、腹肌紧张、血便，甚至休克等症状。因症状缺乏特异性，不具备诊断任何一种疾病的特征，故成人肠旋转不良所致肠梗阻在临床上极难做出正确诊断，关键是要考虑到本病存在的可能，不能遗漏。

六、辅 助 检 查

不管何种年龄段的肠旋转不良患儿临床症状均不太典型，故影像学等辅助检查对于先天性肠旋转不良的诊断具有重要作用。

（一）腹部X线检查

此为首选的影像学检查，腹部X线片可见典型十二指肠梗阻的"双泡征"或"三泡征"，即上腹部可见扩张的2～3个气泡影，下腹部无气或仅有极少量细小气体影像，此时可得出正确诊断，但合并中肠扭转时，腹部X线片常没有特殊表现，腹部可以无气、腹部多发液平，类似于远端小肠梗阻，或类似于坏死性肠炎，甚至可为正常腹部X线片，导致灾难性误诊。

（二）钡剂灌肠

Ladd主张肠旋转不良的影像学检查是钡剂灌肠，可显示异位的盲肠，在腹部X线片得出高位肠梗阻诊断，或者阴性结果时，为进一步明确诊断，可行钡剂灌肠，通过钡剂灌肠可以确定盲肠的位置，若盲肠位置异常，如位于上腹部或左侧腹，则先天性肠旋转不良的诊断基本明确。但约6%肠旋转不良患儿的盲肠位置正常，因此，如果钡剂灌肠时显示盲肠位置正常，也不能除外先天性肠旋转不良的可能。回盲部位置正常的患儿，通常存在十二指肠空肠袢旋转异常，故与上消化道造影相结合，可进一步明确诊断。

（三）上消化道造影

目前上消化道造影被认为是诊断先天性肠旋转不良的金标准，先天性肠旋转不良患者行上消化道造影时多表现为胃和十二指肠的不同程度扩张，Treitz韧带或空肠起始部位置下移或内移，位于十二指肠球部下方腹中线或脊柱右侧；扩张的十二指肠末端可呈"鸟嘴状"或"鼠尾状"，钡剂在此下行受阻，于右侧卧位或右前斜卧位观察钡剂通过十二指肠及空肠上段呈螺旋形或来回迂曲下行于右侧中腹部，且该段肠管纤细。观察十二指肠空肠连接部（duodenum jejunum junction，DJJ）的位置是上消化道造影诊断肠旋转不良的关键。正常DJJ的位置：前后位应该位于第1腰椎的左侧、与幽门或十二指肠球部在同一水平；侧位观察十二指肠降部在腹膜后下行，十二指肠升部在腹膜后降部的前方上升。当DJJ位置异常时，可以诊断先天性肠旋转不良，但是有些情况可以造成DJJ向下或向中间移位，类似肠旋转不良，但属于正常变异，如巨脾、肝移植（Treitz韧带被切断）后、胃过度胀气、小肠梗阻和脊柱弯曲等，十二指肠喂养管的放置也可造成DJJ移位，因此认识正常解剖的各种变异是减少误诊及提高先天性肠旋转不良术前诊断率的重要因素。虽然大多数国内外学者都认为上消化道造影是诊断肠旋转不良的金标准，但是也会因上诉解剖变异等原因而出现假阳性或假阴性结果。如果诊断不明确、患者生命体征尚平稳时，可重复行上消化道造影检查，或行其他影像学检查（如钡剂灌肠）以进一步明确诊断。

（四）腹部彩超

腹部彩超主要是根据肠系膜上静脉与肠系膜上动脉之间的关系来判断有无肠旋转不良，以及通过观察肠管血流改变情况鉴别有无合并肠扭转。当出现肠旋转不良时，肠系膜上静脉位于肠系膜上动脉的左侧；若合并肠扭转时，超声的典型声像学改变是漩涡征，同时对于其他先天畸形如先天性肥厚性幽门狭窄、肠重复畸形、胎粪性腹膜炎可一并诊断，但是因先天性肠旋转不良病理类型多样，漩涡征仅可作为先天性肠旋转不良合并肠扭转的特异性影像表现，但若未检出漩涡征仍不能完全排除先天性肠旋转不良，并且逆时针漩涡征与中肠扭转的相关性较差，部分患儿的肠旋转角度较小而导致误诊、漏诊。

（五）腹部CT

先天性肠旋转不良患者一般很少做CT检查，但大龄儿童及成人常因肠扭转表现为剧烈腹痛而以急腹症收治入院，多行腹部CT辅助检查以明确诊断。先天性肠旋转不良患者的螺旋CT图像主要表现为：①十二指肠水平段于腹中线水平经肠系膜上动脉后方向右下方绕行；②空肠、回肠位置异常，具有环形皱襞的空肠位于右、中腹部，而肠壁较光滑的回肠位于左腹部；③漩涡征伴SMA和SMV的正常排列关系消失，漩涡征是指小肠肠袢、小肠肠袢系膜及血管都以患者肠系膜的上动脉根部作为轴心进行螺旋聚集，并在CT影像上呈现出漩涡状团块影。

七、诊　　断

肠旋转不良主要依靠临床表现及影像学检查可诊断。

八、鉴别诊断

先天性肠旋转不良主要应与其他十二指肠梗阻性疾病相鉴别。十二指肠闭锁或狭窄，环状胰腺与新生儿期肠旋转不良的临床表现非常相似，均为带有胆汁的呕吐，在腹部X线片上显示上腹部双泡征，中下腹少气或无气。十二指肠闭锁为完全性梗阻，呕吐发生早而重，一般无正常胎粪排出，X线片示十二指肠扩张显著，中下腹完全无气泡。十二指肠狭窄和环状胰腺为程度不同的十二指肠梗阻，X线片显示中下腹可有少量气泡。虽然钡剂灌肠显示盲肠异位是先天性肠旋转不良的有力依据，但多数作者认为无此必要。因为十二指肠梗阻诊断确定即应施行手术，尤其是在病情较重时不应因进行过多的检查延误手术时机。先天性肠旋转不良还常与上述几种畸形同时存在。有时在术前将上述几种畸形鉴别清楚是很困难的，只能在开腹探查后才能确诊。

较大的婴儿和儿童期肠旋转不良应与环状胰腺、十二指肠隔膜、肠系膜上动脉综合征所致的十二指肠不完全性梗阻或间歇性梗阻相鉴别。钡剂X线造影和钡剂灌肠可提供很大的帮助，若仍不能完全确诊，宜尽早剖腹探查。

九、治　　疗

（一）治疗原则

对有症状的肠旋转不良病例，原则上都应尽早手术治疗。对于不伴发肠扭转的十二指肠不完全梗阻患儿，采用禁食、补液、静脉营养等非手术治疗，虽然能部分或完全缓解症状，但大多数病例可在短期内复发，甚至因肠扭转而行急诊手术。已发生肠扭转的患儿应急诊手术复位。如发生肠坏死后再剖腹探查，预后极差。少数患儿虽有此类畸形存在，但无梗阻等临床症状，只因在其他外科疾病施行剖腹手术时偶然发现者，一般不需处理。但应有详细记录，并告知家长，以备日后外科医师参考。

（二）手术治疗

术前准备：新生儿有完全性梗阻并伴有脱水

者，须持续胃肠减压，减轻呕吐，防止误吸。补液，纠正水、电解质平衡失调，备血。给予抗生素和维生素K、维生素C等，力争数小时内行急诊剖腹探查术。不完全梗阻的病程一般较长，患儿常伴有营养不良和慢性失水，可在数日内静脉补充液体和电解质，少量多次输血，纠正脱水及贫血，待一般情况有所改善并进行充分的术前准备后再施行手术。

1. 常规剖腹行 Ladd术　操作方法：手术采用右上腹旁正中切口或脐上横切口，腹膜切开后仔细观察病理情况，大多数病例有2种或2种以上的主要病理改变。

（1）中肠扭转复位（图24-5-6）：开腹后若见肠管呈暗红色或紫色，细小瘪陷，排列不整齐，必须迅速将全部小肠用手托出到切口外。仔细检查肠系膜根部扭转情况，一般为顺时针方向扭转360°，但有时可扭转两三圈不等。术者把全部小肠握在手中，将小肠向着逆时针方向转回，至扭转完全复位，肠系膜根部完全平坦为止。用温热盐水纱布湿敷肠管，观察肠管色泽变化。如肠管未坏死，短时间即恢复至正常的红润色泽，肠腔逐渐充气扩大。如扭转肠袢已经绞窄坏死，则应予以切除，进行小肠端端吻合术。由于肠扭转常波及整个小肠，有时绞窄段很长，难以判断其能否成活，此时可将肠管纳入腹腔，以温热盐水纱布外敷腹腔及腹壁，或将肠管浸入温生理盐水盆中，或用0.5%普鲁卡因行肠系膜封闭，给氧等，促使局部血液循环恢复，观察10～30分钟后再辨认肠管的活力。总之要尽量避免切除有活力的肠管，但也绝对不能保留活力有问题的肠管。做肠吻合的两个切端的血液循环必须良好。在新生儿期至少应保存40%以上的小肠才能

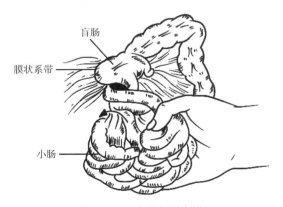

图24-5-6　中肠扭转复位

维持正常的生长发育，否则预后不良。此外，回盲部在延长小肠排空时间上起重要作用，也应尽可能保留，除非其活力已确实不能回逆。

（2）腹膜系带松解（图24-5-7）：肠扭转复位后，显露出盲肠、升结肠和十二指肠的位置关系。一般盲肠位于右上腹或中上腹，有薄膜样的系带连接盲升结肠于右侧后腹壁，其间跨越十二指肠降部、下部的前方，或者盲升结肠直接粘连于十二指肠，造成十二指肠梗阻，十二指肠近端扩张。用剪刀剪断系带，尽可能将其从十二指肠上剥离，松解十二指肠周围粘连，解除其梗阻，并使盲肠完全游离。将十二指肠置于右腹直接向下，盲肠和全部结肠向左推移，使其置于左侧腹部，其余小肠自然地排列于中下腹部。大量资料表明，这种排列不会引起梗阻和扭转的复发，近、远期效果满意。因此，不要试图恢复其正常解剖位置，否则可能导致梗阻粘连。如患儿一般情况良好，可将阑尾切除，以免日后发生异位阑尾炎时诊断困难。

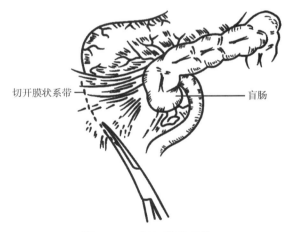

图24-5-7　松解膜状系带

（3）松解空肠上段粘连（图24-5-8）：在松解游离十二指肠和盲肠后，有少数病例可见到空肠上段被膜状组织粘连压迫，牵拉屈曲。应剪开松解全部粘连，解除肠管的扭曲，使空肠上段与十二指肠几乎成直线连接，并置于脊柱右侧。

（4）反向旋转的处理：由于十二指肠及肠系膜上动脉位于横结肠之前，压迫引起横结肠梗阻。手术可切除右半结肠，行回肠横结肠吻合术，或考虑升结肠与左横结肠吻合术。

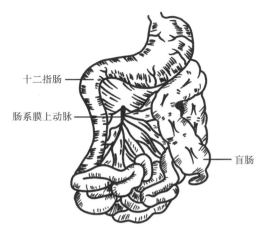

图24-5-8 松解后肠管在腹腔内的位置

各种处理完毕后，放置好肠管，关闭腹膜及膜壁各层。

术后处理：术后给予吸氧、心电监护及营养支持治疗。患儿术后需继续禁食，待肠功能恢复后逐渐恢复饮食，一般禁食持续1～5天，由于手术操作范围较广泛，术后常发生肠麻痹，一般应持续胃肠减压补充液体，待到3～5天肠蠕动恢复后，才能少量进食，逐渐过渡为正常喂养。

2. 腹腔镜辅助Ladd手术方法 1995年Vander Zee和Bax首次报道了腹腔镜Ladd手术。

（1）适应证：腹腔镜Ladd手术适用于反复发作腹痛、呕吐，造影或超声检查诊断为先天性肠旋转不良的患儿；对于并发中肠扭转的患儿，若病情相对稳定，没有肠绞窄征象，也可考虑施行。

（2）禁忌证：对低出生体重儿及早产儿，由于一般情况欠佳，腹腔容积小，手术难度大，一般不建议采取腹腔镜治疗，尤其是对于合并有中肠扭转坏死的患儿；肠旋转不良合并急性中肠扭转，尤其是术前怀疑肠管出现血运障碍的患儿，往往由于腹胀明显，腹腔镜手术难度大，且可能造成肠管损伤，不宜采取腹腔镜手术治疗。

（3）操作方法

1）体位：患者取仰卧位，置于手术床尾，腹腔镜显示器置于患儿头左侧，术者位于床尾，助手位于患儿右侧。

2）切口：在脐环下部0.5cm处切口，置入Trocar，注入CO_2，建立气腹，气腹压力为6～9mmHg，置入腹腔镜，左、右中下腹（单部位手术：取脐环左右侧）各做0.3cm切口，置入微型Trocar，插入操作钳。

3）肠扭转逆时针复位：进入腹腔后向下腹牵拉肠管以显露肠系膜根部并判断扭转程度，逆时针旋转整复扭转肠管至完全复位。

4）松解Ladd带：肠管复位后即可见盲肠和结肠发出的系带跨越并压迫十二指肠，同时附着于右侧后腹壁，彻底松解腹膜系带，解除十二指肠压迫，将盲肠完全游离并将其置于左腹。

5）扩展肠系膜根部：将盲肠、结肠置于左腹后可显露十二指肠空肠祥，松解十二指肠空肠曲及空肠起始部所有粘连带，使十二指肠空肠曲及空肠起始部沿脊柱右侧垂直而下，尽量扩展系膜根部附着处。

6）阑尾切除：电钩横断阑尾系膜，结扎切除阑尾，经脐部切口提出阑尾。

7）探查合并畸形：术中应仔细探查是否伴发其他消化道畸形，如十二指肠隔膜狭窄等，若发现伴发消化道畸形应同时予以手术处理或详细记录待日后矫治。

8）关腹：捋顺肠管，确保小肠置于腹腔右侧，盲肠和结肠置于腹腔左侧。解除气腹，关闭戳孔。

相对于传统的Ladd手术，腹腔镜下Ladd手术在减少创伤和减少术后粘连性肠梗阻的可能性方面体现了较大的优势，尤其对于成人患者，由于其病变常相对较轻，并且腹腔操作空间较大，更利于腹腔镜手术操作而取得手术成功。

（王建民 李春雨）

参 考 文 献

安阿玥，2019. 现代中医肛肠病学. 北京：中国医药科技出版社，802-804.

陈思远，王佚，2015. 先天性肛门直肠畸形的诊断与治疗现状. 现代医药卫生，（18）：2773-2776.

陈小春，周冬仙，张桂英，2003. 先天性肠旋转不良的诊断与外科治疗. 临床小儿外科杂志，2（5）：362-363，359.

段正凡，李国平，王家平，等，2013. 儿童结肠重复畸形的X线和CT诊断. 临床放射学杂志，32（1）：106-108.

黄乃健，1996. 中国肛肠病学. 济南：山东科学技术出版社，1512-1516.

黄秀明，肖婷，吴书清，等，2019. 小儿腹腔镜在先天性肠闭锁治疗中的应用. 现代医院，19（8）：1206-1208.

贾兰斯，李俊姣，范学顺，2014. 肛门狭窄的中西医诊疗研究进展. 中日友好医院学报，28（5）：308-310.

金黑鹰，章蓓，2014. 实用肛肠病学. 上海：上海科学技术出版社，198-207.

李春雨，汪建平，2013. 肛肠外科手术技巧. 北京：人民卫生出版社，141-142.

李春雨，汪建平，2015. 肛肠外科手术学. 北京：人民卫生出版社，715-723.

李凯，2001. 畸胎瘤的病因和发病机理研究进展. 中华小儿外科杂志，22（5）：311-312.

李正，王慧贞，吉士俊，2001. 实用小儿外科学. 北京：人民卫生出版社，717-723.

刘庆华，刘小芳，张新村，等，2014. 超声诊断小儿先天性肠闭锁和狭窄. 中国医学影像技术，30（3）：429-432.

任红霞，吴晓霞，2017. 腹腔镜治疗新生儿肠旋转不良、肠扭转. 临床外科杂志，25（12）：888-889.

施诚仁，金先庆，李仲智，2010. 小儿外科学. 第4版. 北京：人民卫生出版社，148.

谈家佳，2017. 小儿肠旋转不良的临床诊治分析. 苏州：苏州大学.

王果，冯杰雄，2011. 小儿腹部外科学. 第2版. 北京：人民卫生出版社，454.

王果，李振东，2000. 小儿外科手术学. 北京：人民卫生出版社，563-567.

王吉甫，2000. 胃肠外科学. 北京：人民卫生出版社，504-510.

姚大为，向丽，2017. 先天性肠闭锁的病因研究进展. 山东医药，57（35）：96-98.

张金哲，杨啟政，刘贵麟，2006. 中华小儿外科学. 郑州：郑州大学出版社，244-249.

赵莉，刘光茂，李振东，等，2006. 全结肠、直肠重复畸形四例诊治经验. 中华普通外科杂志，21（7）：493-495.

赵玉元，2007. 64例肠重复畸形的外科治疗. 临床小儿外科杂志，6（2）：12-14.

赵玉元，何晓东，严祥，等，2012. 实用消化外科学. 兰州：兰州大学出版社，233.

周佳亮，沈永珍，白雪梅，等，2018. 先天性结肠闭锁诊治新体会与文献回顾. 国际医药卫生导报，24（16）：2420-2423，2425.

朱晨煜，2020. 102例小儿肠重复畸形的临床特点分析. 重庆：重庆医科大学.

Fumino S，Tajiri T，Usui N，2019. Japanese clinical practice guidelines for sacrococcygeal teratoma，2017. Pediatr Int，61（7）：672-678.

Karnak I，Ciftci AO，Senocak ME，et al，2001. Colonic atresia：surgical management and outcome. Pediatr Surg Int，17（8）：631-635.

Katdare MV，Ricciardi R，2010. Anal Stenosis. Surg Clin North Am，90（1）：137-145.

Lane VA，Wood RJ，Reck C，et al，2016. Rectal atresia and anal stenosis：the difference in the operative technique for these two distinct congenital anorectalmalformations. Tech Coloproctol，20（4）：249-254.

Matzke GM，Moir CR，Dozois EJ，2003. Laparoscopic ladd procedure for adult malrotation of the midgut with cocoon deformity：report of a case. J Laparoendosc Adv Surg Tech A，13（5）：327-329.

Mirza B，Iqbal S，Ijaz L，2012. Colonic atresia and stenosis：our experience. J Neonatal Surgery，1（1）：4.

Sharma S，Gupta DK，2017. Varied facets of rectal atresia and rectalstenosis. Pediatr Surg Int，33（8）：829-836.

Stankiewicz P，Sen P，Bhatt SS，et al，2009. Genomic and genic deletions of the FOX gene cluster on 16q24. 1 and inactivating mutations of FOXF1 cause alveolar capillary dysplasia and other malformations. Am J Hum Genet，84（6）：780-791.

Yousefzadeh DK，2009. The position of the duodenojejunal junction：the wrong horse to bet on in diagnosing or excluding malrotation. Pediatr Radiol，39 Suppl 2：S172-S177.

Zouari M，Bouthour H，Abdallah RB，et al，2014. Alimentary tract duplications in children：report of 16 years' experience. Afr J Paediatr Surg，11（4）：330-333.

第一节 概　述

先天性肛门直肠畸形是儿童时期最常见的消化道畸形,包括肛门直肠闭锁、肛门直肠瘘、直肠尿道瘘、直肠膀胱瘘及肛门异位等先天性的多种疾病。

一、历　史

中医对先天性肛门直肠畸形早有记载,分属于肛门皮包、肛门内合和无谷道范畴。

二、病　因

直肠肛门畸形的病因尚不清楚,目前认为是遗传因素和环境因素共同作用的结果。

三、分　类

国内外分类方法很多,各有优缺点。1984年世界小儿外科医师会议制定了Wingspread分类法(表25-1-1),在高位、中间位、低位分类中减少分型,便于记忆。也有学者根据男女特异性畸形差异进行分类(表25-1-2),从治疗的目的出发,这种分类具有实用价值。

表25-1-1　肛管直肠畸形 Wingspread 分类法

女性	男性
(一)高位	(一)高位
1.肛管直肠发育不全	1.肛管直肠发育不全
(1)并发直肠阴道瘘	(1)合并直肠尿道前列腺瘘

续表

女性	男性
(2)无瘘	(2)无瘘
2.直肠闭锁	2.直肠闭锁
(二)中间位	(二)中间位
1.直肠前庭瘘	1.直肠尿道球部瘘
2.直肠阴道瘘	2.无瘘的肛管直肠发育不全
3.无瘘的肛管发育不全	(三)低位
(三)低位	1.肛管皮肤瘘
1.肛管前庭瘘	2.肛管狭窄
2.肛管皮肤瘘	(四)少见畸形
3.肛管狭窄	
(四)一穴肛畸形	
(五)少见畸形	

表25-1-2　根据男女特异性畸形差异分类

男性	女性
会阴瘘	会阴瘘
直肠尿道瘘	前庭瘘
球部	肛门闭锁不伴瘘
前列腺部	直肠闭锁
直肠膀胱颈瘘	泄殖腔畸形
肛门闭锁不伴瘘	复杂畸形
直肠闭锁	

四、临 床 表 现

(一)直肠畸形

1. 高位直肠畸形　约占直肠畸形的40%,男性略多于女性,可合并瘘管,但常较细长,几乎都有肠梗阻症状。直肠末端位置较高,骨盆肌肉的神经支配常有缺陷，常伴有脊柱和上尿路畸形。此型患者在正常肛门区皮肤稍凹陷、色泽较深，但无肛门，哭闹时凹陷处无膨出，手指触诊亦无冲击感。女性多伴有阴道瘘，常开口于阴道后穹隆部，此类患儿外生殖器发育不良，呈幼稚型。粪便经常自瘘口流出，易引起生殖系统感染。男性多伴有泌尿系瘘，自尿道口排气、排便是直肠泌尿系瘘的主要症状，可反复发生尿道炎、阴茎头炎和上尿路感染。

2. 中间位畸形 约占直肠畸形的15%，无瘘管者直肠盲端位于尿道球部海绵体肌旁或阴道下端附近；有瘘管者瘘管开口于尿道球部、阴道下段或前庭部。肛门部位外观同高位畸形，可自尿道或阴道排便。探针可以通过瘘管进入直肠，用手指触摸肛门部可触到探针的顶端。女婴直肠前庭瘘较阴道瘘多见，瘘口开口于阴道前庭舟状窝部，又称为舟状窝瘘。瘘口较大，可基本维持正常排便，仅在便稀时有失禁现象。

3. 低位畸形 约占直肠畸形的40%，为胚胎晚期发育停滞所致，直肠、肛管、括约肌发育正常。直肠盲端位置较低者多合并瘘管，但较少合并其他畸形。临床表现：有的在肛门位置被薄膜遮盖，有的隐约可见胎粪色泽，哭闹不安，隔膜明显向外膨出；有的薄膜已破，其口较小，为2～3mm，排便困难；有的肛门正常，但位置前移；有的则伴有肛门皮肤瘘，瘘口常开于会阴部、阴囊中缝或阴茎腹侧。女婴低位畸形在靠近阴唇后联合处阴部有一开口，形似正常肛门，称为肛门前庭瘘。

（二）肛门畸形

肛门畸形主要是无肛门畸形，婴儿出生后无胎粪、啼哭不安、腹胀、呕吐，并有肠梗阻等症状。

五、辅 助 检 查

（一）X线检查

通过X线检查可了解直肠盲端的位置，从而可以确定是高位、中位还是低位肛门闭锁，以及有无瘘管存在。

1. 倒立侧位片 在会阴肛门凹处贴一金属标记，抬高臀部，轻揉腹部使气体到达直肠末端，倒立2分钟后屈髋70°拍侧位X线片。盆腔气体影与金属标记间的距离代表直肠盲端的高度。

直肠盲端位于耻尾线上方或距肛门区皮肤超过2cm为高位肛门闭锁，若位于耻尾线以下或距肛门区皮肤1.5cm以内为低位肛门闭锁，盲端位于耻尾线或距肛门皮肤1.5～2cm为中位肛门闭锁。

2. 瘘管造影 用75%泛影葡胺从瘘口注入，可以了解瘘管的形态、长度及与直肠的关系。

3. 排泄性膀胱尿道造影 可以了解瘘管与直肠相通处的位置及有无膀胱输尿管反流。

4. 直肠盲端穿刺造影 于会阴肛门凹处穿刺，边进针边抽吸，抽出气体和胎粪时即为直肠盲端距肛门皮肤的距离，并可注入造影剂，了解盲端形态。

5. 阴道造影 了解直肠阴道瘘形态及泄殖腔畸形的情况。

（二）超声检查

超声检查操作简单、无损伤。可了解直肠盲端的形态及距肛门皮肤的距离，还可以了解直肠后有无肿物存在，因为肛门直肠畸形的患儿有时可合并骶前畸胎瘤。

（三）CT检查

CT检查可以了解盆底肌肉的解剖位置及发育情况，对肛门括约肌的位置和发育状态能提供直接信息，从而精确地指导治疗。应用CT进行盆腔扫描，自会阴皮肤表面向头侧端与体轴成直角，每隔5mm进行一次扫描。正常人的耻骨直肠肌在CT图像上表现为一软组织团，前附于耻骨，后附于直肠后侧壁，肛门括约肌为一"口"形软组织团，肛门内、外括约肌难以区分。肛门会阴瘘患者的耻骨直肠肌发育状态在CT图像上的表现与正常人差不多，肛门括约肌发育良好，但其位置位于瘘口之后。对于低位肛门闭锁合并直肠阴道瘘患者，耻骨直肠肌发育良好，包绕直肠盲端，位置前置，合并直肠尿道瘘患者的耻骨直肠肌和肛门括约肌在CT图像上可显示，耻骨直肠肌附着于尿道及直肠远端盲袋周围，肛门括约肌并非呈碎片样结构，而是会阴下替代性组织团块，矢状面行直肠尿道瘘重建可显示肛管外括约肌，浅部为肛尾韧带延至尾骨后，而深部为肛门凹上尿道旁角的团块组织。对于一穴肛患者，CT检查不能显示耻骨直肠肌，其外括约肌仅表现为线样结构。

通过CT检查可显示不同类型肛门直肠畸形的肌肉发育状况，从而选择不同术式以使成形肛门达到最理想的控制排便功能。例如，直肠膀胱瘘或一穴肛患者，CT检查显示括约肌系统几乎缺如，肛管外括约肌仅如线样结构，而合并直肠尿道瘘或直肠会阴瘘的患者则可显示不同发育程度的括约肌系统，前者需进一步行肛提肌成形术或括约肌成形术，而后者只需充分利用各肌肉即有望达到较好疗效。

（四）MRI检查

正常新生儿肛周肌群在MRI各断面上表现为耻骨直肠肌在矢状面上位于PC线部位骶尾骨前方；冠状面位于直肠远端两侧；横断面位于直肠远端前后方。肛门外括约肌在横断面位于直肠远端，呈圆形肌束围绕于肛门周围；在矢状面、冠状面上位于肛管前后或左右。

MRI检查具有较高的软组织分辨率，并且胎便是良好的MRI检查自然对比剂，因此肛门直肠畸形患儿术前行MRI检查能很好地显示盆底肌肉发育情况，直观清晰地显示直肠盲端与肌肉系统，从而能准确地判断畸形的程度和类型。MRI检查对瘘管的显示也有一定的帮助，它能将瘘管内、外口及与肛门直肠肌群的关系清晰地显示。胎粪在T_1加权像中显示为高信号，一般认为是其高黏液或液性成分所致。但是由于小儿瘘管细小，有研究认为MRI检查显示瘘管仍然不是特别可靠，尤其是对于瘘管进入尿生殖系的入口难以显示。

六、诊断与鉴别诊断

几乎所有的先天性肛门直肠畸形患儿出生后表现为会阴部无肛门、无胎便排出、尿中有胎便、瘘口排便伴排便困难或腹胀、呕吐等症状。肛门闭锁通常在新生儿查体时发现，会阴部没有正常的肛门，很容易发现，偶尔开口比较大的直肠会阴瘘因为排便困难的症状不明显会被漏诊。

（一）臀沟与肛穴

检查时在臀沟的中部可见一个明显的皮肤凹陷，称为肛穴，其是横纹肌复合体的纵肌纤维在皮肤上的附着点，肛门直肠畸形所有的直肠瘘口均在肛穴前方至尿道之间的会阴正中线上。一般来讲，臀沟和肛穴隐窝深，表明盆底外括约肌管发育良好，手术后排便控制功能好；反之，臀沟平坦和肛穴隐窝不明显，盆底外括约肌管发育差，手术后排便控制功能可能差。

（二）直肠会阴瘘

会阴部发现瘘口并有胎粪和气体排出则说明存在直肠会阴瘘。应在出生16小时后观察以确定有无直肠会阴瘘，肠腔内压力升高到足够的程度，使胎粪通过盆底肌肉从会阴瘘排出需要一定的时间。这样的婴儿可直接进行一期成形手术。

（三）直肠尿道瘘

会阴部没有瘘口，而尿道外口有胎便和气体排出，或者尿中混有胎粪，这些都表明存在直肠尿道瘘，这样的患儿在新生儿期应先做结肠造口术。

（四）直肠舟状窝瘘

女婴有正常的尿道开口，直肠的开口位于女性生殖器的前庭部之内、处女膜之外，诊断为直肠舟状窝瘘。这样的病例，可以简单地扩大瘘口，解决排便梗阻问题，以减轻婴儿腹胀，每日扩肛，3个月后可以行会阴肛门成形术，而不必行保护性的结肠造口。如果女孩在正常尿道口的位置上只有一个会阴部的开口，见不到尿道和阴道开口则可以诊断为泄殖腔畸形，即一穴肛。如果合并有排便困难和泌尿系统感染，泄殖腔畸形的婴儿需要做结肠造口术。

（五）直肠阴道瘘

直肠阴道瘘是一种极少见的畸形，是易被误诊为一穴肛的一种畸形，真正的直肠阴道瘘在所有女性患者中的发生率低于1%。

（六）伴发畸形表现

一般来讲，直肠盲端的位置越高，伴发畸形的发生率越高，并可表现出相应畸形的体征。

1. 泌尿系统畸形 根据国外资料统计，约90%的一穴肛患儿、约40%的直肠前庭瘘患儿、约90%的直肠膀胱颈部瘘患儿、约30%的直肠前列腺瘘患儿、约20%的直肠尿道球部瘘患儿和约20%的会阴瘘患儿伴有泌尿系统畸形。

2. 食管闭锁 近5%的患儿伴有食管闭锁，下胃管可以排除这种情况。

3. 先天性心脏病 近10%的患儿合并明显的先天性心脏病，如法洛四联症、室间隔缺损或动脉导管未闭等。

4. 脊柱异常 ①脊髓栓系：约25%的肛门直肠畸形患儿合并脊髓栓系，这对于治疗及预后有重要的指导作用。②骶骨发育不良：常合并高位畸形且预后不良。③第二骶骨以下椎体缺如或发育不良：提示合并泌尿系统畸形的危险性增加，并且意味着盆底肛门外括约肌发育不良，将来排便控制功能可能不好。

七、治　　疗

先天性肛门直肠畸形一般都需采取手术治疗，应根据畸形的类型、瘘管大小及患儿的全身情况综合考虑，以选择合适的手术时间及术式。治疗的目的是解除肠梗阻，重建肛门直肠功能，消除异常的通道。先天性肛门直肠畸形常发生不同程度的低位肠梗阻，是造成患者死亡的主要原因。因此，对已发生和可能发生肠梗阻者，都要采取紧急措施解除梗阻，可根据具体情况选用扩肛术、肛门成形术或结肠造瘘术。轻度肛门直肠狭窄或合并有较大瘘管的患儿，早期可采用扩肛术，如能维持排便，可待到6个月后再施行肛门成形术；低位畸形一般可采用会阴肛门成形术；中间位畸形一般采用骶会阴肛门成形术；高位畸形多采用腹会阴或腹骶会阴肛门成形术，或先行结肠造瘘术，以后再做二期肛门成形术。

第二节　异位肛门

异位肛门是指肛门不在正常位置，位于阴囊附近或骶部，其中肛门前异位较多见，又称会阴前肛门、肛门移位。临床表现为肛门开口位置异常，但粪便尚可排出，肛管内有上皮遮盖，可伴有狭窄或失禁。

一、病　　因

肛门前异位属于低位畸形，是胚胎发育后期会阴发育不全，肛门没有正常后移所致。直肠发育基本正常，已穿越耻骨直肠肌环，但其下段位置靠前，开口于正常肛门位置前方。通常外括约肌发育已有相当的厚度。

二、临床表现

肛门外形与正常肛门相似，肛缘皮肤有放射性皱襞，色素较深，但其位置靠前侧，一般位于正常肛区与阴囊根部或阴唇后联合之间，称为会阴前肛门。对于女童，部分患儿开口可紧靠阴唇后联合处的外阴部，又有前庭肛门、外阴部肛门之称。肛管内覆以上皮，一般都有外括约肌环绕，其排便功能可以完全正常而无其他临床症状，部分患儿由于开口较窄小而有排便困难的表现。少数病例因肛管未穿越外括约肌中心，常有流粪等部分失禁的表现。

三、诊　　断

肛门形态与正常肛门相似，仅仅开口位置异常，肛管内有上皮覆盖。

四、治　　疗

肛门轻度前异位，排便功能基本正常者，不需要治疗。若开口较小，排便不畅，可用扩肛法治疗。但由于扩肛不能矫正肛管前倾畸形，有些病例仍存在一定程度的排便困难，对反复扩肛仍难维持正常排便，或开口太小，排便困难者，可做肛门后切术（图25-2-1），纠正肛管前倾畸形，即沿前移肛门外口后侧切开1~20cm至正常肛门位置，切开肛管后壁，扩肛至示指能顺利插入，稍微游离直肠后壁，并与切开的肛门后方皮肤对合，行间断缝合。也有医师仅在肛门后皮肤处纵行切开，不游离直肠，严密止血后开放伤口，术后反复扩肛，至5岁时，排便控制不好者可行二期肛门移位术。

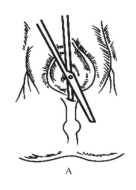 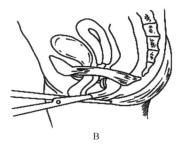 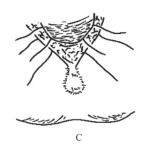

图 25-2-1　异位肛门的后切开术

A. 分离；B. 在肛门后纵行切开皮肤；C. 缝合黏膜与皮肤

肛门后移术的操作方法：沿前移肛门口环形切开皮肤，向上游离肛管约 2cm，再以正常肛门外括约肌环形收缩的中心区为中点，X 形切开皮肤约 1.5cm，分离皮下组织，仔细查找外括约肌，用止血钳经括约肌中心向上钝性分离扩张，使之形成肌管隧道，经括约肌上方将游离的肛管引入肌管隧道，在肛管四周与外括约肌固定数针，肛管外口与新建肛门皮瓣交叉对合缝合固定，前侧切口分层缝合。

第三节　直肠膀胱瘘

直肠膀胱瘘是肛门直肠发育不全，直肠盲端异常开口于膀胱而造成的，几乎都见于男孩，临床较为常见。

一、病　　因

直肠膀胱瘘合并于肛门直肠发育不全，属于高位畸形，是因胚胎早期尿生殖膈下降过程发生障碍，尿生殖窦与直肠窦之间相通，致直肠开口于膀胱，瘘口多位于膀胱三角区，主要见于男婴，多同时合并尿道下裂、隐睾等畸形，骶骨发育与盆腔肌肉的神经支配常有缺陷。罕见的女婴直肠膀胱瘘病例多同时合并双角子宫或双子宫。因直肠发育不全，其盲端位于耻骨直肠肌上方。

二、临床表现

局部可见会阴平坦，无肛门，从尿道口排气

和胎粪是本病的主要表现。因胎粪进入膀胱与尿液混合，患儿在排尿全过程中尿液呈绿色，尿的最后部分颜色更深，同时可排出膀胱内的气体，若压迫膀胱区，则胎粪和气体排出得更多。在不排尿时，因膀胱括约肌控制，无气体排出。由于瘘管粗细不同，或瘘口被黏稠胎粪堵塞，因此粪便排出的程度是不同的，有时甚至完全不出现肉眼粪尿，因此常规检查尿液中有无胎粪成分很有必要，一次尿检阴性也不能完全排除瘘管的存在。由于瘘管细软，几乎都有肠梗阻的存在，泌尿系统感染也是常见的合并症。

三、诊　　断

无肛，会阴平坦，排尿时经尿道口排气，尿液全程混有胎粪。X 线片示膀胱内有气体或液平面，肠腔内有钙化影。尿道膀胱造影示造影剂通常仅充填瘘口部，出现憩室样阴影，如造影剂能直接进入直肠，则可显示瘘管走行路线及直肠盲端与肛门皮肤之间的距离。

四、治　　疗

本病以手术治疗为主，常用的手术方式有腹会阴肛门成形术。腹腔镜手术在治疗高中位肛门闭锁中的应用价值显著，能够改善患儿肛门功能，降低并发症的发生率。

（一）腹会阴肛门成形术

（1）用电针刺激找到外括约肌中心点做改良"十"字形切口（图 25-3-1）。

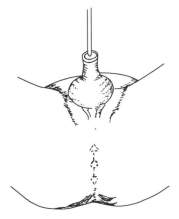

图25-3-1　皮肤切口

（2）牵开皮瓣，以电刺激测定外括约肌，用手指探查已放导尿管的尿道位置，沿尿道后方寻找耻骨直肠肌。电刺激时，见该肌向前上方收缩（图25-3-2）。

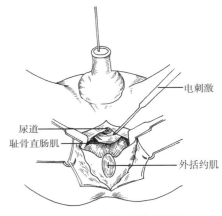

图25-3-2　寻找耻骨直肠肌

（3）细心将尿道与耻骨直肠肌分开，徐徐扩大肌环，切勿使用暴力，如损伤撕断该肌纤维，将导致术后控制排便功能不良（图25-3-3）。

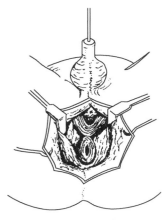

图25-3-3　分开耻骨直肠肌肌环

（4）扩张至可容纳结肠通过为度（图25-3-4）。

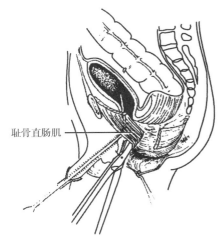

图25-3-4　扩大耻骨直肠肌肌环

（5）下腹下中或左下腹切口，游离直肠、乙状结肠。将直肠浆肌层切开，在黏膜与肌层间向远端分离至瘘管（图25-3-5）。

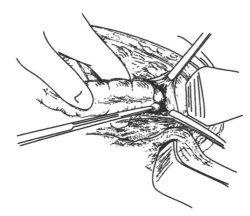

图25-3-5　经腹游离直肠

（6）缝合结扎，切断瘘管（图25-3-6）。

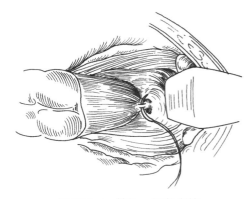

图25-3-6　结扎、切断瘘管

（7）切开直肠肌鞘底部，使与外括约肌、耻骨直肠肌环的通道贯通，由此通道放一长弯止血钳至肌鞘内（图 25-3-7）。

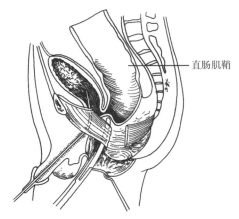

图 25-3-7 打通盆底通道

（8）将卷烟形橡皮管经上述通道拖出肛门外（图 25-3-8）。

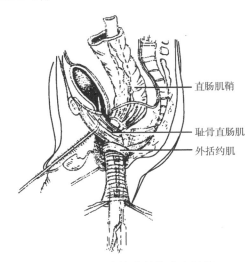

图 25-3-8 将橡皮管拖出肛门外

（9）经卷烟管内放入止血钳至肌鞘内，夹住结肠远端缝线，徐徐拖出至肛门外，做花瓣形吻合（图 25-3-9）。

（二）腹腔镜直肠膀胱瘘修补术

（1）先于膀胱镜下行双侧输尿管和瘘管插管，插管以不同颜色标记，以防在分离瘘管和缝合膀胱时误伤输尿管。

（2）根据手术需要，在合适的部位放置 4～5 个合适大小的穿刺锥。

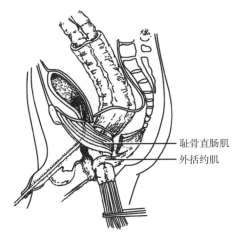

图 25-3-9 结肠拖出、缝合肛门成形

（3）用超声刀切开膀胱后壁，以瘘管插管作为引导，游离膀胱三角区（图 25-3-10）。

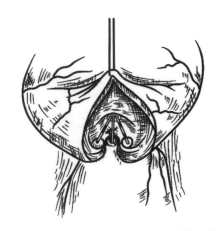

图 25-3-10 切开膀胱后壁、游离膀胱三角区

（4）切除瘘管周围的瘢痕组织和失去活性的组织，显露瘘管，分离直肠和膀胱（图 25-3-11）。

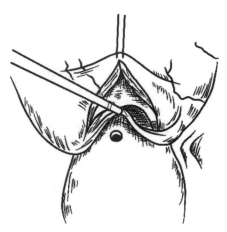

图 25-3-11 切除瘘管周围的瘢痕组织，显露瘘管

（5）用可吸收线间断缝合直肠缺损（图25-3-12）。

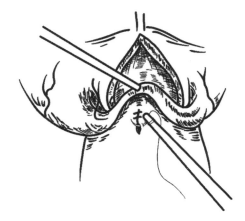

图25-3-12　间断缝合直肠缺损

（6）用附近的大网膜覆盖在直肠修补处，以未剪断的结扎线结扎固定（图25-3-13）。

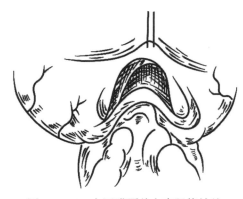

图25-3-13　大网膜覆盖在直肠修补处

（7）用2-0可吸收线连续缝合修补膀胱（图25-3-14）。

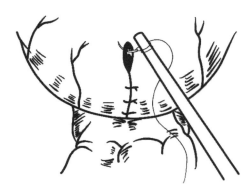

图25-3-14　连续缝合修补膀胱

（8）在腹膜外间隙经耻骨上放置膀胱造瘘管，收紧缝线，完成膀胱修补术。充盈膀胱，确保无渗漏，然后留置导尿管和盆腔引流管。

（9）在腹腔镜辅助下完成乙状结肠襻式造口。

第四节　直肠尿道瘘

直肠尿道瘘是肛门闭锁或肛门直肠闭锁直肠盲端异常开口于尿道球部或前列腺部而形成的。本病见于男婴，临床较为常见。

一、病　　因

直肠尿道瘘合并于肛门闭锁或肛门直肠闭锁，前者属于中间位畸形，后者属于高位畸形，肛门闭锁的病例，直肠发育基本正常，其末端已降至耻骨直肠肌环内，位置较低，瘘管开口多位于尿道球部（又称直肠尿道球部瘘）。肛门直肠闭锁的病例，直肠的末端位置较高，在耻骨直肠肌上方，瘘管开口多位于尿道前列腺部（又称直肠尿道前列腺部瘘）。常伴有尿道下裂、隐睾等，骶骨发育与会阴神经支配可有缺陷。

二、临床表现

肛门局部表现与肛门闭锁、肛门直肠闭锁相同，尿液中混有胎粪为其主要特征。但与直肠膀胱瘘的全程粪尿不同，直肠尿道瘘仅在排尿开始时混有少量的胎粪排出，尿的中段基本澄清，因无括约肌控制，尿管口排气与排尿动作无关。同时由于瘘管及尿道细小，排粪不畅，出生后早期即可发生肠梗阻，还常发生逆行尿路感染。

三、诊　　断

无肛，前段尿含有胎粪，中后段尿液澄清，如瘘管较粗，经尿道插入导尿管可沿尿道后壁经瘘管进入直肠，造影可显示瘘管及直肠盲端位置。如粪迹不明显，尿液经显微镜检查可了解有无粪质成分。尿道造影时，造影剂可能填充瘘管或进入直肠，但阴性结果仍不能否定瘘管存在。X线倒置位摄片可以确定直肠盲端高度，对判断瘘管的高低有所帮助。

四、治　疗

本病以手术治疗为主，以往直肠尿道球部瘘多采用会阴肛门成形术，直肠尿道前列腺部瘘多采用腹会阴肛门成形术。但是，会阴肛门成形术和腹会阴肛门成形术暴露耻骨直肠肌和处理瘘管都较困难，近年来很多作者都主张采用骶会阴肛门成形术，骶部切口可以比较清晰地辨别耻骨直肠肌，游离直肠和处理瘘管也比较容易。手术适宜年龄为6个月以上。由于直肠尿道瘘的瘘管较纤细，很容易发生肠梗阻，尿路感染也在所难免，因此新生儿须先做结肠造瘘，待肛门成形术后3个月再闭合造瘘口，也可行横口尾路肛门成形术。

下面以骶会阴肛门成形术为例阐述具体的操作方法：

（1）在骶部做纵行切口，肛门处做"十"字形切口，两者距离1～1.5cm（图25-4-1）。

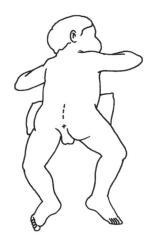

图25-4-1　骶部切口位置

（2）电针刺激找出外括约肌中心，做"十"字形皮肤切口，在中心分开外括约肌（图25-4-2）。

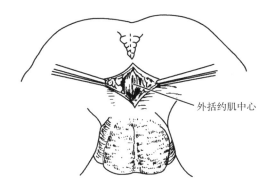

图25-4-2　做"十"字形皮肤切口，在中心分开外括约肌

（3）横行切断尾骨，将附着于尾骨的肛提肌向下推开，向深部分离即可找到直肠盲端及瘘管，沿瘘管寻找环绕于尿道（阴道）后方的耻骨直肠肌纤维（图25-4-3）。

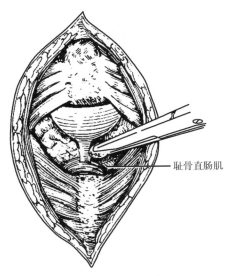

图25-4-3　寻找耻骨直肠肌

（4）仔细将耻骨直肠肌与尿道分离，切勿损伤尿道。用直角钳钩住耻骨直肠肌，向下通过外括约肌中心，将烟卷形橡皮管由此通道拖入，并经骶部切口拉出。如直肠盲端过高，经游离后仍难以拖至肛门吻合，则须更换体位剖腹游离直肠、乙状结肠，仍然经原来已建立的通道内拖至肛门吻合（图25-4-4～图25-4-6）。

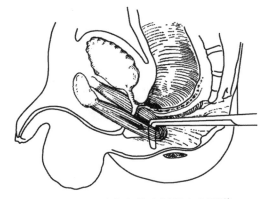

图25-4-4　分离耻骨直肠肌中心通道

（5）切断瘘管，直肠向近端分离、松解，结扎分离其周围的纤维带及血管，以求获得足够的长度，无张力地拖至肛门吻合。在卷烟形橡皮管内放入子宫颈扩张器，徐徐增加号码，逐渐扩大至可容纳直肠的粗度为止（图25-4-7）。

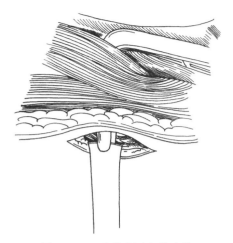

图25-4-5 通道内置入橡皮管

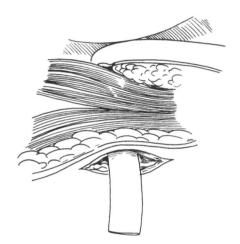

图25-4-6 从骶部拖出橡皮管

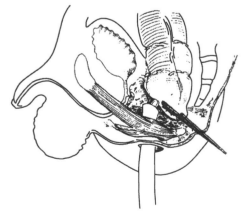

图25-4-7 游离直肠、扩充通道

（6）卷烟形橡皮管内放入一止血钳，夹住直肠末端缝线，由原已形成的通道拖出肛门（图25-4-8，图25-4-9）。

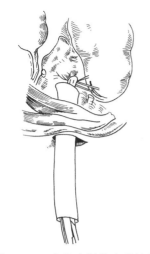

图25-4-8 夹住直肠的牵引缝线

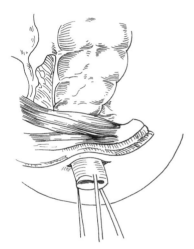

图25-4-9 通道内拖出直肠

（7）直肠肛门皮肤花瓣形缝合形成肛门外形（图25-4-10）。

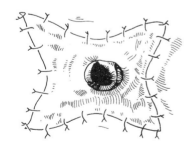

图25-4-10 直肠与肛门皮肤缝合

（8）直肠盲端过高，难以从骶部完成手术时，则经腹切口，切断直肠，将黏膜内远端剥离至瘘管处，在距离尿道0.5cm处结扎并切断瘘管，残端用碘酊烧灼（图25-4-11）。

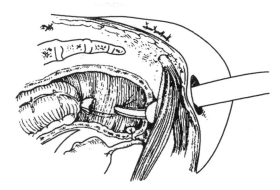

图25-4-13 拖出结肠

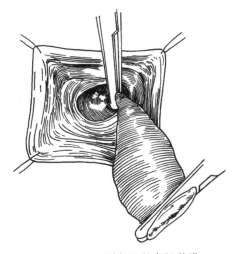

图25-4-11 剥离远段直肠黏膜

（9）然后，在直肠盲端底部戳一孔（图25-4-12）。

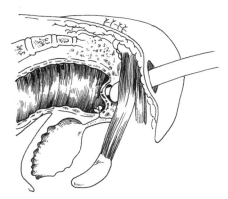

图25-4-12 在直肠盲端底部戳孔

（10）钳夹结肠缝线，将结肠通过直肠肌鞘、耻骨直肠肌环及外括约肌中心拖出，行结肠肛门皮肤吻合（图25-4-13）。

（刘长宝 李春雨）

参 考 文 献

常晓盼，汤绍涛，曹国庆，等，2018. 机器人辅助肛门成形术治疗先天性肛门闭锁9例. 中国微创外科杂志，18（6）：549-553.

黄乃健，1996. 中国肛肠病学. 济南：山东科学技术出版社，1461-1483.

李春雨，汪建平，2015. 肛肠外科手术学. 北京：人民卫生出版社，864-865.

李春雨，徐国成，2021. 肛肠病学. 第2版. 北京：高等教育出版社，144-145.

汤绍涛，2014. 腹腔镜辅助手术治疗先天性肛门直肠畸形. 中华小儿外科杂志，35（6）：466-469.

汤绍涛，李龙，童强松，2014. 小儿肛肠外科临床关键技术. 武汉：华中科技大学出版社，405-420.

吴印爱，2018. 中华直肠肛门重建外科手术学. 郑州：河南科学技术出版社，251-266.

张东铭，2011. 盆底肛直肠外科理论与临床. 第2版. 北京：人民军医出版社，195-201.

张金哲，2013. 小儿外科学. 北京：人民卫生出版社，1098-1115.

Corman ML，2015. 结直肠外科学. 第6版. 傅传刚，汪建平，王杉，译. 上海：上海科学技术出版社，43-61.

第 26 章　直肠阴道瘘

一、历　　史

直肠阴道瘘（rectovaginal fistual，RVF）是直肠和阴道之间形成的先天或后天的通道，瘘的内侧面被覆上皮组织，可发生在阴道的任何位置，但大多发生在肛管至齿状线之间。根据瘘口的位置可将直肠阴道瘘分类为低位、中位和高位3种类型。

二、流行病学

直肠阴道瘘常导致患者阴道不洁且易感染，生活质量下降，使其痛苦不堪，直肠阴道瘘在临床上虽然少见，但对患者的生活质量及心理影响巨大，患者往往强烈要求手术治疗。直肠阴道瘘自行治愈的概率很小，一旦诊断明确，均需采用手术治疗。

三、病　　因

产伤、炎症性肠病、感染、恶性肿瘤、肛门直肠手术史等均可能导致直肠阴道瘘的发生。

四、分　　类

（一）按发病时间分类

1. 先天性　由于胚胎早期尿生殖膈形成或下降过程中发生障碍所致，多见于肛管与外阴或前庭部，称为直肠前庭瘘或直肠舟状窝瘘，有时常伴有肛门闭锁，出生后即可出现症状。

2. 后天性　病因复杂，多见于创伤（产伤、手术、外伤及性暴力行为）、晚期肿瘤、放射性损伤、炎症性疾病、感染等。

（二）按瘘口位置高低分类

1. 低位　瘘口位于齿状线处或其上方，在阴道开口于阴唇系带处。也有学者提出，瘘在直肠的下 1/3，在阴道的下 1/2，可从会阴部修补。

2. 高位　瘘在直肠的中 1/3 及阴道后穹隆处，近宫颈处，需要经腹修补。

3. 中位　瘘在低位及高位之间。

（三）按瘘口位置、大小及病因分类

1. 单纯性　发生于阴道的中低位，直径<2.5cm，由创伤或感染引起。

2. 复杂性　发生于阴道的高位，直径>2.5cm，由炎症性肠病、放疗或肿瘤引起的瘘及修补失败的直肠阴道瘘。

五、临 床 表 现

（一）症状

直肠阴道瘘最常见的症状为阴道排气、排便，当腹泻或便稀时上述症状更为明显，可能诱发泌尿系统和生殖系统炎症。临床上，可伴有腹痛、腹泻、黏液便、腹痛等肠道症状。此外，该病给患者的生活质量带来严重的影响，主要表现为一般生活质量下降，由此产生的心理障碍，不能参与正常的工作，容易产生焦虑、烦躁、忧郁、恐惧，不愿意与外人接触；另外，患者的正常性生活受到影响。

（二）体征

1. 直肠指诊　直肠后壁可触及凹陷或硬结，

有时可触及瘘管。

2. 阴道指诊　阴道后壁可有凹陷性薄弱，并能探及粪便。

六、辅 助 检 查

1. 实验室检查　无特异性指标。局部炎症比较明显时，白细胞总数及中性粒细胞升高。

2. 亚甲蓝检查　瘘口较小的直肠阴道瘘，可在阴道内填充棉球观察是否染色来确诊，可分别用阴道镜和直肠镜精确定位。阴道直肠双合诊检查对直肠阴道瘘的诊断也有一定的帮助。将亚甲蓝自直肠瘘口注入，可发现阴道侧壁染色，在手术时可明确瘘管的部位及走向。

3. 内镜检查　较大的直肠阴道瘘，可以在肛门镜或阴道内镜下见到瘘孔；瘘孔较小时，可在直肠后壁见一颜色鲜红的小肉芽样组织，此可配合探针及直肠指诊检查。

4. X 线检查　倒置位摄片或经瘘口造影摄片可以了解直肠末端位置及与耻骨直肠肌的关系。瘘口位于阴道后穹隆，直肠末端在耻尾线以上为高位畸形；瘘口位于阴道下 1/3 段，直肠末端位于耻尾线或其稍下方者为中间位畸形。

5. 直肠腔内超声检查　可确定直肠阴道瘘的位置，能较好地评估括约肌的损伤程度。

6. MRI 检查　能充分显示瘘管与阴道、肛管、直肠周围肌肉的关系，评估瘘口的数量、大小及与周围组织的结构关系，多用于直肠阴道瘘的分型。

7. 阴道注水试验　患者取截石位，用生理盐水灌注阴道，用直肠镜在直肠内充气，观察阴道有无气泡出现。

七、诊 　 断

本病诊断不难，但需要确定其位置高低，用鼻镜从阴道外口即可看到瘘口位置及大小。直肠阴道下段瘘有时从阴道外口直接能见到瘘口。X线倒置片或经瘘口插管造影可了解直肠末端位置及与耻骨直肠肌的关系。

八、鉴 别 诊 断

1. 膀胱阴道瘘　为泌尿系统与邻接生殖道之间形成的通道，又称尿瘘，漏尿为其主要症状。因尿液长期浸渍刺激而发生外阴及臀部尿性皮炎，易发生尿路感染。

2. 肛瘘　肛瘘的内口常位于直肠下部肛管齿状线部，在肛缘外皮肤上有或无外口，外口有一个或多个，间断性从外口流出脓性、血性分泌物，经久不愈或反复发作。皮下可触及条状硬索。

3. 阴道后壁溃疡　形状不规则，边缘不整齐，有脓血性分泌物，但与直肠不通。

4. 直肠肿瘤　多为表面不光滑的肿块或溃疡面，质硬固定，与阴道不远，取组织活检可明确诊断。直肠前侧的肿瘤有时侵犯阴道，可致直肠阴道瘘。

九、治 　 疗

治疗原则为一旦确诊，需手术治疗。若患儿阴道瘘口较大，粪便排出通畅，可不必进行早期手术，待患儿 3～5 岁再行手术，待患儿 9～10 岁阴道发育到一定程度时，再行手术最佳。若瘘口较小，但尚能排便的低位直肠阴道瘘可用瘘口扩张术扩大瘘口，维持到半岁后再手术。若瘘口很小或高位直肠阴道瘘无法行瘘口扩张术者，则应力争在梗阻发生前行手术治疗。

（一）瘘管切除肛门成形术

1. 适应证　适用于低位直肠阴道瘘患者。

2. 麻醉　5 岁以下采用氯胺酮全身麻醉，5 岁以上采用简化骶管麻醉。

3. 操作方法

（1）用碘伏消毒外阴、阴道及肛周皮肤，铺无菌巾单。

（2）在舟状窝沿瘘口周围环形切开（图 26-0-1）。

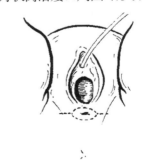
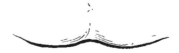

图 26-0-1　做环形切口

（3）游离瘘管，将其与阴道后壁全部分离，但不要剪破阴道后壁（图26-0-2）。

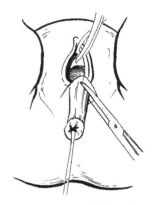

图26-0-2　游离瘘管及直肠

（4）按会阴肛门成形术做X形切口，找到直肠末端，并尽量游离，将已游离的瘘管拉至皮肤切口，切除瘘管（图26-0-3）。

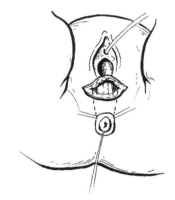

图26-0-3　将直肠拖至肛门区切口

（5）用1号丝线将直肠肌层与皮下组织间断缝合，用肠线或4号丝线将直肠黏膜与肛周皮肤间断缝合，形成肛门。用1号丝线间断缝合2～3针，关闭瘘管切口下直肠与阴道间隙，并用4号丝线间断缝合阴道舟状窝处切口（图26-0-4）。

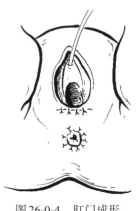

图26-0-4　肛门成形

（6）留置肛管，用凡士林纱条覆盖切口，并用无菌纱布包扎，丁字带固定。

术后7天拔掉留置的导尿管。其他处理同"骶会阴肛门成形术"。参见第25章第四节。

（二）直肠内直肠阴道瘘修补术

1. 适应证　适用于先天性直肠阴道瘘及感染性直肠阴道单直瘘患者。

2. 操作方法

（1）患者取折刀位。常规消毒会阴及肛门后铺无菌巾；用碘伏棉球消毒肛管及直肠下端，用探针探查阴道外口、瘘管及直肠内口，将干纱布置于瘘孔上方的直肠内（图26-0-5）。

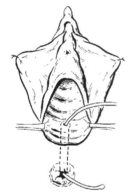

图26-0-5　用探针探查内外口

（2）充分扩张肛门，用拉钩充分显露直肠内口部。在直肠前壁瘘口周围的黏膜下注射含肾上腺素0.2～0.5mg的生理盐水4～8ml，以减少术中出血。

（3）在内口上缘做一弧形切口，仅切开黏膜，切口两端下弯至齿状线上，长度约占肛管周径的1/3，内口下缘再做弧形切口，和以上切口构成半月形切口，将内口及瘘管黏膜切除（图26-0-6）。

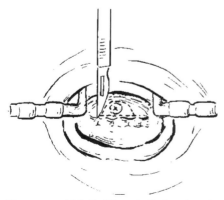

图26-0-6　行半月形切口切除瘘口部组织

（4）用 3-0 铬制肠线双层缝合内口上下缘内括约肌，缝线要错开（图 26-0-7）。

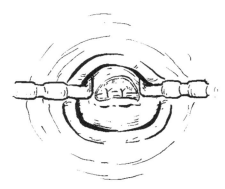

图 26-0-7　双层缝合内括约肌

（5）用剪刀游离切口上方边缘 2～3cm，将上方切缘拉向下缘，用 2-0 铬制肠线对位间断缝合黏膜组织（图 26-0-8）。

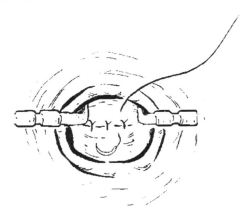

图 26-0-8　缝合黏膜组织

（6）取出直肠内纱布，用外包油纱布的纱布卷填塞肛管部以压迫止血，外用敷料包扎固定。

（三）经阴道直肠阴道瘘修补术

1. 适应证　适用于直肠、肛管和肛门发育大体正常，但有瘘管与舟状窝或阴道相通者。

2. 操作方法

（1）常规消毒外阴、阴道及肛周皮肤，铺无菌巾。用丝线将小阴唇分别缝合固定于大阴唇皮肤上。用碘伏棉球消毒直肠下端及肛门，用探针探查阴道外口、瘘管及直肠内口，用干纱布置于瘘孔上方的直肠内（见图 26-0-2）。

（2）用组织钳夹住瘘的边缘，围绕瘘口环形切开阴道黏膜（或舟状窝处皮肤）（图 26-0-9）。

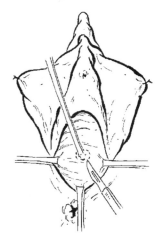

图 26-0-9　环形切开瘘口周围组织

（3）用刀片向外剥离切口周围的阴道黏膜下组织 1～2.0cm（图 26-0-10）。

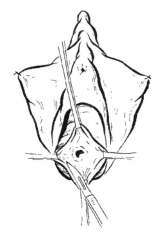

图 26-0-10　剥离瘘口周围黏膜下组织

（4）用 3-0 铬制肠线内翻荷包缝合直肠壁瘘口，注意缝线不得穿透直肠黏膜（图 26-0-11）。结

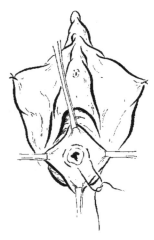

图 26-0-11　荷包缝合瘘口

扎时，注意将黏膜翻向直肠内，再于其外围做另一荷包缝合。

（5）用4号丝线对阴道黏膜或皮肤口做间断缝合（图26-0-12）。取出直肠内纱布，用凡士林纱布覆盖伤口，并用无菌纱布包扎，丁字带固定。

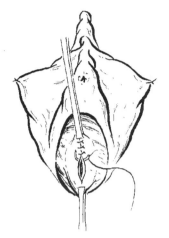

图26-0-12　间断缝合阴道黏膜

（四）经会阴部直肠阴道瘘修补术

1. 适应证　适用于瘘口很小、高位直肠阴道瘘无法行瘘口扩张者。

2. 操作方法

（1）围绕阴道瘘口做一环形切口并向后至肛门原位做一纵行切口（图26-0-13）。

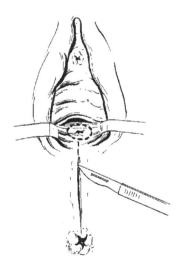

图26-0-13　围绕瘘口做一环形切口和向后纵行切口

（2）在肛门前方中线切断肛提肌和外括约肌，沿瘘管将直肠完全游离（图26-0-14）。

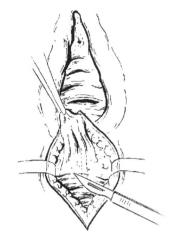

图26-0-14　切断肛提肌和外括约肌

（3）向下牵拉直肠置于肛管和肛门原位，并将直肠壁固定在周围组织上（图26-0-15）。

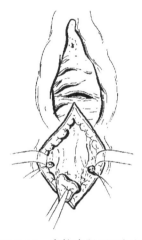

图26-0-15　牵拉直肠至肛门原位

（4）在直肠前方按原位缝合肛提肌和外括约肌断端（图26-0-16）。

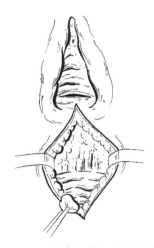

图26-0-16　缝合肛提肌和外括约肌

（5）切除瘘口、瘘管及其瘢痕组织（图26-0-17）。

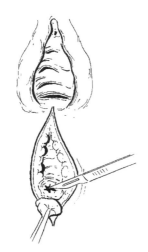

图26-0-17 切除瘘口及瘘管

（6）将直肠黏膜与肛门部皮肤切口间断缝合做成新肛门；最后分层缝合阴道和会阴伤口（图26-0-18）；将肛门移到原位（图26-0-19）。

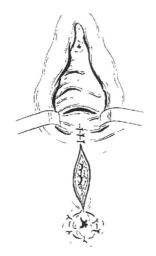

图26-0-18 缝合伤口

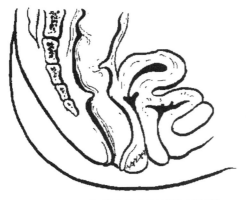

图26-0-19 肛管和肛门的原位侧面图

直肠阴道瘘确诊后手术治疗，但不建议立即手术，急性期瘘口周边组织充血水肿、解剖易出血、组织结构不清、炎症明显，应采用抗感染、坐浴等治疗，待局部炎症消退后再行手术。Halverson等报道微手术间隔小于3个月的成功率明显低于超过3个月的成功率（45%～71%）。因此，对于急性期直肠阴道瘘应先采用至少3个月的非手术治疗，待局部炎症消退，为修补创造有利条件。目前对于直肠阴道瘘的治疗缺乏统一、标准的治疗规范。手术时机的把握、手术方式的选择是治疗的关键；另外，树立分期处理观念尤为重要，在此基础上根据具体情况制订个性化的手术治疗方案。近年来，随着对直肠阴道瘘认识的不断提高，尤其是医源性直肠阴道瘘的预防和治疗已引起广大相关学科临床医师的重视。提高手术技巧，避免医源性损伤是减少直肠阴道瘘的重要途径。根据病因学、解剖和生理学基础选择不同术式，并注重手术围术期的处理对于提高直肠阴道瘘修补成功率有重要意义。手术后复发问题一直是治疗的难点，国内外学者通过对直肠阴道瘘手术治疗经验的总结，认为对复发性直肠阴道瘘，采用带血管蒂的全层肠片及直肠推进瓣技术可明显提高手术成功率。为了提高直肠阴道瘘的手术治愈率，如何针对不同患者选择个体化治疗仍然是相关专业医师需要进一步研究的课题。

（张小元 李春雨）

参 考 文 献

黄乃健，1996. 中国肛肠病学. 济南：山东科学技术出版社，1257-1460.

李春雨，汪建平，2015. 肛肠外科手术学. 北京：人民卫生出版社，841-842.

李春雨，徐国成，2021. 肛肠病学. 第2版. 北京：高等教育出版社，151-152.

李春雨，朱兰，杨关根，等，2021. 实用盆底外科. 北京：人民卫生出版社，473-474.

张有生，李春雨，2009. 实用肛肠外科学. 北京：人民军医出版社，245-248.

Aguirre-Mar D，Serrano BA，Morales C，et al，2019. Long-term success of complex recurrent rectovaginal fistula repair. J Surg Case Rep，2019（3）：rjz001.

D'Ambrosio G，Paganini AM，Guerrieri M，et al，2012. Minimally invasive treatment of rectovaginal fistula. Surg

Endosc，26（2）：546-550.

de los Llanos Moreno-Selva R，Gómez-García MT，Nogueira-García J，et al，2015. [Non-surgical management of rectovaginal fistula：a case report]. Ginecol Obstet Mex，83（6）：350-355.

Fazari A，Mohammed W，2015. Rectovaginal fistula repair. J Minim Invas GYN，22（3）：S64.

Fu JH，Liang ZL，Zhu YL，et al，2019. Surgical repair of rectovaginal fistulas：predictors of fistula closure. Int Urogynecol J，30（10）：1659-1665.

Gillingham AW，Geynisman-Tan J，Brown O，et al，2019. 12：Repair of rectovaginal fistula，external anal sphincteroplasty，and perineorrhaphy. Am J Obst Gyneg MFM，220（3）：S771.

Kamiński JP，Tat C，Fleshner PR，et al，2018. Martius flap for persistent，complex rectovaginal fistula. Dis Colon Rectum，61（4）：520.

Kersting S，Berg E，2020. Operative therapie der rektum-scheiden-fistelnSurgical treatment of rectovaginal fistulas. coloproctology，42（3）：238-245.

Kröpil F，Raffel A，Renter MA，et al，2010. Individualised and differentiated treatment of rectovaginal fistula. Zentralbl Chir，135（4）：307-311.

Kröpil F，Raffel AM，Schauer M，et al，2012. Differentiated surgical treatment of rectovaginal fistulae. GMS Interdiscip Plast Reconstr Surg DGPN，1：Doc10.

Lambertz A，Lüken B，Ulmer TF，et al，2016. Influence of diversion stoma on surgical outcome and recurrence rates in patients with rectovaginal fistula-a retrospective cohort study. Int J Surg，25：114-117.

Li JS，Crane CN，Santucci RA，2021. Vaginoplasty tips and tricks. Int Braz J Vrol，47（2）：263-273.

Lowry AC，2016. Management of rectovaginal fistula. Semin Colon Rectal S，27（1）：64-68.

Nosti PA，Sokol AI，2013. Rectovaginal fistula repair techniques. J Minim Invas GYN，20（6）：S21.

Oh C，Youn JK，Han JW，et al，2020. Experiences of rectovaginal fistula in anorectal malformation. J Pediatr Surg，55（8）：1495-1498.

Pastor DM，Lowry AC，2014. Surgical management of rectovaginal fistula. Semin Colon Rectal S，25（4）：221-227.

Picciariello A，Papagni V，De Fazio M，et al，2020. Functional outcome and quality of life evaluation of gracioplasty for the treatment of complex recto-vaginal and recto-urethral fistulas. Updates Surg，72（1）：205-211.

Ryoo SB，Oh HK，Ha HK，et al，2020. ERRATUM：correction of figure 1：outcomes of surgical treatments for rectovaginal fistula and prognostic factors for successful closure：a single-center tertiary hospital experiences. Ann Surg Treat Res，99（1）：63.

Yaramov N，Sokolov M，Angelov K，et al，2009. 10 years experience in treatment of rectovaginal fistulas. Khirurgiia，（6）：5-7.

第 27 章 骶尾部藏毛窦

一、历　　史

骶尾部藏毛窦（sacrococcygeal pilonidal sinus）是在骶尾部臀间裂的软组织内形成的一种慢性窦道，内藏毛发是其特征。也可表现为骶尾部急性脓肿，穿破后形成慢性窦道，或暂时愈合，终又穿破，如此可反复发作，窦内伴肉芽组织，纤维增生，常有毛发，有时从窦口突出，窦道走行方向多向颅侧（图27-0-1），很少向下。1833年，Herbert Mayo首先描述了含有毛发的窦道这一概念，但直到1880年此类疾病才被Hodge suggest正式命名，在拉丁文中 "pilus" 为毛发、"nidus" 为巢，藏毛窦故由此得名。

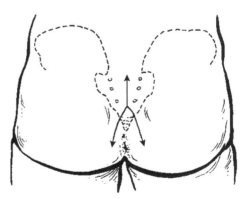

图27-0-1　藏毛窦的走行方向

二、流行病学

藏毛窦是一种少见病，国外统计其发病率大约为26∶100 000，其中青壮年发病率为0.26%～0.7%。藏毛窦最常见于青少年和青壮年男性，男女比为（3～4）∶1，主要影响成年男性的工作和学习。

三、病因与发病机制

目前尚未清楚，有先天性和获得性两种学说。

四、临床表现

一般无特殊症状，骶尾部藏毛窦在发生感染以前，患者症状不明显或仅感觉骶尾部皮肤增厚或发硬，轻微胀痛或不适。典型症状是在骶尾部中线皮肤处可见不规则小孔，直径为1～3mm，探针探查可探入数厘米；感染时有急性炎症表现，周围皮肤可有触痛和红肿，孔内排出较多脓性分泌物，有的可见毛发，有时形成脓肿和蜂窝织炎。

五、辅助检查

该病多依靠医生视诊、触诊、探针检查，影像学检查、超声检查可进一步帮助藏毛窦的诊断及鉴别诊断。造影可了解藏毛窦的范围、深度及走向；X线检查可鉴别骨质破坏性疾病（结核）及骶尾部畸胎瘤；腔内超声可鉴别诊断骶尾部藏毛窦和肛瘘。

六、诊　　断

藏毛窦的诊断通常依靠临床仔细查体，常可以发现特征性表现，即臀沟中线处小凹，该小凹为原发性开口，连接一条皮下上皮化的窦道，窦道另一端有一继发外口。继发外口可能会偏离中线，开口处周围有明显的肉芽组织，引流脓液或渗液。但对于一些复杂的脓肿或需排除其他疾病时还是需要影像学或实验室检查的辅助诊断。

七、鉴别诊断

本病应与疖、痈、肛瘘、骶前畸胎瘤破溃感染或骶前囊肿感染破溃、肉芽肿等鉴别。

1. 疖 由皮肤突出，病变表浅，初起时，表现为局部皮肤有红、肿、热、痛的小硬结，顶部呈金黄色，后结节中央组织坏死、软化、中心处出现黄白色脓栓；继而脓栓脱落、破溃流脓，炎症逐渐消退，即可自愈。而藏毛窦病变可达固有筋膜（骶骨筋膜），甚至侵犯骶尾骨，且不能自愈。

2. 痈 初起为小片皮肤硬肿、色暗红，有数个凸起点或脓点，后病变范围扩大，脓点增大、增多、坏死脱落，形成多个外孔，内有坏死组织，但肉芽组织少见，且无毛发。

3. 肛瘘 肛瘘的外口距肛门较近，瘘管行向肛门方向，扪诊有索状物，肛管内有内口，有肛周脓肿病史。而藏毛窦的走行方向多向颅侧，很少向下。

4. 骶前畸胎瘤或骶前囊肿感染破溃 其形成的窦道口较大，其中充满肉芽组织，窦道很深，走向不规则。囊性肿物如果是皮样囊肿，可能有毛发存在，但数量多且与皮脂混成一团。畸胎瘤 CT 检查可见骶骨前有占位性病变，直肠前移，可见骨骼、钙化点。

5. 肉芽肿 结核性肉芽肿与骨相连，X 线检查可见骨质破坏，身体其他部位有结核病变。梅毒性肉芽肿有梅毒病史，梅毒血清反应阳性。

八、治　疗

（一）保守治疗

（1）脱毛是最简便易行的方法。该方法是基于臀沟毛发在藏毛窦发病过程中的作用，采用各种脱毛技术、通过局部脱毛来治疗或降低藏毛窦的复发率。

（2）苯酚注射治疗作为一种微创治疗方法越来越多地被运用到藏毛窦的治疗中，具有速度快、疼痛轻、损伤小、住院时间短等明显优点。

（3）对于无脓肿慢性藏毛窦，纤维蛋白胶可作为初始或辅助治疗，与在肛瘘中的作用相似，纤维蛋白胶也用于治疗慢性和复发性藏毛窦。

（4）若发生感染，首先应进行抗感染治疗，但只作为手术的辅助治疗措施。

（5）可采用中医拖线和垫棉压迫疗法治疗藏毛窦。无论使用何种方法，非手术治疗的首要目标仍然是清除所有可能导致慢性炎症的毛发和碎片，保持窦道引流通畅。

（二）手术治疗

本病的治疗主要是手术治疗。手术目的是切除全部藏毛组织和窦道，切至骶尾筋膜和臀筋膜，尽量保留正常组织和皮肤。根据窦道的部位、范围及感染的程度，选择不同手术方法。

1. 切开引流术 急性脓肿形成时，即在局部麻醉下行十字切开引流。化脓性藏毛窦采用切开引流不能得到根治，因此在感染控制后，如窦道范围较小，可以切开所有原发和继发管道，清除肉芽组织，外敷祛腐生肌药物，留等二期愈合或行根治性手术治疗。

2. 窦道切除一期缝合术 适用于中线上的小型无感染的窦道。手术切除全部窦道，切至骶骨筋膜，将所有病变组织沿骶骨筋膜切除，如骶骨筋膜受侵，也要切除，有时需要切除尾骨。游离两侧肌肉和筋膜，完全缝合伤口，使伤口一期愈合。缝合中为了消除深的臀间裂、避免伤口裂开，可采用"Z"形缝合术或菱形缝合术。

3. 窦道切除部分缝合术 适用于窦道口及窦道较高者，窦腔较大、有很多窦口和窦道者。切除全部病变组织，将切口两侧皮肤和肌肉在中线上缝合于骶骨筋膜，中间留一间隙作引流用，使大部伤口一期愈合，中间一部分伤口由肉芽组织愈合。效果与窦道切除一期缝合相同，但愈合时间较长。

4. 窦道切除切口敞开术 适用于多个窦口伴有轻度感染者、创口过大不能缝合和手术复发的患者。先用探针探查窦道走向、深浅、范围，由窦口注入亚甲蓝，根据窦道走向，做梭形切口，将病变皮肤及窦道底部大块切除，并将所有亚甲蓝染色组织全部切除，创面压迫包扎。手术简单，但愈合期长，形成的瘢痕广泛，只有一薄层上皮黏于骶骨，如有损伤，瘢痕容易破裂。

5. 袋形缝合术 适用于单个窦道，窦道壁似纤维组织者。方法是将窦道顶部的皮肤切除（图27-0-2），清理腔内肉芽组织、毛发和皮脂等物质（图27-0-3），间断缝合创缘皮肤与窦道残腔，若残腔壁薄不能缝合，则可将皮肤缝于底部结缔组织，对侧支窦道亦分别切至末端，分别袋形化（图27-0-4）。

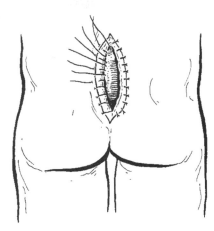

图27-0-4 缝合伤口

（李轶琨 郭修田）

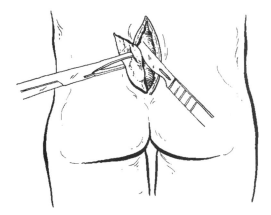

图27-0-2 切除皮肤

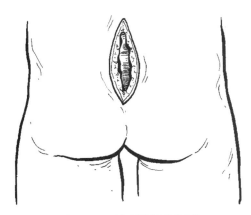

图27-0-3 清理囊肿和窦道

若病变切除不彻底，术后可能复发。另外，骶尾部藏毛窦癌变曾有报道，多为分化良好的鳞状细胞癌。伤口改变（如溃疡易破、生长很快、出血及真菌样边缘）应疑有癌变。一旦确诊，应做广泛切除，创面可行植皮或皮瓣治疗。

参 考 文 献

杜涛，张振宇，冷株赟，等，2019. 美国结直肠外科医师协会2019版藏毛窦诊治临床实践指南. 结直肠肛门外科杂志，25（4）：363-374.

李春雨，2013. 肛肠病学. 北京：高等教育出版社，163-165.

李春雨，汪建平，2015. 肛肠外科手术学. 北京：人民卫生出版社，874-875.

李春雨，张有生，2005. 实用肛门手术学. 沈阳：辽宁科学技术出版社，261-262.

林秋，王华，罗励，2021. 骶尾部藏毛窦微创治疗研究进展. 中国普外基础与临床杂志，28（2）：276-280.

娄宏达，张义君，刘燕青，等，2020. 藏毛窦的临床诊治进展研究. 中国实用医药杂志，15（9）：195-196.

陆金根，王琛，曹永清，等，2011. 中医拖线和垫棉压迫疗法治疗藏毛窦1例（英文）. 中西医结合学报，9（1）：36-37.

杨新庆，郑毅，2007. 尾部藏毛窦的诊断和治疗. 临床外科杂志，15（2）：83-84.

张东铭，2006. 大肠肛门局部解剖与手术学. 合肥：安徽科学技术出版社，168-171.

张林，许明月，顾立强，等，2020. 骶尾部藏毛窦的外科治疗进展. 现代中西医结合杂志，29（16）：1817-1819.

SøNdenaa K, Andersen E, Nesvik I, et al, 1995. Patient characteristics and symptoms in chronic pilonidal sinus disease. International Journal of Colorectal Disease, 10（1）：39-42.

第 28 章　骶前肿瘤

一、历　　史

骶前肿瘤是指发生于骶骨和直肠间隙内的肿瘤，又称为直肠后肿瘤。骶前间隙又称为直肠后间隙，位于直肠后方和骶尾椎骨的前方。骶前间隙内有不同的组织结构，有脂肪、淋巴、肌肉、神经等多种组织，都可以发生骶前肿瘤。最常见的几类肿瘤为淋巴瘤、脂肪瘤和纤维瘤。该疾病早期临床症状轻微，发病率较低，故而难以早期发现和治疗。骶前肿瘤多见于先天性肿瘤，以良性肿瘤居多。

二、流行病学

骶前肿瘤的发病率低，在临床较少见。女性的发病率比男性要高，且多为良性，而男性患者多为恶性。先天性病变中，发育性囊肿占大多数，且多见于成年人。儿童的骶前肿瘤以骶尾部畸胎瘤多见。新生儿的发病率约为 1/30 000。

三、病因与发病机制

（一）脊索瘤

由残留在骶前间隙的胚胎脊索发育而来，无髓核的颅底骨是脊索瘤的好发部位。根据胚胎的脊索骨发育及退化的情况，脊索在终端分支众多，而且十分弯曲，并且移位到了椎体之中。因此，骶尾部的脊索发生移位的概率最高，故而容易发生脊索瘤。

（二）发育期囊肿

在先天性病变中，发育期囊肿较为常见。在

临床上可以分为黏液分泌性囊肿、表皮样囊肿、畸胎瘤、畸胎癌。

（三）骶前脑脊瘤

骶前脑脊瘤因神经管后孔闭合不全，脑膜从后孔畸形膨出而形成，脑疝通过骶骨或尾骨腹侧缺损，经过一狭颈与硬膜囊相通，内含有脑脊液。

（四）骶骨囊肿

由骶骨部位的感染引起的囊性肿物，称为骶骨囊肿。当身体的其他部位有感染出现时，细菌进入血液，随血流到达骶骨部位，并在该部位存留，导致骶骨部位的感染出现，在后期正常组织将骶骨部的感染包裹，形成囊性肿物，称为骶骨囊肿。

（五）骨肉瘤

在骨恶性肿瘤中，最常见的就是骨肉瘤，由间质细胞发展而来。多发生于下肢长骨，骶前并不多见。

（六）神经纤维瘤

神经纤维瘤是由于基因缺陷导致的神经嵴细胞发育异常，从而引起多系统的损害。本病为常染色体显性遗传病。皮肤咖啡牛奶色斑和周围神经多发性神经纤维瘤是本病的主要特征。

（七）畸胎瘤

畸胎瘤来源于卵巢生殖细胞，属于卵巢生殖细胞的一种，可分为成熟畸胎瘤，即良性畸胎瘤和未成熟畸胎瘤，即恶性畸胎瘤。病因尚不清楚，或许与胚胎期生殖细胞异常分化有关。

四、分类与分级

（一）解剖学和病理学

1. 骨性 如骨瘤、骨源性肉瘤、骶骨囊肿、尤因肉瘤、巨细胞瘤、软骨黏液肉瘤。

2. 神经源性 如神经纤维瘤、神经鞘瘤、室管膜瘤、神经节瘤、神经母细胞瘤、神经纤维肉瘤。

3. 先天性 如表皮样囊肿、畸胎瘤、脊索瘤、前脑脊膜膨出、肾上腺剩余瘤。

4. 非肿瘤性炎性包块 如异常肉芽肿、会阴部脓肿、骨盆直肠窝脓肿和肛瘘等。

5. 其他 如转移瘤、淋巴管瘤、淋巴肉瘤、脂肪瘤、脂肪肉瘤、纤维瘤、纤维肉瘤、平滑肌瘤、平滑肌肉瘤、恶性血管内皮细胞瘤等。

（二）解剖分布及影像学特征

1. 钙化 如钙化淋巴囊肿、稀有肉瘤。

2. 黏液性 如神经鞘瘤、神经纤维瘤、黏液瘤。

3. 脂肪性 如脂肪瘤、脂肪肉瘤、髓脂肪瘤、骶前畸胎瘤。

4. 囊性 如浆液性上皮瘤、黏液性上皮瘤、淋巴管瘤、尾肠囊肿、神经鞘瘤。

5. 富血管性 如孤立性纤维瘤、副神经瘤、盆腔动静脉畸形、肠外的胃肠间质瘤、Klippel-Trenaunay-Weber综合征。

五、临床表现

（一）症状

骶前肿瘤位于盆腔深部，由于盆腔空间狭小且解剖结构较复杂，因此本病手术时具有挑战性。在疾病早期，肿瘤刚刚发生，体积较小，通常症状不明显。随着疾病的进展，肿瘤逐渐增大，当肿瘤体积增大到一定程度时，患者可出现压迫症状。其症状与肿瘤的大小、部位、邻近的血管及神经受累情况、肿瘤性质、是否发生感染等有关，临床表现有差异。最常见及最先出现的症状以占位性及压迫性症状为主，如下肢疼痛感、排便习惯发生变化、腹胀、腹部及腰背部疼痛、腹部包块、大便失禁、排便习惯改变、尿失禁、排尿困难、肛门坠胀感、骶尾部感染、肛门周围瘘管等。

盆腔淋巴管及静脉受到压迫时可以导致回流障碍，引起下肢水肿、门静脉高压和腹壁浅静脉曲张。直肠受到骶前肿瘤的压迫可以引起排便次数增多、排便困难和里急后重等症状。肿瘤侵犯、压迫泌尿系统可以导致尿潴留、肾积水和尿频、尿急、尿痛等膀胱刺激症状，甚至肾功能不全。肿瘤压迫或者侵犯下肢神经或骶前神经，可以导致下肢的麻木、疼痛感，以及下肢运动功能障碍。肿瘤内出血及坏死时，体积迅速增大，可伴有低热、剧烈疼痛感。囊性肿瘤发生感染可引起发热、肛周脓肿或肛瘘等疾病。某些骶前肿瘤细胞具有分泌功能，可产生内分泌综合征。例如，可以引起高血压的嗜铬细胞瘤，其为可分泌胰岛素样物质的纤维组织肿瘤，能引起低血糖症状。

（二）体征

直肠指诊时有60%～97%的患者可以触及肿物，向直肠后加压，患者可以感觉到触痛，发育期囊肿触之柔软无痛且位于中央。骶前脑脊膜膨出与先天性囊肿的触诊相类似，且压迫肿瘤均可产生头痛感，但脑脊膜膨出在患者咳嗽时可以感觉到冲击感。脊索瘤在诊断前，肿瘤体积已经较大，且与骶骨黏附。巨细胞瘤富含血管，触之可以感受到波动感。

六、辅助检查

影像学检查对于骶前肿瘤的诊断有重要意义。适当的辅助检查可以明确肿瘤的位置及其与邻近器官的关系。对判断肿瘤的良恶性、有无远处转移等有价值。其还能够预测手术难度、判断手术术式等。常用的影像学检查有CT检查、腹部超声检查、MRI检查等。如果病情需要，可以采用泌尿系统、消化系统造影及计算机扫描血管造影或磁共振血管造影等。

（一）CT检查

CT检查的分辨率高，图像清晰，而且不受胃肠道内的气体影响，是一种比较理想的检查手段。多层螺旋CT（MSCT）三维重建技术能够准确地显示骶前肿瘤的大小、数目、部位、形态、密度及肿瘤对周围组织的压迫，大血管是否被包绕、侵袭、压迫，以及淋巴结的转移情况等。其是骶前肿瘤首选的诊断方法。与MRI检查相比，CT检查的优势在于能够更加清晰地显示盆腔的组织间隙（图28-0-1）。

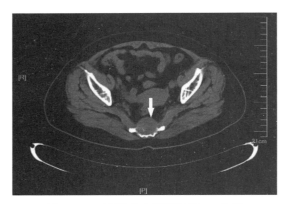

图28-0-1　骶前表皮样囊肿的CT表现

（二）PET/CT检查

PET/CT检查对于判断骶前肿瘤的良、恶性及可能存在的潜在转移病灶具有重要意义。

（三）MRI检查

MRI检查能够清晰地显示骶前间隙在横轴位、冠状位及矢状位上的解剖结构，能够帮助判断肿瘤的部位、来源。较大的肿瘤定位困难，而较小的肿瘤定位则相对容易。MRI检查对组织的分辨率较高，能够较好地显示肿瘤的囊变、出血及坏死情况。对肿瘤内的细微组织结构差异及成分显示较CT优越。与CT相比，MRI在骨组织中成像更好，可以用来寻找骶神经根和预测椎管受侵犯的程度。MRI的扩散加权成像（DWI）信号特点和表观扩散系数（ADC）对肿瘤的组织类型诊断及良、恶性判定有提示价值，并可以指导临床分期的判断及预后，对肝脏转移、肾上腺转移及软组织样肿物具有鉴别诊断意义。对浆液性囊腺癌及骶管或椎管等神经系统来源、软组织来源、肌肉来源的病变具有极高的诊断价值，如脊柱裂、脑脊膜膨出、脊索瘤、各种组织来源的肉瘤、神经鞘瘤等（图28-0-2）。

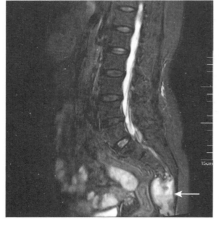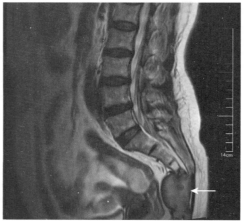

图28-0-2　骶前表皮样囊肿的MRI表现

（四）超声检查

腹盆腔的超声检查方便、快捷，并且价格较低廉，因此在临床诊断过程中被广泛使用，是常规普查及复查的首选检查。据文献报道，确诊率可达90%。该检查能够判断腹腔盆腔内肿瘤的大小、部位、囊实性等，对于肝转移有较好的诊断价值。但易受胃肠道内气体影响，使肿瘤定位不精确。采用彩色多普勒血流显像技术可以观察肿瘤内部的血供及大血管分布情况。

近些年腔内超声发展迅速，分辨率较高。在骶前肿瘤的应用中，腔内超声能清晰显示卵巢及前列腺，可以鉴别卵巢及前列腺的病变。并且，直肠位置较固定，肛提肌、直肠后壁及耻骨直肠肌显示较清晰，可以作为骶前间隙位置的参照物。

（五）窦道造影

由于骶前肿瘤造成与皮肤相通的窦道，应用碘造影剂可以检查窦道的走行及其与周围组织的关系。可采用此法以明确窦道的形态。

（六）静脉肾盂造影

当骶前肿瘤累及泌尿系统时可侵及或者压迫输尿管，造成输尿管狭窄，或者输尿管堵塞引起肾积水。当CT或MRI提示有肾积水时，可采用静脉肾盂造影明确输尿管狭窄位置，了解输尿管被侵袭和压迫的情况，以及肾脏的功能状态。当患者病变较大时，术中应行静脉肾盂造影以确定输尿管和膀胱的情况。

（七）数字减影血管造影

数字减影血管造影（digital subtraction angiography，DSA）对于显示肿瘤的主要供血血管有较好的效果，可以显示血管的走行、起源，以及肿瘤对邻近血管和部分脏器的侵袭情况。该检查有利于控制减少术中的出血。在该技术的引导下对肿瘤的供血血管进行栓塞，破坏肿瘤的血供，可以缩小肿瘤的体积，控制术中出血。该检查技术对于巨大肿瘤的切除及病情的预判有重要意义。

（八）脊髓造影

在骶前脑脊膜膨出的患者中，脊髓造影可以提供MRI无法提供的资料，可以用来评价骶骨近端病变（骶1和骶2）和较大的骶骨远端病变。

（九）纤维结肠镜、膀胱镜

观察有无窦道存在，确认肿瘤的大小、位置、深度，是否侵犯到黏膜。肿瘤在直肠或乙状结肠形成的压迹是骶前肿瘤肠镜下的间接征象。对于浸入肠腔的肿瘤，也可进行活检，但应该慎重，可能会造成肠腔肿瘤细胞的种植转移。

（十）活组织病理检查

对于骶前肿瘤，穿刺或者切开活检应该慎重。活检可能导致不良结果，具体如下：①脑脊膜膨出感染的致死率较高。②良性囊肿感染使病情更加复杂。③恶性肿瘤引起播散转移。当上述检查手段难以判定肿瘤性质时，经骶骨旁或肛周取活检有必要性。经直肠取活检易致播散转移。部分骶前肿瘤需要在手术前进行放化疗，如尤因肉瘤、骨肉瘤等。

（十一）钡灌肠造影

该检查可协助诊断肿瘤的起源、性质、大小、良恶性等。骶前肿瘤的特点如下：①正位示直肠向侧方移位明显；②肿瘤数目多时，直肠可发现多个受压部位；③直肠后间隙增宽＞3cm；④结肠在骨盆入口平面无受压变窄。

七、诊　　断

对于骶前肿瘤的诊断主要依靠影像学检查，如超声、CT、MRI检查具有较高的诊断价值。血管造影、静脉肾盂造影等可以明确肿瘤与周围组织的关系，有利于病情的判断和手术术式的选择。先天性骶前肿瘤较易诊断，但大部分后天性的骶前肿瘤需要依靠术后病理来确诊。

八、鉴别诊断

（一）直肠癌

因为骶前肿瘤解剖的特殊性，在肿瘤体积增大时可以向前压迫直肠，引起直肠刺激症状或者排便困难、大便变细等症状，易与直肠癌相混淆。直肠癌的主要症状为便血，在晚期直肠癌侵犯盆腔神经丛时可以出现骶尾部剧烈疼痛。直肠癌的病变是从直肠黏膜层开始，由肠腔内向肠腔外生长。直肠指诊与肠镜可以触及和观察到黏膜的病变。骶前肿瘤通常观察不到直肠黏膜的侵犯。肠镜可以有效地将二者予以鉴别。

（二）盆腔脓肿

骶前肿瘤易与盆腔脓肿相混淆，因为两者都有疼痛及盆腔坠胀感。两者的MRI检查结果类似，呈囊性或混合性包块。T_1WI表达呈高信号，T_2WI表达呈低信号。在骶前肿瘤发生感染的情况下，两者的鉴别更为困难。穿刺活检可以明确肿瘤的性质，但是可能会引起肿瘤的播散转移。

九、治　　疗

骶前肿瘤一经发现应该首选手术切除的方式，

具体原因如下:

（1）骶髂肿瘤是实质性时，恶性可能性大。

（2）可能导致孕妇难产。

（3）一些良性肿瘤，如囊性变，可能包含恶性成分。

（4）囊性病变可因穿刺活检等造成感染，导致手术难度加大，难以切除。

（5）脑脊膜膨出激发感染导致的脑膜炎病死率高。

治疗骶前肿瘤需要及时手术，术前根据患者的症状、体征、辅助检查，尤其是CT和MRI制订合适的手术方案。患者术中体位常取俯卧位。截石位适合中高位骶前肿瘤需要进腹者。骶尾部患者，在手术需要的情况下，可切除尾椎及远侧骶椎来改善术中视野的暴露情况。骶前肿瘤的解剖学特性和生物学特点决定肿瘤切除的难度。因此，完整的术前准备、合适的手术入路、细致的外科操作和血管外科技术是必不可少的。

（一）术前准备

手术的成败往往取决于详细的术前评估和准备。手术难以进行的首要原因通常是术前准备不够充分。具体如下:

（1）影像学检查：CT和MRI等可以了解肿瘤的大小、部位、与周围脏器及神经、血管的关系。

（2）常规的胃肠道准备：因为术中可能会涉及直肠及乙状结肠的切除或者修补。

（3）女性患者在术中可能会损伤阴道，进行阴道修补，术前需要进行阴道清洁准备。

（4）骶前肿瘤可能会压迫输尿管导致移位，术中可放置输尿管导管，便于识别和保护输尿管。

（5）准备好充足的血源，根据肿瘤的部位和大小，一般备血1000～3000ml为宜。

（6）建立静脉通道，以便于在术中检测中心静脉压，输血输液时可以快速补充液体。

（二）针对巨大肿瘤的准备

当骶前肿瘤的体积巨大时，可能会出现压迫周围血管和神经的现象，这是导致肿瘤无法切除的原因。因此，在术前明确肿瘤与大血管和周围神经组织的关系，对于手术的顺利进行是非常重要的。这些检查主要依靠一些高端仪器和设备，

如多排螺旋CT快速薄层扫描、电子束CT等能够获得肿瘤及其周围组织的三维图像，从而准确地判断上述信息。磁共振血管成像能够从矢状位、冠状位和横切面等角度了解血管的结构，清晰地显示血管与肿瘤的位置关系。如果病情需要，可以行选择性动脉造影，一方面可以确定肿瘤的供血动脉情况及肿瘤血管是否有癌栓；另一方面可以了解肿瘤与大血管之间的关系。患者下肢有肿胀、酸痛等缺血表现时，可行下肢超声检查，以确定有无继发血栓形成或者栓塞。这些检查方案对于病情的了解及手术难度的评估可以起到很大的作用。

（三）手术入路的选择

选择手术入路的原则是能够达到良好的手术视野及便于术者操作的空间。常用的手术入路有三种，即经腹入路、经骶骨旁入路、经腹骶联合入路或经腹会阴联合入路。还有一些其他入路，在临床上应用较少。

1. 经骶骨旁入路切除骶前肿瘤　适用于距离肛缘＜6cm、直径＜6cm的良性肿瘤。患者取折刀位，根据肿瘤的具体位置，在距肛缘3cm，骶骨右侧或者左侧1.5cm处做5～10cm斜行切口，为防止骶前神经受损伤，切口上缘以不超过第3骶椎平面为宜，分离组织进入骶前间隙，术者可将手指伸入直肠，托起肿物，再逐步分离肿瘤，在分离的过程中注意保护直肠和骶前静脉。如果良性肿瘤与周围组织粘连致密，切除困难。可以采用电凝烧灼或者切除方式。如果肿瘤难以切除，可以同时切除第4、5骶骨和尾骨。

2. 经腹入路切除肿瘤　适用于与肛门肿瘤距离＞6cm的良性肿瘤，以及周围组织浸润不广泛，无广泛转移的恶性肿瘤。进腹探查后，首先结扎双侧的髂内动脉，然后沿着直肠后间隙逐步分离、结扎肿瘤及其周围组织，直至将肿瘤完整切除。无论良性肿瘤或者恶性肿瘤，若直肠未受侵犯，术中应注意保护直肠，避免直肠受到损伤而发生肠漏。骶前血管丰富，注意防护骶前血管，以免造成大出血，危及患者生命，影响手术野。术中避免损伤输尿管。彻底冲洗腹腔及盆腔，在盆腔放置引流管。

3. 经腹骶联合入路或经腹会阴联合入路　该

术式适用于已经有骶骨破坏及侵及直肠的肿瘤和盆腔腹膜后骶尾部前区的肿瘤。该术式尤其适合位于盆腔且体积巨大的肿瘤。直肠指诊或下腹部触诊可以触及肿块时应该考虑经腹骶联合入路。该术式通常先游离肿瘤上部，从腹部切口入腹，分离肿瘤至尾骨尖平面。然后在骶尾部或会阴行切口，从下向上游离肿瘤。当肿瘤因体积过大、复发或穿过闭孔、坐骨大孔、腹股沟韧带或坐骨直肠窝时，可呈哑铃状突出。此时可采用经骶部、耻部、腹股沟部多径路联合切口才能够切除肿瘤。

4. 经阴道切除骶前肿瘤 该术式尤其适合上皮样囊肿。经阴道切除多用于距肛缘＜5cm、直径＜4cm的肿瘤。阴道准备：从术前3天开始，每天冲洗阴道一次。患者术中取截石位。根据肿瘤位置，取阴道左后或右后纵行切口，逐层切开，从直肠侧壁逐渐分离进入骶前，暴露并切除肿瘤。该入路优势为创伤小、切除快；缺点是暴露不如其他方法好，且只能用于已婚女性。

5. Miles手术 即经腹会阴联合切除恶性骶前肿瘤及肛管直肠永久性乙状结肠造口术，该术式多用于恶性骶前肿瘤侵及直肠的患者。此术式难度大，此类肿瘤体积较大，浸润广泛，并且术前多无病理。因此，术中应取肿瘤组织送冰冻切片，待病理结果明确后才能行Miles手术。

手术方法：首先分离两侧输尿管，以防术中造成损伤，然后取闭合器将乙状结肠远端钳闭，将乙状结肠游离切断。此法术中视野良好，便于观察肿瘤及其周围组织，污染概率低。再将双层髂内动脉予以结扎以减少术中出血，然后按Miles手术步骤分离、切断肿瘤及肛管直肠。骶前放置双套管引流经会阴另戳孔引出。

6. 机器人辅助入路 患者取膀胱截石位，头低足高右倾位。采用四孔法布局：脐上3cm、偏右3cm处置入12mm Trocar（观察孔）；观察孔偏右下不少于8cm置入8mm Trocar作为第一机械臂主操作孔（Ⅰ臂）；反麦氏点处置入8mm Trocar作为第二机械臂操作孔（Ⅱ臂）；助手的辅助孔（A孔）选择在观察孔平面与左锁骨中线交汇处。建立气腹后，游离肠管进入直肠后间隙，分离骶前肿瘤。操作要点同经腹入路。

7. 复发性骶前肿瘤的手术治疗 骶前肿瘤复发的原因对于良性者多为包膜残留或切除肿瘤不完整，未完整切除原发部位，一部分是因为未将与肿瘤连接的尾骨一并切除导致复发，尾骨与第4、第5骶椎可一并切除。直肠与肿瘤关系密切是导致肿瘤包膜常见残留的原因，复发时剥离更为困难，需仔细分离。复发性骶前肿瘤再手术时输尿管、膀胱、直肠及骶前静脉丛的损伤风险较高，需详细评估后慎重选择手术方式。

8. 腹腔镜骶前肿瘤切除术 患者多取头低足高截石位或"人"字位，倾斜度为20°～30°，脐部穿刺孔为观察孔，左下腹反麦氏点为5mm操作孔，麦氏点为12mm操作孔。另一个操作孔根据手术操作显露需要进行选择，可以选择左侧腋前线脐平面或耻骨联合上方等位置。女性患者术前须悬吊子宫附件以利于更好地显露盆底，首先游离输尿管跨髂血管处，手术全程均须保护输尿管，根据手术范围游离一侧或双侧。切开直肠左侧侧腹膜Toldt筋膜，扩展直肠与盆侧壁的间隙，游离并离断骶子宫韧带，充分暴露直肠后方肿瘤。沿着直肠后壁与肿瘤之间的间隙游离肿瘤，分离方法采用超声刀进行，避免大块组织离断，保护直肠肠壁，肛门可置入手指进行引导，游离过程中对肿瘤与骶前间隙需反复辨认，识别骶前静脉丛，避免骶前静脉出血，对于体积大的液性肿瘤可考虑减压后继续操作，肿瘤及完整剥离后检查创面，确定无肿瘤包膜或组织残留，充分止血，检查直肠及输尿管，避免误伤。创面留置引流管。

（四）联合脏器切除

骶前肿瘤最有效的治疗方式是肿瘤全部切除术。因此，在手术中应尽可能地保持肿瘤切缘阴性。正常组织或器官被肿瘤侵犯无法分离时，应当一并切除，以避免肿瘤复发。当骶前肿瘤的体积巨大时，盆腔内组织器官的正常解剖关系会发生改变。而且肿瘤经常侵犯直肠、膀胱、子宫、输尿管等脏器，难以进行手术。术中残留的肿瘤组织极易引起复发，这时需要联合脏器切除，才能完整地切除肿瘤。是否行联合脏器切除术，需要根据手术风险、术后的生存质量和肿瘤的恶性程度来综合决定。不可盲目追求手术的彻底性而不顾术后并发症。

（五）血管栓塞技术的应用

骶前肿瘤极易累及髂血管，手术中的主要障碍是如何处理受累的髂静脉，而非髂动脉的切除与重建。术前对于血管和肿瘤关系的评估十分重要。数字减影血管造影（DSA）技术的应用，可以判断血供来源、侧支循环、肿瘤的解剖关系和血管的通畅性。血管栓塞技术的应用可以减少术中出血，达到预防大出血的效果。行血管栓塞术后应尽快安排手术，避免肿瘤因血供不足而发生坏死等并发症。

（六）术中大出血的预防

术中大出血是骶前肿瘤最危险的并发症。大血管损伤是出血的主要原因。当肿瘤体积较大时通常会产生较大的创面渗血及骶前静脉丛的破裂出血。当髂静脉堵塞后，会有大量的侧支静脉循环生成，与肿瘤的联系较密切，分离肿瘤时极易大量出血，也可能在术中反复出血。该部位操作空间狭小，出血迅速且量大，术者止血困难，如果术者经验不足或处置不当，可能会造成严重的后果甚至危及患者生命。预防措施如下：

（1）合适的手术入路，宽阔的操作视野是术者顺路开展操作的必要条件。

（2）对重要血管的预处理，如果肿瘤的体积巨大，可以采用阻断髂总动脉或腹主动脉的方式。每30分钟开放血流5分钟。结扎髂内动脉可以有效地预防大出血，因为髂内动脉是骶前肿瘤的主要供血血管。如果肿瘤体积过大，术中难以剥离髂内动脉，可以采用术前髂内动脉栓塞的方式。结扎双侧髂内动脉可行，但为了预防缺血，通常结扎一侧，并注意足背动脉的搏动。

（3）术中避免用力牵拉肿瘤，当肿瘤的体积较大时，极易累及髂血管，尤其是髂内静脉，髂内静脉易出血，且止血较困难。肿瘤滋生的供养血管可能较粗大，盲目分离肿瘤可能造成大出血。

（4）肿瘤为囊性，或囊腔内有液体时，可以先将肿瘤内液体抽出，缩小体积，便于将肿瘤分离。

（5）肿瘤与血管关系不清时不宜强行分离，可先将包膜内的肿瘤切除或部分切除，待术野宽阔后再处理与肿瘤关系密切的血管。

（七）术中大出血的处理

当术中出现大出血时，术者应首先稳定患者的生命体征而不是一味地止血。可以采用纱布加压出血部位，加快输血、输液速度，等患者的生命体征平稳后再决定止血的方法。若肿瘤体积过大，占据了整个小骨盆腔，无法判断出血部位时，应在包膜内迅速钝性分离肿瘤，注意不要撕裂其他大血管，在直视的情况下快速止血。可试行血管结扎、阻断及使用止血胶等。若上述方法仍不能有效止血，最好的方法是用纱布填塞止血，及时停止手术。

（八）术后常见并发症

1. 创面大出血 主要分为髂血管损伤出血和创面大量渗血。骶前静脉破裂和钝性分离过猛导致创面渗血。因而提倡锐性分离骶前肿块。尽量减少钳夹或反复吸引，术前需要备好充足的血源。若出血，可按照上文的方法处理。

2. 术中副损伤 主要指损伤直肠及输尿管。在开腹直视的情况下比较好辨认，但如果肿瘤发生过出血或者感染，则与直肠和骶骨有严重的粘连，在术野较差的情况下，可能损伤直肠后壁。术前肠道清洁准备或直肠内置粗肛管及双侧输尿管插管便于术中辨认，可以减少损伤。

（张　睿）

参 考 文 献

代秀臣，2010. 骶前肿瘤的诊断及治疗. 中国实用医药，5（11）：247-248.

邓锡文，覃雄，2005. 盆腔腹膜后肿瘤的临床特征和手术治疗. 海南医学，16（6）：43-44.

丁义江，2006. 骶前肿瘤的诊断和治疗//中国中西医结合学会大肠肛门病专业委员会. 中西医结合大肠肛门病诊治新进展——理论与实践. 成都：中国中西医结合学会，4.

冯跃，傅传刚，孟荣贵，等，2003. 原发性骶前肿瘤的诊断与外科入路选择//中国中西医结合学会. 中国中西医结合学会大肠肛门专业委员会第九次全国学术会议论文集. 上海：中国中西医结合学会，3.

贾长青，梁峰，刘振宁，等，2007. 骶尾部肿瘤的发病特点及外科治疗体会. 临床外科杂志，15（2）：140-141.

金万炳，杨振宇，2002. 骶前肿瘤的诊治. 浙江临床医学，4（7）：510.

李春雨，徐国成，2021. 肛肠病学. 第 2 版. 北京：高等教育
　出版社，169-170.

李春雨，朱兰，杨关根，等，2021. 实用盆底外科. 北京：
　人民卫生出版社，318-319.

刘波，张雪梅，管湘平，等，2019. 经腔内超声对骶前原发
　性肿瘤的诊断价值. 中国超声医学杂志，35（5）：476-478.

刘义勇，吴秀华，陈忠博，等，2019. 小儿骶前肿瘤的 CT
　和 MRI 诊断研究. 中国医药指南，17（12）：169-170.

刘源炜，盛勤松，2015. 直肠后肿瘤 65 例临床诊治分析. 浙
　江创伤外科，20（3）：478-479.

罗永，许贵存，刘占存，1999. 骶前肿瘤的鉴别诊断. 内蒙
　古医学杂志，（1）：32-33.

孟荣贵，郝立强，2007. 原发性骶前肿瘤的诊断与手术治
　疗. 医学新知杂志，17（1）：7-8.

孟小丽，舒俊，任转琴，2017. 成人骶前乏脂肪型成熟型畸
　胎瘤的 CT、MRI 表现及鉴别诊断. 中国中西医结合影像
　学杂志，15（4）：457-459.

侍阳，1998. 原发性骶前肿瘤的诊断与治疗. 中国普通外科
　杂志，7（4）：3-5.

王攀，周程继，喻晶，等，2017. 腹腔镜与开腹骶前肿
　瘤切除术的临床疗效比较. 中国普外基础与临床杂志，
　24（9）：1130-1133.

王荣，张一亥，车向明，1993. 盆腔腹膜后肿瘤的诊断治
　疗. 现代肿瘤临床，（1）：28-29.

王荣，张一亥，车向明，1994. 盆腔腹膜后肿瘤的特点与诊
　治. 陕西医学杂志，（9）：539-541.

谢锡驹，王锋，华一兵，等，2012. 骶前肿瘤临床病理及手
　术入路选择分析. 实用临床医药杂志，16（13）：116-117.

辛诚，王志彬，郑阔，等，2020. 骶前肿瘤手术治疗情况及
　临床特点分析. 结直肠肛门外科，26（2）：143-147，153.

辛星，夏志军，宋悦，2013. 原发性盆腔腹膜后肿瘤的诊治
　进展. 国际妇产科学杂志，40（2）：160-163.

张雪峰，蒋会勇，2008. 原发性盆腔腹膜后肿瘤外科治疗.
　中国实用外科杂志，（4）：258-260.

郑朝纪，张振寰，张建希，1994. 骶前肿瘤的诊断与治疗
　（附 28 例报告）. 中华外科杂志，32（6）：361-363.

对于肠息肉，目前国际上比较一致的观点是来源于上皮隆起于黏膜的赘生物，包括上皮源性良性肿瘤和上皮源瘤样病变。

息肉的分类方法很多，目前国内外广泛采用 Morson 组织学分类法，即腺瘤性、错构瘤性、炎症性和增生性 4 类息肉。同时，根据息肉数目分为单发和多发，超过 100 枚称为息肉病。

第一节　肿瘤性息肉

肿瘤性息肉也称腺瘤性息肉，本病是肠黏膜上皮细胞增生的真性肿瘤，其单发者称为腺瘤，多发者常见的是遗传性家族性息肉病，另外也有非家族性息肉病及伴有消化道外肿瘤的 Gardner 综合征、Turcot 综合征等。目前公认腺瘤属癌前病变。

一、流行病学

尸体解剖资料显示本病发病率远高于临床资料，前者为 14.5%，40 岁以上的成人，半数以上的结肠上至少有一个腺瘤。后者为 9.7%，在便血人群中为 19%，纤维结肠镜普查检出率为 10%。男性多于女性，为（1.3～1.5）∶1。本病不见于儿童期，偶见于青春期，以 30～69 岁多发，发病率随年龄的增长而增加，70 岁以后基本稳定在 20%

左右，并有 1 个或多个腺瘤者占 36%。本病地区的发病率与大肠癌地区的发病率高低基本一致。例如，日本、拉丁美洲国家和非洲国家低于欧洲和北美洲国家。

二、病　　因

目前肠息肉的病因尚不明确，可能与生活习惯、长期腹泻、长期便秘、炎症性肠病及遗传等因素有关。

三、分　　类

腺瘤性息肉在组织学上分类尚不统一，一是根据腺瘤中绒毛状成分所占的比例不同进行分类。综合国内外资料，管状腺瘤占 75%，绒毛管状腺瘤占 15%，绒毛状腺瘤占 10%（表 29-1-1）。一般认为绒毛成分的多少与腺瘤的恶变率呈正相关，因此正确评价腺瘤中所含的绒毛量对判断其恶变潜能有一定帮助。二是根据 1990 年美国国家癌症研究所息肉研究组所指出的，绒毛与癌变关系的本质是不典型增生程度，含绒毛成分高的腺瘤之所以癌变率高，是因为其不典型增生程度高，故提出无须按绒毛成分多少进行腺瘤组织学分类，而是要精确判断其不典型增生程度。

表 29-1-1　各种腺瘤所占比例

疾病名称	Morson 22 506 例（英国）	Shinya 66 942 例（美国）	Muto 299 例（日本）	浙江 1991 例（中国）	中国人民解放军第 150 中心医院（河南洛阳）970 例（中国）
管状腺瘤	75%	65.8%	79.6%	92.7%	76.3%
绒毛管状腺瘤	15.3%	26.2%	19.1%	6.1%	11.5%
绒毛状腺瘤	9.7%	8%	1.3%	1.2%	12.2%

不典型增生的组织学改变有：①细胞过度增生；②细胞成熟障碍，功能丧失或亢进，有时呈去分化状态；③细胞极性紊乱或丧失。不典型增生程度有多种分级方法，我国普遍采用的是Morson等提出的3级分类法：Ⅰ级（轻度），以细胞学的异型性为主，腺管或绒毛状结构尚规则，细胞分化好，细胞核拉长、增大、深染、规则排列于细胞基底部，核层不超过2层，高度不超过细胞的1/2，细胞核极性尚存在，核分裂象数略增，杯状细胞减少或发育不良呈球形，黏液聚集在细胞的基底膜层，黏液分泌较少，局限于腺腔细胞表面。Ⅱ级（中度），细胞异型加重并出现组织学异型性，部分腺管增生、延长扭曲，分叉出芽形成新的腺管，大小不一，绒毛也可伸长、分支或出芽。部分腺管或绒毛的上皮细胞核呈笔杆状紧挤在一起，部分可见共壁及背靠背现象，一部分核增大呈椭圆形，染色质粗，呈块状，细胞核假复层占细胞2/3，极性轻度消失，核质比增加，核多形性趋势增加，可见核分裂象，腺体间距减小，黏液分泌量进一步减少，储备性杯状细胞多见。Ⅲ级（重度），两种异型均较显著，腺状结构破坏，以多发性腺腔内出芽、搭桥、腺体空隙消失为特点，出现较多的共壁及背靠背现象，胞核复层占整个上皮细胞的胞质，核大，多形，染色深，呈块状，可见1个或多个核仁，核异型性明显，极性消失，核分裂象增加，杯状细胞罕见或消失，黏液极少，上皮细胞极性紊乱。Ⅰ级占81.9%，Ⅱ级占11.6%，Ⅲ级占6.5%。因此，分级标准不易掌握，故我国病理诊断常用Ⅰ～Ⅱ级或Ⅱ～Ⅲ级来表示。日本对不典型增生程度采用五级分类法：以核在细胞内位置分级，简便易记，是对Morson三级分类法的补充。不典型增生的程度有一定的规律性。左半结肠腺瘤多伴中重度（Ⅱ/Ⅲ级）不典型增生，68%伴重度不典型增生的腺瘤位于乙状结肠及直肠。而右半结肠的腺瘤，多增生不明显或呈轻度不典型增生。不典型增生程度与其组织构象中的乳头状成分多少有关，乳头状成分越多，不典型增生程度越重。不典型增生程度与腺瘤大小呈正相关，腺瘤越大，程度越重。

四、临床表现

1. 症状 一些较大的息肉可引起肠道症状，主要为大便习惯改变、便中带黏液或黏液血便，偶有腹痛，极少数大便时有肿物从肛门脱出。一些患者可有长期便血或贫血。因瘤体小又无并发症，多无任何症状，据统计50%以上的管状腺瘤、30%以上的绒毛状腺瘤无症状，常在体检、内镜及X线检查时发现有症状的息肉，直径多＞1cm或有溃疡、肠套叠及肠梗阻等并发症。

（1）便血：为首发症状，以隐性血便多见，开始鲜血附着在粪块外面，以后与粪便混合，大出血极少。右半结肠腺瘤多在隐血试验时发现。绒毛状腺瘤便血占70%～80%，管状腺瘤则少见。消化道出血病例有30%为腺瘤出血，尤其是直径＞2cm的息肉易出血，长期失血可致贫血。

（2）排便习惯改变：管状腺瘤大而多时，常有便秘、腹泻或里急后重。绒毛状腺瘤因黏液分泌过多，晨起排出大量蛋清样黏液便，半数有此症状，有的腹泻严重，时间长，可伴发以钾丢失为主的水、电解质紊乱。

（3）个别大息肉偶发肠套叠而腹痛，直肠低位腺瘤可有肛门坠胀感。

2. 体征 息肉脱出时，管状腺瘤呈圆形或椭圆形，表面光滑或分叶，大小不一，76.7%的直径在1cm以下，80%的带蒂。绒毛状腺瘤较少、多单发，体积较大，86%的直径在1cm以上，大多是广基，表面暗红、粗糙或呈绒毛状突起，或呈小结节状，质软易碎，触之能活动，如触及坚硬或固定，则有癌变可能，直肠最多，乙状结肠次之。部分长蒂腺瘤可发生蒂扭转、绞窄引起缺血致蒂断而排出，呈组织碎块或完整的腺瘤顶端。腺瘤小，常无蒂，为结节性突起，比周围黏膜略红，随体积增大而生蒂，长短粗细各异。其可单发或多发，直径常＜2cm，偶达数厘米者，表面部分呈绒毛状或颗粒状，不脱出肛外，常需直肠指诊和内镜检查发现直肠、乙状结肠腺瘤，如呈扁平状或广基状、质软，为绒毛状腺瘤；如有蒂、质实而光滑，则为管状腺瘤。质地不匀、局部有硬结或表面溃疡或固定可能系癌变。

五、辅助检查

1. 隐血试验 如有便血则无须做隐血试验，即使无便血症状，传统的隐血试验正确诊断率有限，且假阳性率为7%～12%。1983年Schwavtz报道此法的特异性高，但需粪量大，操作复杂，技术性强，对诊断意义不大。

2. 内镜检查

（1）常规结肠镜检查：是目前诊断大肠疾病的首选方法，结肠镜检查可通过病理活检或全瘤切除后送病理检查以确诊，但有并发症发生的危险。我国报道，肠穿孔发生率为0.07%，国外研究表明，诊断性结肠镜穿孔率为0.03%～0.65%。治疗性肠镜穿孔率为0.073%～2.14%。此外，还有结肠下息肉摘除后所致的出血、感染、电凝综合征等可能。硬管乙状结肠镜观察不细致，可漏诊。纤维结肠镜检查有助于整个结肠息肉的诊断，技术熟练者的成功率在90%以上，并可在直视下吸取组织做病理检查，但有时也漏诊。林世富在140例患者中发现，有6例退镜时未找到息肉。可按情况选择化学染色内镜、放大内镜、共聚焦内镜、结肠胶囊内镜、超声内镜，甚至CT仿真内镜等检查方法。

（2）化学染色内镜：是指应用特殊的染料对肠道黏膜进行着色，从而使黏膜的层次更加清晰，使病变组织与正常黏膜组织形成对比，从而提高大肠息肉的检出率。应用色素染色法作为诊断肿瘤的辅助方法，其诊断阳性率一般为80%，最高可达90%。

（3）电子染色内镜（narrow band imaging，NBI）：NBI系统采用窄带滤光器代替传统的宽带滤光器，对不同波长的光进行限定，仅留下605nm、540nm和415nm波长的红、绿、蓝色窄带光波用于诊断消化道疾病。因NBI具有相当于黏膜染色的功能。Kobayashi等对NBI和化学染色内镜诊断结肠息肉进行了Meta分析，结果表明两种方法在检出敏感度（93%～94% vs 94%～96%）、特异度（80%～82% vs 85%～86%）及假阴性率（5.7% vs 5.7%）方面的差异均无统计学意义，并且认为NBI可替代化学染色内镜。

（4）放大内镜：可弥补常规内镜直视下很难根据息肉大小、外形等信息将息肉进行病理分型，而目前新型的放大内镜可清晰显示消化道黏膜腺管开口和微细血管结构，完成内镜下的病理诊断。

（5）共聚焦内镜（confocal laser endoscopy，CLE）：是将共聚焦激光显微镜和传统的电子内镜组合而成，可将内镜图像放大1000倍，从而获得体内表面及表面下结构的组织学诊断。CLE作为近几年发展的新兴检查手段，无统一的国际诊断标准，但因其具有较高的敏感性、特异性和准确性，相信不久的将来它会被广泛用于临床。

（6）结肠胶囊内镜（colon capsule endoscopy，CCE）：作为一种新生检查手段，是目前检查小肠疾病的首选方法。在很多方面都有缺陷和不足，如在肠道内拍摄图像是随机性行为，不能对可疑病灶进行观察和活检，从而使大肠疾病的检出率下降。

（7）超声内镜（endoscopic ultrasonography，EUS）：可通过内镜直接观察肠腔形态的同时对其进行实时超声扫描，以获取管壁层次的组织学声像特征和周围邻近脏器的超声图像，能够准确提供肿瘤来源、浸润深度、形态、大小及内部结构等信息，尤其对来源于黏膜下层的肿瘤诊断有更大价值。

（8）CT仿真内镜（CT virtual endoscopy，CTVE）：是把CT扫描结肠数据经计算机软件处理后产生的二维或三维的肠腔影像，但受CT图像分辨率所限，对于浅表的隆起性或凹陷性病变、直径＜5mm的息肉的检出率低于结肠镜检查。CTVE是一种无创性的检查手段，适用于耐受性差及有肠梗阻的患者。然而，对于评价小息肉、扁平隆起性病变时存在局限性，无法替代内镜，可作为常规结肠镜检查的补充。另外，还有磁共振仿真内镜（MR virtual endoscopy，MRVE）可供选择。

3. 组织活检 内镜下对息肉样病变均应行息肉切除或咬取活组织检查，以确定病变性质、类型及有无癌变等，最好是切除整个腺瘤或采用多点取材。钳取活检结果可供参考，并非最后确诊，因此对于直肠腺瘤直径超过2cm无蒂者，均应切除后做活检。

六、诊断与鉴别诊断

由于50%以上的肠息肉患者无任何临床症状，通常体检时发现，或者出现并发症时才被发现，息肉的临床症状与其大小、部位有关。

直肠指诊、肛镜检查可发现低位直肠息肉。

而对于高位直肠及结肠的息肉需通过辅助检查发现，目前临床上对于肠息肉诊断常用的检查手段有消化道造影、纤维结肠镜、CT仿真内镜三维成像。腺瘤性息肉需与以下疾病相鉴别。

（一）按腺瘤性息肉病理学鉴别

1. 管状腺瘤 是最常见的增生性病变，占腺瘤的80%，表现为蒂型、亚蒂型、无蒂型，可有不同程度的不典型增生，癌变率为2%～5%。其中有蒂型约占85%，可有不同程度的不典型增生，癌变率为2%～5%。管状腺瘤呈圆形或椭圆形，表面光滑、分叶或有浅裂沟，色红润，质地软，大小不一，多为单发，直径为1～2cm，少数可达3cm以上。内镜下活检瘤体由多数管状腺体构成，常见分支和分芽，蒂由血管和结缔组织组成，表面覆盖一层黏膜。

2. 绒毛状腺瘤 又称为乳头状腺瘤，占腺瘤的10%～80%，好发于老年人，多表现为无蒂或亚蒂，有蒂者占10%。大小一般为2～3cm，大者可达10～20cm，呈绒球状、花坛状或菜花状，表面可见细长绒毛或结节状突起，颜色苍白发黄，质软而脆，易出血，常伴糜烂，表面常附有大量黏液，内镜下活检表现为上皮呈细乳头样生长，绒毛结构占腺瘤的80%以上，绒毛长，达黏膜肌层。腺瘤中心为血管、结缔组织间质，上皮细胞多呈不典型增生，癌变率比管状腺瘤大10倍以上的占10%～60%。

3. 混合型腺瘤 由管状腺与绒毛腺混合而成，故又称为绒毛管状腺瘤，以粗柄蒂多见。表面部分呈绒毛状或结节状，质软，绒毛结构占腺瘤表面的1/5～4/5。癌变率介于管状和绒毛状腺瘤之间。

4. 锯齿状息肉 是近期被逐渐认识的一类独特的大肠腺瘤类型。本病主要分为两种：无蒂锯齿状腺瘤（SSA）及传统锯齿状腺瘤（TSA）。TSA与增生性息肉和腺瘤性息肉同样好发于左半结肠，直肠和乙状结肠多见。TSA通常隆起，直径＜1.5cm，细胞异型性较一致，但不如腺瘤显著。SSA被认为是增生性息肉的变异体，是从增生性息肉到癌的一个过渡。特征是无蒂，位于右半结肠，多见于中年女性。其隐窝常呈烧瓶状，基底部扩张、有分支，密集。

（二）结合肠外表现、伴随症状、遗传相关及息肉组织学鉴别

1. 家族性腺瘤性息肉病（familial adenomatous polyposis，FAP） 是以多发性腺瘤伴有高癌变率为特点的一种常染色体显性遗传病，外显率接近100%。其包括家族性结肠息肉病（familial polyposis coli，FPC）、Gardner综合征、Turcot综合征。

2. 错构瘤性息肉病 包括Peutz-Jeghers综合征（Peutz-Jeghers syndrome，PJS）、幼年性息肉（juvenile poly，JP）、幼年性息肉综合征、多发性错构瘤综合征（又称为Cowden病）、Cronkhite-Canada综合征（Cronkhite-Canada syndrome，CCS）。

3. 炎症性息肉病 主要以炎症性假性息肉、假息肉病、血吸虫卵性息肉和息肉病、良性淋巴样息肉病为主。

4. 其他类型息肉病 包括黏膜肥大性赘生物、增生性息肉病。

七、治 疗

癌变的腺瘤内镜下多为无蒂或者宽基底的短蒂，体积较大，形态不规则，可见顶端糜烂或溃疡，周围可见白色黏膜斑，质地脆或者硬，触之易出血。与癌变相关的因素如下：①腺瘤体积，瘤体越大，直径为10～20mm，癌变率可达10%左右，大于20mm腺瘤癌变率达50%，大于40mm的腺瘤癌变率超过60%。而对于小于10mm的小腺瘤，目前病理意义仍存在分歧。②腺瘤组织学成分，绒毛状腺瘤癌变率为20%～40%，管状腺瘤的癌变率为10%～15%，绒毛比例越高，癌变率越高，管状绒毛腺瘤的癌变率达30%～40%。③腺瘤形态，宽蒂或者宽基底腺瘤较有蒂腺瘤更易发生癌变。

因而预防性切除大肠息肉可以在一定程度上预防结肠肿瘤的发生。目前大肠息肉普遍首选内镜下息肉切除，如内镜不能切除，可考虑手术切除。

1. 内镜治疗 主要有高频电息肉切除术、激光治疗、微波治疗、内镜下射频治疗等。

2. 手术治疗 通常针对有明显恶变的大息肉，直径＞2cm的宽基底息肉，用圈套器可能切不干净或增加肠穿孔的危险，尤其是恶变的绒毛状腺瘤。另外，多发性息肉病用圈套器不能清除时可以考虑行结肠切除术。对于炎症性肠病相关性分化异常，应行手术治疗。

第二节　错构瘤性息肉

一、黑斑息肉综合征

黑斑息肉综合征又称为Peutz-Jeghers综合征（PJS），家族性黏膜皮肤色素沉着胃肠道息肉病。

（一）历史

1896年Hutchinson首先报道一对孪生女孩的上唇有黑色素斑点。1954年Bruwer等首次用"Peutz-Jeghers-Vilchis综合征"这一病名。

（二）病因

PJS是一种常染色体显性遗传性疾病，外显率＞90%。PJS的肠外表现为皮肤黏膜色素沉着，见于95%的患者，是由富含黑色素的巨噬细胞聚集于真皮层所致，特征性地表现为扁平/蓝灰色或黑褐色、直径为1～5mm的斑点，类似雀斑。

（三）临床表现

1. 肠内表现　临床症状不一，个体差异很大。轻者可无症状，重者有腹痛、腹泻、黏液便、血便、便秘、呕血等，长期腹泻和便血可导致贫血，大型息肉可发生肠梗阻，息肉多时可引起肠套叠，多数可自行复位，如不能及时复位，延误过久可引起肠坏死，并发直肠脱垂。

2. 肠外表现　表现为面部、口唇周围、颊黏膜、指（趾）及手掌足底部皮肤的色素沉着，而其他部位如鼻部、肛周、生殖器甚至胃肠道则少见。黑斑多在1～2岁出现，随着年龄的增长而增大，青春期后逐渐消退，颊黏膜除外。

（四）辅助检查

1. 内镜检查　内镜下主要表现为胃肠道多发息肉，息肉分散于小肠、结肠、胃、直肠，尤其好发于空肠及回肠。含蒂或亚蒂，蒂粗且含肌肉成分。息肉表面粗糙、充血、呈分叶状或菜花样改变，质地中等偏软。

2. 病理检查　特征是错构瘤，即由黏膜肌层的平滑肌纤维为基质、分化良好的腺体及潘式、杯状、嗜铬细胞混合构成。

（五）诊断

根据症状与体征、内镜检查可发现息肉，应做病理检查，证实为错构瘤。

（六）治疗

息肉小，无症状行非手术治疗，但要定期随访，每1～2年做纤维镜复查。增大在1cm左右，并带蒂者，可经纤维镜行电凝切除。多个息肉或息肉达2cm以上且有症状者应尽早手术。术式选择，需根据病情，对皮肤黏膜黑斑无特效疗法，也不需要治疗，如年轻人有碍美容，可外用消斑灵早晚外涂，涂后轻轻按摩有一定效果，或由整容科治疗。

二、幼年性息肉

幼年性息肉是由局部扩张的腺体和丰富的间质所形成，症状以直肠出血为最多见，好发于2～8岁人群，20岁以上的患者约占20%，有人称为青年型息肉，男性多于女性，比例约为1.6∶1，多单发（83.8%），多见于直肠（44.2%）、乙状结肠（47.3%），发病机制尚无定论，大多数学者认为系错构瘤病变，也有学者认为属炎症范畴。还有学者认为息肉有嗜酸性粒细胞浸润，并常有个人和家族过敏史，从而认为是一种过敏反应，同样人们也注意到了免疫缺陷和家族遗传问题。息肉多呈短蒂的圆形或椭圆形，直径平均为1cm左右，偶有6～8cm，表面光滑，呈鲜红色或暗红色，切面呈多囊状，囊内含有灰白色黏液或淡黄色液体，周围为淡红色实体性组织。显微镜下可见息肉含有纤维性基质，其内有炎症细胞浸润，基质内含有分散的囊性间隙，并由成熟的、能分泌黏液的上皮细胞覆盖。息肉表面无上皮细胞覆盖，但其蒂覆盖有结肠黏膜。此种息肉不是腺瘤，不是癌前病变，几乎不癌变。

第三节 家族性腺瘤性息肉病

家族性腺瘤性息肉病（familial adenomatous polyposis，FAP）是一种常染色体显性遗传性疾病，与第5号染色体长臂上APC基因突变有关。本病名称繁多，又称先天性息肉病、遗传性息肉病、家族性腺瘤病、结肠息肉病、家族性腺瘤息肉病、家族性多发性腺瘤病等。本病是一种比较少见的遗传性疾病，符合孟德尔（Mendelian）定律，属常染色体显性遗传，外显率为80%～100%。

一、历　　史

1721年Menzel首先报道一个死于"慢性痢疾"的士兵，其结肠内有符合多发性息肉病的病变。1863年Cripps在伦敦病理学会上报道本病为一种单独疾病，并有家族性和遗传性倾向。1927年Cockayne提出本病符合孟德尔显性遗传病特征。1930年以后Dnkes与Locknart-Munnery报道了310个家族连续三四代中都有人患此病。

二、病　　因

家族性结肠息肉病的发病率为1∶8000～1∶16 000，近年来认为与第5号染色体长臂APC基因的缺失有关。

三、临 床 表 现

本病症状轻重不一，亦不典型。有的息肉数目少，体积小，可无症状。

轻者稀便，重者腹泻、便血、排黏液便、体重减轻、腹痛、腹部不适或贫血。有些患者症状虽轻，但已癌变。低位直肠息肉病有蒂者，在排便时脱出肛外也可自行还位。因病程长、便血多有贫血症状，因肠道吸收功能欠佳而出现低热、消瘦、全身乏力、精神疲惫、皮肤干燥且缺乏弹性。

1. 多发性 内镜下息肉数目常规超过100个。

2. 多形性 大多数息肉直径小于10mm，呈现无蒂半球形，地毯式改变，大于10mm的息肉基本有蒂。息肉表面光滑，颜色同正常肠黏膜，亦可发红。

3. 癌变率高 分布以左半结肠最多，右半结肠少，以直肠最常见、最密集，其次是乙状结肠和盲肠，一般小肠无腺瘤。本病发生年龄轻，平均在36岁，癌变率高，如不治疗，多在息肉出现症状后15年100%癌变。未经治疗的家族性结肠息肉病，8%的在21岁前发生癌变，88%的在45岁前发生癌变，92%的在50岁前发生癌变，平均死亡年龄为40岁。癌变常为多中心性，癌变部无选择性，镜下可见从恶性息肉到溃疡型癌的各个中间阶段。癌变预后与一般大肠癌无区别，但可因其多中心性而伴有早期局部淋巴结转移。

四、辅 助 检 查

1. 直肠指诊 可触到散在或密集隆起的细小息肉，癌变时可触到癌性溃疡，指套染血。

2. 纤维结肠镜检查 从回盲部退镜观察，可见散在或密集的无数小而无蒂的息肉群，直径多在0.5cm以下，大小不一，左半结肠最多，右半结肠较少，受累结肠黏膜表面呈红润色，密集者甚至看不到正常黏膜，息肉平均约1000枚，大多数累及乙状结肠，通常乙状结肠镜检查就可找到息肉病的证据。癌变者可见数处癌灶，组织脆弱易出血。

3. 病理检查 多处咬取活组织做病理检查，可明确息肉的性质及有无癌变。

4. 钡灌肠造影 可见整个结肠内有息肉，双重对比造影能非常清晰地显示出息肉病。

五、诊断与鉴别诊断

典型的家族史，青年期发病，内镜及X线检查阳性，病理检查常可确诊。但某些不典型病例，需要与多发性肠息肉、炎性息肉等相鉴别。多发性息肉的发病年龄小，多无家族史，息肉超过10个者很少，一般不癌变。炎性息肉数量虽多，但均有溃疡性结肠炎、克罗恩病等炎症病史，无家族史，发病年龄大，很少累及整个大肠，另还应与 Pentz-Jeghers综合征、Gardner综合征、Turcot综合征等相鉴别。

六、治　疗

1. 手术治疗　息肉癌变是本病的主要致死原因，预防性肠切除是治疗的首选方法。

2. 药物治疗　虽然非甾体抗炎药有减少息肉数目和使之变小的效果，但目前随访观察时间尚短，且长期服用有副作用。

第四节　息肉综合征

一、Gardner综合征

（一）历史

1912年Devic和Bussy最早发现结肠息肉与骨和软组织肿瘤的关系，但对其遗传背景不知。1958年Smith命名为"Gardner综合征"，至1967年Machonald等综述报道了共118例，以后增多。1975年宇都宫称为完全型Gardner综合征，本综合征结肠息肉癌变率高。

（二）流行病学

Gardner综合征的发病率为1∶5000～1∶17 000。

（三）病因

本综合征又称为遗传性肠息肉综合征，为结肠息肉合并多发性骨瘤和软组织肿瘤，属常染色体显性遗传。本综合征为孟德尔显性遗传性疾病，结肠息肉的恶变率很高。与家族性大肠息肉病是否为同一疾病尚有争议。

（四）临床表现

整个结肠见广泛息肉，可达100个以上，胃十二指肠也多见，小肠少见。息肉可存在多年而无症状，青壮年后才有症状。初起稀便和便次增多，易被忽视，当腹泻严重和有大量黏液血便时，已恶性变。

同时还伴有皮肤囊性病变、骨瘤、纤维组织瘤、牙齿畸形、胃十二指肠息肉、十二指肠或壶腹部周围癌、甲状腺乳头状癌、先天性视网膜色素上皮肥大等疾病的表现。

1. 皮肤囊性病变　如皮脂腺囊肿或皮样囊肿，多见于面部、背部和四肢，可呈现多发性，可发生在儿童期或腺瘤出现前，在小儿期即有此特征，对早期诊断非常重要。

2. 骨瘤　主要发生于面骨和颅骨，可发生于长骨。3/4的患者下颌骨有多发性骨瘤，这种骨瘤的存在是发生腺瘤的一个征兆。

3. 纤维组织瘤　如间皮瘤，发生率为10%左右，可出现于前腹部、后肩胛及腹腔内，一般不会转移，呈扩张性生长，好发于女性，常出现肠梗阻、输尿管压迫等并发症。

4. 牙畸形　可出现于17%的患者，11%有多余齿，9%有阻生齿，这些情况均比正常人群的发生率高。

5. 胃十二指肠息肉　1/2的患者中可见胃底腺息肉病，在大多数患者中发现多发性十二指肠腺瘤。

6. 十二指肠或壶腹周围癌　其发病率在息肉病患者中可达10%，为一般人群的100倍。

7. 甲状腺乳头状癌　几乎都发生于女性患者，女性息肉病患者发生甲状腺癌的危险性为一般人群的100～150倍。

8. 先天性视网膜色素上皮肥大　是一种双侧多发性疾病，息肉病中60%～80%的人群属于阳性，诊断特异度可达100%。本病在大肠息肉发生前出现，为早期诊断的标志之一。

（五）辅助检查

（1）X线片可见骨瘤，内镜检查可见结肠息肉，肉眼可见软组织肿瘤。

（2）内镜形态：Gardner综合征大肠腺瘤形成较迟，数目较少，体积较大，癌变较晚，表面发红，染色后，染料沉积于息肉周围，可与息肉形成鲜明对比，边界清晰。

（六）诊断

本病有结肠多发息肉、骨瘤及软组织肿瘤3种特征即可确诊。

（七）治疗

上述3种特征均需手术治疗，应与骨科和普通外科医师共同研究并手术。Decosse近来发现口服大量维生素C有助于直肠残端中息肉的消退。

二、Turcot综合征

本综合征又称为胶质瘤息肉病综合征，为家族性多发性结肠腺瘤伴中枢神经系统恶性肿瘤（脑膜瘤、恶性淋巴瘤和转移性脑肿瘤除外），在临床上极罕见。

（一）流行病学

男女均可患病，女性多见，年轻人多见。

（二）病因

本综合征是常染色性隐性遗传的独立疾病，但也有学者认为是常染色体显性遗传病。有学者认为，Turcot综合征是Gardner综合征的变种。

（三）临床表现

癌变前症状不明显，先有不规则腹痛、腹泻、便血和排黏液脓血便，也可先有神经胶质细胞瘤引起的头痛、晨吐、复视、视力障碍、运动意识障碍等。

1. Turcot综合征的结肠病变特点

（1）全结肠散在分布，主要分布在直肠和乙状结肠，其次散在分布于升结肠和横结肠脾区，结肠息肉数少，为20～100个。

（2）息肉直径达3.0cm以上者多见。

（3）癌变率高且患者年轻。20～30岁70%～100%的患者并发结肠癌。预后较差，5年生存率小于5%。

2. 结肠外临床表现特点 中枢神经系统肿瘤多在大脑半球，也有在小脑脑干及脊髓者。另有报道合并垂体腺瘤、恶性淋巴瘤等。可伴有胃十二指肠肿瘤、小肠肿瘤、脂肪瘤、甲状腺癌、卵巢囊肿、皮肤咖啡牛奶色斑及其他皮肤异常。

（四）辅助检查

内镜检查可见结肠多发息肉，腺瘤以管状及管状绒毛状多见，单绒毛状较少，主要表现为无蒂、亚蒂、有蒂和表面平坦性息肉，表面呈光滑、粗糙、颗粒状、结节状、分叶状或菜花样改变。

CT、MRI和脑血管造影等检查能发现神经系统肿瘤。

（五）诊断与鉴别诊断

根据症状和体征，再行内镜检查，结肠有腺瘤和其他部位肿瘤，CT、MRI和脑血管造影能早期发现神经系统肿瘤。诊断并不困难。

（六）治疗

本综合征恶变率高，一经确诊，即应行单纯息肉切除或早行结肠切除术，术后定期内镜检查，如有复发可再次手术。难以切除的多发性肿瘤，药物和放疗有一定效果。本综合征预后不良，多在确诊后数年内死亡，死因多为不能完全摘除神经系统肿瘤，在结肠息肉癌变前即死于脑肿瘤。

三、Cowden综合征

本综合征又称为多发性错构瘤综合征，为胃肠道多发增生性息肉，以及颜面、四肢末端、胸腹部小丘疹、肢端角化病和口腔黏膜乳突样病变。

（一）历史

错构瘤（hamartoma）这一术语是1904年由Alhsecht首用，意为在发育过程中出现错误生长的肿瘤。此种息肉是正常组织的异构现象，是有一种或几种组织过度生长的肿瘤。1963年Cloyd和Dennis首先报道一种全身各器官多发增生性息肉和错构性瘤病变的疾患，并以最初被报道的患者家族姓氏"Cowden"命名，其后Wen又提出多发性错构瘤综合征的概念，这两种名称一直沿用至今。

（二）病因

目前病因不明，在家族内发生常染色体显性遗传，故属先天性疾病，但遗传背景尚未明确。

（三）临床表现

1. 肠内表现 息肉主要分布于直肠、乙状结肠、降结肠，其他结肠上也可发生，呈大小不等的半球状，分布密集呈群生貌，也有多结肠孤立性息肉。常与幼年性息肉、脂肪瘤样息肉、直肠平滑肌瘤、结节样或淋巴样增生及肠腺癌等共存。食管、胃、小肠（十二指肠为多）也有息肉，消化道发生率很高，欧美国家为35%～70%，日本为94%。1987年Chen报道称，各发生部位的发生率分别为胃36%、小肠31%、结肠60%；日本铃木报道更高，分别为食管67%、胃89%、小肠67%、结肠100%。

2. 肠外表现 除消化道病变外，皮肤、口腔黏膜、牙龈、舌体、四肢末端等亦有小丘疹、白斑、黄色肿瘤、咖啡牛奶色斑、恶性黑色素瘤、扁平上皮癌、基底细胞癌、肉瘤等。另外，甲状腺、乳房及全身各系统均可出现性质各异、程度不等的病变，因而症状与体征更为多样化且复杂，常合并乳腺癌、甲状腺癌、卵巢肿瘤。

（四）辅助检查

1. 内镜检查 息肉散在分布于全消化道，有数个至数百个，息肉较小，有蒂或呈广基底。

2. 病理检查 组织学特点为腺管增殖，黏膜肌层增生，间质炎症细胞浸润。

（五）诊断

根据上述特征，内镜检查结直肠内有多发性息肉，再经病理证实为错构瘤，即可确诊。但须与增生性息肉、幼年性息肉、炎症性息肉、家族性腺瘤性息肉病相鉴别。

（六）治疗

本综合征可在纤维结肠镜或乙状结肠镜直视下行息肉摘除或套扎术。个别患者必须行结肠部分切除术乃至全结肠切除术。

四、Klippel-Trenaunay综合征

本综合征是一种先天性异常的疾病，其特征是血管痣、静脉曲张和四肢骨与软组织肥大三联征。有些患者可有直肠出血症状，常为直肠血管瘤所致。有学者将本综合征列入斑痣性错构瘤病部分。

（一）病因

本综合征原因不明，有学者证明与遗传因子有关。

（二）临床表现

除上述三联征外，尚有Parkes-Weber综合征表现的大动静脉分流的体征。少数有结肠、直肠弥漫性海绵状血管瘤。还有多汗症、皮肤萎缩、疣状皮炎、血栓性静脉炎和蜂窝织炎，常有并指（趾）、多指（趾）、脊椎裂、马蹄内翻足等先天性异常，直肠出血和血尿较为少见，直肠血管瘤可脱出肛外。有时腹部、躯干可见多发性血管瘤，有血管瘤的腿增粗3～5cm。

（三）诊断

根据上述症状与体征，诊断不难，必要时做钡灌肠造影、纤维结肠镜或静脉造影检查。

（四）治疗

对直肠出血不止者，可做直肠切除术。Kahn等提出有直肠出血的年轻人，做3/4痔切除术足够达到治愈目的，确实无效者再做直肠切除术。

五、Zanca综合征

本综合征为结肠多发息肉，伴有长管骨多发软骨疣，为与遗传有关的疾病，极为罕见。

（一）历史

1965年Zanca首次报道1例，并以其名命名。至今全世界报道的仅有4例。其大肠病变与骨病之间的关系尚待研究，病因不明。

（二）临床表现

临床表现为全身倦怠，四肢关节疼痛，活动不利，四肢长管骨有多发性软骨畸形。两膝、肘、手、足各关节周围可触及骨突出，有时也出现前臂短缩弯曲。也可有结肠多发性息肉的症状。

（三）诊断

根据症状和体征，X线片示手骨端可见大小

不等的多发性软骨疣。内镜检查可发现结肠多发性息肉，呈簇状，横结肠高度狭窄，胃有时可见底部半球状息肉密集，活检见结肠息肉的管状腺瘤、胃息肉腺窝上皮化生即可确诊。

（四）治疗

本综合征常由肛肠科和骨科共同治疗，但目前尚无理想方法，故多对症治疗。对于横结肠高度狭窄者，可行横结肠部分切除术。

六、Cronkhite-Canada综合征

本综合征又称为息肉、色素沉着、脱发、甲营养不良综合征。

（一）历史

1955年Cronkhite和Canada首先报道2例，1966年Jarrmam和Jensen命名为Cronkhite-Canada综合征。目前我国报道极少，平均发病年龄为61岁，80%的患者50岁后发病。欧美国家报道男女无差异，日本报道男性多于女性，为2.3：1。

（二）病因

本综合征是一种罕见的以胃肠道多发错构瘤性息肉、外胚层组织受累和消化道蛋白漏出为特点的综合征。

（三）临床表现

1. 肠道表现 整个胃肠道都有息肉，以胃和结肠最多见。无息肉病家族史。成年时发病。肠道内表现以腹泻为主，90%的患者可见，多为水样便，每日数次至10余次，偶有便血，大多数伴有腹痛。患者有食欲缺乏、味觉异常、易疲劳，数日或数月后发生腹泻，有时缓解，但易复发，少数患者只有软便而无腹泻。

2. 外胚层受累表现 特征性表现为脱发、指（趾）甲发育异常、色素沉着三联征。90%的患者有味觉消失、口渴，少数有舌麻木、智力低下、手足搐搦等。三联征可部分或完全改善，与整体病情的缓解不一致。

（四）辅助检查

1. 内镜检查 息肉分布于全消化道，呈弥漫散在分布，部分肠段可呈地毯样，大小为0.5～1cm。息肉多为珊瑚样或葡萄串珠样，表面光滑充血，质软。

2. 病理检查 错构瘤性息肉，具有幼年性息肉特点，腺管囊状扩张，间质可见炎症细胞浸润。

（五）诊断

根据上述症状和体征，行内镜检查可见结肠腔内有大量密集息肉，无正常黏膜，病理检查可确诊。与幼年性息肉区别在于，Cronkhite-Canada综合征在息肉以外的肠黏膜处也可见明显的间质水肿及炎症细胞浸润。

（六）治疗

内科对症治疗：营养疗法，维持水、电解质平衡。使用抗生素和糖皮质激素及蛋白同化激素、抗纤维蛋白溶解酶，也可用血浆制品，近年有人用柳氮磺胺吡啶抗炎治疗或高能量疗法，有一定疗效。如出现大量出血、直肠脱垂、肠梗阻或者套叠等症状，可用外科、肛肠科疗法，直肠乙状结肠息肉可经肛门分次结扎切除或电凝。如有癌变或全身消耗严重，并发肠套叠时，可做结直肠切除术。

七、Oldfield综合征

（一）病因

本综合征是与遗传有关的息肉综合征，罕见，国内外报道很少。

（二）临床表现

临床表现有结肠息肉病及腺癌的各种症状，如便次增多，排黏液便或黏液血便，有便血，同时伴有多发性皮脂腺囊肿，为家族性。

（三）辅助检查

X线和结肠镜检查可见多发性息肉和腺癌，再做病理检查以证实。

（四）治疗

一般对症治疗，必要时手术切除。

第五节　肠息肉的治疗

一、治疗原则

（1）进行全面详尽的临床检查、内镜检查及X线检查，除外消化道其他部位息肉及其他器官肿瘤，确诊后，决定治疗方针。

（2）对儿童的错构瘤性息肉不需要治疗，因为这种息肉蒂常能逐渐缩小而自行脱落后自然排出。需治疗的儿童息肉宜行内镜摘除，尽量避免剖腹手术。

（3）成人的任何肠息肉一经发现均应摘除送病理检查，确定类型后，再制订最终的治疗方案。

（4）增生性错构瘤性和淋巴性息肉虽为多发性，但很少恶变，尽量采用内镜摘除。管状腺瘤恶变率低，宜行经肛或内镜摘除。广基底的绒毛状腺瘤癌变率高。

（5）小息肉直径在1cm以下者，经内镜易摘除，大息肉直径在4cm以上者，宜考虑不同径路手术切除。

（6）带蒂息肉经内镜易摘除，大而无蒂、平坦、弥漫性生长或浸润性病变，多为绒毛状腺瘤或癌变，宜手术切除。

（7）多个结肠息肉（在50个以上者）应考虑息肉综合征，询问家族史，全面检查时应先取1枚至数枚做组织学检查，确诊后，应行剖腹探查，根据病情选择结肠切除回肠造口术、回肠直肠吻合术或回肠肛门吻合术。

（8）直肠息肉或累及直肠的息肉，选择术式要考虑肛门功能不受影响。例如，结肠较大的绒毛状腺瘤，可行肠段切除吻合术；对于直肠内病变应首先考虑经肛门切除术。

自1969年Shinya介绍纤维结肠镜下切除息肉技术后，高位结直肠息肉的治疗发生了划时代的变化，避免了剖腹手术造成的痛苦。经纤维结肠镜或乙状结肠镜用高频电微波及激光摘除或凝除息肉。如患者年轻、息肉带蒂，一次可圈套摘除1cm大小息肉1枚，凝除小息肉可达30枚左右，老年动脉硬化者一次圈套摘除不超过5枚，凝除不超过20枚。如有息肉恶变，内镜摘除后，证实癌只浸润黏膜层，蒂的切线无癌变，淋巴管及血管无癌浸润，可在内镜摘除后密切观察，而不行根治术也可，所以息肉摘除应首选内镜摘除。

对于家族性腺瘤性息肉病和黑斑息肉综合征，根据病情仍需剖腹或腹腔镜下行手术切除。

二、直肠息肉手术

（一）低位息肉指掐断蒂术

不需要任何器械和麻醉，是用手指将息肉蒂部掐断后取出息肉。此法操作简便，但有一定危险性，易引起出血。适用于小儿低位单发息肉，且顶部大但蒂很细，指诊可触及且容易脱出肛外者。

操作方法：对肛管直肠进行常规消毒，右手示指纳入肛内，摸清息肉位置，用手指将息肉细小蒂部钩住，并缓缓拉出肛外，在息肉与蒂部连接处用示指压迫2分钟后掐断，息肉体部便可脱落（图29-5-1），填止血粉棉球或肾上腺素棉球，肛内填入小纱布2～3块压迫止血，卧床观察40分钟，查肛门无出血，嘱卧床休息并禁止大便1天。

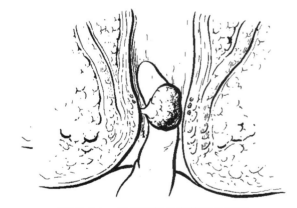

图29-5-1　示指钩住息肉蒂部并掐断

（二）经肛门息肉结扎切除术

1. 适应证　适用于距肛缘5～10cm，有蒂或亚蒂，能拉至肛管者。

2. 术前准备　行纤维结肠镜检查，了解全大肠情况。术前1天给予流质饮食，术晨清洁灌肠。查血常规、出凝血时间。

3. 麻醉　局部麻醉，对不合作的小儿可用氯胺酮全身麻醉。

4. 操作方法

（1）指法扩肛达4指，探查息肉的部位、形态、大小、活动度。

（2）牵开肛门，用组织钳夹住蒂部，将息肉拖出肛缘（图29-5-2）。

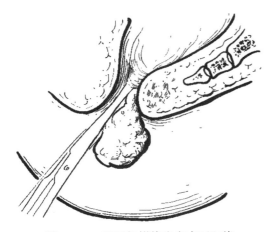

图29-5-2　以组织钳拖出息肉至肛缘

（3）在息肉蒂根部上两把止血钳，并于上方一把止血钳的保留侧用4号丝线贯穿缝合蒂部1针后结扎（图29-5-3）。

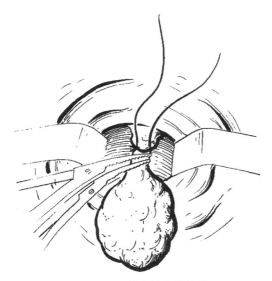

图29-5-3　贯穿缝合并结扎

（4）在两钳之间切断蒂部，再用4号丝线结扎。移去已切除的息肉送病理检查（图29-5-4）。

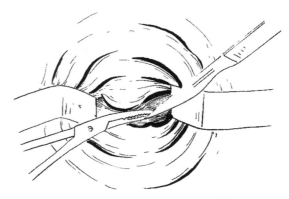

图29-5-4　于两钳间切断息肉蒂部

（5）观察残蒂无出血后，纳入肛内。

5. 术中注意事项

（1）指诊时手法要轻柔，钳夹息肉蒂部时要夹住蒂的根部，以免将蒂部拉断而出血，且息肉缩回肠内不易再寻找而拉出止血。

（2）经肛门切除，对短蒂或亚蒂息肉须切至基底部。

（3）有蒂息肉癌变率低，但仍应行全瘤病理检查，以排除癌变，尤其对直径2cm以上者。

（4）息肉蒂部如有断离，应立即结扎止血。

（5）先缝扎，再切断，缝扎要保证可靠。术后无须特殊处理。

（三）经肛门息肉切除缝合术

本术式适用于距肛缘5～7cm、扁平、广基息肉。息肉直径在2cm以下，广基绒毛状腺瘤且扩肛后暴露良好者。

1. 操作方法

（1）常规消毒后，扩张肛门至4指，牵开肛门用组织钳夹住瘤体部，距息肉边缘0.5～1cm处拟定梭形切除线（图29-5-5）。

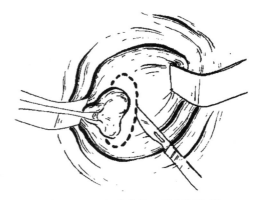

图29-5-5　牵引瘤体，拟定切除线

（2）于拟定的切除线处切开直肠黏膜层和黏膜下层，完整切除瘤体基底部（图29-5-6）。

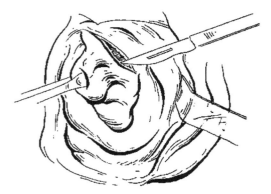

图29-5-6　切除瘤体基底部达黏膜下层

（3）边切边缝，用3-0铬制肠线或4号丝线间断或连续缝合创面（图29-5-7）。

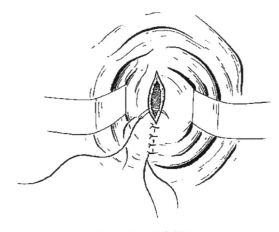

图29-5-7　缝合创面

（4）检查创面无活动性出血后，凡士林纱布填入直肠腔，包扎。

2. 术中注意事项

（1）钳夹息肉根部黏膜时，要夹在息肉根部稍下方，不能夹过多正常黏膜，以免缝合后黏膜张力过大，使之裂开。

（2）为防止切除后创面回缩，边切边缝是安全的，既保证可靠缝合，又防止术后出血。

（3）为了防止肠黏膜广泛渗血，连续缝合针距不能过远。

（4）对于形态不整的广基息肉，尤其成年人，应考虑恶变的可能性。宜先做病理检查，排除恶变后，方可按息肉手术处理，但不宜用电灼术。

（四）直肠后部切开息肉切除术

1. 适应证

（1）直径为10～14cm及以下的直肠息肉，经肛门手术有困难者。

（2）息肉广基而体积较大，不易经肛门切除者。

（3）复发性绒毛状腺瘤或病变固定者。

（4）腹膜反折下方的息肉，经腹部切除也有困难者。

2. 术前准备

（1）纤维结肠镜检查以了解全大肠，检测血糖等。

（2）术前3天始进少量饮食，并口服肠道抗生素。

（3）术前1天进流食，术前晚清洁灌肠。

（4）术晨清洁灌肠，女性患者置导尿管。

（5）有条件者大肠水疗以清洁肠道。

3. 麻醉　硬膜外麻醉。患者取俯卧位，臀部垫高，两腿稍分开。

4. 操作方法

（1）取纵切口，在尾部由骶骨下端至肛缘上方2cm处做4～6cm切口。

（2）切开皮肤、皮下，显露尾骨、肛尾韧带、肛门外括约肌及肛提肌（图29-5-8）。

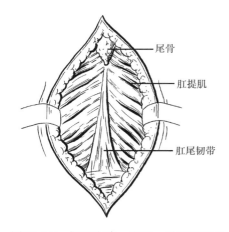

图29-5-8　切开皮肤、皮下，暴露肛提肌

（3）切开尾骨骨膜，骨膜下剥离后切除尾骨，切断肛尾韧带。

（4）结扎骶中动脉，沿正中线切开肛提肌，切开直肠固有筋膜，游离直肠后组织，向两侧牵开，显露直肠后壁。

（5）经直肠后壁可扪及息肉，缝合悬吊后，用电刀纵行切开肠后壁，但不切断括约肌（图29-5-9）。

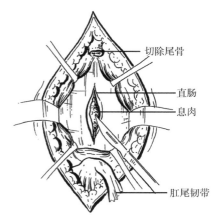

图29-5-9　分离直肠后组织，纵行切开直肠后壁

（6）显露直肠息肉，距息肉边缘0.5～1cm处在上下左右四角上各缝1针做牵引，即"降落伞法"。在其外侧做横梭形切口，全层切除息肉。

（7）边切边缝，关闭创面。彻底止血后清洗直肠，横行缝合直肠后壁伤口，对黏膜、肌层和筋膜分别做间断和连续缝合（图29-5-10）。

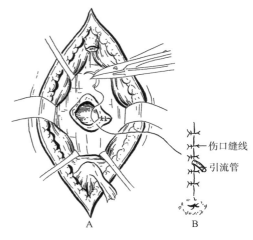

图29-5-10　横行缝合黏膜下层

（8）冲洗骶尾切口，缝合直肠后脂肪、肛提肌，直肠后间隙留置引流管，缝合皮肤切口。

5. 术中注意事项

（1）尽量不要切断括约肌，若一定要切断，应先在肌肉断端穿入牵引缝线作标志，以免肌肉断端回缩后不易缝合。

（2）切除尾骨，创面应妥善止血；若息肉位置更高，必要时可切除第4、第5骶椎。

（3）切开直肠后壁之前，应嘱助手用示指于肠腔内判断息肉所在位置。若在前壁或侧壁，则在相应的后壁切开；若在后壁，可于肿瘤处直接做横梭形切口切除。同时，所切开的直肠壁出血较多，应彻底止血。

（4）切除尾骨时，若损伤周围动脉，应缝扎止血。

（5）强调切除息肉做横梭形切口，边切边缝，关闭创面，以便于操作，避免肠腔狭窄，而直肠后壁切开处可纵行关闭，可不致狭窄。

（6）闭合直肠切口时应横行缝合，能保持肠腔通畅。

（7）直肠后间隙放置引流后，减少积液、积血，对预防术后感染有积极意义。

6. 术后处理

（1）一般术后禁食3～5天，静脉补液，补充营养。

（2）选用对需氧菌和厌氧菌敏感的广谱抗菌药物，预防伤口感染。

（3）术后5～7天可进流质饮食，逐渐过渡到少渣饮食，2周后恢复普食。

（4）术后2～3天拔除直肠后间隙内引流，保持会阴部清洁干燥，5～7天可拔除留置导尿管，8天拆线。术后34周做内镜检查，观察直肠内伤口愈合情况。

7. 并发症及其处理

（1）吻合口漏：多与手术缝合有关，一旦发生，应做结肠造口，待吻合口愈合后关闭造口。

（2）伤口感染：与直肠后间隙引流条未置或过早拔除，造成间隙内积液、积血而继发感染有关，一旦脓肿形成，应及时拆线引流。

（五）直肠息肉电灼术

直肠息肉电灼术适用于息肉位置较高、蒂短不能牵至肛外者。

操作方法：

（1）借助直肠镜或乙状结肠镜观察息肉的位置、数目、大小、形态、软硬度、有无蒂、有无溃疡等，如疑有癌变，应首先取组织做病理检查。

（2）烧灼时应将息肉清楚暴露。从瘤体顶部开始，使瘤体组织炭化。对有较长蒂的息肉，可直接从蒂部烧灼（图29-5-11）。

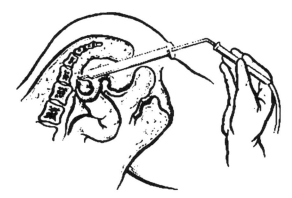

图29-5-11　直肠息肉电灼术

（3）电灼后要对残端观察1～2分钟，如有出血，应再次电灼止血。电灼时要注意避免灼伤正常黏膜。术后保持大便通畅，密切注意出血情况。如有发生应立即再次烧灼止血。

（六）直肠息肉胶圈套扎术

直肠息肉胶圈套扎术适于息肉位置较高、直径在1.5cm以内者。

于乙状结肠镜下寻找息肉。将内痔套扎器伸入乙状结肠镜管中。套扎器头部对准息肉顶端，负压吸引然后将胶圈套入息肉蒂部。松开负压吸引，取出套扎器，观察套扎情况，同内痔套扎术。必要时可行双重套扎。如果无异常，可取出乙状结肠镜。依靠胶圈的弹性收缩，使息肉逐渐缺血、坏死、脱落。

术后24小时控制排便，其后保持大便通畅。

（七）直肠息肉高频电圈套切除术

1. 适应证　适用于高位息肉。

2. 操作方法

（1）在直肠镜或乙状结肠镜下寻找息肉。

（2）在直视下用高频电凝圈套器将息肉的蒂部套住，或用组织钳将息肉拉入圈套器中。

（3）慢慢收紧圈套器，并同时接通电灼器，烧灼息肉蒂部，灼除息肉。

（4）对广基息肉可分块烧灼，亦可应用纤维镜的高频电凝器装置进行电凝切除（图29-5-12）。

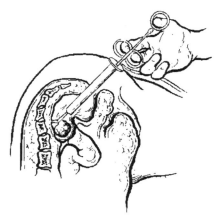

图29-5-12　有蒂息肉电圈套器切除术

3. 术中注意事项　收紧圈套器时不可用力过猛，以免将息肉强行勒下，引起出血。烧灼时应距肠壁0.3～0.5cm，以免灼伤肠壁，引起肠穿孔。切除标本送病理检查。

4. 术后处理　保持大便通畅，酌情使用抗生素和止血药。

5. 讨论　经肛门手术摘除直肠息肉是最常用的方法。结扎摘除术操作简便，无须特殊器械，且能够对息肉组织做病理检查，应用比较广泛。电灼术因瘤体组织被破坏，不能做病理检查，这是电灼术的缺点之一。胶圈套扎术适用于息肉位置较高、不能脱出肛外者。术后瘤体组织因缺血坏死而脱落，也不能做病理检查。高频电圈套术因须用特殊设备，操作比较复杂，目前应用尚不广泛。直肠息肉经肛门不能处理或高度怀疑其癌变者，适用于经腹或腹腔镜下手术切除。特别是无蒂广基多发性息肉，即使病理检查无恶变，也应经腹或在腹腔镜下切除。

三、结肠息肉手术

（一）经内镜息肉摘除术

经纤维内镜或电子内镜用高频电、微波或激光摘除或凝除息肉，是对息肉治疗的一大改进。患者避免了开腹手术的痛苦，并且一次可以摘除多枚息肉。

1. 适应证

（1）无蒂的小息肉。

（2）有蒂的大息肉，但其蒂直径＜2cm。

（3）息肉呈宽基底，但息肉本身直径＜2cm。

（4）直径2～4cm及以下的有蒂息肉。

2. 禁忌证

（1）有严重高血压、冠心病者。

（2）有出血性疾病者。

（3）息肉基底直径＞2cm者。

（4）妊娠期患者。

（5）息肉恶变已浸润到蒂部者。

（6）装有心脏起搏器患者应慎用。

3. 术前准备

（1）查血常规、出凝血时间、血小板计数、肝功能。

（2）模拟试验检查高频电发生仪是否正常工作，并且根据息肉大小调整电流强度。

（3）检查前4小时口服25%的硫酸镁150～

200ml，再服5%葡萄糖盐水（或温开水）1500ml，2小时内服完。或大肠水疗，以清洁肠道。

4. 操作方法

（1）圈套摘除息肉法：肠镜到达回盲部后，退镜观察至息肉部位。按照要求连接电极板等设备。

冲洗、吸净息肉附近的粪水和黏液，以防止导电击伤肠壁。调整镜身，必要时变换体位，充分显露息肉，以便圈套。

将圈套器对准息肉的头部，调整方向后套入蒂部，并轻轻勒住，使息肉头部向上抬起，离开周围肠壁。对于小息肉，提起悬空摘除（图29-5-13）；对于大息肉，应使息肉头部广泛接触对侧肠壁，切勿接触过少，否则电流密度过大会烧伤肠壁（图29-5-14，图29-5-15）。

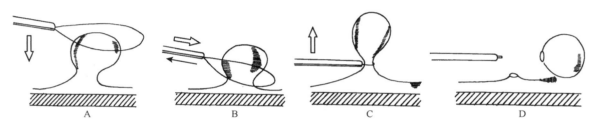

图29-5-13　圈套丝套在息肉颈部，提起悬空摘除

A.息肉被圈套住；B.收紧圈套丝；C.提起息肉，电凝和勒死息肉；D.息肉被切除

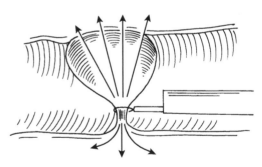

图29-5-14　息肉头部广泛接触对侧肠壁（正确）

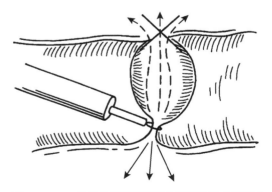

图29-5-15　息肉头部广泛接触对侧肠壁（错误）

一般用高频电发生仪混合电流2.5～3.5挡。接通电源，通电，每次通电2～4秒，酌情可通电1次或多次。通电见圈套丝处发白或冒烟时，方令助手逐渐收紧圈套器，边收紧圈套器边间断通电，息肉即可切下。然后观察残蒂，若有渗血，可再次电凝。用三爪抓持钳或用圈套器，或用肠镜吸引孔，吸住息肉后随肠镜取出。

（2）热活检钳钳除息肉法：多用于直径为0.5cm的息肉。用凝固电流2.5～3挡钳住息肉头部并提起，使息肉基底部形成一细长假蒂，通电时假蒂部位的电流密度增大，产生高温去除息肉（图29-5-16）。钳环内的息肉受电流影响小，可行组织学检查。

（3）电凝器凝除息肉法：用高频电发生仪凝固电流2～3挡。

电凝器对准息肉头部，凝除。凝除息肉2/3才能达到治疗目的，剩余部分因受高温的影响已遭破坏，在愈合过程中会自行坏死脱落。因此，电凝时不宜凝除过深，以防肠穿孔。

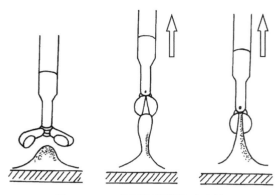

图29-5-16 热活检钳钳除息肉法

5. 术中注意事项

（1）摘除息肉过程中，术者与助手要配合得当，即通电与收紧圈套器要合适，不要因通电不足、收紧圈套器过快而出血。

（2）不要通电时间过长或电流过大，不要收紧圈套器过慢，易致肠穿孔。

（3）热活检钳钳除息肉时，将息肉头部夹住后一定要提起，使息肉基底形成一细长假蒂，否则易烧伤肠壁。

（4）避免圈套丝尖端部接触息肉旁正常肠壁发生肠穿孔（图29-5-17）。

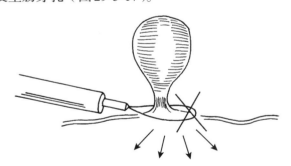

图29-5-17 圈套丝尖端部接触息肉旁正常肠壁

（5）强调将摘除的息肉送全瘤活检。

6. 术后处理

（1）退镜过程中应尽量抽出肠内积气，防止术后发生肠穿孔。

（2）创面较大，多个息肉切除后，应给予止血药及抗生素，并严密观察。

（3）术后给予半流质饮食2天。术后定期随访。

（二）经内镜息肉注射术

经内镜息肉注射术适用于结肠小息肉和带蒂息肉。

经肛门插入纤维结肠镜找到息肉。用带有长塑料管的圈套丝尖端部接触息肉旁正常肠壁，注射针对准息肉基底部穿刺，助手推药注射消痔灵原液1～2ml，至基底部发白为度。如有渗血可喷少量肾上腺素，使息肉基底部硬化，阻断血液供应，使息肉萎缩、坏死、脱落。此术安全有效，但不能取材送病理检查。

（刘长宝　李春雨）

参 考 文 献

金定国，2004. 中西医结合肛肠病治疗学. 合肥：安徽科学技术出版社，383-384.

李春雨，汪建平，2015. 肛肠外科手术学. 北京：人民卫生出版社，841-842.

李春雨，徐国成，2021. 肛肠病学. 第2版. 北京：高等教育出版社，151-152.

李春雨，张有生，2005. 实用肛门手术学. 沈阳：辽宁科学技术出版社，198-199.

李春雨，朱兰，杨关根，等，2001. 实用盆底外科. 北京：人民卫生出版社，473-474.

张有生，李春雨，2009. 实用肛肠外科学. 北京：人民军医出版社，245-248.

Deprez PH，Bergman JJ，Meisner S，et al，2010. Current practice with endoscopic submucosal dissection in Europe：position statement from a panel of experts. Endoscopy，42（10）：853-858.

HighamP，Alawi F，Stoopler ET，2010. Medical management update：Peutz-Jeghers syndrome. Oral Surg Oral Med Oral Pathol Oral Radiol Endod，109（1）：5-11.

Kastrinos F，Syngal S，2011. Inherited colorectal cancer syndromes. Cancer J，17（6）：405-415.

Leonard D，Wolthuis A，D'Hoore A，et al，2011. Different surgical strategies in the treatment of familial adenomatous polyposis：what's the role of the ileal pouch-anal anastomosis?. Acta Gastroenterol Belg，74（3）：427-434.

Repici A，Pellicano R，Strangio G，et al，2009. Endoscopic mucosal resection for early colorectal neoplasia：pathologic basis，procedures，and outcomes. Dis Colon Rectum，52（8）：1502-1515.

Ross AS，Dye C，Prachand VN，2006. Laparoscopic-assisted double-balloon enteroscopy for small-bowel polyp surveillanceand treatment in patients with Peutz-Jeghers syndrome. Gastrointest Endosc，64（6）：984-988.

Tytherleigh MG，Warren BF，Mortensen NJ，2008. Management of early rectal cancer. Br J Surg，95（4）：409-423.

第30章　直肠癌

直肠癌是常见的消化道恶性肿瘤之一，随着国民经济的发展、社会生活水平的提高、人们饮食习惯的改变和人口的老龄化，我国直肠癌的发病率呈上升趋势，其中年轻人群的直肠癌发病率也逐年升高。目前直肠癌的治疗仍是以手术治疗为主、放化疗联合的综合治疗模式，由于直肠接近肛管，该部位肿瘤的成功治疗不仅关系到直肠肿瘤能否根治性切除，还与患者能否完整保留具有排便功能的肛门密切相关。随着人们对直肠肛门功能和盆腔解剖结构的了解，以及对直肠癌病理生理功能的深入研究，直肠癌的外科治疗有了较大的发展。同时，微创外科手术器械和腹腔镜技术在直肠癌外科治疗方面得到了广泛应用，这不仅有助于统一和规范直肠癌手术切除及直肠系膜淋巴结清扫范围，为低位直肠癌患者保肛手术的实施提供了有力保障，也进一步提高了直肠癌综合治疗的效果。

直肠全长12～15cm，近端在第3骶椎平面与乙状结肠相接，远端在齿状线处与肛管相连。直肠下段为直肠壶腹，直肠壶腹有上、中、下3个半月形皱襞，内含环形肌纤维，称为直肠瓣，中瓣与腹膜反折平面相对应，直肠瓣有阻止和延缓粪便排出的作用，直肠充气扩张时直肠瓣可消失，直肠壶腹的最下端变细，与肛管相接。直肠上1/3前面和两侧有腹膜覆盖，而中1/3段仅直肠前方有腹膜覆盖，腹膜向前反折后覆盖于膀胱或子宫后壁上，形成直肠膀胱陷凹或直肠子宫陷凹，该陷凹是腹腔的最低点，也是腹部恶性肿瘤细胞容易脱落种植之处，通常可通过直肠指诊扪及；直肠下1/3段则全部位于腹膜外。

一、流行病学

结直肠癌在全球的发病率仍呈上升趋势，由于诊疗水平的提高，多数国家结直肠癌的死亡率呈下降趋势，并呈地域性分布。

二、病因与发病机制

目前认为遗传易感性、环境因素和饮食习惯与结直肠癌的发生、发展有关，而环境因素被认为与直肠癌的高发病率关联更加紧密。

三、分类与分型

1. 早期直肠癌分类　早期直肠癌指癌组织局限于黏膜层及黏膜下层，若癌组织浸润出黏膜下层，有5%～20%的病例会出现局部淋巴结转移。

（1）大体分型

1）息肉隆起型（Ⅰ型），此型又可分为有蒂型（Ⅰp）、亚蒂型或广基型（Ⅰs），多为黏膜内癌，有蒂型直径为8～23mm，平均15mm，约96%的由腺瘤癌变而来；无蒂广基型直径为7～45mm，平均18.7mm，约95.9%的由腺瘤癌变而来。

2）扁平隆起型（Ⅱa型）：黏膜略厚，表面不突起，或轻微隆起，常呈分币状。

3）扁平隆起溃疡型（Ⅱa+Ⅱc型）：亦称为Ⅲ型，大体如盘状，边缘隆起，中心凹陷，为黏膜下癌，此型少见。

（2）组织学分型：依其癌组织的生长及浸润范围不同，又可进一步分为原位癌、黏膜内癌、黏膜下癌。

2. 进展期直肠癌分类

（1）大体分型

1）隆起型：肿瘤呈结节状、息肉状或菜花状，向肠腔突出。肿瘤与正常肠管分界清楚，可有蒂或广基。肿瘤超过2cm以上者，中央常有溃疡。切面可见肿瘤组织呈灰白色或灰黄色、均质、较硬，边界多较清楚，局部肠壁肌层可见肿瘤浸润，但肌层结构仍能辨认。

2）溃疡型：肿瘤形成深达肌层或超出肌层的溃疡。根据溃疡的外形及生长情况又分为局限溃疡型和浸润溃疡型。

A. 局限溃疡型：肿瘤中央形成较深且大的溃疡，外观与火山口相似。溃疡边缘肿瘤组织围堤状隆起于黏膜，肿瘤底部向肠壁深层浸润，有时可浸润至肠壁外脂肪组织。基底有坏死组织可引起穿孔，形成脓肿或内瘘。此型癌肿向肠壁深层浸润生长的倾向较隆起型显著，可累及肠壁全周。

B. 浸润溃疡型：肿瘤向肠壁深层浸润生长，与周围分界不清，肿瘤中央坏死，形成深在溃疡，中央溃疡口边缘可由正常肠黏膜覆盖，切面可见肿瘤浸润至肠壁深层，边界不清。

3）浸润型：肿瘤组织由黏膜面向黏膜下及肠壁深层环绕肠壁浸润生长，局部肠壁增厚，但表面无明显溃疡或隆起。肿瘤常累及肠管全周，呈套环状。若伴有明显的纤维组织异常增生，致肠壁变硬，可形成环状狭窄，发生不同程度的梗阻。

（2）组织学分型

1）腺癌：癌组织依其分化程度不同而呈现不同的腺样结构。高分化腺癌的癌细胞多排列成腺管状，腺体轮廓不规则，腺癌细胞呈单层或双层，其分泌功能减弱或消失；中等分化腺癌的癌细胞分化较差（大小不一，呈假覆层）；低分化腺癌的癌细胞多形成大小不一、形态不规则的实性团块，腺腔结构缺乏，癌细胞分化更差。如伴有血吸虫病，可见虫卵沉积。

2）黏液腺癌：根据黏液细胞的分布，镜下形态可分为囊腺状结构、黏液湖样结构、印戒细胞样结构。黏液细胞癌生长较慢，但预后较差，术后易复发，局部淋巴转移也较多见。许多黏液腺癌是高频率微卫星不稳定性癌，为低级别病变。微卫星稳定性或低频率微卫星不稳定性的黏液腺癌为高级别病变。当黏液占肿瘤成分50%以下时应被诊断为伴有黏液成分。

3）未分化癌：该类型少见，是一类无腺上皮的形态学改变或其他明确分化特征的恶性上皮性肿瘤。形态上是未分化的。这类肿瘤遗传学特征独特并且与高频率微卫星不稳定关系密切。癌细胞弥漫成片或呈团块状。不形成腺管状或其他组织结构，癌细胞大小形态可较一致。有时细胞较小，与恶性淋巴细胞甚难鉴别。通过黏液染色和免疫组织化学方法可以将其与低分化腺癌、小细胞癌、淋巴瘤等其他类型恶性肿瘤进行鉴别。

4）神经内分泌癌：神经内分泌肿瘤分为神经内分泌瘤和神经内分泌癌及混合性腺神经内分泌癌。神经内分泌肿瘤按核分裂和（或）Ki-67指数分为3级：①G1，核分裂数＜2个/10HPF和（或）Ki-67指数≤2%；②G2，核分裂数为2～20个/10HPF和（或）Ki-67指数为3%～20%；③G3，核分裂数＞20个/10HPF和（或）Ki-67指数＞20%；神经内分泌癌相当于G3级，常见于右半结肠，也可见于直肠，往往伴有腺瘤或邻近处腺癌，分为小细胞神经内分泌癌、大细胞神经内分泌癌和混合性腺神经内分泌癌。

A. 小细胞神经内分泌癌：细胞呈巢状或弥漫性分布，细胞小到中等大小，胞质少，核融合，染色质呈颗粒状。坏死常见。核分裂象很高。平均为核分裂象65个/10HPF，1/4的病例有小部分（＜30%）腺癌或鳞癌成分（肛管）。

B. 大细胞神经内分泌癌：是一种由大细胞构成的恶性肿瘤，大细胞可呈器官样、巢状、小梁状、菊花圈样和栅栏样排列，表明其内分泌分化的特征。可通过免疫组化和电镜证实，与小细胞癌相比，肿瘤细胞质更丰富，细胞核多呈小泡状，核仁明显。

C. 混合性腺神经内分泌癌：为肿瘤由腺上皮和内分泌两种恶性成分组成。每种成分至少占30%，直肠的混合性腺神经内分泌癌可以是肠癌成分（如果发生在肛管，可以是鳞癌成分），神经内分泌成分可以是小细胞癌或大细胞神经内分泌癌。

5）直肠间质瘤：胃肠道间质瘤发生于直肠较少见，仅占消化道间质瘤的5%。间质瘤主要由梭形细胞和（或）上皮样细胞组成。梭形细胞边界不清，呈短梭形或梭形、编织状或漩涡状排列。有时可呈长条束状或鱼骨样排列，或在部分病例部分区域可见器官样、假菊形团样结构，核梭形、核端钝圆，可出现核端空泡细胞。上皮样细胞可呈印戒样细胞、多核细胞、浆细胞样细胞，呈片状或巢状排列。依据梭形细胞和上皮细胞的比例将间质瘤分为梭形细胞为主型、上皮样细胞为主型和混合型3种类型。

6）淋巴瘤：原发性直肠淋巴瘤并不常见，仅占结直肠恶性肿瘤的0.2%。直肠淋巴瘤常见于老年患者（50～70岁），男女比为2：1，仅次于盲肠或升结肠淋巴瘤。直肠淋巴瘤多为非霍奇金淋巴瘤，以弥漫大B细胞淋巴瘤最为常见，约占结直肠淋巴瘤总数的54.7%。其次是黏膜相关淋巴样组织、滤泡性淋巴瘤、套细胞淋巴瘤和Burkitt淋巴瘤。

7）鳞腺癌（腺棘细胞癌）：在镜下可见腺癌和鳞癌两种组织成分混合存在，腺癌部分分化较好，有明显腺样结构，可见较多的杯状细胞及黏液细胞分泌现象，鳞癌部分一般分化较差，无明显细胞间桥，也少见角化现象或完全缺如。如果仅为小灶性鳞状化生区，则不能诊断腺鳞癌。

8）鳞状细胞癌：罕见，偶见于低位直肠和肛管。镜下一般呈典型的鳞状结构，其分化程度较低，角化现象不明显或少见。

3. 分子分型　直肠癌的发生发展从分子分型角度可归纳为3种表观遗传学不稳定性。

（1）染色体不稳定性（chromosome instability，CIN）：80%～85%的结直肠癌发生与其有关，多发生在左半结肠和直肠，组织高分化、黏液性成分少。CIN多为染色体杂合性缺失和非整数倍体。多种基因参与，如*KRAS*、*PIK3CA*等癌基因激活，*APC*、*P53*等抑癌基因失活，发生正常黏膜—腺瘤—癌的逐渐演变。

（2）微卫星不稳定性（microsatellite instability，MSI）：由于错配修复基因的缺陷导致，也可由体细胞突变造成，其在结直肠癌发生发展中占的比例最小（10%～15%），多发生在右半结肠，较少发生在直肠，多为黏液腺癌及印戒细胞癌，淋巴细胞浸润、组织分化差，染色体多为双倍体，参与的基因主要为*MLH1*、*MSH2*、*MSH6*、*PMS2*等。

（3）CpG岛甲基化表型（CpG island methylator phenotype，CIMP）：其在结直肠癌的发生发展中占有较高的比例（约40%）。CIMP多发生在右半结肠，多见于女性，其组织分化差，有较多的*BRAF*突变，导致肿瘤对EGFR抑制剂拮抗。多项研究发现，MSI与CIMP发生率密切相关，而CIN与CIMP无相关性。

2014年国际肠癌分型联盟成立，提出4种结直肠癌分子亚型（colorectal cancer molecular subtype，CMS），这些亚型在遗传学特征、临床表现、异常信号通路方面有差异：①CMS1型，多见于MSI-H、存在过度突变、免疫活化肿瘤、富于*BRAF*突变，多发生于右半结肠；②CMS2型，多见于CIN-H、高度WNT信号通路活化、P53突变、EGFR过表达的肿瘤，多发生于左半结肠及直肠；③CMS3型，多见于CIN-L、*KRAS*和*PIK3CA*突变、中度WNT/MYC途径活化；④CMS4型，多见于VEGFR2/NOTCH3过表达、TGF-β活化、CIN/MSI异质性表达的间充质型肿瘤。CMS3型和CMS4型没有明显的解剖位置倾向。生存期方面，CMS2型患者预后最佳，CMS4型较差，而CMS1型和CMS3型介于中间。但由于CMS1型的患者存在较多的突变及MSI-H，导致大量淋巴细胞浸润，因此可能成为免疫治疗获益的最佳人群。

四、临床表现

1. 隐形症状　直肠癌的一些症状并非是特有的。患者可能出现隐性或有症状的大便带血或黏液便、便秘、排便次数增多、里急后重、粪便变细、腹痛、食欲缺乏、体重下降、贫血、恶心、呕吐、乏力等。这些症状和体征不具有特异性，在良性和恶性疾病中出现的概率相似。然而，这些症状同时出现对恶性肿瘤的鉴别诊断还是有帮助的。英国一项前瞻性研究中，专科医生以问卷形式调查了结直肠癌的主要临床症状及综合症状，通过了解相关症状确定加权数值评分，用计算机通过公式计算加权数值评分，数值评分越高，患者罹患结直肠癌的概率越大。在2268例患者中，95例患有结直肠癌，癌症患者加权数值评分显著高于未患癌者。直肠出血的症状、大便习惯的改变及排便次数的增加与患病高风险率相关，该研究证明了根据症状能够识别高危患者。在经典理论中，结直肠癌的症状很可能取决于肿瘤的位置，在Majumdar等的单变量研究分析中，腹泻、黏液便、直肠疼痛和里急后重等症状往往与直肠肿瘤有关；而在多变量分析中，直肠肿瘤的独立预测因子包括轻度贫血、直肠出血和便秘。

2. 晚期直肠癌的临床表现 局部晚期直肠癌患者可能会出现肠梗阻、肠穿孔或肠瘘。肠梗阻通常是癌肿生长浸润肠腔，患者可能会出现腹痛、恶心、呕吐和腹胀，肠梗阻可能会导致肠管局部缺血和管腔内压力升高，进而导致继发性肠穿孔。此外，直肠癌本身可能会穿出肠壁导致穿孔。在报道中，65%的患者在肿瘤所在部位出现了穿孔，35%的患者在肿瘤近端部位出现了穿孔。局部晚期直肠癌可能会出现直肠膀胱瘘或直肠阴道瘘，临床表现为阴道或尿道有浑浊粪性液体流出，伴有低热和局部疼痛等症状。

3. 直肠癌远处转移出现的全身症状 由于肿瘤转移引起慢性失血、癌肿破溃、毒素吸收感染等，患者可出现贫血、乏力、低热、消瘦、血尿等。病情晚期可出现肝肿大、黄疸、水肿、腹水、盆腔肿块、腹股沟和锁骨上淋巴结肿大及恶病质等症状。

4. 体征 低位的直肠癌可以通过直肠指诊等体格检查被发现，而中、高位的直肠癌则需要通过结肠镜检查以明确诊断。有经验的结直肠外科医生通过术前体格检查评估直肠肿瘤的活动度、肿瘤累及的范围、肿瘤距肛缘的远近，可以初步判定患者是否能接受直肠癌根治性切除手术和保留肛门手术。此外，直肠癌的一些体征常与疾病的进展有关。胃肠道出血引起的贫血通常导致铁缺乏，其典型表现包括面色苍白、反匙状指甲和舌炎，低白蛋白血症患者可能会出现腹水或全身水肿，肝大、腹股沟及锁骨上淋巴结肿大和恶病质常是肿瘤转移的标志。

五、辅 助 检 查

1. 实验室检查

（1）粪便检查：粪便隐血试验是目前国内外最常用的结直肠癌筛查方法之一，对于诊断直肠疾病具有实用价值，直肠恶性肿瘤常伴有出血，与粪便混合在一起，出血量很少，物理检查和显微镜检查较难发现，但粪便隐血试验可弥补不足。据统计，大肠癌患者中50%～60%的表现为粪便隐血试验阳性，粪便隐血试验检测大肠癌的灵敏度为65%，特异度为77.87%，但需与口腔、咽喉出血和食物引起的粪便隐血试验阳性相鉴别。

（2）血液和免疫学检查：包括血常规、血生化检查和肿瘤标志物检查。目前认为血清癌胚抗原（CEA）对直肠癌诊断的特异性和敏感性较差，不宜做直肠癌早期诊断的指标，但可作为判断预后、监测复发的指标。正常人血清中CEA浓度为5ng/dl，术前有CEA升高者，一般在术后4周内降至正常范围，否则应考虑有癌肿残留。术后已下降而又再升高者，应考虑肿瘤复发。除CEA外，其他大肠癌相关抗原如CA19-9和CA125分别有31%和20%的阳性检出率。

（3）肠道脱落细胞检查：是常规无创性病理检查方法，对直肠恶性肿瘤的诊断具有较高的特异性。目前对各种脱落细胞检测方法进行改进，在粪便异常脱落细胞中小碎片癌组织即可发现DNA点突变，通过相关DNA检测便可对结直肠癌进行筛查，因为该方法简便、费用低、客观性好，所以其作为常规检测具有较好的应用前景。

多靶位粪便DNA（multitarget stool DNA，MT-sDNA）测试于2014年被批准作为结直肠癌（CRC）平均风险的筛查项目。第一代MT-sDNA原型测试（包括*KRAS*基因突变，VIM、NDRG4、BMP3及TFPI2甲基化，β肌动蛋白和血红蛋白检测）对CRC的灵敏度为87%；更为精准的第二代MT-sDNA自动化测试（包括*KRAS*基因突变，NDRG4及BMP3甲基化，β肌动蛋白和血红蛋白检测）对CRC的灵敏度为95%～97%。整体上，MT-sDNA检测CRC的灵敏度为93%，总体特异度为87%～90%。与粪便隐血试验相比，MT-sDNA试验的检出率更高，但检测成本昂贵。

2. 直肠指诊 是最简单易行的直肠肿瘤检查方法，患者取左侧卧位，检查时医生按照视诊、触诊、直肠指诊检查的顺序进行，争取一次完成，避免重复检查增加患者的顾虑。直肠指诊对于8～10cm及以下的直肠癌的定位检查是非常重要的，进行直肠癌外科治疗的医生必须行直肠指诊，并通过直肠指诊检查明确以下内容。

（1）肿瘤的确切位置：直肠指诊是最可靠的方法，而肠镜也可以由于镜管的推动造成定位偏差，但临床上直肠指诊确定距离的准确性需要有丰富的临床经验，正确测量肛缘至肿瘤基底的距离是判断能否保肛的关键。

（2）肿瘤的情况：下缘距肛距离、肿瘤方位、肿瘤大小、肿瘤生长方式和类型、肿瘤外侵与否及与盆壁的关系。

（3）肛门狭窄与否：肛门皮肤或肛瘘手术后瘢痕造成的狭窄，有肛门狭窄时进行经肛手术或经肛放置吻合器时会增加困难。

（4）直肠壶腹的大小：经直肠指诊检查时经常发现部分患者直肠壶腹非常大，这类患者在做经肛吻合等操作时均较容易，而部分壶腹小的患者，行经肛切除或经肛吻合均不容易操作。

（5）黏膜与肌层的关系：肠黏膜层与肌层之间是可滑动的，部分患者的黏膜层与肌层间滑动距离非常大，少数肿瘤由于黏膜的滑动可从较远的距离拖出肛门，影响对肿瘤下缘和经肛切除容易与否的判断。

（6）肛夹角即两侧臀部在肛门处形成的夹角：此处夹角越大，对判断肿瘤距肛缘的准确性越有利；直肠指诊检查的困难度越小，探及的距离越深。同时在治疗上行经肛门吻合术越方便。

（7）是否有盆底种植转移、指套染血。

（8）肛门括约肌的宽度、厚度及强度：过强和过厚的括约肌不仅会造成距离判断的错误，也增加直肠指诊及经肛吻合的困难度，在术式选择时需要注意。

尽管直肠癌的直肠指诊检查为直肠癌围术期治疗计划的制订提供了相当多的肿瘤相关信息，但是由于该检查主观性强，目前不能作为一种有效的术前分期手段。

3. 钡剂灌肠检查　可以给出最直观、准确的肿瘤部位，同时还可以了解肠管的长度、松紧度，帮助医师选择手术切口及确定切除肠段的范围。常见钡剂灌肠检查是在肠道准备后，经肛门将硫酸钡注入，充盈并观察各段肠的形态，特别注意观察肠管边缘，可诊断微小病变。此法对比剂可即时排出。黏膜法钡剂灌肠检查是在肠腔内的钡剂排出后，根据残留钡剂显示肠黏膜皱襞的情况而发现病变。充盈法钡剂灌肠检查在观察肠管中心部病变时常有遗漏，如将充盈法和黏膜法钡灌肠检查相结合，能有效地提高直肠肿瘤的诊断率。

4. 直肠腔内超声检查　直肠腔内超声（endorectal ultrasound，EUS）是评估肿瘤在肠壁内浸润程度的较为准确的影像学方法。超声能够准确区分 T1～T2 期的肿瘤，其评估局部分期（T 分期）准确率为 69%～97%，淋巴结分期（N 分期）准确率（70%～75%）略低于局部分期。T 分期的系统评价指出 EUS 对进展期直肠癌 T 分期的敏感度高于早期肿瘤，但是 EUS 对于肠腔狭窄及高位直肠癌的患者不便使用，在评估肿瘤对肠周脂肪、直肠系膜筋膜浸润及邻近器官的侵犯方面也有局限。

（1）直肠腔内超声检查的适应证

1）怀疑直肠或盆腔占位病变者。

2）直肠占位性病变，尤其黏膜下病变，明确与肠壁的关系，鉴别肿瘤部位是肠腔内、肠壁间还是肠壁外。

3）明确有无肿瘤浸润、浸润层次，有无直肠旁肿大的淋巴结，评估恶性肿瘤的分期。

4）直肠癌术后的随访观察，如评估吻合口有无病变，以及评价治疗效果。

5）排便异常（失禁或便秘），肛管直肠先天畸形。

（2）检查前的准备

1）检查前3天内禁做消化道钡餐检查及钡剂灌肠。

2）检查前1天可服轻泻剂，晚餐后禁食水，检查前1～2小时排空大便后清洁灌肠。

3）经腹壁检查直肠需要患者充盈膀胱，直肠腔内检查时仅需轻度充盈膀胱。

（3）直肠壁的正常超声图像：直肠腔内超声检查可以显示正常肠壁的高低交替的5～7层回声。自内向外第一层高回声带为黏膜界面；第二层低回声带相当于黏膜层；第三层高回声带相当于固有肌层；第四层强回声带相当于浆膜下层及浆膜或外膜层及界面波。直肠腔内超声对于直肠癌的早期诊断和临床分期具有重要的意义。

（4）直肠肿瘤的腔内超声检查：可以发现肿瘤部位肠壁增厚，肿瘤突向肠腔，表面不平，内部回声不均匀。如果肿瘤侵犯到肌层、浆膜层，则肠壁正常结构消失；如果侵犯周围组织器官，声像图会有相应改变；如果发生淋巴结转移，可测及大小不等的圆形或椭圆形的低回声结节。

5. CT检查 对直肠癌具有较大的价值。CT检查可以为直肠癌的术前分期，肿瘤的浸润情况，肿瘤有无术后复发提供较好的依据。尤其是对于经腹会阴联合切除术后会阴部及盆底复发可提供早期诊断依据，这是超声检查所不具有的优点。但是CT检查对软组织的分辨率低，不能准确区分直肠壁各层结构，检测淋巴结转移的阳性率为57%～72%，是因为淋巴结转移取决于淋巴结的大小及部位。因此，在直肠癌术前检查方面该检查已经逐渐被MRI检查取代，但CT检查在检出转移病灶方面仍有较高的临床价值。

6. MRI检查 是直肠癌推荐度最高、准确性相对最高、最常用的影像学诊断技术。MRI良好的组织分辨率能够更好地显示直肠相关的解剖细节、括约肌结构、直肠壁及直肠肿瘤周围浸润情况。高分辨率MRI可以对肿瘤本身、肠壁外的浸润、淋巴结转移、直肠系膜筋膜受累和血管浸润等多个预后危险因素进行准确的评估。

T_2WI轴位和矢状位可以显示原发肿瘤，系膜筋膜，腹膜反折及其他盆腔器官，上段直肠及盆腔侧壁淋巴结也可显示。冠状位可以观察淋巴结形态、进展期肿瘤与盆腔邻近结构的关系等。而矢状位有助于肿瘤定位，评估肿瘤与腹膜反折的关系。弥散加权成像（diffusion-weighted imaging，DWI）是目前唯一能观察活体水分子微观运动的功能成像方法，它弥补了常规T_2WI从形态学角度观察诊断直肠癌的不足，可用于识别淋巴结及部分常规序列未能显示的肿瘤性病变，但由于分辨率低，需要与常规序列等结合以提高直肠癌术前诊断及分期的准确性。

（1）MRI与术前T分期：MRI是进行直肠癌T分期的一种有效方法，由于直肠周围脂肪组织的衬托，淋巴结在T_1WI及T_2WI上都可以显示，在T_2加权像中，直肠系膜内的淋巴结信号高于肌肉组织，低于周围脂肪组织，可以是低、中、高信号。MRI与组织病理学发现的淋巴结数量不完全相同，即使拥有优良的软组织对比度，也只有约65%在组织病理学中发现的直肠系膜淋巴结能够在MRI上显示。薄层MRI和高空间分辨率MRI可

以清楚地显示直肠壁三层结构，即黏膜层、黏膜下层和肌层，故可以较准确地判断直肠癌在肠壁的浸润深度，对确定浸润深度有良好的准确性，在区分放化疗后残余肿瘤与纤维化、炎症水肿方面也有一定价值。肿瘤的肠周脂肪浸润深度是评价预后及选择治疗方式的重要影响因素，最大浸润深度（maximal extramural depth，EMD）是指纵向固有肌层外缘到肿瘤外缘的距离，研究表明肿瘤肠壁外浸润超过5mm的患者5年生存率明显低于浸润深度低于5mm的患者。直肠癌的两种特殊的病理类型，如印戒细胞癌和黏液腺癌，由于细胞外黏液的影响，其在DWI图上的信号及ADC值与良性病灶较为相似。Meta分析发现，MRI对直肠癌T分期的准确率、敏感度、特异度分别为85%、87%与75%，但由于肿瘤周围的炎性及纤维增生反应，T2期直肠癌与早期T3的局灶外侵有时较难鉴别，可引起对T分期的误判，TWI结合DWI MR序列有望进一步提高T分期的准确性。

（2）MRI与术前N分期：既往研究将淋巴结大小作为区分有无转移的标准，但是正常淋巴结、反应性淋巴结和转移淋巴结在大小上往往有重叠交叉，且有86%的转移性淋巴结直径<1cm，有些甚至<0.5cm。因此，单纯以淋巴结大小作为转移标准存在一定的局限。淋巴结边缘、形态、信号强度等综合评价被认为比单独应用大小评价更可靠，通常在T_2WI上出现边缘不规则和（或）信号不均匀的淋巴结应怀疑为转移淋巴结，但部分微转移淋巴结在T_2WI常不出现上述征象，且随着MRI软组织分辨率的提高，正常淋巴结有时也可表现为内部信号不均匀，限制了MRI对淋巴结性质的判定。

（3）MRI与壁外血管侵犯（extramural vascular invasion，EMVI）：病理学上肿瘤直接侵犯直肠肌壁外系膜内的血管被称为EMVI阳性，是肿瘤局部复发及远处转移的独立危险因素。MRI可对EMVI做出准确的影像学评估，有研究发现EMVI阳性不仅是直肠癌发生同时性远处转移的独立危险因素，还可导致发生早期异时性远处转移概率增高，因此治疗前正确评估EMVI状态有助于更合理地制订治疗方案，最大限度地使患者获益。Smith等提出将MRI对EMVI的评估分为5级：①0级，肿瘤呈非结节状浸润且邻近无血管存在；②1级，肿瘤呈

结节状浸润，肿瘤邻近无血管结构；③2级，肿瘤周围存在血管结构，但血管外形正常且其内未出现肿瘤信号；④3级，血管内出现肿瘤信号，血管外形无或仅轻微改变；⑤4级，血管内出现明确的肿瘤信号及明显的血管侵袭破坏的改变，其中0～2级者为EMVI阴性，3级、4级为EMVI阳性。对于EMVI级别相同的阳性患者，大血管侵犯者的远处转移概率可为小血管侵犯者的2倍左右，预后更差。

（4）MRI与环周切缘（CRM）：病理学环周切缘阳性指切除后标本的横断面上，原发肿瘤、转移淋巴结或癌结节距环周切缘距离≤1mm。术前准确评估环周切缘状态，并采取术前放化疗，可有效地降低局部复发及远处转移，提高患者总生存期。

MRI对直肠解剖结构的清晰识别不仅为直肠癌分期奠定了基础，还可进一步评估与直肠癌预后相关的其他重要因素，如EMD、EMVI、CRM等，是直肠癌术前分期的首选影像学检查方法。

7. 纤维（电子）结肠镜检查 由于该检查直观、可采取组织标本进行活检，因此其被认为是结直肠癌诊断的金标准，也是结直肠肿瘤筛查和诊治最安全可靠和有效的手段。结肠镜可以观察结直肠黏膜形态，进行肿瘤定位、活检和取材，也可以对早期肿瘤进行内镜治疗。

（1）适应证：结肠镜检查的适应证相当广泛，凡属于下列情况而无禁忌证时均可行电子结肠镜检查。

1）不明原因的下消化道出血、慢性腹泻、低位性肠梗阻。

2）有腹部肿块和腹泻、便秘、腹痛、腹胀等消化道症状及大便习惯改变，不明原因的贫血、进行性消瘦伴乏力等，怀疑病因来自结直肠者。

3）CT或钡剂灌肠等影像学检查发现结直肠病变，为进一步明确病变性质。

4）结直肠腺瘤、息肉和早期结直肠癌的内镜下治疗。

5）结直肠癌术后或息肉摘除后定期复查随访；有结直肠息肉家族史及炎症性肠病患者定期随访或治疗。

6）社区结直肠肿瘤的筛查。

（2）禁忌证：一般相对而言，应视患者的具体情况及内镜医生的技术熟练程度、应急救护设备的情况而定。

1）有严重心肺脑功能不全或多脏器功能衰竭的患者（包括严重心律失常、心肌梗死、脑卒中等）。

2）有精神疾患或意识障碍，无法配合的患者。

3）有急腹症表现疑有腹膜炎、消化道穿孔或下消化道大出血可能的患者。

4）有腹主动脉瘤、晚期肿瘤伴腹盆腔广泛转移、腹盆腔多次手术后有严重肠粘连的患者。

5）有严重凝血功能障碍或长期服用抗凝药物的患者（需要进行内镜下治疗或活检时）。

6）月经期特别是妊娠期患者。

7）严重的活动性肠炎和肠道严重感染的患者。

8）生命体征不稳定，高热、身体功能衰竭的患者。

（3）并发症：国内外报道纤维结肠镜检查的并发症发生率为0.12%～1.3%，检查的死亡率小于0.09%。常见的并发症有肠穿孔和肠道出血，罕见的并发症有心绞痛、心肌梗死、呼吸抑制、感染、结肠内易燃气体爆炸、透壁电灼伤综合征、中毒性巨结肠、肠扭转、肠套叠、镜检术后腹胀综合征、肠绞痛、肝脾破裂、栓塞性静脉炎等。

1）肠穿孔：发生率为0.17%～0.9%，最常发生的部位为肠管弯曲处。一旦确诊肠穿孔应立即外科手术修补。常见原因：①肠道准备差而盲目进镜，操作时牵拉过度或盲目滑镜不当，均易导致穿孔。②操作时注气过多，肠腔压力过高，原有结肠病变等加上机械性因素而使肠壁变薄、脆弱破裂。③活检时活检钳取材过深可致肠壁穿孔。④息肉切除方法不当造成肠壁穿透性凝固性坏死，术后常发生迟发穿孔。⑤结肠病理情况如炎症性肠病、肠粘连、放射性结肠炎、结肠巨大憩室等，肠镜操作时易造成穿孔。

2）肠道出血：发生率为0.55%～2%，较肠穿孔常见，多发生在电切摘除息肉时，大部分患者经保守治疗而愈，有少数需再次通过结肠镜或手术止血。常见原因：①插镜时手法较粗暴，不循腔进镜，致使肠黏膜撕裂出血。②活检组织时损伤病变血管而出血。③直肠原有病变，肠镜反复进出时，插伤病变组织，引起出血。④内镜治疗时，电凝过度，使创面过大、过深，后期创面焦痂脱落而出血。

3）中毒性巨结肠：是肠镜检查最严重的并发症之一，常在术后24～72小时出现。多见于炎症较重且范围较广的结肠病变，如溃疡性结肠炎、克罗恩病等。由于炎症严重，肠壁肌肉和肌间神经受侵，结肠失去收缩能力，肠镜检查时注气就形成巨结肠，而术中由于应用解痉药会加重中毒性巨结肠。治疗上以内科保守治疗为主，予以禁食、补液等，一旦穿孔必须手术。

（4）早期直肠癌的内镜表现：早期直肠癌在内镜下形态分为两种基本类型，即隆起型和平坦型。

1）隆起型（Ⅰ型）：病变明显隆起于肠腔，基底部直径明显小于病变的最大直径（有蒂或亚蒂型）；或病变呈半球形，其基底部直径明显大于病变头部直径。此型根据病变基底及蒂部情况分为以下3种亚型。

A. 有蒂型（Ⅰp）：病变基底有明显的蒂与肠壁相连。

B. 亚蒂型（Ⅰsp）：病变基底有亚蒂与肠壁相连。

C. 广基型（Ⅰs）：病变明显隆起于黏膜面，但病变基底无明显蒂部结构，基底部直径小于或大于病变头端的最大直径。

2）平坦型（Ⅱ型）：病变为紧贴黏膜面的地毯样形态，可略隆起于黏膜面或略陷于黏膜面，病变分为4个亚型。

A. Ⅱa：表面隆起型。

B. Ⅱb：表面平坦型。

C. Ⅱc：表面凹陷型。

D. 侧向发育型肿瘤（LST）：病变最大直径达10mm以上。

（5）进展期直肠癌的内镜表现

1）隆起型：在内镜下主要表现为半球状或蕈状形肿块，突入腔内，体积一般较大，平均直径为5cm左右，表面凹凸不平呈结节状，形似菜花，触之易出血，伴有浅表糜烂、溃疡或污秽的坏死物覆盖。

2）溃疡型：在内镜下主要表现为局限性的溃疡，溃疡边缘有结节状围堤样增生隆起，形似火山口。与正常黏膜分界清楚，周围黏膜无浸润感，通常肠腔尚能扩张，结肠镜仍能通过病灶处。

3）溃疡浸润型：在内镜下主要的特点为溃疡的一边呈围堤状增生隆起，与正常黏膜分界明显，周围黏膜无浸润感，而溃疡另一边肠腔扩张差，肠壁僵硬，肠腔逐渐狭窄，以至结肠镜无法通过病灶处。

4）局限浸润型：多见于直肠部位，内镜下主要表现为环形的管壁僵硬，肠腔扩张差，黏膜表面充血水肿或浅表糜烂，通常活检时于一个部位向下取3～4块组织才能取到癌组织，有些患者在手术中做局部切取行活检才能经病理学证实。

（6）少见直肠恶性肿瘤的内镜下表现

1）神经内分泌肿瘤（俗称类癌）：源于APUD细胞系统中的肠嗜铬细胞，属于胃肠道神经内分泌肿瘤。直肠较常见，为黏膜下灰黄色小硬结，边缘清楚，质硬，多数直径在1.5cm以内，单发或多发。

2）平滑肌肉瘤：起源于肠壁肌层，常单发，偶多发。内镜表现随肿瘤大小及生长方式（腔内、壁间或腔外）而有所不同。一般呈圆形或椭圆形，表面暗红色，带有结节状突起，瘤体较硬韧，常较大，可压迫肠腔或引起黏膜溃疡。

3）淋巴瘤：原发结直肠淋巴瘤（10%～20%）好发于直肠和肛管，可呈息肉型、溃疡型和弥漫浸润型。

4）间质瘤：胃肠道间质瘤（GIST）并不多见，约占全部GIST的5%，而结直肠又仅占胃肠道GIST的5%。肿瘤位于肠壁肌间，向腔内生长，呈哑铃或结节状。结肠镜检查仍是最基本的检查手段，超声内镜可判别肿瘤起源，有助于诊断。

5）黑色素瘤：直肠和肛管恶性黑色素瘤是预后极差与少见的恶性疾病，占全部黑色素瘤的0.2%～3%。病灶常为息肉样，呈黑炭色，常伴溃疡，活检时出血少，易复发转移。

六、诊　断

直肠癌的诊断主要依据病理诊断进行TNM分期，目前TNM分期系统主要有3种分类形式，即临床TNM分期（clinical TNM，cTNM）、病理TNM分期（pathologic TNM，pTNM）、新辅助治疗后TNM分期（yielding TNM，yTNM）。临床TNM分期（cTNM）为手术治疗提供了依据，所有资料都是原发瘤首诊时经体检、影像学检查和为明确诊断所施行的病理活检获得的。病理 TNM 分期（pTNM）用来评估预后和决定是否需要辅助治疗，它综合了临床分期和病理学检查结果，被认为是最准确的预后评估标准。新辅助治疗后临床或病理 TNM 分期（ycTNM 或 ypTNM）是指接受新辅助或术前放、化疗后做出的临床或病理分期，其目的是决定后续治疗并判断治疗效果。

目前广泛使用的是结直肠癌 TNM 分期系统（2009 年第 7 版），即采用 2009 年国际抗癌联盟 / 美国癌症联合委员会（UICC/AJCC）TNM 分期标准，在前一版基础上做出了较大的调整，详细地反映了临床和病理情况并强调肿瘤局部浸润深度、淋巴结转移数目和部位对预后的影响，详见如下：

直肠癌 TNM 分期（根据 2009 年 UICC 直肠癌临床实践指南）见表 30-0-1。

表 30-0-1　直肠癌 TNM 分期

分期	T	N	M
0 期	Tis	N0	M0
I 期	T1, T2	N0	M0
II A 期	T3	N0	M0
II B 期	T4a	N0	M0
II C 期	T4b	N0	M0
III A 期	T1, T2	N1/N1c	M0
	T1	N2a	
III B 期	T3, T4a	N1/N1c	M0
	T2, T3	N2a	
	T1, T2	N2b	
III C 期	T4a	N2a	M0
	T3, T4a	N2b	
	T4b	N1, N2	
IV A 期	任何 T	任何 N	M1a
IV B 期	任何 T	任何 N	M1b
IV C 期	任何 T	任何 N	M1c

T 分期（原发瘤）

Tx 原发瘤无法评估

T0 无原发瘤证据

Tis 原位癌：上皮内癌或黏膜内癌

T1 肿瘤侵犯黏膜下层

T2 肿瘤侵犯固有肌层

T3 肿瘤侵犯浆膜下或侵犯无腹膜被覆的结肠或直肠周围组织

T4 肿瘤直接侵犯其他器官、结构和（或）穿透脏腹膜

T4a 肿瘤穿透脏腹膜

T4b 肿瘤直接侵犯其他器官、结构*

*直接侵犯包括穿透浆膜侵犯其他肠段，并得到组织学诊断证实，或者是位于腹膜后或腹膜下肠管的肿瘤，穿破肠壁固有肌层后直接侵犯其他脏器或结构，如降结肠后壁肿瘤侵犯左肾或侧腹壁，或者中下段直肠癌侵犯前列腺、精囊腺、宫颈或阴道。肿瘤肉眼上与其他器官或结构粘连则分期为 cT4b。但是，若显微镜下该粘连处未见肿瘤存在则分期为 pT3 或 pT4a。

N 分期（区域淋巴结）

Nx 区域淋巴结无法评估

N0 区域淋巴结无转移

N1 1～3 枚区域淋巴结转移

N1a 1 枚区域淋巴结转移

N1b 2～3 枚区域淋巴结转移

N1c 区域淋巴结无转移，但是浆膜下或肠周脂肪出现肿瘤种植结节（卫星结节）

N2 4 枚区域淋巴结转移

N2a 4～6 枚区域淋巴结转移

N2b 7 枚区域淋巴结转移

M 分期（远处转移）

M0 无远处转移

M1 有远处转移

M1a：远处转移局限于一个器官（肝、肺、卵巢、区域外淋巴结），无腹膜转移

M1b：两个以上器官转移，无腹膜转移

M1c：腹膜转移，伴或不伴其他器官转移

七、鉴 别 诊 断

1. 直肠息肉 主要症状是便血，有些患者还可有脓血样便。与直肠癌相似，钡剂灌肠检查可表现为充盈缺损，行纤维结肠镜检查并取活组织送病理检查是有效的鉴别方法。

2. 溃疡性直肠炎 本病可出现腹泻、黏液便、脓血便、大便次数增多、腹胀、腹痛、消瘦、贫血、直肠肿块等症状，伴有感染者尚可有发热等中毒症状，与直肠癌的症状相似，纤维结肠镜检

查及活检是有效的鉴别方法。

3. 痔 多为无痛性便血，血色鲜红，不与大便相混，直肠癌便血常与粪便相混合，可伴有黏液而出现黏液血便，部分患者有直肠刺激症状。对有便血的患者，必须常规行直肠指诊及结肠镜检查。

4. 肛瘘 肛瘘常由肛窦炎形成肛周脓肿所致，患者有肛周脓肿病史，可触及肛门口或直肠内肿块，局部有红肿、疼痛，与直肠癌症状差异较明显，鉴别比较容易。

5. 阿米巴肠炎 症状为腹痛、腹泻，病变累及直肠可伴里急后重。粪便为暗红色或紫红色血液及黏液。肠炎可致肉芽及纤维组织增生，使肠壁增厚，肠腔狭窄，易误诊为直肠癌，纤维结肠镜检查及活检可鉴别。

6. 血吸虫性肉芽肿 多见于血吸虫病流行区，目前已少见，少数病例可癌变。结合血吸虫感染病史、粪便虫卵检查，以及钡剂灌肠和纤维结肠镜检查及活检，可以进行鉴别。

7. 肠结核 在我国较常见，好发于回肠末端、盲肠及升结肠。常见症状有腹痛、腹部肿块、腹泻与便秘交替出现，部分患者可有低热、贫血、消瘦、乏力，出现在直肠者与直肠癌症状相似，但肠结核患者全身症状更加明显，如午后低热或不规则发热、盗汗、消瘦、乏力等，需注意鉴别。

八、治　疗

直肠癌的治疗方案已从以外科手术为主的治疗模式演变为基于不同分期及复发风险度的个体化多学科治疗模式。个体化的治疗原则是基于术前对肿瘤部位、浸润范围及转移状况的准确评估。治疗决策的选择取决于对不同复发风险直肠癌患者发生复发的模式及部位的准确了解，既往局部复发是直肠癌术后的主要复发模式，且局部复发部位多为直肠手术野及吻合口复发。但随着标准TME手术及术前新辅助放化疗的广泛应用，直肠癌术后局部复发率显著下降至5%～10%，且复发类型逐渐演变为中央型复发以外的类型，新近的研究发现侧方型复发可占到40%～82.4%。尽管新辅助放化疗在局部进展期肠癌中有确切作用，但其在中低风险直肠癌中的应用越来越受到争议。

ESMO指南及我国国家卫生健康委员会颁布的《中国结直肠癌诊疗规范2020版》推荐对进展期直肠癌在采用MRI进行危险度分层的基础上，采取选择性的新辅助治疗策略。治疗策略还应依据患者的身体状况、可能的手术质量、对术前治疗的治疗反应等综合因素制定。

（一）外科治疗

直肠癌外科的历史可追溯到1793年Fajet完成第一例直肠癌经骶尾入路切除术（后入路切除），1833年Jacques Lisfranc报道成功完成9例经后入路直肠癌切除术，但这些手术均非根治性手术，所有患者均在2年内死亡。Vogel回顾了1900年前的1500例直肠癌，发现手术死亡率高达20.9%，复发率达80%。直肠癌根治性手术的出现是直至1908年Ernest Miles提出的经腹会阴联合切除术（abdominoperineal resection，APR），他通过尸体解剖发现直肠系膜、盆腔淋巴结及腹膜是后入路手术后患者复发的主要部位，因而提出应彻底清扫上方、侧方及下方的淋巴引流区域，APR手术的应用将直肠癌患者的5年生存率提高到30%以上，因此，APR逐步得到广泛认可。Dukes提出直肠癌的主要淋巴结转移为上方途径，侧方及下方居次要地位。Dixon于1948年提出经腹入路的直肠切除（前入路），行结直肠吻合保留肛门，其手术死亡率降低至5.9%。20世纪50～70年代吻合器的应用进一步简化了保留肛门术式的难度，增加了吻合安全性。Alan Parks于1978年提出了拖出式的结肛吻合术。但在80年代以前，直肠癌的高局部复发率（20%～50%）是限制外科手术效果的主要难题。1982年Richad Heald提出应沿直肠固有筋膜的外侧"锐性"解剖，完整切除直肠系膜（total mesorectal excision，TME）以减少因直肠系膜残留而导致的局部复发，他也报道在直肠肿瘤远端的系膜内可观察到癌结节。1986年Phil Quirke教授发现侧向环周切缘（CRM）阳性率高达27%，而CRM阳性患者中83%发生局部复发。随着90年代及2000年以后，TME手术被广泛认可及应用，直肠癌的局部复发率逐步降至5%～10%。

1. 局部切除术 早期直肠癌（cT1N0）不合并高危险因素时，行局部切除是合理的且有效的治疗策略，也是身体状况差、不能接受根治性切除患者的选择。局部切除的适应证应局限于cT1N0，肿瘤直径≤3cm，累及环周＜30%，可获得阴性切缘及患者能依从术后的严密随访。日本及欧洲ESMO指南将T1进一步细分为sm1、sm2及sm3，对于黏膜下受肿瘤侵犯深度＜1000μm者（sm1），其淋巴结转移率仅为2%以下，而对于黏膜下受侵超过1000μm的平坦及凹陷性肿瘤，或其他危险因素者（如脉管受侵、低分化、肿瘤出芽等），其淋巴结转移率可达10%～20%。因而主张将局部切除指征限定在sm1或黏膜内癌（Tis）。局部切除的方式如下：

（1）传统的经肛局部切除（transanal excision，TAE）：主要适用于距肛门较近（≤6cm）的肿瘤，根据肿瘤方位决定采取折刀位或截石位。宜采用Lonestar拉钩牵开肛门，距肿瘤约0.5cm处环形切开肠壁，宜行全层肠壁切除。妥善固定标本，以方便行环周及垂直切缘病理检查。

（2）经肛内镜手术（transanal endoscopic surgery，TES）：可通过多个平台完成手术，包括TEM（transanal endoscopic microsurgery）平台、TEO（transanal endoscopic operation）平台或TAMIS（transanal minimally invasive surgery）平台。TES对肿瘤可提供更好的暴露效果，主要适用于距肛门较远（5～16cm）的直肠肿瘤的切除。该技术也可满足肠壁全层切除，与经肛局部切除比较有更好的直肠暴露及肠腔扩张效果，此手术能更好地保证标本的完整率。

（3）经骶尾入路手术：主要适用于中上段直肠肿瘤的切除。目前很少使用，主要可用于骶前复发型直肠癌的辅助手术，可单独或与经腹直肠游离联合使用。对于cT1N0且无不良预后因素的患者，术后局部复发率仅为6%～8%，可考虑严密观察随访，密切观察肠腔及肠旁淋巴结的动态变化，以便尽早诊断复发，及时施行挽救性手术。局部切除后的病理不良因素包括pT1sm3、pT2、脉管受侵，切缘阳性，低分化等。有不良预后因素的患者复发率可高达26%～47%。应优先考虑尽早追加根治性手术，对患者身体条件不容许或不愿接受根治性手术者，也可考虑追加放射性治疗。但荟萃分析显示直肠癌局部切除后追加放射治疗的局部复发率显著高于追加根治性手术的患者（cT1患者：10% vs 6%；cT2患者：15% vs 10%）。

2. 直肠癌低位前切除术 对于不符合局部切除标准的直肠癌患者均应争取行根治性手术，直肠系膜的游离应遵循TME手术的原则。行低位前切除术的患者应满足以下要求：①肛管直肠环未被肿瘤累及；②可获得安全的远端切缘距离；③术前肛门功能良好。手术的路径通常采用经腹开腹手术、腹腔镜手术或机器人手术。近年来，采用TEM或TAMIS平台"由下而上"的手术操作路径，即经肛TME（transanal total mesorectal excision，TaTME）手术，亦逐步成为可选的手术路径之一。无论经何种途径进行手术，保证直肠系膜的完整性是达成良好手术效果的关键，为此，外科医生对直肠系膜及盆腔筋膜解剖的清晰认识是保证手术成功的必要条件。

（1）直肠系膜及盆腔筋膜的系统性认识：人体躯干筋膜的发育均呈内外对称的洋葱皮样的膜样层次结构（图30-0-1A），直肠固有筋膜与结肠固有筋膜具有相同的筋膜起源，同样来源于腹膜下筋膜深层，这些筋膜包裹肠系膜下血管、神经及淋巴组织，亦是恶性肿瘤沿脉管播散、浸润的通路，这也是全直肠/结肠系膜切除术能提高癌根治性的基本胚胎发育及解剖基础。当升结肠、降结肠被固定于后腹壁后，胚胎早期的结肠系膜后方腹膜与后腹壁的腹膜发生融合，从而形成介于结肠固有筋膜与Gerota筋膜间的融合筋膜（Toldt筋膜）（图30-0-1B、C），Toldt筋膜将结肠后的筋膜间隙区分为两个平面，即系膜筋膜平面（mesofascial interface）及Toldt筋膜后平面（retrofascial interface），在结肠固有筋膜未受癌累及时，手术分离平面维持在系膜筋膜平面，保留Toldt筋膜，即可完整切除结肠系膜"封套"。

但是，直肠周围的筋膜结构远较结肠周围的筋膜结构复杂，因此存在更多争议，这可能与远端直肠不仅是来源于后肠的器官，也同时与泄殖腔发育出的器官共享血液及神经的支配来源有关。与膀胱、子宫、前列腺及阴道等器官一样，直肠也同时接受髂内血管来源的血液供应及盆丛神经的支配，这使得腹膜反折以下的直肠系膜与盆腔血管及神经筋膜结构存在着复杂的联系，对这些筋膜结构的组织学及胚胎学研究至今存在

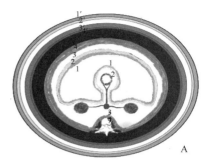
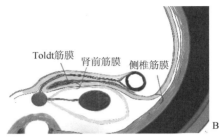
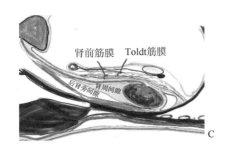

图 30-0-1　腹壁筋膜结构分层移行的示意图

A. 腹膜下筋膜层与皮下筋膜层对称分布，注意将皮下浅筋膜及腹膜外筋膜分为浅层（2′，3）及深层（3′，2），其中腹膜下筋膜深层延续为消化道系膜及固有筋膜；B. 包裹肾脂肪囊的肾前筋膜并非直接由前腹壁的腹膜下肾筋膜移行而来，Toldt 筋膜是升结肠、降结肠后腹膜与肾旁腹膜融合后的遗迹；C. 肾脏向上迁移携带膀胱周围筋膜包绕肾脂肪囊，肾脂肪囊的筋膜与肾前后腹膜下的腹膜下筋膜深层融合形成肾前筋膜（Gerota 筋膜）

扫封底二维码获取彩图

较大争议。胚胎发育的 11～16 周，远端直肠周围的腹膜腔消失，原始直肠与尿生殖膈中充填间充质组织，这些组织在后期发育中应压力诱导形成不同致密程度的 Denonvilliers 筋膜。Denonvilliers 筋膜向两侧分为多层包绕、分割血管神经束，而血管神经束内部供应前列腺精囊腺或阴道的膀胱下/阴道动脉常与直肠中动脉共干，这些血管分出细小分支供应上述来源于泄殖腔的器官，可能由于这些血液分支不断汇入直肠系膜，新近的研究发现在直肠系膜的侧前方，直肠固有筋膜并不完整，存在不同程度的缺损。甚至有研究发现直肠侧前方，直肠系膜内部存在与固有筋膜相连续的多层筋膜结构。目前较为公认的观点是，直肠系膜侧后方，至少存在腹下神经前筋膜和骶前筋膜两侧筋膜结构。其中腹下神经前筋膜向前延续为 Denonvilliers 筋膜，并与直肠固有筋膜在 2 点及 10 点方向致密粘连。这些致密粘连处正好与直肠中动脉的分支及部分神经分支进入直肠系膜的位置相一致，构成了传统意义上理解的直肠侧韧带。而骶前筋膜向侧方分叉包裹髂内血管及其分支，并延续为肛提肌上筋膜及肛提肌下筋膜（图 30-0-2A）。而在外科手术中经常能观察到骶 3～4 与远端直肠间存在骶直肠筋膜，即 Waldeyer 筋膜，手术中必须切断这层筋膜才能进入到另一疏松的肛提肌上间隙，但组织学上并未直接观察到骶直肠筋膜的存在（图 30-0-2B）。Heald 等曾经认为直肠系膜终止于肛管上方 2～3cm 处，沿直肠固有筋膜分

离会自然而然分离到"裸化的"直肠管壁，即直肠最远端并无脂肪组织覆盖。但腹腔镜下仅在直肠与前列腺（或阴道）间发现存在裸区，而在最远端直肠的侧方及后方，无论术中观察或组织学观察均能看到此处直肠肠壁外有较多细小血管走行，为骶正中血管及骶外侧血管走向直肠肛管交界区域的末梢分支。在冠状位上，薄层高分辨率 MRI 显示直肠系膜的结缔组织与括约肌间隙之间自然延续，结缔组织逐渐变薄，并无直肠系膜的突然终止。从这个意义上讲，TME 手术应该是终止于肛提肌裂孔，即看到耻骨直肠肌或耻骨尾骨肌的头侧边缘，而不是看到裸化的"直肠肌层"（按传统描述，距离裂孔可有 1～2cm）。与皮下及黏膜下的血管网类似，每层筋膜均有其相互独立的微小血管网，而对于覆盖输尿管、腹下神经及盆丛神经的筋膜，其表面血管走行的方向与输尿管及神经的走行一致（图 30-0-3），而对于分布于直肠固有筋膜表面的血管，在直肠系膜前方，血管走行向头侧并稍向内侧，直肠系膜后方的血管，其走行向内向肛侧（图 30-0-4）。关于筋膜表面小血管分布特征，另一个更为重要的是，分布于肠固有筋膜和壁层筋膜的小血管很少存在相互交通（图 30-0-5）。这种脏层壁层筋膜间缺乏交通支的现象，可能的解释是在腹膜腔发育时期，侧中胚层即被分割为成脏层中胚层和成壁层中胚层，两者分别是肠固有筋膜和后腹膜下筋膜（深层）的胚胎来源。

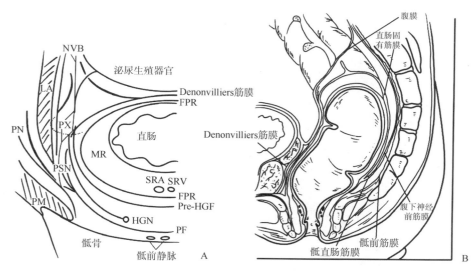

图30-0-2　直肠系膜（MR）为直肠固有筋膜（FPR）包裹，传统意义上的骶前筋膜分为两层，浅层为腹下神经前筋膜Pre-HGF，覆盖在腹下神经（HGN）前方与直肠固有筋膜间形成疏松平面，向前与Denonvilliers筋膜延续，并在2点方向与直肠固有筋膜关系致密，骶前筋膜（PF）位于骶前静脉前方，向侧方延续后分为多层，覆盖或包绕盆副交感神经干（PSN）、盆丛（PX）、肛提肌（LA）及阴部内神经等，Denonvilliers筋膜外侧呈"Y"形分层包绕血管神经束（NVB），梨状肌（PM）表面的筋膜与骶前筋膜并不直接延续（A）；Denonvilliers筋膜将直肠前方间隙分割为前列腺后间隙与直肠前间隙，直肠系膜后方，腹下神经前筋膜与骶前筋膜并行，骶3～4以下腹下神经浅筋膜与直肠系膜粘连形成骶直肠筋膜，分割直肠后间隙为直肠后间隙与肛提肌上间隙（B）；PN.阴部神经；SRA.直肠上动脉；SRV.直肠上静脉

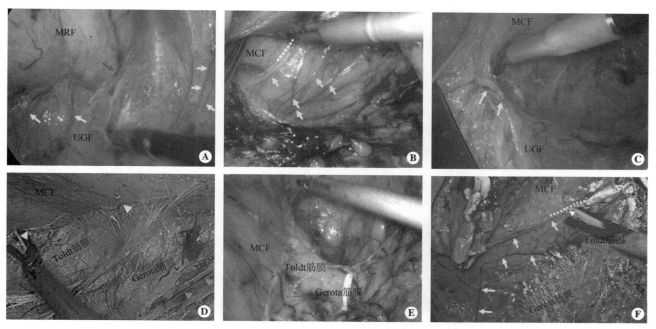

图30-0-3　腹膜反折以上小血管分布特征及对手术的指导

A. 腹下神经及分支表面的小血管；B. 输尿管及生殖血管表面筋膜的小血管呈纵向分布，与结肠固有筋膜的血管走行方向明显不一致，应向背侧分离；C. 沿上行的副交感神经走行的纵向血管主要走向直肠上动脉走行区域，应予以切断；D. 近中线，Gerota筋膜表面的血管呈纵向分布，注意外侧Toldt筋膜的血管不仅分布欠规则，同时有较多的吻合弓；E. Toldt筋膜前方分离，注意其与Gerota筋膜的不同；F. 腹膜后的筋膜血管相互延续，Toldt筋膜内侧缘的纵向血管可帮助区分及进入系膜融合筋膜平面进行分离；UGF. 泌尿生殖筋膜（相当于腹下神经前筋膜）；MCF. 结肠固有筋膜；MRF. 直肠固有筋膜

扫封底二维码获取彩图

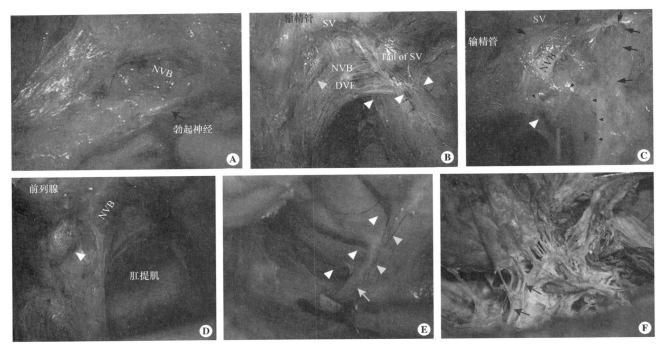

图 30-0-4　腹膜反折以下直肠固有筋膜及腹下神经前筋膜表面小血管对手术层次的指引作用

A. 分离平面错误，进入血管神经束，可见勃起神经，传统合理方法下常难以分辨血管神经束内部脂肪与直肠固有筋膜的界限；B. 小血管自盆侧壁
及血管神经束穿出，其行程走行于头侧，并位于筋膜表面（白三角），注意盆丛表面的小血管沿盆丛神经纤维走向（黄三角）；C. Denonvilliers 筋膜
（DVF）的前层（黑箭头）和后层（黑三角）包裹血管神经束（NVB），小血管的行程仅在穿出 Denonvilliers 筋膜后可见（白三角）；D. 小血管直接
自前列腺外侧的 NVB 中发出，向内侧头侧走行；E. 直肠后间隙，可见多支小血管自盆侧壁内脏神经间穿过（白三角），黄箭头指示盆内脏神经，黄
三角指示神经表面的小血管，这些血管有助于确定固有筋膜与神经之间的平面；F. 尸体灌注解剖见直肠侧后方多支小血管穿过盆自主神经间隙，供
应直肠系膜；SV. 精囊腺

扫封底二维码获取彩图

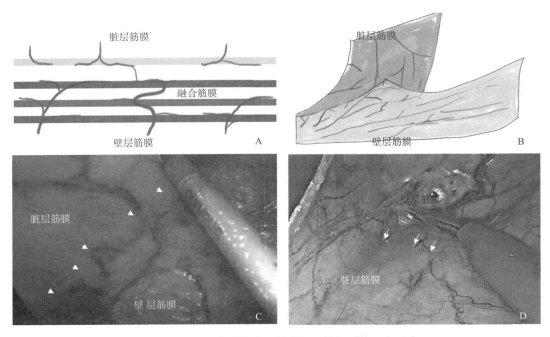

图 30-0-5　脏层筋膜与壁层筋膜间血管相对缺乏交通支

A.脏层筋膜与壁层筋膜血管分别来自内脏血管及供应腹壁的血管，两者间缺乏交通支；B.由于牵拉的关系，壁层筋膜的血管在脏壁层筋膜交界线处
"消失"、折叠或位于最高点；C、D.壁层筋膜血管延续及折叠处为脏壁层筋膜的交界处

扫封底二维码获取彩图

（2）与直肠手术相关的盆自主神经解剖：直肠的交感神经供应主要来自肠系膜下神经丛（inferior mesenteric plexus，IMP），该神经丛的神经纤维起自L₃～L₄的腰交感神经链，呈开口向头侧的"V"字形包绕跨越肠系膜下动脉根部，其左侧的神经干与肠系膜下动脉鞘关系更为密切，而在动脉的头侧存在1个相对乏神经区域。双侧的肠系膜下丛神经在腹主动脉前方下降，至骶骨岬前方合并形成上腹下神经丛，上腹下神经丛分出左右腹下神经，沿盆侧壁下降，并在男性精囊腺及女性阴道后穹隆的侧后方与来自S₂～S₄的副交感神经分支汇合形成下腹下神经丛，亦称为盆丛（图30-0-6）。盆丛继续扇形分

支，支配膀胱、男女生殖器官及直肠。其中走行于前列腺后外侧的神经与膀胱下动脉的前列腺包膜支并行于前列腺后外侧，最终支配外生殖器，控制勃起，被称为Walsh血管神经束（neurovascular bundle of Walsh，NVB），通常被简称为血管神经束。自盆丛走向结肠的副交感神经（图30-0-6中绿色标识）走行于腹下神经前筋膜与直肠固有筋膜间的疏松间隙，在乙状结肠背面直接进入乙状结肠系膜，而非汇合至肠系膜下丛再沿动脉进行分布。肠系膜下丛、上腹下丛或腹下神经的损伤将导致射精功能障碍及性欣快感障碍。而盆丛及血管神经束的损伤则引起排尿困难、尿失禁、勃起功能障碍及排便功能障碍。

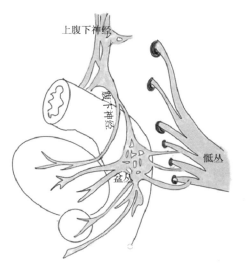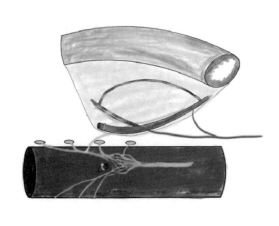

图30-0-6　与直肠手术相关的盆自主神经
扫封底二维码获取彩图

（3）术前准备：直肠手术前1天应进食流质饮食，应常规行肠道清洁（口服洗肠液），推荐同时联合口服抗生素以降低肠道菌群量。无须常规术前安置胃管，宜采用电动剃刀或脱毛剂行皮肤准备，清洗肚脐。拟行预防性造口患者，应提前设计好造口位置。手术前12小时使用低分子肝素抗凝，术前半小时静脉使用预防性抗生素。

（4）麻醉、体位与切口：通常采用全身麻醉，患者取截石位，行腹腔镜手术者，患者右侧大腿应与腹部基本平齐。开腹手术通常采用下腹正中切口，腹腔镜手术通常采用5孔法完成（图30-0-7），主操作孔（S1）通常在麦氏点稍偏内侧，辅助操作孔（S2）通常在平脐锁骨中线位置，助手操作孔（A1与A2）通常在与主刀操作孔对称的

左侧位置。

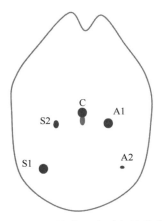

图30-0-7　腹腔镜直肠癌手术的戳孔布置
C.摄像孔；A1.助手孔1；A2.助手孔2；S1.主操作孔；
S2.辅助操作孔

（5）腹腔镜手术或开腹手术：对于可切除的直肠癌患者，采取开腹手术还是腹腔镜手术主要依据术者的手术经验及患者意愿决定。目前更多的医疗机构更倾向于采取腹腔镜或机器人腹腔镜手术。多项研究显示，腹腔镜手术与开腹手术有相同的癌症治疗效果及更好的微创效果。但有的研究均以病理及手术质量指标为研究终点，两项研究均未能证实腹腔镜手术能达到非劣效的病理及手术质量，腹腔镜组的标本质量可能差于开腹组，但两项研究的2年随访结果显示，生存率及局部复发率均无显著差异。荟萃分析也显示腹腔镜手术的标本质量可能较差，而环周切缘及远端切缘阳性率并无差异。美国国家癌症数据库（NCDB）6313例的回顾性病例调查显示，接受腹腔镜手术的患者环周切缘阳性率低（4.87% vs 7.62%），患者的5年生存率更高（81% vs 76%）。提示腹腔镜直肠癌手术的开展仍应采取谨慎的态度，应在具备充足腹腔镜手术经验的情况下有步骤地开展。ROLARR研究显示，机器人腹腔镜手术与传统腹腔镜手术有相近的中转率、环周切缘阳性率、并发症发生率及器官功能保护作用，但机器人手术的手术时间延长，且带来更高的住院花费。以下的手术步骤主要以腹腔镜手术为标准进行描述，尽管开腹手术与机器人腹腔镜手术涉及不同的暴露技巧及最佳手术步骤，但手术的基本原则及注意点与腹腔镜手术类似。

（6）手术探查：通过脐上观察孔建立气腹后，维持气腹压力为10～15mmHg，应按固定的顺序对腹腔脏器进行逐一探查，如腹膜表面、肝、脾、胃、网膜、胰腺、小肠、结肠及膀胱等。腹腔镜对脏器表面的辨认有良好效果，但难以探查实质脏器

内部，对肝脏存在可疑病灶时，可采用腹腔镜下超声检查协助诊断。结合直肠指诊检查，探查直肠肿瘤的定位、大小、活动度及与周围脏器的关系。

（7）术野的显露及牵拉暴露的基本原则：患者取臀高头低位，左侧抬高，以方便让小肠坠入右上腹，帮助显露术野。直肠癌根治术成功的关键为在正确膜间隙精准解剖，良好的牵拉与反牵拉是达到手术平面充分显露的必要条件。暴露的基本原则是在相邻筋膜间平面形成垂直于筋膜的牵拉张力，其合力的作用点为手术的操作部位。为实现这一暴露，可主要采用下列三种牵拉方法：①在组织较松弛部位采用三角形牵拉，且三角形的合力作用点位于操作部位的中心位置，因此不仅要注意三角形牵拉的牵拉部位，也要注意力的方向。②当拟分离的组织被固定于某条索（如盆丛）或管道样结构（如肠管）时，牵拉的力应首先将该条索或管道样结构"绷直"，再采用"T"形或"K"形牵拉的方式获得相对的张力，如对肠管、神经束及血管周围结构的分离。③当分离的组织相对被固定于某一平面上时，作用力均应垂直于组织被固定的平面，如分离直肠与肛提肌的粘连，以及游离腹主动脉前方与肠系膜下血管的间隙（图30-0-8）。

（8）膜间隙辨认的理想标志：①组织黄白交界的偏黄色侧，当两侧筋膜间的无血管疏松组织受到牵拉后，会形成白色的"发丝样"结构，由于腹膜后的壁层筋膜具有多层结构，因而在不同的层次间均可能出现发丝样结构。而最靠近直肠系膜（黄色侧）才是真正的分离平面，也可理解为最靠近肠固有筋膜的平面。在组织相对致密处，融合筋膜（Toldt筋膜）或Denonvilliers筋膜

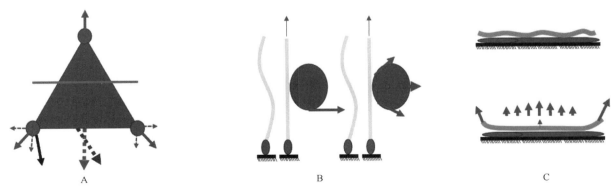

图30-0-8　三角形牵拉，注意牵拉的合力应与将分离的平面（绿线）垂直，不要偏斜于分离平面（棕色箭头）（A）；T-K型牵拉，合力方向垂直离开要分离的条索或管道（B）；平行牵拉，所有作用力垂直于组织被固定的平面（C）

扫封底二维码获取彩图

等均可形成白色结构。②以筋膜表面的微血管为辨认标识，如前描述，每层筋膜均有相对独立的网状血管分布，沿输尿管、自主神经表面筋膜的血管，与相应管状结构的走向一致。当筋膜（壁层）受到牵拉而"折叠"时，其表面的血管也因此发生"折角"，因而壁层筋膜上的血管折角点或消失点，即代表壁层筋膜与脏层筋膜的交界平面（见图 30-0-5）。在高清晰腹腔镜的图像下，微血管的可辨认度远高于筋膜或自主神经本身，因此可以通过血管的分布及走行特征来辨识不同的筋膜。

（9）直肠后间隙的准确进入：在开始内侧入路分离前，最好先分离乙状结肠外侧的固有粘连，以增加乙状结肠系膜向腹侧牵拉的游离度。助手分别牵拉直肠上血管及上段直肠系膜，应做到将直肠上血管"绷直"，而不是处于松弛状况，将直

肠乙状结肠系膜呈平面展开，保持足够的向腹侧张力（与腹主动脉及骶骨平面垂直对抗）。采用电刀切开腹膜后，气体会自动充斥直肠后间隙（也包括腹下神经前筋膜与骶前筋膜之间的间隙）。切开腹膜后，主刀可向后牵拉下腹神经，辨认纵向走行的血管有助于辨识神经。由于牵拉的原因，腹下神经前筋膜常被提起并附着于直肠固有筋膜，此时牵拉腹下神经前筋膜并避免切断筋膜表面的微血管，更能保证直肠固有筋膜的完整性及腹下神经纤维的损伤。紧贴直肠固有筋膜向尾侧分离，在骶尾骨转弯处切开骶直肠韧带时，应适当偏后，可顺利进入肛提肌上间隙，而沿骶直肠筋膜分离容易进入到直肠系膜内部（本身为同一结构）。进入到肛提肌上间隙后，沿肛提肌筋膜表面向侧方分离，可显露直肠固有筋膜表面由外向内的微血管，并可辨认盆丛神经的走行（图 30-0-9）。

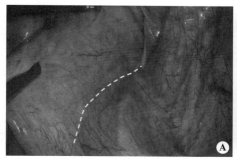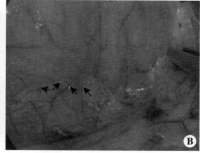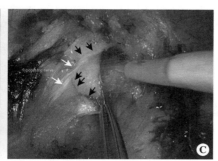

图 30-0-9　进入直肠后间隙

A. 将直肠系膜牵拉至扇形张开，凹陷处（白色虚线）为切开平面；B. 注意区分脏层筋膜和壁层筋膜的血管，壁层微血管附着于直肠系膜的折返处为分离平面（黑色箭头所示为壁层血管折返处），尽量避免切断血管；C. 存在由壁层进入前方筋膜的微血管（黑色箭头）提示前方筋膜可能不是直肠固有筋膜，牵拉血管后可见到白色的腹下神经（白色箭头）及与神经伴行的血管（黑色箭头）

扫封底二维码获取彩图

（10）肠系膜下动脉处理的血管及神经相关问题：牵拉直肠上动脉的近端，获得肠系膜下动脉与腹主动脉间更大的夹角（更好的张力），助手也可同时牵拉肠系膜下静脉向腹侧，这样有助于辨认肠系膜下动脉蒂的行程。最容易显露肠系膜下动脉的部位是其头侧部分，该部位缺乏神经及脂肪组织覆盖，肠系膜下动脉左侧与肠系膜下神经丛的关系相对更密切。通常在距离肠系膜下动脉根部 1.5～2.0cm 处切断肠系膜下动脉，或显露肠系膜下动脉并保护左结肠动脉。笔者倾向优先"头侧"入路，提起肠系膜下静脉，分离其后的系膜筋膜平面，辨认清楚 Toldt 筋膜。这样能清晰看出肠系膜下动脉及左结肠血管的走行。沿结肠固有

筋膜及后腹膜下筋膜的夹角向下动脉根部方向分离，优先显露血管的头侧面后，在距离根部 1.5cm处切断血管右侧的结肠交感神经，切开血管鞘，在鞘内沿纵轴显露一段肠系膜下动脉，钳夹切断血管。提起血管远侧断端，辨认清结肠固有筋膜及位于后腹膜下筋膜内的肠系膜下丛神经，切断走向乙状结肠的神经纤维，继续沿壁筋膜表面清扫第 253 组淋巴结（图 30-0-10）。是否保留左结肠动脉需结合多个因素：①患者血管动脉粥样硬化的严重程度；②左结肠动脉的发出点距肠系膜下动脉 1.6～8.5cm，第一个分支可再分出 1～2 支的乙状结肠动脉才延续为左结肠动脉。

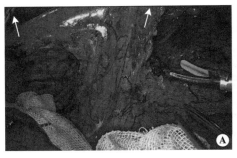
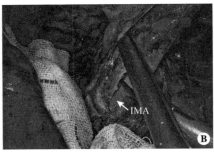
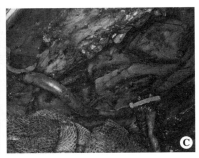

图 30-0-10　肠系膜下动脉处理

A. 将肠系膜下动脉及静脉均向腹侧牵拉以获得更好的张力，头侧入路优先暴露 Toldt 筋膜（白色箭头代表牵拉用力方向）；B. 在血管蒂根部鞘内显露肠系膜下动脉（IMA）；C. 肠系膜下动脉及左结肠动脉保留后

扫封底二维码获取彩图

（11）降结肠后间隙的游离：降结肠、乙状结肠系膜的固有筋膜覆盖系膜脂肪，并与直肠固有筋膜相延续。其后为融合筋膜，为两层腹膜的融合，再后为肾前筋膜。位于输尿管及生殖血管前方筋膜表面的微血管与输尿管同向走行，这与结肠固有筋膜的微血管走行有显著差异，在这些微血管前方分离可清晰辨认 Toldt 筋膜，将分离平面调整至系膜筋膜平面及结肠固有筋膜后、Toldt 筋膜前。为获得结肠与后腹壁间的良好张力，助手

可将乙状结肠系膜尽量向左下腹牵拉，使降结肠被拉直，主刀从系膜后方将降结肠系膜向腹侧牵引，可形成良好张力（图 30-0-11），通过钝性力量剥离结肠固有筋膜和 Toldt 筋膜（与筋膜垂直的力量），也可沿两侧两层筋膜间隙纵向滑动来推动分离平面（图 30-0-12）。两侧筋膜间有少量细小血管及纤维组织相连，可锐性切断，锐性分离与钝性分离结合可保证两侧筋膜的完整性，减少术野血染。

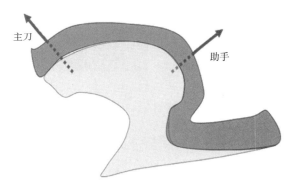
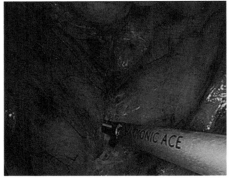

主刀

助手

图 30-0-11　降结肠后间隙游离的牵拉暴露方法，注意降结肠固有筋膜表面纵向走行的细小血管有助于判断分离平面

扫封底二维码获取彩图

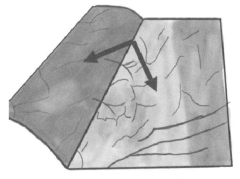
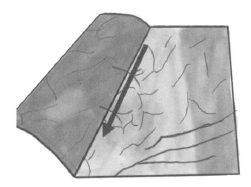

图 30-0-12　结直肠分离平面拓展的技巧：①垂直剥离，施加与被分离两个平面垂直的力量；②平行滑动，沿被分离的组织平面的缝隙纵向滑动，以拓展辨认清楚平面

扫封底二维码获取彩图

（12）肠系膜下静脉的处理：直肠恶性肿瘤罕见肠系膜下静脉周围淋巴结转移，故通常无须在根部切断肠系膜下静脉。笔者通常保留左结肠静脉，切开腹膜后，沿血管"滑动"超声刀，可轻松切入血管与其周围脂肪间的组织间隙，裸化血管并钳夹切断。但乙状结肠短或放疗后纤维化严重时，需要游离结肠脾曲，此时切断肠系膜下静脉可以帮助延长肠系膜的长度。对于部分患者，肠系膜下静脉主干可有Riolan动脉弓伴行，此时结肠脾曲的Griffith点上Drummond弓（边缘弓）发育更有可能不健全（总体20%左右不健全），应尽量予以保留。

（13）精囊腺/前列腺后间隙的准确进入及初步推进：助手与主刀形成三角形牵拉，三角形牵拉的合力点落于主刀的操作点（图30-0-13A），切开直肠系膜旁的"白线"后，偏向膀胱侧切开腹膜，轻推膀胱侧脂肪，可见输精管（图30-0-13B），以及直肠侧向头侧走行的细小血管，而将向尾侧或环形走行的血管向盆侧前壁轻推，沿直肠表面筋膜向尾侧回推，可见到白色的Denonvilliers筋膜，以及沿其表面走向头侧的微血管（图30-0-13C），在该筋膜前方向两侧拓展前列腺后间隙，该筋膜头侧非常菲薄。靠近精囊腺下缘时，Denonvilliers筋膜与前列腺变得致密粘连，同时微小血管在该处消失，在微小血管消失前1～2mm处切断Denonvilliers筋膜（更尾侧地切断筋膜容易进入到血管神经束内部），向前壁及尾侧轻推，可清晰显露直肠固有筋膜，以及其表面的微小血管，钝锐结合，分离并拓展直肠前间隙。分离直肠系膜与精囊腺的致密粘连时也可沿两者间隙纵向滑动，可减少进入血管神经束的机会。更远端直肠的分离需要留待直肠侧间隙分离完成后才能获得足够的牵拉张力。

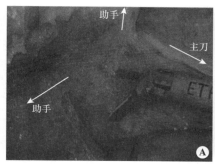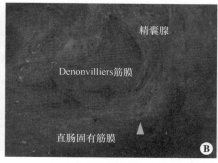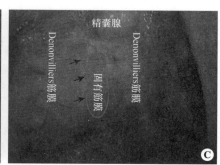

图30-0-13 直肠前间隙的准确进入及Denonvilliers筋膜的切断

A. 前间隙暴露的三角形牵拉；B. 沿固有筋膜延续到Denonvilliers筋膜前方，可见输精管，Denonvilliers筋膜上小血管的消失平面（白三角）为理想的离断Denonvilliers筋膜平面；C. Denonvilliers筋膜离断后清晰可见直肠固有筋膜（绿色椭圆）与Denonvilliers筋膜同为菲薄的完整筋膜结构（黑箭头所指为DVF被切断的边缘），固有筋膜上有向头侧走行的微血管（蓝三角）仍可作为解剖标识

扫封底二维码获取彩图

（14）盆丛神经与直肠系膜粘连的分离：直肠系膜与盆丛的粘连在2～5点及7～11点方向最为明显，这可能与盆丛神经及直肠中血管在该区域分支进入直肠系膜有关。侧间隙的分离，应在良好建立直肠前间隙与直肠后间隙分离平面后进行。对于分离困难的患者，建议优先自直肠后间隙进行分离：进入肛提肌上间隙后，腹腔镜行90°～180°翻转，沿肛提肌表面向两侧扩大疏松间隙，助手向头侧牵拉直肠，向腹侧牵拉盆丛神经（S_2），主刀向分离的对侧牵拉系膜，即T形牵拉。肛提肌上间隙分离后可显露盆丛副交感神经干（S_3、S_4）的脊状结构，直肠系膜表面的微小血管在进入盆丛处"消失"于术野中。距离微小血管"根部"1～2mm处切断，优先沿肛提肌表面向腹侧、外侧钝性分离，可显露更多微小血管，依次切断，逐步分离盆丛与直肠系膜的粘连。优先分离肛提肌上间隙，以抬高直肠系膜，可使尾侧的直肠系膜与盆丛提前分离，可减少盆丛以远（尾侧）直肠系膜残留的机会。其他的分离方法包括主刀牵拉腹下神经前筋膜来帮助辨认盆丛神经，以及自正中向外侧，与血管神经束平行的方向分离直肠系膜（图30-0-14）。

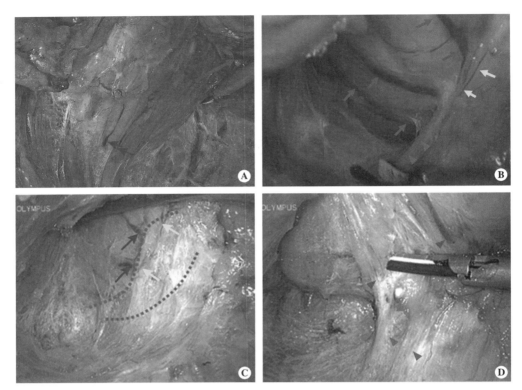

图 30-0-14　从直肠后间隙分离、辨认盆丛神经

A. 向内 T 形牵拉加大直肠系膜侧间隙（大蓝色箭头代表牵拉直肠系膜的方向），红色箭头示距离血管消失处 1～2mm 为理想的分离平面；B. 右侧直肠侧后方的微血管（红色箭头）与盆丛神经的关系（绿三角），注意与神经走行平行的微血管（黄箭头），在辨别神经困难时该微血管可能成为辨认神经的标识；C. 部分患者直肠后间隙显得很疏松，但向内侧走行的微血管（红色箭头）提示红色曲线才是正确的分离平面；D. 按 C 图微血管原则分离后可见骶 3 与骶 4 副交感神经干（绿三角）间的间隙疏松及较粗大的血管分支断端（蓝三角）

扫封底二维码获取彩图

（15）远端直肠前、侧间隙的分离：直肠侧间隙分离后，可获得满意的直肠前间隙分离张力，将直肠牵向背侧，继续切断 Denonvilliers 筋膜，前正中方向优先，可进入前列腺与直肠前壁间的"裸区"。侧前方，自血管神经束全程均有微小血管分支供应直肠，切断微血管后，沿血管神经束纵向滑动超声刀，钝性分离更容易辨认分离平面，并可减少血管神经束出血，以及显露更多的微小血管

（图 30-0-15）。但当发生血管神经束损伤出血后，由于该处静脉逐步扩张而呈现海绵样曲张（图 30-0-15A），在切除肿瘤前，较难实现彻底止血，通过优先将直肠前、后间隙充分游离，能更容易确定血管神经束后方的分离平面。最末段直肠游离时，可优先从直肠侧方分离直肠与耻骨直肠肌的间隙，辨别清楚肛提肌裂孔的边界，沿耻骨直肠肌边缘向前后分别拓展，后方切断肛尾韧带的腹侧部分。

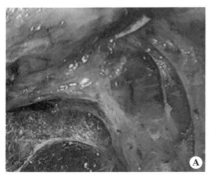
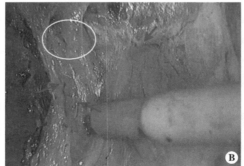
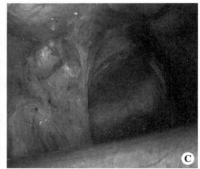

图 30-0-15　直肠最远端侧前间隙的分离

A. 显示直肠固有筋膜的小血管（红色箭头）与前方血管神经束内的静脉，绿三角示按黄白交界原则分离的平面，红色箭头示按微血管分离的平面，注意其与强化海绵样曲张血管的关系；B. 白圈示血管神经束内脂肪，红色箭头示理想的分离平面，绿三角示按黄白交界原则分离的平面，但在其左侧的分离界限却难以确定；C. 微血管自血管神经束发出，向内侧供应直肠裸区

扫封底二维码获取彩图

（16）末段直肠的裸化、冲洗与离断：男性患者的直肠前壁本身存在"裸区"，可沿直肠的外边缘纵向分离，看清肠壁后切断来自血管神经束最末段的血管脂肪组织，并沿肠壁环形切开此处菲薄的直肠系膜至完全裸化直肠。女性患者的远端直肠阴道隔无脂肪组织，直肠阴道间关系较致密，助手应向头侧及腹侧牵拉阴道，电凝切断阴道走向直肠的小血管，钝性分离，看清平面后再

切割两者间的粘连，以避免阴道后壁出血。通过直肠指诊确定肿瘤下缘，在肿瘤下方放置锁扣捆扎带或棉带结扎直肠，用生理盐水或蒸馏水冲洗直肠肠腔，在直肠下方采用45mm或60mm切割闭合器离断直肠（图30-0-16），注意尽量避免夹持肛提肌，女性患者应注意切割线距离阴道1cm以上，否则应改行经括约肌间切除术，以免两钉双吻合后发生直肠阴道瘘。

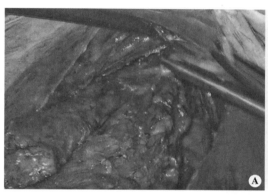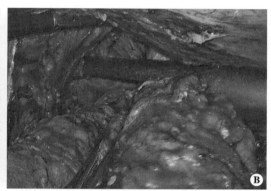

图30-0-16 直肠的离断

A. 采用消毒的锁扣捆扎带捆扎直肠，能更好地阻断肠腔，实现良好冲洗；B. 捆扎直肠后有利于采用更少的钉舱离断直肠，应避免钉舱夹持肛提肌

扫封底二维码获取彩图

（17）完成吻合：通常采用小切口取出标本，直肠系膜薄且肿瘤小时也可经阴道或肛门等自然腔道取出标本。近端放置适应大小的吻合器抵钉座。扩肛后，经肛门放入吻合器，中央杆自钉合线附近穿出，检查有无明显血管进入吻合圈，当存在时用超声刀凝闭血管。对合吻合器后完成吻合，采用肠镜或肠腔内放置纱条等方法检查吻合口有无出血。

（18）预防性造口及留置肛管：不同单位及医生对预防性造口的指征有不同的把握，通常认为术前放疗、肥胖、男性、吻合口距离肛门<4cm，肠壁水肿等是吻合口漏发生的危险因素，可根据情况决定行回肠造口或横结肠造口。尽管留置肛管不一定能降低吻合口漏的发生率，但有助于减轻吻合口漏后潜在的盆腹腔感染，仍推荐使用。

（19）术后处理：术后通常按快速康复的原则处理，患者早期下床，进流质饮食，不安置胃管，常规预防性抗凝血，术后5～7天拔出尿管，若安置了肛管，推荐术后7天左右拔出，引流管可安置7～10天。密切观察患者体温及腹部体征，若有体温增高、血便、下腹部压痛等表现，应及时行CT检查，了解有无吻合口漏等并发症的发生。

3. 经括约肌间切除术（intersphinoteric resection，ISR） 作为一种极限保肛方式受到外科医生的重视。对于低位前切除不能达到安全远端切缘，肿瘤未累及肛管直肠环且患者术前肛管收缩能力良好者，可考虑行经括约肌间切除，以保留肛门功能。文献荟萃分析1289例ISR患者，97%的患者能获得阴性切缘，术后的平均局部复发率为6.7%（0～23%）。一项日本多中心回顾性研究纳入127个中心，共2117例ISR病例，发现吻合口漏发生率为9.5%，吻合口狭窄发生率为5.2%。肿瘤的T分期是局部复发的高危因素，T3患者的局部复发率为18.1%（HR=3.107），T4患者的局部复发率高达36%（HR=7.323），因而主张将邻近或累及肛管直肠环的病例作为ISR的禁忌证。ISR术后患者有明显的大便失禁增加，失禁率可高达37.7%，便急的发生率为58.8%，"康复期"后患者平均日排便次数为2.7，术前新辅助放化疗可进一步加重患者长期肛门功能障碍。大便失禁率显著高于低位前切除术后患者。因此应严格选择行ISR适应证的患者。术前应常规行MRI检查以确认耻骨直肠肌及外括约肌未受肿瘤累及，评估患者肛门括约肌功

能及体能状况。

（1）ISR相关的肛管解剖：直肠的环形肌层到肛管处逐渐增厚并演变为内括约肌，内括约肌的平均厚度为4.5～5.9mm，向尾侧终止于括约肌间沟。直肠的纵行肌层向下走行时接受耻骨直肠肌的肌纤维并融合构成联合纵肌，联合纵肌纤维向外穿过外括约肌皮下部终止于皮下，向内穿过内括约肌终止于肛管黏膜下，起固定肛垫的作用，在后正中穿过外括约肌后，肌纤维转变为弹力纤维，固定于尾骨背侧，向后发出的纤维束在解剖学上被命名为肛尾韧带。在男性直肠前方，直肠纵肌分叉形成增厚的尿道直肠肌，并终止于会阴体，也向前延续包绕尿道周围，尿道直肠肌内部及两侧有丰富的海绵样静脉丛，损伤后极易导致出血及勃起神经损伤。最近的研究表明，在肛提肌裂孔及以下平面，直肠纵肌的平滑肌纤维可向周围发出纤维并逐步退化失去平滑肌细胞，可穿过外括约肌，并进入坐骨直肠窝。直肠纵肌向后

正中发出的平滑肌纤维特别厚，覆盖并固定在两侧耻骨尾骨肌间的肛尾缝，并最终终止于尾骨的腹侧。这些在肛提肌裂孔穿到盆底骨骼肌结构的平滑肌纤维及退化后的纤维，是形成解剖学上定义的裂孔韧带的主要成分。尤其后正中增厚覆盖肛尾缝的平滑肌结构，称为狭义的裂孔韧带，在该韧带的头侧表面，有骶正中血管及其周围的结缔组织并行，狭义的裂孔韧带与其表面的血管结缔组织被认为构成了外科手术学中常命名的"肛尾韧带"，但其与解剖学上的肛尾韧带并非同一结构（图30-0-17）。根据切除内括约肌的完全程度可分为完全ISR、次完全ISR及部分ISR。完全ISR自括约肌间沟向上切除内括约肌；部分ISR自齿状线及以上切除内括约肌；次完全ISR切除范围位于两者之间。部分切除外括约肌虽然在技术上可行，但由于其理论上将导致更差的肛门功能，以及对于更晚期的肿瘤意味着更高的复发风险，原则上不应作为常规推荐的手术方式。

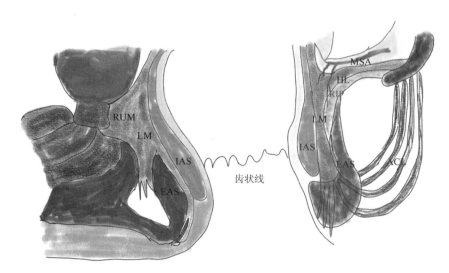

图30-0-17　直肠纵肌与裂孔韧带及肛尾韧带的关系

ACL.肛尾韧带；EAS.外括约肌；HL.裂孔韧带；IAS.内括约肌；LM.直肠纵肌；MSA.骶正中动脉；RIP.肛尾缝；RUM.直肠尿道肌

扫封底二维码获取彩图

（2）腹腔部分手术操作：ISR的腹腔部分涉及的直肠系膜游离及高位结扎肠系膜下动脉的步骤同前（低位前切除），在腹腔内应完成直肠最远端的游离至肛提肌裂孔，能清晰地看到直肠侧方的肛提肌表面筋膜的折叠线及直肠远端肠壁，或看清楚耻骨直肠肌的内侧边缘，切断此处向头侧走行的少许血管，可顺利进入外括约肌的内侧间隙。在直肠后方可切断狭义的裂孔韧带，对于术前判

断肿瘤位置靠近耻骨直肠肌者，也可切除部分裂孔韧带的肌纤维，辨认清耻骨直肠肌或耻骨尾骨肌与直肠壁间的间隙。直肠前方（男性）应进入直肠与前列腺间的"裸区"并尽量分离至前列腺尖端或尿道膜部后方。注意自腹侧过度分离前间隙容易沿直肠尿道肌分离，从而损伤此处海绵血管窦导致出血。在腹腔内应完成乙状结肠系膜的裁剪，若准备行"J"形储袋肛管吻合，应充分游

离结肠脾曲。

（3）肛门部分手术：采用Lone Star拉钩或缝线牵拉开肛门，彻底冲洗肛门及直肠下段。在肿瘤下方行荷包缝合，以避免手术过程中肿瘤细胞脱落污染术野。直肠黏膜切开线应位于荷包缝合下方1～2cm处。可在黏膜下注射肾上腺素盐水，以减少出血，内痔明显者，可采用超声刀切开黏膜。采用Allice钳夹住黏膜，用超声刀（可减少痔动脉出血）或电刀环周切开黏膜。在直肠后正中方向，用电刀仔细切断内括约肌，轻微的钝性分离动作有助于辨认内外括约肌间隙。当分离平面靠近外括约肌时，电刀刺激通常可见到肌肉收缩。优先从后方连通骶前间隙，在黏膜下适当向两侧方拓展括约肌间隙。外科医师左手示指插入盆腔，将肠壁向肛门外"翻出"，此动作可有效指引肿瘤、肠壁及外括约肌的位置关系，沿被手指抬起的肠壁合适部位切断内括约肌及直肠纵肌，可快速完成肛管侧方的游离。肛管的前壁游离宜在手指指引下完成，助手应提供对会阴体的良好牵拉，分离平面适当偏前，否则易造成直肠前壁穿孔。肛管分离完成后，将直肠送回盆腔，冲洗并对肛管进行仔细止血。通常情况下直肠经肛管移除，当系膜肥厚时也可经腹取出标本，以免加重对外括约肌的"撕伤"。注意肛管与"新"直肠的大小关系，若肛管过于松弛，可将外括约肌及耻骨直肠肌"8"字缝合，缩小肛管。

（4）结肠肛管吻合：通常采用手工缝合，对于部分ISR，也有学者主张关闭肛管黏膜断端后行吻合器吻合，也有学者主张行适型ISR。手工缝合通常使用2-0或3-0可吸收缝线，行间断缝合。每一缝针应确保肛门侧缝到外括约肌及完整的黏膜下层，以保证吻合口有足够的抗张力，降低吻合口漏或吻合口溃疡的发生概率。

4. 经腹会阴联合切除术 1908年Miles提出经腹会阴联合切除术（abdominoperineal resection，APR）时，设想肛提肌表面及坐骨直肠窝内存在直肠引流淋巴结，有潜在转移风险，因而手术设计靠近坐骨结节进行并完整切除肛提肌。后续的研究并未证实上述部位存在转移性淋巴结，因而更小的APR切除范围被广为接受，这样明显降低了会阴伤口的感染率，但同时也导致肠穿孔率及环周切缘阳性率较高，且局部复发率明显高于

直肠低位前切除手术。2007年Holm等主张恢复Miles最初的做法行扩大切除，后续又将该术式改进为经肛提肌外腹会阴联合切除术（extralevator abdominoperineal excision，ELAPE），完整保留坐骨直肠窝的脂肪。ELAPE最初要求在折刀位下完成会阴及直肠前壁的分离，手术分离平面沿外括约肌、肛提肌平面进行，分离至肛提肌起点完整切断肛提肌，避免分离远端的直肠系膜与肛提肌间的间隙，这样做可减少远端直肠系膜残留的机会，降低直肠穿孔的发生，可改善局部复发率甚至提高3年生存率。ELAPE提倡沿肛提肌分离，避免远端直肠分离，为APR确立了新的可执行标准，很大程度上推进了APR的标准化，是值得推广的术式。当然，常规在肛提肌止点切断会增加盆腔自主神经损伤机会，常规切除骶尾骨增大了会阴部缺损及增加伤口并发症的发生率。可依据肿瘤部位选择性地切除大部分肛提肌，也可采用不翻转体位、腹腔镜下经腹切断肛提肌等技术改良。荟萃分析并未发现ELAPE会显著降低生活质量及增加会阴伤口并发症发生。随机对照研究显示ELAPE较传统手术可显著增加后壁[（28.28±3）mm vs（9.63±3）mm，$P<0.001$]及两侧壁[（13.69±3）mm vs（9.72±3）mm，$P=0.009$]组织切除的厚度，而对直肠前壁的切除厚度没有影响。在切除前壁时应尽量在会阴体肌群的内部切除，在手的指引下从前壁正中优先与腹腔内贯通，有助于降低发生穿孔及前壁切除不完整的概率。

（1）盆腔联合脏器切除：有6%～10%的直肠癌患者同时合并周围脏器受累，需要行联合脏器切除。对于T4b期的患者，尽管术前放化疗难以改变手术切除的范围，但仍应常规推荐新辅助放化疗，尤其是完全新辅助放化疗，仔细评估患者是否达到临床完全缓解，是否有观察等待的机会。联合脏器切除并发症发生率较高，应严格把握适应证，但怀疑周围脏器受累及时，不主张行剥离手术，40%的患者术后病理检查显示邻近脏器存在癌转移。联合脏器切除主要适用于：①伴邻近脏器或骶尾骨侵犯的T4b期直肠癌；②复发直肠癌累及邻近脏器。根据切除脏器的范围分为全盆脏器切除、后盆脏器切除、盆上脏器切除及联合骶尾骨切除等多种术式，具体术式依据肿瘤累及范围而定，女性患者通常只需联合阴道及子宫切除，

男性患者仅累及部分精囊腺及前列腺后份薄层时，也可仅行精囊腺全切联合部分前列腺切除。对于单纯前列腺受累者，可行前列腺切除膀胱尿道会师或前列腺切除联合膀胱造瘘术；对于前列腺膀胱三角或输尿管下端受累者，常需要行全盆脏器切除。当有$S_1 \sim S_2$神经根受累，同时合并腹主动脉旁淋巴结转移、肿瘤穿过坐骨大孔、盆壁环周受累及双侧输尿管梗阻等情况时，可视为联合脏器切除术的禁忌证。盆腔联合脏器切除术的目的是尽可能追求R0切除，只有达到R0切除才可能争取更高的长期生存率。国际多中心的研究表明，1291例联合脏器切除患者，R0、R1及R2切除的中位生存期为43个月、21个月及10个月，3年生存率分别为56.5%、29.6%及8%，初诊的T4b期直肠癌患者行联合脏器切除的疗效优于复发直肠癌。

（2）侧方淋巴结清扫术：据报道，中低位直肠癌侧方淋巴结转移率为10%～25%。当术前即存在＞7mm的侧方肿大淋巴结时，患者即使接受新辅助放化疗后发生侧方淋巴结复发的概率仍可达17.9%～19.5%；而放化疗后再接受侧方淋巴结清扫的患者局部复发率可降至5.7%。放化疗使肿大淋巴结完全消失的概率仅5%。直径为5～10mm的侧方淋巴结阳性率达21.4%，＜5mm的淋巴结阳性率仅为5.2%。侧方淋巴结＜3mm时，阴性预测值可高达99%，提示侧方无可见的肿大淋巴结，无须预防行侧方淋巴结清扫。但对于伴侧方肿大淋巴结的患者，目前尚不清楚局部增强放疗方案能否取代侧方淋巴结清扫术。多数研究推荐对于存在侧方淋巴结肿大可疑转移的患者，应考虑联合放化疗和行选择性侧方淋巴结清扫术的策略。髂外血管及腹主动脉周围淋巴结转移患者的预后通常很差，对这些病例，不应常规扩大范围清扫。侧方淋巴结清扫术应常规包括髂内血管近端（263p）、髂内血管远端（263d）及闭孔淋巴结（283），必要时可增加髂外、髂总及腹主动脉周围淋巴结的清扫。侧方淋巴结清扫的范围原则按照三间隙清扫的原则进行，其中第二间隙为髂内淋巴结区域，第三间隙为闭孔区域。在纵向有四个可供分离的平面，从内向外依次为输尿管腹下神经筋膜、髂内血管内侧面、髂内血管外侧面及闭孔内肌/肛提肌平面，侧方清扫的背侧面为腰骶干、骶丛及梨状肌，其尾侧端应达阴部

管（Alcock管）以远（图30-0-18）。在盆丛神经未直接受累及时，应尽量保护盆丛神经。当行双侧侧方淋巴结清扫时，应尽量保留至少一侧的盆丛神经及膀胱血管，以避免术后严重膀胱功能及性功能障碍。鉴于经腹的腹腔镜侧方淋巴结清扫术仍是目前的主流术式，机器人辅助的侧方淋巴结清扫术的手术步骤与腹腔镜手术基本相同，下文仅介绍经腹入路的腹腔镜侧方淋巴结清扫术。

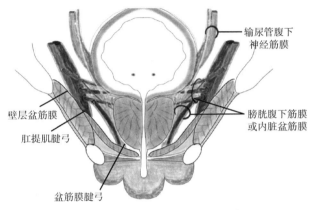

图30-0-18　盆侧壁的筋膜结构示意图
扫封底二维码获取彩图

1）麻醉、戳孔布置与站位：与TME手术基本一致，但行右侧侧方淋巴结清扫时，主刀可选择在右侧或左侧操作。为方便输尿管腹下筋膜的辨识与分离，行TME手术时应注意保留该筋膜（即腹下神经前筋膜）的完整性。

2）输尿管腹下神经筋膜平面的建立：将输尿管牵向内侧，紧贴输尿管外侧面的光滑平面进行仔细分离，多沿筋膜表面"回推"能更好地保证该筋膜的完整性。该筋膜的分离向尾侧直至见到输精管或子宫动脉，向背侧见到梨状肌表面筋膜，以显露髂内血管主干的背侧面及出盆处。清晰见到梨状肌筋膜对控制后续髂内静脉意外出血有较重要意义（图30-0-19A、B）。

3）膀胱腹下筋膜外侧平面建立：膀胱腹下筋膜是脐动脉向膀胱方向延续的筋膜，分为内外两侧，包绕髂内血管内脏支血管，向尾侧延续为包绕膀胱下/阴道动静脉周围的筋膜，并进而延续至盆筋膜腱弓。沿髂内动脉的外侧分离，进而至脐动脉、膀胱上动脉外侧的疏松间隙，沿血管外侧间隙仔细分离，尽量靠内以显露膀胱下动静脉，

当遇到向外侧走行的血管（闭孔动静脉）时，应及时切断。确保清晰见到膀胱下/阴道静脉，以避免淋巴结被残留于膀胱侧间隙，继续分离至见到肛提肌表面筋膜，显露白色的盆筋膜腱弓。前列腺/阴道静脉的显露暴露了膀胱腹下筋膜的尾侧延续，通过该静脉和输尿管腹下神经筋膜的指引，能准确定位盆丛神经所在平面（图 30-0-19C、D）。

4）髂内血管内脏分支血管远心端的离断：上一步骤可清晰分辨出髂内血管各内脏分支形成的"血管蒂"，当疑诊的侧方淋巴结位于或紧邻髂内血管远端时，可考虑切除内脏血管分支。侧方淋巴结通常位于膀胱下血管、阴道血管或闭孔血管周围，很少位于膀胱上血管或脐动脉周围，因此可常规保留膀胱上血管。越邻近内脏时，血管分支越密集，沿盆丛神经方向纵向滑动分离脂肪组织有助于显露各血管分支，分离并结扎相应内脏分支血管（图 30-0-19E、F），从而确定侧方淋巴结清扫的内侧边界。

5）闭孔外侧平面的建立：沿髂外静脉内侧缘分离，显露腰大肌，向大腿方向分离至显露白色的耻骨梳韧带与耻骨联合。钳夹来自股深淋巴结的淋巴脂肪组织链，以减少术后淋巴漏的概率。沿耻骨梳向背侧显露闭孔，分离显露闭孔神经及闭孔动静脉，结扎血管远心端，切断。沿闭孔内肌向头侧分离至髂内静脉分叉处，沿髂内动脉外侧缘分离显露臀上动脉，显露闭孔神经头侧，清扫闭孔尖端的淋巴脂肪组织。游离保护闭孔神经。

6）侧方区域背侧平面（底面）的建立：沿臀上动脉分离显露腰骶干，继续向内侧分离显露骶丛神经的各个主干，向尾侧分离显露臀下动脉及阴部内动脉出盆处。至此髂内动静脉主干的全长得以显露。优先显露髂内血管的远端可方便意外出血时及时控制出血。沿闭孔内肌表面向肛提肌方向继续分离直至与盆筋膜腱弓处汇合（图 30-0-19G）。

7）髂内淋巴结的清扫：沿髂内动脉内侧缘分离至显露膀胱下血管，沿髂总静脉、髂内静脉前方清扫淋巴脂肪组织，视情况切断髂内动脉的前干或单独切断各内脏分支，继续沿髂内静脉分离，仔细辨认其走行膀胱方向的静脉属支，予以逐一切切断，追踪髂内动静脉至 Alcock 管，必要时切断髂内动脉或髂内静脉，并继续沿肛提肌表面向尾侧、腹侧分离，至盆筋膜腱弓处结束清扫过程（图 30-0-19H）。

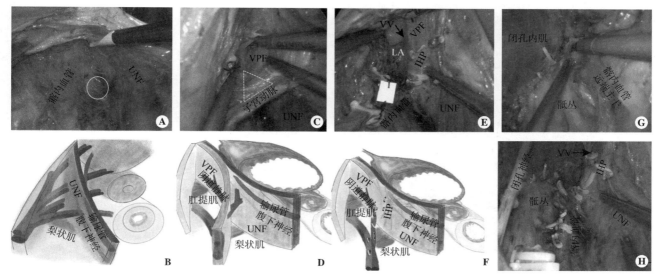

图 30-0-19　分离输尿管腹下神经前筋膜（UNF）（A、B）；分离盆内脏筋膜（VPF），倒三角区域显示有 VPF 包绕下的内脏血管蒂（C、D）；在 UNF 及 VPF 的导向下切断内脏血管的远心端，以更好地保护下腹下神经丛（IHP 为盆丛）（E、F）。LA. 肛提肌，VV. 阴道静脉；沿骶丛分离以显露髂内血管远端主干（G）；完成清扫后的效果，各盆内筋膜光滑，盆丛神经保护良好（H）；UNF. 输尿管腹下神经前筋膜；VPF. 盆内脏筋膜；VV. 阴道静脉

扫封底二维码获取彩图

8）盆丛神经的切除：尽管盆丛神经相对来说位于髂内血管分支的内侧，但组织研究显示髂内血管内脏支的末梢分支与盆丛神经交织成网状结构，因此盆丛神经一旦受累，或盆丛神经所在的骨盆内筋膜内存在转移淋巴结时，必然需要完整切除盆丛及其发出到内脏的主要血管神经束，尤其是Walsh血管神经束。先沿骶丛神经表面处理转移淋巴结的背侧面，切断各内脏血管分支，可有效减少出血概率。由于血管神经束内存在较多扩张的静脉，应妥善止血，可采用Ligasure、双极电凝帮助止血，必要时可用Prolene线连续缝合止血。

（二）放射治疗

与结肠癌相比，直肠癌在传统上具有非常高的局部复发率，且由于直肠壁的大部分位于腹膜反折以外，这一解剖因素也决定了其可接受超过45Gy的有效放射剂量。自20世纪70年代后，多项随机对照研究显示新辅助同步放化疗能显著降低Ⅱ/Ⅲ期直肠癌患者的局部复发率，因而得到广泛应用。按照放疗的目的，放疗在直肠癌中的应用可分为新辅助放（化）疗、辅助放疗、根治性放疗、转化性放疗及姑息性放疗。

1. 新辅助放（化）疗 多个随机对照研究显示，无论是在直肠传统手术或TME手术时代，新辅助放疗或新辅助同步放化疗均能显著降低Ⅱ/Ⅲ期直肠癌的局部复发率，但对改善生存率不明显。NCCN指南建议的新辅助放疗适应证仍然是Ⅱ～Ⅲ期中低位直肠癌（肿瘤距肛<12cm）。长程同步放化疗的推荐放疗剂量为40～50.4Gy，每次1.8～2.0Gy，共25～28次，并同步静脉给予5-FU或口服卡培他滨单药化疗，推荐放疗结束后6～12周接受根治性手术；短程放疗为每次5Gy，5次，共25Gy，推荐放疗后1周手术。对于高危险度的直肠癌患者也可在短程放疗后延长等待时间，并在等待期间加入新辅助化疗，或长程新辅助放化疗联合巩固化疗等完全新辅助放疗策略。由于外科手术的不断改进，局部复发率不断降低，目前对中等风险度的Ⅱ/Ⅲ期直肠癌是否可免除放疗仍存在争议。欧洲ESMO指南推荐将直肠癌从极低风险度到极高风险度分为5个危险层次，对中等危险度以下的直肠癌可考虑免除新辅助放化疗。关于中等危险度的定义目前尚缺乏充分的循证医

学证据，通常认为肠壁外侵≤5mm、环周切缘阴性、肿瘤位于直肠高位、非N2及无侧方淋巴结转移等因素的患者，可考虑免放疗的治疗策略。而对于具有更高风险的中低位直肠癌，RAPIDO研究显示短程放疗后联合3个月的新辅助化疗能够显著降低疾病相关的治疗失败发生率。

2. 辅助放疗 由于辅助放疗较新辅助放化疗的疗效更差且毒副作用更大，目前不推荐作为标准的治疗模式。对于术前未行新辅助放化疗但术后有不良预后因素的患者，如环周切缘阳性，TME手术标本质量评价为差，在肿瘤或癌结节部位有缺损或穿孔等，术后应追加长疗程的放射治疗。

3. 根治性放疗 主要适用于Ⅰ～Ⅲ期中低位直肠癌（肿瘤距肛门<12cm），不能耐受手术或因各种原因拒绝手术治疗的患者。主要使用长程同步放化疗，第二程放疗剂量为10～20Gy，总放疗剂量达60～70Gy。

4. 姑息放疗 由于高龄或系统性疾病不能耐受化疗和手术者，可给予单纯放疗。对于因复发或转移病灶引起疼痛、出血等症状的患者，也可采用放疗以减轻症状。

5. 转移病灶的放疗 对不适合手术切除和射频毁损手段治疗的寡转移癌灶，也可采用3D适型放疗、调强放疗及立体定向放射等手段治疗。

（三）化学治疗

与结肠癌的辅助治疗不一样，新辅助治疗后的直肠癌患者不能获得初诊时的确切分期，术后辅助治疗的应用缺乏足够的循证医学证据。应根据新辅助治疗情况决定辅助化疗方案。

1. 已行新辅助放化疗患者的辅助化疗 多项随机对照直肠癌新辅助放化疗手术后患者行或不行辅助治疗的研究，未能证实辅助化疗是否能带来获益，综合4项随机对照研究的荟萃分析显示以5-FU为基础的辅助化疗不能带来总生存时间及无病生存时间（DFS）的获益，但对于肿瘤位于距肛10～15cm的直肠癌，辅助化疗可带来DFS获益及减少远处转移。关于放化疗敏感与不敏感的患者是否能从辅助化疗中获益目前亦有相互冲突的意见。ADOBE研究及CAO/ARO-04研究均提示，5-FU联合奥沙利铂的化疗方案可能带来生存获益，

ADOBE研究提示放化疗后反应差的患者应采取联合的化疗方案。NCCN指南推荐根据放疗前的临床分期制订辅助治疗方案，而ESMO指南推荐根据病理分期制订辅助化疗方案，推荐对于病理分期为Ⅲ期或Ⅱ期伴高危风险者应给予单药或联合的辅助化疗。化疗方案包括5-FU+亚叶酸钙、卡培他滨、CAPOX或FOLFOX。由于直肠癌的术前新辅助放化疗得到越来越广泛的应用，对于术前已接受4个月化疗方案的患者，不推荐术后继续化疗。

2. 未行新辅助放化疗患者的辅助化疗 Ⅰ期直肠癌患者术后不应再接受辅助治疗。Ⅱ/Ⅲ期直肠癌患者术后辅助化疗方案的原则与方案等同于结肠癌，是否追加辅助放疗目前仍有较大争议，如果要行辅助放疗，应在化疗开始后2个月左右安排。

3. 伴远处转移直肠癌患者的化疗 伴孤立性远处转移的直肠癌患者，可考虑同期或分期切除，或新辅助放疗、化疗后再行手术。对伴多发可切除转移灶的直肠癌患者，原则上以全身化疗为主，局部病灶判断风险较高时，可联合放射治疗，优先推荐短程放疗，也可采用长疗程放化疗方案。对于转移灶不可切除的患者，应联合化疗、靶向治疗、免疫治疗等多种治疗方案。

（四）免疫治疗

对于错配修复基因（MMR）缺失或微卫星不稳定（MSH）的患者，抗程序性死亡受体-1（PD-1）的单抗帕博丽珠单抗、纳武利尤单抗及抗细胞毒性T细胞相关抗原-4（CTLA-4）的伊匹木单抗均可引起肿瘤的持续应答，可作为dMMR/MSH患者转移性肠癌的一线治疗方案。这些药物在局部晚期肠癌的新辅助治疗中的应用也在积极探索中。对于微卫星稳定（MSS）患者，免疫治疗联合抗血管生存药物及放射治疗的方案可能也有一定疗效，尚待进一步临床研究证实。

（五）其他治疗

多种靶向药物在转移性结直肠癌的治疗中获得一定疗效，包括抗表皮生长因子受体（EGFR）的西妥昔单抗和帕尼单抗，针对血管内皮生长因子（VEGF）的贝伐珠单抗，血管生成的多靶点抑制剂瑞戈非尼，以及抗Braf通路的*Kras*。另外加强体能锻炼，阿司匹林及其他非甾体抗炎药、维生素D等可能均对结直肠癌患者的结局有一定影响。

（王自强 李德川）

参 考 文 献

蔡三军，2016. 循证结直肠肛管肿瘤学. 上海：上海科学技术出版社，13-282.

邓祥兵，张豪，王自强，2020. 盆内筋膜与盆内脏血管神经关系的研究进展及侧方淋巴结清扫术的技术改良. 临床外科杂志，28（5）：407-411.

邓艳红，2020. 结直肠癌免疫治疗进展. 循证医学，20（4）：203-207.

杜灵彬，李辉章，王悠清，等，2017. 2013年中国结直肠癌发病与死亡分析. 中华肿瘤杂志，39（9）：701-706.

古朝阳，王自强，邓祥兵，2017. 低位直肠癌手术中直肠系膜周围解剖与操作平面要点. 中国实用外科杂志，（06）：686-691.

刘晓雪，宇传华，周薇，等，2018. 中国近30年间结直肠癌死亡趋势分析. 中国癌症杂志，28（3）：177-183.

魏明天，王自强，2018. 中低位直肠癌选择性侧方淋巴结清扫策略. 中国实用外科杂志，38（10）：1136-1141.

武爱文，詹天成，2018. 直肠癌侧方淋巴结清扫适应证相关国内外指南解读. 中国实用外科杂志，38（10）：1159-1161.

肖毅，2018. 腹腔镜结直肠手术争议与共识. 中国实用外科杂志，38（2）：175-178.

姚宏伟，高加勒，安勇博，等，2021. 2020年《经肛全直肠系膜切除手术适应证，实施和质量评估的国际专家共识和指南》要点解读. 中华胃肠外科杂志，24（4）：314-318.

姚宏伟，吴鸿伟，刘荫华，2017. 从传统"群体化"诊治到精准"个体化"医疗：AJCC版结直肠癌分期系统更新解读. 中华外科杂志，55（1）：24-27.

于跃明，王贵英，2010. 结直肠癌. 北京：科学技术文献出版社，7-116.

张东铭，2013. 结直肠盆底外科解剖与手术学. 合肥：安徽科学技术出版社，80-378.

中国医师协会内镜医师分会腹腔镜外科专业委员会，中国医师协会结直肠肿瘤专业委员会腹腔镜专业委员会，中华医学会外科学分会结直肠外科学组，2019. 中国直肠癌侧方淋巴结转移诊疗专家共识（2019版）. 中华胃肠外科杂志，22（10）：901-912.

中华人民共和国国家卫生健康委员会，2020. 中国结直肠癌诊疗规范（2020版）. 中华消化外科杂志，19（6）：563-588.

中华医学会外科学分会腹腔镜与内镜外科学组，中华医学会外科学分会结直肠外科学组，中国医师协会外科医师分会结直肠外科医师委员会，等，2018. 腹腔镜结直肠癌根治术操作指南（2018版）. 中华消化外科杂志，17（9）：877-885.

中华医学会外科学分会结直肠外科学组，中华医学会外科学分会腹腔镜与内镜外科学组，2017. 直肠癌经肛全直肠系膜切除专家共识及手术操作指南（2017版）. 中国实用外科杂志，37（9）：978-984.

Gearhart SL，Ahuja N，2015. 结直肠癌早期诊断与治疗. 顾岩，译. 北京：人民军医出版社，1-138.

Akduman EI，Momtahen AJ，Balci NC，et al，2008. Comparison between malignant and benign abdominal lymph nodes on diffusion-weighted imaging. Acad Radiol，15（5）：641-646.

Alberda WJ，Dassen HPN，Dwarkasing RS，et al，2013. Prediction of tumor stage and lymph node involvement with dynamic contrast-enhanced MRI after chemoradiotherapy for locally advanced rectal cancer. Int J Colorectal Dis，28（4）：573-580.

Al-Sukhni E，Milot L，Fruitman M，et al，2012. Diagnostic accuracy of MRI for assessment of T category，lymph node metastases，and circumferential resection margin involvement in patients with rectal cancer：a systematic review and meta-analysis. Ann Surg Oncol，19（7）：2212-2223.

Arya S，Das D，Engineer R，et al，2015. Imaging in rectal cancer with emphasis on local staging with MRI. Indian J Radiol Imaging，25（2）：148-161.

Baek SJ，Kim SH，Kwak JM，et al，2013. Selective use of preoperative chemoradiotherapy for T3 rectal cancer can be justified：analysis of local recurrence. World J Surg，37（1）：220-226.

Bailey CE，Hu CY，You YN，et al，2015. Increasing disparities in the age-related incidences of colon and rectal cancers in the United States，1975-2010. JAMA Surg，150（1）：17-22.

Betge J，Pollheimer MJ，Lindtner RA，et al，2012. Intramural and extramural vascular invasion in colorectal cancer：prognostic significance and quality of pathology reporting. Cancer，118（3）：628-638.

Bonjer HJ，Deijen CL，Haglind E，et al，2015. A randomized trial of laparoscopic versus open surgery for rectal cancer. N Engl J Med，373（2）：194.

Brown G，Richards CJ，Bourne MW，et al，2003. Morphologic predictors of lymph node status in rectal cancer with use of high-spatial-resolution MR imaging with histopathologic comparison. Radiology，227（2）：371-377.

Bugg WG，Andreou AK，Biswas D，et al，2014. The prognostic significance of MRI-detected extramural venous invasion in rectal carcinoma. Clin Radiol，69（6）：619-623.

Chao A，Thun MJ，Connell CJ，et al，2005. Meat consumption and risk of colorectal cancer. JAMA，293（2）：172-182.

Chen W，Zheng R，Baade PD，et al，2016. Cancer statistics in China，2015. CA Cancer J Clin，66（2）：115-132.

China NHCOTPRO，2020. National guidelines for diagnosis and treatment of colorectal cancer 2020 in China（English version）. Chin J Cancer Res，32（4）：415-445.

Cho EY，Kim SH，Yoon JH，et al，2013. Apparent diffusion coefficient for discriminating metastatic from non-metastatic lymph nodes in primary rectal cancer. Eur J Radiol，82（11）：e662-e668.

Collaborative P，2019. Surgical and survival outcomes following pelvic exenteration for locally advanced primary rectal cancer：results from an international collaboration. Ann Surg，269（2）：315-321.

Fearon ER，2011. Molecular genetics of colorectal cancer. Annu Rev Pathol，6（1）：479-507.

Fessler E，Medema JP，2016. Colorectal cancer subtypes：developmental origin and microenvironmental regulation. Trends Cancer，2（9）：505-518.

Feuerlein S，Pauls S，Juchems MS，et al，2009. Pitfalls in abdominal diffusion-weighted imaging：how predictive is restricted water diffusion for malignancy. AJR Am J Roentgenol，193（4）：1070-1076.

Flemer B，Lynch DB，Brown JMR，et al，2017. Tumour-associated and non-tumour-associated microbiota in colorectal cancer. Gut，66（4）：633-643.

Fleshman J，Branda M，Sargent DJ，et al，2015. Effect of laparoscopic-assisted resection vs open resection of stage II or III rectal cancer on pathologic outcomes：the ACOSOG Z6051 randomized clinical trial. JAMA，314（13）：1346-1355.

Franko J，Shi Q，Goldman CD，et al，2012. Treatment of colorectal peritoneal carcinomatosis with systemic chemotherapy：a pooled analysis of north central cancer treatment group phase III trials N9741 and N9841. J Clin Oncol，30（3）：263-267.

Gaertner WB，Kwaan MR，Madoff RD，et al，2015. Rectal cancer：an evidence-based update for primary care providers. World J Gastroenterol，21（25）：7659-7671.

Genovesi D，Filippone A，Ausili Cèfaro G，et al，2013. Diffusion-weighted magnetic resonance for prediction of response after neoadjuvant chemoradiation therapy for locally advanced rectal cancer：preliminary results of a mono institutional prospective study. Eur J Surg Oncol，39（10）：1071-1078.

Glynne-Jones R，Wyrwicz L，Tiret E，et al，2017. Rectal cancer：ESMO clinical practice guidelines for diagnosis， treatment and follow-up. Ann Oncol, 28(suppl_4): iv22-iv40.

Gollub MJ, Cao K, Gultekin DH, et al, 2013. Prognostic aspects of DCE-MRI in recurrent rectal cancer. Eur Radiol, 23(12): 3336-3344.

Gopal P, Lu P, Ayers GD, et al, 2014. Tumor deposits in rectal adenocarcinoma after neoadjuvant chemoradiation are associated with poor prognosis. Mod Pathol, 27(9): 1281-1287.

Gu J, Chen N, 2013. Current status of rectal cancer treatment in China. Colorectal Dis, 15(11): 1345-1350.

Guinney J, Dienstmann R, Wang X, et al, 2015. The consensus molecular subtypes of colorectal cancer. Nat Med, 21(11): 1350-1356.

Hashiguchi Y, Muro K, Saito Y, et al, 2020. Japanese Society for Cancer of the Colon and Rectum(JSCCR) guidelines 2019 for the treatment of colorectal cancer. Int J Clin Oncol, 25(1): 1-42.

Heijnen LA, Lambregts DMJ, Martens MH, et al, 2014. Perform-ance of gadofosveset-enhanced MRI for staging rectal cancer nodes: can the initial promising results be reproduced?. Eur Radiol, 24(2): 371-379.

Hirashima Y, Yamada Y, Tateishi U, et al, 2012. Pharmac-okinetic parameters from 3-Tesla DCE-MRI as surrogate biomarkers of antitumor effects of bevacizumab plus FOLFIRI in colorectal cancer with liver metastasis. Int J Cancer, 130(10): 2359-2365.

Holm T, Ljung A, Häggmark T, et al, 2007. Extended abdominoperineal resection with gluteus maximus flap reconstruction of the pelvic floor for rectal cancer. Br J Surg, 94(2): 232-238.

Hwijnen LA, Lambregts DMJ, Mondal D, et al, 2013. Diffusion-weighted MR imaging in primary rectal cancer staging demonstrates but does not characterize lymph nodes. Eur Radiol, 23(12): 3354-3360.

Inra JA, Syngal S, 2015. Colorectal cancer in young adults. Dig Dis Sci, 60(3): 722-733.

Järvinen R, Knekt P, Hakulinen T, et al, 2001. Dietary fat, cholesterol and colorectal cancer in a prospective study. Br J Cancer, 85(3): 357-361.

Jayne D, Pigazzi A, Marshall H, et al, 2017. Effect of robotic-assisted vs conventional laparoscopic surgery on risk of conversion to open laparotomy among patients undergoing resection for rectal cancer: the ROLARR randomized clinical trial. JAMA, 318(16): 1569-1580.

Jayne DG, Guillou PJ, Thorpe H, et al, 2007. Randomized trial of laparoscopic-assisted resection of colorectal carcinoma: 3-year results of the UK MRC CLASICC Trial Group. J Clin Oncol, 25(21): 3061-3068.

Jeong SY, Park JW, Nam BH, et al, 2014. Open versus laparoscopic surgery for mid-rectal or low-rectal cancer after neoadjuvant chemoradiotherapy(COREAN trial): survival outcomes of an open-label, non-inferiority, randomised controlled trial. Lancet Oncol, 15(7): 767-774.

Jung KW, Won YJ, Park S, et al, 2009. Cancer statistics in Korea: incidence, mortality and survival in 2005. J Korean Med Sci, 24(6): 995-1003.

Kim H, Lim JS, Choi JY, et al, 2010. Rectal cancer: comparison of accuracy of local-regional staging with two-and three-dimensional preoperative 3-T MR imaging. Radiology, 254(2): 485-492.

Kim JH, Beets GL, Kim MJ, et al, 2004. High-resolution MR imaging for nodal staging in rectal cancer: Are there any criteria in addition to the size?. Eur J Radiol, 52(1): 78-83.

Kim SH, Lee JM, Moon SK, et al, 2012. Evaluation of lymph node metastases: comparison of gadofluorine M-enhanced MRI and diffusion-weighted MRI in a rabbit VX2 rectal cancer model. J Magn Reson Imaging, 35(5): 1179-1186.

Lin HH, Lin JK, Lin CC, et al, 2013. Circumferential margin plays an independent impact on the outcome of rectal cancer patients receiving curative total mesorectal excision. Am J Surg, 206(5): 771-777.

Markowitz SD, Bertagnolli MM, 2009. Molecular origins of cancer: molecular basis of colorectal cancer. N Engl J Med, 361(25): 2449-2460.

Martin ST, Heneghan HM, Winter DC, 2012. Systematic review of outcomes after intersphincteric resection for low rectal cancer. Br J Surg, 99(5): 603-612.

MERCURY Study Group, 2007. Extramural depth of tumor invasion at thin-section MR in patients with rectal cancer: results of the MERCURY study. Radiology, 243(1): 132-139.

Missiaglia E, Jacobs B, D'Ario G, et al, 2014. Distal and proximal colon cancers differ in terms of molecular, pathological, and clinical features. Ann Oncol, 25(10): 1995-2001.

Murphy CC, Wallace K, Sandler RS, et al, 2019. Racial disparities in incidence of young-onset colorectal cancer and patient survival. Gastroenterology, 156(4): 958-965.

Nasu K, Kuroki Y, Minami M, 2012. Diffusion-weighted imaging findings of mucinous carcinoma arising in the ano-rectal region: comparison of apparent diffusion coefficient with that of tubular adenocarcinoma. Jpn J Radiol, 30(2): 120-127.

Ng SC, Lau JY, Chan FK, et al, 2013. Increased risk of advanced neoplasms among asymptomatic siblings of patients with colorectal cancer. Gastroenterology, 144(3):

544-550.

O'Brien MJ, Yang S, Mack C, et al, 2006. Comparison of microsatellite instability, CpG island methylation phenotype. BRAF and KRAS status in serrated polyps and traditional adenomas indicates separate pathways to distinct colorectal carcinoma end points. Am J Surg Pathol, 30 (12): 1491-1501.

Ogino S, Brahmandam M, Cantor M, et al, 2006. Distinct molecular features of colorectal carcinoma with signet ring cell component and colorectal carcinoma with mucinous component. Mod Pathol, 19(1): 59-68.

Ogura A, Konishi T, Cunningham C, et al, 2019. Neoadjuvant(Chemo)radiotherapy with total mesorectal excision only is not sufficient to prevent lateral local recurrence in enlarged nodes: results of the multicenter lateral node study of patients with low cT3/4 rectal cancer. J Clin Oncol, 37(1): 33-43.

Pham TT, Liney GP, Wong K, et al, 2017. Functional MRI for quantitative treatment response prediction in locally advanced rectal cancer. Br J Radiol, 90(1072): 20151078.

Purnell JQ, Katz ML, Andersen BL, et al, 2010. Social and cultural factors are related to perceived colorectal cancer screening benefits and intentions in African Americans. J Behav Med, 33(1): 24-34.

Rechichi G, Galimberti S, Oriani M, et al, 2013. ADC maps in the prediction of pelvic lymph nodal metastatic regions in endometrial cancer. Eur Radiol, 23(1): 65-74.

Renehan AG, Tyson M, Egger M, et al, 2008. Body-mass index and incidence of cancer: a systematic review and meta-analysis of prospective observational studies. Lancet, 371(9612): 569-578.

Robsahm TE, Aagnes B, Hjartåker A, et al, 2013. Body mass index, physical activity, and colorectal cancer by anatomical subsites: a systematic review and meta-analysis of cohort studies. Eur J Cancer Prev, 22(6): 492-505.

São Julião GP, Habr-Gama A, Vailati BB, et al, 2017. New strategies in rectal cancer. Surg Clin North Am, 97(3): 587-604. Cancer J Clin, 2016, 66: 115-132.

Shia J, Ellis NA, Paty PB, et al, 2003. Value of histo-pathology in predicting microsatellite instability in hereditary nonpolyposis colorectal cancer and sporadic colorectal cancer. Am J Surg Pathol, 27(11): 1407-1417.

Shin R, Jeong SY, Yoo HY, et al, 2012. Depth of mesorectal extension has prognostic significance in patients with T3 rectal cancer. Dis Colon Rectum, 55(12): 1220-1228.

Siegel RL, Miller KD, Fedewa SA, et al, 2017. Colorectal cancer statistics, 2017. CA Cancer J Clin, 67(3): 177-193.

Siegel RL, Miller KD, Jemal A, 2017. Cancer Statistics, 2017. CA Cancer J Clin, 67(1): 7-30.

Siegel RL, Miller KD, Jemal A, 2019. Cancer statistics, 2019. CA Cancer J Clin, 69(1): 7-34.

Sinha R, Rajiah P, Ramachandran I, et al, 2013. Diffusion-weighted MR imaging of the gastrointestinal tract: Technique, indications, and imaging findings. Radiographics, 33(3): 655-676.

Smith NJ, Barbachano Y, Norman AR, et al, 2008. Prognostic significance of magnetic resonance imaging-detected extramural vascular invasion in rectal cancer. Br J Surg, 95 (2): 229-236.

Sohn B, Lim JS, Kim H, et al, 2015. MRI-detected extramural vascular invasion is an independent prognostic factor for synchronous metastasis in patients with rectal cancer. Eur Radiol, 25(5): 1347-1355.

Stefanius K, Ylitalo L, Tuomisto A, et al, 2011. Frequent mutations of KRAS in addition to BRAF in colorectal serrated adenocarcinoma. Histopathology, 58(5): 679-692.

Stevenson ARL, Solomon MJ, Lumley JW, et al, 2015. Effect of laparoscopic-assisted resection vs open resection on pathological outcomes in rectal cancer: the ALaCaRT randomized clinical trial. JAMA, 314(13): 1356-1363.

Tabatabaei SM, Fritschi L, Knuiman MW, et al, 2011. Meat consumption and cooking practices and the risk of colorectal cancer. Eur J Clin Nutr, 65(6): 668-675.

Tawadros PS, Paquette IM, Hanly AM, et al, 2015. Adenocarcinoma of the rectum in patients under age 40 is increasing: impact of signet-ring cell histology. Dis Colon rectum, 58(5): 474-478.

Taylor FGM, Quirke P, Heald RJ, et al, 2014. Preoperative magnetic resonance imaging assessment of circumferential resection margin predicts disease-free survival and local recurrence: 5-year follow-up results of the MERCURY study. J Clin Oncol, 32(1): 34-43.

Tejpar S, Stintzing S, Ciardiello F, et al, 2017. Prognostic and predictive relevance of primary tumor location in patients with RAS wild-type metastatic colorectal cancer: retrospective analyses of the CRYSTAL and FIRE-3 trials. JAMA Oncol, 3(2): 194-201.

Tilney HS, Tekkis PP, 2008. Extending the horizons of restorative rectal surgery: intersphincteric resection for low rectal cancer. Colorectal Dis, 10(1): 3-15; discussion 15-16.

Trakarnsanga A, Gonen M, Shia J, et al, 2013. What is the significance of circumferential margin in locally advanced rectal cancer after neoadjuvant chemoradiotherapy?. Ann Surg Oncol, 20(4): 1179-1184.

Ueno H, Mochizuki H, Hashiguchi Y, et al, 2007. Extramural cancer deposits without nodal structure in colorectal cancer: optimal categorization for prognostic staging. Am J Clin Pathol, 127(2): 287-294.

Ueno H，Mochizuki H，Hashiguchi Y，et al，2007. Extramural cancer deposits without nodal structure in colorectal cancer：optimal categorization for prognostic staging. Am J Clin Pathol，127（2）：287-294.

Wang LM，Kevans D，Mulcahy H，et al，2009. Tumor budding is a strong and reproducible prognostic marker in T3N0 colorectal cancer. Am J Surg Pathol，33（1）：134-141.

Watanabe T，Itabashi M，Shimada Y，et al，2012. Japanese Society for Cancer of the Colon and Rectum（JSCCR）guidelines 2010 for the treatment of colorectal cancer. Int J Clin Oncol，17（1）：1-29.

Yamada I，Yoshino N，Tetsumura A，et al，2009. Colorectal carcinoma：local tumor staging and assessment of lymph node metastasis by high-resolution MR imaging in surgical specimens. Int J Biomed Imaging，659836.

Yamada K，Saiki Y，Takano S，et al，2019. Long-term results of intersphincteric resection for low rectal cancer in Japan. Surg Today，49（4）：275-285.

Yamauchi M，Morikawa T，Kuchiba A，et al，2012. Assess-ment of colorectal cancer molecular features along bowel subsites challenges the conception of distinct dichotomy of proximal versus distal colorectum. Gut，61（6）：847-854.

Yasui O，Sato M，Kamada A，2009. Diffusion-weighted imaging in the detection of lymph node metastasis in colorectal cancer. Tohoku J Exp Med，218（3）：177-183.

Yusof AS，Isa ZM，Shah SA，2012. Dietary patterns and risk of colorectal cancer：a systematic review of cohort studies（2000-2011）. Asian Pac J Cancer Prev，13（9）：4713-4717.

Zhang HM，Zhang CD，Zheng ZX，et al，2017. Chemical shift effect predicting lymph node status in rectal cancer using high-resolution MR imaging with node-for-node matched histopathological validation. Eur Radiol，27（9）：3845-3855.

Zorcolo L，Rosman AS，Restivo A，et al，2012. Complete pathologic response after combined modality treatment for rectal cancer and long-term survival：a meta-analysis. Ann Surg Oncol，19（9）：2822-2832.

第31章 结 肠 癌

一、历 史

结肠癌（colon carcinoma）是指结肠黏膜上皮在环境或遗传等多种致癌因素的共同作用下发生的肠道恶性病变，是常见的消化道恶性肿瘤之一。我国古代医师虽未明确提出结肠癌的病名，但在我国古代中医文献中有较多有关结肠癌的记载及描述。从结肠癌的发病及临床特征来看，古代医书中的肠溜、肠中积聚、肠覃、脏毒等描述和记载与结肠癌较为相似。

近代文献记录的第一例结直肠手术是在1739年由法国医师Jean Frget完成，第一例肠造口手术由法国医师Henry Pillore完成，但上述两例患者均因不可控制的并发症而在围术期死亡。此后，由于麻醉学、无菌技术等相关学科发展缓慢，结肠癌外科手术治疗在相当长的时间内没有实质性的进展。到19世纪末期，随着解剖学、病理、麻醉、输血、无菌等技术的问世及发展，结肠癌的外科手术取得长足进步，手术并发症发生率明显降低，各种主要术式相继报道面世。20世纪80年代后，随着吻合器械的广泛应用、全结直肠系膜切除概念的提出、腹腔镜微创技术的发展等，结肠癌的治疗得到进一步的发展及完善。

二、流 行 病 学

根据世界卫生组织公布的数据，2018年全球结肠癌新发病例109.6万，其中男性57.5万，女性52.1万，在所有恶性肿瘤中，其总体发病率居第4位，死亡率居第3位。其中，超过一半的病例发生于亚洲地区，且在发展中国家呈现增长趋势。根据2020年中国癌症统计报告显示，结直肠癌发病率和死亡率在我国全部恶性肿瘤中均位居第3位和第5位，新发病例55.5万例，死亡病例28.6万例，总体发病率和死亡率均呈现上升趋势。这可能是随着我国经济的发展和生活水平的提高，生活方式及饮食结构的改变，整体期望寿命的提高，结直肠癌发病率出现攀升。不过，我国结肠癌的好发年龄为50~60岁，比西方国家的发病年龄小约10岁，且总体病情偏晚，就诊时大多处于中晚期。

三、病因与发病机制

目前国内外学者普遍认为结肠癌的发生发展是一个多因素、多步骤、多基因参与的疾病过程，是机体内部因素（如遗传学因素）与外部因素（如环境、饮食、生活习惯、生物因素、化学因素等）协同作用的结果。研究显示，约70%的结肠癌是由结肠腺瘤性息肉发展而来，从形态上经历"正常黏膜上皮—炎症—增生—腺瘤—癌变"等阶段，其发展过程一般长达5~10年，甚至更长的时间。但也有部分结肠癌未经历上述典型的腺瘤演变过程而直接以癌肿的形式出现。虽然对结肠癌的病因和发病机制已进行了广泛而深入的研究，但结肠癌的病因及发病机制相对复杂，仍不完全清楚。

（一）病因

流行病学研究显示，社会发展状况、生活方式和饮食结构等环境因素与结肠癌的发生、发展密切相关，形成"高脂肪、高蛋白、低纤维素摄入"为主的病因模式。同时，疾病、遗传等因素亦是结肠癌可能的致病因素。

1. 环境因素 肿瘤的发生与环境因素和生活方式密切相关，而环境因素和生活方式在很大程度上表现为饮食习惯，因此饮食因素被认为是肿瘤发病的重要因素之一。

与结肠癌发生有关的主要饮食习惯有：①目前认为高脂肪、高蛋白、低纤维饮食是与结肠癌发病相关程度较高的饮食因素。这可能是因为高脂肪及高蛋白饮食的消化可以刺激机体产生大量的胆汁酸及脂肪酸，在肠道内增加细胞酶的活性，促进部分致癌因子的形成并作用于结肠上皮；同时低纤维饮食可导致形成粪便的物质减少，肠道蠕动功能下降，粪便与结肠黏膜接触时间增加，肠道酸碱平衡失调。上述各种因素的综合作用导致结肠黏膜上皮损害，结构和功能产生变化，从而诱发肿瘤。②维生素及微量元素：病例对照研究显示抗氧化维生素及硒、钙、钼等微量元素对协助降低结肠癌的相对危险度和发病率有一定的帮助。③近年来研究显示，肠道菌群紊乱亦参与结肠癌的发生。

2. 遗传因素 从遗传学的角度可将结肠癌划分为遗传性（家族性）和非遗传性（散发性）。遗传性结肠癌占结肠癌患者的15%～30%，在其发病的过程中遗传因素起着主要作用，包括家族性腺瘤性息肉病、家族性遗传性非息肉病性结直肠癌（林奇综合征）、黑斑息肉综合征等。同时在有结肠癌家族史的患者中，其直系亲属罹患结直肠癌的风险远较无家族史者高。散发性结肠癌主要由环境因素引起的基因突变所致，但即使是散发性结肠癌，遗传因素在其中亦起着重要的作用。

3. 疾病及其他高危因素

（1）结肠腺瘤：结肠息肉分为肿瘤性息肉及非肿瘤性息肉两种，其中肿瘤性息肉属于腺瘤，归属于上皮内瘤变范畴，是结肠癌最主要的癌前病变。亦有部分腺瘤不呈息肉样而呈扁平状病变。若腺瘤病变直径大于10mm、腺瘤组织中绒毛样结构含量超过25%、伴有高级别上皮内瘤变，则称为进展期腺瘤或高危腺瘤，其癌变概率较大，且随病程延长而危险性增加。

（2）炎症性肠病（IBD）：部分溃疡性结肠炎可发生癌变，尤其是幼年起病、病变范围较广且病程较长或伴有原发性硬化性胆管炎的患者。

（3）其他高危人群或高危因素：①大便隐血试验阳性；②直系亲属有结直肠癌病史；③结肠外肿瘤史；④长期吸烟者或肥胖者，特别是年龄＞50岁者；⑤阑尾切除史或胆囊切除史；⑥X线照射史，特别是有盆腔放疗史者。

（二）发病机制

分子遗传学研究证实，影响结肠癌发生的各种因素可分为内源性因素及外源性因素两类。外源性因素包括各种理化及生物性因素；内源性因素包括遗传或获得性基因不稳定、微卫星不稳定及染色体不稳定。

15%～30%的结直肠癌患者属于遗传性结肠癌，其发病可归咎于遗传易感性，主要类型包括家族性腺瘤性息肉病和遗传性非息肉病性结直肠癌。约70%的结直肠癌患者为散发性，大部分由腺瘤癌变而来。在癌变的过程中发现相关遗传突变，包括原癌基因（*KRAS*、*EGFR*、*MYC*）的激活及抑癌基因（*P53*、*APC*、*MCC*、*DCC*）的失活，致使DNA发生相应的基因突变和基因表型的改变，同时错配修复基因（*MLH1*、*MSH2*、*PMS1*、*PMS2*）突变导致DNA难以被正确复制，上述因素的共同作用导致细胞增生失控并发生遗传性转化，组织发生癌变。此后癌组织生长失控，侵犯周围正常组织出现浸润、扩散与转移，导致恶性演进。在形态学上表现为上皮组织的过度增生、腺瘤的形成、原位癌及癌的浸润和转移等各个阶段。目前已知的主要途径包括腺瘤-腺癌途径（*APC*基因失活导致杂合缺失，APC/β-catenin通路启动促进腺瘤进程）、锯齿状腺瘤途径（*BRAF*基因突变启动结肠癌进程）、从无到有途径（遗传学结肠癌）和炎症-癌症途径等。这些通路过程中涉及众多基因及信号调控，其间的作用机制尚未完全清楚，有待进一步探究与探讨。

四、分 类

结肠癌的分类方法较多，且国内外分类不完全一致。目前主要的分类方法如下：

1. 根据大体形态分类 可分为溃疡型、隆起型、浸润型三型。

（1）溃疡型：为结肠癌最常见的大体病理类

型,占50%以上。肿瘤形成深达或贯穿肠壁肌层的溃疡,形状多不规则,向肠壁深层生长并向周围浸润。早期即形成溃疡,容易合并出血等并发症,一般分化较低,淋巴结转移及远处转移出现较早。

(2)隆起型:肿瘤呈腺瘤样向肠腔突出,可呈结节状、菜花状或息肉状,部分病例肿块增大时表面可有溃疡,与周围组织分界常较清晰,向周围浸润少,总体预后较好。

(3)浸润型:该型肿瘤以向肠壁各层弥漫性浸润发展为特点,常导致局部肠壁增厚,若肠壁环形增厚或纤维组织增生可导致肠腔狭窄。早期表面常无隆起或溃疡,后期可有浅表溃疡。该型一般分化程度较低,转移出现较早,预后差。

2. 根据组织病理学分类 主要包括腺癌、腺鳞癌、未分化癌等三类。

(1)腺癌:是结肠癌中最常见的病理类型,癌肿中的癌细胞主要为柱状细胞、黏液分泌细胞和未分化细胞。包括管状腺癌和乳头状腺癌,约占腺癌的80%;其次是黏液腺癌,占10%～20%,伴部分印戒细胞癌。①管状腺癌:是腺癌中最常见类型,癌细胞呈腺管状或腺泡状排列,根据分化程度进一步分为高分化腺癌、中分化腺癌和低分化腺癌;②乳头状腺癌:全部或大部分癌细胞排列呈大小不等的乳头状结构,中心可见少量血管间质形成;③黏液腺癌:主要由可分泌黏液的腺癌细胞组成,癌组织内见大量黏液分布并形成"黏液湖",恶性程度高、预后差;④印戒细胞癌:癌细胞胞核深染,偏居于细胞内一侧,形态似戒指样,故称印戒细胞癌,腺癌中恶性程度最高,预后最差。

(2)腺鳞癌:又称腺棘细胞癌,在结肠癌中少见。肿瘤主要由腺癌细胞和鳞癌细胞构成。其分化较差,多为中分化至低分化,预后较腺癌差。

(3)未分化癌:占结肠癌的2%～3%,癌细胞呈片状或团状,呈弥漫性分布,排列无规律,不形成腺管状结构或乳头状结构,癌细胞通常较小,胞质少,大小形态较一致,预后较差。

不同类型的结肠癌具有不同的生物学特性,但在同一结肠癌组织中也可以出现两种或两种以上的组织类型,且各组织类型的分化程度可不完全一致。

3. 按解剖部位分类 按肿瘤所处肠管的位置可分为右半结肠癌、左半结肠癌。

(1)右半结肠癌:指发生在右半结肠的肿瘤,包括盲肠、升结肠、结肠肝曲、横结肠右侧2/3。

(2)左半结肠癌:指发生在左半结肠的肿瘤,包括左侧1/3横结肠、降结肠和乙状结肠。

五、临床表现

结肠癌的症状及体征与疾病本身的进程及肿瘤的解剖部位密切相关。早期结肠癌可无明显症状,后期随着病情发展可出现相关的症状及体征。如肿瘤出现转移,则可能因转移脏器的功能障碍而伴随相关的临床症状,如肝转移瘤所致的黄疸、肺转移所致的呼吸困难等。相关的临床症状及体征具体如下:

(一)排便习惯及粪便性状改变

排便习惯及粪便性状改变常为结肠癌最早出现的临床症状,多由于癌肿形成及继发感染,毒素刺激结肠产生。多表现为排便次数增加、腹泻、便秘、粪便中带脓血或黏液等,有时可表现为腹泻与便秘交替。与右侧结肠相比,左侧结肠的病变更容易引起大便习惯及性状改变,主要原因可能如下:第一,远侧结肠内大便已相对成形,通过狭窄肠腔更为困难;第二,近段结肠(升结肠及横结肠)的肠腔比远段结肠的肠腔更宽,不易梗阻;第三,远段结肠因为肠管狭窄容易出现其他一些相关的症状,如便血、疼痛等,使患者更容易注意到排便习惯及粪便性状的改变。

(二)便血

便血是结肠癌中仅次于排便习惯及粪便性状改变的常见症状。根据出血部位及出血量的不同,可分为肉眼可见的血便或仅为隐血试验阳性的隐性血便。部分医师或患者常将便血误认为是痔疮出血,特别是对曾有痔疮病史的患者。这种误诊可造成严重结果,故对便血的患者均应认真及时进行评估和检查。

(三)腹痛

常为定位不准确的持续性隐痛或仅表现为腹

部闷胀不适感。瘤体较大出现不完全性梗阻或完全性梗阻时，腹痛程度可加重并转变为阵发性的绞痛，可伴有腹胀、恶心或呕吐等。若肿瘤牵拉后腹膜造成腰背部疼痛不适，往往提示肿瘤分期偏晚。

（四）腹部肿物

部分患者可于腹部触及或见到腹部肿块。肿物常为肿瘤瘤体，一般形状不规则，质地较硬，略呈结节状。有时肿物部分可能为梗阻近端肠腔内的粪便。升结肠及降结肠肿物活动度一般稍差；横结肠及乙状结肠肿物早期可有一定活动度，多伴轻压痛。若肿瘤浸透肠壁与周围脏器粘连或穿孔形成脓肿等，则肿物相对固定并常有局部压痛症状。

（五）肠梗阻

肠梗阻可因肠腔内肿物堵塞、肠管绞窄、肠粘连或肠腔外的粘连及压迫所致，多为慢性不完全性肠梗阻；部分患者病情发展快速、瘤体较大时可堵塞肠管而出现急性肠梗阻。主要表现为腹部胀痛或阵发性绞痛、腹胀、便秘等，当梗阻发展至完全性肠梗阻时，上述症状可加剧。当结肠发生完全性肠梗阻时，因回盲瓣的存在可形成闭袢性肠梗阻，此时从盲肠到梗阻部位间的肠管内压不断增高，若处理不及时可导致绞窄性肠梗阻，引起严重后果。

（六）全身症状

由于长期的慢性失血、肿瘤消耗等，部分患者可有非特异性的全身症状，如贫血、消瘦、乏力等。若肿瘤继发感染或肠道毒素吸收，可有低热。晚期患者若出现肺部转移或肝脏转移等，可有肝大、黄疸、水肿、腹水、低蛋白血症、恶病质等。

此外，由于左右半结肠在胚胎起源、生理功能、解剖结构、病理类型等方面存在差别，其临床表现和特点也存在一定的区别。

右半结肠起源于中肠，肠腔较宽大，肠内容物呈液体，以稀糊状为主，肠管血液循环和淋巴组织丰富，吸收能力强，癌肿以隆起性及溃疡性多见，易发生坏死、出血或继发感染。因此，临床表现以全身中毒症状为主，伴腹痛、腹部肿块及消瘦、乏力等。肠梗阻少见，但在病情急性加重时也可出现肠梗阻表现。

左半结肠起源于后肠，肠腔相对狭小，粪便在此处已黏稠成形，癌肿以浸润性多见，常导致肠腔环形狭窄，因此临床上因癌肿所致的肠梗阻较多，部分患者可以急性肠梗阻起病，一般全身中毒症状较轻且出现较晚。

六、辅 助 检 查

结肠癌的辅助检查主要分为实验室检查、内镜检查和影像学检查。

（一）实验室检查

实验室检查对结肠癌的特异性诊断意义不大，但部分检验对筛查及早期诊断结肠癌、评估肿瘤复发及转移有一定的意义，临床医师可有针对性地进行选择。

1. 粪便隐血试验 是结肠癌早期发现的重要手段。该检验操作简单，具有良好的经济学效益，易被普查人群接受，可作为结肠癌的初筛检验，对阳性者需根据具体情况做出进一步的检查。

2. 肿瘤标志物检查 癌胚抗原（CEA）和CA19-9在部分结肠癌患者中升高，肿瘤分期越晚，肿瘤标志物的阳性率越高。但其在胃癌、肺癌、胰腺癌中亦有表达，对结肠癌的诊断价值缺乏特异性。目前临床上常用于术前评估肿瘤负荷、预测预后、术后随访监测复发或转移。对合并有肝转移的患者建议同时监测甲胎蛋白，对怀疑有卵巢转移或腹膜转移的患者，建议监测CA125。

3. 粪便DNA检查 部分研究认为可通过对粪便进行DNA检测来评估结肠癌的发生。目前已有相关检验产品投放市场，但由于检测效能的准确性及经济因素，该实验技术未能被大规模应用。

（二）内镜检查

纤维结肠镜可在充分肠道准备的情况下对肛门至回盲部的全结直肠进行可视性检查，有利于发现及处理腺瘤及早期的癌前病变，可有效提高结肠癌的早期诊断率并降低其发病率及死亡率。此外，结肠镜检查可通过组织活检来明确病理诊断，以及是否罹患同时性的多原发癌（即≥2处的肠段同时罹患结直肠癌），这有助于协助术前制订手术方案。推荐对所有结肠癌患者行全结肠镜检查。对于一般状况较差、伴有肠穿孔、严重肠道感染、腹腔内严重粘连、肠梗阻等肠镜检查禁忌而未能完成全结肠镜检查的患者，推荐情况好转或术后6个月内行全结肠镜检查。

（三）影像学检查

影像学检查的主要目的在于评估肿瘤浸润情况及转移情况。

1. CT检查 目前是结肠癌分期及判断预后的重要影像学方法。其可以协助评估结肠癌的浸润深度、是否存在淋巴结转移及远处转移等情况，并进行术前TNM分期、评估肿瘤的可切除性及拟定治疗方案，预估预后及随访中评估复发和转移。结合内镜或钡剂灌肠等检查，协助鉴别肠壁内或外在性压迫性病变的内部结构及性质。增强CT在平扫CT的基础上应用静脉对比剂，增加局部组织的对比度而提高诊断的准确率，因此常规推荐增强CT扫描。

2. 磁共振成像（MRI） 在结肠癌的评估中应用较少，可用于病灶周围软组织浸润情况的评估及CT或超声检查提示可能存在的肝脏转移灶患者的深入评估。应用增强MRI及肝脏特异性对比剂（钆塞酸二钠）可提高诊断的准确率。

3. 结肠气钡双重对比造影（X线钡剂灌肠造影） 是针对结肠癌的传统检查方法。该检查可以发现肠腔内肿物、管腔狭窄、龛影、黏膜的表浅病变等，直观地显示病变的位置及侵犯肠管的长度，对结肠癌尤其是中晚期结肠癌的诊断价值较大。该检查无法用于结肠癌的分期，对存在梗阻的患者禁用，此外还可能因粪便存在而出现假阳性。由于近年来结肠镜的广泛应用及CT、MRI等影像技术的快速发展，其临床应用已明显减少。

4. 超声检查 可对肝胆胰等实质性脏器进行检查，评估有无肿瘤的转移及侵犯；经腹部直接检查肠道原发病灶的部位、大小、与周围组织的关系等，评估有无腹膜后及系膜根部淋巴结转移等。

5. 正电子发射计算机断层显像（PET/CT） 不推荐常规应用于结肠癌的评估及复查。对于病情

疑难复杂、常规检查难以明确诊断或怀疑存在全身多发转移者，则推荐应用该检查进行详细分期；对于术前检查提示Ⅲ期以上的结肠癌（存在淋巴结转移）患者，谨慎推荐应用该检查以评估是否存在远处转移。

6. 排泄性尿路造影（intravenous pyelography，IVP） 由于术前CT的常规应用，目前应用较少。对于肿瘤较大可能存在尿路侵犯的患者，推荐进行IVP检查以评估。

七、诊　　断

结肠癌的早期症状多不典型，容易被忽视。其诊断主要依据病史、体征、体格检查及实验室、电子结肠镜、影像学及病理活检等检查。对部分疑难病例、无法病理学确诊或各种急诊情况（如穿孔、肠梗阻保守治疗无效、出血等），可行剖腹探查或腹腔镜探查以协助明确诊断。推荐对所有结肠癌患者行术前临床分期（cTNM），指导治疗方案选择及预测疗效。

八、鉴 别 诊 断

临床鉴别的主要依据是病程的长短、临床症状的表现、影像学所见病变范围及形态等。其中最可靠的是通过纤维结肠镜检查进行活组织病理检查。主要的鉴别诊断疾病如下：

1. 炎症性肠病 如溃疡性结肠炎、克罗恩病可以出现腹泻、黏液便、脓血便、大便次数增多、腹胀等症状；如伴有感染者则可有发热、腹痛等中毒症状，在临床症状及体征上与结肠癌的症状相似，X线检查示病变肠管一般较长，结肠镜检查及活组织病理检查可有效鉴别。

2. 阑尾炎 是因阑尾管腔堵塞或伴细菌感染所致的炎症性疾病，以青年人多见，男性多于女性，多急性起病，典型症状可表现为转移性右下腹疼痛及发热。回盲部癌可因局部疼痛和压痛而误诊为阑尾炎，特别是晚期回盲部癌，局部常发生坏死溃烂和感染，临床表现为体温升高，白细胞计数升高，局部压痛或触及肿块，常误诊为阑尾脓肿，需注意鉴别。

3. 肠结核 是由结核分枝杆菌侵犯肠管导致

的慢性特异性感染性疾病，好发于回肠末端及盲肠。增殖性肠结核在临床上主要表现为腹痛、腹泻、腹部包块等，与结肠癌症状相类似。肠结核患者多有午后低热（部分呈不规则发热）、盗汗、贫血、消瘦、乏力等症状，血液检查可见血沉快、结核菌素试验强阳性。综合病史、全身表现及血液学检查等，一般可与结肠癌相鉴别，必要时可行肠镜检查、病理活检等协助诊断。

4. 结肠息肉 是常见的肠道疾病，可发生于全结直肠，以乙状结肠多见。早期无明显症状，后期主要表现为便血，因部位及出血量而表现为鲜红色或暗红色，少部分患者可有脓血样便、腹痛、腹泻及排便次数增多等肠道刺激症状。钡剂灌肠检查可表现为充盈缺损，容易与腺瘤及结肠癌相混淆。内镜检查可直观了解肠管内息肉的位置、大小、形态等，并对可疑恶性息肉行病理活检，是最有效的鉴别方法。

5. 血吸虫性肉芽肿 多见于我国南方流行区，为血吸虫卵在肠黏膜下沉积所致，后期黏膜瘢痕形成且组织增生，可形成息肉样增生，少数病例可癌变。结合血吸虫感染病史、粪便中虫卵检查、钡剂灌肠造影和纤维结肠镜检查及活检可以帮助鉴别。

6. 淋巴瘤 好发于回肠末段和盲肠及升结肠，也可发生于降结肠及直肠。淋巴瘤与结肠癌的病史及临床表现相似，但由于黏膜相对比较完整，出血较少见。鉴别诊断主要依靠结肠镜下的活检病理检查。

九、治 疗

结肠癌的治疗主要以外科根治性手术为基础，并辅以内镜治疗、药物化疗、靶向治疗、免疫治疗、中医药治疗、一般治疗等。在临床工作中除应尽可能提高早期诊断率外，还应根据患者的肿瘤部位、病理类型、侵犯范围（肿瘤分级及分期）、营养状况等情况进行综合考虑，采用个体化综合治疗的原则，合理应用不同的治疗手段和方案，最大限度地达到肿瘤根治目的，提高疾病的治愈率。

（一）内镜治疗

内镜下切除创伤小，并发症少，患者术后恢复快，住院费用低。对于部分癌前病变或早期结肠癌（cT1N0M0），若肿瘤最大直径＜3cm、肿瘤侵犯肠周＜30%、临床病理分期为T1期、无淋巴结转移征象、病理为高-中分化腺癌，可谨慎选择内镜下切除。术后需对切除组织进行严格的病理学检查及评估。若肿瘤黏膜下层浸润深度＜1mm、无淋巴血管浸润及侵犯、无神经侵犯、无肿瘤出芽、病理提示高-中分化腺癌、肿瘤距离手术切缘≥1mm，可认为达到内镜下治愈性切除。若存在预后不良的组织学特征（3/4级分化、血管/淋巴管浸润、神经侵犯、肿瘤出芽）、切缘未能评估或非完整切除（距离切缘1mm内见肿瘤细胞或切缘阳性）、标本破碎等因素，推荐追加外科手术进行肠段切除及区域淋巴结清扫。

（二）外科手术治疗

外科手术在结肠癌的治疗中居核心地位。早期患者在接受根治性手术后可治愈或获得较长的无病生存期；对于局部复发或远处转移较局限的患者，亦可在充分评估及准备后接受手术治疗，也可获得较好的疗效。

手术需严格按照肿瘤外科原则进行，全面探查腹盆腔如肝脏、胃肠道、盆腔脏器、腹膜等，明确肿瘤与邻近器官的关系及有无淋巴结转移；遵循无瘤原则，避免直接触碰肿瘤；推荐行整块切除；区域淋巴结清扫包括肠旁淋巴结、中间淋巴结及系膜根部淋巴结。

1. 术前评估及肠道准备 术前对全身状况进行评估，包括一般生理状况、慢性疾病、既往史和手术史等。对可能影响机体功能或手术的疾病，如高血糖、低蛋白血症、贫血等，应在术前适当纠正。通过口服泻药、清洁灌肠等方式行术前肠道准备。

2. 手术方式 目前临床上常用的手术方式有开腹手术及腹腔镜手术。腹腔镜手术相对于常规开腹手术，具有创伤小、术后恢复快、术后并发症少等特点，但技术要求高，适合有丰富经验的结直肠外科医师开展。对合并梗阻、腹腔内严重粘连、肿瘤分期偏晚期的患者不建议进行腹腔镜手术。

1991年Jacobs首次报道在腹腔镜下行结肠癌根治性切除术，随着腹腔镜器械的不断改进、医师操作技术的逐步提高及相关研究的深入，腹腔镜结肠癌手术的优势逐渐显现。2010年，我国卫生部《结直肠癌诊疗规范》（2010年版）指出，腹腔镜结肠癌手术已作为结肠癌治疗的标准方案之一。美国2011年版的《NCCN结肠癌诊疗指南》也把腹腔镜手术作为结肠癌手术治疗的可选择方式。目前，在世界范围内腹腔镜结肠癌手术已经得到广泛的认可，其应用日趋成熟。

（1）适应证：在腹腔镜结肠癌手术适应证方面，腹腔镜与传统开腹手术基本相同，并正在逐步扩展。结肠癌的临床分期并不是绝对的选择标准，Ⅰ、Ⅱ期和大部分Ⅲ期的结肠癌肿瘤都可以通过腹腔镜进行切除，主要取决于手术医生的熟练程度。腹腔镜结肠癌根治术的手术切除范围也与开腹手术基本相同，即肿瘤所在肠管、对应的系膜及所属区域淋巴结。

（2）禁忌证：①无法耐受长时间气腹；②术中容易出现难以控制性出血；③操作技术受限（病理性肥胖、腹内广泛粘连、合并肠梗阻和妊娠等）；④肿瘤侵及邻近组织和器官（即T4b），晚期肿瘤已侵及邻近器官，如输尿管、膀胱、小肠、十二指肠等。

（3）操作方法（以腹腔镜根治性乙状结肠切除术为例）：腹腔镜乙状结肠切除术的切除范围与开放手术一致，包括肿瘤近、远侧10cm以上的乙状结肠及其系膜和区域淋巴结（进展期恶性肿瘤应清扫肠系膜下血管根部的中央淋巴结）。

1）腹腔镜Trocar孔的设定：常采用五孔法。①脐孔放置10mm Trocar，置入30°腹腔镜作为观察孔；②右下腹麦氏点放置12mm Trocar，作为主操作孔；③右侧脐上腹直肌外缘放置5mm Trocar，作为辅助操作孔；④左髂前上棘内侧偏下方放置5mm Trocar，作为助手辅助操作孔；⑤左侧脐上腹直肌外缘放置5mm Trocar，作为助手辅助操作孔。根据肿瘤位置调整术者和助手辅助操作孔高低，最后根据肿瘤大小取下腹部4～6cm横切口或纵切口或反麦氏点切口作为标本取出口。

2）建立气腹后，腹腔镜进入腹腔，探查有无腹水及肝脏、网膜等有无转移结节。

3）助手提起直肠乙状结肠系膜，充分显露肠系膜下动脉的走行，在肠系膜下动脉的右侧、系膜与腹膜的黄白交界处，沿肠系膜下动脉走行切开直肠乙状结肠系膜，上至肠系膜下动脉分叉处并整块清扫血管根部淋巴和脂肪组织，下至肿瘤

位置以远至少5cm左右的系膜水平。于肠系膜下动脉根部钳夹并离断血管，清扫其周围淋巴结（图31-0-1）。

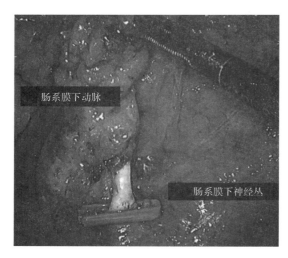

图31-0-1　根部钳夹肠系膜下动脉
扫封底二维码获取彩图

4）沿Toldt间隙向外侧及头侧充分游离直肠乙状结肠系膜，内至十二指肠空肠曲，外达左结肠旁沟。在近胰腺下缘处显露肠系膜下静脉，于其根部钳夹并离断，清扫其周围淋巴结（图31-0-2）。其间注意保护左侧输尿管及生殖血管，扇形分离拟切除的乙状结肠系膜，注意血管弓的走行，保证吻合口有充足的血供，视乙状结肠肿瘤的位置决定是否保留左结肠动脉或直肠上动脉。

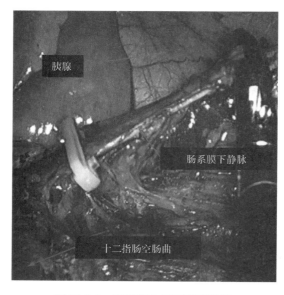

图31-0-2　根部钳夹肠系膜下静脉
扫封底二维码获取彩图

5）标本取出：经12mm主操作孔置入腔镜下切割缝合器切断直肠上段。对于肿瘤直径在3cm以下、系膜不肥厚的患者，在做好无菌及无瘤操作的前提下，可以考虑经远端直肠腔取出标本（NOSES）；对于肿瘤直径超过3cm或腔内吻合不能保证无菌无瘤的患者，建议腹部开小切口取出标本后再进行吻合。

6）消化道重建：近端肠腔内置入合适直径的管状吻合器抵钉座，结扎荷包缝合线，将其放入腹腔。关闭切口腹膜，重建气腹。腹腔镜引导下经肛门置入吻合器，与近端肠管抵钉座对合后完成吻合（图31-0-3）。

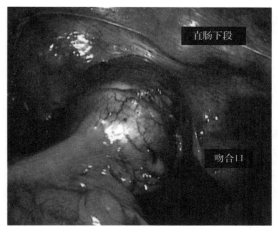

图31-0-3 吻合结肠两断端
扫封底二维码获取彩图

（4）注意事项

1）避免损伤重要解剖结构：术者应注意辨认肠系膜下神经丛、输尿管和生殖腺血管。如果有左肾积水等考虑乙状结肠肿瘤浸润输尿管时，要特别小心，必要时术前经膀胱镜留置输尿管内插管以帮助术中辨认。处理肠系膜下静脉时要注意保护胰腺、十二指肠，游离脾曲时避免撕伤脾脏。

2）遵循肿瘤根治原则：乙状结肠癌根治术应遵循结肠全系膜切除的原则，沿Toldt间隙分离。乙状结肠根治性切除应清扫肠系膜下血管周围中央淋巴结（第三站），达到D3手术标准，可以自肠系膜下血管根部或左结肠血管远侧离断，沿肠系膜下动脉和静脉鞘内解剖，既有助于辨认解剖结构、妥善处理各分支血管，又避免出血，是行D3淋巴结清扫的基本技术方法。

3）避免吻合口张力：切除肠管范围应恰当，

系膜游离范围需足够，应避免吻合口有张力，必要时扩大游离范围。

3. 外科手术方式选择 手术目的在于达到根治性切除，不推荐对无急性并发症的晚期患者行姑息性手术治疗（对于此类患者需在多学科查房讨论后谨慎制订治疗方案）。根据肿瘤的部位，常用的术式如下：

（1）右半结肠切除术，适用于位于右半结肠的肿瘤，如盲肠癌、升结肠癌、结肠肝曲癌、右侧横结肠癌，切除范围包括末段回肠（10～15cm）、阑尾、盲肠、升结肠、结肠肝曲、近段横结肠、相应的系膜及区域淋巴结，回肠与横结肠行端端吻合、端侧吻合或侧侧吻合。

（2）横结肠切除术：适用于横结肠较长的横结肠中部癌，切除范围包括横结肠、结肠肝曲和（或）脾曲、大网膜、相应系膜及淋巴结，结肠近远端行端端吻合、端侧吻合或侧侧吻合。

（3）左半结肠切除术：适用于横结肠远端癌、结肠脾曲癌、降结肠癌，切除范围包括左侧横结肠、结肠脾曲、降结肠、乙状结肠及相应系膜和淋巴结，行结肠-直肠（乙状结肠）端端吻合、端侧吻合或侧侧吻合。

（4）乙状结肠切除术：适用于乙状结肠癌，切除范围为乙状结肠及其相应系膜淋巴结，行降结肠-直肠上段端端吻合、端侧吻合或侧侧吻合。

（5）对术前明确或术中检查发现的同时性多原发结直肠癌，根据肿瘤的部位采用合适的手术方式：若肿瘤位于同一肠段，可考虑按单原发癌行根治性切除；若肿瘤位于相邻肠段，可行相应肠段的扩大切除并清扫相应区域淋巴结；若肿瘤位于不相邻肠段，则应各自按单原发癌行手术切除，在保证肿瘤根治性的同时注意保护剩余肠管的血供。

（6）对于家族性腺瘤性息肉病恶变、遗传性非息肉病性结直肠癌的患者，可根据肿瘤的部位分布行全结直肠切除术+回肠肛管吻合术或全结直肠切除术+回肠造口术。

（7）对于术前影像学评估为T4b的患者，经多学科讨论后慎重选择行新辅助化疗及肿瘤降期的手术治疗；若术中探查见肿瘤侵犯周围脏器，可在保证R0切除的基础上行联合脏器切除术。

4. 围术期处理 术后早期适当禁食并给予肠

外营养支持治疗，维持足够的能量及水分摄入。胃肠功能恢复后可尽早恢复饮食，并逐渐过渡至正常饮食。推荐早期下床活动以促进胃肠功能恢复，预防可能出现的肠粘连、肺栓塞、静脉血栓等。术后严密观察有无出血、输尿管损伤、吻合口漏、腹盆腔感染及切口感染、肠梗阻等并发症，积极对症治疗。

5. 结肠癌合并急性症状的外科处理 部分结肠癌因合并原发灶出血、癌肿侵犯肠壁穿孔、急性梗阻等急性症状，往往需急诊手术处理。此时应根据具体情况选择合适的治疗方式。

结肠癌合并急性肠梗阻多见于左半结肠癌，因回盲瓣的防逆流作用，肠内容物持续进入结肠而不能逆流至小肠，形成闭袢性肠梗阻，容易导致肠管坏死穿孔，应尽早手术治疗。若肿瘤位于左半结肠或肠道准备情况不理想可手术切除肿瘤+近端结肠造口，或近端结肠造口+二期手术切除肿瘤；若肠道准备情况理想可切除肿瘤+一期肠管吻合。对合并出血或穿孔的情况，亦参考上述原则结合患者情况具体决定。

（三）化学治疗

化学治疗是利用肿瘤细胞对化学药品的高度敏感性，使用化学药物选择性地杀灭体内的肿瘤细胞达到治疗目的。化学治疗可杀灭结肠癌可能存在但影像学难于发现微小的远处转移病灶，从而减少患者的复发及转移，延长生存时间。目前结肠癌的化疗主要是以氟尿嘧啶为基础，以全身静脉化疗为主要给药途径。在进行化疗治疗前，均应进行影像学检查以评估病情基线水平，并推荐行相关的基因检测指导治疗。根据治疗目的的不同，化疗可分为以下类型：

1. 辅助化疗 根据结肠癌生物学特性、分子病理特点及近年来的研究结果，推荐对Ⅲ期和合并高危因素的Ⅱ期结肠癌患者行辅助化疗，以提高其5年无复发生存率及总生存率。在术后身体恢复的情况下，可尽早开始辅助化疗，一般在术后4周左右，无特殊情况不应迟于术后2个月。目前常用的辅助化疗方案主要有2种，持续时限3～6个月。①FOLFOX方案（5-氟尿嘧啶+亚叶酸钙+奥沙利铂）：奥沙利铂及亚叶酸钙在首日静脉输注，氟尿嘧啶静脉维持输注46～48小时，每2周

为1个周期；②CapeOx方案（又称XELOX方案，奥沙利铂+卡培他滨）：奥沙利铂于首日静脉输注，后续给予卡培他滨口服连续2周，每3周为1个周期。

Ⅱ期结肠癌的高危因素主要包括：T4（ⅡB、ⅡC期）、组织分化差（3/4级分化）、脉管浸润、神经浸润、合并穿孔或梗阻、送检淋巴结不足12枚、安全切缘不足等。

2. 新辅助化疗 对于可根治性手术切除的结肠癌患者，在手术前进行的化疗。该治疗模式可使肿瘤缩小并降低分期，从而为手术创造有利条件，提高手术切除术，并杀灭可能存在的微小转移灶，减少肿瘤的复发及转移并作为体内药敏试验。适用于局部分期偏晚期但预期可根治性切除的患者，或结肠癌肝转移病灶初始可切除但合并不良预后因素的患者。常用新辅助化疗方案同辅助化疗。

3. 转化化疗 对于不可根治性手术切除的结肠癌患者，通过术前化疗转化为可根治性切除的化疗。该治疗模式可使肿瘤缩小并降低分期，从而为手术创造有利条件，将不可根治性切除变为可根治性切除，并杀灭可能存在的微小转移灶，减少肿瘤的复发及转移并作为体内药敏试验。转化化疗适用于局部分期偏晚、预期不可根治性切除的患者，或结肠癌肝转移病灶初始不可切除的患者。常用新辅助化疗方案同辅助化疗。

4. 姑息化疗 对于无法手术的晚期肿瘤、治疗后复发及转移的患者，可采用全身性姑息化疗的方法控制肿瘤的进展，延长患者的生存时间。主要药物包括氟尿嘧啶、伊立替康、雷替曲塞等。同时推荐对患者进行相关基因检测，根据基因检测结果联合使用相关的靶向治疗药物（如贝伐珠单抗或西妥昔单抗）。晚期结肠癌患者经过积极治疗可延长中位总生存期。

5. 局部化疗 对于存在腹膜转移的患者，可将化疗药物植入腹腔或行腹腔热灌注化疗；对于伴有肝转移灶的患者，可考虑行肝动脉化疗等。

化学治疗常伴相关不良反应，主要有胃肠道反应、骨髓抑制、肝肾功能损害、周围神经病变等。不良反应的发生与否及程度存在个体差异，需密切观察及积极对症治疗，避免因不良反应而造成的治疗中断。

（四）靶向治疗

目前临床上应用较多，对晚期转移性结肠癌疗效较好的靶向药物主要有贝伐珠单抗和西妥昔单抗。贝伐珠单抗与体内的血管内皮生长因子结合后，可抑制肿瘤血管内皮细胞的增殖及新生血管的形成，从而抑制肿瘤的发展及转移。由于贝伐珠单抗容易导致出血及伤口延迟愈合，目前建议除急诊手术外，限期手术应选择在末次贝伐珠单抗使用后4～6周。西妥昔单抗作为一种单克隆抗体，通过与细胞的表皮生长因子受体结合，阻断细胞的信号转导途径，从而发挥抑制肿瘤细胞增殖、诱导肿瘤细胞死亡的作用。目前研究结果显示，西妥昔单抗仅对 *BRAF* 和 *RAS* 基因野生型的患者有效。化疗联合靶向治疗常可起到协同作用的效果。

（五）免疫治疗

部分结肠癌患者呈现微卫星高度不稳定和错配修复基因缺失（MSI-H/dMMR），其肿瘤抗原负荷增加并伴有密集的免疫细胞浸润，对免疫检查点抑制剂反应良好，可从免疫治疗中获益。目前已被批准应用于无法切除或转移性的MSI-H/dMMR结肠癌患者的临床免疫治疗，药物有纳武利尤单抗和帕博丽珠单抗。部分研究显示，双免疫药物联合治疗效果优于免疫单药治疗，但临床毒性反应增加，应谨慎评估后决定是否施行。值得注意的是，绝大部分结肠癌患者微卫星稳定和错配修复基因正常（MSS/pMMR），对免疫检查点抑制剂几乎无应答，治疗效果不明显，目前对该结肠癌人群的免疫治疗尚在探索中。

此外，对其他治疗手段无效的晚期结肠癌患者，亦可通过参加临床试验等方法进行目前最新的过继性细胞免疫治疗及肿瘤疫苗等治疗。

（六）其他治疗

结肠癌患者多合并营养不良，应常规对患者进行营养状态评估，根据结果给予适当的营养支持治疗，首选肠内营养支持治疗。日常饮食中应注意防范肠梗阻的发生。对于合并肠梗阻但难以耐受手术的患者，可考虑内镜下支架植入或留置肠梗阻导管以减轻症状。对于肝脏多发转移瘤的患者，可考虑采用介入消融、瘤体内注射等方法控制转移灶的进展。晚期患者多合并癌痛，需积极进行疼痛评估，按疼痛三阶梯治疗原则进行对症治疗，控制疼痛，提高生活质量。

（周海涛 周建平）

参 考 文 献

蔡三军，2016. 循证结直肠肛管肿瘤学. 上海：上海科学技术出版社，34-42.

陈孝平，汪建平，赵继宗，2018. 外科学. 第9版. 北京：人民卫生出版社，387-390.

李春雨，2022. 临床肛肠外科学. 北京：人民卫生出版社，285-290.

李春雨，汪建平，2015. 肛肠外科手术学. 北京：人民卫生出版社，353-356.

孙可欣，郑荣寿，张思维，等，2019. 2015年中国分地区恶性肿瘤发病和死亡分析. 中国肿瘤，28（1）：1-11.

中华人民共和国国家卫生健康委员会，2020. 中国结直肠癌诊疗规范（2020年版）. 中华外科杂志，58（8）：561-585.

Corman ML，2016. CORMAN结直肠外科学. 第6版. 傅传刚，汪建平，王杉，译. 上海：上海科学技术出版社，609-696.

Steele SR，Hull TL，Read TE，et al，2019. 美国结直肠外科医师学会结直肠外科学. 第3版. 李心翔，于向阳，吴永友，等，译. 北京：北京大学医学出版社，306-331，351-374.

Arends MJ，2013. Pathways of colorectal carcinogenesis. Appl Immunohistochem Mol Morphol，21（2）：97-102.

Bray F，Ferlay J，Soerjomataram I，et al，2018. Global cancer statistics 2018：GLOBOCAN Estimates of incidence and Mortality worldwide for 36 cancers in 185 countries. CA Cancer J Clin，68（6）：394-424.

Eaden JA，Abrams KR，Mayberry JF，2001. The risk of colorectal cancer in ulcerative colitis：a meta-analysis. Giut，48（4）：526-536.

Eddy DM，Nugent FW，Eddy JF，et al，1987. Screening for colon cancer in a high risk population. Gastroenterology，92（3）：652-692.

Esteller M，Sparks A，Toyota M，et al，2000. Analysis of adenomatous poly posis coli promoter hypermethylation in human cancer. Cancer Res，60（16）：4366-4371.

Fearon ER，2011. Molecular genetics of colorectal cancer. Ann Rev Pathol Mech，6（1）：479-507.

Grady WM，Pritchard CC，2014. Molecular alterations and biomarkers in colorectal cancer. Toxicol Pathol，42（1）：124-139.

Harrison S，Benziger H，2011. The molecular biology of

colorectal carcinoma and its implications: a review. The Surgeon, 9（4）: 200-210.

Hazewinkel Y, Dekker E, 2011. Colonoscopy basic principles and novel techniques. Nat Rev Gastroenterol Hepatol, 8（10）: 554-564.

Mundade R, Imperiale TF, Prabhu L, et al, 2014. Genetic pathways, prevention, and treatment of sporadic colorectal cancer. Oncoscience, 1（6）: 400-406.

Quintero E, Alarcón-Fernández O, Jover R, 2013. Colonoscopy quality control as a requirement of colorectal cancer screening-.

Gastroenterol Hepatol, 36（9）: 597-605.

Rayman MP, 2000. The importance of selenium to human health. Lancet, 356（9225）: 233-241.

Shapiro JA, Seeff LC, Thompson TD, et al, 2008. Colorectal cancer test use from the 2005 National Health Interview Survey. Cancer Epidemiol Biomarkers Prev, 17（7）: 1623-1630.

Taylor DP, Burt RW, Williams MS, et al, 2010. Population based family history-specific risks for colorectal cancer: a constellation approach. Gastroenterology, 138（3）: 877-885.

第一节 概　述

肛管癌和肛周癌统称为肛门癌（anal carcinoma, AC），占消化道恶性肿瘤的 2%～2.6%，仅占每年新诊断癌症的 0.4%。肛管癌较肛周癌多见，多发生于 60 岁以上的老年人，中、青年少见。常见的肛门癌包括肛管鳞状细胞癌、肛管皮肤基底细胞癌、恶性黑色素瘤、一穴肛原癌、Bowen 病和 Paget 病等。

一、病因与流行病学

肛门癌病因不明，过去认为是肛瘘和瘢痕组织恶变所致，现发现病毒等病原微生物所致的慢性炎症发生癌肿的危险增加。人类乳头状瘤病毒（human papilloma virus，HPV）中的 16 型和 18 型是常见的两个亚型，与恶性转化密切相关。单纯疱疹病毒（herpes simplex virus，HSV）中与肛管上皮肿瘤有关的是 HSV-2，这种病毒滴度阳性、吸烟、过去宫颈刮片阳性或可疑阳性、性伴侣数量多均与肛管癌的发生有关。

性病是肛门癌的易感因素，如尖锐湿疣、淋病、梅毒等。男性同性恋患肛管癌的危险性增加可能与其有较高的生殖器感染及肛管、肛周有慢性损伤有关。另有研究者报道，克罗恩病患者的肛门部癌变率为 14%。此外，放射线具有致细胞基因突变的作用，被认为是肛管癌的始动因子，放疗诱发直肠癌、皮肤癌，其潜伏期均为 16～18 年，直肠癌平均潜伏期为 13.8 年。

另外，研究表明痔、肛瘘、肛裂、白斑病，以及银屑病、疱疹、尖锐湿疣、硬化萎缩性苔藓病等肛管肛周慢性病变常伴发肛门癌。对于患肛裂、肛瘘和痔的女性，其患肛管癌的危险性增加 2.3～3.3 倍。

对于长期使用免疫抑制剂的患者，肛管癌的患病率增加 100 倍。吸烟也是肛管癌发病的危险因素，尤其是男性同性恋者，肛管癌的发生危险性随吸烟数量的增加而增大。有证据表明，肛门癌的病因是环境因素、HPV 感染、免疫状态和抑癌基因等多因素的相互作用。

二、分类与分期

肛门癌的分期对临床治疗及其预后的评估有很重要的意义。原发肿瘤的大小、浸润深度是分期的基础。目前对肛管肛周肿瘤还没有满意的分期方法，由于肿瘤多转移到腹股沟淋巴结，在送检的标本中可能找不到淋巴结，故不能使用 Dukes 分期。TNM 分期很难将侵犯肛门内括约肌的肿瘤区别，临床应用受到限制。美国癌症联合委员会（AJCC）的肛管癌分期系统受到临床的关注。

1982 年 Papillon 的肛管癌、肛周癌的分期系统曾被国际抗癌联盟（UICC）推荐（图 32-1-1），该系统虽没有记载远处转移，但肛管癌、肛周癌均有图示且叙述准确。

1. 肛管癌的分期

T 原发性肿瘤

Tis 原发癌

T0 无原发肿瘤

T1 肿瘤不超过肛管的 1/3 周或长度，且未浸润外括约肌（图 32-1-2）

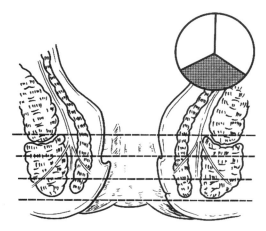

图32-1-1　肛管位置：肛管分为痔区、Morgagni/Pecten隐窝区、肛门口区

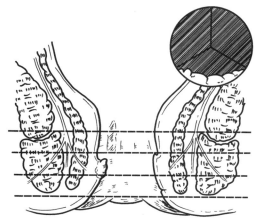

图32-1-2　T1，肿瘤不超过肛管的1/3周或长度，且未浸润外括约肌

T2肿瘤超过肛管的1/3周或长度，或浸润外括约肌（图32-1-3）

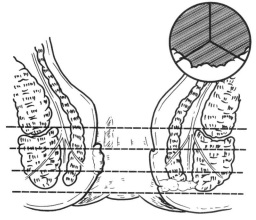

图32-1-3　T2，肿瘤超过肛管的1/3周或长度，或浸润外括约肌

T3浸润直肠或皮肤，但无其他邻近器官浸润（图32-1-4，图32-1-5）

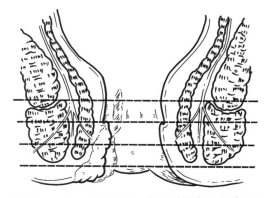

图32-1-4　T3，浸润皮肤，但无其他邻近器官浸润

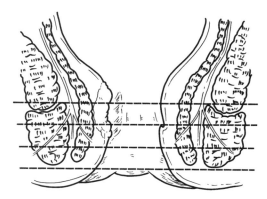

图32-1-5　T3，浸润直肠，但无其他邻近器官浸润

T4直肠或皮肤外的浸润（图32-1-6）

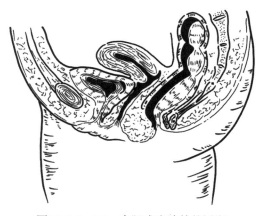

图32-1-6　T4，直肠或皮肤外的浸润

Tx原发肿瘤无法评估

N区域淋巴结

N0淋巴结无转移

N1区域淋巴结转移（图32-1-7）

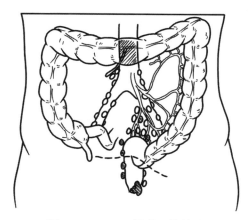

图32-1-7　N1区域淋巴结转移

Nx淋巴结无法评估

2. 肛周癌的分期

Tis原发癌

T0无原发肿瘤

T1最大径≤2cm，浅表或隆起病变（图32-1-8）

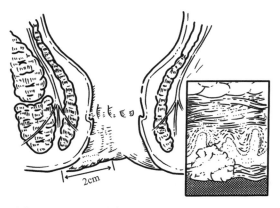

图32-1-8　T1，最大径≤2cm，浅表或隆起病变

T2最大径超过2cm但≤5cm，或肿瘤浸润真皮层（图32-1-9）

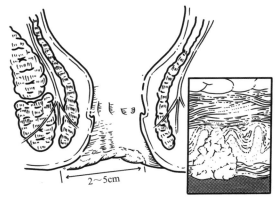

图32-1-9　T2，最大径超过2cm但≤5cm，或肿瘤浸润真皮层

T3最大径超过5cm，或浸润真皮层（图32-1-10）

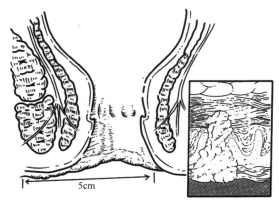

图32-1-10　T3，最大径超过5cm，或浸润真皮层

T4浸润肌肉、骨骼或其他邻近组织（图32-1-11）

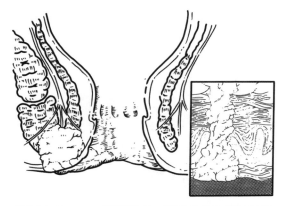

图32-1-11　T4，浸润肌肉、骨骼或其他邻近组织

Tx原发肿瘤无法评估

N区域淋巴结

N0无淋巴结转移

N1区域内单侧，可活动淋巴结阳性（图32-1-12）

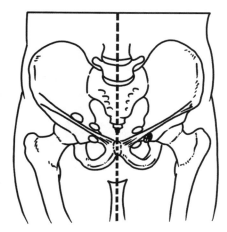

图32-1-12　N1区域内单侧，可活动淋巴结阳性

N2区域内双侧,可活动淋巴结阳性(图32-1-13)

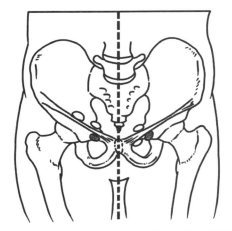

图 32-1-13　N2区域内双侧,可活动淋巴结阳性

N3区域内转移淋巴结固定不可活动(图32-1-14)
Nx淋巴结无法评估

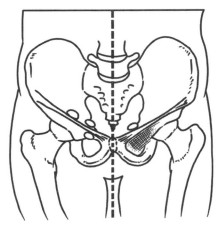

图 32-1-14　N3区域内转移淋巴结固定不可活动

肛管癌MRI分期是较好的方法。通过其在信号强度上的区别从高信号的括约肌间脂肪图像进行识别(图32-1-15)。脂肪图像的高强度信号对判断括约肌的侵犯程度有所帮助(图32-1-16)。

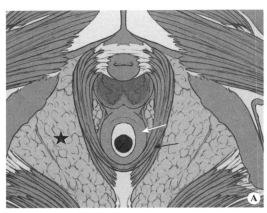
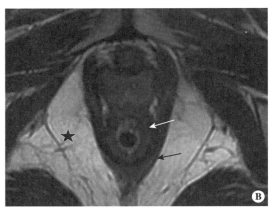

图 32-1-15　轴向平面肛管解剖

轴向解剖示意图(A)和MRI轴向T₂加权图像(B)示肛管解剖结构在等直肠窝水平显示肛门外括约肌(黑色箭头)和肛门内括约肌(白色箭头)
扫封底二维码获取彩图

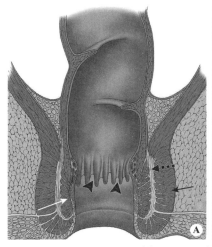
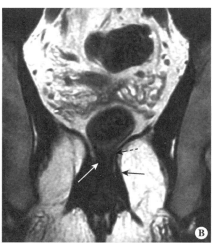

图 32-1-16　冠状面肛管解剖

A. 肛门外括约肌(实线黑色箭头)、肛门内括约肌(白色箭头)、括约肌间脂肪(虚线黑色箭头)和齿状线(无尾箭头);B. 肛管冠状位T₂加权MRI图像显示括约肌间脂肪(虚线黑色箭头)、肛门外括约肌(实线黑色箭头)与耻骨直肠肌相邻,肛门内括约肌(白色箭头)是直肠内圆形肌层的连续延伸
扫封底二维码获取彩图

肛管MRI可提供肿瘤大小、局部扩散和邻近器官侵袭的信息。肛管癌MRI表现为腔内分叶状或浸润性肿块，在T₂加权像上是等信号到高信号，在T₁加权像上是等信号到低信号，增强扫描可见明显强化或不均匀强化（图32-1-17～图32-1-19）。

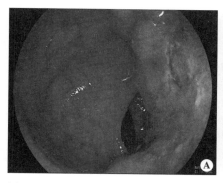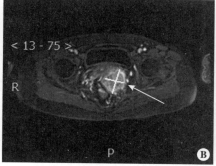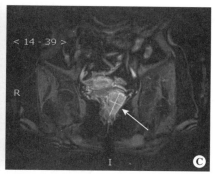

图32-1-17 一位52岁的妇女出现直肠出血。肠镜（A）显示肛缘肿块，质硬，易出血，占肛周1/2。MRI轴向T₂加权像（B）显示4cm浸润肿块（箭头），提示T2期肿瘤累及肛门内、外括约肌。MRI增强T₁加权像（C）显示强烈增强（箭头）。
MRI分期示T4N1；病理检查示肛管鳞状细胞癌
扫封底二维码获取彩图

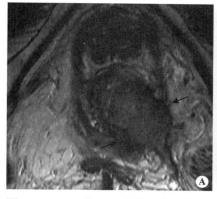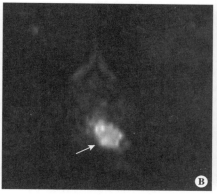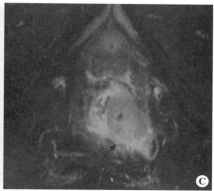

图32-1-18 一位58岁女性，患肛门鳞状细胞癌，患者有很长的HIV感染史，并伴有直肠出血。MRI轴向T₂加权像（A）、扩散加权像（B）和增强T₁加权像（C）显示一个不明确的浸润性肛门肿块（箭头），累及肛门内、外括约肌并延伸到皮肤。这个图像显示限制扩散（B图中箭头）和异质对比增强（C图中箭头）

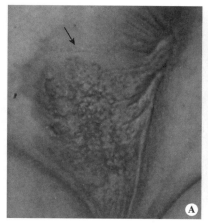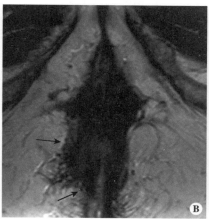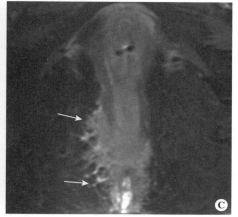

图32-1-19 一位72岁妇女的肛门边缘的Paget病
A. 肛缘图片显示右侧肛周区域有红斑、水肿、结节状斑（箭头）。B、C. MRI轴向T₂加权像（B）和钆增强T₁加权像（C）显示浸润性低强度肿块病变（箭头）右侧肛门边缘；肿块表现为异质性增强
扫封底二维码获取彩图

为了排除远处转移，建议进行胸部和腹部CT扫描。治疗之前可以考虑使用PET/CT证实分期。

Parikh、Tarantino 和 Bernstein 提出了以下分期系统：

uT1　肿瘤局限在黏膜下。

uT2a　肿瘤侵及肛门内括约肌。

uT2b　肿瘤侵及肛门外括约肌。

uT3　肿瘤穿过括约肌到肛管周围组织。

uT4　肿瘤侵及邻近器官。

Giovannini 等分析了肛门鳞状细胞癌标本的临床分期、组织分级和肿瘤细胞的DNA含量，认为组织学分级和临床分期似乎是患者预后的最好预测因素。

三、临床表现

肛管癌早期症状不明显，进展期主要有以下表现：

（1）大便习惯改变：排便次数增加，常伴里急后重或排便不尽感。

（2）粪便性状改变：粪条变细或变形，常带有黏液或脓血。

（3）肛门疼痛：是肛管癌的主要特征，初时肛门不适，逐渐加重以致持续疼痛，便后更明显。

（4）肛门瘙痒伴有分泌物：由于肛管癌分泌物刺激肛周皮肤，患者肛门瘙痒。分泌物伴有腥臭味。

（5）肛管内肿块：直肠指诊或用肛镜检查可见肛管内溃疡型肿块或息肉样、蕈状肿块，也可见浸润型肿块伴肛管缩窄。

（6）腹股沟淋巴结肿大：可扪及一侧或双侧腹股沟淋巴结肿大，多个，质韧或带有疼痛。

第二节　肛管鳞状细胞癌

肛管鳞状细胞癌多发生于齿状线以下至肛管黏膜与皮肤交界区域，该区域与齿状线以上肛直肠环以下的区域属外科学肛管。随着分子生物学技术的进步，发现直肠与肛管结合部的组织结构复杂，细胞组成多形性，发生于该区域的肿瘤可源于各种不同的组织，形成肿瘤的多种类型。因此，从肿瘤学观点来看，临床上肛管的范围以外科学肛管为宜，以主要肿瘤细胞成分确定肛管肿瘤的类型。

一、病　　理

肿瘤多数较小，属溃疡型，癌灶呈斑块状和结节状，少数呈菜花状。多局限在肛管的一部分，很少呈环形或半环形。半数侵犯括约肌，也可侵犯阴道形成直肠阴道瘘。可转移到腹股沟淋巴结，也可沿痔血管转移，偶可发生肝、腹膜及骨转移。分化较差，不常有角化，恶性程度高，预后较差。

二、临床表现

肛管覆有复层鳞状上皮，受躯体神经支配，尤其是齿状线以下，感觉敏锐，肿瘤侵及后可出现持续性的疼痛，便后加重。早期大便习惯有改变，便次增多，有排不尽感。开始少量血便，随病情进展而加重。直肠指诊可触及肿块，早期呈疣状，可活动；病变较大可有溃疡形成，质硬，有压痛。晚期肛管狭窄、管壁僵硬，患者因剧痛拒绝指诊，常需在麻醉下活检。当直肠指诊触及肛管内肿块且位于齿状线附近时常需要多点取组织行病理学检查。有些位于齿状线下或周围甚至肛缘的肿瘤可能来源于肛腺上皮，而不是鳞状细胞癌（图32-2-1）。

三、诊断与鉴别诊断

肛管鳞癌根据临床症状和体征及组织病理检查多可明确诊断，但早期除与痔、肛裂和直肠息肉、肛瘘相鉴别外，还应与下列疾病相鉴别。

1. 直肠癌　低位直肠癌可侵犯到肛管，甚至到齿状线处及肛缘。组织病理学检查可确诊。直肠癌的预后比肛管癌要好。

2. 肛门窦道　感染性肛门窦道有时似肛管癌，肛门窦道常位于肛管后、前正中，并与齿状线相连，肛管黏膜完整。探针检查可证实肛门窦道，窦内为肉芽组织，活检可证实诊断。

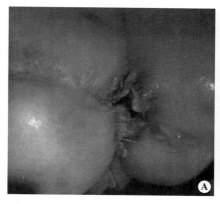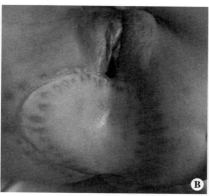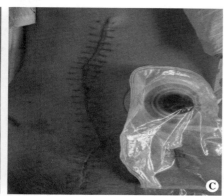

图 32-2-1　一位 42 岁女性肛管鳞状细胞癌放疗后肿瘤残留，行腹会阴联合切除术（APR）+腹直肌带蒂皮瓣修复术（VRAM）。病理免疫组织化学检查示肛周及肛管放化疗后组织残存癌细胞，未见血管及神经浸润。CK5/6（+），CK7（+），Ki-67 Li 20%；P63（+），PCK（+），P40（-）

扫封底二维码获取彩图

3. 恶性黑色素瘤　该肿瘤在肛管处少见，其中无色素黑色素瘤则易漏诊、误诊，应活检确诊。典型的恶性黑色素瘤外观似血栓性外痔，为硬性结节，偶有压痛。表面有色素及溃疡，有助于明确诊断。值得注意的是，若切取组织行病理学检查时，一定应将瘤灶完整切取。恶性黑色素瘤易发生血行转移。

四、治　疗

肛管鳞状细胞癌的治疗应建立在严格的肿瘤分期和多学科会诊的基础之上，有多种治疗方法可以选择，肿瘤侵犯深度及大小是决定患者生存期长短的重要因素，也是选择治疗方案的基础。肛管癌患者的治疗在药物选择、放化疗剂量确定、手术方式的确认及基础疾病的治疗等方面仍有许多不确定的因素。因此，在治疗肛管癌时，组建一个包括胃肠病内科医师及肿瘤内科、肿瘤外科、肿瘤放疗科医师和影像科医师的多学科团队则是非常重要的。

（一）手术治疗

1. 局部切除　2020 年美国国立综合癌症网络（NCCN）肛门癌外科手术原则认为浅表浸润性鳞状细胞癌，基底膜侵犯≤3mm，最大水平扩散 7mm，局部手术切除并阴性边缘可能是足够的治疗。局部复发/肿瘤持续存在则腹会阴联合切除术是主要的治疗方法。

T1 期肿瘤大小≤1cm 或病理活检示表面浸润性（即病灶基底膜侵入≤3mm，最大水平扩散≤7mm），无淋巴、血管侵犯的肛管浅表鳞状细胞癌患者可选择局部手术切除。

2. 括约肌切除术（sphincteric resection，SR）　适用于足够切缘、仅侵犯括约肌的肛管癌患者。此手术需要经腹及经肛门进行操作。

3. 肛管部分切除与结肠肛管吻合术　该种手术方式保留了 1.5～2cm 的肛门括约肌，能明显提高患者的生活质量。

4. 腹会阴联合切除术（APR）　肛管非转移性癌行 APR 和永久性结肠造口术，5 年生存率为 40%～70%，围术期死亡率为 3%。腹壁造口对于患者生活质量的影响及放化疗技术的逐步进步，APR 已不再是肛管癌首选的治疗手段，但局部复发时 APR 仍是主要的治疗方法，同时也是肛管鳞状细胞癌原发放化疗治疗失败、肿瘤残余的抢救性手术方法。

5. 腹股沟淋巴结清除术　为肛门鳞状细胞癌复发的髂腹股沟淋巴结转移的最佳治疗方法，对于初始治疗后完全缓解的患者，应定期对盆腔区域进行腹股沟淋巴结触诊和检查，定期随访。如果腹股沟淋巴结复发，腹股沟淋巴结切除将是推荐的手术选择，也可考虑辅助联合模式治疗，特别是如果以前没有对腹股沟区域进行放射治疗。

6. 前哨淋巴结活检　研究表明，氟化去氧葡萄糖正电子发射体层显像（^{18}F-FDG PET）比临床体检、腹股沟超声检查或 CT 检查更能检测到异常的腹股沟淋巴结，而前哨淋巴结活检（SLNB）在检测转移性淋巴结方面优于CT和^{18}F-FDG PET。

（二）化学治疗

外科手术是20世纪80年代以前治疗肛管癌的一线方法，但美国韦恩州立大学诺曼·尼格罗博士进行关键研究之后，用化学药物和放疗并保留肛门的治疗成为主要方法。

（三）放射治疗

同步放化疗是目前肛管癌的主要治疗手段，但各种方案中的放疗剂量并没有统一，最佳放射治疗方案仍然不规范。

（四）靶向与免疫治疗

化疗、放疗等传统方法常被用作肛管癌患者的第一线疗法。癌症免疫疗法的进展为肛管癌的治疗提供了另一条可选择的途径。免疫疗法或生物疗法主要有供体T细胞的被动免疫、具有免疫调节特性的免疫佐剂或细胞因子、癌症疫苗、嵌合抗原受体（CARS）修饰的T细胞及免疫检查点抑制剂等，都是治疗各种形式的人类癌症的有效方法。抗PD-1和PD-L1的单克隆抗体，包括派姆单抗（pembrolizumab）、纳武利尤单抗（nivolumab）和阿特珠单抗（attzolizumab），在不同的肿瘤类型中显示出抗肿瘤活性。但在不同的肿瘤类型中，PD-L1在预处理中的表达与抗PD-1治疗的反应之间存在相关性。

（五）抗EGFR和生物治疗

研究发现，表皮生长因子受体（epidermal growth factor receptor，EGFR）的抑制剂，如西妥昔单抗和帕尼单抗的抗肿瘤活性取决于是否存在非突变的KRAS，而KRAS突变在肛管癌中非常罕见。虽然肛管鳞状细胞癌的化疗可以保留括约肌，但通常局部有复发。

第三节 基底细胞癌

基底细胞癌（basal cell carcinoma，BCC）又称为基底细胞上皮样癌或侵蚀性溃疡。起源于表皮最深层的基底细胞。肛周的基底细胞癌极少见，占所有肛管直肠肿瘤的0.2%。最常见的部位是肛周靠近肛门口处，很少有病例延伸到肛管。病因尚不清楚，但认为以前在非阳光暴露的皮肤区域有放射治疗或慢性皮肤刺激则可诱发BCC。临床过程相当缓慢，远距离传播的风险很低，没有任何转移病灶发生。

一、病　　理

本病多不侵犯肛门括约肌。镜下见到成片的呈嗜碱染色的肿瘤细胞，细胞有不同程度角化，中心有钙化。细胞核大、胞质少。如肿瘤细胞既有基底细胞的特点，又有鳞状细胞的特点，则称为鳞状细胞癌或BCC，可能来源于泄殖腔的残留上皮或其他类型的上皮，免疫组化可帮助区分这些来源不同的癌。基底样鳞状细胞癌可以发生转移，预后较差。

二、临床表现与诊断

多数患者感觉肛门有肿块及溃疡，可有出血、疼痛、肛门瘙痒及分泌物，或大便习惯改变等。肿块大小多为1～2cm，生长缓慢，常呈增大变硬的结节，中央凹陷或形成溃疡，溃疡周围绕以珍珠样的隆起，即所谓侵蚀性溃疡。由于肿块小、表浅，常误诊为痔、肛裂或肛周湿疹及疣。

三、治　　疗

本病以手术切除为主。根据肿瘤的大小及浸润程度，采用不同的术式。如肿瘤巨大，浸润广泛的晚期肿瘤，可行腹会阴联合切除，永久性肠造口术；如肿瘤较小无明显浸润，则行局部切除，切缘应距肿瘤边缘1～2cm，切除皮肤、皮下组织，必要时可切除少部分肌肉。基底细胞癌对放疗敏感，小的基底细胞癌或手术后可行放疗。

第四节 恶性黑色素瘤

恶性黑色素瘤的发病率增长速度高于其他任何癌症。中国的恶性黑色素瘤年增长率为3%～5%。

虽然肛管直肠恶性黑色素瘤（anorectal malignant melanoma，ARMM）的发病率在增长，但仍是一种罕见的疾病，占所有肛管直肠恶性肿瘤的2%～4%，占所有黑色素瘤的0.6%～1.6%。由于约25%是无色素的，误诊率高，患者就诊时往往是中晚期病变，生存率低。肛周、肛管、直肠恶性黑色素瘤由于各自所在的解剖位置不同，其临床表现和复发方式也不同，所有患者的预后都很差，特别是中晚期患者，5年总生存率约为20%。

一、病因与病理

ARMM的病因目前尚不明确，皮肤黑色素瘤的病因包括家族史、日光暴露、主要的基因（如细胞周期依赖性激酶抑制剂2A，CDKN2A）突变。黑色素细胞的恶性转化可能是由氧化应激和（或）免疫抑制引起的。ARMM病理大体形态分为息肉型、结节型和溃疡型；镜下见肿瘤形态多样，可分为上皮细胞型、梭形细胞型、小蓝细胞型及混合型等。免疫组织化学对诊断ARMM有不可或缺的意义，有助于鉴别ARMM和其他肿瘤。黑色素瘤抗原如S-100、HMB-45和Vimentin，在78%～100%的病例中呈阳性。胃肠道间质瘤（GIST）的特殊标志物c-Kit、CD117在75%的ARMM病例中呈阳性。一些具有高特异性和低灵敏度的黑色素瘤独特的标志物包括黑色素A、Mart-1抗体。

二、临床表现

ARMM以老年女性多见，发病中位年龄为60岁。ARMM最常见的症状是肛门肿块、肛门疼痛、肛

门出血和排便习惯改变。由于其非特异性表现和罕见性，ARMM在早期很难诊断，约2/3的患者被误诊为痔疮、息肉或直肠癌。70%～90%的肿块位于齿状线肛管处，其次位于肛周皮肤。肿块大小为3～6cm，外形呈蕈伞状，有短而宽的蒂，或呈结节状似菜花，呈紫黑色或褐黑色。位置低时易受粪便摩擦而便鲜血，出现黑色溢液，味恶臭。肿瘤刺激直肠壁而坠胀不适，常便秘与腹泻交替出现。侵犯括约肌时有疼痛。肿瘤逐渐增大脱垂，呈黑色肿块，似血栓性外痔或嵌顿痔，可自行回纳，继续增大则需手法回纳。50%～70%的含有色素，其余为无色素肿瘤。切忌单独的肿瘤咬切，应行全肿瘤切除送检，以免造成医源性扩散。

三、辅助检查

1. 血清标志物检查 血清标志物有助于ARMM的诊断。在晚期黑色素瘤病例中会升高，并经常被用作其他诊断研究的辅助手段。乳酸脱氢酶（LDH）是一种常用的标志物，被用于黑色素瘤患者远处转移的检测。其他标志物包括S-100B、黑色素瘤活性抑制（MIA）蛋白、烯醇化酶和YKL-40。这些标志物的升高与预后不良有关。

2. 影像学检查 放射性检查的主要作用是确定疾病的程度。胸部正侧位片可检出明显的肺转移，腹部超声可检出肝转移。CT有助于疾病的准确分期，肝损伤表现为门静脉期的晚期动脉增强和肝实质减缩。CT肺转移瘤表现为多发动脉端结节伴树瘤。MRI是准确评估肿瘤局部浸润的良好成像方式及用于肝脏转移性病变的检测（图32-4-1）。PET/CT是转移性黑色素瘤分期和反应评估的推荐检查，黑色素细胞与正常组织相比具有更高的FDG活性。

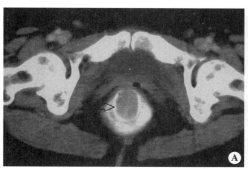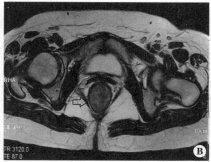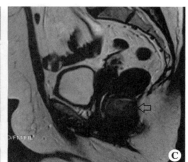

图32-4-1　肛门直肠黑色素瘤在增强CT（A）和MRI（B、C）上表现为异质性增强的息肉状肿块（箭头）

3. 内镜检查 对于深部ARMM，特别是直肠黑色素瘤，内镜是非常有用的可视化病变和活检组织学检查手段。内镜检查病变表现为黑色或褐色斑块、溃疡或息肉，活检的准确率为50%～100%。内镜超声有助于确定病变的深度，特别是肛门括约肌受累的程度，并有助于寻找直肠周围淋巴结肿大，病变表现为低回声，内部回声不均匀。

四、诊断与分期

由于皮肤黑色素瘤（cutaneous melanoma，CM）和ARMM以早期血行传播而闻名，继发性胃肠黑色素瘤并不罕见。因此，为了区分原发性和继发性黑色素瘤，必须满足以下标准：通过彻底的临床检查，包括生殖器、口咽、眼科和内镜检查，在任何其他皮肤或黏膜部位都没有黑色素瘤；没有黑色素瘤的既往病史和在组织样本的基底上皮中不存在不典型的黑色素瘤细胞。原发性ARMM分期通常根据美国癌症联合委员会（AJCC）CM指南进行。AJCC分期系统（第8版）对CM的分期，可用来分析ARMM患者特异性生存率。

在以前的研究中最常见的ARMM临床分期系统是Ballantye系统，分为三期：Ⅰ期，局限性疾病；Ⅱ期，腹股沟或盆腔淋巴结转移；Ⅲ期，远处转移。Breslow将黑色素瘤按肿瘤最厚部分的垂直厚度分成五级。Ⅰ级：肿瘤最大垂直厚度<0.76mm；Ⅱ级：肿瘤最大垂直厚度为0.76～1.5mm；Ⅲ级：肿瘤最大垂直厚度为1.51～2.25mm；Ⅳ级：肿瘤最大垂直厚度为2.26～3.0mm；Ⅴ级：肿瘤最大垂直厚度>3.0mm。肿瘤浸润厚度超过2mm者，无1例生存5年。Ⅰ～Ⅱ级的5年生存率可达74%。

五、治　疗

恶性黑色素瘤是第三常见的皮肤恶性肿瘤，具有较高的发病率及死亡率。早期恶性黑色素瘤可通过外科切除的方式治愈并获得较长的生存，中晚期黑色素瘤患者单纯手术切除的效果并不好。肿瘤厚度大于4mm（T4N0M0，AJCC分期ⅡB～ⅡC期），或有区域淋巴结转移或途中转移（T1～4N1～3M0，AJCC分期Ⅲ期）的患者即便接受了完整的外科切除，也会有60%～75%的复发率，5年生存率仅为30%～70%。这些患者迫切需要包括手术在内的各种治疗来降低复发或死亡的风险。ARMM的主要治疗是手术、化疗、放疗、靶向及免疫治疗，靶向治疗ARMM迅速增加。

（一）外科手术

外科手术切除是治疗ARMM的主要方法。建议手术切除Ⅰ、Ⅱ期ARMM。与直肠腺癌和CM不同，ARMM淋巴结转移对长期生存没有显著影响，该疾病的全身转移发生在疾病的早期，甚至在淋巴结转移之前。推荐R0手术切除是最佳治疗方式，淋巴结切除术只在区域淋巴结转移的情况下进行。

ARMM的主要治疗原则：①维持功能原则，如内镜黏膜切除（endoscopic mucosal resection，EMR）、局部扩大切除术（WLE）；②根治原则，如低位前切除（low anterior resection，LR）、腹会阴切除（abdominoperineal resection，APR）。转移是疾病自然过程中的一个早期事件，因此应集中努力地进行多种方式治疗。对于那些肥胖和肿瘤侵犯括约肌的患者，进行有清楚肿瘤切缘的根治性APR的唯一好处是肿瘤的局部控制和良好的生活质量。认为可以进行定期复查的WLE应该是首选的方法，如果WLE不可行或有局部复发而无远处转移，则应考虑APR。

（二）化学治疗

ARMM没有标准的化疗方案。过去在很长时间里，达卡巴嗪（dacarbazine，DTIC）及替莫唑胺（temozolomide，MTIC）是治疗转移性恶性黑色素瘤的药物，然而有效反应率仅为13.4%，中位生存时间为5.6～11个月。DTIC联合大剂量干扰素和IL-2可有效治疗10%～20%的ARMM。

（三）放射治疗

放射治疗主要用于姑息性治疗或辅助性处置、保器官手术后，如广泛的局部切除，以减少局部复发的机会。

（四）免疫治疗

与传统的化学治疗和分子靶向治疗不一样，免疫治疗是一种利用患者自身免疫系统实现抗肿瘤作用的治疗方式，而不仅仅是肿瘤细胞本身。2014年美国FDA先后批准了PD-1抑制剂纳武利尤单抗和帕普利珠单抗用于晚期不可切除或转移性恶性黑色素瘤的治疗。2015年，CTLA-4抗体伊匹单抗（ipilimumab）获批用于黑色素瘤的术后辅助治疗。

（五）靶向治疗

各种BRAF和MEK抑制剂已被用于治疗转移性黑色素瘤。

（六）其他疗法

大剂量α干扰素（IFN-α）被推荐为中晚期黑色素瘤的辅助治疗方案，且IFN-α存在严重的剂量-毒性相关不良反应，大剂量IFN-α术后辅助治疗仍是临床治疗ⅡB～Ⅲ期黑色素瘤的主要手段。

第五节　一穴肛原癌

1880年，Hermann和Desfosses首次指出齿状线区域存在过渡上皮。Grinvalsky和Helwig对这种区域的上皮进行研究，指出它是胚胎泄殖腔的残余物，即胚胎发育时期内外胚叶一穴肛结合处的残余，可产生多种形式的肿瘤，并将这些肿瘤命名为"过渡性泄殖腔源性癌"（transitional cloacogenic carcinoma）或称"一穴肛原癌"（cloacogenic carcinoma）。过去对此癌的组织学未完全了解，因而按癌细胞的不同形态来命名，如未分化癌、黏液表皮样癌、移行细胞癌、鳞化腺癌及基底细胞癌等。肿瘤形态多样，依据镜检组织细胞成分的不同，一穴肛原癌可表现为基底样细胞型、基底鳞状细胞型、移行细胞型及鳞状细胞型。一穴肛原癌是一个单一的实体肿瘤，位于齿状线下的占44%，位于齿状线的占38.9%，位于齿状线上的占13.3%。

一穴肛原癌最常见的症状是直肠出血、疼痛、便秘和肛门肿块。最常伴有的良性肛门疾病有痔、瘘管和肛裂。

腹部会阴切除术、宽大的会阴皮肤和骨盆壁的软组织切除、切除受到侵犯的阴道后壁及清除受侵犯的腹股沟淋巴结均是最佳的处理方法；强调局部切除不应作为一种主要的治疗形式，除非是原位癌和痔切除术后发现的小的显微病理性癌症，且肿瘤仅限于黏膜下层。侵入肌肉者均应行腹部会阴切除术。无论何种治疗方案，均易复发。复发后应积极手术切除复发病灶。放疗、化疗和联合治疗大多是姑息性的，死亡率为91%～100%。术前或术后放疗可有比较好的生存率。

一穴肛原癌单靠临床表现和影像学检查很难明确诊断，组织病理学检查是唯一可确诊的方法。一穴肛原癌的最佳治疗方案为放疗或放疗加手术为主的综合治疗。

第六节　肛周Paget病

肛周Paget病（perianal Paget disease，PPD）是一种罕见的疾病，在所有肛门疾病中不到1%，占Paget病的6.5%。本病无特异性症状，渗出、疣状、低色素斑块伴瘙痒或灼热感是常见主诉。从发病到确诊间隔较长，平均为37.8个月。肛周Paget病存在原发性与继发性之分，来源于表皮或皮肤附属结构的Paget病称为原发乳房外Paget病（extramammary Paget disease，EMPD）或皮肤型EMPD，包括皮肤附属器，如外分泌腺、顶浆分泌腺、异位乳腺样腺、表皮多潜能干细胞及其他结构。而将内脏肿瘤转移而来或邻近肿瘤扩散浸润的EMPD病称为继发EMPD或内胚层型EMPD，主要来源于下消化道和泌尿道。继发性Paget病最常见于原发性结直肠癌，上皮内肿瘤延伸，但也可能与胃肠道、乳腺和尿道的远程癌有关。而原发性Paget病与内部恶性肿瘤无关，但可能成为局部侵袭性的内分泌癌，好发于50～80岁的老年人，常见于大汗腺丰富的区域，包括外阴和肛周部位，少见部位包括腹部、大腿、外耳道等。

一、临床表现

本病好发于老年人，中位年龄为64岁，男女之比为1.5：1。起病慢、病史长。常误诊为痔、肛裂，用药后症状不缓解。继之肛门有灼痛、出血或肛周顽固性瘙痒。局部使用皮质类固醇后出现肿块等边缘清楚的湿疹样斑，之后形成溃疡，边缘隆起，界限清楚，表面有黏腻黄色渗液，然后结黄痂。溃疡长期不愈，有灼痛感，若累及肛管黏膜，多伴有直肠癌。凡肛周有湿疹样斑伴顽固瘙痒，局部使用皮质类固醇不能缓解者，应高度怀疑本病。有下列表现者应在局部麻醉下多点活检：①肛周溃疡长期不愈者；②肛周损害伴有直肠癌或尿道癌等肿瘤者。组织学检查是诊断Paget病的唯一方法。免疫组化可鉴别是继发性还是原发性。继发性Paget细胞来源于结直肠癌，通常CK20、CDX2（有时也是CK7）为阳性，而原发性（或局部）Paget细胞通常CK7（＋）、CK20（－）、GCDFP-15（＋）。

二、诊断与鉴别诊断

本病的诊断主要依靠病理组织学检查。

1. 肛周湿疹　外观与本病相似，但发作呈间歇性，局部应用皮质类固醇可以缓解瘙痒症状，活检找不到Paget细胞。

2. 肛周Bowen病　为肛周表皮内鳞状细胞癌，PAS反应阴性，活检可以鉴别。

3. 肛周基底细胞癌　多发生在肛缘，生长缓慢。显微镜下见有不同程度角化，中心有钙化，细胞核大、胞质少。对放疗敏感，预后好。

4. 表浅真菌感染　股癣蔓延到肛周，皮肤损害类似本病，局部应用皮质类固醇治疗症状不缓解，但抗真菌治疗有效，刮屑行镜检可找到菌丝或孢子。

三、治　疗

制订治疗方案前应先排除其他部位的肿瘤，如行结肠镜检查排除大肠恶性肿瘤。手术切除是主要治疗方法。有学者认为肛周Paget病应分为浸润性生长和非浸润性生长两种。前者应行APR，后者WLE即可。手术方式有3种：第1种，病变单纯累及肛周表皮，仅将局部病变及其周围＞1cm的正常皮肤切除，并行皮瓣转移。第2种，病变侵犯较深层的皮肤附属器，切除时应包括肿瘤基底的深筋膜和肿瘤周围＞1cm的正常组织，并行皮瓣转移或游离植皮术。第3种，因病变累及更深部的直肠、尿道等，行APR。目前认为，早期病变也应行WLE，减少术后复发，因Paget细胞常沿毛囊进入皮下组织，单纯切除皮肤常无效。化疗不能消除病变，但1% 5-Fu局部应用可改善瘙痒症状。放疗可使病变减缓发展。术后应用维A酸可减少或预防复发。当发现广泛的局部浸润性病变或同步肛门直肠腺癌时，应接受新辅助化疗再行APR，以改善预后。由于WLE或APR后会阴皮肤缺损大，术前方案中必须仔细考虑修复问题。APR后的缺损可行VRAM或球海绵体肌带蒂皮瓣推移修复术。WLE后可行"V-Y皮瓣"或分阶段的刃厚皮片修复，但会阴部"O-Y"形皮瓣修复术（图32-6-1）是比较好的选择。

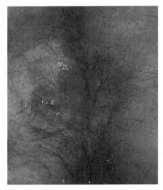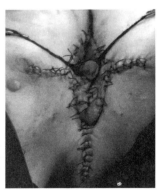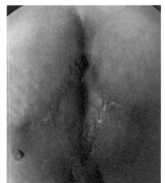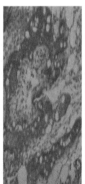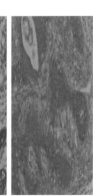

图32-6-1　患者，男性，65岁。肛门瘙痒2年，排便困难、便血2个月。肛周见环形皮肤损害，红肿糜烂，直径约6cm。直肠指诊可扪及环形瘢痕样挛缩致肛门狭窄，仅能通过一指。经组织病理检查示肛周Paget病。行扩大局部切除，并行"O-Y"形皮瓣修复术。病理检查示肛周皮肤Paget病，病变累及皮肤全层。切缘阴性。免疫组化结果示CK7（＋），EMA（＋），HER-2（－），Ki-67（＋，约70%）

肛周 Paget 病一经确诊，首选手术切除。但对于难以耐受手术的老年患者，手术后复发或特殊部位的皮损，可选择 Mohs 显微描记手术、光动力疗法、化疗等方法进行治疗。

第七节　原发性肛周黏液腺癌

原发性肛周黏液腺癌（primary perianal mucous adenocarcinoma）是肛门癌中一种少见的类型。Rosser 首次报道并确定了定义和其诊断的标准：①癌前存在瘘管病史至少 10 年；②直肠或肛管中的肿瘤应该继发于直肠癌；③瘘管的内部开口应该进入肛管而不是进入肿瘤本身。

该病可能来源于直肠、肛瘘或肛门腺，病理生理特征显示与肛周长期慢性炎症改变有关，特别是复杂性肛瘘长期不愈合的发病率更高。肠炎、糖尿病、先天发育异常也可能是病因。原发性肛周黏液腺癌进展缓慢，病程迁延，肛瘘病史常是 10 年到数十年，呈管外型生长浸润肛周纤维、脂肪组织及臀肌，不侵犯直肠及肛门，肛瘘或溃疡分泌物呈明胶样，穿刺肿块有黏液。

本病有隆起型（肛周无痛性肿块，固定较深，境界不清）、溃疡型和肛瘘型等分型。组织学上可见大多数为分化良好的黏液腺癌和有黏液分泌的导管，瘘管开口处可见鳞状上皮、移行上皮和黏液柱状上皮，皮肤鳞状上皮增生则不常见。

早期常无特殊症状，临床上常易误诊。确诊需组织病检，在瘘管刮取组织或局部肿块穿刺取组织中可找到癌细胞，须避开炎症区域并多点取材。本病应与直肠癌、复杂性肛瘘、肛周大汗腺炎相鉴别。

病变早期采用 WLE，切除不净可复发，侵犯到直肠可行经腹会阴将直肠与臀部肿块广泛切除。很少或偶尔转移到腹股沟淋巴结。因病程长，确诊时病灶已十分广泛，造成手术困难，故早期确诊，及时手术为佳。病灶广泛可先行放疗，待肿块缩小后再行手术切除。

第八节　肛周鲍温病

肛周鲍温病（Bowen disease）亦称肛周表皮内鳞状细胞癌（perianal intraepidermal squamous cell carcinoma），是原位鳞癌的一种类型，高级别肛管上皮内瘤变是肛周鲍温病的说法已基本被临床接受。对于免疫功能正常的患者，高级别肛管上皮内瘤变恶变的可能性相对较低。肛周鲍温病晚期往往有并发或伴有其他部位或内脏的恶性疾病，如外阴癌、宫颈癌、淋巴腺瘤病等。

一、临床表现

本病的主要临床特征是长期良性的病灶。病变进展缓慢，本质上却是真性癌，极少转化为浸润性癌。早期可无任何自觉症状，后期主要表现为局部瘙痒、灼痛，还可出现疹块、肛周处刺激征、分泌物等。体检时，早期表现有肛门周围淡红色硬韧的丘疹，其表面皮肤呈过度角化。后逐渐形成界限明显的红色图形斑块，其表面形成污秽的暗褐色皮痂，痂下剥露面为湿腻的暗红色基底。这种皮肤损害向外扩展很慢，皮损中心部分可以慢慢呈现出正常的皮肤外观。

二、诊断与鉴别诊断

本病的诊断主要依靠组织病理学检查。临床上往往因诊治其他疾患而行组织病理学检查时偶然发现，如行痔切除术后病理学检查发现。在皮损的边缘取组织行病理学检查，镜下可见到典型的组织图像，见上皮细胞水肿，棘细胞层肥厚，显现片状间变和有丝分裂。同时可见巨细胞、有一些空泡化及可能存在的鳞癌改变。表皮内细胞活跃增生而陷入混乱状态并呈癌变。核增大、染色质增多、浓染，出现多数核分裂象，也可见多核癌巨细胞。本病需与肛门周围慢性皮肤疾病，如湿疹、湿疣、念珠菌感染等相鉴别。

三、治　疗

本病具有自愈倾向，且发病年龄较轻。本病早期可做局部处理。

Smith 等以 5% 的 5-Fu 溶于丙二醇或做成油膏（外用，每天涂擦 2 次，持续 8 周）与 5% 咪喹莫特乳膏（外涂，每周 3 次）联合应用，病情得到完全缓解。高分辨率肛门镜检查与烧灼消融术结合能够发现异型增生的血管模式的改变，再用3%醋酸和鲁氏碘液对病变组织染色勾画出病变的范围，用电灼术进行活检和消融。用四象限活检技术与术中冷冻切片技术，确保广泛局部手术切除的边缘无残留，用推移"V-Y皮瓣"（图32-8-1）修复很

难关闭的宽大的伤口创面。但复发率仍高达30%，而且存在创口并发症。因此，首选的广泛的局部切除方式受到质疑。现在的治疗策略则为密切观察、定期活检和局部用药，一旦发现有浸润性变化，即行手术切除。当手术不可行或被拒绝时，可行放疗、免疫制剂治疗和光疗。

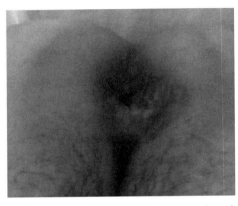 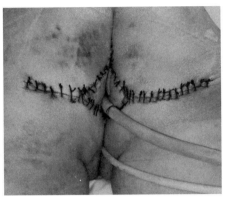

图32-8-1　患者，女性，52岁，肛门瘙痒5年。经组织病理检查确诊为Bowen病，经局部涂药和局部切除，再次复发。行扩大局部切除，并行"V-Y皮瓣"修复术

扫封底二维码获取彩图

第九节　HIV感染者肛管癌

HIV感染者肛管癌在HIV感染者的恶性肿瘤中居第4位。高发病率与免疫缺陷同时伴其他病毒感染（如HPV、人类疱疹病毒-8、乙型肝炎病毒、丙型肝炎病毒、EB病毒等）有关，可能还有其他因素（如吸烟、酗酒等）。在人类免疫缺陷病毒感染者（PLWH）中侵袭性肛管癌的发病率上升，而且多为男男性行为者，可能与黏膜损伤和HPV等病毒感染有关。

2020年8月20日美国NCCN发布了《HIV感染者癌症临床实践指南》（2020年第2版）（NCCN clinical practice guidelines in oncology，NCCN guidelines），旨在为PLWH合并恶性肿瘤提供诊疗建议，并为肿瘤治疗期间的HIV治疗提供建议。及早诊断和治疗肛管上皮内不典型增生，在理论上讲是可以降低肛管癌发病的。发现肛管上皮内不典型增生应及时治疗，其方法包括外用药（氟尿嘧啶/咪喹莫特）、烧灼和切除等。这些方法都比较安全，短期效果好，但容易复发。对于肛交被动方，烧灼效果好于外用药，但复发率仍然较高。NCCN推荐在PLWH治疗前检测HIV载量和$CD4^+$T细胞计数，有研究显示肛管癌治疗前的低

$CD4^+$T细胞计数与急性血液毒性风险增高有关。PLWH的治疗按照肛管癌临床实践指南进行。规范治疗的PLWH的肿瘤学、预后与非HIV感染者无显著性差异。

手术原则为T1期可行局部切除，T2期及以上需行经腹会阴直肠癌切除术。PLWH围术期并发症发生率、住院天数、治疗费用与常人无异，需要注意的是，术后出血较常人高（5.1% vs 1.5%）。

术后辅助化疗的方案应由肿瘤学家和HIV感染学家共同制订，避免治疗药物之间的相互作用。

（陈继贵）

参 考 文 献

卞阳阳，武子荃，顾运涛，等，2018. 原发性肛周黏液腺癌一例并文献复习. 海南医学，29（23）：3363-3365.

陈孝平，汪建平，赵继宗，2018. 外科学. 北京：人民卫生出版社，379-397.

林曜，张鹏，陶凯雄，2020. 肛管鳞癌诊治研究进展. 中华结直肠疾病电子杂志，9（5）：433-439.

所剑，孙璇，李伟，2019. 第9版日本《大肠癌处理规约》更新要点解读. 中国实用外科杂志，39（7）：687-690.

王吉甫，2000. 胃肠外科学. 北京：人民卫生出版社，1151-1165.

王奕，胡利萍，廖程琦，等，2020. Mohs 手术与光动力疗法单独或联合应用治疗乳房外 Paget 病疗效观察. 中国美容医学，29（10）：61-64.

张有生，李春雨，2009. 实用肛肠外科学. 北京：人民军医出版社，364-367.

周智洋，刘得超，2015. 肛管和肛周疾病的 MRI 诊断. 磁共振像，6（11）：868-875.

朱瑞政，严建娜，沈娟，等，2020. 原发性乳房外 Paget 病 43 例临床病理分析. 中国皮肤性病学杂志，34：（11）：65-70.

Beck DE，Wexner SD，Rafferty JF，2021. 结直肠肛门外科学 - 从理论到临床. 傅传刚，汪建平，王锡山，译. 北京：中国科学技术出版社，332-356.

Keighley MRB，Williams NS，2013. 结直肠与肛门外科学. 郑伟，李荣，译. 北京：北京大学医学出版社，589-612.

日本大肠癌研究会，2018. 大肠癌取扱い规约. 東京：金原出版株式会社.

Agha A，Tarhini AA，2017. Adjuvant therapy for melanoma. Anticancer Ther，18（8）：775-784.

Beaugerie L，Carrat F，Nahon S，et al，2018. High risk of anal and rectal cancer in patients with anal and/or perianal Crohn's disease. Clin Gastroenterol Hepatol，16（6）：892-899. e2.

Cha JH，Chan LC，Li CW，et al，2019. Mechanisms controlling PD-L1 expression in cancer. Mol Cell，76（3）：359-370.

Colón-López V，Shiels MS，Machin M，et al，2018. Anal cancer risk among people with HIV infection in the United States. J Clin Oncol，36（1）：68-75.

Corrales L，Scilla K，Caglevic C，et al，2018. Immunotherapy in lung cancer：a new age in cancer treatment. Adv Exp Med Biol，995：65-95.

D'Angelo SP，Larkin J，SosmanJA，et al，2017. Efficacy and safety of nivolumab alone or in combination with ipilimumab in patients with mucosal melanoma：a pooled analysis. J Clin Oncol，35（2）：226-235.

Donizy P，Wu CL，Mull J，et al，2020. Up-regulation of PARP1 expression significantly correlated with poor survival in mucosal melanomas. Cells，9（5）：1135.

Enninga EAL，Moser JC，Weaver AL，et al，2017. Survival of cutaneous melanoma based on sex，age，and stage in the United States，1992-2011. Cancer Med，6（10）：2203-2212.

Feliu J，Garcia-Carbonero R，Capdevila J，et al，2020. VITAL phase 2 study：Upfront 5-fluorouracil，mitomycin-C，panitumumab and radiotherapy treatment in nonmetastatic squamous cell carcinomas of the anal canal（GEMCAD 09-02）. Cancer Med，9（3）：1008-1016.

Garg MK，Zhao FM，Sparano JA，et al，2017. Cetuximab plus chemoradiotherapy in immunocompetent patients with anal carcinoma：a phase II eastern cooperative oncology group-American college of radiology imaging network cancer research group trial（E3205）. J Clin Oncol，35（7）：718-726.

Gogna S，Bergamaschi R，Kajmolli A，et al，2020. Clinicopathologic features and outcome of adenocarcinoma of the anal canal：a population-based study. Int J Surg Oncol，2020：5139236.

Goodman KA，Julie D，Cercek A，et al，2017. Capecitabina mitomycin in patients undergoing defiinitive chemoradiation for anal squamosus cell carcinoma. Int J Radiat Oncol Biol Phys，98（5）：1087-1095.

Hajri A，Azhary AE，Erguibi D，et al，2020. Primitive anorectal malignant melanoma：a rare and aggressive localization a case report. Int J Med Sci Clin Invent，7（7）：4871-4874.

Hamid O，Puzanov I，Dummer R，et al，2017. Final analysis of a randomised trial comparingpembrolizumab versus investigator-choice chemotherapy for ipilimumab-refractory advanced melanoma. Eur J Cancer，86：37-45.

Hao C，Tian J，Liu H，et al，2017. Efficacy and safety of anti-PD-1 and anti-PD-1 combined with anti-CTLA-4 immunotherapy to advanced melanoma：a systematic review and meta-analysis of randomized controlled trials. Medicine（Baltimore），96（26）：e7325.

Herfs M，Roncarati P，Koopmansch B，et al，2018. A dualistic model of primary anal canal adenocarcinoma with distinct cellular origins，etiologies，inflflammatory microenvironments and mutational signatures：implications for personalised medicine. Br J Cancer，118（10）：1302-1312.

Jensen C，Kin C，2017. Black is the new black：prolapsing primary anorectal melanoma. Dig Dis Sci，62（11）：2991-2993.

Keung EZ，Gershenwald JE，2018. The eighth edition American Joint Committee on Cancer（AJCC）melanoma staging system：implications for melanoma treatment and care. Expert Rev Curr Oncol Rep，19（5）：36.

Libois A，Feoli F，Nkuize M，et al，2017. Prolonged antiretroviral therapy is associated with fewer anal high-grade squamous intraepithelial lesions in HIV-positive MSM in a cross-sectional study. Sex Transm Infect，93（1）：15-17.

Malaguarnera G，Madeddu R，Catania VE，et al，2018. Anorectal mucosal melanoma. Oncotarget，9（9）：8785-8800.

Menon H，Patel RR，Cushman TR，et al，2020. Management and outcomes of primary anorectal melanoma in the United States. Future Oncol，16（8）：329-338.

Moya-Plana A，Gómez RGH，Rossoni C，et al，2019. Evaluation of the efficacy of immunotherapy for nonresectable mucosal melanoma. Cancer Immunol Immunother, 68（7）: 1171-1178.

Nagarajan P, Piao J, Ning J, et al, 2020. Prognostic model for patient survival in primary anorectal mucosal melanoma: stage at presentation determines relevance of histopathologic features. Mod Pathol, 33（3）: 496-513.

Newell F, Kong Y, Wilmott JS, et al, 2019. Whole-genome landscape of mucosal melanoma reveals diverse drivers and therapeutic targets. Nat Commun, 10（1）: 3163.

Nusrath S, Thammineedi SR, Patnaik SC, et al, 2018. Anorectal malignant melanoma-defining the optimal surgical treatment and prognostic factors. Indian J Surg Oncol, 9（4）: 519-523.

Ott PA, Piha-Paul SA, Munster P, et al, 2017. Safety and antitumor activity of the antiPD-1 antibody pembrolizumab in patients with recurrent carcinoma of the anal canal. Ann Oncol, 28（5）: 1036-1041.

Paolino G, Didona D, Macri G, et al, 2018. Anorectal melanoma//Scott JF, Gerstenblith MR. Noncutaneous Melanoma. Brisbane: Codon Publications, 83-98.

Pessia B, Romano L, Giuliani A, et al, 2020. Squamous cell anal cancer: management and therapeutic options . Ann Med Surg, 55: 36-46.

Petrella TM, Robert C, Richtig E, et al, 2017. Patient-reported outcomes in KEYNOTE-006, a randomised study of pembrolizumab versus ipilimumab in patients with advanced melanoma. Eur J Cancer, 86: 115-124.

Rangel-Sosa MM, Aguilar-CórdoDa E, Rojas-Martnez A, et al, 2017. Immunotherapy and genetherapy as novel treatments for cancer. Colomb Med, 48（3）: 138-147.

Ren M, Lu Y, Lv J, et al, 2018. Prognostic factors in primary anorectal melanoma: a clinicopathological study of 60 cases in China. Hum Pathol, 79: 77-85.

Rotte A, Jin JY, Lemaire V, 2018. Mechanistic overview of immune checkpoints to support the rational design of their combinations in cancer immunotherapy. Ann Oncol, 29（1）: 71-83.

Safran H, Leonard KL, Perez K, et al, 2018. Tolerability of ADXS11-001 Lm-LLO Listeria-based immunotherapy with mitomycin, flfluorouracil, and radiation for anal cancer. Int J Radiat Oncol Biol Phys, 100（5）: 1175-1178.

Sakanaka K, Itasaka S, Ishida Y, et al, 2017. Dosimetric advantages and clinical outcomes of simultaneous integrated boost intensity-modulated radiotherapy for anal squamous cell carcinoma. Radiat Oncol J, 35（4）: 368-379.

Siegel RL, Miller KD, Jemal A, 2017. Cancer Statistics, 2017. CA Cancer J Clin, 67（1）: 7-30.

Slim N, Passoni P, Incerti E, et al, 2020. Impact of sentinel lymph node biopsy and FDG PET in staging and radiation treatment of anal cancer patients. Sci Rep, 10（11）: 14613.

Smith HG, Bagwan I, Board RE, et al, 2020. Ano-urogenital mucosal melanoma UK national guidelines. Eur J Cancer, 135: 22-30.

Smith HG, Glen J, Turnbull N, et al, 2020. Less is more: a systematic review and metaanalysis of the outcomes of radical versus conservative primary resection in anorectal melanoma. Eur J Cancer, 135: 113-120.

Stewart DB, Gaertner WB, Glasgow SC, et al, 2018. The American society of colon and rectal Surgeons clinical practice guidelines for anal squamous cell cancers（revised 2018）. Dis Colon Rectum, 61（7）: 755-774.

Su Z, Guo ZW, Mao YP, et al, 2017. Anal adenocarcinoma requires prophylactic inguinal nodal treatment: results from a single Chinese institution. J Cancer, 8（6）: 1097-1102.

Taylor JP, Stem M, Yu D, et al, 2019. Treatment strategies and survival trends for anorectal melanoma: is it time for a change?. World J Surg, 43（7）: 1809-1819.

Tokuhara K, Nakatani K, Tanimura H, et al, 2017. A first reported case of metastatic anorectal amelanotic melanoma with a marked response to anti-PD-1 antibody nivolumab: a case report. Int J Surg Case Rep, 31: 188-192.

Wei FX, Su YY, Yao XM, et al, 2019. Sex difffferences in the incidence and clearance of anal human papillomavirus infection among heterosexual men and women in Liuzhou, China: an observational cohort study. Int J Cancer, 145（3）: 807-816.

Wisniewski A, Fléjou JF, Siproudhis L, et al, 2017. Anal neoplasia in inflflammatory bowel disease: classification proposal, epidemiology, carcinogenesis, and risk management perspectives. J Crohns Colitis, 11（8）: 1011-1018.

Xu J, Zhou HY, 2019. Screening for anal cancer in HIV positive patients: should we make it A standard-of-care?. J Invest Surg, 32（1）: 93-94.

Zaccarini DJ, Khurana KK, 2017. Histopathologic and cytologic follow-up in high riskmale patients with unsatisfactory anal cytology. Patholog Res Int, 2017: 9780213.

Zhao Y, Wijaya R, 2020. Recurrent ilioinguinal lymph node metastasis from primary anal adenocarcinoma: what should we do?-A case report and review of literature. Int J Surg Case Rep, 71: 277-279.

第 33 章 直肠类癌

一、历 史

类癌（carcinoid）是少见的神经内分泌肿瘤（neuroendocrine neoplasm，NEN），又称为嗜银细胞瘤，是一种发生于嗜银细胞的低度恶性肿瘤，呈局灶性浸润性生长，但是很少转移，发展缓慢。

1907 年，Oberndorfer 首次发现了发生于胃肠道的结构较单一且侵袭行为比普通癌低的一种上皮性肿瘤，认为这是一种与癌症相类似的胃肠道良性肿瘤，故而将其命名为"类癌"。据后来的研究表明，类癌并非是良性肿瘤，可以发生转移，具有从惰性的缓慢生长、低度恶性转变为高转移性的恶性生物学行为。1914 年，Masson 和 Gosset 用实验证明了类癌的内分泌功能；Oberndorfer 在 1929 年改变了类癌是良性肿瘤的观点，并且认为类癌有发生转移的能力。1968 年，Pearse 用神经内分泌肿瘤来称呼类癌。2000 年，WHO 用"神经内分泌肿瘤"这一命名代替了"类癌"，可以更好地表明该肿瘤的生物学行为。

二、流行病学

在过去的一段时间内，医学从业者认为类癌比较少见，然而，近些年的流行病学调查研究提示，类癌的发病率呈不断上升趋势。

三、病因与发病机制

（一）病因

类癌的发病原因及危险因素还未明确，可能与遗传因素有关。

（二）发病机制

在类癌的患者中，约 10% 的会出现类癌综合征，发生类癌的内分泌细胞将胺的前体摄取入细胞内，通过细胞内氨基脱羧酶的作用，可高水平分泌 5-羟色胺等激素，引起血管运动障碍、胃肠症状、支气管痉挛等类癌综合征。

四、分类与分级

2019 年，WHO 发布了最新版的消化系统类癌（神经内分泌肿瘤）的分级和分类方法。新版的 WHO 标准将胃肠道、胰腺和肝胆类癌按照肿瘤的分化程度分为两大类，即分化好的神经内分泌瘤和分化差的神经内分泌癌。

（一）神经内分泌瘤

神经内分泌瘤分化较好，以 Ki-67 指数和每 2 平方毫米面积内的核分裂数为标准，将神经内分泌瘤分为 G1、G2 和 G3 三个不同的分级。

1. G1 级 核分裂象为 1 个 /HPF，Ki-67 阳性指数 ≤2%。

2. G2 级 核分裂象为 2～20 个 /HPF，Ki-67 阳性指数为 3%～20%。

3. G3 级 核分裂象 >20 个 /HPF，Ki-67 阳性指数 >20%。

（二）神经内分泌癌

神经内分泌癌分化较差，包括小细胞神经内分泌癌和大细胞神经内分泌癌两种类型。此外，还有一种特殊的混合性神经内分泌/非神经内分泌肿瘤。该类型的肿瘤含有两种成分：神经内分泌肿瘤和非神经内分泌肿瘤。这两种成分分化不一。该分类标准不再将神经内分泌癌分级。

五、临床表现

（一）非功能性直肠类癌

直肠类癌的症状多不典型。早期一般无症状，部分患者常通过体检发现，或者是已经产生肠梗阻，因肠道出血就诊。大多数患者仅表现为大便习惯改变、腹痛、腹泻、肛周坠胀感、便血等非特异性症状。

（二）功能性直肠类癌

晚期患者才可能出现类癌综合征的表现，临床较少见。本病表现为间歇发作的面色潮红及毛细血管扩张，可延及上半身、腹泻、腹部绞痛、无力、恶心、心悸、气短、哮喘样发作、手脚冰凉、血压下降、呼吸停止等症状，可自发，也可因进食、饮酒、情绪波动、挤压肿瘤等而诱发，持续数分钟至数日不等。

六、辅助检查

（一）影像学检查

胃肠道类癌的常用影像学检查方法有超声、多层螺旋CT（MSCT）、MRI和肠镜，影像学检查方法能协助确定肿瘤位置及观察肿瘤解剖、临床分期和转移情况。对于较小的病灶，则需通过普通内镜、超声内镜及内镜穿刺活检结合组织病理学检查来确定肿块性质。

1. MSCT 胃肠道类癌及其转移灶通常血供丰富，静脉注射对比剂后，病灶在动脉晚期常表现为明显的强化，但是也有小部分肿瘤呈现低血供，在静脉期时显示得比较清晰。通常来说，增强CT的特点适用于胃肠道类癌的诊断，是首选的检查方法。其能够明确病灶的位置、范围及其对周围组织和脏器的侵犯与远处转移情况。对于肿瘤的分期和确定诊疗计划有重要的作用。

2. MRI检查 典型的胃肠道类癌表现为T_1WI低信号、T_2WI高信号，和增强CT的方式类似。多用以补充CT的检查，能发现更多的转移病灶及CT难以发现的病变。对于肝转移病灶的检测比较敏感。

3. 超声检查 因为有肠气的干扰，所以超声检查主要用于实质脏器，如胰腺、肝脏等。而且超声检查依赖于检查者的技术水平，对超声医生的能力要求较高。超声内镜检查是一种结合了超声和内镜的方法，是诊断直肠类癌的敏感方法，能够鉴别出肠道壁病变或壁外压迫，还可以判断肿瘤与邻近血管的关系。

4. 结肠镜及超声内镜 直肠类癌多发于距肛缘4～7cm的前壁及侧壁，直肠指诊及直肠镜均可发现，在普通内镜下多显示为黏膜下隆起，早期为0.3～0.5cm的硬结，较常见的有半球状、亚蒂或广基隆起，颜色发白或略黄，表面光滑，触之较硬，与周围组织的分界较清晰。超声内镜检查显示黏膜固有层或黏膜下层不规律的卵圆形稍低回声肿物，内部散在点状稍高回声，边缘模糊且不规则（图33-0-1）。

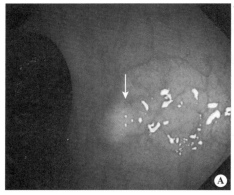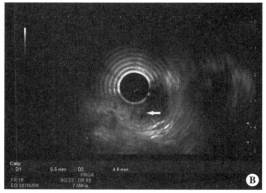

图33-0-1　直肠类癌纤维结肠镜下表现，可见半球形黏膜呈黄褐色隆起（白色箭头）（A）；直肠类癌超声内镜下显示黏膜下稍低回声肿物（白色箭头）（B）

扫封底二维码获取彩图

（二）病理学检查

1. 组织学检测　瘤细胞排列呈小梁状、缎带状、岛状或腺管样。细胞异型性不明显。神经内分泌癌由小细胞或中等大细胞组成，细胞异型显著且常伴坏死，核分裂象易见。混合型神经内分泌癌的肿瘤细胞特征介于小、大细胞癌之间，胞质比小细胞癌多，核仁更明显。

2. 免疫组化检测　近年来，免疫组化在类癌的诊断中具有不可替代的作用，其中突触素（Syn）和嗜铬粒素A（CgA）可以确定肿瘤的神经内分泌性质，为必须检测项目，通常高分化的直肠类癌中瘤细胞的细胞质弥漫性强表达Syn和CgA，低分化的则表达CgA。目前，大多数直肠类癌的确诊是联合内镜诊断及免疫组化检查结果完成的。

七、诊断与鉴别诊断

直肠类癌诊断尚需病理，进一步证实则需要亲银、嗜银反应，Grimelius嗜银染色是确定直肠类癌诊断的最精确的光镜方法。部分病例尚需免疫组化和电镜判别。CgA是具有诊断价值的神经内分泌共同标志物；NSE敏感性高，但特异性差，宜作为筛选指标；血清素可作为诊断参考。

直肠类癌需与以下疾病相鉴别：

1. 自主神经功能紊乱　发生于精神高度紧张时的潮红，但是血中的5-羟色胺及尿液中的5-羟吲哚醋酸并不会升高。

2. 全身性肥大细胞增多症　由于机体产生的组胺过多而导致的皮肤潮红和皮肤黏膜红斑，也可伴有荨麻疹样改变。持续时间较久，可以有腹泻。皮肤潮红发作时，血液中的组胺增加。

3. 神经性水肿　是受到刺激后引起的急性局限性软组织水肿，是一种过敏性的血管神经性水肿，常可发生于口唇、颜面部，喉头水肿严重者可引起窒息。

4. 更年期发生的皮肤潮红　皮肤潮红持续的时间较久，但症状较轻，有皮肤发热感。无喘息、腹泻、皮肤发绀，亦无腹痛等症状。

5. 类癌　患者喘息发作时需与心源性哮喘、支气管哮喘相鉴别。

6. 不伴有皮肤潮红的腹泻　需与其他原因引起的腹泻相鉴别，如胃泌素瘤可以引起溃疡病及腹泻。

八、治　　疗

（一）保守治疗

1. 化学治疗　对于分化良好（G1/G2）的类癌，化疗效果较差，在缺乏其他治疗方案或者其他方面疗效不佳时可考虑化疗，常用药物为链脲霉素。由于低分化（G3）类癌的形态和生物学特性与肺小细胞癌相似，顺铂/奥沙利铂联合依托泊苷（EP方案）已被证实有明确疗效。

2. 生物治疗　生长抑素类似物治疗类癌的主要作用在于缓解肿瘤症状及减缓肿瘤的进展，其原理为生成抑素类似物作用于类癌细胞表面的生长抑素受体，从而抑制其分泌肽及生长激素，以达到缓解类癌综合征症状的目的。有研究表明，生成抑素类似物有抑制肿瘤增殖、直接抗肿瘤的作用。

3. 分子靶向治疗　常见的分子靶向治疗药物有抗血管生成药物（舒尼替尼）和哺乳动物雷帕霉素靶蛋白抑制剂（依维莫司）。

4. 核素治疗　该方法对于结直肠类癌的治疗还不成熟，但对其他部位来源的类癌治疗已经取得了不错的疗效。

（二）手术治疗

根治性手术治疗是直肠类癌在局限期内的主要治疗手段，也是目前唯一能治愈类癌的方法。常用手术方式有内镜下切除术、经肛门局部切除术、直肠前切除术及经腹会阴联合切除术等。具体手术方式要根据原发肿瘤大小、部位、浸润深度、周围淋巴结受累情况等指标来确定。

（1）肿瘤的直径≤1cm，普遍认为<1cm的直肠类癌很少有淋巴管、固有肌层侵犯或淋巴转移，通常局限于黏膜下层，很少发生转移（<2%）。对于这种小的、分化良好的肿瘤可选择内镜或经肛门局部切除术。

（2）肿瘤直径为1～2cm者发生转移的概率为10%～15%，对这类肿瘤的手术方式一直存在争议。曾有文献报道17%～81%的直径为1～2cm的类癌会发生局部淋巴结转移。日本学者认为＞1cm的直肠类癌应当遵循同直肠腺癌一致的原则。同时，Lee等的研究表明，对于肿瘤直径为1～2cm的患者最好在手术切除肿瘤的同时进行淋巴结清除。手术可行经肛或经骶局部扩大切除术。如果肿瘤的切缘癌细胞阳性，需要扩大切除的范围，如果情况需要，可以经腹行局部扩大切除术。

（3）直径≥2cm的肿瘤，则有60%～80%的概率发生转移，对于这类侵犯肌层、出现淋巴结转移的腺瘤，需要进行和结直肠腺癌一样的根治性切除术，即直肠低位前切除术或经腹会阴联合切除术。

（张　睿）

参 考 文 献

曹乐，2017. 直肠神经内分泌肿瘤的研究进展. 中西医结合心血管病杂志，5（10）：11-12.

勾贺，孟宇，宋敏，2019. 神经内分泌肿瘤内科治疗的研究进展. 河南医学研究，28（9）：1727-1729.

黄运兰，司立慧，刘晶珠，等，2012. 卵巢原发性类癌的临床诊治现状. 中国妇幼保健，27（4）：630-631.

李柏峰，张佳林，2019. 肝脏神经内分泌肿瘤的诊疗进展. 腹部外科，32（6）：465-469，478.

李晓露，夏璐，2011. 直肠类癌的诊断及治疗现状. 胃肠病学和肝病学杂志年，20（6）：495-497.

梁栋，陈平，2015. 结直肠神经内分泌肿瘤的诊疗新进展. 中国现代普通外科进展，18（11）：915-918.

任虎，赵东兵，2017. 胃神经内分泌肿瘤的研究进展. 中国肿瘤临床与康复，24（3）：373-375.

盛伟琪，王坚，2013. 胃肠胰神经内分泌肿瘤临床病理诊断与分级. 消化肿瘤杂志，5（3）：150-153.

苏巧勇，2011. 直肠类癌的临床表现及手术治疗效果观察. 中外医疗，30（29）：20-21.

汪建平，蔡永华，2012. 直肠类癌诊治现状. 中国实用外科杂志，32（8）：682-684.

王飞，武健，2018. 消化道类癌的诊治进展. 沈阳医学院学报，20（1）：88-92.

王彦卿，陈野野，黄诚，等，2021. 肺类癌的诊治进展. 协和医学杂志，12（3）：366-372.

王杨迪，宋晨宇，石思雅，等，2020. 胃肠胰神经内分泌肿瘤的影像学研究进展. 放射学实践，35（9）：1190-1195.

辛芝，孔棣，2015. 胃肠胰腺神经内分泌肿瘤诊治进展. 中国中西医结合外科杂志，21（3）：330-333.

徐玮，燕敏，刘文韬，2016. 胃肠道神经内分泌肿瘤诊疗进展. 外科理论与实践，21（5）：434-438.

张有生，李春雨，2009. 实用肛肠外科学. 北京：人民军医出版社，371-372.

赵德余，郭旭，徐孟，2017. TST治疗直肠类癌22例总结分析. 医学与哲学，38（10）：37-38.

周建中，耿建祥，2011. 直肠类癌10例的临床诊断与治疗. 广西中医学院学报，14（1）：19-20.

朱利明，钟海均，2015. 胃肠胰神经内分泌肿瘤的临床诊治. 中华结直肠疾病电子杂志，4（4）：29-35.

朱宇，张睿，郑泽霖，等，2016. 消化道类癌诊治研究新进展. 医学综述，22（3）：515-519.

Konishi T，Watanabe T，Nagawa H，et al，2010. Treatment of colorectal carcinoids：a new paradigm. World J Gastrointest Surg，2（5）：153-156.

第34章 肠 造 口

第一节 概 述

一、历 史

肠造口术始于18世纪，1776年Pillore因治疗直肠癌导致的肠梗阻创建了第一例袢式结肠造口。20世纪60年代以来Turnbull创立了肠造口专门治疗师制度，确立了选择人工肛门位置的5项原则。此后，造口手术日趋成熟，成为胃肠外科最常用的手术术式之一。

二、分 类

1. 按照造口保留时间的长短 分为永久性造口与临时性造口。

腹会阴联合切除（APR）、肛门失禁等患者需要永久性造口；临时性造口主要用于保护远端的吻合口（包括结直肠癌低位吻合，尤其在新辅助放化疗后，以及克罗恩病或溃疡性结肠炎等）及远端病变肠段（如肠瘘、炎症性肠病、放射性肠炎等）的康复。造口在生理上特别在心理上对患者都可能是个打击，因此无论是临时性造口还是永久性造口，都需要对患者获得详细的知情同意。

2. 根据造口所使用的肠段 可大致分为回肠造口及结肠造口。

关于回肠造口和结肠造口，两者之间优劣的争论一直未有定论，结肠造口的优点在于粪便成型和容易管理，较少出现水、电解质紊乱等并发症，而回肠造口还纳较为容易。

3. 根据造口开放方式 可分为袢式造口与末端造口。

（1）袢式造口：还纳相对容易，因此成为临时性造口的常用选择；在肠梗阻时也可使用，对造口两边的肠管都起到减压作用，远端肠段也因此避免形成闭袢式肠梗阻。袢式造口比末端造口大，造口护理相对难度较大，更容易发生造口旁疝，袢式造口常为回肠造口。

（2）末端造口：如果为临时性造口，还纳时手术范围可能较大，因此需要寻找腹腔里的另一段肠管；把远段肠管固定在末端造口附近可弥补此不足。

三、单腔乙状结肠端式造口术

限于篇幅，并且不同造口方式的手术技巧及术后处理具有一定共同性。本章选取乙状结肠单腔端式造口术作为代表简要介绍操作方法和注意事项。

1. 适应证 Miles术后行永久性腹部人工肛门；Hartmann术后近端肠管造口，为永久性或临时性。

2. 术前准备

（1）确定造口位置：一般根据Turnbull五原则：位于脐下；位于腹直肌内；位于腹壁皮下脂肪最高处；避开瘢痕、褶皱、皮肤凹陷和骨性突起；患者能看到且手能触及。

（2）标记造口位置：让患者分别于坐位、卧位、站位比较和标记几个可行造口位置，术中确定选取一个。造口位置应与预定开腹切口线相距5cm以上。

3. 操作方法（图34-1-1）

（1）切开皮肤：用刀切约3cm的圆形皮肤切口，达腹直肌前鞘。

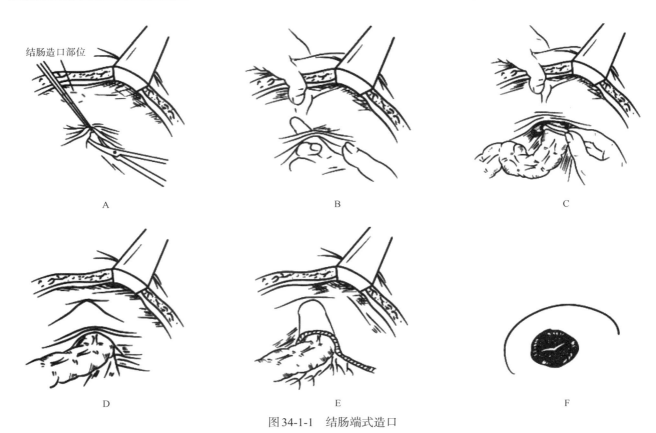

结肠造口部位

A　　　　　　　　　　　B　　　　　　　　　　　C

D　　　　　　　　　　　E　　　　　　　　　　　F

图 34-1-1　结肠端式造口

A. 切开腹膜侧面反折，确定好结肠造口位置；B. 钝性分离腹膜外隧道；C、D. 通过隧道拉出结肠；E. 将腹膜固定于结肠壁，完成盆底重建；F. 造口
高于皮肤足够的长度，创建合适的结肠造口

（2）切开腹直肌：切开腹直肌前鞘、分离腹直肌纤维，充分切开腹直肌后鞘。使腹直肌切开的通路能容纳二指，注意勿损伤腹膜。

（3）打通腹膜后隧道：钳夹提起左侧后腹膜切缘，用手指于腹膜外打通约能容纳三指的隧道，直通至腹壁造口切开处，注意勿撕开腹膜。

（4）经腹膜后脱出结肠：将乙状结肠断端经腹膜后向造口切开处拉出，高出皮肤3cm，拉出时不要使结肠扭曲。将造口肠管浆肌层与腹直肌前鞘缝合固定4针。

（5）缝合后腹膜。

（6）造口肠管与皮肤缝合：用可吸收线行肠管全层与皮肤一期缝合。先从皮肤进针，然后从造口肠管出针，以免发生黏膜种植，为使人工肛门制成后高于皮肤，可于皮肤进针后，先平行挂造口肠管浆肌层一针，然后再穿过造口肠管全层形成突出型人工肛门，使其高出皮肤1.5cm左右。

（7）覆盖造口袋。

4. 术后处理

（1）造口观察：注意观察造口颜色，了解造口存活情况。正常造口呈肌肉红色，造口呈粉色提示有贫血，应注意补血；造口颜色呈暗紫色或黑色，提示造口可能发生坏死。

（2）帮助患者适应和护理造口：术后3～4天造口开始有粪便排出。可用少量甘油灌肠以刺激排便。术后10天左右应用手指检查造口有无狭窄。

第二节　造口并发症及处理

造口并发症的定义虽没有统一的标准，但英国的一份对造口并发症的综述统计，造口并发症发生率可达21%～70%，其发生可延续终身，但发生时间高峰为术后5年内。造口并发症中以造口周围皮肤刺激最为常见，其他的并发症有造口脱垂、造口旁疝、坏死、狭窄、感染、出血及造口回缩，以回肠造口的发生率最高。

一般来说，乙状结肠末端造口较易发生造口回缩，横结肠造口容易发生脱垂，回肠造口容易出现皮肤刺激，肥胖患者容易出现造口狭窄，克罗恩病患者容易出现造口回缩。

另外，如按照造口并发症发病时间规律来看，又可分为早期并发症和远期并发症。早期并发症包括皮肤相关并发症、造口选位不当、水和电解质紊乱、造口缺血坏死、造口回缩、造口狭窄。远期并发症包括造口坏死、造口旁疝、造口脱垂等。

（一）早期并发症

1. 皮肤相关并发症 小肠造口频繁产生大量湿便，这些粪便富含蛋白酶和高碱性液体。这些物质能够破坏表皮结构，由此产生造口周围皮肤炎症。5%～25%的患者发病，长期患病率占其中的34%。造口周围出现轻度的皮肤刺激是难以避免的，但严重的皮肤刺激或破损常可以预防。这与造口位置的选择、患者对造口袋材料是否过敏、造口袋是否能有效防止渗漏有关。对于老年患者，尤其应注意皮肤刺激。另外，肥胖的患者造口位置应该尽量靠近上腹部，因为上腹部的皮肤褶皱，皮下脂肪较少，便于患者自行观察护理。

2. 造口选位不当 为了尽量减小造口形成后对患者生存质量的影响，选择合理最优的造口位置尤为重要。对于择期手术，最好术前做出选择。在一项有593例患者参与的回顾性研究中，仅有32.5%的术前优化设计造口患者出现了并发症。造口的位置应综合考虑患者站位、屈曲位、坐位等，以确保造口位置避开了患者的皮肤褶皱处，同时使患者随时都可看到造口。对于急诊手术，造口位置应于切口切开之前标记。基于经验，也常常选择髂前上棘与脐连线中外1/3处（麦氏点）或内1/3处（经腹直肌）。

3. 水、电解质紊乱 20%的小肠造口患者将出现非常频繁的腹泻和严重脱水，这些患者每天将随粪便丢失85～180mmol的钠离子，由此继发慢性低钠血症、缺水和高醛固酮血症。大部分情况下，患者的症状是亚临床型，但会逐渐进展。然而，对于术后无法进食水，仅依靠静脉补液的患者，将会发生严重的脱水和水、电解质紊乱。

长期和永久小肠造口患者经常发生低镁血症及维生素B_{12}和叶酸缺乏。相对正常人群，此类患者肾结石的发生率也较高。

4. 造口缺血坏死 在造口术后早期，造口出现水肿伴静脉曲张。随水肿消退后，造口周围1/3

部分组织可出现萎缩、缺血（图34-2-1）。造成缺血的最主要原因是系膜张力过大或术中对系膜修剪过度。此并发症在肥胖患者或急诊造口术后患者中尤为常见。不同研究报道的坏死发生率在结肠造口中达1%～10%，在回肠造口中达1%～5%。

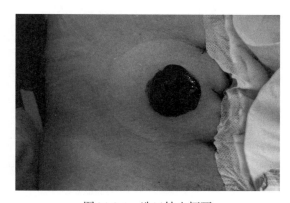

图34-2-1 造口缺血坏死
（引自：聂敏，李春雨，2018.肛肠外科护理.北京：人民卫生出版社，347.）
扫封底二维码获取彩图

如果坏死范围仅数毫米，可对症观察。如果坏死深达筋膜，必须重新造口。

5. 造口回缩 是指在造口术后6周内发生的造口坍缩于皮肤平面以下0.5cm甚至更多的情况，需手术解决（图34-2-2）。其常见原因为术后持续的肠管张力，在高BMI（体重指数）患者中尤为常见。有文献表明，约14%的结肠造口患者和12%的回肠造口患者，在术后3周内出现造口回缩。过去曾有结肠造口应与皮肤齐平的说法，现在认为，如果造口高度小于1.0cm，术后48小时之内相关问题的发生率高达35%。对于回肠造口，常不会因肠管长度不足或游离困难出现问题。但是对于结肠造口来说，充分的活动度和足够的游离是非常必要的，这常常需要游离脾曲。

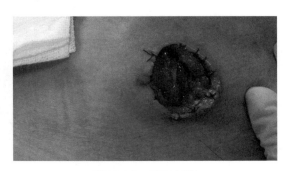

图34-2-2 造口回缩
（引自：聂敏，李春雨，2018.肛肠外科护理.北京：人民卫生出版社，348.）
扫封底二维码获取彩图

6. 造口狭窄　造口近期狭窄的发生率为2%～10%，是肠造口术后最常见的并发症之一（图34-2-3）。多因造口血运障碍，导致黏膜缺血、坏死、回缩、皮肤黏膜分离后肉芽组织增生，瘢痕收缩，形成造口狭窄。造口狭窄表现为粪便流出不畅、形状变细、排便费力等症状。

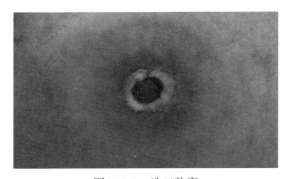

图34-2-3　造口狭窄

（引自：聂敏，李春雨，2018.肛肠外科护理.北京：人民卫生出版社，348.）

扫封底二维码获取彩图

（二）远期并发症

1. 造口坏死　其发病率约为2%。它可以发生在术后的任何时期，最常见发生于造口术后的5年之内，尤其克罗恩病患者较为多见。造口坏死很少造成肠梗阻，排便时造口出现"排气噪声"为主要症状，由造口附近皮肤狭窄引起。如果由炎症性肠病或缺血性疾病引起，需行造口再造术。

2. 造口脱垂　也是较为常见的造口相关并发症之一，而且更常见于袢式造口，其中横结肠袢式造口发生率高达7%～25%，并常伴有造口旁疝。肥胖、造口所用肠袢冗长、腹部筋膜切开过多的患者容易出现。造口脱垂多无临床表现，极少数出现缺血或绞窄。轻症脱垂可保守治疗，其间需观察脱出肠管血运及大小，病情加重时需手术治疗（图34-2-4）。

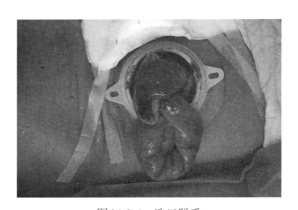

图34-2-4　造口脱垂

（引自：聂敏，李春雨，2018.肛肠外科护理.北京：人民卫生出版社，349.）

扫封底二维码获取彩图

3. 造口旁疝　其发生率因随访时间长短不同而异，结肠端式造口的发生率为10%～48%，结肠袢式造口的发生率为10%～30.8%，回肠造口旁疝的发病率为1.8%～28.3%。造口旁疝是较为严重且较常见的并发症（图34-2-5），可导致皮肤破损，造口袋固定困难，甚至肠袢嵌顿需要急诊手术（图34-2-6）。造口旁疝的发生率与造口大小及患者年龄显著相关，结肠造口比回肠造口的发生率高。

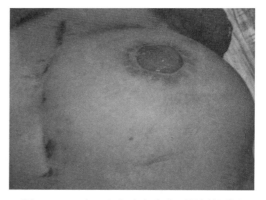

图34-2-5　造口旁疝（由李春雨教授提供）

扫封底二维码获取彩图

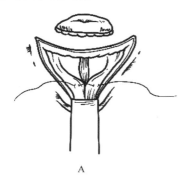
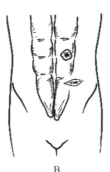
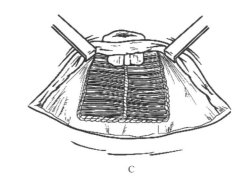

A　　　　　　　　　　B　　　　　　　　　　C

图34-2-6　造口旁疝修补方法

A. 切除疝囊后直接修补筋膜；B. 造口移位后行疝修补；C. 使用合成补片修补

造口旁疝根据位置分为四种：①腹内型，疝囊完全位于腹壁之内；②皮下型，疝囊位于皮下筋膜内；③造口内型，疝囊突出于造口内；④造口旁型，疝囊随造口一起突出于腹壁。

一般认为，造口旁疝发生的危险因素包括患者相关因素和技术因素。前者包括患者的年龄、性别，以及肥胖、激素治疗、伤口脓肿、慢性咳嗽等。后者包括造口孔径、医师是否专业，以及是选用腹膜外还是腹膜内技术。

对造口旁疝并发症的重点在于预防，相关技术讨论也非常热烈。第一，关于造口孔径。Babcok等认为回肠端式造口以两横指孔径为宜；Martin等认为回肠造口以直径2cm为宜，结肠造口直径推荐1.5cm。第二，关于造口位置是否穿过腹直肌。Sjodahl提出经腹直肌造口可减低造口旁疝发生，而其他作者发现二者并无关联。我国学者认为经腹直肌鞘和皮肤筋膜切口的适当选择非常重要。腹膜外造口成形术对预防旁疝发生具有一定意义。另外，有外科医生尝试用补片预防造口旁疝，还有尝试经腹直肌隧道造口以减少其发生率。

造口旁疝的外科修补手术效果往往并不如人意。如果造口旁疝增大以致发生梗阻和绞窄，外科手术往往不可避免。术式可选局部组织修补、补片修补及造口移位再造。

第三节 造口的康复与护理

造口患者的生活质量历来受到关注，如造口后产生的生活上的不便，生活习惯的改变，对造口并发症的担忧，以及对性生活及婚姻等的影响，都是患者不愿意选择造口的原因，造口对患者的生活质量有明显影响。因此，造口前后这一段"围造口期"的宣教和身心康复治疗至关重要。

（一）重视肠造口术前的教育工作

肠造口手术虽然是救命的措施，但术前患者多不易接受。因其对肉体和精神都是一个打击，在身体外形及自尊方面都是一个刺激，这需要医生和护士对造口患者及其家属反复地解释和教育。在国外有专职的肠造口治疗师做以上工作，使患者认识到造口手术只是将排粪的出口处由原来的肛门转移至下腹部，对消化功能没有大的影响，只要学会如何护理造口，如何正确地使用造口器材、保持乐观的态度，它的存在将不便减低到最小程度，使患者认识到自己不是社会的遗弃者，而是一个基本上能从事正常工作和娱乐的健康者。

（二）养成适应造口后合理的排粪方法

1. 自然排粪法 即将造口袋直接贴在腹部造口皮肤上收集粪便，每天更换一次到两次。造口袋有一件式或二件式密口袋与开口袋。根据患者应用习惯可任意选择，术后立即使用，可减少护理工作量，也提高了患者的生存质量。

2. 造口灌洗法 每天或隔天灌肠一次，每次灌肠500～1000ml温水，可以达到1～2天造口处无粪便。目前使用漏斗式圆锥形灌洗头做灌洗，只压迫造口开口处，不会损伤结肠黏膜，更不会导致肠穿孔，相对安全。

（三）重视术后宣传教育和心理干预

继续开展肠造口事业的宣传教育，在各种学术讨论会和健康教育刊物上，开展肠造口康复治疗的教育及讨论，使医务人员及造口患者认识到仅做好肠造口手术是不够的，这只是完成治疗的一半，术后造口的治疗也是很重要的，要让造口者术后生活愉快、幸福、没有负担。

在部分肠造口术后患者中，造口被认为是发生抑郁、焦虑等心理疾病的危险因素。一些研究发现，这些患者接受造口手术后抑郁、焦虑的发生率高，但这些研究均缺少非造口的对照组。近期一项大样本的病例对照研究分析发现，除了社会角色满意度下降外，造口不增加患者焦虑、抑郁、睡眠障碍、性功能障碍的发生率，对患者整体的生活质量也没有影响，而且与非造口患者相比，造口让更多的患者处于疾病的缓解阶段。

造口术是治疗相关疾病的有效手段，要帮助患者树立信心，可以帮助造口患者建立和参与"病友会"，让已行造口一段时间的老患者向新患者现身说法，如何护理造口，如何生活又如何工作，这样患者就更容易接受造口术后生活并更好地护理造口。

附：2019年欧洲肠造口指南要点解读

2019年意大利多中心肠造口研究组织（Multidisciplinary Italian Study group for STOmas，MISSTO）发布了《意大利成人肠造口外科治疗指南》。搜索PubMed、SCIE和中国知网等医学文献检索网站，此指南是唯一的多中心系统综述和指南，该文献参考整合了单中心临床指南、系统性综述、Meta分析、随机临床对照实验和病例报道，其所持观点具有较高的可信性和较好的时效性。在此对其主要观点和内容进行介绍，这也是对本章内容的有益补充。

1. 造口准备

（1）术前讨论和告知书对患者及其家属的术前宣教可以提高术后生活质量，对造口处理具有积极的意义，并且此举可以减少平均住院时间。

（2）造口选位：对于急诊手术或择期手术，术前造口位置的优化都会对术后自我护理、减少造口并发症、促进术后生活质量具有积极意义。

2. 造口实施　尽管造口技术和术式多种多样，造口段肠袢需要被充分游离并血管化，以减少张力。

3. 手术方式

（1）开腹与腹腔镜手术：相对于传统开放术式，如果可行，更应倾向选择腹腔镜手术完成造口。因其术后并发症的发生率较传统开放手术低，术后住院时间更短；同时腹腔镜造口更容易还纳。

（2）临时性造口：用于临时性粪便转流的回肠袢造口相较结肠袢造口，前者拥有更低的造口脱垂和感染并发症发生风险；回肠袢造口较结肠袢造口具有更好的术后生活质量。

技术要领：在袢造口术中应用橡皮栓或橡胶支架并不会减少造口回缩的风险，反而会增加术后并发症的发生，如造口坏死、感染或造口周围炎；造口边缘至少应高于皮肤水平1.0cm，以减少术后并发症的发生；没有证据表明一定要将造口固定于筋膜，但对于永久性造口，建议这样做。行黏膜-皮下缝合时建议使用可吸收线做单纯间断缝合。

（3）造口旁疝的预防：为预防造口旁疝的发生，筋膜分离的大小应给予严格要求，尽量小而不至于影响造口的通过性。目前专家共识认为筋膜分离推荐两指宽，约3cm；造口位置不应选在用于组织病理取材的切口处；腹直肌旁入路和经腹直肌造口预防造口旁疝并无显著差异；使用不可吸收补片预防永久性造口发生造口旁疝具有一定意义；在急诊手术中并不推荐预防性植入补片；腹膜外隧道造口相较经腹膜隧道造口，对于预防造口旁疝的发生具有微弱的优势。

（4）造口脱垂的预防：为预防造口脱垂，对于临时性肠造口建议行回肠袢造口，而非结肠袢造口；对于永久性结肠造口，腹膜外方式对比经腹膜方式，造口脱垂发生率更低。

4. 造口并发症　认清和了解肠造口及造口周围并发症的危险因素，对预防其发生具有重要意义。危险因素包括肥胖、性别、急诊行造口术时不合理的位置选择、造口方式错误及造口高度不合适等。

5. 造口回纳处理

（1）造口回纳时机：行袢式造口术后2周内即可对造口进行还纳，此类患者并未发生严重并发症（如吻合口瘘）；对于行Hartmann术的结肠端式造口患者其还纳时机应为术后3个月。

（2）技术要领：应用吻合器进行回肠闭合，相对手工吻合，前者具有更低的术后小肠梗阻发生率，更短的手术时间，而且没有增加吻合口瘘的发生率；建议有经验的医师开展腹腔镜Hartmann术的造口还纳。

（3）皮肤缝合：推荐应用荷包缝合术，该方法可减低术后感染率。

（4）抗生素预防应用：所有造口还纳术均推荐预防应用抗生素。

（王　洋　朱铄同）

参 考 文 献

程芳，孟爱凤，羊丽芳，等，2013.同伴教育对永久性结肠造口患者术后早期社会心理适应的影响.中华护理杂志，48（2）：106-108.

高显华，傅传刚，2013. Hartmann术在结直肠外科中的地位及造口还纳的时机.中华结直肠疾病电子杂志，2（2）：50-53.

官伟军，王洪健，杨凯，2020.腹腔镜肠造口术应用于梗阻性结直肠癌患者临床价值分析.中国实用医药，15（20）：37-39.

郭飞龙，朱维铭，2017. 克罗恩病肠造口术. 中国实用外科杂志，37（3）：321-323，326.

兰平，练磊，2012. 肠造口及其相关问题. 中华胃肠外科杂志，15（4）：317-319.

马冲，赵宪琪，姜涛，等，2011. 腹腔镜在肠造口中的应用. 腹腔镜外科杂志，16（4）：283-285.

聂敏，李春雨，2018. 肛肠外科护理. 北京：人民卫生出版社，346-349.

唐小岚，宁美，2020. 肠造口并发症护理研究进展. 中西医结合护理（中英文），6（10）：470-476.

万远廉，严仲瑜，刘玉村，2010. 腹部外科手术学. 北京大学医学出版社，310-313.

徐洪莲，王汉涛，2005. 两种腹带治疗肠造口旁疝的效果观察. 中华护理杂志，40（6）：421-423.

俞德洪，1997. 结肠造口术与术后效能的提高. 中国实用外科杂志，17（5）：263-265.

喻德洪，2004. 肠造口治疗. 北京：人民卫生出版社，191-193.

张卫，姚琪远，楼征，2019. 肠造口手术治疗学. 上海：上海科学技术出版社，167-169.

卓恩挺，王连臣，符国宏，等，2021. 腹腔镜下腹会阴直肠癌手术中腹膜外造口与腹膜内造口的疗效比较. 中国普通外科杂志，30（2）：241-246.

Beck DE，Wexner SD，Rafferty JF，2021. 结直肠肛门外科学. 傅传刚，汪建平，王锡山，译. 北京：中国科学技术出版社，778-830.

Ferrara F，Parini D，Bondurri A，et al，2019. Italian guidelines for the surgical management of enteral stomas in adults. Tech Coloproctol，23（11）：1037-1056.

Shabbir J，Britton DC，2010. Stoma complications：a literature overview. Colorectal Dis，12（10）：958-964.

第 35 章　小儿肛门病

第一节　小儿肛周脓肿、肛瘘

一、历　　史

小儿肛周脓肿（infantile perianal abscess）是指小儿肛管直肠周围软组织的急性或慢性感染而形成的脓肿；小儿肛瘘（infantile anal fistula）是肛管或直肠因病理原因形成的与肛门周围皮肤相通的一种异常管道，一般形成于肛门直肠周围脓肿自行破溃或经手术切开引流后，与肛门直肠周围脓肿是一个疾病的两个阶段。

肛周脓肿可发生于肛周的不同部位，古代文献中对其有不同而形象的命名，如穿裆发、下马痈、悬痈、臀痈、涌泉疽、脏毒等。我国是最早认识肛瘘病的国家，早在《山海经》就有记载，食者不痈，可以为瘘。古人观察到本病的主要症状是脓血污液淋漓而下，如破顶之屋，雨水时漏，故命名为漏或瘘。《神农本草经》中首将本症命名为"痔瘘"。《疮疡经验全书》称为"漏疮"。"肛漏"之名则见于《外证医案汇编》（清），为后世所采用。

二、流行病学

小儿肛周脓肿和肛瘘作为小儿肛肠疾病中的常见病、多发病，发病率达0.5%～4.3%，发病率随幼儿免疫系统发育完全而降低。其中，57%～86%的患儿年龄在1岁以内，男性患儿发病率显著高于女性，男女发病比例约为5∶1。

三、病因与发病机制

1. 病因　如解剖因素、免疫因素、喂养护理不当、先天发育异常等原因均可导致。

2. 发病机制　小儿肛周脓肿也开始于肛门腺窝及肛门腺炎症，隐窝一旦受到炎症刺激，便会肿胀松弛、失去收缩能力，病菌可乘机侵入肛腺管引发肛腺炎，这些腺体的感染可以引起肛门直肠周围化脓性炎症，继而再形成肛瘘。

四、分　　类

（一）肛门直肠周围脓肿

按部位深浅可分为皮下浅部及深部脓肿，其中深部脓肿少见，也几乎很少出现全身感染症状。婴儿期肛门直肠周围脓肿多见，儿童期直肠周围脓肿少见。

（二）肛瘘

肛瘘由内口、瘘管、支管及外口4个部分组成。

1. 按瘘管有无分支

（1）单纯性肛瘘：凡是只有一个外口、一条管道、一个内口的，都可以称为单纯性肛瘘，或称为完全瘘，又称内外瘘；若只有外口下连瘘管而无内口者，称为单口外瘘，又称外盲瘘；若只有内口与瘘管相通而无外口的，称为单口内瘘，又称内盲瘘。

（2）复杂性肛瘘：是指在肛门内、外有3个或以上的开口，或有2条以上管道的肛瘘。若管道绕肛门而生，形如马蹄者，称为马蹄形肛瘘。

2. 按瘘管位置的高低

（1）低位肛瘘：瘘管位于外括约肌深部以下。

（2）高位肛瘘：瘘管经过外括约肌深部以上。

小儿多为低位单纯性肛瘘，仅少数病例向深部蔓延形成复杂性肛瘘。与成人相比，内口不都是起自肛门陷窝，故发现内口常较成人困难。婴幼儿肛旁瘘常由肛旁脓肿引起，随着自身免疫及生理构造成长完善后，自然治愈的比例较大，而肛前瘘在经过感染期后 6 个月如仍不愈合，进入慢性瘘管期后再自愈的可能性较小，宜行手术治疗。

五、临床表现

婴幼儿常出现触摸病变部位和排便时哭闹，可有发热、拒食及呕吐，有表述能力的年长儿能诉说肛门周围痛，走路或排便时加重，为减轻疼痛不愿取坐位或用一侧臀部坐，喜卧于健侧。局部表现为肛周红肿、硬结后，红肿中央逐渐变软，触之有波动感。

肛瘘常继发于肛周脓肿，脓肿自行破溃或手术后有脓液排出，初起脓液稠厚，有粪臭，继而脓液逐渐减少，有稀薄粪液从脓肿外口溃破处流出，也有的从肛门排出。

六、辅助检查

1. 超声检查　有助于了解脓肿的大小、深浅、位置及与肛门括约肌和肛提肌的关系；可发现条索状管道及内口的位置，为手术提供依据。

2. 探针检查和亚甲蓝检查　可确定瘘管走行、是否有内口及内口的位置。

3. 内镜检查　观察直肠内有无内口、脓血及其他病变。

4. 血常规检查　肛周脓肿时白细胞总数及中性粒细胞比例可有不同程度的升高。

5. 脓液细菌培养和活组织检查　在常规治疗无效的情况下可以根据脓液细菌培养及药敏结果来指导抗生素的选择。必要时取活组织检查以确定病变性质。

6. 瘘管造影　可确定瘘管的长度、方向、有无分支、与直肠是否相通及与直肠周围脏器的关系等。

七、诊　　断

小儿肛周脓肿、肛瘘的诊断主要根据临床表现及病史，结合局部检查即可确立初步诊断。但临床上多数患儿就诊较晚，有的脓肿已经破溃或形成瘘道才来就诊。应注意早期发现，以便及时治疗。

局部检查包括以下内容：

1. 肛门视诊　观察渗出脓液及皮肤状态。脓液厚稠、色黄量多，多是金黄色葡萄球菌等所致的急性炎症；脓液色黄而臭，多属大肠肝菌感染；混有绿色脓液，应考虑铜绿假单胞菌感染；脓液呈清稀米泔样，多属结核杆菌感染。皮肤红、肿、热、痛是急性炎症的表现，皮肤不变色或色暗，皮温升高不明显，多是慢性炎症。

2. 直肠指诊　对查清脓肿的形态、性质，有无瘘管及瘘管走行，是否波及肌层等都有重要意义。一般可有压痛、隆起、肿块或波动感。

若已形成瘘管，需进一步检查瘘管的走向及内口位置，以选择合适的治疗方法。内口位置多在齿状线上 1～2cm。探针可探查并贯通瘘管，有些瘘管走行弯曲，造影检查不能完全显示瘘管（详见辅助检查）。

八、鉴别诊断

1. 尿布性皮炎　尿粪在不透气的尿布上分解产生氨等碱性分解产物刺激幼儿幼嫩的皮肤而产生的皮炎，主要表现为尿布覆盖区（尤其是肛周皮肤及会阴区）的皮肤色红，可蔓延至腹壁、大腿等处，也可粗糙脱屑，有时可见针头大小脓疱或糜烂渗液。当有念珠菌感染时，皮损主要呈米粒至绿豆大小的红色扁平丘疹，上覆领圈样鳞屑，越向外侧，皮疹分布越稀疏，也可见水疱或脓疱性损害。

2. 肛裂　除便血外，排便时剧烈疼痛，视诊可见裂的边缘清洁、基底浅，病变加重时则常在肛裂后端见皮肤水肿、隆起。3 岁以前的婴幼儿因直肠末端与肛门几乎是一直线，故损伤常为多发性，可发生在肛门的任一部位。而大儿童因骶尾凹面发育完善，直肠与肛管形成肛直角，大便直接作用于肛管后缘，故肛裂多发生在肛门后侧。

3. 直肠舟状窝瘘 又称为直肠前庭瘘，见于女婴，分为先天性直肠舟状窝瘘和后天性直肠舟状窝瘘两种。先天性直肠舟状窝瘘见于出生时肛门闭锁的患儿，粪便从舟状窝外瘘口溢出，粪便随年龄增长而变多、变稠，因瘘口狭小而排便费力，继而引起近端结肠逐渐扩张而引起继发性巨结肠。后天性直肠舟状窝瘘主要是因肛门直肠及阴唇周围脓肿引起直肠及阴道前庭组织发炎、坏死而形成，大多发生于出生后3～6个月。外瘘口径在0.3～1.0cm，内瘘口大多位于齿状线上方1cm处。常因会阴区粪便污染至周围皮肤致红肿、破溃、渗出，甚至引起尿路感染。

九、治 疗

由于大部分小儿肛周脓肿、肛瘘，经药物等保守治疗后，随着生理及免疫系统的发育完善，有自愈倾向，故一般首选保守治疗。但小儿哭闹不止、局部红肿热痛较甚时，需要及时行手术治疗以缓解症状。对于反复发作肛瘘的婴幼儿，建议尽早行手术治疗，不能一味强调抗炎消肿，使炎症范围扩大、瘘管走行复杂化，对后续治疗造成更大困难。

（一）保守治疗

1. 一般治疗

（1）加强婴幼儿肛门周围护理：每次大小便后应及时更换尿布，防止尿粪长时间浸渍会阴部。擦拭时应注意手法，宜轻柔温和，勿用粗糙厕纸擦拭，以免损伤肛周皮肤，应保持肛门周围皮肤干燥。

（2）合理喂养，避免腹泻：主要提倡母乳喂养，每2次喂奶之间要加饮白开水或鲜果汁水，科学添加辅食，可适量加入蔬菜泥，以保持排便通畅，预防消化不良所致的腹泻。

（3）注意观察，早期诊断：由于小儿表达能力相对较弱，病情初期症状较为隐匿，需看护人细心观察肛周情况，发现肛周红肿时做好清洗与护理，及时就医，防止早期炎症发展。

2. 药物治疗

（1）口服或静脉滴注抗生素：应用抗生素可

能导致部分患儿腹泻，故当患儿出现发热、全身严重感染等情况时，可适度给予抗生素治疗。临床常用药物有甲硝唑、庆大霉素、青霉素及磺胺类药物，重度深部感染时需联合用药。

（2）口服中药：基于湿热胎毒病因，临床需辨证以组方，宜清热利湿、解毒消痈、散结生肌。

我国柏连松教授经验重用土茯苓清泻内伏之湿热胎毒，另选用清热利湿、解毒消痈的黄柏、虎杖、鹿含草、金银花、蒲公英等药水煎喂服，药量则根据患者月龄酌情选用（5～15g），煎服法取汁30～50ml，酌情每日喂服。

临床上小儿肛周脓肿、肛瘘患者多伴有腹泻，故在治疗过程中，应注意调理患儿脾胃，可以给予参苓白术散、四君子汤等。

（3）熏洗法：临床上可根据患者主证不同而选用不同药物进行熏洗或坐浴，如大黄、芒硝、川芎、红花、苦参、蛇床子、槐花等中药，每日数次。药效通过蒸汽或水温温和作用于肛门皮肤，改善局部血运，使静脉及淋巴回流通畅，加快局部炎症、淤血、水肿的吸收。

（4）局部外用药：临床多给予莫匹罗星软膏、鱼石脂软膏、抗生素软膏外敷治疗，亦可给予清热凉血的药汁湿渍肛门患部。

（二）手术治疗

1. 脓肿切开引流法 适用于大部分的肛周脓肿患儿。

（1）操作方法：患儿取截石位，根据患儿配合程度选择不麻醉或局部麻醉后，在肿块质软处或肿痛最甚处做一放射状或弧形切口。

（2）注意事项

1）需彻底引流脓液，搔刮清除切口与内口的组织，并保持引流通畅。

2）尽量保护正常皮肤，勿修剪过多。

3）浅部脓肿可行放射状切口，深部脓肿可行弧形切口。

2. 脓肿一期根治术 适用于肛周脓肿内口明确的患儿，包括肛周脓肿一次性切开术及一次性切开挂线术，后者一般适用于高位脓肿。

（1）操作方法

1）患儿取截石位，常规消毒铺巾。选择局部麻醉或静脉麻醉后，用小指行直肠指诊，确定脓肿部位及其脓肿波动明显处。

2）用手术刀放射状在肛旁脓肿明显处做一小切口，小弯钳进入切口直达脓腔，引流脓液，分离脓腔隔，排净脓液。

3）探针从切口处进入至内口处探出，沿探针打开切口与内口之间的组织。如脓肿位置较高，将带橡皮筋探针从内口探出，切开内外口间的表面皮肤、黏膜，结扎并收紧橡皮筋。

4）修剪皮缘及皮下组织，使创面呈"V"字形，查无活动性出血，创面放置油纱条引流，加压包扎固定。

（2）注意事项

1）结扎不可过紧，易引起肛门失禁。

2）术后需持续给予抗生素行抗感染治疗。

3）术中发现原发性感染肛隐窝时应尽可能切开切除。

（3）术后处理

1）彻底清理创口污染的大便和分泌物，关注创面，保持引流通畅，防止伤口感染和假性愈合。

2）若出现挂线松弛，可收紧皮筋再次结扎。

3）坏死组织脱落后，可给予生肌散敷于伤口以帮助创面生长。

（4）述评

1）切开挂线术相较切开引流术具有更低的脓肿复发率及肛瘘形成率，故有学者主张肛周脓肿行一期根治术，减少患儿的手术次数，减轻痛苦和经济负担；但也有学者主张宜先行脓肿引流，一般不主张同时做一次性肛瘘根治术，否则术后损伤大，并可能使尚未完全控制的炎症继续扩散，建议待肛旁红肿基本消退时再行肛瘘根治手术。因此，目前对于肛周脓肿是一期根治还是分期手术并没有统一的标准，一般医者根据自己的经验和习惯进行选择。

2）当遇到久治不愈的肛周脓肿患儿时，应怀疑为结核性肛周脓肿或克罗恩病的肛周脓肿，不应只简单地切开，而要进行全面检查，以便尽早做出正确诊断，避免误诊误治。

3. 激光手术　如CO_2激光手术，适用于瘘管性肛周脓肿、肛瘘的患儿。

（1）操作方法

1）常规消毒、麻醉后，取截石位，用CO_2激光在脓肿波动感明显处切一小口，放出脓液，把探针置入脓腔寻找内口，如没有脓肿，直接把探针从外口探入，寻找内口。

2）探针经内口并翻引至肛门外，顺探针导引方向，用CO_2激光聚焦光束将其全层切开，清除脓腔内脓液后用油纱填塞数小时后取出。

（2）术后护理

1）前3天一般加用氮氖激光照射伤口。

2）便后用高锰酸钾溶液或中药清洗伤口，直至痊愈。

4. 电灼去顶术　适用于单纯皮下脓肿患儿，术后不易再次感染形成肛瘘。

（1）操作方法

1）常规消毒、麻醉后，患儿取截石位，在脓肿部位用探条直到顶部，即肛隐窝，电刀切开皮肤、皮下组织。

2）用鼻咽镜撑开暴露肛隐窝，用电凝烧灼肛隐窝及切开的组织，并用过氧化氢棉球压迫1天。

（2）注意事项：创面较大，一次愈合较慢，但不易复发。

（3）术后处理：术后每天换药1次，第2天开始用棉球填塞，每天换药2～3次。

（4）疗效：上海交通大学医学院附属瑞金医院儿外科获得一组数据，本组病例获得15年的随访，98例新生儿肛周脓肿中，30例行传统的切开引流中有12例复发或形成瘘管，68例行电灼去顶术的患儿无1例复发，并且没有肛瘘的发生。

5. 瘘管切开术　适用于低位肛瘘患儿。

（1）操作方法

1）探明瘘管的方向及深度后，插入有槽探针，沿探针槽切开内、外口的皮肤及瘘管。

2）切除切口边缘的部分皮肤、皮下组织及瘘管外壁，直到整个瘘管完全切开为止，彻底搔刮管壁的组织后填塞油纱布，24～48小时后去除油纱条。

（2）注意事项

1）探针探查不宜使用暴力，防止形成假道。

2）创口较深时表层生长过快，可扩大外部切口，以防止引流不畅。

（3）术后处理

1）术后给予缓泻剂，预防便秘。

2）每日或隔日换药一次。用生肌散换药至收口。

3）排便后开始坐浴，保持引流通畅。

6. 瘘管切除术 适用于慢性低位肛瘘合并瘢痕纤维化的患儿，应彻底切除瘘管。

（1）操作方法

1）向瘘管内插入探针，沿探针切开内外口间的皮肤。

2）剔除瘘管后，由基底部开始缝合，注意不留无效腔。

3）彻底清理后填塞油纱布，24～48小时后去除油纱条。

（2）注意事项：若未发现明显感染源，需要将相对应的肛隐窝、肛腺切除。

（3）术后处理：处理同"瘘管切开术"。

7. 切开挂线疗法 具有安全、简便的优点，适用于高位肛瘘患儿。

（1）操作方法

1）患儿取截石位，常规消毒铺巾。根据患儿配合程度选择不麻醉或局部麻醉后，行直肠指诊、探针探查、亚甲蓝染色等方法先查清内口、主管道及支管道的走向、数目和位置。

2）外口适当扩创后，以探针连接橡皮筋自瘘管外口穿入，小指在直肠内引导，自瘘管内口穿出。

3）切开瘘口内外口之间的皮肤与皮肤组织，拉紧橡皮筋，用粗丝线收紧橡皮筋、双重结扎。用红油膏纱布填塞伤口，压迫止血。

（2）注意事项

1）结扎松紧适宜。保护小儿肛门括约肌及肛管直肠环。

2）对外括约肌造成部分损伤，多个瘘口的患儿宜分次手术，间隔1个月左右。

3）橡皮筋约7天脱落。

（3）术后处理

1）给予高锰酸钾溶液坐浴或中药方外洗坐浴、换药，每天1～2次，直至创面愈合。

2）若出现挂线松弛，可收紧橡皮筋再次结扎。

8. Nd-TAG激光瘘管内壁凝固术

（1）操作方法

1）在用探针判断瘘管的准确方向和了解瘘管的长度后，用一手的示指插入肛直肠内，另一手持握光导纤维，将光纤经外口插至内口（直肠内的手指应感触到光纤头）。

2）再将光纤退离内口2mm踩动脚踏开关，用已调试好的输出功率为40～60W的Nd-TAG激光来回在瘘管内凝固3次以达到破坏瘘管内壁的目的。

（2）注意事项

1）了解患儿有无经常腹泻病史，手术尽量选择在腹泻痊愈后进行，以免引起术后感染或创面愈合缓慢和假性愈合。

2）对于前马蹄形肛瘘，注意避免损伤阴道、尿道。

（3）术后处理

1）术后辅以氦氖激光照射3天。

2）及时清理换药。便后用1/4000的高锰酸钾液或中药坐浴，直至痊愈。

9. 视频辅助肛瘘治疗 操作方法如下：用瘘管镜识别内口及瘘管，在直视下精确定位，进行处理、破坏瘘管，从而避免盲目探查及遗漏支管的风险。此法可很好地保护肛门括约肌功能，并减少复发率，尤其适用于高位复杂性肛瘘等瘘管难以寻找的患儿。

10. 拖线疗法 适用于复杂性肛瘘患儿，可与其他手术方式结合运用。

操作方法：用银质球头探针导引，将7号医用丝线10股引至瘘管病灶中，丝线两端打结，使之呈圆环状。放置在瘘管内的整条引线应保持松弛状态。掺祛腐药物于拖线上，转动拖线将药物导引至瘘管腔内，消溶管壁，煨脓长肉。

注意事项：拖线的瘘管不宜过长，若瘘管较长，可采取分段拖线。

术后处理：根据术后瘘管管腔的生长情况，分次拆除丝线。

述评：该法具有组织损伤小、最大限度地保护肛门功能形态、瘢痕少、愈合快、治愈率高、后遗症少等优势。

第二节　肛门闭锁

一、历　　史

肛门闭锁（anus imperforate）又称为锁肛、无肛门症，是由后肠发育缺陷或迟缓引起的一种常见消化道畸形。一般说的肛门闭锁是广义的，其实是先天性肛门直肠畸形，患者常合并有其他畸形。

二、发　病　率

肛门直肠畸形的发病率为 1：（1500～5000），其发病率的高低因地理位置不同而有所差异。男性发病率略高于女性，约 1：0.68。有文献表明我国的发生率约为 1：4000。

三、病　　因

现代医学对肛门闭锁的发病原因仍不清楚，目前认为与遗传和非遗传两方面因素有关。

四、分　　类

先天性肛门直肠畸形因发生的位置高低不同，不仅肛门直肠本身发育缺陷，耻骨直肠肌、肛门括约肌及神经系统均有不同程度的改变，可同时合并不同类型的瘘道，故病理类型较多，其分类方法也很多。

临床上比较实用的分型主要有以下两种。

（一）按畸形的位置高低划分

国际分类、Wingspread 分型等多个分类方法都以畸形位置的高低来划分，以直肠盲端与肛提肌（主要是耻骨直肠肌）的关系分为高、中、低位，即直肠盲端位于耻骨直肠肌环之上的为高位；直肠盲端穿过耻骨直肠肌环的为低位；直肠盲端位于耻骨直肠肌环水平的为中位。

（二）按有无伴发瘘道及瘘道的种类划分

2005 年在德国 Krichenbeck 举行的会议上制定了肛门直肠畸形治疗标准，该标准既考虑了将相同病理类型归为一组，又注重分类对临床治疗的指导意义，因此其在临床得到广泛认可和推广。

1. 主要临床分型　肛门闭锁（无瘘）、会阴瘘，男性有直肠尿道球部瘘、直肠尿道前列腺部瘘、直肠尿道膀胱颈瘘；女性有直肠前庭瘘、泄殖腔畸形（共同管道＜3cm 或＞3cm）。

2. 其他复杂少见的畸形　直肠闭锁或狭窄、H形瘘、球形结肠、其他畸形。

五、临床表现

一般患儿在出生后 24 小时无胎粪排出或有少许胎粪从尿道、阴道挤出，2～3 天后出现腹胀，腹部见明显扩大的肠型，继而出现呕吐，直至呕出粪汁样物，出现一系列明显的低位肠梗阻症状。检查会阴部可发现大多数患儿在正常肛门位置无肛门，有一部分患儿在肛门处有一小孔或会阴部其他部位有一瘘孔，可挤出胎粪。如果未及时诊治，病情日趋严重，则可导致死亡。对于合并有瘘管孔较大的患儿，畸形短期内可不被发现，数周或数月，甚至数年才出现排便困难，或会阴部反复发生红肿才被家长发现。

肛门直肠畸形中有 30%～50% 的患儿可合并有其他器官的畸形，且常为多发畸形，较为常见的有脊椎发育缺陷、先天性心脏病、泌尿生殖系统畸形及食管闭锁等消化道部位畸形。

大多数患儿出生时体重正常，少数高位闭锁及伴有多处畸形的患儿可出现低体重。

对于肛门直肠畸形的类型，通过会阴部视诊可大致判断。如肛门位置有薄膜覆盖则为低位畸形，通过薄膜隐约可见胎粪存在，患儿啼哭时隔膜向外膨出。肛门位置光滑无孔或皮肤略有凹陷，色泽较深，则为高位畸形，患儿啼哭时局部无膨出，用手指触摸无冲击感。粪便从阴道流出则为直肠阴道瘘；胎粪从尿道排出，胎粪不与尿液混合，胎粪排出后尿液澄清，则为直肠尿道瘘；排出的尿液内混有胎粪，尿液呈绿色，有时混杂气体，则考虑为直肠膀胱瘘。

总之，肛门直肠畸形类型不同，出现的临床表现及时间亦有所不同。

六、辅助检查

（一）X 线检查

倒置侧位 X 线检查是将出生 24 小时后的患儿头低卧位 5～10 分钟，使气体充分进入直肠，提起患儿双腿倒置 3 分钟，X 线中心与腹片垂直，以耻骨联合为射入点，在患儿吸气时摄片。该检查方便、经济，但由于在摄片过程中倒置时间过短、气体尚未到达直肠末端或盲端有胎粪充盈等，在测量闭锁高度时可能存在一定误差，据报道其准确性为72%。

X线检查还能同时发现膀胱内气体或液体平面，是诊断泌尿系瘘的简单、可靠的方法。另外，还可行瘘管造影或尿道膀胱造影等检查以帮助诊断。

（二）超声检查

因正常盆底软组织表现为非均质强回声，胎粪表现为低回声，故两者的差异使运用B超测量肛门直肠闭锁高度成为可能，还可以观察瘘管走向、长度。其优点在于无损伤、重复性好，较X线检查误差小，但对肌肉显示不清楚。

（三）MRI检查

MRI检查对软组织分辨率高，可以清晰地对直肠末端肠壁、气体及胎粪进行区分，能很好地显示盆底肌肉发育情况，对先天性肛门直肠畸形的分类、瘘管、脊柱及泌尿生殖发育畸形可做出精确诊断，已被广泛运用于先天性肛门直肠畸形术前检查、诊断和术后疗效的评判。

七、诊　　断

根据临床表现、体征及辅助检查，诊断先天性肛门直肠畸形并不困难，重要的是准确测定肛门直肠闭锁的高度，判断直肠末端与耻骨直肠肌的关系，以及是否合并有泌尿生殖系统畸形、脊柱畸形等。

八、鉴别诊断

大多数先天性肛门直肠畸形患儿在出生后的常规检查中可被发现。但如果肛门开口能排出少量胎粪，或胎粪弄脏尿布，则有可能会被漏诊。本病需与先天性肠闭锁、先天性肠狭窄相鉴别。

九、治　　疗

（一）治疗原则

对于先天性肛门直肠畸形中轻度肛门狭窄，

一般采用扩肛器扩张肛门，前1个月每天1次，每次10～15分钟扩肛，以不引起肛门撕裂为度，后改为隔天1次，并逐渐加大扩张器的口径，一般维持半年至1年。

对于大部分的肛门直肠畸形以手术治疗为主。低位畸形无瘘或伴细小瘘管者，在出生24小时后做会阴肛门成形术；低位畸形伴粗大瘘者，在出生6个月后做会阴肛门成形术；中高位畸形无瘘者在出生24小时后做结肠造瘘，直肠前庭瘘的瘘口较大者可不做造瘘，6个月后均做肛门成形术。

（二）常用的手术方法

1. 会阴肛门成形术

（1）适应证：适用于低位肛门闭锁且无合并肛瘘者。

（2）操作方法

1）患儿取截石位，在会阴中央隐窝处“十”字切开皮肤，长1.5～2.0cm。切开后将皮瓣轻轻游离，用牵开器将皮瓣从四角牵开，可见到肛门外括约肌纤维。在其中心部位，用蚊式止血钳轻柔地向上分离寻找直肠盲端。

2）直肠盲端充分显露后，缝合两根丝线来牵引，轻轻向下牵拉，游离直肠壁，使盲端到达皮肤切口外0.6～0.8cm为宜。

3）打开直肠盲端，吸尽胎粪，在皮下和直肠壁用6-0丝线缝合固定。然后，将皮瓣和直肠盲袋瓣用5-0可吸收线全层间断缝合。

（3）注意事项：术前放置导尿管，术中游离直肠前壁时通过触摸导尿管，防止损伤尿道和阴道，缝合时线不要结扎太紧，以免造成组织水肿，或者切割组织造成直肠回缩。

2. 骶会阴肛门成形术

（1）适应证：适用于直肠尿道瘘、直肠阴道瘘、直肠前庭瘘等只经会阴才能到达的中间位肛门直肠畸形患儿。

（2）操作方法

1）患儿取截石位，会阴肛门切口同会阴肛门成形术，在尾骨部或高于尾骨部做骶部横切口，切口两端跨越通过骶髂关节的纵行线，沿直肠后壁向尾端分离。

2）经骶切口分离各层组织，直达直肠后壁及其两侧探入瘘管处，清晰暴露耻骨直肠肌。

3）在女性仔细分离直肠前壁与阴道后壁之间隙，用弯止血钳仔细轻轻地经耻骨直肠环间隙穿过，再逐渐扩大此间隙，且置入橡胶带进行牵拉。

4）直视下分离瘘管周围组织，切断瘘管，缝合残端。然后将直肠盲端经耻骨直肠环、外括约肌达肛门切口皮肤上，在无张力下行会阴肛门成形术。

（3）注意事项：注意保护附着尾骨的会阴肌群，必要时为暴露切口可切除尾骨，游离组织时避免损伤前部尿道，故术前插入导尿管作为术中引导。

（4）述评：该手术将中位畸形拖出于耻骨直肠环内，对今后排便控制起到相当重要的作用。

3. 后矢状入路肛门直肠成形术（posterior sagittal anorectoplasty，PSARP）

（1）适应证：适用于中高位肛门闭锁患儿。

（2）操作方法

1）患儿取臀高俯卧位，屈膝屈髋外展，从后矢状正中做一纵行切口。在电刺激（50Hz，30～40mA）引导下沿着正中切口劈开耻骨直肠肌和横纹肌复合体，对高位肛门闭锁常需劈开尾骨，分开两侧肛提肌和横纹肌复合体，显露直肠盲端。

2）紧贴直肠盲端，自后壁至两侧壁分离直肠，切开直肠后壁，显露瘘管。

3）若为直肠前庭瘘，需循直肠盲端分离瘘管，距前庭3mm处切断瘘管，间断缝合，关闭残端；若为直肠前列腺部尿道瘘，瘘口较大，在直肠盲端缝线牵引，切开盲端，距瘘口3mm处切开肠壁一周，分离瘘管并缝线关闭。

4）游离直肠至能拖出于新肛口且无张力，直肠常粗大，难以从横纹肌复合体中拖出，故常需将膨大的直肠盲端行裁剪整形为圆锥体形。

5）间断缝合切开的横纹肌复合体前缘和会阴体以重建肛门前缘，在直肠后间断缝合横纹肌复合体，使直肠置于该肌群的中心，以重建肛门后缘，直肠与肛周皮肤缝合形成肛门。

（3）述评：1982年由Pena和DeVries提出并应用，故又称为Pena术，后广泛在世界各地开展运用，目前是一种成熟、经典的手术方法。该手术从后矢状入路劈开耻骨直肠肌和横纹肌复合体，直肠暴露并从耻骨直肠肌环穿过，尽量恢复正常解剖状态，基本解决了术后大便失禁问题。经典的Pena术分为三期，如结肠造瘘—肛门形成—造瘘口关闭。近年来，国内外学者对Pena术进行改良，且一期治疗先天性中高位肛门闭锁的效果良好。

4. 腹腔镜辅助肛门直肠成形术（laparoscopic-assisted anorectoplasty，LAARP）

（1）适应证：适用于中高位肛门闭锁患儿。

（2）操作方法

1）腹腔镜下游离直肠乙状结结肠和直肠末端，显露直肠尿道瘘（膀胱或阴道瘘），缝扎离断。

2）镜下直视盆底肌肉，会阴部用电刺激仪引导，找到肛门外括约肌中心，纵行切开皮肤1cm。

3）用扩张器从会阴肌肉的中心向盆底分离、扩张，电刺激肌肉时，镜下辨认会阴横纹肌复合体中心。

4）扩张器经横纹肌复合体中心入腹形成盆底隧道，将直肠经隧道拖出与会阴部皮肤吻合形成肛门。

（3）述评：LAARP由美国Georgeson等于2000年首次报道，此后在欧洲、美洲、亚洲等地相继被报道。该术式的安全性、有效性及微创性已逐步得到证明。该术式能在直视下轻易分离直肠尿道（膀胱或阴道）瘘及其周围组织，这是开放手术难以做到的，准确地将肛管从肛提肌中央穿过，保证术后获得良好的控便功能，同时腹部和会阴部损伤小。因此，在治疗中对于高位肛门直肠畸形患儿，尤其是合并直肠阴道瘘、直肠尿道前列腺部瘘患儿，该术式已显示出强大优势。

（三）术后处理

（1）分期手术，已行结肠造瘘的，于手术次日进食，如未做结肠造瘘的，应禁食4～5天，静脉给予抗生素和营养支持。

（2）重建肛门部创面，消毒清洁，并保持局部干燥。

（3）肛门成形术后14天开始常规扩肛，扩肛器型号由小到大，逐渐增加扩肛器型号，扩肛持续3～6个月甚至更久，防止肛门狭窄，直至能排出成形便。

（四）术后并发症

肛门直肠畸形术后约1/3患儿会出现并发症，

常见的术后并发症如下：

1. 肛门失禁 肛门直肠畸形术后控便功能除与本身先天性发育缺陷，如括约肌发育不健全，盆底、会阴神经发育不完善有关外，还与手术过程中肌肉、神经的损伤，直肠是否准确地位于横纹肌复合体的中心，是否通过耻骨直肠肌环、肛门周围瘢痕过于肥厚、坚硬等有关。

2. 肛门狭窄 多因脱出直肠回缩或因瘢痕引起，轻度肛门狭窄可通过定期扩肛治疗，重度者要手术切除瘢痕。

3. 便秘 引起便秘的原因很多，常见原因可能与吻合口狭窄、脱出直肠缺血继发无神经节细胞症、结肠慢传输有关。临床发现肛门闭锁位置低、无瘘管，术后预后好的患儿，其便秘的发生率反而更高。因此，根据产生的原因，积极治疗便秘。

4. 直肠黏膜外翻 可能与会阴切口过大、括约肌功能受损、肛门不能完全闭合及骶椎畸形有关。

5. 伤口感染、瘘管复发 高位肛门闭锁患儿术后发生污便和大便失禁的比例相对较高，畸形位置越高，病情越复杂。不仅手术难度大，创伤大，术后伤口感染的发生率也相应增加。局部感染或瘘管缝扎不牢或瘘管处理不到位，造成瘘管重新开放，引起瘘管复发。

第三节　小儿肛门失禁

一、历　　史

肛门失禁（fecal incontinence，FI）是指反复发生不能控制的排气、排便，该病虽没有生命危险，但严重干扰了患儿的正常生活和学习，身体和精神上的痛苦极大。本病按病情严重程度分为完全性肛门失禁和不完全性肛门失禁，无论是成形便还是不成形便，以及气体均不能控制者为完全性肛门失禁，成形便能控制，不成形便和气体不能控制者为不完全性肛门失禁。本病按发生时间不同可分为白天失禁、夜间失禁或昼夜均失禁。本病按发生的频率不同，可分为偶然性失禁和经常性失禁。

二、流行病学

社区患病率在全球范围为0.8%～7.8%，男女比为（3～6）：1，其中82%的患儿有便秘相关功能性肛门失禁。

三、病因与发病机制

1. 病因 心理、粪便潴留、液状便、肛门直肠肌肉和盆底肌、神经系统等因素均可导致。

2. 发病机制 排便的控制是一个复杂的过程，其中任一环节出现异常都可能会影响控制排便的能力。

四、肛门失禁的分级

临床上按肛门失禁的程度不同分为4级，具体如下：

1. 轻度污粪 偶有发生，稀便时溢出或内裤有污渍。

2. 经常污粪 存在正常排便和控制，在排便间隔期有少量液状便和少量糊状便流出。

3. 部分失禁 经常污粪，对固体、半固体大便可控制，但便次增多，液状便无法控制。

4. 完全失禁 大便随时排出，不能区别直肠内容物是气体、液体和固体大便。完全不能控制排便，直肠指诊时肛门松弛。

五、临床表现

（一）症状

不管是什么原因引起的肛门失禁，其临床表现相同，肛门不能自主控制排便，只是程度不同的区别。

功能性肛门失禁多见于4岁以上的患儿，大部分继发于便秘，此类功能性肛门失禁被称为"潴留性便失禁"，自主地发生肛门溢粪，内裤上常有污粪，会阴部潮湿，白天玩耍或活动过多时出现，也有在睡眠时或昼夜发生。部分患儿突然发生，短期内完全自愈。肛门外观正常或仅有污粪附着。

器质性肛门失禁者，除肛门有不同程度的溢粪外，如因肛门直肠手术或损伤等所致者，其肛门、会阴部有瘢痕，肛门向前或向后移位、变形。肛门周围皮肤潮湿、泛红、有炎症反应等。

（二）体征

查看肛周皮肤是否有皮炎、感染及卫生情况，是否有瘢痕及瘢痕的长度和硬度，是否有直肠黏膜脱垂等，用细针刺激肛周皮肤是否诱发肛门皮肤反射性收缩，用力努挣时观察会阴体的下降程度。进一步行直肠指诊，可了解肛管张力，括约肌有无缺损及缺损的范围，肛门外括约肌是否有收缩力及收缩力的强弱。嘱患儿做排便动作，可感受到耻骨直肠肌的情况。

患儿配合度受年龄及认知程度影响，检查可能达不到完全配合，但也不能忽视这些检查。

六、辅 助 检 查

（一）肛管直肠测压

肛管直肠测压是评估肛门括约肌功能和直肠感觉异常的首选方法。肛门失禁患儿的肛门静息压、肛管最大收缩压降低，提示构成80%左右静息压的内括约肌功能下降，构成主要收缩压的外括约肌功能下降。同时，还可表现为括约肌功能长度缩短、直肠肛管抑制反射减弱或消失、直肠感觉膨胀耐受容量减少等。

（二）盆底神经肌肉电生理检查

盆底神经肌肉电生理检查可了解整个括约肌肌肉电生理情况及盆底肌的运动情况，以及其神经损伤或恢复的程度。单纯肌电图无法确定神经损伤的具体环节，通过测定神经刺激和反应之间的潜伏期时间来明确。

（三）肛管腔内超声检查

运用360°的肛内探头可以清晰地显示肛管直肠部位的内外括约肌、耻骨直肠肌及周边的组织，可以直接发现括约肌的厚薄，括约肌损伤的部位、范围及程度。

（四）MRI及MRI排粪造影检查

MRI及MRI排粪造影检查可发现盆底肌肉形态学改变，如检查肛直角是否变钝或消失、会阴是否下降、直肠是否脱垂、肛门括约肌的发育或损伤程度、骶骨是否发育不良等，且对肌肉的分辨率较好。

七、诊　　断

根据临床症状和体征，本病的诊断并不困难。重要的是要正确判断失禁的原因和程度，需询问患儿的大便次数、性状，是否有感染、手术、外伤史，询问患者既往的治疗情况等。

八、鉴 别 诊 断

对于肛门周围有粪便污染的，不能只考虑肛门失禁，还要辨别是否有直肠黏膜脱垂、便秘、卫生习惯差等情况，通过询问病史及体检，不难鉴别。对于肛门失禁的患儿，还需要鉴别引起肛门失禁的原因，如先天性肛门直肠畸形、隐性脊柱裂、脊髓纵裂、骶骨未发育、脊髓马尾发育不良等。

九、治　　疗

根据不同病因及病情的严重程度选择不同的治疗方法。

（一）非手术治疗

1. 一般治疗

（1）饮食调整：对于因便秘引起的充溢性失禁，应多食用富含膳食纤维的新鲜果蔬，帮助通便；对于大便较稀薄的患儿，则要少食富含膳食纤维的蔬果，多食用面包等少渣食物。

（2）排便习惯训练：训练每天晨起或饭后半小时去如厕，不管有无便意，试着进行排便，排便时间最好控制在5～10分钟，养成良好的定时排便习惯。

（3）括约肌功能锻炼：对于轻度肛门失禁，可采用收提肛门括约肌的方法进行锻炼，可以让年长的、有一定理解力的患儿尝试锻炼。

2. 药物治疗

（1）口服药物：如蒙脱石散、盐酸洛哌丁胺等，通过抑制肠蠕动，延长粪便在肠道内停留的时间，水分充分重吸收或者调节肠道正常细胞的吸收和分泌，从而防止或减少大便失禁的发生。

（2）灌肠治疗：对神经源性肛门失禁、充溢性肛门失禁尤其适用。人为将结肠或直肠的粪便用灌肠的方法清空，减少排便次数，防止大便失禁。

3. 生物反馈法 适用于年龄稍大的患儿，年龄一般8岁以上，能够明白动作的方法、明确治疗的目的。生物反馈训练围绕加强肛周肌肉力量、改善直肠感觉阈值、缩短括约肌反应时间、建立肛门括约肌收缩反射及改善排便动力这5个方面进行，根据患儿的不同情况，进行具体生物反馈训练方案的选择。训练频率每周2～3次，6～8周为1个疗程。

述评：生物反馈治疗安全无创，对有一定直肠感觉的患者，该治疗疗效较好，但对脊髓段完全麻痹者无效，也不适合幼小患儿及有脑病变者。

4. 电刺激 1917年Adrian提出，对周围神经损伤经电刺激后有生理上的改进，1963年Caldwell正式试用于临床。电刺激在生物反馈训练的间歇进行，对于患儿一般选择5～10Hz的可耐受的低频电刺激，刺激肛门、直肠及盆底肌的神经系统，促进盆底肌和括约肌的收缩，并间接改善神经系统排便中枢的反馈机制。

述评：电刺激是一种辅助疗法，利用残剩的括约肌进行锻炼，疗效与局部组织的瘢痕严重程度有关。

（二）手术治疗

小儿肛门失禁的手术方式多种多样，选择哪种术式，需考虑手术适应证、患者情况及外科医师的技术水平等多方面因素，但不管选择哪种术式，保证患者术后的生活质量是核心。现就常用的手术方式介绍如下：

1. 肛门成形术

（1）适应证：适用于由肛周瘢痕坚硬，直肠黏膜外翻，肛门位置、大小异常等所致的肛门失禁。

（2）手术步骤：参见"肛门闭锁"一节。

2. 肛门括约肌重建术

（1）股薄肌转移肛门外括约肌重建

1）适应证：适用于外伤、先天性畸形或括约肌修复失败的患者，以及会阴神经损伤或括约肌功能完全消失的患者。

2）手术步骤：选取一侧发育较好的股薄肌或两侧股薄肌，在下肢内侧做3个小切口，最低在膝内侧，自下而上游离肌肉，在附着于胫骨处切断肌腱，从上方切口拉出股薄肌，注意保护好血管和神经，将肌肉用盐水纱布包裹备用。

在肛门前、后方距肛缘1.5cm处各做2cm弧形切口，由此两切口做隧道围绕肛门两侧，再从肛门前切口于股部上切口做一隧道，将股薄肌通过隧道拉至会阴，依股薄肌的长度以α、γ或ε的缠绕方式穿过隧道围绕肛管1周，由耻骨结节切口拉出。

屈曲内收大腿，拉进肌腱，助手用示指感知松紧度，将肌腱末端固定于对侧的坐骨结节或对侧耻骨支，也可做双侧股薄肌交叉固定，最后缝合各切口。

3）术后处理：术后1周给予抗生素预防感染，应随时清除肛周分泌物，控制排便1周。首次排便避免用力，以免肌肉撕裂。术后3周开始功能训练。

4）注意事项：重建的肛门以通过一示指感到有张力为宜。因为手术目的是为了达到一个动态结果，故围绕肛管的是肌肉而不是肌腱。患者可通过采取蹲位和避免外展的方式使括约肌放松，同时通过站立和外展腿部使括约肌收缩。术后可通过低频电刺激，使移植的股薄肌转化为抗疲劳的慢速收缩机。

5）并发症：肌瓣的缺血坏死、感染。

6）述评：股薄肌移植括约肌成形术是1952年由Pickrell等首次报道，随后被临床广泛应用。虽然曾因股薄肌为快速收缩易疲劳的Ⅱ型横纹肌，术后仍存在大便失禁而被质疑，但由于手术技术的改进，该术式在治疗肛门失禁中占据重要地位，术后效果良好，能有效地改善肛门控便。

（2）臀大肌转移肛门外括约肌重建

1）适应证：适用于肛门括约肌损伤后，其功能完全消失者。

2）手术方法：患者取折刀位，在两侧坐骨结节至骶尾关节处做弧形切口，暴露臀大肌肌腹，远端腱性部分在大粗隆止点处切断，保留骶尾骨固定点。

在该臀大肌内侧下缘游离一条2.0cm宽、1.0cm厚的肌瓣，其长度以在无张力情况下能包绕肛门半周为度。

在3点、9点距离肛缘1.0cm处做长1.5cm弧形切口，在肛周做皮下隧道，适当切除瘢痕组织，隧道宽度应能顺利通过肌瓣。

左侧肌瓣逆时针经肛后，绕至右侧，经隧道在9时处切口拖出，两肌瓣端与其对应肌瓣折叠缝合固定，加强重建括约肌的肛前部分。而右侧肌瓣顺时针经肛后，同前在3时处切口拖出，加强直肠后方。同时放置引流管于肌间隙内，关闭切口。

3）术后处理：同"股薄肌转移肛门外括约肌重建"。

4）注意事项：术中游离臀大肌时注意保护该肌臀下血管和神经，注意防止损伤直肠和阴道。牵拉两侧肌瓣时在肛内示指有紧缩感为度，避免过度牵拉和扭曲，两肌瓣需在不同高度环绕直肠，若术后肛管箍围太紧仍需要扩肛。

5）并发症：同"股薄肌转移肛门外括约肌重建"。

6）述评：1902年由Chetwood开始应用于临床，主要用于直肠癌根治术后肛门失禁。1982年由Proshiantz推荐用于儿童肛门失禁。因正常情况下，肛提肌和肛门外括约肌、臀大肌在控便过程中作用相同，故有学者认为其肌力优于股薄肌，代替肛门外括约肌更优。

3.肛门括约肌修补术

（1）适应证：适用于肛门括约肌断裂和损伤不超过周径的1/3或括约肌有瘢痕形成，妨碍收缩所致大便失禁的患者。

（2）手术步骤：沿瘢痕组织做放射状切口或"U"字形切口，在皮下组织内分离瘢痕，寻找括约肌的断端，必要时用电刺激协助定位。

切除瘢痕组织，先将两端拉拢后褥式缝合括约肌断端，关闭切口。

（3）术后处理：肛门括约肌修补术后禁食控便，保持肛门区清洁，为防止粪便污染，术后可留置乳胶肛管。

（4）注意事项：修补肌肉残端时，应按解剖层次将肌肉断端对合良好。为了缝合得牢固，在括约肌残端应保留部分瘢痕，以减少缝合后撕裂肌纤维的机会。

（5）并发症：缝合肌肉的断端裂开，其原因是缝合过紧，影响肌肉血运，也可能是术后早期

排便致伤口感染，此时应及早切开引流。

（6）述评：不适用于神经损伤引起的失禁。

4.现代生物工程

（1）骶神经刺激（sacral nerve stimulation，SNS）：适用于神经系统发育不良或损伤的肛门失禁，多伴有肌肉功能障碍，为成人难治性肛门失禁的一线手术治疗方法，但在小儿肛门失禁中的运用有限，故不再赘述。

（2）其他：如人工肛门括约肌、填充剂注射等，在小儿肛门失禁中的运用更为鲜少。

（王振宜 李 盈）

参 考 文 献

蔡威，孙宁，魏光辉，2014. 小儿外科学. 北京：人民卫生出版社.

常晓盼，汤绍涛，曹国庆，等，2018. 机器人辅助肛门成形术治疗先天性肛门闭锁9例. 中国微创外科杂志，18（6）：549-553.

陈红风，2016. 中医外科学. 北京：中国中医药出版社.

陈建雯，周曙光，吕丽娟，2006. 新生儿肛周脓肿手术治疗的探讨. 临床外科杂志，14（3）：191.

陈雨历，1999. 小儿肛门失禁治疗的几点认识. 中华小儿外科杂志，20（1）：47-48.

傅维康，1996. 巧施术通谷道 先天无谷道之开通术. 医古文知识，（1）：35.

甘伟国，1993. 激光治疗小儿肛周脓肿、肛瘘126例报告. 激光杂志，（6）：313.

高晓燕，高平明，吴时光，等，2016. 先天性肛门闭锁的影响因素分析. 中国当代儿科杂志，18（6）：541-544.

高亚，2015. 肛门直肠畸形和先天性巨结肠临床研究简况与规范化诊疗展望. 中华小儿外科杂志，36（6）：401-404.

顾绍栋，强红家，2014. 小儿肛瘘和肛周脓肿153例临床分析. 河南外科学杂志，20（6）：95.

胡伯虎，李宁汉，1988. 实用痔瘘学. 北京：科学技术文献出版社.

黄李，常忠生，2018. 肛周脓肿的病因、分类及临床诊断. 中国肛肠病杂志，38（1）：63-65.

蒋晓雪，陆金根，王琛，等，2020. 手术联合中药治疗小儿肛瘘144例疗效观察. 甘肃中医药大学学报，37（1）：95-97.

金黑鹰，章蓓，2014. 实用肛肠病学. 上海：上海科学技术出版社，411-421.

金磊，吴炯，王振宜，等，2019. 激光消融闭合术治疗肛瘘的临床疗效观察. 结直肠肛门外科，25（5）：513-517.

李春雨，徐国成，2021. 肛肠病学. 第2版. 北京：高等教育出版社，308-309.

李正，王慧贞，吉士俊，2001. 实用小儿外科学. 北京：人民卫生出版社.

梁虹宇，李养群，2019. 股薄肌移植肛门括约肌功能重建的临床进展. 中国美容整形外科杂志，30（9）：566-568.

龙雪峰，李强辉，2013. 先天性肛门闭锁的诊治进展. 海南医学院学报，19（6）：861-864.

莫优炼，胡小华，杨六成，等，2018. 后矢状入路经骶会阴肛门成形术治疗不同年龄先天性中高位肛门闭锁的疗效比较. 临床小儿外科杂志，17（8）：600-606.

施诚仁，1999. 儿童神经性大便失禁的治疗方法. 中华小儿外科杂志，（5）：52.

汤绍涛，李龙，童强松，2014. 小儿肛肠外科临床关键技术. 武汉：华中科技大学出版社，440.

王立柱，2002. 古代肛肠疾病的手术疗法. 浙江中医药杂志，（7）：36-37.

王龙风，曹永清，2014. 婴幼儿肛瘘治疗研究. 吉林中医药，34（3）：246-248.

王维林，2011. 小儿便失禁的诊断标准与治疗流程. 中华小儿外科杂志，32（8）：630-631.

王语，金先庆，向丽，等，2015. 新生儿外科感染性疾病的治疗. 中国新生儿科杂志，30（3）：200-202.

王昱，2009. 柏连松教授治疗小儿肛瘘经验撷要. 甘肃中医，22（10）：13-14.

吴颖，华国花，林湘涛，2020. 非手术疗法治疗小儿肛周脓肿研究进展. 新中医，52（6）：5-7.

武佰锁，郭君毅，王锦波，2018. 婴幼儿肛周脓肿及肛瘘治疗研究进展. 人民军医，61（3）：278-280，286.

肖辉，陈龙，刘树立，等，2018. 腹腔镜辅助肛门成形术与后矢状入路肛门成形术治疗中高位肛门直肠畸形的疗效对比. 中华胃肠外科杂志，21（1）：68-72.

徐伟祥，曹永清，2014. 实用中医肛肠病学，上海：上海科学技术出版社，282-285.

喻德洪，1997. 现代肛肠外科学. 北京：人民军医出版社，523-530.

Chang L，Chey WD，Kellow J，et al，2018. 罗马Ⅳ：功能性胃肠病肠-脑互动异常：第2卷. 方秀才，侯晓华，译. 北京：科学出版社，798-814，941-944.

Mattei P，2006. 小儿外科指南. 李龙，译. 上海：第二军医大学出版社.

Dewberry L，Trecartin A，Peña A，et al，2019. Systematic review：sacral nerve stimulation in the treatment of constipation and fecal incontinence in children with emphasis in anorectal malformation. Pediatr Surg Int，35（9）：1009-1012.

Divarci E，Ergun O，2020. General complications after surgery for anorectal malformations. Pediatr Surg Int，36（4）：431-445.

Hasselbeck C，Reingruber B，2012. Sacral nerve stimulation is a valuable diagnostic tool in the management of anorectal and pelvic malformations. J Pediatr Surg，47（7）：1466-1471.

Hosokawa T，Yamada Y，Hsokawa M，et al，2018. Ultrasound imaging of the anorectal malformation during the neonatal period：a comprehensive review. Jpn J Radiol，36（10）：581-591.

Inoue M，Sugito K，Ikeda T，et al，2014. Long-Term Results of Seton Placement for Fistula-in-ano in Infants. J Gastrointest Surg，18（3）：580-583.

King SK，Krois W，Lacher M，et al，2020. Optimal management of the newborn with an anorectal malformation and evaluation of their continence potential. Semin Pediatr Surg，29（6）：150996.

Meyer T，Weininger M，Höcht B，2006. ［Perianal abscess and anal fistula in infancy and childhood. A congenital etiology？］. Chirurg，77（11）：1027-1032.

Rajindrajith S，Devanarayana NM，Benninga MA，2013. Review article：faecal incontinence in children：epidemiology，pathophysiology，clinical evaluation and management. Aliment Pharmacol Ther，37（11）：37-48.

Shrum RC，1959. Anorectal pathology in 1000 consecutive patients with suspected surgical disorders. Dis Colon Rectum，2：469-472.

Taylor MA 2nd，Bucherm BT，Reeder RW，et al，2020. Comparison of maternal histories and exposures in children with isolated anorectal malformation versus anorectal malformation with genitourinary anomalies. Cureus，12（6）：e8762.

Wong WD，Jensen LL，Bartolo DCC，et al，1996. Artificial anal sphincter. Dis Colon Rectum，39（12）：1345-1351.

Wood RJ，Levitt MA，2018. Anorectal Malformations. Clin Colon Rectal Surg，31（2）：61-70.

Zhao PW，Mao B，Cai XN，et al，2018. 2q24 deletion in a 9-month old girl with anal atresia，hearing impairment，and hypotonia. Int J Pediatr Otorhinolaryngol，109：96-100.

Zwink N，Jenetzky E，2018. Maternal drug use and the risk of anorectal malformations：systematic review and meta-analysis. Orphanet J Rare Dis，13（1）：75.

第 36 章 女性肛门病

一、流 行 病 学

古代素有"十男九痔，十女十痔"之说法，有关我国女性肛门病的发病率尚无大样本流行病学调查研究报道。根据日本的调查统计资料表明，在痔、肛瘘、肛裂三大常见肛门病中，痔的发病率最高：男性为51.59%，女性为55.66%，女性稍高于男性。而肛瘘的发病率，男性为20%，女性仅占6%，男性高于女性。肛裂的发病率女性为18%，男性为11%，女性高于男性。

二、病因与发病机制

女性患肛门病除常见的发病机制外，妊娠分娩因素是重要的发病原因。妊娠分娩时腹压增加，使肛门直肠血液回流受阻，静脉曲张，也是女性痔发生和加重的作用因素。

三、常见的女性肛门病分类

（一）女性痔

痔是女性常见病之一，有18.5%的患者有家族史，其发病年龄与妊娠、分娩史有关，多发生于30～50岁，占84%，其中以40岁为发病高峰，这是由于20～40岁时，女性如处于妊娠、分娩期，则对痔核的发病影响较大。许多患痔的女性，在妊娠时加重，如妊娠6个月以后的女性多因血栓性外痔或嵌顿痔引起急性症状而就诊。

（1）增大的妊娠子宫影响了痔静脉丛的血液回流。

（2）孕期子宫压迫肠管，引起排便困难。

（3）妊娠期盆腔内动脉血流量增加。

（4）运动量减少及饮食生活改变，引起便秘或加重便秘。

（5）孕期某些激素如孕激素、松弛素可促使血管扩张、组织松软。

（6）孕期盆内器官组织脆弱，易发生损伤而引起炎症。

（7）分娩期增加肛门部负担，因而促使痔加重。

上述因素在妊娠中、后期更加明显。

孕期痔的处理：尽可能采取非手术治疗，避免引起流产或早产；同时孕早期手术所用麻醉药和一些抗生素可使胎儿致畸。一般通过饮食调节、定期排便、药物治疗等方法进行处理。硬化剂注射疗法是防止痔增大的有效手段。其他有套扎法、光凝、冷冻疗法等，但若病情加重，仍须行手术治疗。妊娠36周以后，肛门及会阴部组织充血水肿、脆弱，伤口难以完全愈合，故不宜手术。如分娩后病情严重而急需手术者，则应由熟悉肛肠病的外科医生实施手术。

（二）女性肛瘘

1. 女性肛瘘与肛腺的分泌功能　最近研究证实，肛腺的形态和功能有性别差异，男性激素对促进肛腺的分泌活动起主导作用，按照隐窝腺感染学说，肛瘘的初期病变是腺腔内分泌物增多、淤滞，继而发生化脓性炎症。对于男性（尤其青壮年），由于激素作用，肛腺易淤滞感染；而女性10岁前的肛腺分泌活动低下，不出现分泌物淤滞现象，因而不会引起化脓性炎症。再者，女性肛腺导管较平直，分泌物不易淤滞。因此，女性肛瘘的发病率低于男性。

2. 女性肛瘘的发病类型　女性新生儿肛瘘几

无发现，成人女性的发病率为男性的1/5。各型肛瘘的内口位置在性别上差别不大，低位肌间瘘的内口可发生在肛门任何处，而高位肌间瘘和坐骨直肠窝瘘等内口则多见于肛门后方。据统计，内口位于肛门后方的低位肌间瘘的发生率，男性为47%，女性为35%；高位肌间瘘的发生率，男性为85.9%女性为70.37%；坐骨直肠窝瘘的发生率男性为97.6%女性为90.7%。各型肛瘘的发生率女性均略低于男性。日本岩垂指出，肛瘘的发生率与分娩史有关，无分娩史者肛瘘多见（43.3%），而痔核少见（23.5%）。有分娩史者恰相反，痔核多见（22.6%），而肛瘘少见（8.3%）。

（三）女性肛裂

据日本岩垂等统计，肛裂的发生率女性为18%，男性为11%；肛裂位置无性别差异。肛裂合并肛门狭窄的发生率男性为18.6%，女性为21.8%；合并乳头肥大的发生率男性为11.4%，女性为31.7%；合并前哨痔的发生率男性为22.9%、女性为21.8%。

妊娠时肛裂虽少见，但可在分娩后发生。Marti观察425例产后女性，有45例患肛裂，其中21例为经产妇，24例为初产妇，后者15例位于前正中处。产后肛裂最常见于前正中或后正中处，未产妇则多位于后正中。这是由于解剖学上的特点，即女性盆底及直肠阴道隔的肌肉薄弱所致。其治疗较困难，因为典型的内括约肌亢进不存在，因而不宜行内括约肌切断术，可用非手术疗法。

（四）女性便秘

女性便秘的发生率高于男性，孕产妇更多见。据报道，21～30岁女性是男性患者的5倍，占便秘总人数的75%。

影响女性便秘的因素有以下几种：

1. 职业因素 据调查，护士便秘者最多，占42%。20岁左右者占半数，其原因可能是护士工作夜班多，在精神上和体力上过度紧张所致。一般女职员为18%。女大学生便秘者有13%与节食有关。

2. 月经周期 女性便秘以月经周期的影响最明显。妇女月经从初潮到绝经约持续40年，许多妇女在经前期均出现便秘，月经来潮后则排便正常，此与月经后期黄体形成，卵巢分泌的孕激素

抑制肠蠕动，使肠刺激感受性降低有关。因此，血液中孕激素水平升高是引起便秘的原因。

3. 妊娠 妊娠期，黄体分泌孕激素亢进，这种情况要持续4个月，故孕妇在此期间约半数有便秘。从孕期6个月开始，子宫增大压迫肠管，再次引起便秘。同时由于盆腔血管受压，下肢血液淤滞，易诱发痔核，甚至脱肛，从而加重便秘，便秘又可促进痔加重，从而恶性循环。

4. 排便环境 女性的心理因素对排便影响很大，在不方便的环境下，经常主动抑制便意，从而使内括约肌反射性张力过高，肠管紧张度下降，肠蠕动缓慢，左半结肠和直肠粪便淤滞，导致排便困难。因此，习惯性便秘在女性中较多见。

5. 进食量 女性进食量少，特别是节食者更易发生便秘。

6. 药物 据调查，20岁左右的女性半数有便秘，其中1/3与常服药物有关。滥用药物灌肠可致直肠黏膜敏感性降低，粪便进入直肠后不能引起排便反射，出现直肠型便秘，还易合并结肠性便秘。

7. 解剖因素 女性直肠前壁由直肠阴道隔支持，该隔由Denonvilliers筋膜组成，耻骨直肠肌的中线交叉纤维在此处与会阴体相融合。当分隔组织发育缺陷或在40～50岁全身结缔组织开始退变导致全身支持结构松弛，或分娩损伤、不良排便习惯导致腹压升高，薄弱的分隔组织扩张时，直肠前壁即可疝入阴道，此即称为直肠前突，亦称为直肠阴道壁弛缓症。直肠前突为女性特有的出口梗阻型便秘，如直肠前突很大，粪便反复嵌塞，患者非常痛苦，多经阴道或经直肠做修补手术。

（五）女性特殊的肛门病

1. 肛门真菌性炎症 由于阴道或外阴部真菌性炎症引起白带增多，侵犯肛门部皮肤导致。外阴癌术后长期化疗用药也是发生本病的原因。糖尿病与真菌密切相关，故肛门部发现真菌感染，同时尿糖阳性即可确诊。

2. 肛门性传播性疾病 尖锐湿疣是一种常见的性传播疾病，表现为乳头状或疣状赘生物，围产期合并症的妇女HPV感染和尖锐湿疣的发病率高，发展速度快，这是由于胎盘激素和机体免疫

功能变化所致。可用激光治疗，但这两种疗法均可使肛门形成瘢痕，有致肛门狭窄的弊端。英国圣马克医院采用皮下注射生理盐水将湿疣浮起再将其切除的疗法，其疗效好，治愈快，是较理想的手术方法。巨大尖锐湿疣（Bushke-Lowenstein 瘤）较罕见，病变侵犯范围较广且深，由肛管壁侵至直肠壁，由黏膜面浸润至深部肌层时可做腹会阴联合直肠切除术。

3. 肛周上皮样囊肿（epidermoid cyst） 为良性病变，因该病炎症期皮肤发红、肿胀、疼痛，有波动感，故易误诊为肛周脓肿。脓肿切开后，可见脓腔壁厚，呈乳白色，保守治疗或未将囊壁完全切除，则可反复发病。

4. Bowen 病 该病为肛门上皮内的恶性病变，可能与外阴白斑症有关。其病变部皮肤黏膜覆以暗红色痂皮，痂皮下有组织糜烂面，表面光滑，界限清楚。镜检证明是癌组织，须行病变部切除后植皮。

5. 乳房外 Peget 病 为顶浆分泌腺癌前病变，肛门、外阴和腋下均可发生。局部呈湿疹样鲜红色糜烂病变，组织学可见 Peget 细胞，须行完全切除或放疗。

6. 肛门部黑色素瘤 常易误诊为血栓性内、外痔，必要时应行活检以早期诊断，对恶性者应尽早行扩大手术治疗。

7. 肛门子宫内膜异位症 患者在分娩时会阴切开后，有时发现切口愈合瘢痕部一端局部隆起，皮下呈紫黑色，月经期增大、疼痛，经后消退。多采用局部切除或假孕疗法。

8. 肛门先天性畸形

（1）异位肛门：也称会阴部肛门或前庭肛门。患者多无症状，多在婚后就诊。主要表现为轻度肛门狭窄、便秘或失禁、会阴部不洁等。异位肛门的位置多在肛窝所在部位（会阴部肛门），有的则需通过手术确定（如骶尾部肛门）。

（2）会阴瘘、前庭瘘：胚胎期，直肠末端下降通过肛提肌到达肛窝，若同时在肛门前方或阴道口处出现不完全开口，有粪便流出，即出现会阴瘘或前庭瘘。患者肛门周围肌群大致正常，偶有功能低下。会阴瘘或前庭瘘常误诊为新生儿肛瘘。

（3）Gartner 囊肿（中肾管囊肿）：胚胎期，男性 Wolff 管形成附睾、精囊、输精管，而女性则退

化消失，若出生后未完全消失，遗留的残迹即形成 Gartner 囊肿。发生在会阴部、阴道的 Gartner 囊肿患者多无症状，多以子宫内膜异位症处理。确诊需病理学检查。Gartner 囊肿发生癌变者屡有报道，所以对女性会阴部和阴道口处的肿瘤应充分予以重视。

9. 其他 女性特有的疾病如巴氏腺脓肿、会阴部血肿、直肠阴道瘘、分娩时会阴裂伤和医源性病变等，均可累及肛门部。

（六）因妊娠引起的肛门病

因妊娠引起的肛门病有：①痔；②肛管单纯性充血；③肛管单纯性水肿；④肛乳头水肿；⑤急性痔血栓形成；⑥阴道真菌病引发肛门瘙痒；⑦肛门神经痛；⑧便秘。

上述疾病发生的病因如下：

1. 盆腔血容量增加 自孕 6 周起孕妇血容量开始增多，孕 32～34 周时达高峰，增加量约为 35%，即平均在 1400ml 左右。与此相应，盆腔静脉血量亦增加，由于受到增大子宫的压迫，静脉压升高，可高过正常的 980～1176Pa（10～12cmH$_2$O）。因此，在妊娠期由于外阴部及直肠下端静脉压增高，加以痔静脉丛上雌激素受体的作用，使静脉壁扩张，有些孕妇易出现血管性病变，如痔、肛管单纯性充血、肛管单纯性水肿、肛乳头水肿及静脉血栓形成等。其中除静脉血栓需手术处理外，其他疾病均可行非手术方法治疗。

2. 分泌功能亢进 在妊娠期，孕妇的皮脂腺、肛腺及阴道分泌物增加，加以 pH 的改变，适合真菌或病毒繁殖。阴道与肛门相毗邻，故阴道真菌病或淋菌感染均可蔓延至肛门。有些孕妇可能出现外阴-阴道炎合并严重的肛管炎，甚或伴有葡萄球菌与真菌双重感染，炎性分泌物刺激肛周皮肤而瘙痒。治疗真菌病可用制霉菌素（内服及外用）。

3. 盆底神经受牵拉 在妊娠期，随着子宫增大，腹内压升高，盆底下降，支配盆肌的神经亦随之被向下牵拉而延长，有些孕妇出现肛门神经痛，尤其在便秘时疼痛加重。本病虽然少见，但治疗困难，有时甚至无法治疗。

4. 肠蠕动减弱 在妊娠期，胎盘产生的大量孕激素使肠道平滑肌张力减低，活动减弱，粪便

在肠中积留时间长，水分逐步被吸收，使大便干结而致便秘。

（七）因妊娠而加重的肛门病

因妊娠而加重的肛门病有：①痔及其并发症；②尖锐湿疣；③肛门瘙痒；④直肠脱垂。

有些原有直肠疾病因妊娠加重或致急性并发症，如有些孕妇常因血栓性外痔或嵌顿痔急性发作而就诊，这是妊娠期盆腔过度充血的缘故。妊娠期阴道分泌物过多，致会阴糜烂，可加重肛门病的传播，使肛管瘙痒症加重。研究证明，孕妇HPV感染率高于未孕妇，由于胎盘激素和机体免疫功能变化，尖锐湿疣在妊娠期有恶化倾向。原来无症状的直肠脱垂可因便秘脱垂而难以复位。

（八）因分娩引起的肛门病

因分娩引起的肛门病有：①皮垂；②肛裂；③会阴部切开或撕裂伤的后遗症；④子宫内膜异位症；⑤直肠阴道瘘；⑥盆腔神经损伤及非特异性肛门失禁；⑦会阴下降综合征；⑧直肠脱垂。

许多肛门病多见于分娩时或分娩后，其主要是盆底在分娩过程中受到机械性损害所致。

（1）皮垂是由痔形成，分娩后充血停止。虽然皮垂多无症状，但若形成巨大鸡冠样痔，将影响肛周卫生及排便，特别在月经期易于感染。因此，常需手术切除。

（2）肛裂可在分娩后发生，可能是分娩后女性盆底及直肠阴道隔软弱的原因。

（3）会阴切开术不能完全降低撕裂伤的发生率。有时会阴切开术修补不良，可致括约肌永久性损伤，其后果是出现不同程度的肛门失禁及会阴部有持续性刺激症状。阴部神经损伤可发生于阴道分娩后而无肛管外括约肌损伤者，特别是产程较长或产钳分娩者，可致非特异性肛门失禁。虽然产程过长在目前少见，但在发展中国家医疗条件差者亦时有发生，可致直肠阴道隔广泛撕裂伤，甚至引起严重的直肠阴道瘘。会阴切开术用非吸收性线缝合会阴可产生肉芽组织，有时误诊为肛瘘。近年来，在会阴切开处发生子宫内膜异位症的趋势在升高，表现为会阴切口处硬结，有时出血，误诊为肿瘤、囊肿或瘘管，需仔细检查确诊。若子宫内膜异位症病灶嵌入在肛门括约肌

内，手术较困难，可用药物治疗。对于极少数病例，子宫内膜异位症发生于直肠阴道隔，易误诊为直肠癌，应仔细鉴别。

（4）会阴下降综合征是由于阴部神经过度伸展导致产后盆底松弛。

（5）多次妊娠及分娩可引起不同程度的脱垂，多数无会阴切开史。脱垂包括直肠内套叠、直肠外脱垂、直肠前突或子宫脱垂。

直肠前突是经产妇的常见多发病，也是导致女性排便困难的重要原因之一。分娩、发育不良、筋膜退变及长期腹压增高均可使盆底受损而松弛。患者多在产后发病。治疗方法可经阴道或直肠入路行修补手术。

（九）引起高危妊娠的肛门病

某些肛门病可危及妊娠，应提高警惕。这些肛门病是：①肛周感染及脓肿；②溃疡性结肠炎急性发作及其并发症；③克罗恩病急性发作，需要手术治疗者。

1. 妊娠合并肛周脓肿　肛周脓肿孕妇少见，很少危及妊娠，但对这类患者应早期切开引流，并应用抗生素行预防性治疗，避免发生菌血症，影响妊娠与分娩。肛瘘切除术应在恢复月经后才能施行。要密切观察病情，防止感染复发。

2. 妊娠合并慢性结肠炎　常在妊娠早期或产褥期病情恶化和复发。Sleisenger报道妊娠期恶化率为40%～50%，可能与此时期内肾上腺皮质激素水平较低和精神因素导致自主神经功能紊乱，引起肠道及血管平滑肌痉挛有关。

慢性结肠炎很少影响受孕，但妊娠期病情恶化者，可引起自然流产、早产、围产儿死亡及其他妊娠并发症。Järnerot报道1555例妊娠合并结肠炎患者，其中正常妊娠为83.3%，自然流产为9.1%，治疗性流产为4.8%；分娩时婴儿死亡占1.9%，畸形儿占1.1%。

妊娠合并结肠炎的治疗主要注意饮食调节，纠正低蛋白血症及贫血，同时行药物治疗。产科处理原则如下：

（1）病程第1年内或活动期，应劝告避免妊娠，待病变静止2年以后再妊娠。

（2）若疾病处于静止期或缓解期，应允许继续妊娠，期待足月分娩。

（3）妊娠早期病情复发或恶化，治疗效果不佳者，可考虑行人工流产。

（4）妊娠期偶尔遇到暴发性结肠炎，需要紧急手术做部分结肠切除时，术后应注意安胎治疗，多能继续妊娠至足月分娩。

3. 妊娠合并克罗恩病 克罗恩病并不会对妊娠有危害，妊娠亦不增加克罗恩病的死亡率。该病在我国较少见，临床易于误诊、误治。目前对克罗恩病缺乏药物根治疗法，故复发率高。一般使用药物对症治疗，病情严重者可行手术治疗。

（十）禁忌妊娠的肛门病

禁忌妊娠的肛门病有：①直肠癌；②肛管及肛门周围癌；③家族性息肉病；④克罗恩病及结肠炎急性发作或难以控制。肛门病禁忌妊娠者，有3个方面的理由。

1. 优生和遗传 有些疾病可遗传给下一代，影响人口素质，如家族性息肉病。它是一种常染色体显性遗传性疾病。患者子女约50%受累，或以"隔代"发病，即祖孙两代有息肉病。其特征是患者整个结肠和直肠可以生出许多腺瘤样息肉，根据病情进展的不同，数目从上百个到几千个不等。这些息肉恶变为腺癌的倾向性很高。据统计，这类患者约40%往往在第一次就诊时已有癌变的表现，到30岁时，这些患者将有半数发展为癌。此类患者应禁忌妊娠。

2. 家庭和伦理 有些疾病对母亲的预后很不好，如肛管直肠癌，即使妊娠后，能够分娩，但母亲存活不久，不能照顾其婴儿，孕期发现肠癌，应立即终止妊娠。

3. 胎儿畸形 孕妇进行化疗或放疗，对胎儿有害，如直肠肿瘤、克罗恩病及结直肠炎的急性期或难以控制的患者。

妊娠期放射线照射作用于胎儿，随胎儿成长的不同时期而差异很大。在原始器官形成期（受孕后第18～20天），放射性可能致孕卵死亡及排出。在器官发生期（受孕后第20～50天），胚胎对放射线非常敏感，可发育迟缓、致畸及死亡。一般来说，胎儿成长期时放射线虽不造成胎儿畸形，但可使胎儿全身或颅脑生长迟缓甚至终止。有时放射线影响不立即出现，只在产后或婴儿发育期才出现神经系统发育不良和器官组织再生不良等缺陷。

孕期用药，药物可以通过胎盘，影响胎儿的发育与成长。例如，宫内胎儿受雌激素制剂的影响，使其子代可能发生阴道透明细胞癌、阴道腺病、生殖器畸形；孕激素可使女性胎儿男性化、假两性畸形等。抗肿瘤药物于胚胎早期可造成流产、致畸，孕后期可能致胎儿宫内发育迟缓、宫内死亡等不良后果。

（十一）禁忌经阴道分娩的肛门病

有些肛门病是禁忌阴道分娩的：①广泛性会阴部化脓；②性病性淋巴肉芽肿；③肛管疱疹；④会阴部严重外伤性病变；⑤有造口手术史；⑥直肠下端的后遗症；⑦克罗恩病或癌行腹会阴联合切除术后；⑧溃疡性结肠炎；⑨尖锐湿疣。

1. 妊娠合并广泛性肛周感染者，禁忌阴道分娩 存在肛瘘、梅毒性黏液囊病（Verneuil病）、克罗恩病、腹股沟淋巴肉芽肿病（Nicolas-Favre病）则须剖宫产。若经阴道分娩则有细菌播散的危险，此外，女性曾行会阴部手术及因外伤或妇科病曾行肛门括约肌修补术者，不可经阴道分娩，以免加重病情。

2. 妊娠合并肛管疱疹病毒感染者，禁忌阴道分娩 近年来，随着人类疱疹病毒（human herpes virus，HHV）感染率的增加，新生儿HHV感染率也增加。HHV感染常合并淋病、滴虫和真菌感染，常易累及肛门。孕妇HHV感染率为非孕妇女的3倍，原因是孕酮破坏了机体正常防御机制，其感染最大危害是可引起新生儿角膜炎及致死性脑炎。

3. 妊娠合并会阴部瘢痕者，禁忌阴道分娩 因肿瘤曾行腹会阴联合切除后，会伴有会阴部瘢痕性硬化，使局部弹性减低，将使分娩中产程延长或并发症增加。克罗恩病、溃疡性结肠炎及息肉病行全结肠切除术及回肠造口或回肛吻合术者，不影响正常分娩。造口者术后可以妊娠，但流产和早产的危险性增加。造口者妊娠的最大危险是肠梗阻，其他并发症有造口功能不良，回肠造口及结肠造口脱垂，回肠造口回缩等。

4. 妊娠合并尖锐湿疣者，禁忌阴道分娩 尖锐湿疣是一种常见的性传播疾病，病原是HPV。一般认为新生儿及青少年HPV感染来自产道接触。HPV母婴间传播可能发生在产前、产时。可能经血行或经胎盘、羊水或经阴道分娩时胎儿吞咽含HPV阴道分泌物而感染。Oriel发现，尖锐湿疣患者经阴道分娩的婴儿罹患喉乳头状瘤，并培养出病毒。

生殖道及肛周部位的尖锐湿疣不是剖宫产的绝对指征。对生殖道、肛周巨大尖锐湿疣或多发性尖锐湿疣患者选择剖宫产分娩，可减少经阴道分娩引起母婴间HPV的传播。关键在于孕妇患者在分娩前及时治疗，有可能减少婴幼儿及青少年HPV感染的机会。

结语：女性肛门病的发生、发展，诊断和治疗与月经、妊娠和分娩的关系至为密切。不仅相互间情况复杂，尤其涉及母婴双方安全，如何正确处理实属难题。有时需要患者家属及有关专家，包括肛肠科、妇产科、消化科、小儿科及药物学专家等共同讨论，权衡利弊，制订出最佳治疗方案。一般来说，除病情紧急者外应以选择性手术为主，待患者恢复健康后再进行治疗。

（毛 红）

参 考 文 献

黄乃健，1996. 中国肛肠病学. 济南：山东科学技术出版社，620.

刘彦，张东铭，1993. 女性肛门病. 中国肛肠病杂志，13（1）：33-35.

罗秀娟，1998. 女性便秘与产育. 中国肛肠病杂志，18（1）：32-33.

王淑贞，1987. 实用妇产科学. 北京：人民卫生出版社，819.

岩垂纯一，1990. 女性肛门疾患的统计. 日本大肠肛门病杂志，43：1056.

Gopal KA, Amshel AL, Shonberg IL, et al, 1985. Ostomy and pregnancy. Dis Colon Rectum, 28（12）：912-916.

Granchrow MI, Benjamin H, 1975. Inflammatory colorectal disease and pregnancy. Dis Colon Rectum, 18（8）：706-709.

Järnerot G, 1982. Fertility, sterility, and pregnancy in chronic inflammatory bowel disease. Scand J Gastroenterol, 17（1）：1-4.

Khubchandan IT, Sheets JA, Stasik JJ, et al, 1983. Endorectal repair of rectocele. Dis Colon Rectum, 26（12）：792-796.

第 37 章　其他肛肠疾病

第一节　肛门直肠神经症

肛门直肠神经症是一种肛肠科的顽固性、长期性、难治性疾病，是由自主神经功能紊乱、直肠功能失调而产生的一种综合征。本症是以肛门直肠的幻觉症状为主诉的，是一种癔症性表现及肛门直肠异常感觉，而无器质性改变。

一、历　　史

本病过去称为肛门直肠神经官能症。1984年，中华医学会精神医学分会已经将神经官能症改用神经症作为标准术语，本病也随之改为肛门直肠神经症。

二、流 行 病 学

国内外文献对本病发病率统计资料有限，没有确切数据。在发病人群中，女性的发病率高于男性。

三、病因与发病机制

本病发生与精神因素和周围神经反射作用有关，多因慢性疾病久治不愈或治疗不当，患者长期精神紧张、思虑过度、精神受刺激而引起。神志不清、心情急躁或者局部刺激、衣裤摩擦等因素可诱发并逐渐加剧。

四、临 床 表 现

（1）常因心理和社会压力因素而诱发或加重。本病表现为多种症状，包括躯体症状和神经症状，

如离奇的幻觉症状，如肛内有持续或阵发性的疼痛甚至剧痛，有的甚至用强烈的镇痛药也无法缓解，有的感到肛门内有蚁虫爬行感觉、感觉肛门有特殊的臭味儿或感到肛门潮湿，但进行相关检查时，未发现有相应的阳性体征与病变。

（2）患者意识清楚，思维正常，没有行为紊乱，但患者个体心理素质较差，情绪易低落，常伴有失眠、多梦、头痛、胸闷不适、叹息等神经衰弱及胃肠功能紊乱症状。

（3）病程较长，一般达3个月以上。患者自觉有病，并积极要求治疗，一般没有明显消瘦。这类疾病女性的发病率高于男性，多见于更年期或接近更年期的妇女。常因肛门直肠疾病在检查、诊治过程中使患者精神受到刺激，引起持续性精神紧张，长期造成中枢神经活动过度紧张而导致或加重本病。

五、辅 助 检 查

可行的相关检查只用于进一步除外器质性疾病和功能不良，往往结果都是阴性的，不能提示任何特征性的发现。

1. 肛管直肠生理检查　包括肛管测压、直肠耐受容量和顺应性、直肠肛管反射、阴部神经运动终板潜伏期和直肠内黏性液体排空测定。

2. 肛管直肠内超声和括约肌活检　可应用焦虑自评量表（SAS）和抑郁自评量表（SDS）对患者精神状态进行评价，以明确患者是否患有不同程度的焦虑、抑郁或神经衰弱。

六、诊断与鉴别诊断

根据临床表现，经各种辅助检查和实验室检

查均未发现阳性体征，在排除器质性疾病后，结合心理量表检查结果方可做出本病的诊断。

七、治　疗

（一）保守治疗

1. 中医药治疗　本病属"郁症"范畴。采用辨证施治：神不宁，拟方归脾汤；阴虚火旺，拟方天王补心丹；痰热上扰，拟方温胆汤；胆气虚，拟方甘麦大枣汤和安神定志丸。

2. 保留灌肠　直肠给药是一种有效的将药液直接施布到病灶处的治法。可以直肠给药300～400ml，药液温度为38～40℃，用胶管插入肛门，使药液布散直肠、乙状结肠。湿症方选五苓散，热症方选润肠丸加味。

3. 针灸治疗

（1）穴位注射：长强穴注射埋线治疗，长强穴有丰富的神经分支通过，刺激该穴位可刺激副交感神经兴奋反射性调节交感神经功能，促进大脑皮质神经自主兴奋，使感到的疼痛部位受到约束，并消除其他症状。

（2）电针疗法：一组选神门、内关；二组选三阴交、足三里。

（3）常规针刺疗法：选阳陵泉、三阴交、长强、足三里等穴位。强刺激数分钟，每天1次，10天为1个疗程。

4. 精神治疗　因本病与精神有关，故可以给患者一些心理暗示、疏导等心理治疗。也可给予患者一些局部外用药，并告知用了就会有效。出现焦虑、抑郁等症状时，可给予适量的抗焦虑、抗抑郁药物，且通常一种药物小剂量治疗就有效。我国有报道，氟哌噻吨美利曲辛片在治疗肛门部位躯体形式障碍方面取得较好疗效。

另外，应让患者多参加一些社交活动，积极锻炼身体，增加一些兴趣爱好，以尽量分散其对局部的注意力。有报道称，肛门直肠神经症患者可通过提肛训练配合呼吸进行放松训练，有可靠疗效。建议每周复诊一次，与患者交流，耐心安慰患者，让患者放松，解除患者的顾虑和紧张情绪，树立治愈疾病的信心。

（二）外科治疗

神经性疼痛：交感神经的兴奋性过高，使内括约肌处于一种超敏状态，遇到刺激就会产生痉挛、疼痛，消除炎症刺激对减轻症状有一定的作用，但不能根治，易反复发作，内括约肌挑断术是彻底的根治方法。

第二节　子宫内膜异位症

一、历　　史

子宫内膜异位症（endometriosis）是指具有生长活力的子宫内膜组织异位生长或侵犯直肠壁。

1860年，von Rokitansky首先发现子宫内膜异位症。1908年Meyer等首次发现直肠子宫内膜异位症。1909年Mackemrodt先对阻塞性乙状结肠子宫内膜异位症做了肠切除。1984年，张有生在临床发现部分患者左侧肛缘外1.5cm处有串珠样硬结，局部切除后做病理学诊断为子宫内膜异位症。

二、流　行　病　学

子宫内膜异位症是妇科常见病，30～40岁多发。5%～10%的育龄期女性受该病困扰。直肠子宫内膜异位症占全部子宫内膜异位症的10%～12%。直肠或乙状结肠是肠道子宫内膜异位症最常见的发病部位，其次为阑尾和回肠末端，呈单发或多发，通常发生于育龄妇女，亦可见于青少年。

三、病因与发病机制

1. 经输卵管移行学说　在月经期，脱落的子宫内膜碎屑可随经血倒流入输卵管，然后由伞端溢出，移植于盆腔、腹膜、卵巢、结直肠等组织的表面继续生长，最后发展成为子宫内膜异位症。

2. 良性转移学说　所谓良性转移是指子宫内

膜碎屑偶然进入淋巴管和静脉血管，从而播散至腹膜后淋巴结、输尿管、胃肠道等部位。

3. 体腔上皮化生学说　认为人体中的某些组织，如卵巢表面的生发上皮、盆腔腹膜、直肠阴道隔等均起源于体腔上皮，具有潜在的化生能力，在适当的条件下可以化生为子宫内膜。

4. 医源性异位学说　是由医务人员在做手术时意外地将子宫内膜移植于切口处，而日后在切口瘢痕内产生子宫内膜异位症。

四、临床表现

1. 症状　患者可无症状，在结直肠受累初期可有排便痛、腹部不适、腹泻等肠道症状；病灶较大或侵入直肠黏膜时，可出现直肠刺激症状，表现为稀便和大便次数增多，或少量暗红色血便等，多呈周期性经前或经期加重；有时便血，偶见肠梗阻表现。另外，常见妇产科症状如月经异常、性交痛、不孕等。

2. 体征　典型体征是双合诊和直肠指诊发现宫骶韧带或直肠子宫陷凹处有单个或数个大小不等的硬节，固定，有触痛；直肠指诊可发现肠壁周围组织明显变厚，直肠狭窄；肛周皮肤发生异位则可见与月经周期同步的大小不等的结节，色略红，有时胀痛或触痛，硬结肿大，不能取坐位。

五、辅助检查

1. 直肠检查　尽管肠镜检查非常重要，但早期病变总是累及肠管外层，内镜检查结果阴性。随病程进展或月经来潮，典型镜下阳性表现：①病变位于直肠前壁或侧壁；②病变围绕肠管可致肠管环形狭窄，引起不同程度肠梗阻（图37-2-1）；③病变部位黏膜有轻微或明显皱缩，多呈一侧性或半周性放射状排列，偶见黏膜下暗紫色出血斑（图37-2-2）；④异位内膜有侵袭性，引起炎症或纤维增生形成肿块，多位于黏膜下，镜下见结节样隆起。

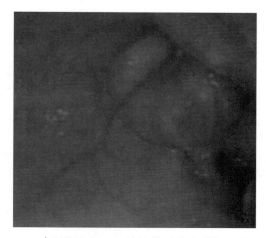

图37-2-1　直肠距肛门6cm处见分叶状有蒂新生物，表面充血，局部肠腔狭窄
扫封底二维码获取彩图

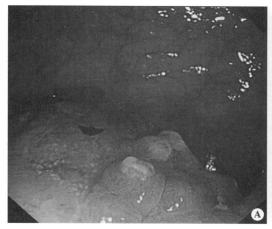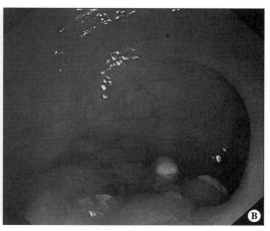

图37-2-2　月经未来潮，第1次肠镜，距肛门10～15cm处见不规则肿物，表面充血、糜烂，结节状溃烂，可见散在溃疡，管腔狭窄（A）；月经来潮，第2次肠镜，距肛门10～15cm处见不规则结节样隆起，表面见出血斑及溃烂，管腔较前明显狭窄（B）
扫封底二维码获取彩图

2. 超声内镜检查　能较好地显示异位病灶的分布及侵入深度，诊断敏感度为97.1%，特异度为 89.4%。但超声下，本病表现为跨越肠壁多个层次的占位性低回声，具有恶性病变特征，需与直肠

其他低回声病变相鉴别。

3. 腹腔镜检查 可直接观察病灶并做活检，对疾病早期诊断、准确分期和选择治疗方法均有帮助，诊断正确率达95%，是现阶段诊断本病的金标准。本检查为有创性，对于有多次手术史、粘连严重者并不适用。

4. MRI检查 诊断直肠子宫内膜异位症的敏感度、特异度和准确度分别为88.3%、97.8%和94.9%。可进行附件包块术前观察、盆腔粘连程度及治疗效果监测。

5. 穿刺细胞学检查 对直肠子宫陷凹或直肠阴道隔肿块经阴道做细针穿刺，将抽吸物做细胞学检查。

六、诊　断

根据症状、体征及MRI、肠镜等检查多可诊断，确诊需依赖于腹腔镜探查及病理活检结果。有下列情况时多应高度怀疑本病：①伴有痛经、性交痛的肠道症状，如进行性便秘或下腹痛；②出现周期性便血、不完全性肠梗阻；③肠道肿块位于黏膜外或月经期后肿块缩小；④术中发现邻近盆腔的肠道肿块；⑤妇科检查拟诊为盆腔子宫内膜异位症者出现肠道症状；⑥肛周发现与月经周期同步的触痛结节。

七、鉴别诊断

本病需与结肠憩室病、炎症性肠病、结直肠癌、肠系膜肿瘤等相鉴别；另需与子宫附件囊肿及肿瘤相鉴别。

八、治　疗

治疗的根本目的是缩减和去除病灶，减轻和控制疼痛，治疗和促进生育，预防和减少复发。

1. 保守治疗 对于年轻、病变早期、有生育要求的患者，应给予药物保守治疗，控制症状治疗药物包括孕三烯酮、曲普瑞林、达那唑等。

2. 手术治疗 对于直径大于1cm，症状明显并影响正常生活，应用药物保守治疗后症状得不到缓解者，需行手术治疗。首选腹腔镜手术，术式

包括肠道表面病灶切除术、病灶碟形切除术和节段性肠管切除吻合术。

第三节　结肠毛细血管扩张症

结肠毛细血管扩张症属肠道血管发育不良（angiodysplasia，AD），该症以下消化道慢性失血和贫血为主要临床特征，一般为后天性获得，大多数患者在70～90岁被确诊。本病是一种不同于血管瘤的非肿瘤性胃肠道血管畸形，对于无明显常见病因如肿瘤、息肉和憩室等病变的反复贫血患者，应考虑此病的可能性。

一、历　史

1960年，Margulis首次采用术中动脉造影发现结肠血管扩张。近年来，由于纤维结肠镜、双气囊电子小肠镜及肠系膜血管造影的广泛应用，对本病的认识和诊断水平均有很大的提高。1997年，我国林庚金等率先将结肠毛细血管扩张症分为4型，对该病诊断和规范化治疗起到了引领作用。

二、流行病学

对西方患者的统计发现，病变主要位于盲肠和升结肠，而日本患者更容易出现在降结肠。本病在美国患者中的发生率约为0.83%，继发下消化道出血的发生率为3%～40%。其中，90%可自行停止。27%的本病患者肠道病变可累及多处大肠肠管。

三、病因与发病机制

本病病因尚不清楚，可能为老年人血管退行性病变及黏膜缺血，最终导致黏膜下静脉长期处于慢性梗阻状态，也可能为毛细血管扩张、前括约肌功能丧失所致。

本病的主要病理改变为结肠黏膜下层小静脉、毛细血管增多、扩张迂曲，有时也伴有小动脉扩张（图37-3-1）。出血原因可能是老年患者长期便秘，用力排便时血管内压力升高或粪便粗渣刺激等损伤，导致肠壁较薄弱处的毛细血管破裂。

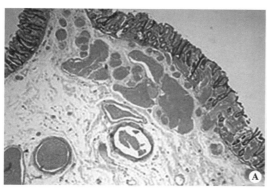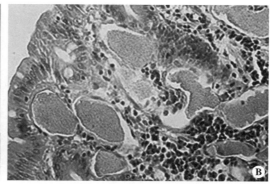

图 37-3-1　肠道黏膜下层血管扩张症表现为扩张增厚的动脉和薄壁的静脉（A）；盲肠血管扩张症表现为黏膜内靠近上皮细胞的增粗扩张的血管（B）

扫封底二维码获取彩图

四、分　　类

根据大肠血管发育不良的内镜下形态特征（图37-3-2），结肠毛细血管扩张症可分为4型。

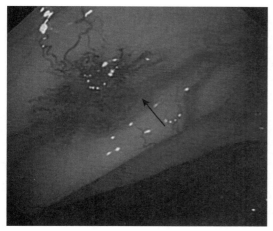

图 37-3-2　纤维结肠镜下见升结肠黏膜下血管扩张

扫封底二维码获取彩图

Ⅰ型（局限型）：血管呈局限性扩张，呈圆形或条状，直径一般小于10mm。

Ⅱ型（类蜘蛛痣型）：病变呈斑点状鲜红色小团块并向四周放射，类似皮肤蜘蛛痣。

Ⅲ型（弥漫型）：血管扩张呈弥散状，鲜红色，范围较大，与正常黏膜分界模糊。

Ⅳ型（血管瘤样）：病变呈紫红色团块，直径为3～4mm，略高于黏膜表面，质地呈海绵状，与周围界限清楚。

五、临床表现

大部分患者常无症状。当毛细血管破裂出血时，根据出血量大小可表现为黑便和血便。出现头晕、乏力等贫血症状，多为反复少量出血，出血常具有自限性，极少数为大出血。

六、辅助检查

1. 钡剂灌肠检查　由于结肠血管扩张症的病变为黏膜和黏膜下血管异常扩张，钡剂灌肠检查多不能发现病灶，但在下消化道出血的诊断中，可用此项检查排除结肠癌、憩室等引起的出血。

2. 纤维结肠镜检查　本病内镜下特点：结肠黏膜可见散在毛细血管增多，扩张成点状、网状、片状或蜘蛛样，毛细血管粗大、畸形、扩张，多与黏膜表面齐平或略高于黏膜表面，直径多为2～4mm，大多数不超过12mm，伴或不伴活动性出血，病变常累及右半结肠，也可见于左半结肠。血管病变可为单发，多数情况为多发或弥漫性分布。由于血管病变主要存在于黏膜下，纤维结肠镜所见有时与内镜擦伤、吸引伤和炎性充血水肿难以鉴别。纤维结肠镜可确定结肠血管病变的具体部位、形态和范围，应作为首选的诊断方法。

3. 肠系膜血管造影　这是诊断结肠毛细血管扩张症的重要手段。造影能直接了解病变区域的血管异常情况，如扩张、扭曲、聚集、粗细不均匀等。常可发现直径小于0.5cm的病变，尤其是在出血期，出血速率大于0.5ml/min时可见对比剂溢出血管外。

4. 双气囊电子小肠镜　平均通过全小肠时间为4～5小时，对于盲肠或回盲部的血管扩张，结肠镜可能无法准确发现病变部位。双气囊小肠镜可以提高盲肠或回盲部血管扩张的检出率。

5. 病理检查 常规病理切片检查无法进行，需要对手术切除的部分肠管进行血管注模，临床并不常用。

七、诊　　断

本病的诊断要点：联合应用纤维结肠镜、双气囊电子小肠镜与肠系膜血管造影检查，互补检查可提高准确率。

纤维结肠镜可确定结肠血管病变的具体部位、形态和范围，应作为首选的诊断方法；而对于正在大出血的患者，应首选血管造影。当怀疑病变时，可先行纤维结肠镜或双气囊电子小肠镜检查。最后如不能发现病灶可行肠系膜血管造影。

八、鉴别诊断

本病应与炎症性肠病（溃疡性结肠炎、克罗恩病）出血、药物所致的溃疡出血（非甾体抗炎药）及肠道肿瘤相鉴别。

九、治　　疗

1. 药物治疗 发生消化道出血后，血流动力学稳定患者主要以药物止血、补液治疗为主，常用药物为凝血酶、生长抑素及其衍生物。可减少肠道出血量。

2. 内镜下治疗 出血停止后，预防再次出血或少量多次出血的患者首选内镜下治疗，该治疗具有可重复性高、安全、易操作、创伤小、并发症少等优点。特别适合心肺功能较差、体质较弱、不能耐受外科手术的老年患者。主要包括内镜下喷洒血管收缩剂、热活检钳、APC电凝止血（氩离子凝固术）、钛夹夹闭止血、结扎器或尼龙圈套扎等。

3. 外科手术治疗 有学者提出，对于反复发作或有持续出血、诊断及出血部位明确（多灶分布除外）的患者，应建议在纠正贫血后手术。适用于手术治疗的结肠血管扩张症的标准为内镜下发现的单一的或多种多样的直径为2～5mm的扁平红斑，呈圆形或边缘稍不规则形；或病变凸起

显现，边缘明显不规则的直径＞5mm的变红区域。

病变侵蚀较大血管造成大出血保守治疗无效，或内镜治疗后仍反复出血者，或出血量较大危及生命者，建议外科急诊手术探查，行病变部位肠管的部分切除术。

第四节　结肠憩室病

结肠憩室（diverticulum of the colon）是指结肠肠壁肌层缺损，结肠黏膜经此向外突出，形成囊状病理结构。多个憩室出现症状及其并发症称为结肠憩室病（diverticular disease of colon）。

一、历　　史

结肠憩室病由 Cruveilhier 在1894年首次描述，20世纪后逐渐增多，主要以欧美国家患者多见。随着我国经济的发展，饮食结构发生改变，我国结肠憩室病的发病率逐年升高。

二、流行病学

近年来，结肠憩室病的发病率呈逐年上升趋势，且随着年龄的增长而升高，结肠憩室病在年龄小于40岁人群中少见，多见于大于60岁的人群，且女性多于男性。

三、病因与发病机制

（一）病因

一般认为，结肠憩室的发生由多因素导致，如结肠结构异常、基因缺陷、低纤维饮食、结肠过敏性炎症、习惯性便秘、肠易激综合征、肠道慢性梗阻及炎症性肠病等因素综合引起肠内压力变化、肠壁结构和肠运动能力出现改变，从而导致疾病及其并发症出现。另外，长期使用药物亦可能诱发憩室病及其并发症，如阿司匹林、对乙酰氨基酚等药物。

（二）发病机制

按照发病成因不同可分为肠道动力异常和肠

道结构异常两方面。

1. 肠道动力异常 长期高脂低渣饮食及低纤维素饮食者常因便秘导致肠腔受力不均衡，具体来说，低纤维素饮食使粪便较小、较硬，窄径肠道内出现粪便分割，继而出现结肠憩室；膳食中红肉含量高，纤维含量低，未进行高强度体力活动，BMI 高（$\geqslant 25kg/m^2$）和吸烟，与发生憩室炎的风险增加独立相关。

2. 肠道结构异常 有文献报道表明，炎症性肠病、肠道炎症、结肠息肉等使结肠肠壁组织结构发生破坏。进一步研究表明，憩室发生与结缔组织异常相关，而非肌层异常，这些因素与结肠憩室病发生有一定相关性。

四、分　类

憩室病分为两类，即真性憩室和假性憩室。真性憩室是结肠壁的先天性全层薄弱，其实含有肠壁各层，较少见。后天性憩室则系黏膜通过肠壁肌层的薄弱点突出，大多数无肌层。

结肠憩室病按伴随症状有无及轻重又可分为非感染性症状憩室病（SUDD）、憩室炎、憩室出血。其中憩室炎如迁延不愈，可由急性憩室炎进展为慢性憩室炎。

五、临床表现

1. 单纯憩室 90%的患者无任何症状，只有少数患者出现腹部不适、腹胀、腹泻和便秘等排便习惯改变症状，偶尔有一过性肠道痉挛引起的剧烈腹痛。腹痛常位于左下腹部，为间歇性疼痛或阵发性绞痛，也可出现体重减轻和食欲减退等，可触及索条状结肠，或乙状结肠有压痛。

2. 憩室炎 通常是粪便和气体等进入口小腔大的憩室内部而排出不畅引起的感染所致。但合并出血者较少见，早期无症状，发炎时出现症状且轻重主要依赖周围组织器官炎症刺激和粘连程度。急性期症状明显，表现为发热、恶心、呕吐、腹痛、腹胀、便秘等，多发生在乙状结肠，故腹痛部位在左下腹或耻骨上，持续性疼痛，并伴有阵发性痉挛性疼痛，可持续数小时至数天，炎症消退后症状消失。体格检查时左下腹有明显压痛

和反跳痛，颇似急性阑尾炎，常误诊为左侧阑尾炎。出现在右下腹时与阑尾炎较难鉴别，2/3 的患者可触及炎性肿块。

急性憩室炎化脓后可导致憩室穿孔，小穿孔通常引起肠壁及周围局限性炎症或包块，表现为不同部位的局限性腹膜炎。也可以形成内瘘或外瘘。内瘘可与膀胱、输尿管相通而引起排尿困难、气尿及泌尿系统感染。如果炎症反复发作、迁延不愈，则转变为慢性憩室炎。慢性期特征为肠壁水肿、增厚、纤维化，并与周围组织粘连。由于反复感染，常发生不全或完全性肠梗阻，或表现为顽固性便秘。

基于以上憩室炎发病特点，Waswary 等提出了憩室炎 CT 表现的 Hinchey 分级，用以术前评估病情和指导制订治疗方案。

3. 憩室出血 通常以右半结肠为主，大憩室和多发性憩室炎症引发出血的发病率大于20%。结肠憩室出血多为隐匿性，发生的部位是靠近穿经肠壁的血管处，血管破坏引起便血（图37-4-1）。因老年人常存在动脉硬化及血管畸形，出血多见于老年人。出血与憩室炎无明显关系，大出血时出现低血容量性休克和循环衰竭的表现，多数患者少量出血可自行停止。

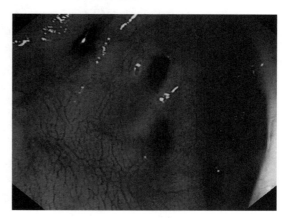

图37-4-1　乙状结肠憩室出血
扫封底二维码获取彩图

六、辅助检查

1. 结肠气钡双重造影 对显示憩室大小、形态、数目及分布具有重要价值，可观察结肠的动力等情况，同时钡灌肠造影可发现憩室炎导致的结肠壁内脓肿、窦道、瘘管等情况，但急性期炎

症或穿孔则为该检查的禁忌证。

同时，应用钡剂或水溶性对比剂对比灌肠对于诊断无症状性憩室病的价值较大，比结肠镜更为可靠。钡剂充盈的憩室表现为突出结肠壁的球状突起，钡剂排出后仍可见到憩室显影。

2. CT检查 被推荐为诊断结肠憩室病的一线检查手段。炎症发作时钡灌肠造影无特异性，而CT检查可发现肠壁增厚、结肠周围炎症、瘘管、瘘道、脓肿或狭窄。CT检查可发现98%的憩室炎发病伴发结肠周围炎，敏感性较高，灌肠虽可发现肠腔内病变，但不易发现结肠病变周围的炎症。

可用Hinchey分级法对结肠憩室炎CT表现予以分级，用以术前评估病情和指导制订治疗方案。

Ⅰ级：憩室附近脓肿伴发穿孔，已形成包裹。

Ⅱ级：憩室并发远处脓肿及穿孔。

Ⅲ级：多处憩室穿孔合并化脓。

Ⅳ级：憩室穿孔合并瘘道形成。

3. 纤维结肠镜检查 是结肠憩室病确诊和随诊复查的重要手段（图37-4-2）。

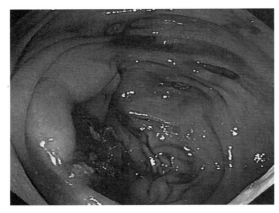

图37-4-2　纤维结肠镜检查示回盲部多发憩室
扫封底二维码获取彩图

在憩室炎发作时，特别是合并有结肠梗阻时，为了与息肉、肿瘤相鉴别，常应用该检查。结肠肠镜检查时要充入少量气体，急性憩室炎的活动期结肠镜检查并非绝对禁忌，但炎症消退后检查会更加安全。

纤维结肠镜是本病随诊复查的重要方法：对于已经CT确诊的无合并症的憩室病，内镜复查并不强制推荐。而其他的患者，如未经手术切除，应于至少6周内进行纤维结肠镜复查。如处于急性期无法检查，至少应在3年内复查。

4. 选择性肠系膜血管造影 对出血位置的确定具有重要价值。

5. 超声检查 也可用于憩室的检查，可发现增厚的结肠段和憩室周围炎性渗出、脓肿，但受操作者主观因素影响较大，需要有经验的医师完成。因其可重复性较强，也有一定的应用价值。

七、诊　　断

结肠憩室病的诊断应结合病史、体格检查、实验室检查结果综合判断。有报道提出，C反应蛋白与本病轻重程度有一定相关性。

因本病早期临床上无特殊表现，无并发症时较难发现。急性憩室炎的诊断应注意以下临床表现：当老年人出现类似阑尾炎的症状和体征时，在下腹近耻骨或偏左中下腹部有原因不明的炎性肿块，或已有下腹脏器穿孔等急性腹膜炎表现时。在鉴别诊断中应考虑结肠憩室炎，如以往有结肠憩室病史则对诊断很有帮助。

憩室并发出血的诊断主要依靠内镜、血管造影和核素扫描，选择时要依据出血的程度。少量间歇性出血可行内镜检查；大量出血影响内镜视野时可行血管造影或核素扫描以准确定位。

八、鉴别诊断

结肠憩室病应与肠梗阻、肠系膜缺血性疾病、结肠癌、阑尾炎、炎症性肠病及消化道出血等疾病相鉴别。

九、治　　疗

（一）非手术治疗

对无症状的结肠憩室病患者一般无须治疗。而憩室病有症状的或伴并发症者，首先以内科治疗为主。

（1）进食高纤维含量食物，保持大便通畅等对症治疗。此举可以缓解症状并防止并发症进展，有学者研究表明，持续摄入高纤维素饮食5～7年，约90%的患者症状消失。

（2）对于急性憩室炎症状较重者，适时加用抗生素治疗。抗生素治疗结肠憩室病推荐用于免疫抑制患者或者已经形成脓肿者。影像学诊断为憩室病合并症者可以给予抗生素治疗。

（3）无效时可考虑给予穿刺引流术、胃肠减压、静脉补液支持。对于憩室病引起的单纯脓肿患者，当脓肿直径大于3cm时可行经皮脓肿穿刺引流术。对于单纯性肠梗阻患者，合并有腹痛和发热的患者应调整饮食，留置胃管，使用抗生素观察。

（4）不推荐使用美沙拉嗪、利福昔明、益生菌等药物作为预防结肠憩室病复发的常规药物。

（二）手术治疗

1. 急诊手术　对于发生严重并发症及经内科保守治疗无效的结肠憩室病需采取手术治疗，若有穿孔、瘘管形成、肠梗阻、大量出血等并发症发生时则需行急诊手术治疗。具体术式依病情而定，如穿孔缝合、脓肿切开引流、横结肠造口、结肠切除吻合术等。

随着腹腔镜技术的开展，越来越多的医生选择微创手术治疗结肠憩室病（推荐Hinchey分级为Ⅰ级和Ⅱ级的患者选择腹腔镜手术，Ⅲ级、Ⅳ级的患者选择开腹手术）。常用可行术式如下：

（1）腹腔镜结肠切除术是治疗结肠憩室病的有效方式，其具有术后并发症发生率低、胃肠功能恢复快、成本低等众多优势。目前，部分学者认为临床有开腹探查适应证者均可行腹腔镜探查术。

（2）对于单个憩室的治疗，可选择腹腔镜结肠憩室切除术，利用腹腔镜下直线切割闭合器从憩室根部切断并闭合憩室残口，必要时可对闭合口进行修补。

（3）对于不完全性肠梗阻，可选择包括憩室在内的部分肠切除吻合术，可完全在腹腔镜下完成，切除病变憩室及肠管行一期吻合。

2. 择期手术　对于结肠憩室择期手术的患者，如憩室位于回盲部及升结肠周围，炎症病变范围较轻者，可将憩室完整切除，间断全层缝合肠壁后行浆肌层缝合，并于右侧结肠旁沟处植入引流管。如憩室位于乙状结肠，降结肠和横结肠炎症较轻者亦可按照上述方法进行，如患者一般状况较差，憩室巨大且感染较重，手术可将近端肠管

造口，远端肠管闭合或造口，以后再行二期造口回纳术。

3. 特殊情况处理　术中探查如发现憩室感染严重，形成肠管周围脓肿或周围炎症明显，炎症感染波及肾脏和输尿管时，应在保证生命安全的前提下，宜先行腹腔镜下脓肿引流术，后期再行憩室切除或病变结肠切除吻合术。

对于结肠憩室出血，经保守治疗无效时可应用结肠镜对出血部位进行定位，应用腹腔镜进行病变肠管切除一期吻合。

（王　洋　李春雨）

参 考 文 献

岑戎，吕婵，王荟，2015. 直肠子宫内膜异位症误诊1例. 胃肠病杂志，20（1）：62-64.

陈浩，曹天生，王健，等，2019. 结肠憩室病致急腹症的诊疗效果分析. 中华普通外科学文献（电子版），13（5）：381-384.

邓跃华，刘弋，王光升，等，2002. 结肠血管扩张症的诊断和治疗. 安徽医科大学学报，37（4）：311-313.

贾燕，陶玉荣，王继恒，等，2019. 结肠毛细血管扩张症88例诊治分析. 中国内镜杂志，25（9）：92-94.

姜亭立，王江莉，2020. 直肠子宫内膜异位症误诊为直肠癌临床分析. 临床误诊误治，33（8）：18-22.

金艳玲，2012. 直肠子宫内膜异位症误诊1例分析. 结直肠肛门外科，18（2）：136.

李春雨，2012. 肛肠病学. 北京：高等教育出版社，283-284.

林建江，弗凤珍，2003. 肛门直肠神经症的诊断与治疗——附60例分析. 浙江中西医结合杂志，13（11）：697-698.

聂川，吕黄勇，李政文，等，2015. 结肠毛细血管扩张症致下消化道出血诊疗分析. 中国内镜杂志，21（12）：1331-1334.

所剑，李伟，王大广，2015. 结肠憩室病的诊断及治疗策略. 中华实用外科杂志，35（5）：562-563，566.

唐维平，邓跃华，刘弋，2010. 结肠血管扩张症致下消化道出血的诊断与治疗. 安徽医药，14（7）：797-799.

王玲，魏凯凯，熊裴，等，2020. 肛周子宫内膜异位误诊为肛瘘一例. 放射学实践，35（6）：828-829.

许捷鸿，2009. 直肠子宫内膜异位症的临床特点与误诊原因. 临床误诊误治，2（3）：43-44.

颜景颖，张平，2010. 肛门直肠神经官能症的治疗现状. 结直肠肛门外科，16（6）：395-397.

杨芳，姜葵，孙超，等，2019. 中国北方结肠憩室的患病率及其增长趋势. 中国内镜杂志，25（10）：37-41.

叶妮娜，窦玉琴，霍晓灵，等，2015. 直肠子宫内膜异位症
1例. 世界华人消化杂志，23（31）：5089-5092.

余俊，李燕，潘华雄，等，2012. 结直肠子宫内膜异位症术
前活检病理误诊分析6例. 世界华人消化杂志，20（36）：
3795-3800.

张志军，王磊，刘懿，2007. 少见的下消化道出血原
因——结肠毛细血管扩张症. 胃肠病学，12（1）：61-62.

Beck DE，Wexner SD，Rafferty JF，2021. 结直肠肛门外科
学从理论到临床. 傅传刚，汪建平，王锡山，译. 北京：
中国科学技术出版社，952-954.

Balla A，Quaresima S，Subiela JD，et al，2018. Outcomes
after rectosigmoid resection for endometriosis：a systematic
literature review. Int J Colorectal Dis，33（7）：835-847.

Olokoba AB，Obateru OA，Olatoke SA，2012. Angiodysplasia
of the colon：a report of two cases and review of literature.
Niger J Clin Pract，15（1）：101-103.

Sami SS，Al-Araji SA，Ragunath K，et al，2014. Review
article：gastrointestinal angiodysplasia-pathogenesis，
diagnosis and management. Aliment Pharmacol Ther，39
（1）：15-34.

Schultz JK，Azhar N，Binde GA，et al，2020. European
Society of Coloproctology：guidelines for the management
of diverticular disease of the colon. Colorectal Dis，22（2）：
5-28.

Simões Abrão M，Petraglia F，Falcone T，et al，2015. Deep
endometriosis infiltrating the recto-sigmoid：critical factors
to consider before management. Hum Reprod Update，21
（3）：329-339.

Yang NN，Ruan M，Jin S，2020. Melanosis coli：a compr-
ehensive review. Gastroenterol Hepatol，43（5）：266-272.

第 38 章　肛门直肠异物

一、历　　史

肛门直肠异物指由口吞入下移到直肠、肛门，或由外经肛门进入直肠或肠道肿物内结，滞留其中而产生的病证。其异物来源不同，种类较多，大小不等，所致症状和导致结果亦不一样。

二、流 行 病 学

肛门直肠异物是临床中比较少见的肛肠疾病，属于临床急症，多数情况下都是人为造成的。多为散在、少量的相关报道，国内尚未有相关大样本的流行病学报道。

三、病因与发病机制

主要是从口而入的上消化道异物、从肛门插入的肛源性异物及肠道自身形成的内源性异物嵌顿于肛门直肠内而引起的一系列肛门直肠不适及相关损伤病症。

四、肛门直肠异物分类

临床上通常按照病因分成三类。

1. 从口而进　因进食不慎或小儿贪玩，精神病患者将异物从口吞入留于直肠或刺入肛门肛管。常见有鱼骨、骨碎片、铁钉、针、金属币、纽扣、发夹、义齿、竹片、果核等。

2. 从肛门而入　因意外事故、工作失误、儿童贪玩、成人自慰或精神病患者自行将异物塞入肛门所致。常见有体温表、灌肠器头、橡皮管、棉球、棉签、纱布、探针、铁钉、钢笔、玻璃瓶、缝合针、啤酒瓶等。

3. 肠内自成　因饮食不当，大量纤维素在肠内不能吸收或服用某些化学物质，或服用大量钙、镁、氢氧化钠等药物，在肠内不被消化吸收，储存于直肠内积成硬块形成异物，习惯称为粪石。一般常与患者的生活习惯和生活地区有关。如食大量毛发纤维物、常饮硬水或食柿类食物等均容易形成直肠内异物而发生疾病。

五、临 床 表 现

肛门直肠异物的症状和体征因异物所在部位、大小、形状和对组织有无损伤及损伤轻重的不同而异。如异物刺入肛门肛管则发生剧烈疼痛、灼痛、便血、里急后重、肛门肛管充血水肿，甚至继发感染产生脓肿，如位于直肠则觉坠胀、沉重、排便不畅，损伤直肠黏膜组织，黏膜糜烂出血，严重时可引起肛周脓肿、肠梗阻，甚至腹腔直肠内穿孔、腹膜炎、中毒性休克等。有些异物无棱角，存于直肠内，其症状也可不明显。

六、辅 助 检 查

辅助检查包括盆腔X线、腹部彩超、CT、电子内镜等，以帮助诊断。其中，CT重建图像在直肠异物的检出特异度为94.74%，敏感度为100%，对肛门直肠异物检出有重要价值，对准确判断异物位置及与周围脏器关系、异物引起的并发症等方面具有重要的临床应用价值。

七、诊　断

肛门直肠异物多数可以根据患者自行或者家属提供明显的异物吞服或肛门异物塞入病史获得诊断，但少数精神异常者、性癖、企图自杀者、心理障碍者、醉酒者不能真实地提供病史，尤其是不伴直肠损伤，早期症状轻，容易忽视。此时可根据临床局部症状，通过直肠指诊、肛镜、直肠镜发现异物，明确诊断。仍不明确者，可利用盆腔X线、腹部彩超、CT、电子内镜等辅助检查进行定位和做出诊断。

八、鉴别诊断

临床还应与肠道肿瘤、盆腔内异物和损伤相鉴别，需结合详细的问诊、查体及辅助检查来判断。

九、治　疗

（一）内治法

肛门直肠异物的治疗，一般体积小、圆滑无棱角、无锐角者可在增加粗纤维食品饮食后自行排出，原则上不使用增加肠蠕动的刺激性泻药。当其因异物损伤出现出血、感染、疼痛等症状时，可给予禁饮禁食、补液、抗感染、止血、止痛等治疗，并及早施行外科手术取出。

（二）外治法

1. 指抠疗法　对于直肠异物不易排出，为球形或无棱角和钝性异物者，灌入液状石蜡后，可用手示指将其勾出，或用指将其粉碎，再将其抠出。

2. 钳夹取物法　对于异物不大，嵌于肛管或直肠下段者可在肛门镜下显露异物，用碘伏消毒后再用大号止血钳将其钳夹退出所嵌入的组织，然后从肛镜中取出，局部伤口再次消毒，敷消炎止痛膏、六乙生肌散换药至愈合。

（三）手术疗法

异物插入肛门、肛管或直肠组织者，或异物过大难以常规取出时应当使用手术疗法处理。若已有肛周脓肿形成，在取出异物后按肛周脓肿治疗。若有肠穿孔应进行外科修补手术。

1. 扩肛取物术

（1）适应证：适用于异物不能自行或在非麻醉下不能用手指抠出者。

（2）操作步骤：在局部麻醉下，取侧卧位或截石位，常规消毒铺无菌孔巾，用碘伏消毒肛周、肛门、肛管和直肠下段，扩肛松弛肛门显露异物，用止血钳将其取出，若为球形硬质异物亦可用取石钳夹出，也可用手指抠出，肛内放美辛唑酮红古豆醇酯栓（红古豆）、复方紫草油纱条引流，外盖敷料固定。

（3）术后处理和注意事项

1）动作轻柔，切忌急躁粗暴，避免肠壁组织损伤或穿破肠壁和出血。

2）术后抗感染治疗，防止感染发生。

3）保持大便通畅和局部卫生，术后换药至愈合。

2. 切开取物术

（1）适应证：适用于异物嵌入肛窦或肛门肛管或直肠壁组织内不易取出或异物两端插入组织者。

（2）操作步骤：在双阻滞麻醉或骶管麻醉下，取截石位或侧卧位，常规消毒铺无菌孔巾，用碘伏消毒肛周肛管和直肠下段，用刀或剪刀将嵌入异物之下端的组织顺势做一切口，逐渐显露异物嵌入部分并小心取出；若异物直径较大（大于6cm），或无蒂无法钳夹者，由另外一名医生按压患者腹部，从乙状结肠处缓慢按压向肛门方向推送异物，肛门组采取措施钳夹异物，必要时采用骨科电钻钻孔，方便拖拽异物。或从异物中间钳断，分别取出。伤口用碘伏消毒，外敷六乙生肌散和复方紫草油纱条。若出血明显，可压明胶海绵或缝1~2针。若异物过大，必要时，可在肛门后中做一放射状切口以扩大肛门，待取出异物后，再予以缝合复位。若遇缝针断留肛管直肠壁组织时，用手指将其固定，用中弯止血钳沿进针点钝性分离进入将其钳夹取出，或将留针的中部组织切口钝性进入钳夹针体，将其退后取出，必要时可用X线定位外取。

（3）术后处理和注意事项：同扩肛取物术。

（毛　红）

参 考 文 献

任路，耿岚岚，肖伟强，等，2017.儿童消化道异物1257例病例系列报告.中国循证儿科杂志，12（5）：333-336.

覃宗升，张尤亮，陈汉桔，等，2006.直肠异物的特点及其诊治和预防（附3例报告并文献复习）.广西医学，28（5）：725-726.

王小鹏，朱才松，2018.MSCT三维重建诊断消化道异物的价值.医学影像学杂志，28（12）：2059-2063.

王垚青，丛林，顾立军，等，2018.CT后处理在消化道异物及并发症诊断中的价值.医学影像学杂志，28（11）：1890-1893，1897.

一、历　　史

肛门直肠损伤是腹部及会阴部损伤中常见的损伤类型之一，创伤可由腹部或会阴的钝性损伤或贯通伤引起，可导致腹腔内或腹膜反折处直肠损伤，或者破坏直肠血液供应。如果创伤位于腹膜反折以下直肠或会阴，括约肌功能就会受损，邻近器官（如膀胱、尿道、阴道等）同样会受损。

第一次世界大战中，采用一期缝合关闭损伤的办法，死亡率仍高达60%～75%。第二次世界大战及以后的40～50年，采用损伤肠祥外置和近端结肠造口的外科技术，同时因救护条件的改善、液体复苏和输血技术的进步、抗生素的运用等，死亡率下降到22%～35%。近30年来人们逐步认识到，不是所有的结直肠损伤都需要造口，在可能的情况下，部分损伤可以采用一期缝合或切除吻合，总的死亡率为0.1%～25.6%。

二、流 行 病 学

获得单一肛门直肠损伤的准确数据很困难，多数统计数据都包括了结肠的损伤。基于两次世界大战的大规模人员伤亡积累的救治经验，总的来说肛门直肠损伤的死亡率已经从过去的100%下降到目前的10%以下。在和平时期的意外伤害，不到1%发现有结直肠损伤，在战争时期，结直肠损伤的发生率是其他脏器的5.1%。

三、病因与发病机制

直肠、肛管是消化道的终末部分，紧贴盆腔的骶骨凹，有坚实的骨盆保护，所以临床上单独的直肠肛管损伤比较少见。

致伤因子的物理特性导致的损伤主要包括穿透性损伤（penetrating injury）和钝性损伤（blunt injury），引起的组织损伤类型包括刺伤、挫伤、挫裂伤等。不同原因所导致的肛门直肠及周围组织损伤类型不一样，但一个致伤因素可能会合并多种不同的组织损伤类型。病理变化随损伤原因、程度、性质、累及的范围和器官、时间等各不相同。

四、分　　类

按照致伤物可分为穿刺伤、火器伤和钝性暴力伤；按照物理能量释放强度可分为高能量暴力伤、低能量暴力伤；按照发生地点可分为重大事故伤、治安事故伤和医源性伤。弄清楚致伤物、致伤的能量特性、受伤地点等，对于判断伤情、决定诊治处理策略具有重要的意义。按照致伤因子的物理特性分为以下三类。

1. 穿透伤

（1）各种锐器的刺伤和火器伤：可以看到会阴或下腹部有外伤的入口，伤口小、伤道深。

（2）肛门插入伤：从高处坠落、跌坐时，地上的木棍、酒瓶、铁条等棒状物直接从肛门插入直肠内，多伴有肛门括约肌的损伤。

（3）直肠异物伤：多见于有精神障碍、被违法伤害和性游戏的人。

2. 钝性暴力伤　高速、高能量外界钝性暴力所导致的挤压、冲击、牵拉性损伤，如爆炸、自然灾害、重物挤压、交通事故等。这类损伤伤情严重而复杂，多伴有骨盆骨折、盆腔内多脏器损伤。骨盆骨折的碎片可戳穿直肠；腹部钝性暴力的冲击可将结肠内的气体瞬间挤压入直肠内，导致直肠爆裂，大便污染重；骑跨性损伤可导致会阴撕裂并延及肛管直肠。

3. 医源性伤　多见于直肠镜检查、直肠内局部肿物活检手术等，盆腔会阴手术、妇科手术及膀胱镜手术等均可导致直肠肛门损伤。

95%的肛门直肠损伤属于穿透性损伤，其中在欧美国家70%为枪弹伤，在我国多为事故性伤和刀刺伤，约4%的为钝性暴力伤，1%为其他原因导致的。但是，近年来，医源性和性游戏导致的直肠损伤逐渐增多。

五、临床表现

肛门直肠的损伤症状因损伤的部位、轻重及肛管直肠周围血管损伤是否广泛而有所差异，常见症状是损伤部位疼痛或便血及出血。

直肠上段反折部之上穿孔或大块毁损，肠内容物进入腹腔后即有腹痛、呕吐，特别是伴有结肠损伤时。疼痛先局限于穿孔部，随之扩散至全腹部而成弥漫性腹膜炎，表现为全腹压痛、反跳痛、腹肌紧张等，且压痛点以穿孔或破裂部位疼痛最明显，肠鸣音减弱甚至消失。

直肠下段和肛管损伤常为软组织撕裂，创面可有出血或渗血。如有骨盆骨折、膀胱和尿道破裂时，耻骨部可有疼痛。直肠内有尿，尿内有血及粪便，尿道损伤有尿外渗，损伤早期常有出血甚至休克，发生感染，可形成脓肿和蜂窝织炎。

直肠指诊：低位直肠损伤可触及损伤部位呈空洞感，指套上有血迹，结肠损伤仅少数有血迹。

六、诊　　断

对于肛门直肠损伤的患者，特别是盆腔受到钝性暴力损伤的危重患者，在初期诊断评估时，同样需要按照"高级创伤生命支持"（advanced trauma life support，ATLS）所推荐的流程进行紧急抢救和详细的分析评估，"四边"原则（边复苏、边调查、边评估、边处置）贯穿整个外伤患者的紧急救治全程，选择各种创伤评分系统对整体或局部的损伤严重程度进行量化评定。腹膜反折以下的开放性损伤，诊断不难。但是闭合性的损伤或伴有盆内其他脏器的损伤，往往容易被其他脏器的损伤症状所掩盖，容易忽略而延误诊治。

1. 病史　在询问收集病史时要尽可能了解清楚致伤的原因、地点，有利于分析受伤的程度、范围和严重程度。腹膜反折以上的直肠损伤有腹膜炎的表现，而局限在腹膜反折以下的直肠、肛门部位的损伤一般表现为肛门区域所谓疼痛伤口内流血或流出粪便。有大出血时，可能伴有休克，有合并伤时可有相应脏器损伤的表现。

2. 伤情检查　包括下腹部和会阴骶尾部的视诊、检查伤口和伤道、直肠指诊等。伤道的入口、出口、方向、大小和行径等可以帮助判断有无直肠伤和损伤程度，还有助于了解有无膀胱、尿道等损伤。直肠指诊是最有价值的检查方法，可以发现直肠损伤的部位、伤口大小、周围间隙的积血积液情况，可以了解骶尾骨骨折、膀胱和前列腺的损伤。

3. 直肠镜检查　在患者状况允许的情况下，可以在直肠镜或乙状结肠镜等直视下检查，可以看清损伤的部位、范围及严重程度。

4. 影像学检查　立位腹部平片可以查看腹腔内游离气体。超声可探查腹腔内和盆腔内的积液。骨盆的X线片可以判断骨盆骨折的情况、存留的金属异物等。平扫加增强CT检查可以发现骨折部位、盆腔间隙和软组织内的气体影、血肿或积液等。MRI检查对诊断肠壁、膀胱、前列腺、尿道等破损具有重要意义。

5. 其他检查　局限在腹膜反折以上的直肠损伤，可以选择腹腔穿刺、腹腔灌洗，甚至腹腔镜和剖腹探查。

6. 伤情评估　肛门直肠损伤，尤其是合并有其他脏器损伤的重症患者，同样需要进行整体和局部的伤情评估。选择评估工具进行量化评分，针对直肠的损伤，常用的评估系统有器官损伤定级（organ injury scaling，OIS）。每一个损伤的器官都有相应的评估标准，如果合并骨盆骨折，也有相应的评价工具。

七、治　疗

（一）手术治疗概论

一般认为，伤情简单的穿透伤可以做非造口的修补缝合，位于腹膜反折以上的直肠损伤可以按照结肠损伤的处理原则和方法，但是腹膜外的复杂性直肠损伤，因为发生感染后所导致的并发症严重、死亡率高，所以还是应该遵循原来的"4D"手术原则，尤其是强调早期造口的重要性。在4D的手术方法中，针对每一位患者的具体情况选择运用，如很多直肠的损伤，做粪便转流以后，并不需要缝合修补直肠的破口，旷置损伤部位待其自行愈合。对于重症肛门直肠损伤患者，运用损伤控制技术（damage control techniques）的理念，可以减低并发症发生率和死亡率。患者病情危重、发生休克，紧急情况下控制大出血和粪便污染，待患者稳定后再进行彻底性手术。

（二）手术处理原则

腹膜反折以上的直肠损伤，原则上同结肠损伤的处理原则。腹膜反折以下的肛门直肠损伤，手术原则如下：①积极进行早期彻底手术，而对于复杂重症患者，遵循损伤控制外科的理念，选择损伤控制性的分次手术。②清除失活或失能的组织，干净彻底地冲洗污染，充分引流。③手术方式的选择要考虑到所有的高危因素，存在高危因素的患者要积极施行粪便转流手术（造口），而直肠修复、引流和冲洗可以根据患者情况、医生经验选择。

（三）手术方法

累及腹膜反折以上的直肠损伤采用结肠损伤的手术和处理方式。这里仅介绍腹膜反折以下损伤（没有腹膜炎和感染）的手术选择。

1. 损伤的处理

（1）对于毁损性的直肠会阴损伤，患者的病情往往比较危重，多伴有骨盆骨折、盆腔内大出血和多个器官的损伤，因此要选择损伤控制手术，紧急情况下止血并控制大便的继续污染，经复苏抢救后，延迟12～48小时再次进行二次手术，毁损组织要予以清除或切除，可选择 Hartmann 手术方式。

（2）对于比较严重的直肠穿透性损伤，存在高危因素和盆腔内多个器官损伤（如膀胱、尿道、阴道等）要考虑粪便转流（造口），减少术后并发症，损伤局部可以修补或旷置。

（3）对于较轻的直肠穿透性损伤，如医源性损伤，可以经肛门进行修补。

（4）单纯性的肛门括约肌的断裂或撕裂，可以一期将断端缝合、置入引流管，一般效果满意。

（5）如果括约肌损伤严重、挫裂，行局部清创以后做乙状结肠造口，为二期修补创造条件。

2. 粪便转流

直肠和会阴的损伤多选择乙状结肠造瘘，并且是严重损伤治疗成败的关键措施。也有人选择横结肠或回肠末端造口。粪便转流的指征有严重的直肠毁损伤；严重的会阴肛门括约肌损伤；存在高危因素（休克、输血量大、重度污染、受伤时间已较长、有合并疾病、高龄等）的肛门直肠部损伤；骨盆有骨折、盆腔内大血肿、膀胱及阴道等损伤并与直肠相交通等。

3. 骶前引流

当直肠及周围组织器官有严重损伤、骨盆骨折、粪便污染重时，除要彻底清洗、祛除坏死组织外，良好的引流也很重要，可以预防盆腔脓肿、感染坏死性筋膜炎、脓毒血症等严重并发症。可以从两侧的坐骨直肠窝置入2～3根引流管到骶前间隙内，紧邻直肠破损修补的部位。

4. 冲洗

术中的直肠冲洗和术后的骶前间隙冲洗可以减少感染的机会。直肠冲洗的方法：从乙状结肠造口的远端置入一根冲洗管，扩肛后用肛门镜撑开肛门，在术中将直肠内的粪便彻底冲洗干净。在安置骶前引流管时，可以置入负压双套管，术后持续用生理盐水冲洗污染的间隙。

（四）直肠肛管损伤的处理策略

为了指导临床处理，可以参考如下的流程（图39-0-1）。

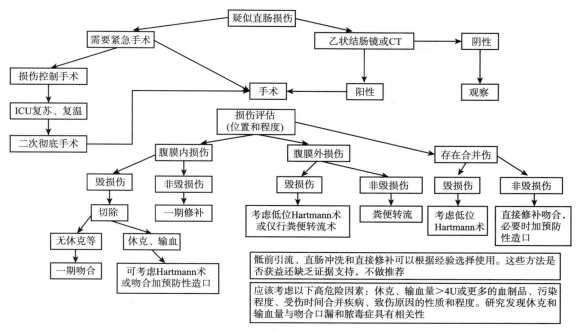

图39-0-1 直肠肛管损伤的处理流程（Steele et al，2011）

（邰建东）

参 考 文 献

Brady RR，O'Neill S，Berry O，et al，2012. Traumatic injury to the colon and rectum in Scotland：demographics and outcome. Colorectal Dis，14（1）：e16-e22.

Causey MW，Rivadeneira DE，Steele SR，2012. Historical and current trends in colon trauma. Clin Colon Rectal Surg，25（4）：189-199.

Demetriades D，Murray JA，Chan L，et al，2001. Penetrating colon injuries requiring resection：diversion or primary anastomosis? An AAST prospective multicenter study. J Trauma，50（5）：765-775.

Govender M，Madiba TE，2010. Current management of large bowel injuries and factors influencing outcome. Injury，41（1）：58-63.

Moore EE，Cogbill TH. Malangon MA，et al，1990. Organ injury scaling，II：Pancreas，duodenum，small bowel，colon，and rectum. J Trauma，30（11）：1427-1429.

Moore EE，Moore FA，2010. American Association for the Surger of trauma organ injury scaling：50th anniversary review article of the journal of trauma. J Trauma，69（6）：1600-1601.

Pasquale M，Fabian TC，1998. Practice management guidelines for trauma from the Eastern Association for the Surgery of trauma. J Trauma，44（6）：941-956. discussion 956-957.

Roche B，Michel JM，Deléaval J，et al，1998. Traumatic lesions of the anorectum. Swiss Surg，1998，（5）：249-252.

Steele SR，Maykel JA，Johnson EK，2011. Traumatic injury of the colon and rectum：the evidence vs dogma. Dis Colon Rectun，54（9）：1184-1201.

Steele SR，Wolcott KE，Mullenix PS，et al，2007. Colon and rectal injuries during operation Iraqi freedom：are there any changing trends in management or outcome?. Dis Colon Rectum，50（6）：870-877.

第 40 章　肛肠科医源性疾病

医源性疾病是指医疗原因所致的疾病。肛肠科医源性疾病在临床上常见，因此必须给予重视，决不能错误地认为肛肠疾病是区区小病而在治疗上粗心大意、马虎从事，要时刻注意在问诊、检查、用药、手术、换药等方面防止由于医疗、护理失误而发生医源性疾病。如果偶尔不慎发生此病，必须认真对待、及时处理。

一、语言、文字不当所致的疾病

语言、文字是表达思想、感情和事物的工具，是传达各种信息的符号。根据苏联生理学家巴甫洛夫（Pavlov）条件反射学说，语言、文字属于第二信号系统，是产生反射的重要条件之一。医生问诊、解释病情和书写病历时的语言及文字表达都对患者的心身产生重要影响，如有不当，也会致病。例如，初学者指诊时触及直肠前壁肿物未能确诊，不经意说出"肿瘤"等词语，而患者却信以为真，惊恐不安。会诊后确诊是子宫后倾直肠综合征，但患者反而不信，认为医生隐瞒病情，确信自己身患癌症而四处求医，要求行手术切除，始终无法消除患者的疑心，从而患上神经官能症或恐癌症。这类病症就需要按神经官能症治疗。书写病历用词不当时，患者阅读后也会产生疑虑。因此，医生的语言、文字必须规范化，要用专业术语。不能在患者面前随便议论病情，也不能让患者随便翻阅病历。没有确切的根据不应说出或写出似是而非的阳性症状、体征和诊断，解释病情也不能含糊其词。当然经过认真检查最后确诊为癌症时，结合患者家属意见可如实交代病情，说服患者，接受治疗。若与患者家属交流后选择对患者隐瞒病情，避免给患者以突然的恶性刺激，这是合理的谎言，是保护性医疗制度的措施之一。

二、检查不当所致的疾病

应用仪器检查必须缓慢而轻柔地按肛肠解剖特点及其弯曲进行，决不能在患者毫无思想准备的情况下，贸然从事。检查时手法应轻柔，不可使用蛮力，检查前后及检查过程中应当注意消毒手及检查器械，否则易发生肛门裂伤、肠穿孔、肛瘘、肛门传染病等。

（一）肛门裂伤或人工肛裂

肛裂是指发生于齿状线以下肛管皮肤的全层纵行裂开并形成感染性溃疡。使用粗暴的手法行直肠肛门检查或强行扩肛均可造成肛裂。指诊扩肛、肛门镜检查或乙状结肠镜检查时，可发生裂伤并引发感染而成为人工肛裂。检查前需使用合适的润滑剂可防止裂伤，如液状石蜡、凡士林等。浅层肛裂可自行愈合，并发感染则久不愈合，可按肛裂治疗。

（二）肠穿孔

肠穿孔指肠管破裂，肠内容物溢出至腹膜腔。内镜检查操作粗暴时易发生，多发生直肠、乙状结肠交界部以上肠管穿孔。钡剂灌肠检查时因患者肠壁套叠受压过久、压力过大也可见穿孔。出现腹痛和腹膜刺激症状可确诊，应行急诊手术修补穿孔，否则后果严重。

（三）肛周脓肿及肛瘘

肛管直肠周围间隙发生急慢性感染形成脓肿称为肛周脓肿；形成窦道排脓则称为肛瘘。直肠肛门检查时若由于动作粗暴、损伤肛周组织或者直接感染造成肛隐窝、肛腺继发感染后，沿肌肉中心腱间隔蔓延至不同的部位形成脓肿、肛瘘；使用体温计测量肛温时，体温计插入过猛则易损伤肛管或直肠，造成感染后易形成肛瘘，尤其婴幼儿多测量肛温且组织薄弱娇嫩，易损伤；甚者造成直肠阴道瘘而终生难愈。探针检查时用力过猛也可造成肛瘘。

（四）肛门性病等传染病

常见的如尖锐湿疣、梅毒、肠结核等传染病。在检查过程中检查器械消毒不当或医生操作不规范可传播肛门性病或相关传染病。

（五）钡石症

钡剂灌肠检查后，灌肠不及时或不彻底，肠腔残留钡剂，以其为中心而形成钡石，多发于便秘患者。如经 X 线检查发现钡石则应设法取出。

（六）水中毒

巨结肠患者钡剂灌肠用大量清水洗肠时不能及时排出而发生水中毒。

三、用药不当所致的疾病

临床用药时要注意询问患者对何种药物有过敏史。要合理选择用药，不可滥用，否则就会产生疾病。

（一）内服药

1. 药疹 由于患者对某种药物过敏，误服后全身发生皮疹、丘疹、红斑而瘙痒，如磺胺类、抗生素及解热镇痛等药物容易引发过敏。采用脱敏药可治愈。

2. 药物性便秘 临床上长期使用润滑性泻剂（如液状石蜡）、刺激性泻剂（如番泻叶）和膨胀性泻剂（如甲基纤维素）均可干扰肠道正常吸收和活动，长期使用可降低肠壁神经感受细胞反应性，致使不服用泻剂或灌肠就难于排便，形成顽固性便秘。

3. 肠道菌群失调 健康人肠道内有大量细菌繁殖生长。因结肠内缺氧，故以厌氧菌群为主，其中无芽孢厌氧菌、杆状菌占99%以上。在正常情况下，肠道内细菌保持菌群平衡，一些细菌可利用食物残渣合成人体必需的硫胺素、核黄素及叶酸等B族维生素和维生素K。因此，对人体营养具有重要意义。若长期使用广谱抗生素抑制和杀灭肠内大量细菌则人体就会缺乏这些维生素。若滥用抗生素则会破坏肠道菌群平衡而发生菌群失调。及时停药或更换用药而得以纠正。

4. 结肠黑变病 因长期服用大黄、番泻叶、芦荟、美鼠李皮等蒽醌类泻药导致结直肠黏膜黑色素沉着，电子结肠镜下可看到结直肠黏膜上有无数近于黑色的小斑点（蛇皮斑）。停药后可自行逆转。

5. 药物性结肠炎 因长期服用某些药物而发生类似慢性结肠炎的一系列症状。停药后或按结肠炎治疗也不易治愈。

6. 假膜性肠炎 是肠道的急性纤维素性炎，又称为手术后肠炎、抗生素肠炎、抗生素诱发的难辨梭状厌氧芽孢杆菌性肠炎。

7. 真菌性肠炎 长期使用抗生素、肾上腺皮质激素、化学抗癌药物、免疫抑制剂等，可使机体和组织的抗病能力减弱或肠道菌群失调，真菌乘虚而入，大量繁殖，侵袭组织而引起肠道真菌病。

（二）外用药

1. 皮疹 据文献报道目前应用马应龙痔疮膏、水调散、油调膏及外用洗药后在肛周皮肤会发生皮疹、湿疹、皮炎等改变。患有肛门瘙痒症后滥用市售的栓剂、膏剂而发生肛门药疹，使原病症状越发加重。

2. 砒中毒 外敷含砒枯痔散和插用含砒枯痔丁超过中毒量而引起。文献报道有中毒死亡病例，故一旦发生中毒应积极抢救，用解毒药二巯基丙醇肌内注射。目前，含砒药已不用，改用无砒枯痔散和无砒枯痔丁，则无此虑。

四、仪器治疗不当所致的疾病

（一）放射性肠炎

放射性肠炎（radiation enteritis，RE）是盆腔、腹腔肿瘤经放射性治疗后引起的肠道并发症，分别可累及小肠、结肠和直肠。RE发生的原因与照射剂量及时间、肠道不同部位或个人对照射的敏感性及耐受度不同，以及肠道不同部位有无炎性病变、手术史或者血管性病变有关。RE病理改变主要为肠黏膜和血管结缔组织受损，分为急性病变、亚急性病变、慢性病变等3个阶段。急性病变在照射期或照射后2个月内发生，小肠黏膜变薄，绒毛缩短，毛细血管扩张，炎症细胞浸润。亚急性病变发生在照射后2～12个月，黏膜下小动脉内皮细胞肿胀，形成闭塞性脉管炎，黏膜下层纤维增生，平滑肌透明变性。慢性病变发生在照射12个月之后，出现受累肠黏膜的糜烂、溃疡、肠壁增厚、肠腔狭窄、肠系膜缩短僵硬直至肠壁穿孔或瘘管形成。RE主要表现为腹泻、黏液便、腹痛、便血、便秘、肠梗阻等症状，患者普遍存在吸收不良和营养不良。肠镜下急性期可见受累肠段黏膜充血、水肿、颗粒样改变、脆性增加、血管纹理模糊，黏膜触之易出血，可见糜烂、溃疡。慢性期可见血管纹理稀疏、黏膜苍白、变硬、出血糜烂、溃疡等，溃疡可呈斑片状或钻孔样，大小不等，溃疡周边有特征性毛细血管扩张，还可见肠腔狭窄。肠道钡剂检查有助于病损范围与性质的确定，但征象无特征性。目前针对RE尚缺乏规范化治疗措施，轻型者停止放疗，多能自愈，中医应以滋阴清热、益气养血之法，或外用栓剂、膏剂、中药保留灌肠治疗。西医主要是对症治疗和支持治疗，包括休息、调节饮食，予以保护肠黏膜及解痉、止泻药物，症状重者可应用糖皮质激素。手术适应证包括肠梗阻、肠穿孔、肠瘘、肠道大出血，或经反复保守治疗无效的顽固性便血。手术首要目标应当解决临床症状，提高患者远期生活质量，手术方式包括一期肠切除吻合及短路、造口等保守性手术。

（二）肛管溃疡

肛管溃疡是由于医生对压缩疗法、注射疗法、激光疗法等手术方式及适应证的运用不当，或痔疮治疗仪、红外线凝结器（光固疗法）的操作不当、温度超高或治疗时间过长对肛管局部造成损伤、热伤，最后形成溃疡不易愈合。主要表现为肛门疼痛、便血、坠胀及肛门分泌物，或伴有便秘。肛门镜检查可发现凹凸不平的溃疡面，大小

不一，有分泌物或脓血。中医治疗上对于热重者予以清热解毒，选用五味消毒饮、仙方活命饮等；对于湿重者治以清热利湿，选用萆薢渗湿汤等，外用生肌散、珍珠散外敷去腐生肌。西医治疗上予以消炎、镇痛等对症治疗，局部给予过氧化氢、甲硝唑冲洗清洁创面，还选择外用烧伤膏止痛生肌。肛管溃疡恢复时间长，在恢复过程中需预防感染加重及瘢痕引起肛管狭窄。

（三）肠穿孔

我们常运用结肠水疗行肛肠术前肠道准备或解决部分便秘患者的症状，但因医务人员操作不当如受阻力时用力过猛等可能会导致肠穿孔，患者可能出现腹胀、烦躁不安等症状。出现后医生必须了解操作途中是否有出血、进出液体量是否平衡、进管时是否存在阻力。操作过程中的异常情况、症状、体征及腹部立位X线检查可以明确诊断。处理上与穿孔发现的早晚、肠内清洁程度有关，措施包括穿孔修补、肠造瘘等，因此在进行医疗操作时，必须严格执行操作规范。

（四）手术不当所致的疾病

手术时一刀一剪、一针一线都与患者生命和疗效有关，在了解各种手术的适应证、方法、注意事项后要认真负责地进行操作，否则就会致病。

1. 人工肛瘘 是检查和手术时滥用探针而造成的，即内口定位不准、盲目反复探查导致穿通健康组织而形成的瘘道。往往使单纯性肛瘘变为复杂性肛瘘，反复手术不愈也是因为瘘管走行和人工肛瘘交错存在，不易鉴别。真正瘘管及内口未找到而致手术失败，由于反复手术，患者最终陷入神经质状态，这也是医源性心理性疾病。在行内括约肌挑出时易损伤肠管形成瘘。

2. 直肠阴道瘘 在行痔上黏膜环切钉合术（PPH）或选择性痔上黏膜吻合术（TST）时，荷包缝合进针过深进入肌层，吻合器击发时陷夹直肠阴道隔而造成直肠阴道瘘。另外，硬化剂注射时局部药物浓度过高、剂量过大等可引起局部组织感染坏死而形成瘘。多数医源性直肠阴道损伤可以采用抗炎、换药等非手术治疗而自愈，严重者可行手术治疗。

3. 肛门直肠狭窄

（1）肛管狭窄：由于手术操作不当，肛管皮肤及周围组织损伤过多，以致瘢痕组织挛缩而形成狭窄。

（2）直肠狭窄：由于内痔结扎和直肠黏膜结扎时损伤黏膜过多，为保留黏膜桥，或同一水平面结扎点位超过3处，或结扎过深，伤及肌层，出现瘢痕性狭窄；内痔或直肠黏膜脱垂注射硬化剂操作不当，注射过深或剂量过大，使组织产生广泛性炎性、硬化失去弹性而致狭窄；对于轻度无溃疡的狭窄，行手指或器械扩张治疗，定期进行，逐步扩大，对早期狭窄效果较好，扩张时避免强力，以防止裂伤；重度狭窄或伴有溃疡者则需要行手术矫正，可以行瘢痕松解术、Y-V肛门成形术。术后需要定期扩张以防止瘢痕挛缩，同时可配合中药熏洗和物理治疗。

4. 肛门失禁 在行痔手术时肛门及其周围组织损伤过重导致瘢痕形成，肛门闭合性下降致失禁。行肛瘘手术时肛门外括约肌损伤过多，损伤外括约肌浅层及内括约肌一般不会导致肛门失禁，切断肛管直肠环则导致完全性失禁。只要不盲目全部切断深部括约肌，一般不会发生完全失禁。术中切断肛尾韧带，破坏肛直角、耻骨直肠肌，致储粪作用消失而致失禁。术中大面积损伤黏膜，或注射硬化剂致排便反射器破坏，可致感觉性失禁。不完全性失禁的处理是勤做提肛运动，可使残留的括约肌加强，以代偿被损伤的括约肌功能；服用益气养血的中药汤剂，可增强括约肌的收缩力，方选补中益气汤或参苓白术散等。通过按摩两侧的臀大肌、肛提肌及长强穴，提高肛门的制约作用。针刺八髎、肾俞、白环俞、承山等穴位，配合电针治疗使肛门自主括约能力增强。完全性失禁可行手术治疗，但效果不甚理想。

5. 肛门皮肤缺损、直肠黏膜脱垂 多因痔瘘手术时皮肤切除过多，造成肛门闭合不良，进一步导致直肠黏膜脱垂。保守治疗只能改善症状，多需手术治疗。可施行皮瓣移植术或皮瓣补填术。如果皮肤缺损较轻，黏膜脱垂较重，亦可行黏膜脱出多处结扎或套扎、注射硬化剂治疗。重在预防，手术时多保留健康皮肤、少切除肛门皮肤，是为上策。

6. 肛门坠胀 内痔、直肠脱垂、高位肛瘘等手术结扎组织过多，或在PPH、TST及RPH等器械手术中缝合或套扎的位置偏低，靠近齿状线导致患者术后出现肛门坠胀。一般卧床休息后可缓解，重者可配合使用药物保留灌肠、中药熏洗坐浴等方法。

7. 术后肠瘘 多因结肠手术保留肠段血运欠佳、肠吻合张力过大、缝合不严，吻合口裂开而造成术后肠瘘。另外，腹腔镜技术的广泛应用，腹腔镜手术种类越来越多，医源性肠管损伤导致肠瘘的可能性增加。一般采用保守疗法，有时能闭合，无效时可行手术修补。

8. 术后保留组织成痔 保留的皮肤下注入麻醉药物过多，可刺激皮下组织水肿、血肿及结缔组织增生而成痔。外痔术中由于麻醉充盈等，切除范围不当，保留了部分应去除的外痔。保留组织的皮下曲张静脉丛未清除。内痔术中因防止肛管狭窄而不得不保留的子痔未采取治疗措施，加之术后患者保养不当而增大，脱出成痔。由麻醉药物充盈等原因引起的水肿组织，经坐浴换药，常可自行消退或缩小。曲张静脉丛及血栓可在换药期间逐一破坏或清除，避免日后成痔。已形成较大的外痔及内痔脱出者，应及早按"肉芽组织增生"手术切除或结扎，避免拖延时日，增加患者思想负担。手术麻醉应避免在皮下软组织中注入过量麻醉药物，术前应设计好切除范围，避免保留过多的病理性组织，保留的皮下组织内如含有曲张静脉丛及血栓，应在术中清除干净，避免术后成痔，不得不保留的小内痔应在术中同时注射硬化剂，避免术后脱出，术后应积极换药观察，如有水肿、发炎等情况应行坐浴，口服清热解毒、活血化瘀中药，如犀角化毒丸等。

9. 肛门直肠周围脓肿 大多为手术或检查中损伤肛周组织，如注射疗法或局部麻醉时针管消毒不严格，或刺入肠腔导致针管被污染后继续注射药物，造成肛隐窝、肛腺继发感染后，沿肌肉中心腱间隔蔓延至不同的部位形成脓肿。症状表现和治疗方式与肛周脓肿相同。

10. 肛管直肠硬化 因注射浓度过高、用量过大、注射过深，环形注射或多次注射，使组织产生广泛性炎症，引起直肠肛管硬化，括约肌失去收缩功能而造成肛门狭窄和失禁。

综上所述，肛肠科医源性疾病在临床并不少

见，应当引起重视。对肛肠科医源性疾病的治疗重在预防，我们在临床诊疗中应尽可能减少和消除每个环节的医源性致病因素，预防和尽可能杜绝医源性疾病的发生是为上策。若不慎发生医源性疾病，应积极采用正确的方法治疗，尽可能降低由此对患者造成的伤害。

（胡响当　李春雨）

参 考 文 献

安阿玥，2019. 现代中医肛肠病学. 北京：中国医药科技出版社，384-385.

蔡秀军，梁霄，2002. 医源性肠外瘘的预防. 中国现代手术学杂志，（4）：248-249.

蔡云英，胡学红，田新华，1999. 肛门周围及肛管溃疡34例治验. 针灸临床杂志，15（3）：33.

陈华兵，刘少琼，杨丽萍，2007. 吻合器直肠黏膜环切术常见并发症与对策. 广东医学，28（10）：1662-1663.

楚延春，郑文郁，2003. 医源性肛周脓肿肛瘘28例分析. 中国中西医结合外科杂志，9（4）：259.

龚均，董蕾，王进海，2018. 实用结肠镜学. 第2版. 北京：世界图书出版公司，72.

何永恒，凌光烈，2019. 中医肛肠病学. 第3版. 北京：中国中医药出版社，123-124，125-127，198-200.

李春雨，汪建平，2015. 肛肠外科手术学. 北京：人民卫生出版社.

李春雨，徐国成，2021. 肛肠病学. 第2版. 北京：高等教育出版社.

潘克颖，郭毅，邱丽娟，1996. 中西医结合治疗医源性肛管溃疡52例分析. 中国中西医结合外科杂志，2（2）：92.

宋枫，高峰，2019. 现代结直肠外科诊疗学. 长春：吉林科学技术出版社，303-308.

谭志洁，2019. 实用胃肠疾病综合诊疗实践. 长春：吉林科学技术出版社，299-301.

张晓辉，2008. 肛肠科医源性疾病的原因. 中华临床医学杂志，9（5）：71-73.

张有生，李春雨，2009. 实用肛肠外科学. 北京：人民军医出版社，376-379.

郑曙，张臣巍，2007. 医源性结肠穿孔5例的诊断与处理. 实用儿科临床杂志，22（11）：837-838.

一、概　述

　　肛肠疾病主要包括肛门直肠疾病和结肠病变疾病。肛门直肠神经结构复杂，齿状线以上的直肠由交感神经和副交感神经支配，对疼痛不敏感，但手术刺激和牵拉易引起内脏疼痛，严重牵拉反射影响循环稳定。齿状线以下的肛管、肛门由阴部神经支配，感觉敏感。根据肛门直肠手术的范围主要在会阴部和腹盆腔，需阻滞的脊神经为$T_6 \sim S_5$；结肠起自盲肠上端，至S_3平面，病变可位于肝区、脾区，最高可达横膈，可涉及整个腹腔（腹膜后），需麻醉阻滞时最高可达T_4；肛肠疾病手术入路主要有经肛门、开腹、腹腔镜等，常用的麻醉方法包括全身麻醉、椎管内麻醉（硬膜外麻醉、蛛网膜下腔麻醉、骶管麻醉、硬膜外与蛛网膜下腔联合麻醉）、腹腔神经丛阻滞、阴部神经阻滞、局部麻醉、复合麻醉等。

二、肛肠疾病患者的病理生理及麻醉特点

　　（1）大部分肛门直肠疾病（如混合痔、肛瘘、肛裂、肛乳头肥大、直肠息肉）病变部位较局限，手术时间短，损伤小，适合非住院手术，要求麻醉方法尽可能快捷简便，恢复快，并发症少。

　　（2）直肠肛门手术种类和方法多种多样，采用的手术体位不同，麻醉方法选择要与所需体位相适宜，防止体位引起的神经副损伤。

　　（3）齿状线以上的直肠由自主神经支配，术中的牵拉反应容易发生腹肌紧张、鼓肠、恶心呕吐和膈肌抽动，不仅影响手术操作，且容易导致血流动力学波动剧烈和患者痛苦。

　　（4）一些急重症肛肠疾病需立即手术，患者往往存在饱胃情况，反流误吸是肠道急症手术常见的死亡原因，一旦发生可导致吸入性肺炎、肺不张、急性呼吸道梗阻等严重后果，采取有效的预防措施是关键。

　　（5）感染性肛肠疾病，如肛周坏死性筋膜炎，术前往往合并菌血症、感染性休克，患者病情危重，抗休克的同时，权衡利弊选择手术时机及适当的麻醉方式。

　　（6）结肠病变可导致相应的生理功能改变和机体内环境紊乱，病程长的患者常有全身营养状态恶化、贫血、低蛋白血症等；急症患者常有呕吐、腹泻、梗阻等，会出现脱水、水和电解质紊乱、酸碱失衡等。

　　（7）结直肠肿瘤、溃疡可继发慢性出血，混合痔患者长期便血，治疗不及时，引起失血性贫血。麻醉前应根据血红蛋白、血细胞比容、血压、脉率、中心静脉压等指标补充血容量和细胞外液量，并做好输血的准备。

　　（8）腹腔镜手术对患者生理功能尤其是呼吸循环系统造成特殊的影响，合并严重呼吸循环等系统疾病的患者给麻醉的处理也增加了难度。

　　（9）肛门内镜、腹腔、盆腔手术比其他部位对术中肌松的要求要高。

　　（10）随着患者对生活质量要求的提高，临床麻醉和围术期处理技术的进步，高龄患者、合并症多的患者、长期服用抗凝剂等病情复杂的患者增加明显。

　　为保证手术麻醉的安全性，减少术后并发症，麻醉前应根据患者病理生理改变，积极调整治疗，改善全身状况，提高对手术麻醉的耐受性。

三、麻醉前准备

（一）麻醉前评估

患者在实施麻醉前，应在麻醉门诊或病房实施麻醉评估，预测围术期可能出现的不良事件，采取相应的措施优化患者的机体状态，提高患者手术耐受力等一系列措施是非常有必要的。通过术前会诊，了解患者的现病史、实施手术方式、手术时间、手术史、合并其他疾病及控制情况、药物应用情况、有无过敏史、家族史、日常运动耐量、个人生活习惯、各系统功能状态、辅助检查情况，进行详细的体格检查，通过获得的上述信息对患者进行术前风险评估，权衡手术的迫切程度与身体病理生理状况的利弊，提出合理的具体的围术期处理建议，选择适当的麻醉方式。

围术期中一个重要危险情况是，手术患者同时并存重要生命器官疾病，手术并发症和死亡率与术前这些疾病密切相关。术前应评估的疾病包括心血管疾病、呼吸系统疾病、中枢神经系统疾病、内分泌系统疾病、肾脏疾病、肝脏疾病、血液疾病、运动及骨骼系统疾病等。如术前合并心血管疾病的患者，手术麻醉风险会显著增加；合并支气管哮喘等呼吸系统疾病的患者，术前肺功能状态的评估至关重要；急性肝炎和肝硬化患者如行急诊手术或创伤手术、出血量多的手术（>1500ml）、腹腔盆腔手术等，其出现肝衰竭的可能性明显升高；术前合并贫血、低蛋白血症、慢性肾炎、糖尿病、心脏病、慢性阻塞性肺疾病、高血压等疾病患者和高龄患者，术后出现急性肾衰竭的可能性增加。

麻醉前通过查体、各项辅助检查、询问病史及用药情况对患者进行全面细致的评估和做好相应的术前准备可显著降低围术期并发症的发生。

术前合并其他疾病的患者，多数情况下正在接受药物治疗，有些药物会影响手术或麻醉的实施，需要按照药代动力学作用时间停用；一些疾病不适宜停药的，如抗凝血药物、单胺氧化酶抑制剂等，应行药物替代疗法；有些治疗用药不影响手术，应持续应用，如大部分心血管药物、降糖药、呼吸系统用药、内分泌系统用药、精神药物、抗癫痫药物、他汀类药物、免疫抑制剂等常需用药至手术当天早晨，除胃的手术外，可以小口水送服。另外，患者的过敏史也很重要，有些药物不能应用。患者对既往麻醉药物的反应可以提示即将实施麻醉的反应情况。

（二）药品和器械准备

实施麻醉前，需要准备实施麻醉及机械通气的麻醉机；监测患者生命体征、麻醉深度的监护设备，如多参数监护仪、麻醉深度监护仪；建立人工气道的喉镜，困难气道所需的视可尼、纤支镜、喉罩、不同型号的气管插管；各种神经阻滞麻醉需要的麻醉穿刺包；吸痰管、吸引设备等。另外，根据手术患者的病情特点，还需要做好针对性的准备。

麻醉药物是作用于外周及中枢神经系统，能可逆地引起意识和感觉感应消失的药物。主要包括局部麻醉相关药物和全身麻醉相关药物两大类。局部麻醉药物主要包括酯类，如普鲁卡因、丁卡因；酰胺类，如利多卡因、布比卡因和罗哌卡因。全身麻醉药物包括吸入性全身麻醉药和静脉全身麻醉药。吸入性麻醉药主要为 N_2O（笑气）、氟烷类。静脉麻醉药主要包括：①镇静类，巴比妥类（硫喷妥钠、丙烯硫喷妥钠）和非巴比妥类（丙泊酚、氯胺酮）；②肌肉松弛药，去极化（琥珀胆碱）和非去极化（筒箭毒碱）；③阿片类镇痛药，吗啡、芬太尼、瑞芬太尼、舒芬太尼等。另外，维持呼吸循环内环境稳定的药物也是必备的。

（三）麻醉前用药

在实施麻醉前，给予患者一些镇静、镇痛、抗胆碱类药物可使患者情绪安定、合作，减少焦虑，产生必要的遗忘；减少某些麻醉药物的副作用，调整自主神经功能，消除或减弱一些不利的反射活动，如迷走神经反射。

四、常用麻醉方法

（一）局部浸润麻醉

会阴部、肛门直肠表浅手术如血栓痔、轻症肛瘘、肛裂、表浅肛周脓肿等可以在局部浸润麻醉下完成手术。局部麻醉的优点是操作简单、安全性高、并发症少，术后恢复快，对患者生理功能影响最小。局部浸润麻醉可以辅助全麻、椎管内麻醉等其他麻醉，增强麻醉效果。复合局部浸润麻醉可以有效阻断痛觉传导，可起到预先镇痛的作用。

操作方法：取 24～25G 皮内针注射，针头斜面紧贴皮肤，进入皮内后注射局麻药，形成皮丘，然后分层注药。若需远方浸润阻滞，穿刺针应由上次浸润过的部位刺入，以减少刺痛，注药时进针应缓慢，每次注药前抽吸，每次注药不要超过极量。常用的局麻药有 0.5%～1% 利多卡因、0.25%～0.5% 罗哌卡因等，同时可复合应用静脉镇静镇痛药物，弥补局部麻醉镇痛的不足（图 41-0-1）。

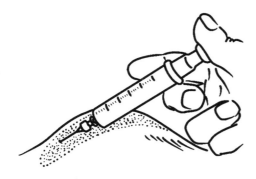

图 41-0-1 局部浸润麻醉

（二）双侧阴部神经阻滞

阴部神经是骶丛的分支，阻断阴部神经可阻断肛门直肠及会阴部神经，达到手术部位的麻醉及肛门松弛，适用于体质衰弱的患者。

操作方法：患者取膀胱截石位，用细长针自坐骨结节及肛门间中点处进针，向坐骨棘尖端内侧约 1cm 处穿过骶棘韧带，体会到落空感后抽吸无回血，注入 10ml 1% 利多卡因，对侧方法同前。由于阴部神经在解剖上存在变异，且离体表的位置较深，周围伴有阴部内动、静脉，且需要的局麻药量较大，所以既要定位准确，又要避免局麻药注入血管导致局麻药中毒，临床上常需超声引导下穿刺（图 41-0-2）。

（三）骶管阻滞

骶管阻滞是经骶裂孔穿刺，将局麻药注入骶管腔，以阻滞骶神经，是最低位的硬膜外阻滞麻醉。该麻醉具有操作简单、损伤小、起效迅速、麻醉效果确切等优点。广泛应用于直肠、肛门、前列腺、会阴、阴道、尿道等部位的手术，也可用于婴幼儿及学龄前儿童的腹部手术；尤其适用于体

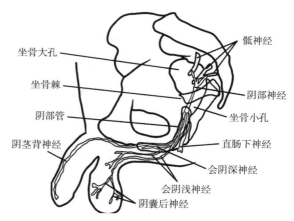

图 41-0-2 双侧阴部神经阻滞

质衰弱的患者。

操作方法：患者取俯卧位，髋部需垫厚枕，以抬高骨盆，显露骶部；合并外伤等疾病不能俯卧的患者，也可取侧卧位。从尾骨尖沿中线向上约 4cm 处可触及一骨性的凹陷，即为骶裂孔，用 5ml 注射器加 7 号针头穿刺，进针方向与皮肤成 30°～45° 角。以骶尾韧带突破感、回抽无血无脑脊液、注气无阻力为穿刺成功的标志。常用药物为 1%～1.6% 利多卡因 20～25ml，加 0.375% 罗哌卡因 5～10ml 可延长麻醉和术后镇痛的时间。骶管的容积为 25ml 左右，麻醉药液将骶管充满才能使所有骶神经都受到阻滞；骶管腔较腰部硬膜外腔宽广，腔内有稀疏结缔组织、脂肪，除非剂量增大，一般不易向腰部或胸部扩散；骶管腹侧壁及骶管外周有极丰富的粗大的血管丛存在，穿刺置管应小心，以免引起出血和（或）局麻药毒性反应；硬脊膜囊终止于第 2 骶椎平面，穿刺针越过此线有误穿蛛网膜下腔发生全脊髓麻醉的危险（图 41-0-3）。

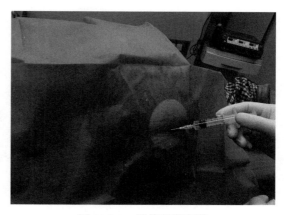

图 41-0-3 骶管阻滞麻醉
扫封底二维码获取彩图

（四）蛛网膜下腔阻滞（含鞍麻）

蛛网膜下腔阻滞系将局麻药注入蛛网膜下腔，使脊神经背神经节、脊髓表面部分产生不同程度的阻滞。蛛网膜下腔阻滞起效快、镇痛完善、肌松完善，简单易行，尤其适用于肛门会阴部位手术。对于血容量不足和体质衰弱的患者，选择蛛网膜下腔阻滞麻醉易引起血压下降，需要综合考虑和防范。

操作方法：患者取侧卧位（鞍麻患者取坐位），充分暴露穿刺部位，使腰背部向后拱成弧形，棘突间隙张开，便于穿刺，大多选择 $L_3 \sim L_4$ 棘突间隙，消毒范围上至肩胛下角，下至尾椎，两侧至腋后线。穿刺点由皮内、皮下、棘突间韧带逐层浸润麻醉，穿刺多采用直入法，穿刺针在棘突间隙中点，与患者背部垂直，针尖稍向头侧位缓慢刺入，当针尖穿过黄韧带时，有阻力消失的落空感，继续推进常有第二个落空感，提示已经穿破硬脊膜进入蛛网膜下腔。常用药物为 $0.75\% \sim 1\%$ 罗哌卡因1ml，可用脑脊液稀释，能满足2～3小时以内的肛门直肠手术（图41-0-4）。

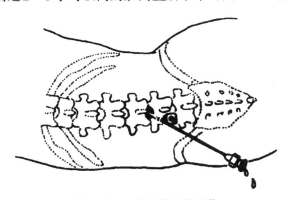

图41-0-4　蛛网膜下腔阻滞

（五）硬膜外阻滞

硬膜外阻滞系将局麻药注入硬膜外间隙，阻滞脊根神经，使其支配的区域产生暂时性麻痹。连续硬膜外阻滞的特点是阻滞的节段性，麻醉平面相对可控，对患者重要器官生理功能影响轻微；硬膜外阻滞具有镇痛完善、肌松良好、肠管收缩

便于手术操作、呼吸道并发症少、术后恢复快的优点；不足之处是起效稍慢和有阻滞不全及阻滞失败的发生。置入硬膜外导管可连续给药，还可以实施硬膜外术后镇痛，相比蛛网膜下腔麻醉单次给药只能用于短小手术，硬膜外阻滞适应证广，尤其对于接受下腹、盆腔大手术的年老体弱的患者，其常为首选麻醉方法。发自脑部的迷走神经和胸交感干发出的内脏神经不能被硬膜外麻醉所阻滞，术中内脏牵拉反射常常存在，在硬膜外阻滞效果良好的前提下，可以辅助适当的镇静镇痛类药物，如咪达唑仑、氟哌利多、芬太尼等；如硬膜外阻滞范围不够或无效，需重新穿刺或改用复合其他麻醉方法。

操作方法：穿刺点根据手术部位选定，一般取支配手术范围中央的相应棘突间隙。下腹部通常为 $T_{12} \sim L_4$ 棘突间隙，临床上主要采用侧卧位，具体要求同蛛网膜下腔阻滞。消毒范围同蛛网膜下腔阻滞。穿刺多采用直入法，首先在穿刺处行皮肤棘突间隙浸润麻醉，然后用硬膜外针在棘突间隙中点逐层穿刺缓慢进针，当穿刺针穿透黄韧带后，有落空感，负压出现，气搏征阳性，无脑脊液流出等现象，即可判断针已进入硬膜外间隙。缓慢注射2%利多卡因5ml试验量，观察无局麻药毒性反应及全脊髓麻醉征象时，置入硬膜外导管，导管进入硬膜外隙3～5cm，边拔针边固定导管，针拔出后，调整硬膜外导管深度，并妥善固定。根据手术时长选择局麻药行连续硬膜外阻滞，如中效利多卡因和长效罗哌卡因等（图41-0-5）。

（六）腰硬联合麻醉

腰硬联合麻醉结合了连续硬膜外阻滞和蛛网膜下腔阻滞的优点，通过减少蛛网膜下腔用药降低了麻醉平面过高甚至全脊髓麻醉的风险，降低了对循环的扰乱程度；通过硬膜外导管追加局麻药可延长手术麻醉时间。腰硬联合麻醉起效快、麻醉确切、肌松良好、不受手术时间的限制，硬膜外导管可用于硬膜外术后镇痛，以及下腹部、盆腔、会阴部等手术（图41-0-6）。

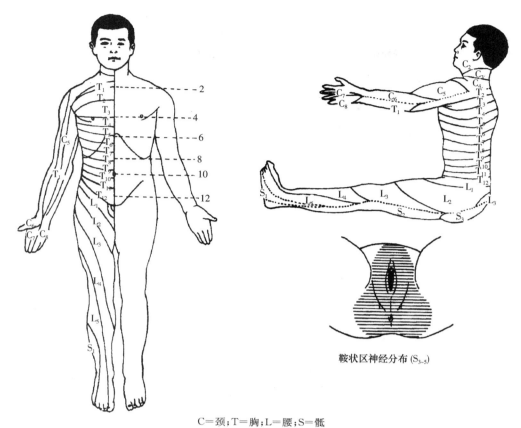

C＝颈；T＝胸；L＝腰；S＝骶

图41-0-5　脊神经在体表的节段分布

（引自：盛卓人，王俊科，2009.实用临床麻醉学.第4版.北京：科学出版社，356.）

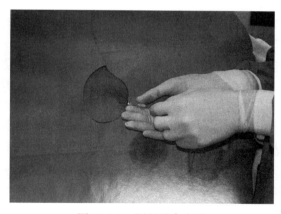

图41-0-6　腰硬联合麻醉

扫封底二维码获取彩图

（七）全身麻醉

全身麻醉简称全麻，按给药方式包括吸入麻醉、静脉麻醉、静吸复合麻醉等。按气道建立方式分为无插管全麻、喉罩全麻及气管插管下全麻等。

（1）无插管全麻：麻醉操作损伤小，恢复快，适用于短小手术及有创性检查。无插管全麻的方法：通过静脉单次、分次或连续注入一种或几种药物，通过血液循环作用于中枢神经系统，产生麻醉。其是术中保留自主呼吸或用面罩辅助通气的一种麻醉方式。需要指出的是，由于患者在失去意识的情况下保留自主呼吸，并未建立气道，对麻醉医师的要求很高，必须全程密切观察患者，确保无呼吸抑制及误吸等并发症的发生。

（2）喉罩全麻：给药方式同无插管全麻，但由于喉上气道的建立，可应用肌肉松弛剂，为手术提供更好的肌肉松弛效果，通气方式主要采用机械通气。

（3）气管插管下全麻：适用于比较复杂、侵袭范围广、长时间的手术。方法：通过气管插管建立气道，麻醉的给药方式可以经静脉、经气道或静脉吸入复合麻醉，通气方式为机械通气。全麻有利于术中呼吸循环管理；多种辅助监测手段如麻醉深度监测（BIS）、肌松监测、有创血流动力学监测等常配合全麻使用；全麻的麻醉效果、满意率和可控性往往优于椎管内麻醉（图41-0-7）。

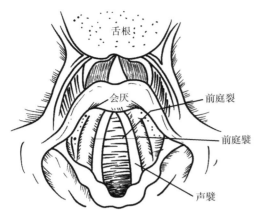

图 41-0-7　气管插管下全身麻醉

（八）腹腔神经丛阻滞

腹腔神经丛多位于第 12 胸椎及第 1 腰椎水平，在腹主动脉上端前方，围绕腹腔干和肠系膜上动脉的根部，由腹腔神经节及发出的神经纤维、终止于腹腔神经节的内脏大神经和迷走神经后干的腹腔支共同组成。腹腔神经丛阻滞于 1919 年由 Kappis 首次提出，适用于腹腔脏器肿瘤转移性内脏疼痛，腹腔血管痉挛性疼痛，良性内脏神经疼痛，术中应用常采用进入腹腔后直视下穿刺术。对于减轻内脏牵拉反应大有裨益（图 41-0-8）。

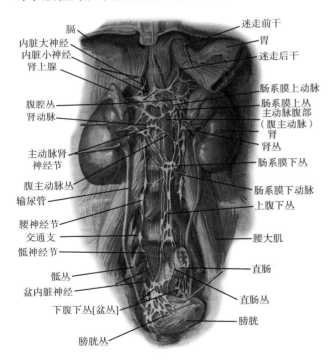

图 41-0-8　腹、盆腔的自主神经丛和节
（引自：郭光文，王序，1986.人体解剖彩色图谱.北京：人民卫生出版社，199）
扫封底二维码获取彩图

（九）全麻联合连续硬膜外阻滞

全麻联合连续硬膜外阻滞可综合两种麻醉方法的优点，减少全麻和肌松用药，术后清醒快，应激反应轻，苏醒期有良好的镇痛，术后可实施患者硬膜外自控镇痛（PCEA），更符合术后加速康复（ERAS）的理念。危重患者及老年人选择全麻联合连续硬膜外阻滞需注意采取综合措施防止血压剧烈下降。

操作方法：硬膜外阻滞穿刺置管成功后，给试验量后测麻醉平面；气管插管下全麻操作，根据患者循环情况，硬膜外给予局麻药，提供手术部位的镇痛和肌肉松弛，采用浅全麻的方式提供患者镇静，适当给予肌松药，保障手术部位充分暴露。应掌握浅全麻的深度，要避免术中知晓，推荐使用 BIS 监测、有创动脉压监测等；对于硬膜外局麻药，除试验量外，选择长效和相对低浓度，如 0.375% 布比卡因和 0.5% 罗哌卡因，甚至更低浓度。

五、麻醉方式的选择

（一）非住院手术的麻醉选择

大部分肛门直肠疾病如低位肛周脓肿、肛裂、血栓痔等病变部位表浅，手术损伤小，对术后护理要求相对少，如采取非住院手术，麻醉宜选择恢复快、损伤小、并发症少的麻醉方式。局部麻醉及骶管阻滞由于操作简便，恢复快，术中循环稳定，术后并发症少等优点，多被应用于非住院手术的麻醉选择。肛门直肠结肠内镜检查，根据患者对舒适度的要求，可采用无插管或喉罩插管全麻，术中应用短效的麻醉和镇痛药物，保证患者检查过程无痛、舒适、安全。

（二）住院手术的麻醉选择

根据患者病变部位及手术方式。肛门直肠类择期手术多选择骶管麻醉及单次小剂量蛛网膜下腔阻滞麻醉。对于预计病变范围可能扩大、时间可能过长的手术，宜选择连续硬膜外阻滞或腰硬联合阻滞。对于有凝血疾病或正在抗凝治疗不能停药的患者，采用全身麻醉。对于结肠病变及下腹部手术，根据手术范围、手术入路、手术方式不同，选择不同麻醉方式。麻醉方式的选择还应根据患者自身情况，是否合并较重全身或器官病变，病情的严重程度情况，以及是儿童还是老年人等情况进行综合判断。

（三）合并严重疾病和急危重症手术的麻醉选择

肛肠急症手术不少，如消化道穿孔、肠梗阻、肠套叠、腹腔出血、吻合口瘘、痔原发性或术后大出血、肛门直肠异物、肛周坏死性筋膜炎等。其特点是发病急、病情重、继发感染或出血性休克者多，麻醉前准备时间紧，难以做到全面检查和充分准备，无充裕的时间进行综合治疗。急症手术的麻醉危险性、意外及并发症的发生率均比择期手术要高。因此，麻醉医师应尽可能在术前短时间内对患者病情做出全面充分的估计和准备，选择合适的麻醉方法以保证患者的安全和手术的进行。

术前对合并血容量不足、水和电解质紊乱及酸碱失衡，以及伴有严重合并疾病及继发病理生理改变者，根据常规检查有针对性地进行处理或纠正。术前有休克状态的患者必须进行综合治疗，休克改善后再进行麻醉，治疗重点在于纠正血容量、改善心功能、维持血压、纠正电解质紊乱和酸碱失衡、保证重要器官功能。对于大量出血的患者，存在严重感染、菌血症的患者，由于病情发展迅速，应考虑在纠正休克的同时选择合适的麻醉进行紧急手术，以免失去手术机会。

（袁建虎）

参 考 文 献

李春雨，汪建平，2015. 肛肠外科手术学. 北京：人民卫生出版社，169-170.

李春雨，徐国成，2021. 肛肠病学. 第2版. 北京：高等教育出版社，53-54.

盛卓人，王俊科，2009. 实用临床麻醉学. 4版. 北京：科学出版社，356.

吴新民，2014. 麻醉学高级教程. 北京：人民军医出版社.

张有生，李春雨，2009. 实用肛肠外科学. 北京：人民军医出版社，84-85.

左明章，米卫东，王天龙，等，2020. 麻醉科诊疗常规（2019年版）. 北京：中国医药科技出版社.

Hadzic A，2011. 区域麻醉与急性疼痛治疗学. 倪家骧，孙海燕，译. 北京：人民卫生出版社.

Jackson MB，Mookherjee S，Hamlin NP，2016. 围术期会诊手册. 第2版. 王东信，译. 北京：北京大学医学出版社.

Ruskin KJ，Stiegler MP，Rosenbaum SH，2019. 围术期麻醉质量与安全. 李天佐，张惠，译. 北京：世界图书出版公司.

第 42 章 肛肠疾病术后镇痛

疼痛包括生理性疼痛和病理性疼痛,生理性疼痛作用是对伤害性刺激进行预警,属于机体保护性机制,术后疼痛不同于一般的生理性疼痛。病理性疼痛可继发于严重创伤,分为炎性疼痛和神经病理性疼痛。组织损伤可以直接诱导或通过释放细胞因子(白介素、生长因子、肿瘤坏死因子等)引起炎症反应,这些细胞因子具有强烈的致痛作用,同时还刺激环氧化酶和前列腺素等大量释放,促使炎性疼痛的发生。神经病理性疼痛是神经直接受损导致的。手术创伤可引起炎性疼痛和神经病理性疼痛,组织损伤还可导致外周和中枢痛觉过敏,术后疼痛对患者的影响是多方面的,直接影响患者的预后。

一、术后疼痛的危害

术后疼痛不仅会引起疼痛的感知,另外可引起生理、心理和行为上的一系列反应,疼痛引起交感神经兴奋,抑制胃肠道功能,导致腹胀、恶心、呕吐等;交感神经兴奋会增加全身氧耗,对缺血脏器造成不利影响;疼痛可引起血压升高、心率增快、心律失常,严重者诱发心肌缺血和心肌梗死。疼痛使深呼吸受限,造成通气功能下降,易引起肺不张;疼痛导致尿道和膀胱肌运动力减弱,引起尿潴留;疼痛限制了机体活动,可引起深静脉血栓甚至肺栓塞;疼痛还可影响机体的免疫功能等。急性疼痛控制不佳是术后慢性疼痛的独立危险因素,术后长期的慢性疼痛是心理、精神改变的风险因素。

二、结直肠手术术后疼痛特点

1. 疼痛剧烈 肛门直肠神经、血管丰富,体表痛和内脏痛都存在,功能的特殊性导致术后疼痛剧烈。

2. 某些疾病特点导致 如混合痔结扎、肛瘘挂线,是病变通过缺血坏死的方式逐渐脱落,疼痛持续时间长。

3. 结直肠患者特点 术前患者常并存贫血,低蛋白血症,水、电解质紊乱等,因为消化吸收功能受损,一般状况较差,对疼痛的耐受力较差。

4. 腹腔镜结、直肠手术 减轻了来自切口的疼痛,但是因为术中使用 CO_2 人工气腹, CO_2 的全身性吸收和残留 CO_2 腹膜刺激也同样产生疼痛。

5. 开腹或腹腔镜手术 肠道操作,加上应激反应易发生肠麻痹,从而引起深部内脏疼痛。

6. 某些肛肠手术 术后创面疼痛控制后,数天后疼痛加重和更加敏感,这是因为手术后恢复过程中首先生长的肉芽组织不含有神经组织,随着神经组织的进一步修复,新鲜的神经侧芽受到刺激产生异常兴奋,导致外周痛觉过敏。

7. 其他 一部分患者术后疼痛剧烈,疼痛时间长,未得到及时有效的术后镇痛治疗,导致神经敏化,往往会发展为顽固性慢性疼痛。

三、术后综合镇痛措施

(一)术后镇痛的设计原则

术后镇痛要达到迅速有效地消除疼痛,控制

药物的不良反应，达到最佳的躯体和心理功能，促进术后快速康复，防止转为慢性疼痛，最大限度地提高生活质量。

（二）多模式镇痛

多模式镇痛是一种新的镇痛观念，原理就是联合应用不同作用机制的镇痛药物和（或）多种镇痛方法，作用于疼痛病理生理机制的不同时相和不同靶位，以求达到完美镇痛；并尽可能减少单一药物和方法的不足及副作用，减弱疼痛及药物对神经、免疫、内分泌系统的影响，维持内环境的相对稳定，减少并发症，影响疾病转归。

（三）结直肠手术后多模式镇痛综合措施

1. 预防性镇痛

（1）术前局部伤口浸润：用局麻药进行切口浸润，能抑制损伤组织神经信号的传导，通过阻滞轴突反射和交感神经传出而减轻神经源性炎症反应。

（2）确切的硬膜外或骶管阻滞：硬膜外阻滞、骶管阻滞作为脊髓中枢性神经阻滞，可以有效地阻断疼痛信号向中枢神经系统的传入，对减少术中及术后镇痛药的用量是有肯定作用的。

（3）非甾体抗炎药（NSAID）及环氧合酶（COX）-2 抑制剂：手术创伤可诱导 COX 的产生，导致前列腺素释放，此类物质可以使伤害感受器敏感，产生局部痛觉过敏（原发痛觉过敏），进而引发术后的中枢敏感，术前给予 COX-2 抑制剂药物可降低疼痛的敏感性，NSAID 与其他镇痛药物联合应用在临床工作中已经相当普遍。

（4）静脉给予抗惊厥药、曲马多、阿片药、α_2 受体激动剂（如右美托咪定）以作用于大脑皮层。

2. 手术后多模式镇痛　多模式镇痛方案设计应考虑以下疼痛构成：体表痛控制、内脏痛控制、炎性痛控制。

（1）体表痛控制

1）微创外科手术：可选择局麻药局部浸润镇痛，成人使用 0.5%～1% 罗哌卡因，每个入口 2～3ml；儿童使用 0.2% 罗哌卡因，每个入口 2～3ml。

2）开腹手术：可选择患者自控硬膜外镇痛、患者自控静脉镇痛、连续皮下局麻药浸润镇痛、单次局麻药浸润镇痛、腹横筋膜阻滞镇痛等。

A. 患者自控静脉镇痛（PCIA）：一种现在应用最广的术后镇痛方式，能实现个体化给药，通过负荷量、持续剂量、单次追加剂量的给药方式，根据患者自身感受镇痛需要，维持血药浓度接近最低有效血药浓度。许多药物可通过 PCIA 联合给药。

B. 患者自控硬膜外镇痛（PCEA）：采用微量泵在硬膜外持续给予小剂量局麻药和阿片类药物，能获得良好的镇痛效果，且呕吐和过度镇静的发生率明显降低。同时产生运动和感觉分离麻醉效果，在达到良好镇痛效果的同时又不影响患者下地行走。

C. 其他辅助镇痛方法：口服、肌内注射、外用镇痛药物，如复方盐酸利多卡因注射液（克泽普）、酒石酸布托啡诺鼻喷剂（诺扬）、奥布卡因凝胶等。

a. 克泽普注射液：是一种长效局麻镇痛药，为国家准字号药品，目前主要用于局部浸润麻醉及镇痛，如术后镇痛、分娩镇痛等，并应用于神经阻滞治疗多种疼痛。克泽普注射液的主要优点为一次给药镇痛时间长，平均镇痛时间达 2～10 天，可大大降低医生和患者的负担，应用简便，可应用于多个临床科室。

b. 奥布卡因凝胶：盐酸奥布卡因又称为丁氧基普鲁卡因，为白色或浅黄色的透明黏稠凝胶。本品于腔镜表面润滑即行检查，尤其对于有痔疮和肛裂等疾病的患者，镇痛、润滑作用明显。

（2）内脏痛控制：直肠、腹部手术内脏痛控制应该成为术后急性镇痛方案的必要考虑，镇痛药物中纳布非、羟考酮有 κ 受体激动作用，对内脏痛效果更好；也可采用腹腔神经丛阻滞以控制内脏痛。

（3）炎性痛控制：组织损伤炎性反应导致的炎性痛是外周和中枢神经系统敏化的原因。阿片类药物无抗炎作用，炎症因子在术后 72 小时持续存在，传入神经阻滞不能阻断 COX-2 在中枢的表达，COX-2 在中枢的表达与中枢敏化有密切的关系，抑制 COX-1 不具有抗炎镇痛功效，抑制 COX-2 表达的 NSAID 类药物应纳入围术期镇痛方案。

3. 出院后残余痛的治疗　患者出院后往往还要回医院换药，对于伤口的刺激，排便、久坐等都会诱发或延长手术部位的疼痛，出院后应控制大便性状及注意创面的卫生护理，必要时口服镇痛药或就医检查。对于出院后术后疼痛仍十分明显，严重影响睡眠并有可能发生慢性疼痛的患者，可给予普瑞巴林、加巴喷丁等口服药物，效果不佳时或可直接给予低浓度利多卡因复合甲钴胺和小剂量曲安奈德骶管内注射治疗，以防发展为慢性疼痛。

（袁建虎　李春雨）

参 考 文 献

李春雨，汪建平，2015.肛肠外科手术学.北京：人民卫生出版社，173-174.

李春雨，徐国成，2021.肛肠病学.第2版.北京：高等教育出版社，56-57.

谭静范，2017.肛肠医师临床工作手册.北京：人民卫生出版社.

吴新民，2014.麻醉学高级教程.北京：人民军医出版社.

张有生，李春雨，2009.实用肛肠外科学.北京：人民军医出版社，90-91.

左明章，米卫东，王天龙，等，2020.麻醉科诊疗常规.（2019年版）.北京：中国医药科技出版社.

Hadzic A，2011.区域麻醉与急性疼痛治疗学.倪家骧，孙海燕，译.北京：人民卫生出版社.

第43章 肛肠疾病术后换药

肛肠病术后换药被认为与手术具有同等重要价值。换药流程主要包括消毒创面，清除坏死组织，充分引流，适当选用外敷药物，改善局部组织修复情况，减轻创面感染和术后疼痛，预防术后并发症的发生，促进创面愈合。

第一节 术后换药

一、换药操作及技巧

换药前佩戴好口罩、帽子，洗手液清洗双手后戴无菌手套。取盛敷料和药物的换药弯盘时做到干湿分离，手不能随意触碰未消毒区域及物品。两手各持一把镊子，右手镊子用于接触伤口消毒创缘和更换纱条、敷料，左手镊子用于取递弯盘内的无菌纱布、棉球和外用药物，两把镊子不能交换使用。消毒创面及边缘后，用棉球蘸吸伤口的分泌物，清除坏死组织，再根据伤口情况给予外敷药物和处理。对于肛门部的污染创面，换药前可以用中药等洗剂进行熏洗坐浴。在换药的过程中必须注意以下问题：①创面消毒时动作要轻柔，只需用棉球轻轻擦拭创面，防止用力过度或过度消毒导致新生的肉芽和新生上皮的损伤。②换药本身对创面来说就是一个人为的刺激，故在擦拭或填塞敷料时，不要以镊子的尖部去接触创面，而尽量使创面受力的是一个面，否则受力面较小，引起患者疼痛。③每次换药时敷料一定要紧贴创面，其中间不能留有间隙，防止在恢复后期创面逐渐缩小、变窄的过程中形成假性愈合。

二、肛门手术创面的种类及处理

手术伤口有缝合伤口和开放伤口两种，不同伤口的处理方法不同。

（一）缝合伤口

如无感染，可用75%乙醇消毒，每天一次换药；如有切口皮下引流管引流，视引流情况，术后24～72小时拔除；如缝线周围有发炎、发红、肿胀等感染迹象时，应及时拆线，开放伤口，引流换药。如无感染迹象，一般术后1周拆线。具体方法是将暴露在外面的线段消毒后，左手持有钩镊子夹起打结线段略加提起，右手持剪刀在提起的线头下方贴近皮肤处剪断，将线抽出即可。这样暴露在外的线段不经过皮下组织而拆除，可避免外露线段经皮下感染。

（二）开放伤口

开放伤口用清水冲洗或用碘伏、过氧化氢溶液等清洁创面，及时清除创面上残留的粪便、炎性渗出物及分泌物，减少细菌的繁殖和分泌物的刺激。术后创面生长初期以炎性渗出为主，原则上西药以局部抗炎药膏为主，中药以清热祛湿、解毒消肿的药膏、制剂为主；创面恢复中期，创面分泌物明显减少，以肉芽组织增生为主。西药以物理抗菌敷料、泡沫敷料和低黏性敷料为主，中药以具有祛腐生肌作用的药物为主。祛腐生肌是中医治疗创面的经典理论，在临床应用中具有重要的指导意义；创面恢复后期，以上皮生长为主，尽量减少对创面的额外刺激，西药以促进愈合的敷料为主，可用水胶体与低黏性敷料；中药以活血化瘀类药物为主。若创面肉芽增生、虚浮，需修减高突的肉芽组织，将红油膏类药物改成生肌散等散剂类药物；创面渗出较多时，可用三石散等收湿敛疮。肛门部位创面为卷缩创面，换药需将纱条或敷料敷于或嵌入创面基底部，以避免假性愈合或桥形愈合。肛管内放置引流纱条或敷料不宜过多，否则易造成肛门括约肌痉挛，引起患者疼痛。如创面腔隙较深，纱条或敷料填塞后，须在肛外预留一段纱条或敷料，以免纱条或敷料遗留于空腔内导致创面久不愈合。空腔内脓液较多，创面和创缘肿胀、疼痛，伴有恶臭味，可用黄柏液或过氧化氢溶液等冲洗，但深部脓腔忌用过氧化氢溶液，以免强氧化剂过氧化氢溶液产生的氧气从创面破损的血管处进入血液循环，引起氧气栓塞。若见腐败组织较多或发黑，及时清除腐败组织，保持引流通畅，用过氧化氢溶液充分冲洗创面。若为空腔较大或难愈性创面，还可运用负压伤口疗法，先清除创面及创腔内不健康组织后使用负压吸引材料覆盖创腔，通过持续或间歇性负压吸引、冲洗等强烈刺激肉芽生长，改善毛细血管循环，刺激毛细血管增生，显著提高创面血流量，降低创面感染，有效减少无效腔的面积及容积，消灭无效腔，为后期创面修复提供有利条件。术后换药需定期进行直肠指诊，检查创面的愈合情况，防止创面发生粘连、狭窄，同时能起到扩肛作用，尤其在痔核脱落后或术后10天左右，示指伸入肛门内检查，如不能轻松通过或张力较高，即有狭窄倾向，则应以示指或扩肛器润滑后轻柔缓慢地向肛管两侧用力扩张，向前后扩张，不宜用力太猛，以免撕裂肛管前后的薄弱皮肤。根据创面的不同情况每周扩肛2～3次，直到排便通畅，大便成形约拇指粗或示指能轻松通过为度，则停止扩肛。

不同创面的特殊处理注意事项：痔疮术后创面，结扎内痔尚未脱落时，不要强行牵拉结扎线，以免出血。内痔坏死已脱落但线头仍残留时，应轻轻取出，亦不应强行牵拉，若取出困难，可待其自然脱落或拆除。肛周脓肿一期根治挂线和肛瘘挂线已松弛，无勒割作用时需紧线，即将橡皮筋两端合拢拉紧，在原结扎线近端再行钳夹，橡皮筋又有弹性勒割，则在钳下用丝线结扎。《外科大成》记载，凡用挂线……如线落口开者，敷生肌散。因此肛瘘挂线脱落后，可直接敷生肌散促进创面愈合。创面脓多色绿，应对脓液进行培养，如有铜绿假单胞菌感染即应隔离换药。创面恢复不良，肉芽色暗，有稀薄分泌物，必要时行病理检查，如为结核性则行抗结核治疗。

第二节　创面的修复

修复是指组织缺损由周围健康组织再生来修补恢复的过程。肛肠病术后伤口修复的基本方式是由术后增生的细胞和细胞间质充填连接或代替缺损的组织。这里主要阐述细胞组织的修复。

一、组 织 再 生

组织再生是指细胞分裂增生完成修复的过程。手术伤口的修复是通过血管、结缔组织、上皮组织等的再生来完成的，由肉芽组织修补代替结构与功能相同的组织再生，最后形成瘢痕，被称为不完全性再生。

（一）影响再生的因素

1. 局部因素　影响再生的局部因素有感染、缺血、疼痛等。在肛门部，常见的感染细菌有铜绿假单胞菌、大肠杆菌等，由于细菌侵入创面周围组织，肉芽组织中蛋白大量水解，从而形成炎性肉芽组织，影响上皮形成，导致愈合延滞。创面局部良好的血液循环既能保证创面愈合所需的营养和氧，又能及时将坏死物质吸收和运出损伤区，控制局部感染，从而促进创面愈合。术后初期保持创面局部微循环的正常状态能对成纤维细胞的生成起促进作用，从而促进后期肉芽组织的生长。疼痛是影响术后开放性创口愈合的主要因素之一。它与创口愈合呈正相关，随着创面逐渐愈合，疼痛逐渐减轻。疼痛是患者身心的重负，由于疼痛导致肛门括约肌痉挛及机体内激素和酶系统的代谢异常，其既可加重创面的缺血、缺氧和水肿，又可使机体蛋白质、脂质合成减慢，分解加速，不利于创面愈合。

2. 全身因素 影响再生的全身因素包括营养因素、药物因素、不良生活嗜好，还包括疾病因素等。

（1）营养因素：胶原代谢是机体蛋白质代谢的一部分，营养不良所致机体负氮平衡必然影响胶原合成，延缓创面愈合。创面修复所需的主要营养物质有蛋白质，维生素类（如维生素A、维生素C、维生素E、维生素B_1、维生素B_2），微量元素（主要有锌、铜、铁）等，这些物质过少或其中某些物质过多都会影响创面愈合，使创面迁延难愈。其中，蛋白质是细胞再生需要的重要原料，食物中缺乏蛋白质，组织再生变慢，甚至停顿。维生素C与胶原纤维形成有关，维生素C缺乏会引起胶原纤维形成发生障碍。

（2）药物因素：如化疗药物可减少骨髓中的细胞成分，使炎症细胞和血小板数量降低；相关生长因子不足，可延缓创面正常愈合。激素泼尼松稳定溶酶体膜阻止蛋白水解酶及其他促炎症反应物质释放，抑制创面早期的炎症反应，这种作用以损伤后3天内给药尤著。肾上腺皮质激素（如可的松、氢化可的松）可使蛋白质分解增多，抑制胶原纤维的形成，妨碍伤口的愈合。某些药物如青霉胺能使伤口愈合延迟及抗张力强度减弱，还有抗肿瘤药物等均可影响创面愈合。

（3）不良生活嗜好：如吸烟也是影响创面愈合的一个因素。吸烟患者血液循环中一氧化碳含量增加，而一氧化碳与血红蛋白的结合降低了氧的释放，故吸烟也可延缓创面生长。

（4）疾病因素：在临床上比较常见的疾病有糖尿病。糖尿病患者的高血糖可抑制中性粒细胞功能，创面炎症反应期反应弱，直接导致成纤维细胞生长和胶原合成减少。此类患者创面皮肤真皮乳头层的透明质酸也较正常减少，而胶原酶含量却显著增加，这一现象可影响愈合组织张力强度和胶原聚集，此外，糖尿病患者因血管病理改变，使血流灌注低下、组织缺氧，创面感染的危险性增加。

3. 心理、精神因素 包括社会、职业不稳定，以及精神、情绪等因素，通过对神经内分泌免疫功能的影响，也会影响创面愈合过程。因此，做好患者术后的心理疏导，有助于临床治疗方案的实施，对创面恢复有积极的促进作用。

（二）几种组织的再生

1. 细胞 主要是成纤维细胞、内皮细胞和巨噬细胞，分别参与细胞间质的合成和血管再生。成纤维细胞是主要的修复细胞，在接受生长因子刺激后开始增殖、分裂，这些细胞在增殖中又可释放生长因子，加速创面愈合。

2. 毛细血管 损伤组织的修复需血管通畅以不断输送营养物质和氧。内皮细胞是新生毛细血管形成的主体细胞，在多种因子的作用下由原有血管以发芽的方式向少血管区或无血管区迁移、分化、增殖，此"幼芽"是由紧贴在一起的两排内皮细胞构成的，还没有血管腔。以后各幼芽互相连接，逐渐形成丰富的毛细血管网，内皮细胞亦能产生纤溶酶原激活剂和胶原酶，为其迁移开通道路。以后各"幼芽"互相连接，形成管腔并有血液流入。新生的毛细血管管壁逐渐增厚，由间叶细胞分化出平滑肌、胶原纤维和弹性纤维等成分，最后发展成动脉和静脉。此外，毛细血管也可直接由组织内的间叶细胞分化而成。

3. 结缔组织 先由结缔组织细胞分裂增生为成纤维细胞，后逐渐发展成为成熟的结缔组织细胞，即纤维细胞。成纤维细胞是合成胶原的主要细胞，在其成熟过程中，合成并分泌胶原蛋白，在细胞周围形成胶原纤维。肉芽组织中胶原不断合成、分泌、改构、更新，不断改善修复组织的结构和强度。

二、伤口的修复过程

靠自身组织的修复功能是伤口愈合的基础。各种组织损伤的修复情况不同，但典型的伤口修复过程基本上包括：①血小板介导的止血；②炎症；③角蛋白细胞增殖和迁移到伤口再上皮化，成纤维细胞迁移、收缩和胶原降解导致瘢痕形成；④伤口血管的清除和瘢痕组织的重塑。这4个阶段又可概括为3个阶段，即局部炎症反应阶段、细胞增殖分化及肉芽组织形成阶段、组织重建阶段。愈合的各个过程之间不是独立的，而是相互交叉、重叠的，并且有多种细胞、因子、酶的参与，创面的修复过程在机体的调控下呈现出高度的有序性、完整性和网络性。

（一）局部炎症反应阶段

此阶段即为炎症期，炎症阶段是伤口修复的重要阶段之一。炎性反应不仅是预防伤口部位感染的重要因素，而且是清除凋亡细胞和坏死细胞的必要条件，为下一阶段的组织修复和再生打下基础。该阶段基本要素包括血液凝固和纤维蛋白溶解、免疫应答及复杂的血管和细胞反应。由于血管损伤，基底膜暴露，血小板激活发挥局部的止血、凝血作用，并释放出多种生长因子，启动创面的愈合过程。该阶段受细胞和分子信号通路的调节，参与炎症期的细胞反应，其中血小板、巨噬细胞、免疫细胞（如中性粒细胞、淋巴细胞和单核细胞）是最突出的细胞。血小板释放的因子具有聚集中性粒细胞、巨噬细胞和T淋巴细胞等免疫细胞的功能。这些免疫细胞对创面的作用归纳起来有两点：一是吞噬坏死组织和病原体发挥清创抗感染作用；二是释放多种生长因子调控创面愈合。

难愈性创面指3个月或更长时间内未愈合的创面，它不经历典型伤口修复的整个过程，而是陷入炎症阶段，并进入炎症和组织破坏的恶性循环。

（二）细胞增殖分化及肉芽组织形成阶段

通过细胞的迁移、分化、增殖而实现缺损组织的修复，包括细胞增殖分化及肉芽组织形成的过程。表浅的损伤主要是通过上皮细胞的迁移、增殖使创面愈合，深度损伤的修复则通过肉芽组织的生成而实现。术后6小时左右伤口边缘可有成纤维细胞、肌纤维细胞增生，术后1～2天有血管内皮细胞增生，可逐渐形成新生的毛细血管，与成纤维细胞、内皮细胞、新生血管等共同构成肉芽组织，充填创腔或组织裂隙。而原有的血凝块、坏死组织等可被酶所分解，白细胞吞噬、吸收或从伤口排出。成纤维细胞能合成前胶原和氨基多糖，肉芽组织内胶原纤维逐渐增多，其硬度与张力增强，肉芽组织生长后就具有一定的抗感染能力。在此期，肛肠术后创面的伤口炎性渗出物、脓性或者血性分泌物逐渐减少，肉芽组织开始生长，填充创面的缺损。

（三）组织重建阶段

此期，创缘的表皮基底细胞开始增生并向创面中心移行，形成单层上皮，覆盖于肉芽组织表面。当基底细胞相遇后，便停止迁移，开始增生分化为鳞状上皮细胞。同时，随着胶原纤维增多，肉芽组织趋于成熟，形成瘢痕，部分患者常感到明显的伤口肿胀感及坠胀感，部分患者时有牵扯痛及刺痛感觉。当瘢痕组织内的胶原纤维减少和调整，瘢痕逐渐软化。总之，创面愈合通过伤口收缩、再生上皮覆盖或瘢痕形成而实现，再进行局部组织的改构和重建，以期完全恢复功能。

（王振宜　李　盈）

参 考 文 献

陈希琳，史大卓，段宏岩，等，2020. 肛肠术后创面修复管理规范专家共识（2019年版）. 实用临床医药杂志，24（4）：1-4.

段云蔚，闵定宏，廖新成，等，2019. 负压伤口治疗技术在修复慢性难愈性创面中的应用. 南昌大学学报（医学版），59（6）：43-46.

姜琦，李京蔓，侯亚义，2020. 巨噬细胞参与伤口愈合和组织再生的研究进展. 中国免疫学杂志，36（6）：759-766.

黎鳌，1996. 现代创伤学. 北京：人民卫生出版社，149.

刘佃温，张静，张道俊，等，1993. 浅谈肛肠病术后换药的技巧. 河南中医杂志，13（2）：74-75.

吕国忠，杨敏烈，2020. 规范应用负压伤口疗法提高创面修复水平. 中华烧伤杂志，36（7）：523-527.

吴先荣，2007. 过氧化氢致不良反应41例临床分析. 广西医学，29（4）：549-550.

曾鸿孟，唐乾利，2016. 体表慢性难愈合创面的研究进展. 中国烧伤创疡杂志，28（5）：340-344.

张拴军，2015. 双氧水致心跳骤停抢救成功一例. 临床麻醉学杂，31（12）：1189.

张有生，李春雨，2009. 实用肛肠外科学. 北京：人民军医出版社，132-136.

赵斌，褚庆玉，李筱，等，2020. 慢性难愈合创面治疗进展. 河北医药，42（20）：3154-3158.

Cash JL，Martin P，2016. Myeloid cells in cutaneous wound repair. Microbiol Spectr，4（3）：1-17.

Macleod AS，Hemmers S，Garijo O，et al，2013. Dendritic epidermal T cells regulate skin antimicrobial barrier function. J Clin Invest，123（10）：4364-4374.

Nielsen MM，Lovato P，Macleod AS，et al，2014. IL-1 beta-dependent activation of dendritic epidermal T cells in contact hypersensitivity. J Immunol，192（7）：2975-2983.

第 44 章 　肛肠疾病护理与康复

第一节　术前护理

一、肛门疾病术前护理

1. 合理饮食 　肛门疾病大多数和排便异常有关，嘱患者多饮水，多进食新鲜蔬菜、水果，多吃粗粮，少吃辛辣刺激性食物，忌烟酒。养成良好生活习惯。适当增加运动量，促进肠蠕动，切忌久站、久坐、久蹲。

2. 热水坐浴 　便后及时清洗，保持局部清洁舒适。必要时用 1 ：5000 高锰酸钾溶液或痔疮洗液熏洗坐浴，控制温度在 43～46℃，每天 2 次，每次 20～30 分钟。经常性的热水坐浴不仅可以保持局部清洁，还可以促进血液循环，减缓炎症，缓解括约肌痉挛所致疼痛。

3. 痔块还纳 　痔块脱出时应及时还纳，嵌顿痔应尽早行手法复位，防止水肿、坏死；不能复位并有水肿及感染者用 1 ：5000 高锰酸钾温开水坐浴，局部涂痔疮膏，用手法再将其还纳，嘱患者卧床休息。注意动作轻柔，避免损伤。

4. 应用抗生素 　急性炎症期，遵医嘱给予抗生素。有条件时穿刺抽取脓液，并根据药敏试验结果合理选择抗生素，控制感染。

5. 纠正贫血 　缓解患者的紧张情绪，指导患者进少渣食物，术前排空大便，必要时灌肠，做好会阴部备皮及药敏试验，贫血患者应及时纠正。贫血体弱者，协助完成术前检查，防止排便或坐浴时晕倒受伤。

6. 局部清洁 　嘱患者每次便后洗净肛门皮肤上的粪便、分泌物、汗液等，保持肛门局部卫生清洁。

7. 肠道准备 　手术前一般不需要限制饮食，或进少渣饮食。手术当日禁食，术晨 2 小时磷酸钠盐灌肠液（辉力）133ml 或甘油灌肠剂 110ml 肛内注入，以清除积粪，清洁肠道，并应在术前排空小便。

8. 皮肤准备 　备皮范围是髂前上棘至大腿上 1/3，包括会阴和臀部。

二、结直肠疾病术前护理

1. 心理护理 　在术前护理中具有重要意义。通过心理护理，可以解除患者的恐惧、紧张等不良心理，使患者手术时处于最佳心理状态，为保证手术顺利创造条件。

向患者、家属讲解手术方式和手术的必要性，让患者、家属知道手术治疗可能带来的身体改变，并引导患者、家属正确面对术后可能出现的问题。同时争取家人和亲友的积极配合，从多方面给患者以关怀和心理支持。需要进行造口手术的患者，可向患者和家属讲解造口手术的必要性。

2. 饮食护理 　术前 3 天给予少渣饮食，术前 1 天给予流质饮食，术前晚给予清洁灌肠或口服泻药。也有部分医院结直肠外科采取术前 3 天开始行肠内营养（无渣型肠内营养制剂），术前 1 天口服肠道抗生素或中药制剂，必要时行胃肠外营养。成人择期手术前 8～12 小时禁食，4 小时禁饮；小儿术前 4～8 小时禁食（奶），2～3 小时禁水，以防因麻醉或手术中呕吐而引起窒息或吸入性肺炎。

3. 肠道准备及抗生素准备 　参见第 8 章第二节中术前准备。

4. 皮肤准备 　皮肤的清洁是预防切口感染

的重要环节，手术前1天应剃除手术区切口周围15～20cm处的毛发，腹部手术区用70%乙醇擦洗。范围是从剑突到大腿上1/3前内侧及外阴部，两侧到腋后线，如需切除肛门还应包括会阴及肛门部。督促能活动的患者自行坐浴，洗头发，修剪指（趾）甲，更换清洁衣物。

5. 呼吸功能训练 呼吸训练有助于使肺最大限度地扩张，改善术前肺功能，并保证麻醉后达到理想的血氧饱和度，预防肺部术后并发症。术前呼吸训练方法有深呼吸法、有效咳嗽练习及吹气球练习。

6. 阴道冲洗 若肿瘤侵犯子宫、阴道，术前3天阴道冲洗，每天2次。

7. 术前备血 应采血行血型鉴定和交叉配血试验，根据不同手术需要，备好足够量的全血，同时做好补液的一切准备。

8. 其他

（1）执行麻醉科医师医嘱，准备给予术前药物。术晨测量体温、脉搏、呼吸、血压，注意有无感冒或其他变化，询问女性患者是否月经来潮。

（2）根据病情需要安置胃管和导尿管，手术前取下患者的眼镜、义齿和贵重钱物，面交护士长保管。

第二节　术后护理

一、肛门疾病术后护理

1. 饮食护理 术后当日应禁食或给予无渣流食，次日半流食，以后逐渐恢复普食。术后6小时内尽量卧床休息，减少活动。6小时后可适当下床活动、排尿、散步等，逐渐延长活动时间，并指导患者进行轻体力活动。

2. 疼痛护理 因肛周末梢神经丰富，痛觉十分敏感，或因括约肌痉挛、排便时粪便对创面的刺激、敷料堵塞过多导致大多数肛肠术后患者创面剧烈疼痛。疼痛轻微者可不予以处理，但疼痛剧烈者应给予处理。指导患者采取各种有效镇痛措施，如分散注意力、听音乐等，必要时遵医嘱给予镇痛药物治疗。

3. 局部坐浴 术后每次排便或换药前均用1∶5000高锰酸钾溶液或痔疮洗液熏洗坐浴，控制温度在43～46℃，每天2次，每次20～30分钟，坐浴后用凡士林油纱覆盖，再用纱垫盖好并固定。

4. 保持大便通畅 术后早期患者有肛门下坠感或便意，告知其是敷料压迫刺激所致；术后3天内尽量避免解大便以促进切口愈合，可于术后48小时内口服阿片酊以减少肠蠕动，控制排便。术后第2天应多吃新鲜蔬菜和水果，保持大便通畅。如有便秘，可口服液状石蜡或首荟通便胶囊等润肠通便药物，宜用缓泻剂，忌用峻下剂或灌肠。避免久站、久坐、久蹲。

5. 切开挂线的护理

（1）皮肤护理：保持肛门皮肤清洁，嘱患者局部皮肤瘙痒时不可搔抓，避免皮肤损伤感染。

（2）挂线橡皮筋护理：嘱患者术后7～15天至门诊收紧橡皮筋，直到橡皮筋脱落。脱落后局部创面可外敷中药生肌散以促进创面愈合。

6. 避免剧烈活动 术后7～15天应避免剧烈活动，防止大便干燥，以防痔核或吻合钉脱落而造成继发性大出血。

7. 肛门收缩训练 具体做法：戴手套，示指涂液状石蜡，轻轻插入患者肛内，嘱患者收缩会阴、肛门肌肉，感觉肛门收缩强劲有力为正确有效的收缩，嘱患者每次持续30秒以上。患者掌握正确方法后，嘱每天上午、中午、下午、睡前各锻炼1次，每次连续缩肛100下，每下30秒以上，术后早期锻炼次数依据患者耐受情况而定，要坚持，不可间断，至术后3个月。

8. 并发症的观察与护理

（1）尿潴留：因手术、麻醉刺激、疼痛等原因造成术后尿潴留。若术后8小时仍未排尿且感下腹胀痛、隆起时，可行诱导、热敷或针刺以帮助排尿。对膀胱平滑肌收缩无力者，肌内注射新斯的明1mg（1支），增强膀胱平滑肌收缩，可以排尿。必要时导尿。

（2）创面出血：术后7～15天为痔核脱落期，因结扎痔核脱落、吻合钉脱落、切口感染、用力排便等导致创面出血。如患者出现恶心、呕吐、头晕目眩、心悸、出冷汗、面色苍白等症状并伴肛门坠胀感和急迫排便感进行性加重，敷料渗血较多，应及时通知医师行相应消毒处理。

（3）切口感染：直肠肛管部位由于易受粪便、尿液等污染，术后易发生切口感染。应注意术前改善全身营养状况；术后 2 天内控制好排便；保持肛门周围皮肤清洁，便后用 1∶5000 高锰酸钾液坐浴；切口定时换药，充分引流。

（4）肛门狭窄：术后观察患者有无排便困难及大便变细，以排除肛门狭窄。术后 15 天左右应行直肠指诊，如有肛门狭窄，定期扩肛。

二、结直肠疾病术后护理

1. 一般护理　在患者由手术室返回病房前，护理人员即应根据患者病情、手术方式和麻醉要求，准备好所需设备、用物及急救药品等。与麻醉医师和手术室护士做好床旁交接，搬运术后患者时应动作轻稳，尽量减少震动。注意保护好输液肢体，保护好固定的引流管，勿使其牵拉或滑脱。注意保暖，同时加床栏以防患者坠床。

2. 密切监测　对于大手术、全麻及危重患者，当患者回到病房后，必须密切观察生命体征，每 15～30 分钟测量一次脉搏、呼吸、血压及瞳孔和神志，直至病情稳定，随后可改为每小时测量 1 次或遵医嘱定时测量，并做好记录，如有异常应及时报告。检查引流管连接是否通畅，按医嘱连接持续吸引或引流。观察引流液的性质、颜色和数量。检查切口敷料有无渗血，局部有无肿胀。

3. 疼痛护理　麻醉作用消失后，患者开始感觉切口疼痛，在术后 24 小时内最剧烈，2～3 天后逐渐减轻。剧烈的疼痛可影响各器官的正常生理功能和休息，故需关心患者，并给予相应的处理和护理。遵医嘱给予镇静、镇痛药；大手术后 1～2 天，可持续使用患者自控镇痛泵进行镇痛；尽可能满足患者对舒适的需要，如协助变换体位、减少压迫等；指导患者运用正确的非药物镇痛方法，减轻机体对疼痛的敏感性，如分散注意力等。术后患者惧怕伤口疼痛而不敢咳嗽，容易出现坠积性肺炎，应鼓励患者深呼吸和咳嗽，咳嗽时护士双手帮助患者向中心推压切口，减少伤口疼痛。

4. 术后饮食　肠道手术和非肠道手术的饮食取决于手术级别、麻醉的种类和患者对手术和麻醉的反应。全身麻醉者应待麻醉清醒，无恶心、呕吐后方可进食。一般先给予流质饮食，以后逐步过渡到半流质饮食或普食。术后当天需禁食 24～48 小时，待肠蠕动恢复，肛门排气后开始进食少量流质饮食，待 5～6 天进食半流质饮食，第 7～9 天可过渡到软食，第 10～12 天开始普食。施行人工肛门术者可较早进食半流质饮食和普通饮食。

5. 术后活动　术后早期下床活动可以促使肠蠕动早日恢复，减少腹胀，防止并发症发生，如肺不张、坠积性肺炎、肠粘连，患者清醒后即可活动四肢，术后 12 小时可被动活动躯体，术后 1～2 天即可自主活动。

6. 管道护理　区分各引流管放置的部位和作用，并做好标记、妥善固定，防止引流管打折。保持引流通畅，若引流液黏稠，可通过负压吸引防止堵塞。观察并记录引流液的量、性状和颜色，如有异常及时通知医师。熟悉各类引流管的拔管指征，并进行宣教。

7. 导尿管护理　应注意观察尿量和其性状，定时开放尿管排尿，训练患者定时排尿，尿管应尽早拔出，肛管直肠癌患者的导尿管应在 1 周之后拔出，留置导尿期间应防止泌尿系统感染。

8. 切口护理　观察切口有无渗血、渗液，切口及周围皮肤有无发红及切口愈合情况，及时发现切口感染、切口裂开等异常。保持切口敷料的清洁干燥，妥善固定敷料，防止松脱。术后会阴切口放置负压引流管应保持通畅，并注意引流物的颜色和性状、数量，保持敷料清洁干燥，如有污染和渗血，应及时更换敷料。

9. 造口护理　正确的造口护理是减少造口并发症的有效方法，医务人员应教导、鼓励患者掌握造口的护理方法。造口钳夹或暂时缝闭者在术后 2～3 天开放。注意保护造口周围皮肤，可涂抹氧化锌软膏。有稀便排出应及时清理，更换敷料并避免稀便对伤口的污染，可将造口与切口用敷料分隔开。注意保护造口，及时清除造口的粪便，并在造口上覆盖凡士林纱条。密切观察造口的血运情况，有无肠回缩及肠造口狭窄，如有异常应及时处理。在患者出院前应教会患者将造口袋直接佩戴在人工肛门上以收集粪便并随时清洗更换。指导患者每日晨、晚用腹部加压的方式帮助排便，以尽可能形成规律性的排便，减少排便带来的不便。此外，还可采用结肠造口灌洗法来控制排便。

（聂　敏　孙丽娜）

第三节　心理护理

肛肠外科患者因其患病部位及治疗方式的特殊性，常常要承受着更加严重及复杂的心理压力。临床护士应根据其疾病特点、严重程度、治疗方式、治疗效果及不良反应，结合患者自身的性格特征，在疾病病程的不同阶段提供具有针对性的心理护理，保证患者的积极配合及治疗的顺利进行，提高患者的生活质量及满意度。

一、良性疾病患者的心理特征及护理

（一）良性疾病患者的概述

良性疾病主要指肛门部疾病，手术是一种有创性的治疗手段，经历外科手术的患者普遍存在严重的心理应激，如手术造成的损伤、疼痛、并发症、术后躯体功能的改变、社会角色及功能的改变、生活质量的改变等，这些都会导致患者在围术期的不同时期产生不同程度的心理反应，严重影响手术患者的生活质量，甚至会对手术效果及术后康复产生影响。

肛肠疾病主要包括痔、肛瘘、肛周脓肿等，在成年人中较为常见，手术为主要治疗手段。肛肠科手术患者的患病部位存在特殊性，这类患者往往承受着更严重的心理障碍，如抑郁、焦虑等。因此，护士要识别肛肠科手术患者不同时期的心理特征，根据患者的不同情况提供个性化的心理护理，帮助其顺利度过手术期，保证外科手术的效果，促进患者的康复。

（二）良性疾病患者的心理特征

1. 手术前患者的心理特征　肛肠科手术患者在手术前的心理特征主要为恐惧、焦虑和睡眠障碍，表现为紧张、焦虑、恐惧、失眠多梦，严重者甚至会出现胸闷、心悸、发抖等身心反应。择期手术患者与急诊手术患者具有不同的心理特征，择期手术患者对手术的焦虑与恐惧感会随着手术日期的临近逐渐增加，而急诊手术患者往往病情危急，基于患者强烈的求生欲望，对手术的恐惧感会退居次位，这类患者通常能够较好地配合手术准备。

影响患者术前心理特征的因素多种多样，如患者对自身病情及手术过程、术后并发症不了解，有效信息缺失；患者曾有过伴随不愉快心理体验的手术经历；对医护人员的专业水平不够信任；担心手术费用会增加家庭经济负担；担心手术会影响生活、工作等都会对患者的心理产生影响。此外，患者的人口学特征如性别、年龄、经济情况、学历、性格特征、应对方式等，以及手术方式等也是患者术前心理特征的重要影响因素。

2. 手术中患者的心理特征　手术过程中患者的心理特征主要表现为恐惧和担忧，采用局部或椎管内麻醉的患者，由于手术过程中处于清醒状态，紧张和恐惧的情绪更为强烈。而且手术过程中对环境的陌生感、医护人员的交谈、紧张的手术氛围、手术器械对组织牵拉的疼痛感等均是导致患者紧张及恐惧的重要因素。

3. 手术后患者的心理特征　手术后患者会感到躯体的不适或疼痛感，但当其得知手术过程顺利后，会产生轻松感，从而积极配合治疗和护理工作。但也有部分患者会继发严重的心理问题，多见于手术较大、疼痛感严重、体相改变、部分生理功能缺失、手术未达到理想效果或影响生活、工作的患者，主要表现为意识障碍、抑郁状态及感觉异常等。原有精神分裂症、抑郁症等精神疾病的患者可能会因为手术的应激与压力导致精神疾病的复发。

（1）意识障碍：多在术后2～5天出现，一般持续1～3天消失，多由手术创伤、失血、感染及内环境紊乱等诱发，临床表现为定向不全、理解困难、问答缓慢、记忆障碍，严重者会出现激动不安、幻觉和被害妄想等，可发生意外伤人或自伤的情况。

（2）抑郁状态：多由心理丧失感导致，如体相功能的改变或缺失等，临床表现为睡眠障碍、活动少、悲观自责，甚至自杀。

（3）感觉异常：主要指持续的疼痛感，表现为在伤口愈合且恢复良好的情况下，患者仍有持续的疼痛感，且不能用生理情况解释。出现这种

情况可能是因为患者能在疼痛感中获得益处，如家人的关心、成瘾性药物的应用等，从而使疼痛感无意地持续下去。

患者的人口学特征、疾病性质、手术周期及对疾病的了解程度等都会对其术后的心理状态产生影响。

4. 良性疾病患者的心理护理

（1）心理评估：护士可评估患者的性格特征、社会支持情况、情绪状况、应对方式、对疾病的了解情况、手术对其生活、工作的影响及是否存在心理问题等，根据评估结果制订个性化的心理护理措施。评估方法有观察、访谈、问卷测评等。

（2）心理健康教育

1）向患者介绍手术对其生理功能、心理状态等方面的主要影响。

2）帮助患者了解可能出现不良心理反应及其对手术预后的影响，指导患者辨别焦虑、抑郁、恐惧等负性情绪，教会患者对失眠、疼痛、疲劳等问题的处理方法。

3）教育患者及家属社会支持的重要性，指导其有效利用社会支持系统以应对手术带来的压力。

（3）心理护理措施

1）手术前患者的心理护理：护士应在患者入院后即开始提供心理护理，热情接待患者，介绍病区环境、生活作息制度及医护人员信息和业务水平，建立良好的护患关系，帮助患者消除陌生感。同时，向患者介绍疾病相关知识、手术治疗的必要性、以往的成功经验、所需术前检查、麻醉方式、手术过程、手术的配合方法、术后的注意事项及所需费用等，做到知情同意，以保证患者积极配合治疗。

针对患者术前焦虑、紧张、恐惧的心理，护士应倾听患者的内心感受，采用解释、鼓励、指导等支持性心理治疗技术，帮助患者缓解负性情绪。同时，关注患者的睡眠情况，向患者宣教术前保证充足睡眠的重要性，必要时遵医嘱给予抗焦虑、镇静催眠药物。当患者负性情绪较为严重时，可采用放松训练、认知行为疗法等行为控制技术。此外，护士也要评估患者经济情况、家属及朋友的支持情况，积极向患者家属及朋友提供疾病及手术相关信息，鼓励他们积极关心患者，向患者提供情感、精神及经济方面的支持，帮助

患者树立战胜疾病的信心，减轻术前焦虑。

2）手术中患者的心理护理：护理手术开始前，护士应做好手术室环境的相关准备，保证手术室干净、整洁，床单没有血迹，手术器械应被隐蔽良好。患者进入手术室后，护士应热情接待，主动介绍手术室环境、医师及麻醉师、手术配合的方法和各种仪器设备，消除其因对环境陌生而造成的恐惧感。在手术过程中，若患者处于清醒状态，医护人员谈话应轻柔，切忌窃窃私语、闲谈嬉笑，以免造成患者的误会；当手术不顺利时，不要说会造成患者恐惧、紧张的话；出现意外情况时，医护人员应尽量保持冷静，不要大声喊叫，以免加重患者的紧张感。巡回护士应始终陪伴在患者左右，评估患者的心理状态，对于过度紧张者，及时给予安慰，指导其深呼吸，并帮助其分散注意力。

3）手术后患者的心理护理：手术后或患者麻醉清醒后，对于手术顺利的患者，医护人员应及时告知患者手术顺利完成，使患者认识到病灶已经彻底清除，手术达到了预期目的，帮助患者对自身的病情及治疗效果有正确的评价，减轻其紧张感。对于手术未达到预期目标的患者，护士应注意告知患者手术情况的方式与时机。

护士应注意评估患者的心理反应，及时识别并处理患者术后出现的焦虑、抑郁、失眠等问题。患者的负性情绪可能是由术后疼痛引起的，护士应向患者宣教术后疼痛的一般规律，让患者做好心理准备，并鼓励患者表达自己的疼痛感，教会患者采取听音乐、阅读、放松技术等转移注意力的方法，必要时遵医嘱使用镇痛药物以帮助患者减缓疼痛。同时，护士也应鼓励患者家属及朋友积极探视、主动关心患者，强化患者的社会心理支持系统，帮助其克服消极情绪。

患者准备出院时，护士应主动向其进行出院后饮食、锻炼、定期复查的宣教，帮助患者做好出院的心理准备。此外，护士也要进行心理调适的宣教，帮助患者完成角色的转变，教会患者心理调适的方法，鼓励患者尽早回归社会。

二、肿瘤性疾病患者的心理特征及护理

（一）肿瘤性疾病患者概述

肿瘤（tumor）是人体正常器官组织的细胞在

各种致癌因素的作用下，在基因水平上失去了对其生长的正常调控，所产生的一种以细胞过度增殖为特点的新生物。它不按照正常组织的规律增殖生长，丧失细胞的主要功能，对原有的组织结构构成破坏，甚至可以转移到其他部位，危及患者健康及生命。按照其生物学特征及对机体危害的大小，可将肿瘤分为良性肿瘤（benign tumor）和恶性肿瘤（malignant tumor）两种。良性肿瘤手术切除后不易复发，对人体健康危害小，患者预后较好，而恶性肿瘤多伴有全身症状，且手术切除后易复发，预后不良，严重威胁生命，给患者带来极大的心理压力。

影响肿瘤发生、发展和预后的心理-社会因素主要有人格特征、情绪、生活事件等。研究显示，人的人格特征与肿瘤的发生具有明显的相关性，拥有癌前性格的人，癌症的发生率比普通人更高，癌前性格主要表现为好生闷气、不易宣泄情感、自我压抑、过分紧张、逃避现实、缺乏自我意识，这种性格的人经常会产生抑郁和否认两种心理活动。而且抑郁等不良情绪和行为反应也会影响人体的生理状态，使内分泌失调、免疫力降低，诱发肿瘤的发生与发展。此外，生活中的应激事件，特别是重要的情感丧失也是影响肿瘤发生、发展与预后的重要因素。

肛肠科肿瘤主要包括结肠癌、直肠癌，是最常见的恶性肿瘤。肛肠科肿瘤患者除存在肿瘤患者的心理特征外，还因其疾病部位的特殊性、手术方式及生理功能的改变、肠造口的存在等因素，具有其特殊性。患者从肿瘤诊断确立到临终的不同阶段存在不同的心理特征，这些心理特征及状态将会影响患者的治疗效果及预后，这就要求护士要掌握肛肠科患者的心理特征，及时辨别其不良心理，根据不同时期患者的心理特征提供相应的心理护理，以帮助患者取得良好的治疗效果，延长生存期，提高生活质量。

（二）肿瘤性疾病患者的心理特征

1. 肛肠肿瘤患者的心理特征

（1）心理反应：当患者得知自己确诊为肛肠癌症时会受到巨大的心理冲击，产生一系列的心理反应，大致可以分为4个时期。首先，在诊断的初期，一般患者的心理反应强烈，可出现眩晕、恐慌等表现，严重时甚至会出现木僵状态，即进入休克-恐惧期；其次，为减轻内心的恐惧与紧张，患者会在潜意识中使用否认的心理防御机制，开始怀疑诊断结果，试图用否认的方式来达到心理平衡，即进入否认怀疑期；再次，当患者确认自己罹患肿瘤后，会表现为易怒，对周围所有的事物都表现出愤怒，爱发脾气，有时会具有攻击性，同时，也会表现出沮丧、悲伤，甚至会感到绝望，产生轻生的想法，即进入愤怒-沮丧期；最后，当患者不得不接受事实时，其情绪会逐渐平复下来，开始以平静的心情面对生活，甚至想要完成多年未完成的心愿及想法，但多数患者会陷入长期的抑郁和痛苦之中，即进入接受-适应期。

（2）心理特征：患者得知诊断之后，心理上会产生很大的压力，很容易心情沮丧，意志消沉，悲观失望，甚至丧失治疗疾病的信心。在诊断的最初阶段，由于对肿瘤的未知，对手术、病痛折磨、放疗、化疗的不良反应及死亡的恐惧，患者会产生恐惧、否认等强烈的应激性情感反应，患者会极力否认自己被诊断患肿瘤的事实，并试图怀疑检验手段、诊断结果等，以缓解内心强烈的痛苦与恐惧。当患者不得不接受事实并逐渐理解疾病对其全部含义后，会逐渐产生不平衡感，产生愤怒的情绪，并无端向家属及医护人员发脾气。在这个阶段，患者会过度关注疾病信息，常表现为焦躁、激动、健忘，并且会采用逃避或攻击的方式减低恐惧感。

随着确诊时间的延长，患者对疾病的了解愈加深刻，明白了治愈的可能性渺茫，会产生悲观失望的情绪，并且丧失了对抗病魔的勇气和决心，常表现为失望多于期待，郁郁寡欢，缺乏生活情趣，心情不安，做出死亡后的安排，悲观厌世，很少关注疾病的治疗甚至拒绝治疗。此外，还常伴有厌食、睡眠障碍、体重下降等躯体症状；有些患者会有意表现出积极乐观的一面，以掩饰自己的悲观情绪；有些患者则会出现抑郁表现，甚至萌生自杀的想法。

在整个疾病的等待确诊阶段至治疗阶段，患者都会出现焦虑反应，确诊前患者会对诊断结果产生焦虑心理，确诊后患者会对疾病本身感到不安，也会对疾病后续的检查、治疗及结局产生焦虑和恐惧感，尤其当患者面临放化疗产生不良反应时，如恶心、呕吐等，患者会怀疑自己的病情没有好转，甚至恶化，从而加重患者的焦虑，并会引起患者灰心、急躁等不良情绪。同时，在罹患肿瘤后，患者常会脱离原有的生活轨迹，尤其是入院治疗后，患者的社会信息被剥夺，变得敏感易怒、情绪反复无常，难以与周围的人相处，会产生孤独和无助的感觉，往往伴有自怜或自卑情绪，会因为疾病表现出自信心不足，在精神上、行为上过度依赖亲属，情感脆弱，生活上处处需要照料，产生强烈的依赖心理。

最后，随着治疗时间的延长，部分患者还会产生对药物的依赖心理，忽略营养支持及心理治疗的重要性，过度依赖化疗药物，在自己生化指标不理想的情况下，仍要求加大药物剂量，造成不良后果。还有部分患者会担心抗肿瘤药物对身体的不良影响，惧怕应用这类药物所带来的痛苦，从而产生抗药心理。

2. 肠造口患者的心理特征　直肠癌肿瘤根治术合并造口术是肛肠科常见的外科手术，由于手术改变了患者原有的排便方式，肠造口患者会产生复杂的心理变化。肠造口患者经历着肿瘤的打击、手术的创伤及躯体形态及功能的改变，容易产生强烈的负性情感波动，会对自身价值产生怀疑，并且会不自主地与正常人进行比较，比较后的心理落差会使患者产生焦躁、愤怒情绪，也会产生自卑的心理，容易进行自我攻击，怀疑自身的社会价值。也有的患者在经历了造口手术后，会在具有相似经历的病友身上寻找归属感。肠造口患者相比于其他肿瘤患者更加需要情感支持，比起一般的谈话，这类患者更加需要深入的交流。有些肠造口患者也会在适应疾病后以积极的方式进行应对，如与其他身体不如自己的患者进行比较，以维持积极的自我评价或改变自己原有的生活目标，从而更好地适应现状。

（三）肿瘤性疾病患者的心理护理

1. 心理评估　可采用观察法、访谈法、发放问卷和量表及询问的方式对肿瘤患者进行评估。主要评估的内容如下：

（1）一般资料及生理健康水平：评估患者的一般人口学资料，如性别、年龄、学历、婚姻状况、文化水平、经济情况等；评估患者的生理健康水平，如有无肿瘤治疗带来的癌痛、疲乏感，以及肿瘤治疗导致的外形受损等问题，并评估上述问题对患者产生的心理影响。

（2）心理健康水平：评估患者的人格特点和认知能力，以助于进一步了解患者对待疾病的态度及可能的应对方式。辨别患者是否存在焦虑、恐惧、抑郁等负性心理，及时发现患者行为及心理状态的变化，如淡漠、绝望，以及睡眠及饮食习惯的改变等，注意患者自杀的危险信号。

（3）社会支持水平：评估患者的工作、家庭情况，可能获得的社会支持及患者的利用情况，了解患者的生活经历，调查患者近期的生活事件，分析患者的心理应激水平。

2. 心理健康教育　科学地向患者宣传疾病相关知识，缓解其因知识缺乏导致的紧张、焦虑及恐惧感。同时，向患者宣教心理因素对肿瘤的发生、发展及预后的重要性，教会患者调整心理状态的方式，鼓励和指导患者使用放松技术、认知行为疗法、积极的应对技巧等方法缓解负性情绪，积极配合治疗，提高治疗效果。

3. 心理护理措施　要根据肿瘤患者的性格特点、不同心理状况及不同时期的心理特征提供具有针对性的心理护理，提高患者的生活质量，延长生存时间。患者不但忍受着躯体的痛苦，还要承受心理的折磨，因此，护士注意给患者提供支持性的心理护理，主动关心患者，耐心听他们的内心感受，热情回答他们的疑问，引导患者正确认识疾病，鼓励患者培养业余爱好、陶冶情操、转移注意力，让患者感受到理解与尊重。

（1）根据患者的不同心理状态实施心理护理措施。

1）焦虑、恐惧、愤怒患者的心理护理：对于存在焦虑、恐惧心理的患者，护士应首先评估其产生这种负性情绪的原因，分析患者的焦虑及恐惧程度，有针对性地护理。应为患者提供温馨、安静、舒适的治疗环境，与患者交谈时要和蔼亲切、诚恳有耐心。分析患者焦虑的原因及目前的应对方式，应用认知行为预疗法，指出患者应对方式存在的误区，指导患者采用积极的应对方式。对于恐惧的患者，根据其恐惧的原因进行心理护理，如对于即将接受手术的患者，向其宣教手术方式、流程、配合方法及注意事项，指导患者做好术前准备；针对对于疾病本身及治疗方式感到恐惧的患者，进行疾病相关知识讲座，帮助患者正确认识疾病，补充知识的不足，同时也可组织治疗效果较好的患者进行现身说法，与其交流经验体会，缓解恐惧感。

存在愤怒情绪的患者常脾气暴躁，无故对周围的人发脾气，甚至不配合治疗。对于这种患者，护士要主动关心患者，不因为患者乱发脾气而与其计较，观察患者的性格特征与喜好，主动与患者沟通，耐心听取患者的倾诉，鼓励患者家属理解其愤怒的原因，多陪伴患者。此外，存在愤怒心理的患者多存在情绪不稳定，护士在工作中要谨慎注意自己的言行，避免在不恰当的场合、地点讨论患者的病情，以免引起患者的误会。

2）悲伤、绝望、抑郁患者的心理护理：患者在确诊癌症后会产生悲伤的心理，尤其在意识到治疗的前途渺茫时，患者会感到绝望，生存欲望降低，抑郁甚至产生轻生念头。护士要及时发现患者心中的痛苦，理解患者的情绪波动，主动关心、安慰患者，热情帮助患者，建立良好的护患关系，取得患者的信任。护士可采用认知行为疗法，帮助患者指出负性情绪，让患者认识到这种负性情绪是可以消除的同时，尽量满足患者的合理要求，鼓励患者在合适的场合进行宣泄，帮助患者排除刺激其情绪波动的影响因素，保持患者情绪稳定。对待这类患者，护士要对其人格表现出充分的尊重，不要以工作繁忙为借口忽视患者的需求，或表现出不耐烦的态度。对于有自杀想法的患者，护士要及时辨别，并告知患者家属，向患者家属宣教自杀的危险性，争取家属的积极配合。医护之间也应对患者自杀的倾向性及危险性相互知晓并及时沟通，以做到密切配合、共同实施干预措施，必要时请心理医生进行会诊干预，预防患者自杀。此外，在护理文书或其他医疗文书中也应记录患者自杀倾向性的干预措施等。

3）孤独患者的心理护理：积极与患者沟通，评估其孤独的原因，帮助其认识到人际交往的错误认知。鼓励患者亲友多探视，多关心患者，提供社会心理支持。指导患者学习社会交往技巧，多参加社会活动，也可与其他病友进行沟通，主动寻找社会支持。鼓励患者培养业余爱好，增加社会交往的范围，恢复自信，缓解孤独感。

4）否认患者的心理护理：护士要了解否认是一种心理保护机制，适度的否认对患者有益。护士不要直接质问患者的否认行为，当患者没有做好准备时，不要强迫其接受事实，与患者多沟通，鼓励其宣泄自己的焦虑与恐惧感，逐步引导患者面对现实，接受诊断结果。

（2）不同时期患者的心理护理

1）病情变化时的心理护理：当患者发生失眠、营养失调、疼痛、全身衰竭等症状时，护士要注意患者的病情变化，配合医生提供必要的支持治疗，改善患者的生理状况，也要注意及时提供心理支持，向患者举例治疗效果较好的患者，增强其战胜疾病的信心。

2）治疗过程中的心理护理：患者在进行手术、放疗、化疗等治疗之前，向患者宣教治疗流程、方法、配合要点、可能存在的并发症及不良反应、治疗的必要性及预计取得的效果，帮助患者做好心理准备，积极配合治疗。

3）病情复发时的心理护理：面对病情的反复发作，患者很可能会对治疗的效果产生怀疑，此时护士要理解患者，帮助其明确病情复发不是治疗失败的信号，宣教病情复发的原因及意义，指导患者采用放松技术以减轻焦虑及恐惧感，并且主动寻求社会支持，调整自己的信念及生活方式，从而渡过难关。

（3）肠造口患者的心理护理：肠造口患者面临着身体和心理的双重打击，其心理护理应该有重点地早期进行，在患者住院的2～14天进行效果最好。肠造口患者除具备肛肠科肿瘤患者的一般心理特征外，还面临着躯体形态和功能的改变，存在更加复杂的负性情绪和情感波动。患者需要对自己的身体重新认识和评价，也需要对他人的反应进行重新评价，因此护士要联合患者亲友，积极有效地与患者进行沟通和交流，帮助患者重新建立自我概念，并鼓励患者与其他病友进行交流，建立更广泛的人际关系，帮助患者获得适用的应对经验和信息，增强其社会认同感，帮助患者早日以新的方式回归社会，重新建立价值观。

把握肿瘤患者的心理活动，重视并做好患者的心理护理，能够有效提高治疗效果，改善患者的预后。护士应多与患者沟通，明确其产生负性情绪的根源，并联合医生、患者家属、亲友共同实施心理护理，帮助患者建立正确的疾病及治疗认知，消除负性情绪，提供有效的社会支持系统，增加患者的归属感，改善其生活质量。

第四节 肛门保健操

一、概 述

早在我国明代流行的"养生十六宜"中，就非常强调"撮谷道"，谷道，就是肛门；撮，是提升，也就是收缩肛门的意思。中医学讲"中气升提"，意思也是一样的。肛门保健操就是有意识地向上收缩提升肛门，并结合一定的节奏和呼吸的肛门运动，它可以采用多种姿势，在任何时间、任何地点都可以进行。

二、作 用

1. 活血祛瘀、消除痔疮 中医认为"筋脉横解，肠为痔"，痔的形成与肛周血液回流受阻有关，提气缩肛时，对肛周静脉产生一个排挤作用，能使局部静脉回流畅通。尤其选择在呼气时收缩肛门，更有利肛门静脉血液的回流。也可以理解为提气缩肛是对痔疮根本原因的治疗。

2. 约束尿道、缓解失禁 尿失禁是很多成年妇女或老年人的烦恼，经常做提肛动作可以增强骨盆底肌肉群的张力，加强尿道的阻抗力，减少膀胱肌肉的过度反应，使约束小便的功能得到恢复和加强。

3. 经常提肛、保"腺"利尿 男性中老年人的排尿障碍约有半数与前列腺肥大有关。提肛可使前列腺附近的提肛肌、耻骨尾骨肌、尿道括约肌等肌肉，以及神经、血管、各器官组织的循环代谢活跃起来，可以说这是给前列腺一个温柔的按摩，缓解前列腺肿大和炎症，从而改善排尿困难。

4. 缓解便秘、改善脱肛 经常提肛能缓解便秘和改善脱肛，增强肛门周围多种括约肌的弹性，增强胃肠蠕动力，促进排便。这对改善中老年人的便秘，效果是非常明显的。提肛能改善局部血液循环、预防肛门松弛，对脱肛尤其有益。

三、分 类

肛门保健操是一种简便易行的医疗保健操，在任何时间、任何地点都可以进行，具体如下：

1. 肛门运动锻炼 患者自行收缩肛门5秒，再舒张5秒，如此持续进行5分钟。每天进行3～5次。可以促进局部血液循环，减轻术后肛门局部疼痛，使排便通畅。

2. 提肛运动 是有意识地向上收提肛门，每天1～2次，每次30秒。其有运化瘀血、锻炼肛门括约肌和升提中气的作用。一般坚持百日左右，可起预防痔疮复发之功效。

3. 肛门收缩运动 在排便前、排便中和排便后的这段时间里，用约5分钟的时间，主动收缩和舒张肛门括约肌，可起到改善局部血液循环、增强肛门括约的能力。

4. 肛周按摩操 每次便后用温水清洗肛门，以右手示指向上轻揉肛门口的肌肉，即肛门括约肌60次，然后收腹做深吸气，同时用力收缩肛门30次。按压时感觉像松紧带一样，同时改善局部血液循环。若患者有脱肛、肛门松弛或因肛门瘢痕等原因引起不完全失禁时，可在操作后，再以示指压长强穴（肛门至尾骨尖的中点），由弱到强。

5. 早晚操 无论对于上班族还是术后患者来说，做肛门保健操都是简单易行的。每日清晨起床和晚上睡觉之前，都可以做肛门保健操。早晨起床或晚上上床前先排空大小便，然后仰卧于床上，双腿伸直，双手交叉放置于脐上，吸气时肛门放松，呼气时肛门收缩，并向上提缩肛门，持续5秒左右，重复做10～20次，可改善局部血液循环。

6. 内养功 取右侧卧位，略前俯，右臂屈曲在身旁，手放在离头6cm处的枕头上，掌心朝上。左臂自然舒展，手放在髋上，掌心朝下。两腿自然屈曲。两眼轻轻闭合，口唇合拢，上下牙齿轻轻接触，舌自然放下。要求全身放松，姿势自然。然后闭口行腹式呼吸，先缓慢而细深地吸气，接着呼气，然后停顿暂不呼吸，但不使劲闭气，将意念守在小腹的丹田。同时将舌尖轻轻抬起并默默念字，然后将舌落下，又开始第二次吸气。整个过程即吸气-呼气-停顿（抬舌、默念）-落舌-吸气，如此往复循环进行。停顿时间为3～7秒。每次20～30分钟，每天1～2次。

7. 导引功 这是一种以肢体运动、呼吸运动与自我按摩相结合的综合性锻炼方法。左下肢足部踏地，右下肢屈膝，两手抱住膝关节下方窦鼻至足三里部位，然后两手及双上肢用力使右腿膝部尽量向身躯牵拉，稍停片刻后进行调换，右下肢足部踏地，左下肢屈膝，方法同上。连续操作28次，每次1～2遍，做操时注意排除杂念，注意力集中于肛门，保持呼吸均匀有节律。

以上每个动作持续数月方可收效。

四、肛门保健操的体位

1. 仰卧位 两下肢交叉，臀部及大腿用力加紧，同时肛门缓慢用力收缩上提，持续5秒，然后放松。

2. 坐位 两脚交坐于床边或椅上，两手叉腰，同时收臀、夹腿，肛门收缩上提，持续5秒，然后放松。

3. 站立位 两手叉腰，两腿交叉，足尖起立收臀夹腿，同时肛门收缩上提，持续5秒，然后放松。

肛肠疾病的发生给我们的日常生活和身体健康都带来了极大的威胁，现在肛肠疾病的种类很多，有些肛肠疾病还会反复发生，令人困扰。那么除科学治疗外，我们可以配合以上的肛门保健操，这样可有效地预防各种肛肠疾病的复发。同时在日常生活中我们也要养成良好的生活习惯，如不要长时间保持一个姿势，不要久坐，不要吃辛辣刺激性食物，少吃油腻食物，注意清洁卫生，经常做肛门保健操等，从而使我们的身体越来越健康！

第五节 疼痛护理

一、肛肠外科患者疼痛的特点

疼痛是肛门疾病常见症状之一，引起疼痛的病因不同，有着不同的疼痛特点。肛周感染、肛裂、血栓性外痔、绞窄性内痔、肛管癌（晚期）及肛门局部手术等均可导致疼痛。肛门直肠疼痛可表现为肛门直肠周围持续性或间歇性疼痛，疼痛可能与排便有一定关系或无相应关系，可表现为隐痛、剧烈疼痛、坠痛或灼痛，也常伴随有便血、肛门流脓、黏液等症状。不同的疾病有着不同的疼痛特点，同时手术及术后体位变化、活动、排尿、排便、换药也会导致疼痛，术后伤口疼痛又可分为反射性疼痛和炎性疼痛两种。

1. 肛裂 疼痛为主要症状，一般较剧烈，有典型的周期性。由于排便时干硬粪便刺激裂口内神经末梢，肛门出现烧灼样或刀割样疼痛，便后数分钟可缓解，随后因肛门括约肌反射性痉挛，再次发生疼痛，时间较长，常持续半小时至数小时，直到括约肌疲劳、松弛后，疼痛缓解，以上称为肛裂疼痛周期。肛裂的疼痛可向会阴部、臀部、大腿内侧或骶尾部放射。

2. 痔 单纯性内痔无疼痛，少数有坠胀感。当内痔和混合痔黏膜受损感染时或血栓形成时即感疼痛，疼痛常与大便不尽感同时存在。内痔和混合痔脱出嵌顿，出现水肿、感染、坏死时，局部疼痛剧烈。排便、走、坐、咳嗽时均能引起疼痛。

3. 血栓性外痔 急性发作时患者突然感觉肛门边缘两侧皮下出现一圆形肿块，可扪及血栓形成，并伴有持续性剧烈疼痛，走路或坐立时疼痛加重。

4. 肛管直肠周围脓肿 根据脓肿的病变部位不同，其疼痛临床表现也不相同。肛门周围皮下的肛旁皮下脓肿主要表现为肛周持续性、跳动性疼痛，肿胀和局部压痛。排便、受压或咳嗽时加重，行动不便，坐卧不安，全身感染性症状不明显；坐骨肛管间隙脓肿初期表现为患侧持续性胀痛，逐渐加重，继而为持续性跳痛，排便或行走时加剧；骨盆直肠间隙脓肿位置较深，局部表现为直肠坠胀感，排便不尽感，直肠指诊在患侧直肠深处可触及有压痛的隆起，有时有波动感；其他如直肠后间隙脓肿、黏膜下脓肿等，由于位置较深，局部症状不明显，主要表现为会阴、直肠部坠胀感，排便时症状加重，直肠指诊可触及痛性包块。

5. 肛瘘 若瘘管引流通畅，一般无疼痛。当管内存积脓液、粪便进入瘘管及排便时，疼痛加重。

6. 肛隐窝炎及肛乳头炎 可分为急性期和慢性期。肛隐窝炎急性期常有肛管内灼热、刺痛、撕裂痛，排便时症状加重；肛门发胀、下坠感。如果肛门括约肌受炎症刺激，可引起肛门括约肌轻度或中度痉挛性收缩，常有短时间阵发性钝痛或疼痛持续数小时，严重者疼痛可通过阴部内神经、骶神经、会阴神经和肛尾神经而放射到臀部、骶尾部、股后部及会阴等处，引起酸痛、排便不畅。慢性期疼痛多为钝痛伴肛门坠胀。肛乳头炎急性期常有肛门内肿胀不适，灼热刺痛，慢性期肛管内常有异物感、虫行感，或排便不尽感。

7. 肛管直肠癌 肛门部为持续性疼痛逐渐加重，晚期全身情况不佳，直肠指诊可触及坚硬的肿块。

8. 肛门直肠内异物 如鱼骨片、竹刺、鸡骨等硬物进入肛窦内不能排出，疼痛为持续性刺痛，并随着括约肌收缩而加重，排便时常加重，一般无便血和炎症表现。直肠指诊常可触及异物而明确诊断。

9. 直肠炎症 如细菌性痢疾、阿米巴肠病、血吸虫肠病、溃疡性结肠炎、肠结核等引起严重直肠炎症时，均可出现里急后重和腹泻后肛门部疼痛。这是炎症和分泌物刺激肛周皮肤所致。

10. 肛门直肠神经症 肛门直肠并无明确的病变，只是患者出于恐惧心理而产生的一种神经症。如恐惧自己患了直肠癌，因而自觉肛门部疼痛不适，常为间断性，可伴有神经衰弱症及胃肠神经症，此类疼痛无定点，时轻时重，并伴有失眠等神经症。

11. 肛提肌痉挛综合征 这是由于乙状结肠套叠入直肠（内脱垂）、直肠内气体或粪便积聚、周围血管痉挛等刺激阴部神经而使肛提肌紧张痉挛，出现骶尾部胀痛、肛门直肠胀痛不适的综合征，常于排便、排气和休息后得到缓解。

12. 术后疼痛 肛门手术后，术后疼痛是术后的主要症状之一，疼痛的轻重与切口的大小、术中的操作及个人的耐受力有着密切的关系。此外，与术后排便、肛门水肿、换药刺激等也都有一定

的关系。肛肠病手术切口是污染切口，术后创面暴露，若患者排便次数过多，反复刺激切口，加重局部炎症反应会引起疼痛；患者术后大便干结，下蹲过久或用力过猛可出现切口血管破裂，在局部形成血栓而引起疼痛；术后由于局部血液循环受阻，引起组织水肿会出现疼痛；换药时操作手法较重，敷料压迫过紧等原因可直接对创面造成刺激，加重疼痛和患者的恐惧心理。最后术后疼痛还与患者的年龄、性别、体质、精神状态、对疼痛的耐受能力等有关。如老年人对疼痛反应迟钝。研究表明，女性和男性相比，女性痛阈低，疼痛发生频率高，对疼痛刺激的耐受能力较差；体弱多病者对疼痛的耐受力更差；精神状态，若患者心理素质差，术前对他人术后痛苦印象深刻或通过术前谈话等心理暗示，引起精神紧张焦虑，从而对疼痛的耐受性差。术后疼痛既受主观因素（如性格、对疼痛的敏感性、情绪、心理素质等）影响，也受客观因素（如环境、性别、年龄等）影响。因此，肛门术后的疼痛是由患者生理因素和精神因素共同造成的。

二、肛肠外科患者疼痛的评估

肛肠病是临床常见病、多发病，疾病不仅会导致肛门疼痛，而且术后疼痛也是肛门疾病术后常见症状之一。疼痛是人体对组织损伤和修复过程的一种复杂反应，是继体温、脉搏、呼吸和血压之后的第五生命体征，严重的疼痛容易引起患者焦虑、烦躁、失眠、免疫功能下降等一系列生理、病理和心理的变化。疼痛评估是控制疼痛的第一步，也是最关键的一步，患者的疼痛评估是实施有效疼痛管理的必要步骤和基础，只有正确客观地评估患者疼痛，才能根据疼痛的评分及时采取相应措施控制疼痛，减轻患者痛苦，减少术后并发症的发生。

（一）一般情况的评估

1. 一般资料 内容包括患者的年龄、性别、种族、文化程度、职业、婚姻状况、生育情况等，以便于了解患者的沟通、理解能力及对疼痛的自我描述能力。

2. 既往史 需要评估患者的手术外伤史、疼

痛史、疾病史、药物过敏史、长期用药史、应用激素史与本次发病有关的治疗史。

3. 生活史和家族史 评估患者有无烟酒嗜好，了解生活习惯及家族史有利于治疗。

4. 发病诱因 疼痛常由某些因素诱发或加重，如便秘、腹泻、局部外伤刺激等，对于肛门直肠神经症的患者，长期紧张、思虑过度、局部刺激、衣裤摩擦皆可诱发患者感觉肛门内疼痛不适。

5. 实验室检查 如血常规、C反应蛋白含量、红细胞沉降率、肝肾功能等试验结果可以帮助了解患者全身营养状况及有无感染存在。

（二）疼痛程度的评估

疼痛程度的评估是疼痛管理的基础，可以采用疼痛测评工具测评疼痛的程度。临床常用的测评工具如下：

1. 视觉模拟评分法（VAS） 画一条长10cm的标尺，不做任何划分，仅在直线的两端分别注明"无痛"和"剧痛"，请患者根据自己所感受的疼痛程度在直线上标记出最能代表其疼痛强度的点，然后用直尺测量从起点到标出点的直线距离即为疼痛强度评分。这一方法可以在一段时间内重复使用，以连续动态地反映患者疼痛程度的变化情况。VAS使用灵活、方便，适用于任何年龄的疼痛患者。该方法易于掌握，是最常用的疼痛程度评估方法，但是使用前选择适当的语言介绍VAS并将语言标准化。例如，这条直线左边表示无痛，右边表示剧痛，请你将现在所感受的疼痛强度在这条线上做一个标记。视觉模拟评分法直线图见图44-5-1。

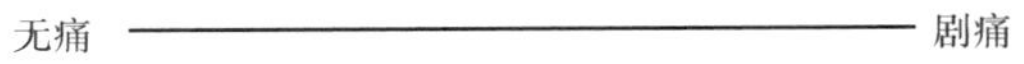

无痛 ———————————————————— 剧痛

图44-5-1　视觉模拟评分法直线图

（引自：聂敏，李春雨，2018.肛肠外科护理.北京：人民卫生出版社，65）

2. 数字等级评分法（NRS） 用数字代替文字来表示疼痛的程度。画一条10cm长的直线，等分为10份，按0～10分次序评估疼痛程度，0表示无痛，10表示难以忍受的剧烈疼痛，中间次序表示不同程度的疼痛，数字越大表示越痛。患者从0到10的11个点中根据自己所感受的疼痛程度在直线上选择某一点代表当时疼痛的程度。该法是VAS的一种数字直观的表达方法，其优点是较VAS更直观，不足之处是患者容易受到数字和描述字的干扰，降低了其灵敏性和准确性。此方法适用于疼痛治疗前后效果测定对比（图44-5-2）。

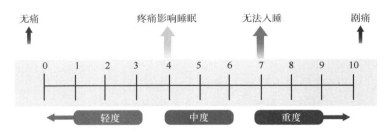

图44-5-2　数字等级评分法（NRS）

（引自：聂敏，李春雨，2018.肛肠外科护理.北京：人民卫生出版社，65）

扫封底二维码获取彩图

3. 语言分级评分法（VRS） 该方法是一种评价疼痛程度及变化的方法，让患者从所给的一系列描述疼痛的形容词中挑选出符合自身疼痛程度的关键词。描述词以疼痛从最轻到最强的顺序排列。目前有多种口述评分法，包括4级评分法、5级评分法、6级评分法等，临床最常用的是5级评分法和6级评分法。VRS分为无痛、轻度痛、中度痛、重度痛和剧烈痛5级或无痛、轻度痛、中度痛、重度痛、剧烈痛和难以忍受的痛6级。该方法的优点是易于被护士和患者接受，缺点是受患者主观因素的影响较大。

4. Wong-Baker面部表情疼痛量表 采用从微笑、悲伤至哭泣的6种面部表情来表达疼痛程度。此种评估方法简单、直观，适用于儿童、老年人、文化程度较低者及语言表达能力丧失者（图44-5-3）。

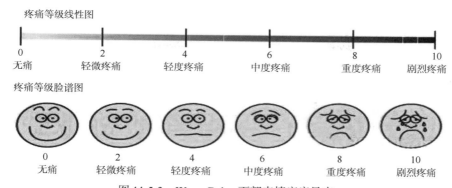

图44-5-3 Wong-Baker面部表情疼痛量表

（引自：聂敏，李春雨，2018.肛肠外科护理.北京：人民卫生出版社，65）

扫封底二维码获取彩图

5. WHO的疼痛分级标准 疼痛分为4级。0级：无疼痛。1级（轻度疼痛）：平卧时无疼痛，翻身咳嗽时有轻微疼痛，但可忍受，睡眠无干扰。2级（中度疼痛）：静卧时疼痛，翻身咳嗽时加剧，不能忍受，睡眠受干扰，要求服用镇痛药物。3级（重度疼痛）：静卧时疼痛剧烈，不能忍受，睡眠严重受干扰，需要服用镇痛药物。

6. 长海痛尺评估法 "长海痛尺"是将NRS和VRS相结合，用VRS对NRS的刻度进行解释、限定，综合利用上述两者的优点，既有比较精确的0～10的刻度来评分，又有患者易于理解的文字描述，护士对患者进行宣教也相对较容易，从而保证了评估结果不会出现较大偏差（图44-5-4）。

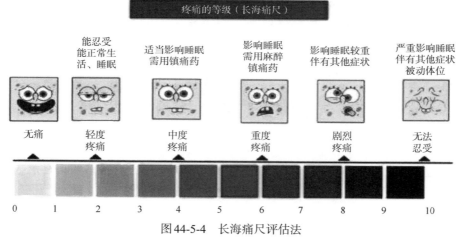

图44-5-4 长海痛尺评估法

（引自：聂敏，李春雨，2018.肛肠外科护理.北京：人民卫生出版社，66）

扫封底二维码获取彩图

（三）疼痛特征的评估

疼痛特征包括疼痛的性质、部位、疼痛的起始时间、持续时间与发作规律、诱发原因、患者的临床症状及体征等，可以通过问诊和查体的方法来获得。

1. 疼痛的部位 可以通过详细询问患者，同时结合查体或直肠指诊确定患者确切的疼痛部位，尤其是对于慢性肛门痛的患者更应做好查体以便

与前列腺炎、尾骨痛及外阴、膀胱疼痛综合征相鉴别。

2. 疼痛的性质 询问患者疼痛性质到底是撕裂样剧痛还是持续性灼痛或剧烈胀痛、跳痛。

3. 疼痛持续时间 询问疼痛持续时间的长短，以及疼痛与排便的关系。例如，肛裂表现为排便时疼痛，而肛门直肠周围感染是与排便无关的肛门部持续性疼痛，肛门直肠神经症是与排便无关的肛门部间断性疼痛等。对于血栓痔、肛裂或脓

肿及手术创伤造成的疼痛多表现为急性疼痛，但是慢性肛门痛的患者疼痛时间在3个月以上。

4. 疼痛伴随症状 注意询问患者疼痛是否伴发便血、肛周流脓、分泌黏液及其他精神症状。

（四）疼痛的心理 - 社会状况

在评估患者的疼痛时还需要评估疼痛对患者的日常生活有无影响，有无与疼痛相互影响的心理-社会因素，如焦虑、抑郁、失眠、烦躁等。此类疾病女性的发病率高于男性，多见于更年期或接近更年期妇女。由于不明原因的肛门内有持续或阵发性疼痛甚至剧痛，有时甚至用强烈镇痛药后症状也无法缓解，但在进行检查时，也未发现相应的阳性体征及病变而表现失眠、情绪低落，甚至抑郁。

（五）疼痛评估的注意事项

（1）疼痛评估的主体主要是护士和患者，评估时护理人员态度要真诚，认真倾听主诉，相信患者的感觉，不可受家属的干扰。在疼痛的评估中要全面考虑各方面的因素，把疼痛评估强度与个体化的痛阈相联系。不能采取观察患者的行为表现作为疼痛强度指标，评价量表应由患者完成。

（2）在临床工作中，护士作为疼痛评估管理的重要成员，在对患者进行评估时要充分相信患者的主诉，同时还要认真观察患者的表情、体态、被动体位等，对不能表述疼痛的患者，可采用客观的工具和正确方法进行评估，只有对患者的疼痛进行科学、客观、真实的评估，护理人员才能做出正确的疼痛判断，及时镇痛。

（3）对护理人员要加强疼痛管理培训，要认真学习无痛相关知识，可以以正式授课、病例讨论、个案分享等方式进行培训，从而提高医护人员对疼痛管理的认识，确保能够正确地进行疼痛评估，从而及时地采取有效的镇痛手段。

（4）有效的镇痛措施需要以主动、客观和持续的疼痛评估为基础，发生疼痛随时评估；疼痛干预后30分钟再次评估；疼痛评分＞3分或接受疼痛治疗，至少每2～4小时评估一次。必须对患者进行动态疼痛评估。

（5）使用镇痛药后要评估用药后的效果，即使用镇痛药后也需评估疼痛等主要症状减轻所需

要的时间；用药后疼痛减轻的程度；用药后疼痛消失到再次出现疼痛之间间隔的时间。同时注意观察疼痛伴随症状，如生命体征、睡眠、饮食、活动等。

三、肛肠外科患者疼痛的护理

肛肠疾病是临床的常见病和多发病，疼痛是肛肠疾病常见症状之一，同时由于肛门部的特殊组织解剖结构，术后疼痛极大地影响了患者的术后康复及生活质量，从而使一部分患者闻而生畏，惧怕手术而拒绝治疗，导致疾病加重，因此在临床护理过程中给予患者有效的疼痛护理十分重要。

（一）非手术治疗疾病本身的疼痛护理措施

（1）直肠指诊是明确诊断的常用诊疗技术，通过指诊可以发现直肠下段的病变，如肛乳头瘤、内痔、直肠下段癌肿、盆腔脓肿及肿块、盆位阑尾炎、内生殖器的病变等。但是疼痛性肛肠疾病，如肛裂、内痔脱出嵌顿或血栓形成、血栓性外痔、肛周脓肿均有剧烈的触痛。直肠指诊会引起肛门痉挛性疼痛，对患者造成痛苦。因此，在直肠指诊检查中训练患者放松，选择合适的体位配合检查非常重要。体位一般选用左侧卧位。同时在直肠指诊前告知患者张口呼吸，全身放松以示指指腹按压肛门口，待患者适应之后再轻轻按摩肛管，缓慢伸入肛门，以免加重疼痛。对于疼痛剧烈的肛裂等患者可以在术中麻醉后再进行检查。

（2）对于由器质性病变引起的肛门疼痛患者，在手术治疗前可以采用坐浴、微波治疗、使用抗菌药物等镇痛，保持大便通畅；对于痔脱出、嵌顿、水肿或感染者，应先行手法复位，以卧床休息为宜。

（3）慢性肛门直肠痛的患者都会存在一定的心理障碍，如焦虑、抑郁等，这些不良的心理状态会增加其疼痛感。语言暗示能够对患者的疼痛起到一定的缓解作用，因此，在对患者进行镇痛药物及物理治疗时应根据患者性格、年龄、应对方式及对疼痛经验的不同进行相应的语言暗示，加强患者对疼痛的耐力，提升患者痛阈值。

（4）肛门直肠痛患者在进行生物反馈治疗前

首先告知患者排便并坐浴，同时要向患者讲解疾病知识、治疗目的和过程，然后将肌电介导的电极塞入肛门内。

（二）肛肠疾病手术前疼痛护理措施

（1）病房管理：病房张贴疼痛评分尺，科室建立健康教育角，放置痔瘘裂健康教育处方及各种和手术室互动的图片，让患者了解手术过程，缓解紧张情绪，从而缓解疼痛的心理。

（2）心理护理

1）围绕患者所担心的、最想了解的问题进行讲解，如手术医生的技术、采用的麻醉类型、解释手术的必要性、手术方式、注意事项。为患者讲述治疗成功的案例，以提高患者的治疗信心。

2）评估患者的心理状态，鼓励患者表达自身感受，耐心倾听患者的诉说。

3）对于术前焦虑较严重的患者，让患者听自己喜欢的轻音乐，让美好的旋律缓解紧张和焦虑的情绪，并教会患者自我放松的方法如腹式深呼吸法、催眠暗示法等。

4）鼓励患者家属和朋友给予患者关心和支持，尽最大努力满足患者的心理要求。

（3）协助患者做好术前准备，尤其是对于血栓性外痔、嵌顿痔、肛裂、脓肿等本身疼痛剧烈的患者，在为其做术前灌肠准备时动作一定要轻柔，缓慢进入肛门，可以借助吸痰管一次将药物送入，避免反复多次的疼痛刺激。

（三）肛肠疾病手术中疼痛护理措施

（1）将患者提前20～30分钟接到手术室，护士热情接待，房间播放安静舒缓的背景音乐，通过播放音乐等来缓解患者的注意力。

（2）护理人员利用沟通技巧与患者交谈，介绍手术室先进的仪器设备、医护人员的综合技术力量和麻醉的程序，增强患者信任感，提升患者对疼痛的耐受程度。

（3）肛肠手术时患者一般取截石位，患者意识处于清醒状态，摆放手术体位时应维护患者的尊严，提前解释，及时遮盖会阴部。

（4）术中严密观察生命体征和手术情况。注意自己的言行，不管发生任何意外都需要沉着、有条不紊、冷静地面对，提升患者面对手术治疗的信心。

（四）肛肠疾病手术后疼痛护理措施

1. 一般护理 术后按照麻醉要求指导患者取舒适的体位，根据患者个性特点、兴趣爱好、年龄，指导患者放松，如有效深呼吸、看电视、听音乐、听故事和与家人聊天等，通过娱乐方式转移患者注意力，减轻患者术后肛门疼痛感。

2. 及时动态地对患者进行疼痛评估 评估疼痛的性质、部位、疼痛的起始、持续时间、诱发原因等，疼痛剧烈时根据疼痛的程度予以物理疗法镇痛或遵医嘱予以镇痛药物。

3. 药物治疗的护理 根据患者的疼痛程度遵照医嘱为患者使用合适的镇痛药物，注意观察药物镇痛效果及不良反应，特别注意有无恶心、呕吐、低血压及呼吸抑制的情况发生，出现药物不良反应及时通知医生。

4. 排尿护理 由于手术麻醉原因可能导致尿潴留的发生，而尿潴留与疼痛互为因果，因此协助患者术后3小时内自行排尿至关重要。可采取下腹部热敷、按摩、听流水声等方法促进排尿，防止尿潴留。对于不能自行排尿患者，需留置导尿管。

5. 排便护理

（1）指导患者术后饮食，鼓励其术后第2天即可排便。告知患者控便时间越长，越易挣扩伤口而出血；排便时间增长，更易造成继发性肛缘水肿而增加疼痛。

（2）部分患者由于术后排便带来的疼痛而出现无法自行排便现象，造成宿便、大便干结后加大排便难度，增加疼痛。指导患者正确排便、禁止憋便，养成按时排便的良好习惯。如指导其在排便前先中药熏洗坐浴15分钟，放松肛门括约肌，以减轻排便疼痛或协助其使用开塞露排便等。

（3）术后根据大便情况指导患者使用口服缓泻剂，保证大便质软并顺利排出，同时指导其进食水果、蔬菜、粗纤维食物，维持大便通畅。

6. 换药护理

（1）肛肠术后的正确换药是保证创口顺利愈合的重要内容，但肛肠术后创面为开放性伤口，再加上肛管的特殊解剖位置，换药时因清洗牵拉、摩擦创缘及药液对创面直接刺激的作用会使患者承受不同程度的疼痛。

（2）优化换药环境和护理服务流程、适时情感支持与安抚，换药室床与床之间挂床帘，以保护患者的隐私。做到以患者为中心，疼痛较甚者给予帮扶和安慰。

（3）对创面隧道冲洗消毒，清除粪污及表面结扎的线头等异物时，操作要轻柔，消毒或涂药时应从无创区进、创面部出，以免刺激损伤创面而引起疼痛。

（4）换药创面疼痛剧烈时，换药前可在创面表面使用利多卡因凝胶或丁卡因溶液，使表面麻醉后再处理创面。

（5）对于术后水肿及术后创面结痂引起的疼痛，可外用软化瘢痕的膏药或在换药后协助使用红外线、微波治疗等手段，促进肛周血液循环，加快肛周组织瘢痕、水肿消退及坠胀感的逐渐消除以减轻疼痛。

7. 心理护理　术前焦虑水平与术后疼痛程度、镇痛药用量及住院时间呈正相关，患者由于担心术后剧烈疼痛会出现紧张、恐惧等心理，需要护理人员多和患者交流，及时给予心理上的支持，借助交流、活动等分散患者注意力，减轻肛门疼痛度；详细交代术后注意事项，术后疼痛时给予精神安慰和镇痛药。发生尿潴留和排便困难时，护士应根据不同的患者给予解释和安慰，解除思想顾虑，使肌肉放松，增强排便的信心。

8. 中医护理

（1）中药坐浴熏洗：该疗法治疗肛肠病术后疼痛的疗效已被临床证实，中药熏洗在肛肠科术后应用中能缓解和消除局部水肿、消炎镇痛，促进伤口愈合。选用具有清热解毒、利湿、活血化瘀的中药，配成50～70℃药液，熏蒸肛门局部，中药坐浴熏洗疗法治疗肛肠病术后疼痛的疗效已被临床证实。中药熏洗在肛肠科术后应用中能缓解和消除局部水肿，水温降至40℃左右时，嘱患者坐进药液中，直至药液变凉至35℃为止。在排便后、换药前进行熏洗，每次熏洗15～30分钟。连续使用2周。通过药力及热力的共同作用，达到镇痛目的。

（2）耳穴埋籽：通过对耳部敏感点的刺激，提高了机体对疼痛的耐受程度，缓解疼痛。术后回病房即刻给予耳穴贴压，将制好的耳豆贴于耳

廓相应反应点。取穴：直肠、直肠下段、肛门、神门、交感、内分泌等穴位，指导患者或家属每30～60分钟及自觉疼痛时进行按压，每次2～3分钟，也可于换药前后、排便前后30～60分钟按压，按压力度适当，刺激量达到酸、麻、胀为宜。根据医嘱一般埋籽3天，根据具体情况夏天可保留3～4天，冬天可保留5～7天。此方法适于轻、中度疼痛的治疗，且该方法简便易行，安全有效，无毒副作用，患者依从性好，值得临床推广。

（3）穴位按摩：术后指导患者或家属采用舒适的力度及正确的手法按摩患者足三里、内关、合谷、三阴交等穴位，按摩次数为2～3次/天，15～20分钟/次，以消除肛门胀痛感。也可遵医嘱给予吴茱萸粗盐热奄包，将吴茱萸、粗盐各250g，混合加热，装入布袋中，取神阙穴，将药熨袋放在腹部来回推拉，时间为15～30分钟。温度不宜超过70℃。年老、幼儿不宜超过50℃，每天1～2次。

（五）健康指导

（1）心理宣教：围术期对患者进行疼痛宣教将有助于提高患者对疼痛的认识，消除患者术后不良情绪，进而提高患者术后痛阈，减轻患者疼痛，嘱家属以精神生活照顾为主，维持其良好的心理状态，让家属一起参与疼痛控制教育，以他们积极的态度教育和引导患者，达到提升疼痛控制效果的作用。

（2）疼痛知识宣教：术前责任护士向患者讲解肛肠疾病术后疼痛发生的原因，疼痛可能引发的不良反应，忍受疼痛的危害，可能引起的并发症及疼痛评估工具的使用方法，向患者普及镇痛的新理念、方法及镇痛方法对缓解术后疼痛感的作用、能引起的不良反应，术后常用镇痛方法及优缺点。提高患者对疼痛的认识，避免一切可能诱发疼痛的因素。

（3）手术后对患者及家属进行饮食、运动、休息、伤口护理的专业指导，指导患者取舒适体位来适当活动。穿舒适、柔软的棉质衣物，避免机械刺激切口而引起疼痛。术后根据不同的疾病指导患者进行肛门功能锻炼，进行肛门功能锻炼时用双手轻按臀部，避免肛门切口牵拉引起的疼痛。

（4）术后镇痛用药知识教育：护理人员应全

面介绍有关镇痛药物的知识，告知患者正确服药的方法、剂量及注意事项。

（5）换药过程中多与患者沟通，转移注意力，指导患者放松。对于心理障碍的患者，可以让家属全程陪护，以减轻对换药疼痛的心理压力而增加患者的安全感，体现人性化服务。

（6）通过活动、饮食、药物指导让患者保持排便通畅，防止因术后排便困难引起或加重肛门疼痛。

（7）熏洗操作治疗时严格掌握水温，应避免坐浴时热水烫伤；注意患者体质、年龄，对于老年人，有心、肺、脑疾病，以及体质虚弱的患者，熏洗时间不宜过长，以防虚脱；熏洗治疗时若发现过敏反应，如皮肤瘙痒、斑疹等症状，应立即停止，及时用清水冲洗肛门局部，严重时给予抗过敏等对症治疗。

（8）对于耳穴埋籽的患者，洗澡、洗头时保护好耳部，以延长耳穴贴压时间，如有潮湿、脱落应及时更换。注意观察耳廓局部皮肤情况，若出现肿痛、破损、瘙痒等情况应及时消毒处理，严防发生软骨膜炎。

（邹素云 聂 敏）

参 考 文 献

李春雨，2013.肛肠病学.北京：高等教育出版社，95-97.

李春雨，2016.肛肠外科学.北京：科学出版社，4-5.

李春雨，汪建平，2016.肛肠外科手术学.北京：人民卫生出版社，187-188.

李乐之，路潜，2018.外科护理学.第6版.北京：人民卫生出版社，497-515.

刘艳平，叶新梅，2008.32例结直肠癌术后吴茱萸热盐包腹部外敷的护理体会.护理实践与研究，（14）：29-30.

聂敏，2003.吻合器痔上黏膜环切术患者的术后护理.中医杂志，（z1）：230-231.

聂敏，李春雨，2015.护理干预对老年直肠癌Milis术后低氧血症的影响.结直肠肛门外科，21（4）：296-297.

聂敏，李春雨，2016.康艾注射液联合化疗治疗晚期结直肠癌临床观察及护理干预.山西医药杂志，45（22）：2716-2718.

聂敏，李春雨，2018.肛肠科护士手册.北京：中国科学技术出版社，50-51.

聂敏，李春雨，2018.肛肠外科护理.北京：人民卫生出版社，70-79.

聂敏，路瑶，李春雨，2016.个体化护理干预对Ⅲ期结肠癌术后化疗患者生存质量的影响.广西医学，38（9）：1331-1333.

聂敏，路瑶，李春雨，2017.协同护理模式联合个体化护理对糖尿病足患者生存质量的影响.重庆医学，46（19）：2730-2732，2736.

魏素臻，李贵新，王爱红，等，2010.肿瘤预防诊治与康复护理.北京：人民军医出版社，300-308.

徐洪莲，喻德洪，卢梅芳，等，2001.肠造口术前定位的护理.中华护理杂志，36（10）：741-742.

杨艳杰，2016.护理心理学.第3版.北京：人民卫生出版社，222-227.

张卫，姚琪远，楼征，2019.肠造口手术治疗学.上海：上海科学技术出版社，165-232.

张燕生，刘仍海，2004.肛肠病手册.北京：人民卫生出版社，295-296.

张有生，李春雨，2009.实用肛肠外科学.北京：人民军医出版社，388-389.

甄莉，宋慧娟，叶新梅，2018.普通外科护理健康教育.北京：科学出版社，171-191.